Hans-Peter Zenner

Praktische Therapie von HNO-Krankheiten

2. Auflage

Unter Mitarbeit von

Petra Ambrosch
Donald Becker
Eberhard Biesinger
Dominik Bless-Martenson
Friedrich Bootz
Franz-Xaver Brunner
Andreas Dietz
Wolfgang Gstöttner
Henning Heumann
Martin Holderried
Torsten Hoppe-Tichy
Karl Hörmann
Hans-Georg Kempf
Burkhard Kramp
Uwe Lask
Roland Laszig
Harry de Maddalena
Werner L. Mang
Indra Mertz
Markus Pfister
Peter K. Plinkert
Serena Preyer
Martin Ptok
Uta-Maria Roos
Martin Schrader
Benno P. Weber
Jochen A. Werner
Barbara Wollenberg
Fortunato Zanetti

Praktische Therapie von HNO-Krankheiten

Operationsprinzipien ▪ konservative Therapie ▪
Chemo- und Radiochemotherapie ▪ Arzneimitteltherapie ▪
physikalische Therapie ▪ Rehabilitation ▪ psychosoziale Nachsorge

Herausgegeben von

Hans-Peter Zenner

2., vollständig überarbeitete
und erweiterte Auflage

Mit 462 Abbildungen
und 109 Tabellen

Mit praktischen Therapieanleitungen,
Methodenbeschreibungen,
Rezepturen, Aufklärungsbögen
und Übungsschemata für Patienten

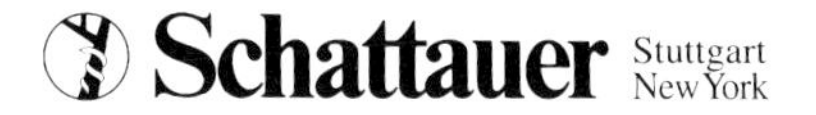

Prof. Dr. med. Dr. h. c. mult. Hans-Peter Zenner
Direktor der
Universitäts-HNO-Klinik
Universität Tübingen
Elfriede-Aulhorn-Straße 5
72076 Tübingen
zenner@uni-tuebingen.de

Bibliografische Information der Deutschen Nationalbibliothek
Die Deutsche Nationalbibliothek verzeichnet diese Publikation in der Deutschen Nationalbibliografie; detaillierte bibliografische Daten sind im Internet über http://dnb.d-nb.de abrufbar.

Besonderer Hinweis:
Die Medizin unterliegt einem fortwährenden Entwicklungsprozess, sodass alle Angaben, insbesondere zu diagnostischen und therapeutischen Verfahren, immer nur dem Wissensstand zum Zeitpunkt der Drucklegung des Buches entsprechen können. Hinsichtlich der angegebenen Empfehlungen zur Therapie und der Auswahl sowie Dosierung von Medikamenten wurde die größtmögliche Sorgfalt beachtet. Gleichwohl werden die Benutzer aufgefordert, die Beipackzettel und Fachinformationen der Hersteller zur Kontrolle heranzuziehen und im Zweifelsfall einen Spezialisten zu konsultieren. Fragliche Unstimmigkeiten sollten bitte im allgemeinen Interesse dem Verlag mitgeteilt werden. Der Benutzer selbst bleibt verantwortlich für jede diagnostische oder therapeutische Applikation, Medikation und Dosierung.
In diesem Buch sind eingetragene Warenzeichen (geschützte Warennamen) nicht besonders kenntlich gemacht. Es kann also aus dem Fehlen eines entsprechenden Hinweises nicht geschlossen werden, dass es sich um einen freien Warennamen handelt.

E-Mail: info@schattauer.de
Internet: http://www.schattauer.de
Printed in Germany

Lektorat: Marion Lemnitz, Berlin
Satz: Stahringer Satz GmbH, Grünberg
Druck und Einband: Mayr Miesbach GmbH, Miesbach

ISBN: 978-3-7945-2264-4

Vorwort

Bald 15 Jahre sind seit der ersten Auflage vergangen. Zeit also, das Therapiebuch an den aktuellen Stand der Wissenschaft anzupassen. Bemerkenswert, in wie vielen Bereichen umfangreiche Änderungen den Fortschritt der Medizin widerspiegeln. Dies reicht von der Schmerztherapie bis zur organerhaltenden Radiochemotherapie bei Karzinomen im Kopf-Hals-Bereich.

Die Onkochirurgie ist – aufgrund der Befruchtung durch die Laserchirurgie – außerordentlich häufig zu einer organerhaltenden Chirurgie geworden. Moderne Implantate haben die Mittelohrchirurgie verbessert und erstmals die Chirurgie von Innenohrschwerhörigkeiten ermöglicht. Hirnstammimplantate machen eine Rehabilitation selbst dann möglich, wenn beidseitig der Hörnerv tumorbedingt entfernt werden musste. Die Therapie des Hörsturzes folgt heute grundlagenwissenschaftlichen Erkenntnissen – und erstaunlich genug: Mithilfe des Tonschwellenaudiogramms kann eine differenzierte Therapie eingeleitet werden. Bemerkenswert sind auch die Fortschritte bei der Therapie des chronischen Tinnitus: Therapieformen wie die akustische Therapie werden beim chronisch Kranken durch die kognitive Verhaltenstherapie abgelöst. Die Tonsillenchirurgie wird durch moderne Formen der Tonsillotomie erweitert. Für Patienten mit obstruktiver Schlafapnoe steht eine klare Therapiestruktur zur Verfügung. Bei der Behandlung des chronischen Schwindels und des Altersschwindels tritt statt der medikamentösen Behandlung die spezifische Übungstherapie in den Vordergrund. Für die Tumoren der Schädelbasis wie auch des Kleinhirnbrückenwinkels wurde das Therapiearsenal erheblich erweitert. Chronische Entzündungen der Nase, allen voran die allergische Rhinitis, sind einfacher behandelbar. Vielen Globuspatienten eröffnen sich im Zusammenhang mit dem einfach diagnostizierbaren gastralen Gasreflux neue diagnostische Möglichkeiten und Therapieoptionen.

Es würde den Rahmen dieses Vorwortes sprengen, auf alle Änderungen in dieser Neuauflage, die auf die Weiterentwicklung in der Medizin zurückzuführen sind, hinzuweisen.

Vielen ist bei der Entstehung der Neuauflage zu danken – allen voran den Autoren, von denen viele neu hinzugewonnen werden konnten: Ihnen ein herzliches Dankeschön. Besonders hervorzuheben sind auch Frau Eva Wallstein und Frau Marion Lemnitz, die sich als Lektorinnen des Schattauer Verlages mit der komplexen Herausgabe dieses Buches verbunden haben. Als herausragend zu benennen ist Herr Dr. Martin Holderried von der Universitäts-Hals-Nasen-Ohren-Klinik in Tübingen, der die Sisyphusarbeit auf sich nahm, sämtliche Therapiemodalitäten dieses Buches bis in die letzten Einzelheiten noch einmal zu überprüfen und gegebenenfalls mit Literatur zu belegen. Ihm also mein ganz besonderer Dank.

Tübingen, im Januar 2008

Hans-Peter Zenner

Anschriften der Autoren

Prof. Dr. med. Petra Ambrosch
Direktorin
Klinik für Hals-, Nasen-, Ohrenheilkunde,
Kopf- und Halschirurgie
Campus Kiel
Universitätsklinikum Schleswig-Holstein
Arnold-Heller-Straße 14, 24105 Kiel
ambrosch@hno-uni-kiel.de

Dr. med. Donald Becker
Chefarzt
Phoniatrie und Pädaudiologie
Malteser Krankenhaus St. Anna
Albertus-Magnus-Straße 33, 47259 Duisburg
duisburg.phoniatrie@malteser.de

Dr. med. Eberhard Biesinger
Facharzt für HNO-Heilkunde
Maxplatz 5, 83278 Traunstein
Dr.eberhard.biesinger@t-online.de

Dr. med. Dominik Bless-Martenson
Facharzt für HNO-Heilkunde
Haldenstraße 49, 70794 Filderstadt
dominik.bless@med.uni-tuebingen.de

Prof. Dr. med. Friedrich Bootz
Direktor
Universitäts-HNO-Klinik
Universität Bonn
Sigmund-Freud-Straße 25, 53105 Bonn
friedrich.bootz@ukb.uni-bonn.de

Prof. Dr. med. Dr. med. dent. Franz-Xaver Brunner
Chefarzt
HNO-Klinik
Zentralklinikum
Stenglinstraße 2, 86156 Augsburg
brunner.hno@klinikum-augsburg.de

Prof. Dr. med. Andreas Dietz
Direktor
Klinikum und Poliklinik für Hals-Nasen-Ohren-Heilkunde/Plastische Operationen
Universitätsklinikum Leipzig
Liebigstraße 10–14, 04103 Leipzig
hno@medizin.uni-leipzig.de

Prof. Dr. med. Wolfgang Gstöttner
Direktor
Universitätsklinik für Hals-Nasen-Ohren-Heilkunde
Johann Wolfgang Goethe-Universität
Theodor-Stern-Kai 7, 60590 Frankfurt
gstoettner@em.uni-frankfurt.de

Priv.-Doz. Dr. med. Henning Heumann
Chefarzt
Plastische Operationen, Spezielle HNO-Chirurgie
HNO-Klinik, Olgahospital
Pädiatrisches Zentrum
Bismarckstraße 8, 70176 Stuttgart
h.heumann@olgahospital.de

Dr. med. Martin Holderried
Universitäts-HNO-Klinik
Universität Tübingen
Elfriede-Aulhorn-Straße 5, 72076 Tübingen
martinholderried@gmx.de

Prof. Dr. med. Karl Hörmann
Direktor
Universitäts-HNO-Klinik
Universitätsklinikum
Theodor-Kutzer-Ufer 1–3, 68167 Mannheim
karl.hoermann@hno.ma.uni-heidelberg.de

Prof. Dr. med. Hans-Georg Kempf
Direktor
Klinik für Hals-Nasen-Ohren-Heilkunde,
Kopf- und Halschirurgie
HELIOS Klinikum Wuppertal
Heusnerstraße 40, 42283 Wuppertal
hans-georg.kempf@helios-kliniken.de

Prof. Dr. med. Burkhard Kramp
Klinik und Poliklinik für Hals-Nasen-Ohren-Heilkunde
Kopf- und Halschirurgie „Otto Körner“
Universitätsklinikum Rostock
Doberaner Straße 137–139, 18057 Rostock
burkhard.kramp@med.uni-rostock.de

Prof. Dr. med. Dr. h. c. Roland Laszig
Direktor
Universitäts-HNO-Klinik
Universität Freiburg
Killianstraße 5, 79106 Freiburg i. Br.
laszig@hno1.ukl.uni-freiburg.de

Dipl.-Psych. Dr. phil. nat. Harry de Maddalena
Universitäts-HNO-Klinik
Universität Tübingen
Elfriede-Aulhorn-Straße 5, 72076 Tübingen
harry.de-maddalena@med.uni-tuebingen.de

Prof. Dr. med. Dr. habil. Werner L. Mang
Chefarzt
Bodenseeklinik
Klinik für plastische und ästhetische Chirurgie GmbH
Graf-Lennart-Bernadotte-Straße 1, 88131 Lindau
info@bodenseeklinik.de

Dr. med. Indra Mertz
Bodenseeklinik
Klinik für plastische und ästhetische Chirurgie GmbH
Graf-Lennart-Bernadotte-Straße 1, 88131 Lindau

Prof. Dr. med. Markus Pfister
Universitäts-HNO-Klinik
Universität Tübingen
Elfriede-Aulhorn-Straße 5, 72076 Tübingen
mpfister@onlinehome.de

Prof. Dr. med. Dr. h.c. Peter K. Plinkert
Direktor
Universitäts-HNO-Klinik
Universität Heidelberg
Im Neuenheimer Feld 400, 69120 Heidelberg
peter.plinkert@med.uni-heidelberg.de

Prof. Dr. med. Serena Preyer
Universitäts-HNO-Klinik
Universität Tübingen
Elfriede-Aulhorn-Straße 5, 72076 Tübingen
serena.preyer@med.uni-tuebingen.de

Prof. Dr. med. Dr. med. h.c. Martin Ptok
Direktor
Klinik für Phoniatrie und Pädaudiologie
Medizinische Hochschule Hannover
Carl-Neuberg-Straße 1, 30625 Hannover
Ptok.Martin@MH-Hannover.de

Dr. med. Uta-Maria Roos
Fachärztin für HNO-Heilkunde
Hindenburgstraße 11, 71083 Herrenberg
umroos@t-online.de

Prof. Dr. med. Martin Schrader
Chefarzt
Klinik für Hals-Nasen-Ohren-Heilkunde
Johannes-Wesling-Klinikum Minden
Akademisches Lehrkrankenhaus
der Medizinischen Hochschule Hannover
Friedrichstraße 17, 32427 Minden
m.schrader@klinikum-minden.de

Prof. Dr. med. Benno Paul Weber
Facharzt für HNO-Heilkunde
Münchner Straße 2, 83043 Bad Aibling
benno-paul.weber@t-online.de

Prof. Dr. med. Jochen Alfred Werner
Direktor
Klinik für Hals-Nasen-Ohren-Heilkunde
Standort Marburg
Universitätsklinikum Gießen und Marburg GmbH
Deutschhausstraße 3, 35037 Marburg/Lahn
wernerj@med.uni-marburg.de

Prof. Dr. med. Barbara Wollenberg
Direktorin
Klinik für Hals-Nasen-Ohren-Heilkunde
Universitätsklinikum Schleswig-Holstein
Ratzeburger Allee 160, 23538 Lübeck
Barbara.Wollenberg@hno.uni-luebeck.de

Dr. med. Fortunato Zanetti
Facharzt für HNO-Heilkunde
Bahnhofsplatz 2, 96450 Coburg

Prof. Dr. med. Dr. h.c. mult. Hans-Peter Zenner
Direktor
Universitäts-HNO-Klinik
Universität Tübingen
Elfriede-Aulhorn-Straße 5, 72076 Tübingen
zenner@uni-tuebingen.de

Inhalt

Alle **Patienteninformationen** und **Rezepturen** sind im Sachverzeichnis unter diesen beiden Stichwörtern aufgeführt.

Allgemeine Therapieprinzipien

Spezielle Therapiemaßnahmen

16 Erkrankungen des Pharynx ... 331

17 Erkrankungen des Larynx ... 365

Allgemeine Therapieprinzipien

1 Notfallmaßnahmen bei vitaler Bedrohung

F. Bootz

Der Arzt, der Patienten mit HNO-Erkrankungen behandelt, ist nicht selten Notfallsituationen gegenübergestellt. Diese erfordern rasches ärztliches Handeln, um eine vitale Bedrohung bzw. eine schwere bleibende Beeinträchtigung des Patienten abzuwenden. Zwei Arten von Notfallsituationen können dabei auftreten: Zum einen gibt es HNO-Erkrankungen, die keine vitale Bedrohung für den Patienten darstellen, jedoch notfallmäßig therapeutische Maßnahmen erfordern. Zum anderen können Erkrankungen oder therapeutische Eingriffe im Kopf-Hals-Bereich zu einer vitalen Bedrohung (z.B. der Atmung) des Patienten und damit zu einer Notfallsituation führen. Darüber hinaus gibt es vital bedrohliche Situationen, deren Ursachen außerhalb des Hals-Nasen-Ohren-ärztlichen Bereichs liegen (z.B. Lungenembolie, Myokardinfarkt).

Das folgende Kapitel wird ausschließlich auf die Notfälle eingehen, die eine vitale Gefährdung für den Patienten bedeuten. Für die übrigen Notfälle erhalten Sie Hinweise, an welcher Stelle dieses Buches Sie Symptome und Therapie ausführlich behandelt finden.

1.1 Notfallmedizinische Versorgung

Vitale Bedrohung besteht in folgenden Situationen:

- respiratorische Notfälle,
- kardiozirkulatorische Notfälle,
- zerebrale Notfälle, Komata.

Absolute Priorität bei der notfallmedizinischen Versorgung hat die Aufrechterhaltung bzw. Wiederherstellung der Vitalfunktionen.

Im Notfall beurteilt man zunächst:

- Bewusstseinslage:
  - Ansprechbarkeit,
  - Reaktion auf Schmerzreize,
- Atmung:
  - Atembewegungen,
  - Atemstoß,
- Herz-Kreislauf-Funktion:
  - Karotispuls,
  - Radialispuls.

Die Sofortmaßnahmen werden gemäß der ABC-Regel durchgeführt:

A = **Airway,**
B = **Breathing,**
C = **Circulation.**

Im Anschluss an die Erstmaßnahmen muss gezielt die auslösende Ursache für die Notfallsituation diagnostiziert und behandelt werden.

1.2 Respiratorische Notfälle

Eine vitale Störung der Atemfunktion ist eine der dramatischsten Notfallsituationen, mit denen der Arzt konfrontiert werden kann. Diese vitale Störung kann bedingt sein durch:

- Störungen der zentralen Atemregulation,
- eine mechanische Obstruktion der Atemwege,
- eine Behinderung der Ausdehnungsfähigkeit der Lunge (Pneumothorax),
- Störungen des Gasaustausches und der Atemgaszusammensetzung.

Eine beginnende respiratorische Insuffizienz kann durch uncharakteristische Symptome wie Unruhe, Verwirrtheit und Tachykardie gekennzeichnet sein. Als Leitsymptom respiratorischer Notfälle gelten Dyspnoe und Zyanose (v.a. an den Lippen zu erkennen). Eine Tachypnoe deutet auf eine periphere Atemstörung hin, wogegen eine Bradypnoe ein Indiz für eine zentrale Atemstörung ist. Eine forcierte Atmung tritt dann auf, wenn der Patient gegen ein mechanisches Hindernis im Bereich der oberen Luftwege atmet. Inspiratorische Atemgeräusche sind Hinweise auf eine Obstruktion der oberen Luftwege, sie besitzen unterschiedlichen Charakter. Schnarchende Atemgeräusche deuten auf eine Obstruktion im Pharynx, z.B. durch Zurückfallen der Zunge, hin. Inspiratorischer Stridor tritt bei Atemwegshindernissen im Bereich des Larynx und der Trachea auf. Auskultatorisches Pfeifen, Giemen und Brummen entstehen bei Obstruktionen im Bronchialbereich, z.B. beim Asthma bronchiale. Das Endstadium der respiratorischen Insuffizienz ist der Atemstillstand. Er ist gekennzeichnet durch fehlenden Atemstoß, fehlende Atembewegung, Zyanose und Eintreten des Kreislaufstillstands.

Störungen der zentralen Atemregulation

Manche Analgetika und Sedativa, die v.a. bei HNO-Patienten mit malignen Tumoren angewendet werden, haben einen atemdepressiven Effekt. Darunter fallen vor allem Analgetika wie Morphin (z.B. MST Mundipharma®), Fentanyl (Fentanyl-ratiopharm®) und Buprenorphin (z.B. Temgesic®) sowie Sedativa wie Benzodiazepine (Valium®). Schmerzen stimulieren das Atemzentrum, deshalb droht in der Regel bei schmerzorientierter Opioidgabe keine Atemdepression. Dennoch muss die Anwendung dieser Medikamente vor allem bei Patienten mit respiratorischer Insuffizienz und bei älteren Patienten unter äußerster Vorsicht erfolgen. Es kann schon eine Ampulle (i.v.-Gabe) Temgesic® genügen, um einen Atemstillstand zu verursachen. Bei Patienten mit chronischer respiratorischer Insuffizienz wird der Atemantrieb durch die Sauerstoffkonzentration und nicht wie beim Gesunden durch den erhöhten CO_2-Gehalt gesteuert. Da-

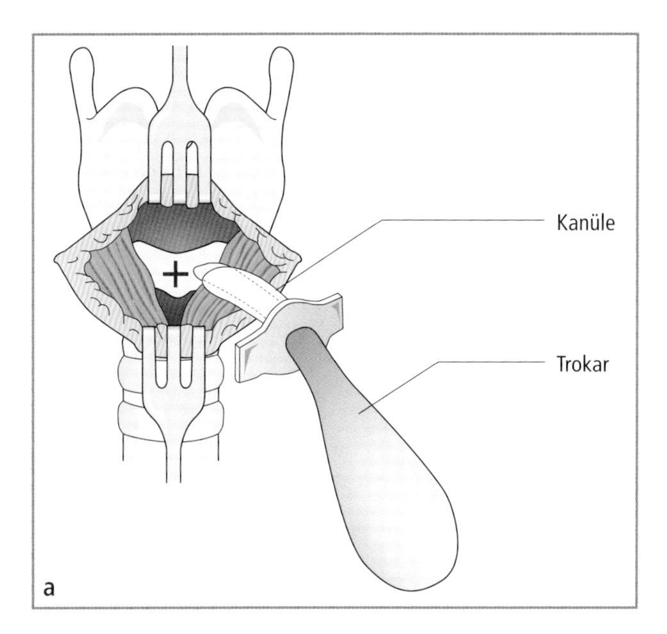

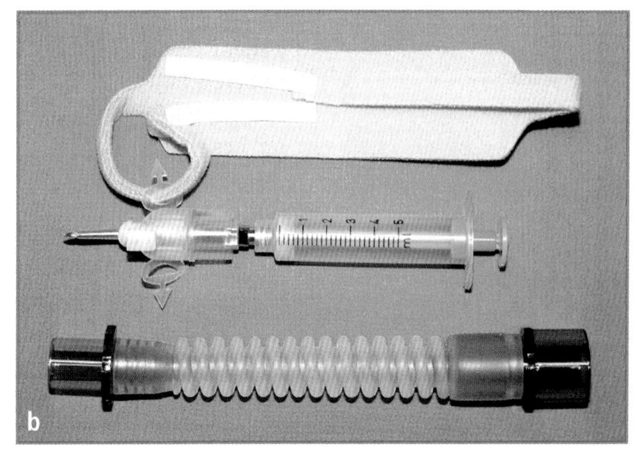

Abb. 1.2-1 Koniotomie. **a** Durch das Ligamentum conicum wird ein Trokar mit einer darüber befindlichen Kanüle gestochen (z. B. Quicktrach für Erwachsene/für Kinder, Fa. VBM, Sulz a. N.). Die Kanüle verbleibt im Punktionskanal, der Trokar wird zurückgezogen. **b** Quicktrach-Set.

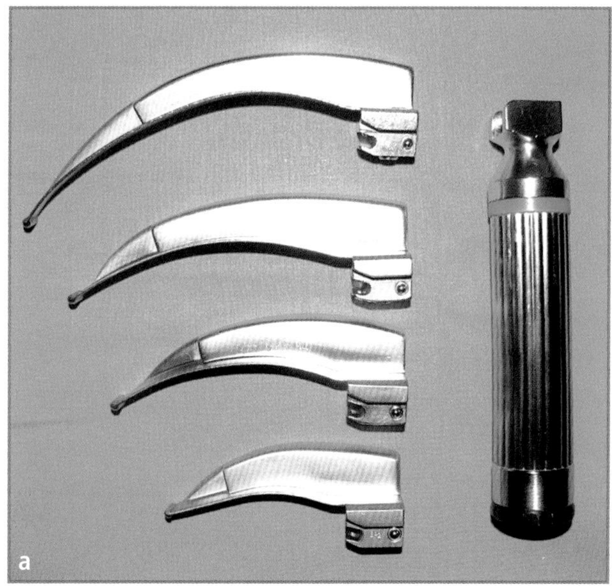

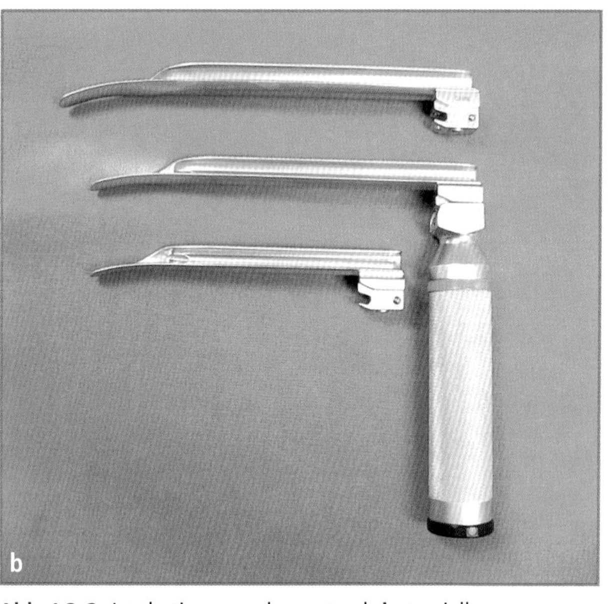

Abb. 1.2-2 Intubationsspatel: **a** normal; **b** speziell.

her kann auch die Gabe von reinem Sauerstoff einen Atemstillstand provozieren. **Einem Patienten mit chronisch respiratorischer Insuffizienz darf also in keinem Fall 100 % Sauerstoff in der Atemluft angeboten werden.**

Therapie

In Fällen ausgeprägter Atemdepression sind Intubation und Beatmung notwendig.

Mechanische Obstruktion der Atemwege

Eine mechanische Obstruktion der Atemwege kann durch Tumoren, Entzündungen und Verletzungen im Pharynx-, Kehlkopf- oder Trachealbereich oder durch Aspiration von Fremdkörpern auftreten. Auch chronisch hyperplastische Tonsillen beim Kind können zu einer Obstruktion der Atemwege führen.

Die Rekurrensparese hat durch die Bewegungseinschränkung der Stimmlippe eine „Obstruktion“ im Glottisbereich zur Folge.

Therapie

Bei Entzündungen erfolgt die Sofortintubation, gegebenenfalls endoskopisch mit flexibler Optik oder starrem Rohr. Ist sie nicht möglich (selten), ist eine Tracheotomie, gegebenenfalls Koniotomie (s. u.), erforderlich.

Bei tumorbedingten Obstruktionen ist eine Tracheoto-

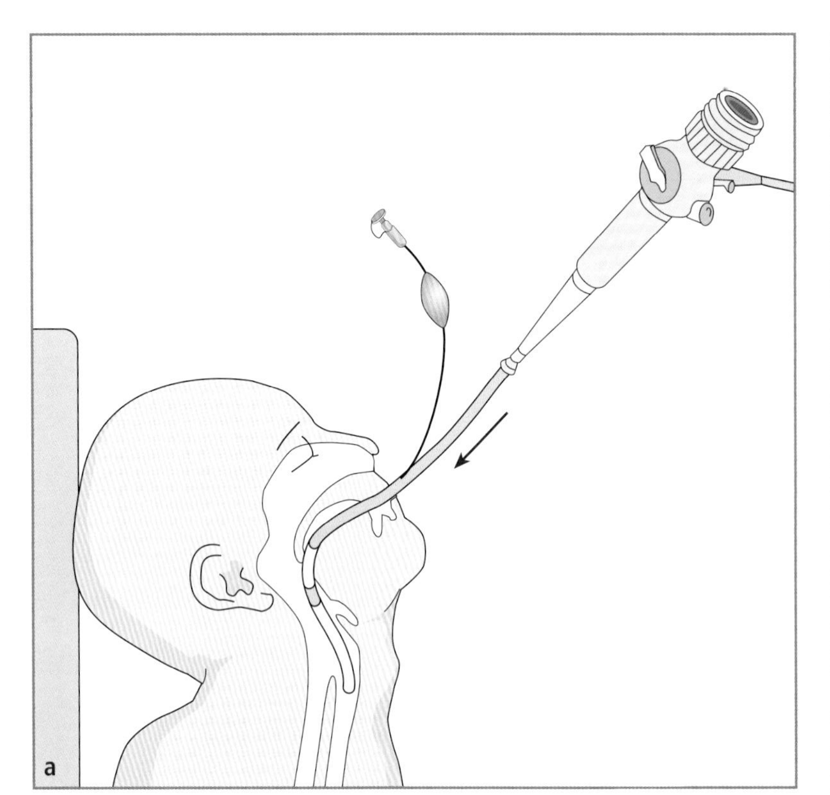

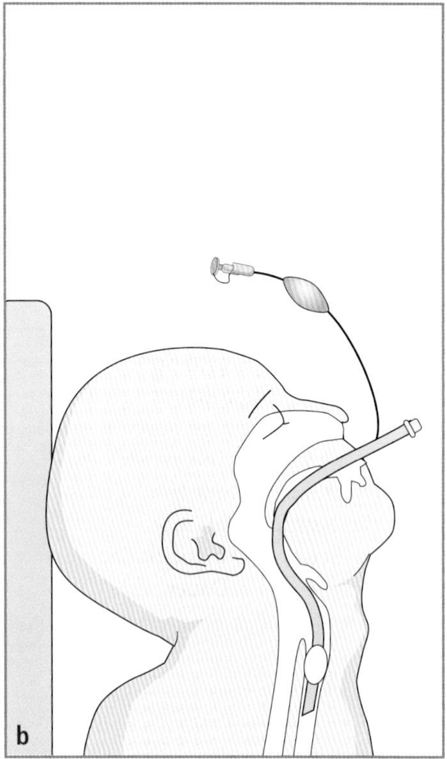

Abb. 1.2-3 Fiberoptische Intubation. **a** Der Tubus wird über ein flexibles Bronchoskop geschoben, mit dem die Glottis transnasal oder transoral (hier gezeigt) eingestellt und passiert wird. Der Tubus wird dann über das Endoskop in die Trachea vorgeschoben (Pfeil). **b** Tubus nach transoraler Intubation. Die Intubation kann auch transnasal erfolgen.

mie angezeigt. Sollte dafür nicht genügend Zeit bleiben, wird eine Koniotomie vorgenommen (Abb. 1.2-1). Falls ein Koniotomiebesteck zur Verfügung steht (s. Abb. 1.2-1b), wird der Luftweg zwischen Ring- und Schildknorpel punktiert. Besteht keine Möglichkeit, eine Koniotomie durchzuführen, so können mehrere Punktionskanülen (z.B. Braunülen®) durch das Ligamentum conicum ins Tracheallumen eingesetzt werden. Eine notfallmäßige Tracheotomie ist in vielen Fällen nicht durchführbar, da sie zu viel Zeit in Anspruch nimmt und vom Operateur sehr viel Erfahrung verlangt. Auf jeden Fall sollte eine Tracheotomie der notfällmäßig durchgeführten Koniotomie folgen, wenn die vitale Situation des Patienten dies erlaubt. Nicht in allen Fällen gelingt eine notfallmäßige Intubation (Instrumentarium s. Abb. 1.2-2), diese kann erhebliche Schwierigkeiten bereiten, selbst wenn sie mithilfe eines Endoskops durchgeführt wird (Abb. 1.2-3).

Bei einer Fremdkörperaspiration (Bolus) im Kehlkopfeingang oder Pharynx muss unter Sicht der Versuch unternommen werden, mit der Magill-Zange den Fremdkörper zu entfernen. Als Ultima Ratio (umstritten) kann der Heimlich-Handgriff (**Cave:** Komplikationen wie Leber- und Milzruptur!) angewandt werden. Aspirierte Fremdkörper in der Trachea oder den Bronchien sind endoskopisch zu entfernen.

Bei Unfällen s. Kap. 18, Abschn. Verletzungen, S. 407.

Mechanische Obstruktion der Atemwege beim tracheotomierten bzw. laryngektomierten Patienten

Bei laryngektomierten bzw. tracheotomierten Patienten besteht die Neigung zu Verborkung der Trachea und dadurch bedingter Obstruktion. Bei Patienten mit Residual- oder Rezidivtumoren des Larynx und Hypopharynx, aber auch der Schilddrüse, kann es direkt durch das Tumorwachstum zur Obstruktion der Trachea kommen.

Therapie

Bei Borkenbildung kann der Versuch der Extraktion mit einer Zange evtl. durch ein starres Bronchoskop (Würzburger Notfall-Bronchoskop; s. Abb. 1.5-1) unternommen werden. Die Trachea wird vorsichtig mit Kochsalzlösung angespült, die Absaugung erfolgt mit einem Absaugkatheter. **Cave: Borken dürfen mit dem Endoskop nicht weiter nach distal geschoben werden! Weitere Einzelheiten s. Kap. 6, Abschn. Tracheostomanotfälle, S. 64.**

Bei Tumoren, die in die Trachea eingewachsen sind, sollte zuerst ein dünnes starres Endoskop über die Enge unter Absaugbereitschaft hinweggeschoben werden, da es zu starken Blutungen kommen kann. Danach wird der stenotische Bezirk mit starren Endoskopen von aufsteigender Größe erweitert. Ist die Trachea ausreichend weit, wird ein Tubus mit Blockung eingelegt. Nach der Notfallversorgung kann im Einzelfall die Versorgung mit einem Stent diskutiert werden. **Bei subtotaler Atemnot** s. Kap. 6, Abschn. Tracheostomanotfälle, S. 64.

Asthma bronchiale

Kann bei Patienten mit Nasenpolypen (s. Kap. 14.4, Abschn. Entzündungen, S. 280) und/oder allergischer Rhinitis (s. Kap. 14.3, Abschn. Entzündungen, Rhinopathien, S. 236) an Häufigkeit und Intensität zunehmen. Infolge einer akuten Verengung der Luftwege durch Bronchospasmus, Schleimhautödem und Dyskrinie treten Dyspnoe, Zyanose und Unruhe auf und es kommt zum Einsatz der Atemhilfsmuskulatur. Ein Asthmaanfall, der länger als 24 Stunden dauert, wird als Status asthmaticus bezeichnet. Er unterscheidet sich nur durch die Dauer, nicht aber durch die Schwere vom Asthmaanfall.

Therapie

Bei sitzender Lagerung erfolgt die Sauerstoffgabe (4 l/min) über Maske oder Nasensonde, Fenoterol (Berotec®, Dosier-Aerosol, 2–3 Sprühstöße; bei Bedarf nach 5 min wiederholen), Theophyllin (Euphylong® i. v. 200 Injektionslösung, 4–5 mg/kg KG innerhalb von 20–30 min i. v.), Solu-Decortin® H 100 mg i. v., eventuell zur Sedierung Valium®, 5–10 mg i. v. (**Cave:** atemdepressorische Wirkung). In schwersten Fällen (Status asthmaticus) sind Intubation und Beatmung, höhere Corticoiddosen (Prednisolonäquivalent, z. B. Solu-Decortin® H 250–500 mg i. v.) und Euphylong®, 1–2 Ampullen langsam i. v. indiziert (**Cave:** Bei Rauchern ist eine höhere Theophyllin-Dosis erforderlich). Die weitere Behandlung muss unter stationärer Überwachung erfolgen.

Behinderung der Ausdehnungsfähigkeit der Lunge, Pneumothorax

Ein Pneumothorax kann u. a. spontan, nach endoskopischen Eingriffen, bei Lungenmetastasen oder beim Einbringen eines zentralen Venenkatheters (Subclavia) auftreten. Es bestehen immer ein seitendifferentes Atemgeräusch, Dyspnoe und Zyanose. Tritt durch eine äußere oder innere Verletzung (Lunge, Trachea, Bronchus) ein Ventilmechanismus auf, so entsteht ein Spannungspneumothorax. Mit Ausnahme des Spannungspneumthorax wird ein durch einen Eingriff entstandener Pneumothorax in der Regel erst nach der Extubation manifest.

Therapie

Bei Lagerung mit angehobenem Oberkörper erfolgt die Sauerstoffgabe (4 l/min) über eine Maske oder Nasensonde, evtl. sind Intubation und Beatmung indiziert (**Cave:** Spannungspneumothorax). Das Legen einer Pleuradrainage wird durch einen Anästhesisten oder Thoraxchirurgen vorgenommen. Danach ist eine Intensivüberwachung notwendig. Beim Spannungspneumothorax muss eine sofortige Entlastungspunktion im II. oder III. Interkostalraum in der Medioklavikularlinie mit einer dicken Kanüle erfolgen. Die definitive Versorgung erfolgt durch Anästhesisten oder Thoraxchirurgen mit einer Thoraxdrainage.

1.3 Kardiozirkulatorische Notfälle

Bei den zirkulatorischen Notfällen sind die kardial bedingten von den nichtkardial bedingten Notfällen zu unterscheiden. Bei Patienten mit Erkrankungen im HNO-Bereich treten meist nichtkardial bedingte zirkulatorische Notfälle auf. Diese lebensbedrohliche Kreislaufinsuffizienz kann durch eine Hypovolämie (hoher Blutverlust) oder eine Veränderung des Gefäßtonus (neurogen, toxisch) bedingt sein. Kreislaufregulationsstörungen, die zu einer Hypertension führen, sollen hier nicht behandelt werden.

Kreislaufschock

Der Kreislaufschock ist dadurch gekennzeichnet, dass die vom Herzen geförderte Blutmenge dem peripheren Bedarf nicht entspricht. Neben dem kardiogenen Schock unterscheidet man den hypovolämischen (Blut- und Plasmaverlust, Dehydratation), den neurogenen (vasovagale Dysregulation, Schädel-Hirn-Trauma), den anaphylaktischen (Unverträglichkeitsreaktion auf Medikamente oder Toxine) und den septischen Schock (Endotoxine).

Leitsymptome aller Schockformen (außer des kardiogenen Schocks) sind periphere Blässe oder periphere Zyanose (v. a. Lippen und Nagelbett) sowie Kaltschweißigkeit. Die Füllung der Venen ist kaum sichtbar. Nach Kompression des Nagelbetts ist die Wiederauffüllung der Venen verzögert. Die peripheren Pulse sind kaum tastbar, die Pulsfrequenz liegt über 100/Minute, der systolische Blutdruck liegt unter 100 mmHg (**Schockindex**). Kommt es zum Kreislaufstillstand, so zeigt sich dieser durch fehlende zentrale Pulse (A. carotis), Bewusstlosigkeit, Atemstillstand und weite lichtstarre Pupillen.

Hypovolämischer Schock

Therapie

Beim hypovolämischen Schock erfolgt wie bei allen Schockformen zuerst die Schocklagerung. Umgehend Volumensubstitution durch große Punktionskanüle, primär mit Blutersatzmitteln (Oxygelatinederivate [Haemaccel®, Grenzdosis 2000 ml], Hydroxyethylstärke [HAES-steril®, 3 %-/6 %-/10 %-Infusionslösung, Grenzdosis bis 20 ml bzw. 33 ml bzw. 66 ml/kg KG/d]). In Notfällen kann die Grenzdosis zur Überbrückung bis zur Transfusion überschritten werden. Mehr als 1000 ml/24 h Blutersatzmittel können zu Gerinnungsstörungen führen. Blutersatzmittel, die sich in flexiblen Kunststoffbehältern befinden, sind denen in Glasflaschen vorzuziehen, da eine Druckmanschette angelegt werden und so die Volumensubstitution schneller erfolgen kann. Blutverluste, die 2500 ml beim Erwachsenen überschreiten, müssen mit Blutkonserven substituiert werden. Dies ist jedoch auch abhängig von Allgemeinzustand und Alter des Patienten, beispielsweise müssen beim „Herzpatienten" bereits nach geringen Blutverlusten Blutkonserven gegeben werden. Bis zur Bereitstellung des Blutes können initial Blutersatzstoffe (s. o.) eingesetzt werden. Bei dringendem Blutbedarf kann als Spenderblut solches der Blutgruppe O Rh$^-$ verwendet werden. Dennoch muss für eine nachfolgende blutgruppengleiche Transfusion Blut gekreuzt werden. Im hypovolämischen Schock sollten vasokonstriktorisch wirkende Sympathomimetika (Adrenalin) vor der Volumensubstitution vermieden werden.
Um einen weiteren Blutverlust zu vermeiden, muss eine ausreichende Blutstillung erfolgen. Bei Gefäßarrosionsblutungen (bei Malignomen) ist eine Kompression bis zur endgültigen operativen Versorgung notwendig. In vielen Fällen von Tumorblutungen im HNO-Bereich ist die Intubation zur Verhinderung einer Aspiration empfehlenswert. Massive Blutungen im Pharynx- und Mundhöhlenbereich können dann vorübergehend durch Tamponaden gestillt werden.
Kann die Lokalisation der Blutungsquelle nicht entdeckt werden, so ist es oft notwendig, die in das Gebiet führenden Gefäße von außen am Hals zu unterbinden, in manchen Fällen sogar die A. carotis externa. Im Einzelfall kann eine Angiographie mit nachfolgender Embolisierung infrage kommen. Die weitere Behandlung des Schocks obliegt dem Anästhesisten oder Internisten. Eine Intensivüberwachung ist notwendig.

Vasovagaler Schock

Beim vasovagalen Schock bestehen meist eine kurzfristige Bewusstlosigkeit, Kaltschweißigkeit, Blässe und Übelkeit. Anders als beim hypovolämischen Schock tritt eine Bradykardie auf. Diese vasovagalen Synkopen können durch iatrogene Manipulationen im Gehörgang, aber auch in der Nase und im Pharynx ausgelöst werden.

Tab. 1.3-1 Anaphylaktischer Schock. Notfallbehandlung und organisatorisches Vorgehen.

Notfallbehandlung	
Akuter Notfall	Subakuter Verlauf
• Patient lagern ↓	• Patient lagern • 0,3–0,5 mg Adrenalin i. m./s. c. (0,5 ml Suprarenin® in 10 ml physiologischer Kochsalzlösung gelöst) • bei kutaner Allergentestung – Injektionsarm abbinden – weitere 0,3–0,5 mg Adrenalin zur Umspritzung der Allergenapplikation
• i. v. Zugang legen ↓	• i. v. Zugang legen • H_1-Antihistaminikum i. v. • Wiederholung 0,3–0,5 mg Adrenalin i. m/s. c. alle 20 min • falls RR nicht messbar
• 0,1–0,5 mg Adrenalin in 20 ml physiologischer Kochsalzlösung langsam i. v. (0,5 ml Suprarenin®/20 ml 0,9 % NaCl) • 250–1000 mg wasserlösliches Corticosteroid i. v. • 500 ml Glucose-Elektrolytlösung, später Volumenersatzmittel • O_2-Maskenbeatmung, Intubationsbereitschaft	
Organisatorisches Vorgehen	
• griffbereite Schockapotheke • sofort Assistenz rufen • Transport bestellen lassen • Transportfähigkeit herstellen • Behandlung auf einer Intensivstation einleiten	

Therapie

Flachlagerung des Oberkörpers mit Hochlagerung der Beine. Häufig genügt allein diese Maßnahme, da sich die Patienten rasch erholen. Ansonsten kann ein Parasympatholytikum wie Atropin, 0,5–1 ml, oder Akrinor®, 0,5–1 ml langsam i. v., gegeben werden.

Anaphylaktischer und anaphylaktoider Schock

Bei anaphylaktischem Schock ist die Hypotonie das Leitsymptom. Zusätzlich können Flush, Bronchospasmus, Übelkeit, Dyspnoe und Tachykardie auftreten. In fortgeschrittenen Stadien kann es zu Bradykardie, Bewusstlosigkeit, Atem- und Kreislaufstillstand kommen.

Therapie

Bei anaphylaktischem Schock (Tab. 1.3-1): Flachlagerung, Beseitigen des auslösenden Agens.
Bei manifestem Schock: Langsame i. v.-Injektion von Suprarenin®, 0,1–0,5 mg (0,5 ml einer Lösung von Suprare-

nin® in 20 ml NaCl), anschließend Dexamethason 100 mg (Fortecortin® Inject 100 mg Mono-Fertigspritze i.v.) oder Prednisolon 1000 mg (Solu-Decortin® H 1000 mg i.v.). Volumenersatz mit Plasmaexpander (s. hypovolämischer Schock) oder alternativ Kristalloiden, z.B. Ringer-Lactat-Lösung (100 ml in 15 min). Bei Atem- und Kreislaufstillstand Intubation und Beatmung, kardiopulmonale Reanimation.

Bei subakutem Verlauf s. Tab. 1.3-1.

1.4 Zerebrale Notfälle und Komata

Ursachen komatöser Zustände können exogene Intoxikationen, zerebrale Erkrankungen oder Verletzungen, respiratorische und kardiozirkulatorische Störungen, Stoffwechselentgleisungen und endokrine Krisen sein.

Krampfanfall, Status epilepticus, Status generalisierter tonisch-klonischer Anfälle (SGTKA)

Das Leitsymptom des Krampfanfalls sind generalisierte tonisch-klonische Krämpfe (SGTKA). Es kann Bewusstlosigkeit eintreten. Weitere Befunde sind Schaum vor dem Mund, Zungenbiss, Erbrechen, Einnässen und Einkoten.
Ein generalisierter tonisch-klonischer Anfall ist immer lebensgefährlich und erfordert eine sofortige Therapie.

Therapie

Beim Krampfanfall: Freihalten der Atemwege, Schutz vor Zungenbiss durch Gummikeil, Seitenlagerung. Als Antikonvulsivum wird Lorazepam (Tavor® pro injectione 2 mg Lösung, 0,1 mg/kg KG langsam i.v.) verabreicht. Bei ausbleibender Wirkung gleiche Dosis nach 10–15 min. Alternativ: Diazepam 0,25 mg/kg KG i.v. (5 mg/min) oder Clonazepam (Rivotril®), 1–2 mg i.v.

Im Status epilepticus: Zusätzlich wird über separaten i.v.-Zugang Phenytoin (Phenhydan®), 15–20 mg/kg KG langsam i.v. gegeben. Eine Intensivüberwachung ist dringend erforderlich. Als Ultima Ratio gilt bei therapierefraktären Verläufen eine Narkose mit Barbituraten, Propofol oder Midazolam.

Hypoglykämisches Koma

Ein hypoglykämisches Koma kann bei Patienten auftreten, die bei insulinpflichtigem Diabetes mellitus und verminderter Nahrungsaufnahme (z.B. bei Schluckstörung) unveränderte Insulindosen spritzen. Dies kann bei Umstellung der Ernährung während einer stationären Aufnahme der Fall sein. Wird ein Patient plötzlich bewusstlos, so muss eine Hypoglykämie (seltener auch Hyperglykämie) ausgeschlossen werden.

Therapie

Glucose-Lösung 40 %, 60 ml i.v. (s. Tab. 1.4-1), bei unsicherem Glucosetest (Ergebnis mit Stick) erleichtert diese Maßnahme die Diagnosesicherung und Abgrenzung eines hyperglykämischen Komas. Das hypoglykämische Koma wird durch die i.v.-Zuckergabe rasch beseitigt, das hyperglykämische Koma verschlechtert sich dadurch jedoch nicht. Danach Blutabnahme zur genauen Blutzuckerbestimmung. Weitere Behandlung durch den Internisten.

Tab. 1.4-1 Wichtige Medikamente für die Notfalltherapie.

Substanz	Indikation	Dosis	Nebenwirkung	Anwendungs-beschränkung
Adalat® Nifedipin 10 mg/Kps.	• hypertensiver Notfall • chronisch stabile Angina pectoris	• 1 Kps. per os zerbeißen und sofort schlucken • frühestens nach 30 min erneut 1 Kps. bei ausbleibender Wirkung	übermäßiger Blutdruckabfall, v.a. bei Kombination mit Betablockern	• dekompensierte Herzinsuffizienz • Dialysepatieten mit maligner Hypertonie/ Hypovolämie
Akrinor® Theophyllin-abkömmlinge 2 ml Amp.	• primäre und sekundäre Hypotonie • orthostatische Kreislaufregulationsstörung	0,5–2 ml langsam i.v.	• Tachykardie selten • ventrikuläre Herzrhythmusstörung	Volumenmangel **Warnhinweis:** enthält Ethanol 12 Vol.-%

Tab. 1.4-1 (Fortsetzung)

Substanz	Indikation	Dosis	Nebenwirkung	Anwendungs-beschränkung
Alupent® Orciprenalinsulfat 0,5 mg/1 ml	• Bradykardie • Rhythmusstörungen • Asthma bronchiale (Kurzzeittherapie) • Antidot bei Überdosierung von β-Blockern	• 0,5 ml auf 5 ml verdünnen • 1 ml der verdünnten Lösung i. v. (= 0,1 mg)	• Tachykardie • Extrasystolie, Blutdruckabfall • Kammerflimmern	• tachykarde Herzrhythmusstörung • frischer Herzinfarkt • schwere KHK • Mitralvitium • Wolff-Parkinson-White-Syndrom • Myokarditis
Atropin Atropinsulfat 0,5 mg/1 ml	• Vagusdämpfung (z. B. bei Intubation, Sinusbradykardie) • Antidot bei Vergiftungen mit Insektiziden der Organophosphat-Gruppe • Spasmen (Koliken) im Magen-Darm-Bereich	0,5–1 (–2) mg i. v.	• Tachykardie • Hyperthermie • zentralnervöse Störungen	keine
Berotec® N 100 µg Dosier-Aerosol Fenoterol-HBr 100 µg	• bronchospastische Zustände • Asthma bronchiale	2–4 Hübe Dauertherapie: • Gesamttagesdosis: 4 Hübe • max. Einzeldosis: 2 Hübe	• Tachyarrhythmien • Tremor • Kopfschmerz • Nervosität • Husten • Schwindel • Übelkeit	• Placenta praevia, vorzeitige Lösung der Plazenta • schwere Herzkrankheit • Digitalis-Einnahme • Phäochromozytom
Calcium 10 % Calciumgluconat 4,5 mval/10 ml	• Behandlung einer akuten symptomatischen Hypokalzämie	10 ml (4,5 mval) i. v. (Injektionszeit: 3 min/10 ml)	• Provokation einer Asystolie (Herzrhythmusstörungen) • Schweißausbrüche • Übelkeit/Erbrechen • Blutdruckabfall	• Volldigitalisierung • Niereninsuffizienz • absorptive oder renale Hyperkalzurie • Hypophosphatämie
Dexamethason Sandoz® parenteral 4 mg/8 mg enthält Dexamethason-dihydrogenphosphat	• Hirnödem (z. B. durch Hirntumor, bakterielle Meningitis) • schwere Hautkrankheiten (z. B. Erythrodermie, Ekzeme) • schwerer akuter Asthmaanfall • Status asthmaticus	• Hirnödem: initial 8–10 mg (bis 80 mg i. v.) • schwerer Asthmaanfall: 8–20 mg i. v. • akute Hautkrankheiten: 8–40 mg i. v.	• typische Nebenwirkungen der Glucocorticoide, wenn über Notfalltherapie hinausgehende, länger dauernde systemische Anwendung • Maskierung/Verschlimmerung einer bakteriellen Infektion	• Tbc in Anamnese (**cave:** Reaktivierung) • schwere Herzinsuffizienz • Colitis ulcerosa mit drohender Perforation • schwer einstellbarer Diabetes mellitus/ Hypertonie
Euphylong® Theophyllin 200 mg i. v.	• zur Akutbehandlung von Atemnotzuständen aufgrund von Bronchokonstriktion, Asthma bronchiale und COPD	Initialdosis (ohne orale Vorbehandlung) 4–5 mg/kg KG innerhalb von 20–30 min	• Übelkeit, Erbrechen • Krampfanfälle • Herzrhythmusstörungen • gastrointestinale Störungen • zentrale Erregung, Unruhe	• instabile Angina pectoris • schwere Hypertonie • Epilepsie • Magen-Darm-Ulzera

Tab. 1.4-1 (Fortsetzung)

Substanz	Indikation	Dosis	Nebenwirkung	Anwendungs-beschränkung
Glucose 40 %ig 4 g/10 mg	• Hypoglykämie • hypoglykämisches Koma	• initial: 50–100 ml • weitere Dosierung nach Wirkung	Venenreizung (Reizung der Venenwand)	nachgewiesene Hyperglykämie
Lasix® Furosemid-Natrium 20 mg/2 ml	• kardiale, hepatische und renale Ödeme • Ödeme infolge von Verbrennungen • arterielle Hypertonie • Oligurie • Süßwasserertrinken	• initial: 20–40 mg i. v. je nach Schweregrad • erforderlichenfalls nach 6 h erneut bis 80 mg i. v. und nach weiteren 6 h bis 160 mg i. v. bis zum Erreichen einer befriedigenden Diurese	• Polyurie, Polydipsie • Herzrhythmusstörungen • Tetaniae • Parästhesien • Transaminasenerhöhung	• Oligurie/Anurie durch nephrotoxische Substanzen oder prä- bzw. postrenale Ursachen • nephrotisches Syndrom • KHK • vorsichtige Anwendung bei Digitalistherapie
Morphinsulfat-GRY® Morphinsulfat 10 mg/1 ml	• starke Schmerzzustände (z. B. Herzinfarkt, Lungenödem, Thoraxtrauma)	in Abhängigkeit von Stärke der Schmerzen und individueller Empfindlichkeit	• Depression des Atemzentrums • Lungenödem • Krämpfe • Erregung des Brechzentrums und des vagalen Systems • Herzversagen	• spastische Schmerzzustände (z. B. Gallen- u. Nierenkoliken, Asthma bronchiale) • epileptische Anfallsleiden • Cor pulmonale
Natriumhydrogencarbonat 8,4 % 20 ml (1 ml enthält 0,084 g Natriumhydrogencarbonat)	• metabolische Azidose, insbesondere bei kardiopulmonaler Reanimation • Alkalisierung bei Barbiturat und Salicylatvergiftungen	initial nicht über 75–100 mmol pro Dosis in 500 ml Grundlösung	• vermehrte CO_2-Bildung • hypokaliämische Tetaniae • bei hoher Dosierung hyperosmolare Zustände, Atemdepression	• Alkalose • respiratorische Azidose • schwere Herz-/Niereninsuffizienz • Hypokalzämie • Hypernatriämie
Nitrolingual® Glyceroltrinitrat • Spray (1 Hub ca. 0,4 mg) • Kapsel 0,2/0,8/1,2 mg	• Angina-pectoris-Anfall und -Prophylaxe • kardiales Lungenödem • hypertensive Krise • akuter Myokardinfarkt	• 1–2 Kapseln sublingual • 1–3 Spraygaben in Abständen von etwa 30 s • bei Nichtansprechen ggf. nach 10 min wiederholen	• Kopfschmerz, Schwindel • Übelkeit, Erbrechen • Blutdruckabfall mit Reflextachykardie • Angina-pectoris-Symptomatik	• Aorten-, Mitralstenose • erhöhter Hirndruck • hypertrophe, obstruktive Kardiomyopathie
Sulpivert® Sulpirid 10 mg/1 ml	• Übelkeit • Erbrechen	5 mg i. v.	Blutdruck-Dyskinesien	Epilepsie
Suprarenin® Epinephrin-HCl 1,2 mg/1 ml 1 mg/1 ml	anaphylaktoider Schock	• 1 ml auf 10 ml verdünnen, davon 1 ml i. v. als Einzeldosis • weitere Dosierung nach Wirkung	• Tachykardie • Extrasystolie • Kammerflimmern, Herzstillstand • zerebrale Krampfanfälle • Angst, Halluzinationen	Vorsicht bei diabetischer Stoffwechsellage sowie bei Hyperkalzämie und Hypokaliämie
	Kreislaufstillstand	1 ml auf 10 ml verdünnen (0,5 mg = 5 l i. v.)		

Tab. 1.4-1 (Fortsetzung)

Substanz	Indikation	Dosis	Nebenwirkung	Anwendungs-beschränkung
Valium® Diazepam 10 mg/2 ml	• Angst- und Unruhe-zustände • Krampfanfälle	nach Indikation und Wirkung 5–20 mg i. v.	• Atemdepression • Blutabdruckabfall • paradoxe Reaktion! • Kopfschmerz, Schwindel	• Myasthenia gravis • spinale und zerebrale Ataxie • Intoxikation mit Alkohol, Schlaf- oder Schmerzmitteln, Neuroleptika, Lithium • Schlafapnoe-Syndrom

1.5 Blutungen

Blutungen im Kopf-Hals-Bereich (Tab. 1.6-1) können zu lebensbedrohlichen Zuständen führen, die neben einer lokalen Blutstillung notfallmedizinische Maßnahmen erforderlich machen. Massiver Blutverlust kann zum hypovolämischen Schock (s. o.) oder aber durch Aspiration von frischem Blut oder Koagula zur respiratorischen Insuffizienz führen.

Bei jedem Patienten, der im Kopf-Hals-Bereich blutet, muss zuerst damit begonnen werden, die oberen Luftwege freizumachen und zu schützen, frisches Blut abzusaugen und Koagel zu entfernen. Dabei ist es von großer Wichtigkeit, einen starken Sauger mit Saugrohr bereitzuhalten.

Anhand des Schockindex wird die kardiozirkulatorische Situation beurteilt (s. Kap. 1.3, S. 7). Es muss dann gegebenenfalls sofort damit begonnen werden, die vitalen Funktionen wiederherzustellen bzw. aufrechtzuerhalten. Bei komatösen Patienten oder nach Aspiration empfiehlt sich die sofortige Intubation, um zum einen die Beatmung zu gewährleisten und zum anderen die Atemwege vor weiterer Aspiration schützen zu können. Bei schwieriger Intubation kann das Würzburger Notfall-Bronchoskop eingesetzt werden (Abb. 1.5-1). Danach muss ein venöser Zugang gelegt werden mit möglichst großlumiger Kanüle. Kann keine periphere Vene gefunden werden, so bietet sich die V. jugularis externa an (Kopftieflagerung). Eine ausreichende Flüssigkeitssubstitution schließt sich an, primär mit Plasmaexpandern, so bald als möglich sollte jedoch die Gabe von Erythrozytenkonzentrat oder Vollblut (s. o.) erfolgen.

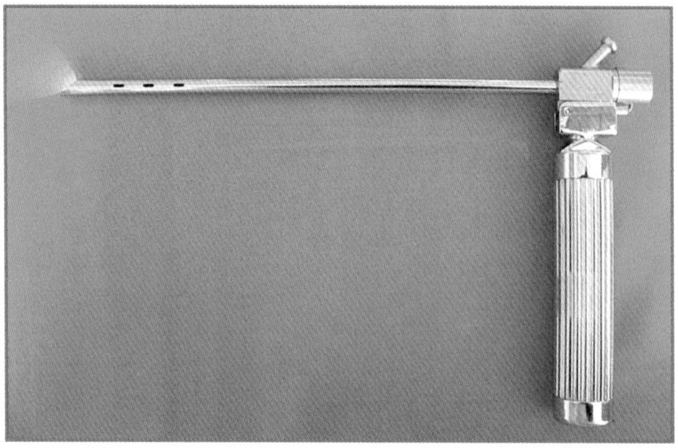

Abb. 1.5-1 Würzburger Notfall-Endoskop zur notfallmäßigen Beatmungstracheobronchoskopie. Stromzufuhr über den Batteriehandgriff eines konventionellen Intubationsspatels, der sekundenschnell auf das Endoskoprohr aufgesetzt werden kann.

Epistaxis

Nasenbluten ist kein harmloses Ereignis. Es kann als sogenanntes „unstillbares" Nasenbluten zu lebensbedrohlichen Zuständen führen und ist dann nur durch ein rasches Eingreifen zu beherrschen. Details s. Kap. 14.3, Abschn. Nasenbluten, S. 242.

Tumorblutung

Die Therapie der Blutungen wird bei den Tumoren beschrieben. Zur Behandlung des hypovolämischen Schocks, s. S. 8.

1.6 Sonstige Notfälle

In der folgenden Tabelle 1.6-1 werden die Notfälle aufgeführt, die bisher keine Erwähnung fanden, bei denen jedoch entsprechende Notfallmaßnahmen einzuleiten sind.

Tab. 1.6-1 Sonstige Notfälle.

Blutungen
• Blutung aus dem Ohr (s. Kap. 11, S. 176) • traumatische Blutungen (s. Kap. 11, S. 176) • Nasenbluten (s. Kap. 14.3, S. 242) • Blutung aus dem Nasen-Rachen-Raum (s. Kap. 14.3, S. 242, Kap. 16, S. 332) • Blutung aus Mundhöhle, Gaumen und Tonsillen (s. Kap. 14.5, S. 310) • Blutung aus Tracheostoma oder Trachealkanüle (s. Kap. 6, S. 64)
Verletzungen
• Othämatom (s. Kap. 7, Abschn. Verletzungen, S. 81) • Einriss oder Abriss der Ohrmuschel (s. Kap. 7, Abschn. Verletzungen, S. 82) • scharfe Ohrmuschelverletzung (s. Kap. 7, Abschn. Verletzungen, S. 81) • direkte Trommelfellverletzung einschließlich Mittelohrverletzung (s. Kap. 8, Abschn. Verletzungen, S. 110) • indirekte Trommelfellverletzung (s. Kap. 8, Abschn. Verletzungen, S. 111) • Trachealabriss (s. Kap. 18, Abschn. Verletzungen, S. 407) • Felsenbeinlängsfraktur (s. Kap. 11, Abschn. Verletzungen, S. 176) • Felsenbeinquerfraktur (s. Kap. 11, Abschn. Verletzungen, S. 177) • Nasenbeinfraktur, Septumhämatom (s. Kap. 14.3, Abschn. Verletzungen, S. 255, 250) • Mittelgesichtsfrakturen, Rhinobasisfrakturen, kombinierte Mittelgesichts-Rhinobasisfrakturen (s. Kap. 14.1, S. 206) • Pfählungsverletzung des Gaumens (s. Kap. 14.5, Abschn. Verletzungen, S. 311) • stumpfes Halstrauma (s. Kap. 20, Abschn. Verletzungen, S. 431) • offene Halsverletzung (s. Kap. 20, Abschn. Verletzungen, S. 431)
Verätzungen und Verbrühungen
• Hypopharynx (s. Kap. 19, Abschn. Verletzungen, chemische Schäden, S. 417) • Larynx (s. Kap. 17, Abschn. Verletzungen, thermische/chemische Schäden, S. 397) • Ösophagus (s. Kap. 19, Abschn. Verletzungen, chemische Schäden, S. 417) • Mundhöhle (s. Kap. 14.5, Abschn. Verletzungen, thermische/chemische Schäden, S. 312)
Fremdkörper
• Gehörgangsfremdkörper (s. Kap. 7, Abschn. Verletzungen, thermische Schäden, S. 81) • Nasenfremdkörper (s. Kap. 14.3, S. 256) • verschluckte Fremdkörper (s. Kap. 19, Abschn. Verletzungen, S. 415) • Trachealfremdkörper (s. Kap. 18, Abschn. Verletzungen, S. 408)
Atemnot
• Angina tonsillaris (s. Kap. 16, Abschn. Entzündungen, S. 337) • Peritonsillarabszess (s. Kap. 16, Abschn. Entzündungen, S. 344) • Uvulaödem (s. Kap. 14.5, Abschn. Verletzungen, thermische/chemische Schäden, S. 313) • Zungengrundabszess (s. Kap. 14.5, S. 292) • Retropharyngealabszess (s. Kap. 16, Abschn. Entzündungen, S. 340, 341) • Stridor congenitus (s. Kap. 17, Abschn. Missbildungen, S. 397) • Epiglottitis (s. Kap. 17, Abschn. Entzündungen, S. 368) • Pseudokrupp (s. Kap. 17, Abschn. Entzündungen, S. 367) • Rekurrenslähmung (s. Kap. 17, Abschn. Funktionsstörungen, S. 372) • Glottiskrampf (s. Kap. 17, Abschn. Funktionelle Dysphonien, Aphonien, S. 377) • Larynxtumor (s. Kap. 17, Abschn. Tumoren, S. 380) • Larynxverletzungen (s. Kap. 17, Abschn. Verletzungen, S. 395) • Trachealstenose (s. Kap. 18, Abschn. Stenosen, S. 400) • Atemnot bei Tracheostoma mit Trachealkanüle (s. Kap. 6, S. 64) • aspirierte Fremdkörper (s. Kap. 18, Abschn. Verletzungen, S. 408)

Tab. 1.6-1 (Fortsetzung)

Akute Entzündungen, Schmerzen

- Ohrenschmerzen (s. Kap. 7 u. Kap. 8, Abschn. Entzündungen, S. 90)
- Otitis media acuta (s. Kap. 8, Abschn. Entzündungen, S. 90)
- Mastoiditis (s. Kap. 8, Abschn. Entzündungen, S. 93)
- Zoster oticus (s. Kap. 7, Abschn. Entzündungen, S. 73)
- Aerootitis, Barotrauma (s. Kap. 8, Abschn. Verletzungen, S. 111)
- Schmerzen im Bereich der Nase und Nasennebenhöhlen (s. Kap. 2.1, Abschn. Begleitsymptom Kopfschmerz, S. 21, 22)
- Nasenfurunkel (s. Kap. 14.3, Abschn. Entzündungen, S. 230)
- Septumabszess (s. Kap. 14.3, S. 250)
- Komplikationen der akuten Nasennebenhöhlenentzündung (s. Kap. 14.4, Abschn. Entzündungen, S. 282)
- Schmerzen und Entzündungen im Bereich des Mundes und der Speicheldrüsen (s. Kap. 14.5, S. 292 u. Kap. 14.6, Abschn. Entzündungen, S. 316)
- Herpes labialis (s. Kap. 14.5, S. 291)
- Stomatitis (s. Kap. 14.5, S. 294)
- akute Parotitis (s. Kap. 14.6, Abschn. Entzündungen, S. 316)
- Speichelstein (s. Kap. 14.6, Abschn. Entzündungen, S. 318)

Schluckstörungen

- Angina tonsillaris (s. Kap. 16, Abschn. Entzündungen, S. 337)
- Peritonsillarabszess (s. Kap. 16, Abschn. Entzündungen, S. 344)
- Zungengrundangina (s. Kap. 16, Abschn. Hyperplasien, S. 337)
- Retrotonsillarabszess (s. Kap. 16, Abschn. Entzündungen, S. 346)
- Epiglottitis (s. Kap. 17, Abschn. Entzündungen S. 368)

Plötzliche Schwerhörigkeit

- Barotrauma (s. Kap. 8, Abschn. Verletzungen, S. 111)
- Hörsturz (s. Kap. 9.1, Abschn. Kochleäre Schwerhörigkeit, S. 114)
- Morbus Menière (s. Kap. 9.3, S. 159)
- akutes Schalltrauma (s. Kap. 9.1, Abschn. Kochleäre Schwerhörigkeit, S. 118)

Akuter Schwindel

- Labyrinthausfall (s. Kap. 9.2, S. 148)
- Morbus Menière (s. Kap. 9.3, S. 159)
- Neuritis vestibularis (s. Kap. 9.2, S. 143)
- Commotio labyrinthi (s. Kap. 9.3, Abschn. Verletzungen, S. 163)

Fazialislähmung

- Fazialislähmung durch Schnittverletzung (s. Kap. 14.1, Abschn. Verletzungen, S. 203)
- Fazialislähmung durch Felsenbeinbruch (s. Kap. 11, Abschn. Verletzungen, S. 176)
- Fazialislähmung bei Otitis media acuta (s. Kap. 8, Abschn. Entzündungen, S. 92)
- Fazialisparese bei Cholesteatom (s. Kap. 8, Abschn. Entzündungen, S. 99)
- Fazialisparese bei Zoster oticus (s. Kap. 7, Abschn. Entzündungen, S. 73)
- idiopathische (rheumatische) Fazialisparese (s. Kap. 14.2, S. 223)

2 Schmerztherapie

2

2

2.1 Kopfschmerzen

A. Dietz und E. Biesinger

Leitsymptom Kopfschmerz

Neuralgie des Nervus auricularis magnus, Okzipitalneuralgie

Es treten in das Ohr bzw. in den Hinterkopf ausstrahlende, einschießende, helle Schmerzen auf. Oft bestehen punktuelle Druckschmerzhaftigkeiten (sog. Triggerpoints).

Therapie

Neuraltherapie: An diesen Triggerpunkten kann eine lokale Infiltration mit einem Lokalanästhetikum (z.B. Xylocain® 1 %) durchgeführt werden. Nach exakter Palpation wird wenig Lokalanästhetikum (max. ca. 1–2 ml) injiziert. Diese Art der Behandlung erfolgt im Abstand von 2–8 Tagen etwa 3- bis 4-mal.

Weitere Behandlungsmöglichkeiten bestehen in der lokalen Applikation von Eis (Eisbeutel) oder Wärme (Rotlicht, Heißluft, Fango usw.), gegebenenfalls Krankengymnastik (s. Kap. 12, Meth. 12-1, S. 182). In sehr hartnäckigen Fällen Gabe von Carbamazepin oder Phenytoin (s. u., Trigeminusneuralgie, Therapie).

Trigeminusneuralgie

Charakterisiert durch blitzartig einschießende, unerträgliche Gesichtsschmerzen. Dauer für Sekunden bis Minuten, mitunter durch bestimmte Reize (Kauen, Sprechen, Luftzug oder Berührung) auslösbar.

Therapie

Physikalisch: Lokale Wärme oder Eisanwendung.

Neuraltherapie: In leichteren Fällen Injektionen von ca. 0,2–0,5 ml eines Lokalanästhetikums (z.B. Xylocain® 1 %) an die betroffenen Austrittspunkte. Wiederholung bis zu 10-mal in wöchentlichen, später monatlichen Abständen (Abb. 2.1-1).

Medikamentös: Carbamazepin 200 mg (Tegretal®, Timonil®, Sirtal®), beginnend mit 100–200 mg/d, dann langsame Steigerung bis zur wirksamsten Dosis – bis max. 600–1200 mg/d. Häufig treten dosisabhängige Nebenwirkungen in Form von Müdigkeit, Gleichgewichtsstörungen, Übelkeit und Kopfschmerzen auf, vor allem zu Behandlungsbeginn. Hinweis: Wie bei jeder Dauermedikation sind Blutbild und Leberfunktion regelmäßig zu kontrollieren, zunächst vor Beginn der Behandlung, im 1. Monat der Behandlung, im Abstand von einer Woche, danach im Abstand von einem Monat. Bei Absinken der Thrombozytenwerte, bei Verschlechterung der Leberfunktion und bei Auftreten allergischer Hautreaktionen Tegretal® absetzen.

Alternativ: Phenytoin (Zentropil®, Phenhydan®), beginnend mit 1- bis 3-mal 100 mg/d p. o. einschleichend unter regelmäßiger Kontrolle der Plasmakonzentration. Dabei ist zu beachten, dass die volle Wirkung erst nach etwa 2 Wochen erreicht wird. Die Nebenwirkungen und Kontrollen entsprechen in etwa denen von Carbamazepin.

Operativ: Perkutane retroganglionäre Thermokoagulation. Bei dieser Therapie wird in Kurznarkose mithilfe einer Punktionskanüle das Foramen ovale punktiert. Über diesen Zugang werden die retroganglionären Fasern des Nervs mithilfe von Thermoläsion geschädigt.

Vorteil: Wenig belastender Eingriff.

Nachteil: Befriedigender Erfolg meist erst nach Wiederholungen.

Wird der N. trigeminus hirnstammnah von Gefäßen komprimiert, so wird der Nerv über einen subokzipitalen Zugang aufgesucht und von Gefäßschlingen befreit (mikrovaskuläre Dekompression, Operation nach Janetta).

Prognose

Rezidivrate von 12–21 % innerhalb von 6–7 Jahren. Häufig Sensibilitätsstörungen. In ca. 80 % der Fälle Beschwerdefreiheit, Letalität zwischen 0,2 % und 1,5 %, Nebenwirkungen 10 %.

Isolierte Trigeminusneuralgie des Nervus infra- oder supraorbitalis

Die Beschwerden werden dabei isoliert im Versorgungsbereich des jeweiligen Astes empfunden. Sie sind insgesamt weniger ausgeprägt wie bei der Trigeminusneuralgie aller drei Äste.

Therapie

Neuraltherapie: Lokale Infiltration mit Lokalanästhetika (z.B. Xylocain® 1 %, ca. 1–2 ml an die betroffenen Nervenaustrittspunkte). Diese Behandlung erfolgt etwa 2- bis 10-mal, anfangs im Abstand von 2–8 Tagen, später monatlich (Abb. 2.1-1).

Prognose

In vielen Fällen wird durch die Neuraltherapie eine günstige Beeinflussung des Krankheitsbildes erreicht.

Tritt kein Erfolg ein: medikamentöse Therapie mit Phenytoin oder Carbamazepin (s. o.).

Glossopharyngeusneuralgie

Blitzartig einschießende, unerträgliche Schmerzen im Bereich des Pharynx, meist ausstrahlend zum gleichseitigen Ohr. Oft finden sich Auslöser wie Schlucken von heißen oder kalten Getränken, Husten, Gähnen, Sprechen. Nicht selten kann der Schmerz über die Berührung des Gaumensegels oder der Tonsillenloge ausgelöst werden.

Therapie

Neuraltherapie: Injektionen von Lokalanästhetika (z. B. Xylocain® 1 %, 1–2 ml) in den unteren Pol der Tonsillenloge. Der vorübergehende positive Effekt gilt auch als diagnostisches Kriterium.
Medikamentös: Carbamazepin oder Phenytoin (s. o., Therapie der Trigeminusneuralgie).
Operativ: In verzweifelten Fällen elektive perkutane Thermoläsion des N. glossopharyngeus über einen Zugang durch das Foramen jugulare oder mikrovaskuläre Dekompression des Nervs nach subokzipitaler Trepanation.

Prognose

In den meisten Fällen ist eine günstige Beeinflussung des Krankheitsbildes durch Infiltrationsanästhesien in Verbindung mit der medikamentösen Behandlung zu erreichen. Die operativen Verfahren sind seltenen, verzweifelten Fällen vorbehalten.

Neuralgie des Nervus laryngeus superior, Vagusneuralgie

Die Neuralgie des N. laryngeus superior verursacht einschießende Schmerzen oberhalb des Kehlkopfes, ausgelöst durch Schluckbewegungen, Husten und Sprechen. Triggerpunkt zwischen Membrana thyreohyoidea und Zungenbeinhorn.
Die Schmerzen können bis zum Ohr ausstrahlen. Diese Ohrschmerzen können Leitsymptom für das Vorliegen einer Vagusneuralgie sein.

Therapie

Neuraltherapie: Mehrfache Infiltration von Lokalanästhetika (z. B. Xylocain® 1 %, 1–2 ml) unterhalb des Zungenbeinhorns der betroffenen Seite. Versuch der Nervendegeneration durch Alkoholinjektion (Äthanol-DAB) in den Nerv beim Eintritt in die Membrana thyreohyoidea.
Medikamentös: Carbamazepin oder Phenytoin (s. Therapie der Trigeminusneuralgie).
Operativ (in verzweifelten Fällen): Neurektomie in der hinteren Schädelgrube.

Prognose

Unsicher, auch die Neurektomie sichert keine Schmerzfreiheit.
Vagusneuralgie-ähnliche Beschwerden können auch bei funktionellen **Halswirbelsäulenveränderungen** entstehen. Die Beschwerden werden dann durch funktionelle Störungen im Wirbelgelenkbereich verursacht.

Therapie

Krankengymnastik, eventuell manuelle Therapie (s. Kap. 12, Meth. 12-1, S. 182).

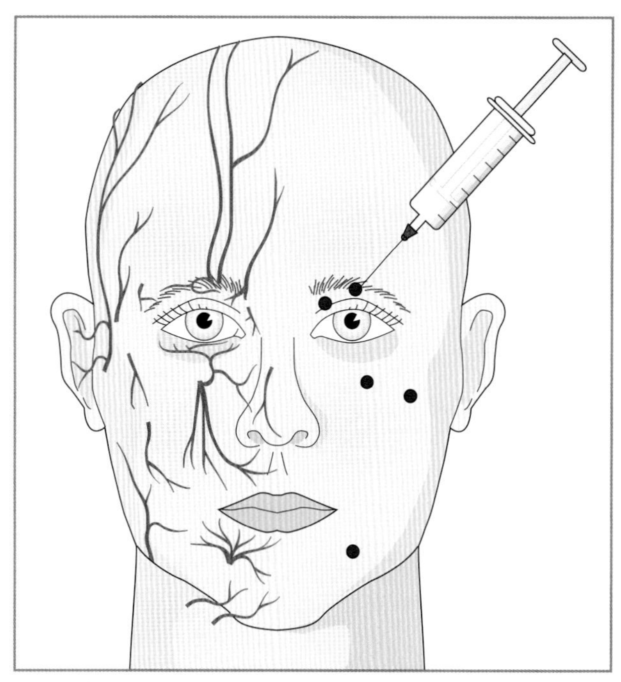

Abb. 2.1-1 Austrittspunkte der Trigeminusäste und Injektionspunkte bei der Neuraltherapie. Extrem seltene Komplikation ist eine Erblindung.

Trigeminoautonome Kopfschmerzen

Unter dem Begriff trigeminoautonome Kopfschmerzen werden meist kurz anhaltende Schmerzattacken mit **obligat** vorhandenen streng ipsilateralen autonomen Begleitsymptomen wie Tränen- und Nasensekretion, konjunktivale Injektion, nasale Schleimhautschwellung oder auch Lidschwellung zusammengefasst. Dazu gehören:

- der episodische und chronische Cluster-Kopfschmerz (Bing-Horton-Syndrom),
- die episodische und chronische paroxysmale Hemikranie,
- das SUNCT-Syndrom (SUNCT = Short-lasting uniform neuralgiform headache with conjunctival injection and tearing).

Sie unterscheiden sich in Dauer, Frequenz, Rhythmik und Intensität der Attacken.

Cluster-Kopfschmerz (Bing-Horton-Syndrom)

Die charakteristischen Symptome bestehen aus anfallsartig auftretenden, streng einseitigen, stärksten, zumeist temporalen oder periorbitalen Kopfschmerzen mit einem retroorbitalen Punctum maximum und gleichzeitigem ipsilateralem Auftreten eines oder mehrerer autonomer Symptome (periorbitale Rötung, Horner-Syndrom, Lakrimation, Rhinorrhoe). Männer sind davon dreimal häufiger als Frauen betroffen. Die Symptomatik tritt bis zu 8-mal täglich mit einer nächtlichen Häufung auf und erreicht nach 15–30 Minuten das Maximum. Sie dauert meist nicht länger als 2–3 Stunden.

Therapie

Während des Anfalls: Inhalation von 100%igem Sauerstoff (7–15 l/min über 15–20 min). Zusätzlich 6 mg Sumatriptan s. c. (Imigran®-Inject) (**Cave:** Bei Anwendung höherer Dosen oder Mehrfachanwendung ist keine Wirkverbesserung zu erwarten.)
Alternativ kann Zolmitriptan 5 mg p. o. oder als Nasenspray (z. B. AscoTop® Nasal 5 mg) angewendet werden. Bei langen Attacken wirkt die intranasale Applikation von 20 mg Sumatriptan (z. B. Imigran® Nasal 20 mg) oder eines Lokalanästhetikums (z. B. Lidocain).

Anfallsprophylaxe

Mittel der Wahl zur Anfallsprophylaxe ist Verapamil (z. B. Vera-CT 80 mg, 3- bis 4-mal/d). In Abhängigkeit vom Therapieerfolg muss gemeinsam mit dem Neurologen eine zusätzliche Therapie z. B. mit Prednison, Lithium oder Methysergid durchgeführt werden.

Prognose

Meist treten die beschriebenen Kopfschmerzen über Perioden von bis zu 2 Monaten Dauer auf, oft folgen Monate bis Jahre dauernde anfallsfreie Intervalle. Bei etwa 12 % der Patienten geht die episodische in eine chronische Verlaufsform über.

Episodische und chronische Hemikranie

Die Symptomatik ist ähnlich der des Cluster-Kopfschmerzes. Unterscheidungsmerkmal kann die Triggerung durch exogene Faktoren wie Alkohol sein. Die Attacken sind kürzer (2–45 min) und häufiger (5–10, durchschnittlich 10 Attacken/d). Die Begleitsymptome sind schwächer ausgeprägt. Sicheres Abgrenzungsmerkmal ist der positive Indometacin-Test (Indometacin 25–50 mg langsam i. v.), der ein rasches Ansprechen zeigt.

Therapie

Indometacin, 3 × 50 mg/d bis 200 mg/d; Magenschutz (Omeprazol).

Hemicrania continua

Kontinuierlicher einseitiger Grundschmerz mit zusätzlichen Schmerzattacken, häufig sind Nasen- und Tränensekretion sowie konjunktivale Injektionen zu beobachten. Die Diagnose wird mittels Indometacin-Test (Indometacin 25–50 mg langsam i. v.) gestellt, der ein rasches Ansprechen des Schmerzes zeigen soll. Auch der Sonderfall einer bilateralen Schmerzsymptomatik mit positivem Indometacin-Test ist beschrieben.

Therapie

Indometacin, sehr individuelle Einstellung von 2 × 25 mg bis 2 × 100 mg/d. Zusätzlich Magenschutz (Omeprazol).

SUNCT

Die Symptomatik tritt als extrem kurze (15 s bis 20 min) Attacke bis zu 60- bis 200-mal/d streng einseitig periorbital auf.

Therapie

Versuch mit Lamotrigen.

Sluder-Neuralgie (Neuralgie des Ganglion sphenopalatinum)

Anfallsartige, einseitige Schmerzattacke am inneren Augenwinkel, ausstrahlend auf den Augapfel und das Nasenbein, mit Niesreiz und Druckgefühl in der Nase. Der Anfall dauert 10–30 Minuten und kann mehrmals täglich bis mehrmals wöchentlich auftreten, gefolgt von schmerzfreien Perioden von Monaten und Jahren.

Therapie

Im Anfall Applikation von Lokalanästhetikum (z. B. Xylocain® Spray) auf die Nasenschleimhaut. Bei Anfallshäufung Tegretal® oder Timonil®, beginnend mit 100–200 mg/d, dann langsame Steigerung bis zur wirksamen Dosis (bis max. 600–1200 mg/d). Bei Dauermedikation müssen Blutbild und Leberwerte regelmäßig kontrolliert werden. Einzelheiten s. Abschn. Trigeminusneuralgie, S. 16.

Nasoziliarneuralgie (Ziliarneuralgie, Charlin-Neuralgie)

Typisch sind blitzartige Schmerzattacken im inneren Augenwinkel und im Augapfel mit Rötung der Stirn, Schwellung der Nasenschleimhaut und Rötung des Auges. Die Schmerzattacke kann oft durch lokales Berühren des inneren Augenwinkels oder durch Kauen provoziert werden.

Therapie

Bei gleichzeitigem Vorliegen einer Sinusitis Behandlung der Grundkrankheit (s. Kap. 14.4, Abschn. Entzündungen, S. 269). Im Anfall wirken Indometacin (z. B. Indomet-ratiopharm® 50 Hartkapseln, 2- bis 4-mal 1 Kps./d), abschwellende Nasentropfen (Otriven®), lokale Applikation von Kokain-Adrenalin 5 % oder Xylocain® Spray an die homolaterale Nasenschleimhaut.

Karotidodynie

An der Halsseite auftretender, über mehrere Tage bis Wochen vorhandener dumpfer Grundschmerz, welcher sich anfallsartig verstärkt. Dauer: Minuten bis Stunden. Während des Anfalls ist die homolaterale A. carotis druckdolent, pulsiert stark. Gelegentlich erscheinen Schwellungen.

■ **Therapie**

Indometacin (z. B. Indomet-ratiopharm® 50 Hartkapseln, 2- bis 4-mal 1 Kps./d), Methysergid oder Ergotamin (z. B. Ergo-Kranit®, 1–2 Tbl./d, max. 3 Tbl./Wo.) oder Propranolol (z. B. Dociton® 40 mg, 2–3 Tbl./d).

Costen-Syndrom, kraniomandibuläre Dysfunktion

Bei chronischer oder akuter Fehlbelastung des Kiefergelenks kommt es durch eine Verspannung der Kaumuskulatur zu zum Teil sehr heftigen, meist parietal und im Ohr lokalisierten Kopfschmerzen. Auch Tinnitus (s. Kap. 9.1, Abschn. Tinnitus, S. 136) kann auftreten. Ursächlich liegt häufig eine Fehlfunktion des Kauapparates (z. B. falscher Aufbiss, nächtliches Zähneknirschen) zugrunde (Abb. 2.1-2).

■ **Therapie**

Akut: Zur Behandlung der akuten Schmerzsymptomatik antiphlogistisch Indometacin (z. B. Indomet-ratiopharm®, 3 × 50 mg/d) oder peripher wirksame Analgetika wie z. B. Paracetamol (z. B. Paracetamol, 2- bis 3-mal 1000 mg/d); lokale Anwendung von Wärme, wie z. B. Enelbin® Umschlagpaste warm, Rotlicht; Selbstmassage in der Gegend des Kiefergelenks. Weiche Kost.

Chronisch: Therapie von Parafunktionen des Bisses nach Schulte (s. Patienteninformation „Therapie von Parafunktionen des Bisses nach Schulte"). Vorstellung beim Zahnarzt. Zur dauerhaften Beseitigung der chronischen Dysfunktion kann eine zahnärztlich-gnathologische Behandlung, z. B. mittels Aufbissschiene und/oder Okklusionskorrektur, notwendig sein. Bei nächtlichem Zähneknirschen Verordnung einer Nachtschiene durch den Zahnarzt.

@ **Patienteninformation „Therapie von Parafunktionen des Bisses nach Schulte"**

Wahrscheinlich wird Ihr Schmerz durch eine unbewusste Fehlbelastung der Zähne verstärkt. Nehmen Sie Farbpunkte (im Büroladen erhältlich) und kleben Sie sie an ca. zehn bis 15 Stellen, die Sie tagsüber sehen (Tür, Spiegel, Armaturenbrett Auto, Arbeitsplatz usw.). Jedes Mal, wenn Sie einen Punkt sehen, nehmen Sie die Zähne auseinander. Machen Sie dies 6–8 Wochen, bis Sie merken, dass die Zähne nicht mehr unbewusst zusammengepresst werden.

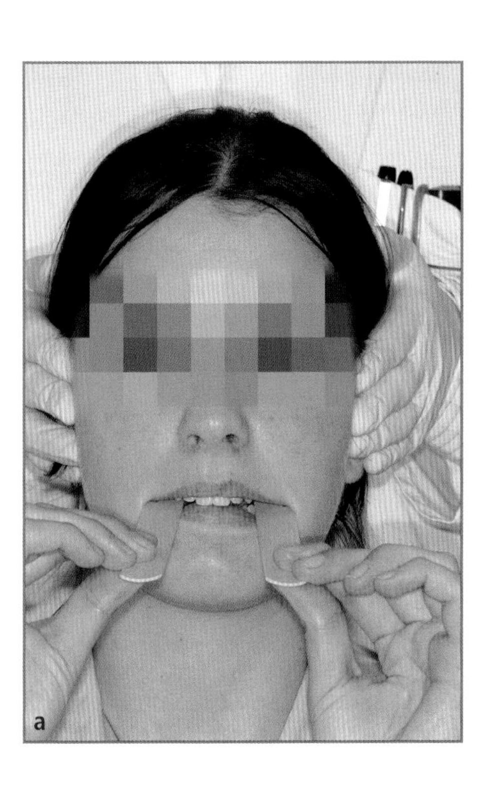

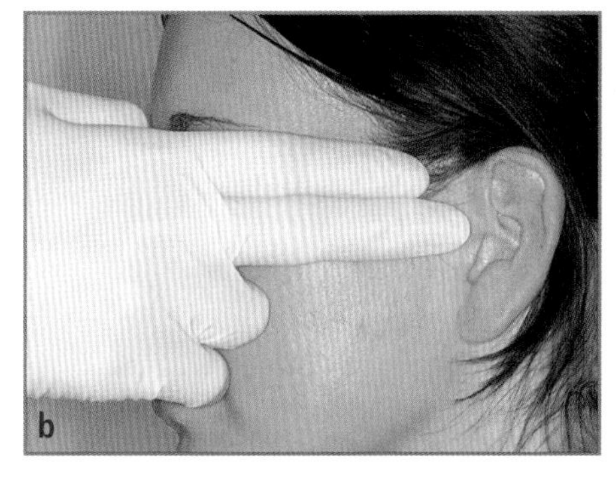

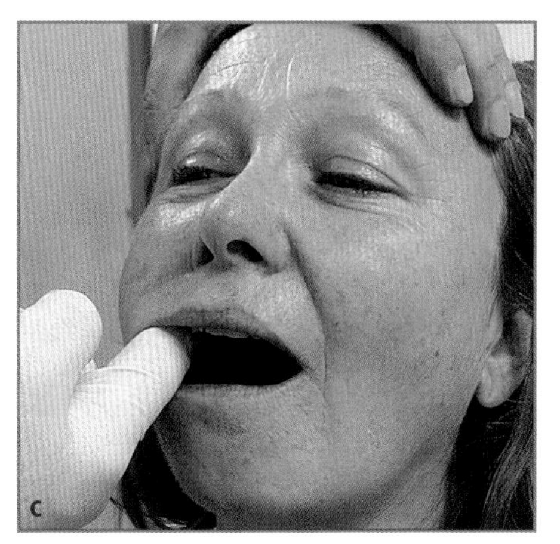

Abb. 2.1-2 Untersuchungstechniken des Kiefergelenks zum Ausschluss kraniomandibulärer Dysfunktion (CMD; Costen-Syndrom: CMD in Verbindung mit Otalgie). **a** Während des Bisses auf die Holzspatel kann das Kiefergelenk palpiert und auftretende Schmerzen können topisch zugeordnet werden. **b** Palpation des Kiefergelenks während einer Bewegung des Unterkiefers. **c** Druckdolenz der Kaumuskulatur (pathognomonisch).

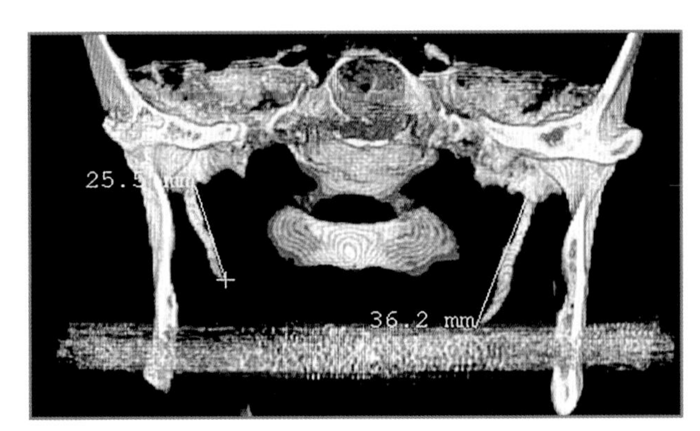

Abb. 2.1-3 Segmentation einer Schädelbasis-Computertomographie mit verlängertem Processus styloideus (rechts 25,5 mm; links 36,2 mm).

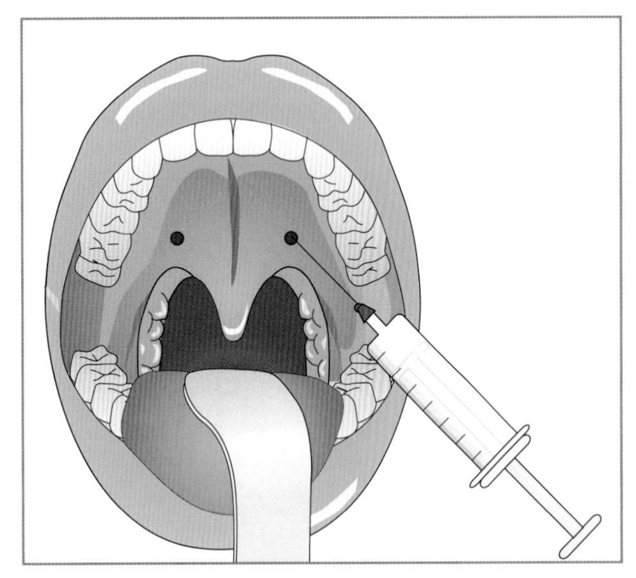

Abb. 2.1-4 Einstichstelle zur Lokalanästhesie im Bereich des Processus styloideus. Für die Injektion am Processus styloideus wird mit einer langen Kanüle im Bereich des vorderen Gaumenbogens eingegangen. In ca. 1–2 cm Tiefe kommt man in die Nähe des Processus styloideus. Nach sorgfältiger Aspiration (A. carotis!) wird das Lokalanästhetikum dort injiziert (vgl. Kap. 16, Abschn. Dysphagien, Globus, Neuralgien, S. 347).

Syndrom des verlängerten Processus styloideus (Eagle-Syndrom, Stylalgie)

Ein verlängerter Processus styloideus kann bohrende Schmerzen in der Pharynxregion, ausstrahlend in das gleichseitige Ohr und in die Parietalregion, verursachen. Bei sorgfältiger Palpation von enoral kann die Spitze des Processus styloideus als extrem druckschmerzhaft getastet werden. Das Röntgenbild in Abbildung 2.1-3 zeigt den überlangen Processus styloideus.

Therapie

Die lokale Infiltration von Lidocain (z. B. Xylocain® 1 %), maximal 2 ml, an den Processus styloideus von enoral (Abb. 2.1-4) nach sorgfältiger Aspiration führt zu einer prompten, wenn auch meist nur vorübergehenden Beschwerdefreiheit. Die vorübergehende, aber regelmäßig eintretende Besserung nach dieser Injektion ist daher auch ein diagnostisches Kriterium.

Operativ besteht die Möglichkeit der Frakturierung des Processus styloideus über einen enoralen Zugang (wie zur Tonsillektomie) bzw. zur Resektion der Spitze des Processus styloideus. Der Processus styloideus kann auch durch einen Zugang von außen im Kieferwinkel aufgesucht werden.

Prognose

Gelingt es nach mehrmaligen Injektionsbehandlungen nicht, die Beschwerden dauerhaft zu bessern, ist eine Operation angezeigt. Aufgrund der niedrigeren Komplikationsrate ist der Frakturierung des Processus styloideus der Vorzug zu geben. Bei enoralem Vorgehen besteht die Gefahr von Gefäßverletzungen (A. carotis), beim Zugang von außen besteht die Gefahr der Fazialisverletzung.

Vertebragene Neuralgien, vertebragene Kopfschmerzen, vertebragene Otalgien

Infolge einer segmentalen Funktionsstörung an der Wirbelsäule kann es auf reflektorischem Weg zu neuralgiformen Beschwerden, ausgehend von den Wurzeln C_2 und C_3, kommen. Die so ausgelösten Beschwerden sind am Hinterkopf sowie im ventralen und dorsalen Bereich des Halses lokalisiert, entsprechend dem Ausbreitungsgebiet dieser Nerven. Gesichtsschmerzen werden über den Tractus spinalis des N. trigeminus übertragen. Diese Verbindungen führen dazu, dass Gesichts- und Kopfschmerzen auftreten können, deren Lokalisation nicht mit dem Ort der Entstehung identisch ist. Hierzu gehören insbesondere periaurikuläre Neuralgien und Neuralgien im Hinterkopfbereich. Stirnkopfschmerzen können durch eine Hypermobilität im Bereich der oberen drei Wirbelsäulensegmente ausgelöst sein. Sie treten dann speziell bei statischer Belastung der Halswirbelsäule, insbesondere bei Bürotätigkeiten und nach längerem Lesen, auf (Anteflexionskopfschmerz).

Weiter weist es auf einen vertebragenen Zusammenhang hin, wenn Kopfschmerzen bei Retroflexion des Kopfes (z. B. Arbeiten über Kopf, Bauchschläfer) und bei gleichmäßiger Haltung über längere Zeit (Schlaf, Arbeit) auftreten.

Therapie

Verordnung von krankengymnastischer Übungsbehandlung (s. Kap. 12, Meth. 12-1, S. 182), evtl. manuelle Therapie durch einen speziell ausgebildeten Arzt, evtl. Infiltration von Lokalanästhetika (z. B. Xylocain® 1 %, 1–2 ml) im Bereich schmerzhafter Muskelansätze und Ligamente.

Prognose

Unbehandelt können vertebragene Kopfschmerzen zu jahrelang persistierenden chronischen Beschwerdebildern mit reaktiven psychischen Veränderungen führen. Eine gezielte Behandlung führt zur günstigen Beeinflussung der Beschwerden.

Akuter Dauerkopfschmerz

Innerhalb von 3 Tagen neu aufgetretener Dauerkopfschmerz, bilateral, drückend, von leichter bis mittelschwerer Intensität, z. T. milde Phono-/Photophobie und Übelkeit. Chronischer Analgetikagebrauch schließt die Diagnose aus. Diskutiert wird eine postinfektiöse Genese. Die Abgrenzung vom beginnenden chronischen Spannungskopfschmerz ist schwierig und umstritten.

Therapie

Valproinsäure (z.B. Valpro beta® 150/-300/-600; initial 5–10 mg/kg KG/d alle 4–7 Tage, um 5 mg/kg KG erhöhen bis 20 mg/kg KG in 2–4 Einzeldosen) oder trizyklische Antidepressiva (z.B. Tofranil® mite /-25 Dragees; Start mit 25–75 mg/d, wöchentliche Steigerung auf 50–150 mg/d).

Spannungskopfschmerz

Der Kopfschmerz vom Spannungstyp gehört zu den primären Kopfschmerzen. Unter den bekannten Kopfschmerzformen ist der Spannungskopfschmerz mit 54 % Anteil die häufigste Kopfschmerzform überhaupt.
Es handelt sich um einen sporadisch episodisch (weniger als 1-mal/Monat), häufig episodisch (1- bis 10-mal/Monat) oder chronisch (mehr als 15 d/Monat) auftretenden, langsam an- und abschwellenden Kopfschmerz.
Folgende Kriterien nach der International Headache Society (IHS) müssen vorhanden sein: Der Kopfschmerz ist dumpf-drückend, bilateral, frontal, okzipital, überwiegend aber holozephal lokalisiert. Die Patienten klagen über ein Band- oder Schraubstockgefühl wie bei einem zu engen Hut. Sie sind wenig beeinträchtigt. Fieberhafte Infekte, Stress und muskuläre Fehlbelastung können eine Schmerzauslösung bzw. -verstärkung bewirken. Der Spannungskopfschmerz ist leicht. Bei bis zu 15 Kopfschmerztagen spricht man von episodischem Spannungskopfschmerz, bei mehr als 15 Kopfschmerztagen von chronischem Spannungskopfschmerz. Neurologische Störungen treten nicht auf. Bei chronischem Spannungskopfschmerz kommen psychische Störungen wie Angst und Depressivität vor. Übelkeit, Erbrechen, Foto- und Phonophobie sind gering ausgeprägt oder fehlen.

Therapie

Episodischer Kopfschmerz: Neben bewährten Hausmitteln (Fußbäder, Heiß-Kalt-Packungen, großflächige Einreibung von Pfefferminzöl auf Schläfen und Nacken) haben sich Massagen bewährt. Hilft dies nicht ausreichend, können beim episodischen Spannungskopfschmerz einfache Analgetika (Acetylsalicylsäure und Paracetamol, jeweils 500–1000 mg, ersatzweise Ibuprofen, 400–800 mg) gegeben werden.
Chronischer Spannungskopfschmerz: Akuttherapie: Wie beim episodischen Kopfschmerz (max. 10 d/Monat).

Prophylaxe

Mittel der ersten Wahl sind trizyklische Antidepressiva wie Amitriptylin (z.B. Saroten®, 25–150 mg/d), Amitriptylinoxid, Doxepin (z.B. Aponal®, 50–150 mg/d) und Imipramin (z. B Tofranil® mite, 25–150 mg/d), alle langsam aufdosierend (Start mit 10–25 mg, jede Woche 10–25 mg steigern). Möglicherweise wirksam sind auch Mirtazapin und das Muskelrelaxans Tizanidin.
Zusätzlich: Stressbewältigungstraining, Dehnübungen und Massage der HWS- und Schultermuskulatur.
Kontraindiziert: Botulinumtoxine.

Begleitsymptom Kopfschmerz

Nasennebenhöhlenentzündungen

Typische Beschwerden bei Nasennebenhöhlenentzündungen sind Kopfschmerzen.

Stirnhöhlenentzündung

Schmerzen über der Stirn, als Druck empfunden, eventuell druckschmerzhafte Austrittsstellen der ersten Trigeminusäste supraorbital. Meist Verstärkung der Schmerzen beim Vornüberbeugen. Oft treten die Schmerzen im Tagesverlauf auf, dabei häufig regelmäßig zur gleichen Stunde.

Kieferhöhlenentzündung

Eventuell lageabhängiger Gesichtsschmerz in der Wangenregion, oft beim Bücken und nach vorne Beugen zunehmend, eventuell Zahnschmerzen im Bereich der Oberkiefer.

Therapie

Die Behandlung von Entzündungen des Nasennebenhöhlensystems (hier Stirn- und Kieferhöhlenentzündungen) besteht immer aus den drei Maßnahmen Wiederherstellung von Drainage und Ventilation der betroffenen Nasennebenhöhle, Sekretolyse und Inhalationen. Bei einer purulenten Sinusitis erfolgt als vierte Maßnahme zur Verhinderung gefährlicher Komplikationen zusätzlich eine systemische Antibiotikatherapie. Details s. Kap. 14.4, Abschn. Entzündungen, S. 269.

Siebbeinentzündung

Ähnliche Lokalisation der Schmerzen wie bei Stirnhöhlenentzündung, jedoch geringere Intensität. Keine zeitliche Beziehung zum Tagesverlauf.

■ **Therapie**
Das Siebbeinlabyrinth ist einer direkten Spülbehandlung nicht zugänglich. Pathologisches Sekret kann jedoch nicht selten nach Abspreizen der mittleren Muschel (Medialverlagerung) entfernt werden. Diese Vorgehensweise kann mit einer hohen Einlage (Spitztupfer oder Watte, getränkt mit Privin® Lösung 1:1000) und dem Sog des Muckschen Saugglases kombiniert werden. Details s. Kap. 14.4, Abschn. Entzündungen, S. 269.

Keilbeinhöhlenentzündung

Bei isoliertem Auftreten (selten) Schmerzen in Scheitelmitte. Häufiger diffuse Kopfschmerzen.

■ **Therapie**
Bei isoliertem Befall der Keilbeinhöhle endoskopische oder mikroskopische Eröffnung der Keilbeinhöhlenvorderwand.

Chronisch-rezidivierende Sinusitiden

Insbesondere vom Siebbeinbereich ausgehend. Hierbei kommt es zu rezidivierenden, frontal betonten Kopfschmerzen, häufig mit einer rezidivierenden Sinusitis maxillaris bzw. frontalis verbunden.

■ **Therapie**
Operative Resektion des Processus uncinatus, Ausräumung der betroffenen Siebbeinzellen und Erweiterung der Ostien miterkrankter Nebenhöhlen. Nachbehandlung und weitere Details s. Kap. 14.4, Abschn. Entzündungen, S. 274.

Malignome der Nasennebenhöhlen

Nasennebenhöhlenmalignome können heftigste Kopfschmerzen verursachen, gelegentlich als Erstsymptom, insbesondere wenn sie von Siebbein und Keilbein ausgehen und die Rhinobasis infiltriert haben.

■ **Therapie**
Die chirurgische Primärtumorentfernung ist bei allen operablen Tumoren der Tumorkategorien T1–T3, sogar in manchen Fällen von Tumoren der Kategorie T4 (wenn keine entstellenden oder behindernden Folgen auftreten) die Therapie der Wahl. Details s. Kap. 14.4, Abschn. Tumoren, S. 288.

Malignome des Nasopharynx

Nasopharynxmalignome lösen Scheitelkopfschmerzen, seltener hoch sitzende Hinterkopfschmerzen aus. Nicht selten Erstsymptom in Verbindung mit Tubenbelüftungsstörungen bis hin zu Ohrdruck(-schmerz).

■ **Therapie**
Beim undifferenzierten, EBV-IgA-positiven Karzinom (Nasopharynxkarzinom) ist die primäre Bestrahlung auch bei Vorliegen von Lymphknotenmetastasen die Therapie der Wahl, da eine hohe Strahlensensibilität zu erwarten ist. Bei Serotympanon sollte zur Hörverbesserung auf der betroffenen Seite ein Paukenröhrchen eingelegt werden. Details s. Kap. 16, Abschn. Tumoren, S. 359.

Nasenfurunkel

Kopfschmerzen nach oder bei Nasenfurunkeln sind ein ernst zu nehmendes Symptom für eine beginnende Komplikation (Sinus-cavernosus-Thrombose, Meningitis, Enzephalitis).

■ **Therapie**
Bei umschriebener Erkrankung Applikation Antibiotikahaltiger Salben, bei ausgedehnterem Befund antibiotische Behandlung mit Isoxazolyl-Penicillinen wie Flucloxacillin (Staphylex®) oder Cephalosporinen.
Alternativ (2. Wahl) Clindamycin (Sobelin®) oder Cotrimoxazol (Cotrim forte®, bei Erwachsenen).
Wärmeanwendung kontraindiziert! Details s. Kap. 14.3, Abschn. Entzündungen, S. 230.

Akustikusneurinom

Als Spätsymptom können infolge einer meningealen Reaktion tiefe, seitenbetonte Kopfschmerzen auftreten, insbesondere wenn Liquorzirkulationsstörungen vorliegen.

■ **Therapie**
Vollständige Tumorentfernung, je nach Lokalisation und Größe in der Regel oto- und/oder neurochirurgisch. Bei Tumoren bis zu einer Größe von 3 cm kann alternativ zur chirurgischen Therapie auch eine Radiotherapie durchgeführt werden. Details s. Kap. 13.1, S. 184.

Akute Mittelohrentzündung

Kopfschmerzen eine Woche nach einer akuten Mittelohrentzündung sind Alarmsignale für Mastoiditis, Meningitis, Sinusthrombophlebitis. Eine Labyrinthitis ist meist mit Schwindel verbunden.

■ **Therapie**
Kausale Therapie der Entzündung: Details s. Kap. 8, Abschn. Entzündungen, S. 90, und Abschn. Otogene Komplikationen, S. 101.

Cholesteatom

Kopfschmerzen beim Vorliegen eines Cholesteatoms sind Alarmsignal für eine Annäherung des Prozesses an das Endokranium.

Therapie

Die operative Entfernung des Cholesteatoms ist absolut indiziert, um Komplikationen zu vermeiden. Anschließend erfolgt die Tympanoplastik mit Wiederherstellung des Trommelfells. Zusätzlich zur Operation ist perioperativ eine liquorgängige Antibiotikaprophylaxe notwendig. Details s. Kap. 8, Abschn. Entzündungen, S. 98.

Fremdkörper

Fremdkörper im Gehörgang (z. B. Zeruminalpfropf) und in der Nasenhaupthöhle führen zu dumpf-bohrenden Kopfschmerzen parietal in der Tiefe des Ohres bzw. im Stirnbereich.

Therapie

Fremdkörper in der Nasenhaupthöhle werden unter endoskopischer, im Gehörgang unter mikroskopischer Kontrolle entfernt. Details s. Kap. 7, Abschn. Verletzungen, S. 81.

2

2.2 Tumorschmerzen

J. A. Werner und M. Holderried

Schmerzursachen

Bei Tumorschmerzen, ausgelöst durch Malignome im Kopf-Hals-Bereich, unterscheidet man (Tab. 2.2-1):

- direkt durch den Tumor bedingte Schmerzen,
- sekundäre, durch die Therapie verursachte Schmerzen und
- psychosomatische Schmerzzustände.

Eine suffiziente Schmerztherapie ist eine wesentliche Voraussetzung für die Verbesserung der Lebensqualität der Patienten. Ziel ist es, die Schmerzen durch eine Dauertherapie mit einem festen Therapieschema zu unterdrücken. Für eine Symptomkontrolle muss dieses Therapieschema für den Patienten verständlich und einfach in seiner gewohnten Umgebung anzuwenden sein. Dies erfordert eine enge Zusammenarbeit des niedergelassenen Arztes mit dem Klinikkollegen sowie eine sorgfältige Anleitung des Patienten. Zur Verbesserung der Compliance dienen eine schriftliche Fixierung des Einnahmeschemas für den Patienten (mit Namen der Präparate, Art der Anwendung sowie Zweck und Wirkung), Retardpräparate für die Dauertherapie und eine Bedarfsmedikation für unerwartete Schmerzspitzen. Bei progredientem Krankheitsverlauf und stärksten Schmerzzuständen ist eine Dosissteigerung oder ein Präparatwechsel erforderlich.

Die Angst vor einer Suchtentwicklung bei Schmerzpatienten durch den Einsatz von Opioiden und die Scheu vor dem Umgang mit Betäubungsmittel-(BTM-)Rezepten sind unbegründet.

Tab. 2.2-1 Ursachen für Tumorschmerzen.

Direkt durch den Tumor bedingte Schmerzen
• Kompression und Infiltration von Nerven, Blut- und Lymphgefäßen • Knochen- und Weichteilinfiltration • Lymphödem mit konsekutiver Durchblutungsstörung • Tumornekrosen an Schleimhäuten mit Ulzerationen und Perforationen • Ausbildung eines Hirnödems
Sekundäre, durch die Therapie verursachte Schmerzen
• Operation (Nervenläsion, Vernarbung, Ödem, Muskelverspannungen) • Radiatio (Fibrose, Neuropathie, Osteomyelitis, Stomatitis) • Chemotherapie (Entzündungen, Paravasat, Mukositis)
Psychosomatische Schmerzzustände
• Angst, Isolation, Deprivation

Schmerzanamnese

Vor jeder Schmerztherapie steht die Abklärung der Schmerzursache und damit verbunden eine ausführliche Schmerzanamnese mit der Frage nach Lokalisation, Qualität, Intensität, Dauer, auslösenden oder verstärkenden Faktoren sowie Begleitsymptome der Schmerzen.

Nichtmedikamentöse Schmerztherapie

Zusätzlich zur medikamentösen Schmerztherapie müssen kausale Therapiemaßnahmen ausgeschöpft werden. Bei Tumoren im Kopf-Hals-Bereich zählen dazu vor allem die palliative Tumorreduktion, eine Lymphdrainage sowie die Strahlentherapie von Knochenmetastasen. Sehr wichtig ist die emotionale Unterstützung des Schmerzpatienten und seines persönlichen Umfeldes.

Palliative Tumorreduktion

Therapie

Eine isolierte operative Tumorverkleinerung zur Reduzierung der Schmerzzustände führt bei Kopf-Hals-Tumoren keineswegs immer zum gewünschten Erfolg. Gemeinsam mit den Radioonkologen sind daher die Möglichkeiten einer palliativen Radiatio, einer Radiochemotherapie (ggf. nach Rezidivprotokoll) oder einer Chemotherapie zu eruieren (s. Kap. 3.2, Abschn. Chemotherapie, S. 39). Eine vorübergehende Tumorreduktion mit konsekutiver Schmerzfreiheit kann dadurch erreicht werden.

Prognose

Der Vorteil der tumorverkleinernden Verfahren liegt in einer mittelfristigen Schmerzreduzierung und damit einer erreichbaren Schmerzfreiheit mit deutlicher Dosisreduktion der medikamentösen Schmerztherapie.

Medikamentöse Schmerztherapie

Reichen die kausaltherapeutischen Maßnahmen zur Schmerzkontrolle nicht aus, ist eine suffiziente, medikamentöse Schmerztherapie einzuleiten.

Meth. 2.2-1 Grundregeln der systemischen Schmerztherapie bei Tumorpatienten im Kopf-Hals-Bereich

1. Die orale und/oder transdermale Schmerztherapie ist zu bevorzugen

Vorteil: Werden sowohl Patient und dessen Angehörige zu Beginn der Schmerztherapie über Anwendung, Wirkung und Nebenwirkung der verordneten Medikamente aufgeklärt, kann innerhalb von wenigen Tagen eine ausreichende individuelle Dosierung erreicht werden. Ein

▼

weiterer Vorteil besteht in der selbstständigen Durchführung der Schmerztherapie durch den Patienten in seinem gewohnten sozialen Umfeld. Dennoch ist vor allem während der Therapieeinstellung eine enge Zusammenarbeit mit dem Arzt zur Kontrolle der Wirkung und Beherrschung der Nebenwirkungen erforderlich.

2. Die Applikation erfolgt in festen Einnahmeintervallen

Vorteil: Durch feste Einnahmeintervalle wird eine dauernde Symptomkontrolle erreicht. Ein konstanter Plasmaspiegel der Analgetika gewährleistet eine weitgehende Schmerzfreiheit. Die dauerhafte Schmerzfreiheit reduziert die psychische und physische Belastung des Patienten und „löscht" das Schmerzgedächtnis. Darüber hinaus erleichtert es dem Patienten die selbstständige Anwendung der Medikamente und führt so zu einer erhöhten Compliance. Eine zusätzliche Bedarfsmedikation dient nur zur Beherrschung von unerwarteten Schmerzspitzen.

3. Die Medikation richtet sich nach dem WHO-Stufenplan (Tab. 2.2-2)

Vorteil: Der Stufenplan ermöglicht eine sinnvolle Medikamentenkombination, angepasst an individuelle Schmerzzustände. Bewährt hat sich dabei die Verwendung von Monosubstanzen und eines beschränkten Präparatespektrums. Die rechtzeitige Anwendung von Opioiden darf dabei nicht gescheut werden und bei einem Präparatwechsel muss die unterschiedliche „analgetische Äquivalenz" (Tab. 2.2-3 u. Tab. 2.2-4) berücksichtigt werden. Eine Placebo-Therapie ist bei Tumorschmerzen obsolet.

4. Supportive Maßnahmen

Vorteil: Diese dienen zur Kontrolle der Nebenwirkungen einer ausreichenden Schmerztherapie. Bei Opioiden ist gelegentlich eine zusätzliche Therapie mit Laxanzien, Antazida und/oder Antiemetika erforderlich. Ebenfalls erforderlich ist die konsequente Therapie der Schlaflosigkeit, da diese Schmerzzustände verstärkt.

Tab. 2.2-2 Schmerzmittel-Stufenplan der WHO.

		Stufe III
		Opiat +
	Stufe II	
	schwaches Opioid oder zentralwirksames Analgetikum +	
Stufe I		
peripher wirksames Analgetikum + Koanalgetikum	peripher wirksames Analgetikum + Koanalgetikum	peripher wirksames Analgetikum + Koanalgetikum

Tab. 2.2-3 Schwach wirksame Opioide, zentral wirksame Analgetika.

Substanz	ED	DI	TMD	AP
Tilidin/Naloxon (Valoron® N)	50–100 mg	4–6 h	600 mg	1/10
Codein (Nedolon® P)	50–100 mg	4–6 h	300 mg	1/10
Dihydrocodein (DHC Mundipharma®)	60–120 mg	12–24 h	240 mg	1/10
Tramadol (Tramal®)	50–100 mg	4–6 h RF 12 h	400 mg	1/10

AP = analgetische Potenz (Morphin = 1); DI = Dosierungsintervall; ED = Einzeldosis; RF = Retardform; TMD = Tagesmaximaldosis.

Schmerz bei Kopf-Hals-Tumoren

Die Schmerzarten können je nach Ansprechen auf eine Opioidtherapie folgendermaßen eingeteilt werden (Tab 2.2-5):

- Schmerzen, die auf Opioide ansprechen;
- Schmerzen, die nur teilweise auf Opioide ansprechen;
- Schmerzen, die nicht auf Opioide, jedoch auf andere Analgetika/Koanalgetika ansprechen.

Stufe I des WHO-Stufenplans

Peripher wirksames Analgetikum/Nichtopioid (Tab. 2.2-6), **evtl. zusätzlich Koanalgetika** (s. Tab. 2.2-7 bis 2.2-10; Rp. 2.2-1)

Zusätzlich zur analgetischen Wirkung wirken Nichtopioide unterschiedlich stark antiphlogistisch, antipyretisch und spasmolytisch. Diese Effekte und individuelle Kontraindikationen sind bei der Auswahl der Präparate zu berücksichtigen. Ebenfalls berücksichtigt werden muss die bevorzugte Einnahmeform des Patienten (Tabletten, Dragees, Lösungen) und die vorausgegangene Schmerztherapie. Es empfiehlt sich, Substanzen mit kurzer Halbwertszeit in Retardform zu verabreichen.

Der wohl bekannteste Vertreter dieser Gruppe mit den geringsten Nebenwirkungen ist das Paracetamol. Lediglich bei Dosierungen über 8 g/d wurden Lebernekrosen beschrieben. Es wirkt jedoch im Gegensatz zu anderen Nichtopioiden schwächer analgetisch. Eine bessere analgetische Wirkung besitzt die intravenöse Darreichungsform von Paracetamol (Perfalgan®) und ist damit gut für die postoperative Schmerztherapie geeignet. Stark analgetisch, antipyretisch und spasmolytisch wirkt Metamizol (Novalgin®). Allerdings hat Metamizol ein größeres Nebenwirkungsspektrum und kann vor allem bei intravenöser Verabreichung zu einer ausgeprägten Hypotension und (selten) zu einer Agranulozytose führen.

Tab. 2.2-4 Stark wirksame Opioide.

Substanz	ED	DI	TMD	AP
Pethidin (oral, i. v., i. m.) (Dolantin®)	50–150 mg	3–4 h	500 mg	1/8
Morphin (oral, i. v., i. m., s. c.) (Morphin Merck Lsg. 2 %, Morphin HEXAL® Retardkps. Morphin HEXAL® Injektionslsg.)	10–200 mg	4–6 h (RF 12 h)	initial 60 mg	1
Oxycodon (oral) (OXYGESIC®)	5–80 mg	RF 12 h	initial 20 mg	2
Hydromorphon (oral, i. v.) (Palladon®)	1,3–24 mg	4–6 h (RF 12 h)	initial 1,3 mg	7,5
Buprenorphin (sublingual: SUBUTEX®) (transdermal: Transtec® PRO)	 2–10 mg 35–70 µg/h	 4–6 h 96 h	 initial 2–4 mg initial 35 µg/h	 75 75
Fentanyl (Lutschtbl.: Actiq®) (transdermal: Durogesic®)	 200–1600 µg 12–100 µg/h	 72 h	 initial 200 µg initial 12 µg/h	 100 100

AP = analgetische Potenz (Morphin = 1); DI = Dosierungsintervall; ED = Einzeldosis; RF = Retardform; TMD = Tagesmaximaldosis.

Tab. 2.2-5 Schmerzarten bei Kopf-Hals-Tumoren.

Schmerzart	Ansprechen auf Opioide	Medikamentöse Therapie
Weichteilschmerz	+/–	Opioid und Nichtopioid
Knochenschmerz	+/–	Opioid und Nichtopioid
viszeraler Schmerz	+	Opioid und Nichtopioid
Muskelverspannung	–	Muskelrelaxans
Nerveninfiltration	(+)/–	• Antikonvulsivum und/oder • trizyklisches Antidepressivum • ggf. Opioide
Nervenkompression	+/–	Opioid und Steroid
sympathisch stimulierter Schmerz		• Sympathikusblockade • Plexusblockade

Tab. 2.2-6 Nichtopioide – peripher wirksame nichtsteroidale Analgetika (NSA).

Substanz	ED	DI	TMD
Paracetamol (Paracetamol®, Perfalgan®, Ben-u-ron®)	0,5–1 g	4–6 h	6 g
Metamizol (Novalgin®)	0,5–1 g	4–6 h	6 g
Diclofenac (Voltaren®)	50 mg	6–8 h (RF 12 h)	150–200 mg
Naproxen (Naproxen STADA®)	0,5–1 g	12–24 h	1 g
Ibuprofen (Imbun®)	800 mg (RF)	8–12 h	2,4 g

DI = Dosierungsintervall; ED = Einzeldosis; RF = Retardform; TMD = Tagesmaximaldosis.

Als Magenschutz zur Prophylaxe der gastrointestinalen Nebenwirkungen bei Dauertherapie mit Nichtopioiden sind Protonenpumpenhemmer den H_2-Antagonisten vorzuziehen.

Selektive Cyclooxygenase(COX)-2-Inhibitoren besitzen zwar weniger gastrointestinale Nebenwirkungen als die herkömmlichen Nichtopioide, werden von uns allerdings aufgrund der kardialen Nebenwirkungen und der Gefahr von Hirninfarkten in der Dauertherapie sehr zurückhaltend angewendet. Acetylsalicylsäure wird von uns ebenfalls sehr verhalten eingesetzt. Es hemmt irreversibel die Thrombozytenaggregation und erhöht damit die Gefahr einer nicht beherrschbaren Tumorblutung. Zusätzlich kann Acetylsalicylsäure schwere gastrointestinale Nebenwirkungen verursachen.

Stufe II des WHO-Stufenplans

■ **Peripher wirksames Analgetikum/Nichtopioid (s. Tab. 2.2-6), kombiniert mit einem schwach wirksamen Opioid bzw. einem zentralen Analgetikum (s. Tab. 2.2-3), evtl. zusätzlich Koanalgetika (s. Tab. 2.2-7 bis 2.2-10; Rp. 2.2-1)**

■ **Indikation:** Bei unzureichender Schmerzreduktion oder bei Erreichen der Maximaldosis in Stufe I.

Begonnen werden kann mit einem schwachen Opioid wie Codein oder als Retardform Dihydrocodein (z. B. DHC 60 mg/-90 mg/-120 mg Mundipharma®, 2 × 1 Tbl./d). Codein besitzt dabei zusätzlich zum analgetischen auch einen antitussiven Effekt. Erhöht werden kann die analgetische Wirkung durch Kombination mit einem peripher wirksamen Analgetikum. Bei einigen im Handel befindlichen Arzneimittelkombinationen ist der Codeinanteil unterdosiert. Bewährt hat sich folgende selbst rezeptierte, flüssige Zubereitung (Rp. 2.2-1):

Rp. 2.2-1 Paracetamol-Codein-Saft

Paracetamol	9,3
1,2-Propandiol	117,0
Codeinphosphat	0,8
Saccharin-Natrium	0,2
Aprikosenaroma	3,0
Aqua dest.	ad 200

Die flüssige Form eignet sich besonders gut für Patienten mit Schluckstörungen. Bei unzureichender Wirkung kann auf stärker wirksame Opioide wie Tilidin (Valoron® N) oder Tramadol (Tramal®) gewechselt werden. Diese sind ebenfalls in flüssiger Form verfügbar und können für eine stärkere analgetische Wirkung gut mit Metamizol (Novalgin®) kombiniert werden. Alternativ kann insbesondere bei einer zu erwartenden raschen Zunahme der Schmerzsymptomatik ein BTM-rezeptpflichtiges starkes Opioid der Stufe III (z. B. Morphin Merck Tropfen 2 %, 4- bis 6-mal 0,5–1 ml/d) verwendet werden. Bei Präparatewechsel ist zu beachten, dass Valoron® und Tramal® in ihrer höchsten Dosierung aufgrund des Ceilingeffektes nicht stärker analgetisch wirken als Morphin 50–60 mg/d. Bei uneingeschränkter Schluckfunktion sollten auch in der Stufe II Retardpräparate (z. B. Tramal® long 150 mg/-200 mg, 2 × 1 Tbl./d) verwendet werden. Dies erleichtert dem Patienten die Medikamenteneinnahme und erhöht so die Compliance.

Stufe III des WHO-Stufenplans

■ **Peripher wirksames Analgetikum/Nichtopioid (s. Tab. 2.2-6), kombiniert mit einem stark wirksamen Opioid bzw. einem zentralen Analgetikum (s. Tab. 2.2-4), evtl. zusätzlich Koanalgetika (s. Tab. 2.2-7 bis 2.2-10; Rp. 2.2-1)**

■ **Indikation:** Bei unzureichender Schmerzreduktion oder Erreichen der Maximaldosis in Stufe II.

Vor allem zur Schmerzeinstellung und auch zur Dauertherapie verwendet man häufig Morphin. Bei der Anpassung der Opioiddosis sollte der Patient innerhalb von wenigen Tagen weitgehend schmerzfrei sein. Das Führen eines sogenannten „Schmerztagebuches" mit Aufzeichnung der Medikamenteneinnahme und der Schmerzspitzen durch den Patienten erleichtert dabei die Dosisfindung. Wird trotz Dosissteigerung keine Schmerzfreiheit erreicht, kann eine psychogene Schmerzverstärkung die Ursache sein und entsprechende Koanalgetika oder eine verstärkte emotionale Unterstützung erfordern. Die bei der Schmerzeinstellung notwendige Bedarfsmedikation ist baldmöglichst auf eine Dauertherapie umzustellen. Wann immer möglich sollte diese auch in WHO-Stufe III mit Retardpräparaten (z. B. MST® Retard-Granulat, 2 × 20–200 mg/d) durchgeführt werden. Lediglich zur Kupierung unerwarteter Schmerzspitzen sollte die nichtretardierte Form des Morphins angewendet werden (z. B. Morphin Merck Tropfen 2 %, 4- bis 6-mal 0,5–1 ml/d; alternativ: Rp. 2.2-2, Sevredol® 10 mg/-20 mg, max. 4- bis 6-mal 1 Tbl./d).

Rp. 2.2-2 Morphin-Lösung 2 %

Morphin. hydrochl. (eins, null)	1,0
Carboxmethylcellulose-Na	0,5
alle 4 Stunden 10 Tropfen	
(1 Tropfen entspricht 1 mg Morphin)	

Statt Morphin können auch Oxycodon, Fentanyl, Buprenorphin oder Hydromorphon verwendet werden. Beachtet werden muss dabei die unterschiedliche analgetische Äquivalenz (s. Tab. 2.2-3 u. 2.2-4). Dies ist insbesondere bei einem Präparatewechsel zu beachten, um nicht, trotz Dosissteigerung, unzureichende analgetische Effekte zu erzielen. 30 mg Morphin als orale Medikation entsprechen z. B. 12,5 µg/h Fentanyl transdermal.

Ein Vorteil der transdermalen Schmerzmedikation, z. B. von Fentanyl und Buprenorphin, ist die Anwendbarkeit bei Schluckstörungen und das nur alle 3–4 Tage erforderliche Wechseln des „Schmerzpflasters". Dabei zu beachten ist, dass der gewünschte analgetische Effekt initial erst nach 24 Stunden eintritt.

Neben der oralen und transdermalen Schmerztherapie kann die Analgetikatherapie rektal, über eine enterale Sonde oder über eine kontinuierliche Analgetikainfusion (subkutan oder intravenös) erfolgen.

Die rektale Analgetikatherapie sollte lediglich kurzfristig bei Patienten mit Schluckstörung oder Erbrechen angewendet werden. Für eine Dauertherapie bei Tumorpatienten ist sie aufgrund der umständlichen Anwendung und kurzen Wirkdauer ungeeignet.
Patienten mit Kopf-Hals-Tumoren leiden häufig an einer Schluckstörung und sind mit einer enteralen Sonde versorgt (z. B. PEG, PJG). Über diese Sonde kann neben der Nahrungsaufnahme auch eine Analgetikatherapie erfolgen. Dabei ist darauf zu achten, dass nach Möglichkeit Präparate mit einer langen Wirkdauer verwendet werden. Allerdings dürfen nicht alle Retardpräparate zermörsert werden, da sie dadurch die Retardwirkung verlieren und sich somit nicht für eine Sondenapplikation eignen (z. B. MST® Retardtabletten). Wichtig ist nach der Medikamentengabe die Spülung der Sonde mit Wasser oder Tee.
Indikationen für eine kontinuierliche Analgetikainfusion (Schmerzmittel-Pumpe) bei Tumorpatienten sind vor allem inkurable Schmerzen im Präfinalstadium (Meth. 2.2-2), anhaltendes Erbrechen sowie eine Ablehnung der oralen Medikation.

Meth. 2.2-2 Analgetische Dauerinfusion mit Morphin im Präfinalstadium

- 1 Amp. Buprenorphin (Temgesic®), gelöst in 500 ml NaCl 0,9 % (über 24 h)
- 100 mg Dikaliumclorazepat (Tranxilium®), gelöst in 500 ml NaCl 0,9 % (Tropfgeschwindigkeit so steuern, dass der Patient so eben schläft)

Diese Medikation kann nur unter (akut- oder pflege)stationären Bedingungen durchgeführt werden und entspricht im Wesentlichen einer „flachen" Narkose. Da viele präfinal kranke Patienten eine Ausschaltung des Bewusstseins ablehnen, ist vor Therapiebeginn grundsätzlich ein ausführliches Aufklärungsgespräch mit dem Patienten und dessen Angehörigen erforderlich.
Zusätzlich zur analgetischen Schmerztherapie kann bei Patienten mit ossären Metastasen eine lokale Strahlentherapie erforderlich sein. Eine Schmerzlinderung ist dadurch jedoch frühestens nach zwei bis drei Wochen zu erwarten und eine Stabilisierung der befallenen Knochen nach frühestens sechs bis acht Wochen.

Nebenwirkungen der Opioidtherapie

Vor allem zu Beginn der Opioidtherapie können die nachfolgend beschriebenen Nebenwirkungen auftreten, die gegebenenfalls einer dauerhaften Behandlung bedürfen.

Übelkeit und Erbrechen

Therapie

Haloperidol (z. B. Haldol®-Janssen Lösung, 3- bis 5-mal 10 Tr./d).

Spastische Obstipation

Therapie

Eine Therapie mit Laxanzien ist bei Opioidtherapie, außer bei Vorhandensein eines Ilio- oder Colostomas, obligat. Neben einer ausreichenden Flüssigkeitszufuhr und einer ballaststoffreichen Ernährung eignet sich zur Dauertherapie Lactulose (z. B. Bifiteral® Sirup, 3 × 10 ml/d), bei manifester Obstipation zusätzlich Natriumpicosulfat (z. B. Laxoberal®, 1 × 8–10 Tr./d).

Verzögerte Magenentleerung, Pylorospasmus

Therapie

Metoclopramid (z. B. MCP-CT, Tabletten, Tropfen oder Zäpfchen, 3- bis 4-mal 10 mg/d). Zusätzlich sollte zur Ulkusprophylaxe die kontinuierliche Gabe eines Magenschutzmittels (z. B. Nexium® 20 mg, 1 × 1 Tbl./d) erfolgen.

Zur Erzielung kontinuierlicher schmerzwirksamer Plasmaspiegel bei deutlich geringerer Obstipationsgefahr eignen sich Schmerzpflaster mit den Wirkstoffen Fentanyl (z. B. Durogesic®) und Buprenorphin (z. B. Transtec®).

Morphinintoxikation

Symptome einer Morphinintoxikation reichen von Atemdepression mit flacher Atmung, Sedierung, Miosis, schlaffer Muskeltonus, gelegentlich Krämpfe, Areflexie, Blutdruckabfall und Bradykardie bis zu Koma und Atemstillstand.

Therapie

Indiziert ist die i. v.-Gabe von Naloxon (z. B. Naloxon-ratiopharm®), 0,1 mg alle 2–3 min, bis zu einer ausreichenden Atemfunktion. Die Bewusstseinslage ist dabei nicht entscheidend, da der Patient möglicherweise sonst zu viel Antidot erhält und unnötig Schmerzen erleidet. Wegen der Gefahr eines Kammerflimmerns ist ein EKG-Monitoring zu empfehlen. Zusätzlich zu beachten sind die wesentlich kürzere Halbwertszeit von Naloxon (ca. 30 min) im Gegensatz zu den meisten Opioiden und eine höhere Dosierung von Naloxon zur Antagonisierung von Buprenorphin.

Koanalgetika

J. A. Werner

Koanalgetika bezeichnen Substanzen, die isoliert nur eine bestenfalls minimale schmerzstillende Wirkung besitzen, jedoch in Kombination mit Analgetika deren Wirkung verstärken. Dabei haben sich verschiedene durch die Schmerzursachen bestimmte Stoffgruppen bewährt.

Therapie

Bei Knochenschmerzen (z. B. Schädelbasisinfiltration, Wirbelkörpermetastasen) (Tab. 2.2-7) kommt eine hetero-

Tab. 2.2-7 Koanalgetika bei Knochenschmerzen.

	ED	DI	TMD
ASS (Aspirin®)	100–300 mg	4–6 h	4000 mg
Diclofenac (Voltaren®)	initial 3 × 50 mg später 2 × 50 mg	12 h	150 mg
Piroxicam (Felden®)	initial 40 mg später 20 mg	24 h	20–40 mg
Dexamethason (Fortecortin®)	6 mg	6 h	16 mg bei Dauertherapie 12 mg
Calcitonin (Calcitonin®)	• initial 3 × 100 mg/d i. m. • alle 2 Tage Reduktion um 100 mg • Erhaltungsdosis 100 mg/d i. m. • Alles-oder-nichts-Prinzip: Wenn nach 6 Tagen keine Besserung, dann absetzen		
Clodronat (Ostac®)	• initial 300 mg in 500 ml NaCl 0,9 % über 2 Stunden für 5–10 Tage • Anschlusstherapie mit 1000–2000 mg p. o. über 6 Monate und länger		

ED = Einzeldosis; DI = Dosierungsintervall; TMD = Tagesmaximaldosis.

Tab. 2.2-8 Diuretika bei Lymphödem.

Furosemid (Lasix®)	20–60 mg	24 h	Einzeldosis
Hydrochlorothiazid (Esidrix®)	25–50 mg	24 h	Einzeldosis

Tab. 2.2-9 Koanalgetika bei Muskelkrämpfen, Verspannungen.

	ED	DI	TMD
Diazepam (Valium®)	5 mg	12 h	60 mg
Baclofen (Lioresal®)	5–25 mg	8 h	30–75 mg

ED = Einzeldosis; DI = Dosierungsintervall; TMD = Tagesmaximaldosis.

Tab. 2.2-10 Koanalgetika bei Nervenschmerzen.

	ED	DI	TMD
Corticosteroide (Fortecortin®)	2–4 mg	12–24 h	12 mg bei Dauertherapie
	radikulärer Kompressionsschmerz		
Carbamazepin (Tegretal® retard)	200 mg	8 h	1200 mg
	intermittierender lanzinierender Schmerz **Cave:** Blutbild und Leberwerte regelmäßig kontrollieren!		
Levomepromazin (Neurocil®)	5–25 mg	8 h	150 mg
	tiefer dysästhetischer Schmerz		
Amitryptilin (Saroten®)	25–75 mg	zur Nacht	150 mg
	oberflächlicher dysästhetischer Schmerz		
Clomipramin (Anafranil®)	10–75 mg	8 h	150 mg
	oberflächlicher dysästhetischer Schmerz		

ED = Einzeldosis; DI = Dosierungsintervall; TMD = Tagesmaximaldosis.

loge Gruppe von Präparaten zum Einsatz, die teils durch Hemmung der Prostaglandinsynthese die entzündliche Begleitreaktion reduzieren (Acetylsalicylsäure), teils direkt die Osteoklastentätigkeit auf lysosomaler Ebene beeinflussen (Clodronat). Daneben sollte die Möglichkeit einer Schmerz- und Stabilitätsbestrahlung überprüft werden.

Bei Lymphödem (z. B. nach Neck dissection und Radiatio) führt die in Tabelle 2.2-8 angegebene diuretische Therapie nur sehr kurzfristig zu Erfolgen und es muss eine regelmäßige Elektrolytkontrolle erfolgen. Lymphdrainagen und physikalische Maßnahmen (Krankengymnastik, Tragen eines Dreieckstuches) können ebenfalls zur Schmerzlinderung beitragen. Sie sollten auch bei gesichertem Rezidiv verordnet werden.

Bei Muskelkrämpfen, Verspannungen, Myogelosen (z. B. nach Neck dissection) (Tab. 2.2-9) müssen neben der Gabe von Muskelrelaxanzien zusätzlich krankengymnastische Übungen durchgeführt werden.

Bei Nervenschmerzen (z. B. durch Tumorinfiltration oder -kompression) werden neben der Gabe von Corticosteroiden als Versuch, das entzündliche Begleitödem zu vermindern, Antiepileptika (Carbamazepin) und Psychopharmaka eingesetzt (Tab. 2.2-10). Bei Letzteren wird zusätzlich deren unterschiedliche stimmungsbeeinflussende Wirkung gezielt ausgenutzt:

- Levomepromazin (Neurocil®): dämpft, ohne die Stimmungslage zu verändern,
- Amitryptilin (Saroten®): dämpft depressiv-unruhig agitierte Patienten,
- Clomipramin (Anafranil®): eher antriebssteigernd bei schmerzgequält-apathischen Kranken.

Bei Stomatitis (z. B. nach Strahlen- oder Chemotherapie, bei exulzerierenden Tumoren) hat sich zur täglichen Mundspülung neben den gängigen, im Handel befindlichen Lösungen folgende Rezeptur nach Preiß bewährt (Rp. 2.2-3).

Rp. 2.2-3 Mundspüllösung nach Preiß

Hexetidin-Lösung 0,1 %	30 ml
Moronal® Suspension	24 ml
$NaHCO_2$ (Pulv.)	6 g
Aqua dest.	ad 500 ml

Zur Schleimhautanästhesie, besonders vor der Nahrungsaufnahme, werden Präparate, die ein Lokalanästhetikum enthalten (Tepilta®, Anaesthesin®-Pastillen), angewendet.
Bei Tumorfötor (z. B. bei exulzeriertem Tumor) wird vor allem durch Metronidazol (Clont®, 2 × 1 Tbl./d), aber auch durch Clindamycin (Sobelin®, 3- bis 4-mal 300 mg/d), der begleitende, oft extrem unangenehme Fötor günstig beeinflusst. Ebenso gute Erfolge werden Chlorophyll-Tabletten zugeschrieben.

Invasive Schmerztherapie

Die invasive Schmerztherapie kommt zur Anwendung, wenn alle medikamentösen Versuche fehlgeschlagen sind.

Therapie

Hierzu stehen im HNO-Bereich die Chemoneurolyse und die Chemorhizolyse zur Verfügung, bei der eine Nervenausschaltung durch die Instillation von Glyzerin im Bereich der Nn. maxillares et mandibulares bzw. der Wurzel C_2–C_4 in Lokalanästhesie unter Bildwandlerkontrolle durchgeführt wird.

3 Tumortherapie

3.1 Aufklärung und Gespräche mit Tumorpatienten

H. de Maddalena

Gesprächsführung mit kurablen Tumorpatienten

Aufklärungsgespräche mit Tumorpatienten über Diagnose und Prognose gehören zu den schwierigsten Gesprächen überhaupt, da sie an die Beteiligten (Patienten, Angehörige, Ärzte) hohe emotionale Anforderungen stellen.
Ein kranker Mensch wendet sich in der Regel unter einem gewissen Leidensdruck an seinen Arzt. Er erwartet von ihm eine möglichst erfolgreiche Behandlung seiner Symptome. Darüber hinaus hat er das Bedürfnis zu erfahren, woran er erkrankt ist. Das Wissen um das Wesen der Erkrankung hilft ihm, seine akuten Beschwerden zu verstehen, einen Behandlungsfortschritt zu erkennen und seine emotionalen Reaktionen einzuschätzen. Die meisten Patienten sind medizinische Laien. Krankheits- und therapiebezogene Informationen werden von ihnen nicht nach wissenschaftlichen Gesichtspunkten, **sondern im Rahmen sogenannter subjektiver Laientheorien verarbeitet**. Diese Theorien beinhalten all das, was ein Mensch im Laufe seines Lebens in Bezug auf Krebs an Vorstellungen über Ursachen, Therapiemöglichkeiten und Prognose in Erfahrung bringt. Die subjektiven Krankheitsvorstellungen werden nicht nur durch rationale Aspekte, sondern auch durch persönliche Erlebnisse, individuelle Erfahrungen und Emotionen geprägt. **Sie sind oft mit medizinischem Wissen nicht vereinbar.** So gibt es beispielsweise Patienten, die sich unter einem bösartigen Tumor einen Krebs vorstellen, der **immer** unheilbar ist.

Stufenaufklärung über die Malignität bei kurablen Patienten

Aufklärungsziel

Dem Informationsbedürfnis aufseiten des Patienten steht die ethische und juristische Verpflichtung des Arztes zur Aufklärung des Patienten gegenüber. Während in der Vergangenheit viele Ärzte bei Tumorerkrankungen die Diagnose verschwiegen haben, hat sich das ärztliche Aufklärungsverhalten in den letzten beiden Jahrzehnten grundlegend gewandelt. Dies entspricht auch dem hohen Informationsbedürfnis von Tumorpatienten, die fast alle eine Mitteilung über die Diagnose wünschen. Unsere Erfahrungen bei der Aufklärung von Tumorpatienten haben gezeigt, dass mehrere, stufenweise aufgebaute Gespräche über die Diagnose in der Regel für die weitere Krankheitsverarbeitung vorteilhaft sind. Offenheit bedeutet, dass die Malignität der Erkrankung, d.h. deren potenziell tödlicher Verlauf, angesprochen wird, gleichzeitig aber durch erlernbare, ärztliche Vorgehensweisen sichergestellt wird, dass die Patienten diese Tatsache intellektuell und emotional verarbeiten können. Die meisten Patienten meinen fälschlicherweise, dass Krebs grundsätzlich unheilbar sei. Erfahren sie die Diagnose nicht durch den Arzt, dann bleibt diese falsche Vorstellung bestehen und die Angst der Patienten wird gesteigert. In vielen Fällen gelingt jedoch eine kurative Tumortherapie, **deshalb muss die Heilbarkeit unbedingt angesprochen werden.** Die Möglichkeiten der kurativen Therapie und/oder Symptomkontrolle werden zusammen mit dem Patienten erörtert. Der Arzt legt seinen Therapievorschlag deutlich und verständlich dar. Diese Gespräche fördern in der Regel die Hoffnung der Patienten und tragen zu einer Stabilisierung der emotionalen Befindlichkeit bei.

Mehrzeitige Stufenaufklärung

Die Patienten reagieren auf die Diagnosemitteilung im emotionalen Bereich sehr verschieden. Deshalb ist eine zu erlernende differenzierte Gesprächsführung erforderlich. Für die differenzierte Gestaltung von Aufklärungsgesprächen hat sich in unserer praktischen Arbeit eine Reihe von Gesichtspunkten als hilfreich erwiesen. Grundsätzlich ist zu beachten, dass die Aufklärung von Tumorpatienten nicht im Rahmen eines einzigen Gespräches, sondern **stufenweise in mehreren Sitzungen erfolgt.**

Vorgehensweise: Die Aufklärung erfolgt stückweise und ist in der Regel in einen über einige Tage verlaufenden Informationsverarbeitungsprozess mit mehreren Gesprächsterminen eingebettet. **Besteht eine Heilungschance, dann beginnt das erste Gespräch mit der ausdrücklichen Aufklärung, dass geholfen werden kann.** Die Patienten benötigen zwischen den Gesprächen ausreichend Gelegenheit und Zeit zur emotionalen Verarbeitung der Diagnose. Deshalb vereinbart der Arzt in der Aufklärungsphase mehrere Gesprächstermine mit dem Patienten.

Psychosoziale Anamneseerhebung

Vor jedem Aufklärungsgespräch verschafft sich der Arzt Informationen (Tab. 3.1-1) über die persönliche und soziale Situation der Patienten. Diese Informationen stellen eine Grundlage dar, auf der die jeweilige Gesprächsstrategie (z.B. Informationsmenge, Sprechtempo, Wortwahl, Gesprächsdauer, Einbeziehung von Angehörigen) gestaltet werden kann.

Vorgehensweise: Erhebung der Gesichtspunkte in Tabelle 3.1-1 in der Eigenanamnese. Die notwendigen Informationen können in zwanglosen, persönlich gehaltenen Gesprächen gesammelt werden. Sie tragen zu einer Verbesserung der Arzt-Patienten-Beziehung bei.

Tab. 3.1-1 Gestaltung von Aufklärungsgesprächen: Wichtige anamnestische Informationen über den Patienten.

- Lebensumstände bei der Krankheitsmanifestation (Familie, Beruf, Freizeitgestaltung, Zukunftspläne)
- bisheriger Informationsstand und Vorahnungen des Patienten sowie seine subjektiven Laientheorien in Bezug auf Krebs (Ursachen, Therapiemöglichkeiten, Prognose)
- Informationsbedürfnis der Patienten
- Umgang mit früheren belastenden Lebensereignissen (wie z. B. chronischen Erkrankungen)
- psychische Störungen (Depression, Suizidversuche, Alkoholismus, Psychosen)
- Vorerfahrungen mit Ärzten und Krankenhausaufenthalten

Tab. 3.1-2 Coping-Strategien von Tumorpatienten (Auswahl).

- Bagatellisierung
- Verschleppen der Diagnostik und Therapie
- Suche nach Rat und Unterstützung durch andere
- Aufgeben und Resignieren
- soziale Abkapselung
- Suche nach sozialer Einbindung
- Ablenkung
- Medikamenteneinnahme
- Alkohol- und Tabakabusus
- aktive Bewältigung
- Suche nach Halt in der Religion
- andere für die Erkrankung verantwortlich machen

Blockade, Krebsangst

Informationen sollen abhängig von dem individuellen Informationsbedürfnis und der emotionalen Reaktion vermittelt werden. Zu viel Information auf einmal kann dem Patienten schaden. Bei Überlastung reagiert der Organismus automatisch mit einer Blockierung der Aufmerksamkeit und einer überhöhten, generalisierten, psychophysiologischen Aktivierung. Symptome einer Überlastung sind ein stockender oder hektischer Redefluss, häufige Versprecher, starre Mimik, verarmte Gestik, Händezittern, Schwitzen, Vermeiden des Blickkontaktes und eine unruhige Körperhaltung. Auch führt die Angst des Patienten zu einer Blockade der Aufnahmefähigkeit für ärztliche Informationen.

Vorgehensweise: In solchen Blockadesituationen können viele Patienten keine zusätzlichen Informationen (z. B. über Behandlungsmaßnahmen, weitere Untersuchungsbefunde) aufnehmen. **Die Erläuterung medizinischer Sachverhalte ist zu diesem Zeitpunkt kontraindiziert,** da sich Patienten dann oft auf einen Nebenaspekt des medizinischen Sachverhaltes fixieren, diesen Bereich überbewerten (z. B. mögliche Nebenwirkungen der Therapie, Risiken der Operation) und die Therapie möglicherweise ablehnen. Auch findet keine tatsächliche Sachaufklärung statt, da die Aufnahmefähigkeit des Kranken ja blockiert ist. **Die Sachaufklärung muss in späteren Gesprächssitzungen stattfinden, nachdem dem Arzt die emotionale Entlastung des Kranken gelungen ist.** Dazu sollte man versuchen, durch aktives Zuhören, geringe eigene Gesprächsaktivität (z. B. längere Gesprächspausen machen) und die Beendigung der Gesprächssitzung grundsätzlich in Verbindung mit einem weiteren Gesprächsangebot eine emotionale Entlastung der Patienten zu fördern. Eine differenzierte Gesprächsführung muss erlernt werden. Dazu sind beispielsweise spezielle Weiterbildungskurse oder eine kontinuierliche Zusammenarbeit mit einem klinischen Psychologen sinnvoll.

Ausdrucksweise

Das Gespräch soll dem sprachlichen Niveau der Patienten angepasst werden.

Vorgehensweise: Zentrale medizinische Fachausdrücke können verwendet werden, sie sind jedoch den Patienten **ausführlich zu erklären.** Viele Patienten kennen selbst scheinbar geläufige Ausdrücke nicht (wie z. B. „ambulante Behandlung“). Die gut gemeinte ärztliche Mitteilung, ein Befund (z. B. Histologie) sei „negativ“, wird vom Kranken nicht selten als sehr bedrohlich empfunden, da er das Wort „negativ“ als Mitteilung einer negativen Prognose auffasst. Auf verharmlosende Umschreibungen der Tumorerkrankungen muss auf jeden Fall verzichtet werden.

Stressbewältigung, Coping-Strategien

Die Aufklärung wird von jedem Patienten individuell bewältigt. Sie bedeutet für die Patienten Stress. Für die Bewältigung von Stress hat jeder Kranke im Laufe seines Lebens seine eigenen Bewältigungsstrategien (Coping-Strategien) entwickelt. Viele Kranke reagieren daher gegenüber dem aufklärenden Arzt mit ihren individuellen, habituellen Coping-Strategien, deren Auslösung der Arzt nicht vermeiden kann. Die wichtigsten Beispiele sind in Tabelle 3.1-2 aufgeführt. Es ist zu ersehen, dass einige der präexistenten Strategien gegen den Arzt gerichtet sein können.

Vorgehensweise: Da der Arzt um die Möglichkeit von gegen ihn gerichteten Coping-Strategien weiß, wird er z. B. Vorwürfe ihm gegenüber nicht zum Anlass nehmen, dem Kranken seine ärztliche Zuwendung zu entziehen. Therapieunterstützende Coping-Strategien (z. B. Informationsbedürfnis) wird der Arzt aufgreifen und unterstützen, indem er dem Patienten neben dem Gespräch weitere Informationen zugänglich macht. Für kontraproduktive Strategien gibt es noch kein sicheres Interventionskonzept.

3

Gesprächsorganisation

Bei der Wahl von Zeitpunkt und Ort des Aufklärungsgespräches sind die institutionellen Gegebenheiten und die eigene Arbeitsbelastung zu berücksichtigen. Der Arzt muss Zeit und Ruhe haben.

Vorgehensweise: Ganz wichtig ist, dass Aufklärungsgespräche ungestört verlaufen. Bei emotional instabilen Patienten (z.B. Suizidgefahr, Aggressivität) muss ausreichend Gelegenheit bestehen, sie in den ersten Stunden/Tagen nach dem Aufklärungsgespräch weiter zu beobachten. Dies ist wichtig, um sich ein Bild darüber zu verschaffen, wie der emotionale Verarbeitungsprozess verläuft. Die Patienten bestimmen selbst, in welchem Ausmaß ihre Angehörigen in die Aufklärung miteinbezogen werden.

Prognose

Über 90 % der Tumorpatienten bringen auch ohne formale ärztliche Aufklärung ihre Diagnose früher oder später in Erfahrung. Das Verschweigen durch den Arzt blockiert oft eine konstruktive Auseinandersetzung der Patienten mit ihrer Erkrankung. Sie wenden sich dann verstärkt nichtärztlichen Informationsquellen wie anderen Patienten, Nachbarn, Freunden zu, die ihrerseits nicht selten lückenhaft oder falsch informiert sind. Die Krankheit wird nun jedoch fast ausschließlich im Rahmen der subjektiven (zumeist falschen) Krankheitsvorstellungen (z.B. angebliche Unmöglichkeit einer Therapie, sicherer Tod) verarbeitet. Der Arzt verliert die Möglichkeit, den Patienten emotional zu stützen und falsche Informationen und Vorstellungen zu korrigieren. Hat er die Chance zu einem offenen Aufklärungsgespräch vergeben, sind meist Compliance-Probleme (z.B. Verweigerung einer Therapie oder diagnostischer Maßnahmen, unzuverlässige Medikamenteneinnahme) aufgrund einer tief greifenden Störung des Arzt-Patienten-Verhältnisses die Folge.

Gesprächsführung mit inkurablen Tumorpatienten

Das Wissensbedürfnis von inkurablen Patienten ist beim Fortschreiten der Krankheit groß. Viele Betroffene wollen wissen, ob ihre Erkrankung zum Tode führt, und suchen aus eigenem Antrieb das Gespräch mit dem Arzt. Es würde den Rahmen des vorliegenden Kompendiums weit überschreiten, wollte man in der Kürze Indikationen und Kontraindikationen der Prognosemitteilung darstellen. Es wird daher davon ausgegangen, dass der Arzt den Entschluss für oder gegen eine Prognoseaufklärung bereits gefasst hat.

Grundprinzipien der Gesprächsführung

Symptomkontrolle

Viele Sorgen und Ängste der Patienten beziehen sich auf die Möglichkeiten der Symptombehandlung. Sie haben Angst vor einem langsamen und qualvollen Sterben oder vor einer bestimmten Todesart (z.B. Ersticken). Bei inkurablen Tumorpatienten ist die Symptomatik (z.B. Schmerzen, Atemnot) daher ein wichtiger Zugangsweg für den Arzt, über den er seinen Patienten erreicht.

Vorgehensweise: Der Arzt geht auf die Symptome des Kranken ein und akzeptiert sie. Er stellt dem Kranken dar, dass das zentrale Ziel der medizinischen Therapie die weitgehende Symptomfreiheit ist, die beispielsweise bei einer adäquaten Schmerztherapie in über 90 % der Fälle möglich ist.

Kommunikationsstörungen

Aufgrund gestörter verbaler Kommunikation werden dem Kranken Entscheidungen nicht selten durch Arzt und Angehörige abgenommen.

Vorgehensweise: Dem Patienten wird so weit wie möglich Autonomie zugestanden. Der Patient entscheidet in der präfinalen und terminalen Phase selbst, wo er versorgt wird (z.B. Klinik oder zu Hause).

Soziale Isolation

Fortgeschrittene Tumoren führen häufig zu ausgeprägten Gesichts- und Halsentstellungen, die zu einer sozialen Isolation des Patienten führen.

Vorgehensweise: Das Gespräch mit dem Arzt ist dann meist eine der wenigen verbliebenen sozialen Kontaktmöglichkeiten des Patienten. Präfinal gibt es scheinbar keine der Situation angemessenen Gesprächsthemen mehr, sodass Kontakte fälschlicherweise nicht selten minimiert werden. Todkranke dürfen auf keinen Fall sozial isoliert werden. Sie brauchen das Gespräch auch über alltägliche Ereignisse, um emotional stabil zu bleiben. Persönliche Gespräche über wichtige Lebenserfahrungen, Erfolge und Misserfolge im Leben oder aktuelle Ereignisse haben für die Bewältigung des Sterbens eine wichtige Funktion. Zu einer psychologischen Betreuung von terminalen Patienten ist deshalb ausreichend Zeit notwendig, um auf die für den Patienten wichtigen Gesprächsthemen eingehen zu können.

Zusätzliche Prinzipien bei geplanter Gesprächsführung über die Prognose

Prognosemitteilung

Viele Tumorpatienten sind bei der Konfrontation mit dem eigenen Tod überfordert. Sie haben keine oder zu wenige persönliche und soziale Ressourcen, um mit dieser schwierigen Lebenssituation fertig zu werden. Von den Patienten mit Tumoren im Kopf-Hals-Bereich leiden mehr als die Hälfte an Alkoholismus. Oft sind bei diesen Patienten die sozialen Beziehungen zerrüttet, die Motivation der Angehörigen, die Patienten emotional zu unterstützen, ist in diesen Fällen sehr gering.

Vorgehensweise: Eine Aufklärung über die Inkurabilität darf nie konfrontativ (z.B. niemals genaue Aussagen über verbleibende Lebenszeit, niemals Gespräche mit dem Patienten, ohne ihn genau zu kennen) erfolgen. Dies gilt selbstverständlich auch dann, wenn der Patient palliative Behandlungsmaßnahmen oder diagnostische Untersuchungen verweigert.
In Vorgesprächen verschafft sich der Arzt ein Bild darüber, ob zwischen Patient und Angehörigen eine tragfähige emotionale Beziehung besteht. Auf Wunsch des Patienten werden die Angehörigen in die Aufklärungsgespräche miteinbezogen.

Prognose

Es gibt keine einheitlichen **emotionalen Reaktionen** auf die Prognosemitteilung bei tödlich verlaufenden Erkrankungen. Kübler-Ross differenziert zwischen fünf Phasen (Nicht-wahr-haben-Wollen, Zorn, Verhandeln, Depression, Einwilligung in das Sterben), die zeitlich aufeinander folgen, aber auch parallel verlaufen können. Diese Phasen konnten wir jedoch so nicht bei allen Patienten beobachten. Durch eine zu konfrontative Aufklärung wird unter Umständen die Vertrauensbeziehung zum Arzt irreparabel geschädigt. Dies führt häufig zu einer inadäquaten Behandlung beispielsweise bei der Schmerztherapie.

Voraussichtliche Überlebenszeit

Viele Patienten wünschen möglichst präzise Angaben über die voraussichtliche Überlebenszeit (Tage, Wochen, Monate).

Vorgehensweise: Wenn eine präzise Vorhersage nicht möglich ist (und das ist wohl der Regelfall), muss den Betroffenen genau erklärt werden, weshalb eine präzise Aussage über die Überlebenszeit nicht möglich ist.

Prognose

Nach unseren Erfahrungen wenden sich solche Patienten oft an mehrere Ärzte, um Prognosen über die verbleibende Lebenszeit zu erfragen. Nicht selten variieren jedoch die ärztlichen Vorhersagen beträchtlich. Divergierende Aussagen richten einen hohen emotionalen Schaden bei den Patienten an, der zu einem kaum wiedergutzumachenden Vertrauensverlust führt.

Kommunikationsstörungen

Bei Patienten mit Tumoren im Kopf-Hals-Bereich ist im fortgeschrittenen Tumorstadium die verbale Kommunikation tumorbedingt oft sehr stark eingeschränkt, ja sogar z.T. unmöglich.

Vorgehensweise: Der Zeitpunkt zu einem offenen Gespräch ist deshalb frühzeitig zu wählen.

Einwilligung in das Sterben

Tiefen Frieden für den Patienten und eine tief greifende Erfahrung für den Arzt bedeutet es, wenn der Kranke die Phase der Einwilligung in das Sterben erreicht. Gesellschaftliche, religiöse und philosophische Wertvorstellungen sowie individuelle Erfahrungen mit Sterben und Tod können die Einwilligung erleichtern.

Vorgehensweise: Der Arzt bemüht sich, für den Patienten nicht nur in eigener Person für Gespräche zur Verfügung zu stehen, sondern auch Kontakt und Gesprächsmöglichkeiten mit einer Person zu vermitteln, die die Wertvorstellungen des Kranken teilt. Bei religiöser Weltanschauung des Kranken kann der frühzeitige Beistand eines Geistlichen helfen, die Einwilligungsphase in den Tod zu erreichen.

3

3.2 Durchführung der Tumortherapie[1]

Grundzüge

J. A. Werner

Bei den Karzinomen der oberen Luft- und Speisewege handelt es sich zu über 90 % um Plattenepithelkarzinome, deren biologisches Verhalten trotz der grundsätzlich ähnlichen Morphologie eine Abhängigkeit vom Sitz des Primärtumors zeigt. Ganz maßgeblichen prognostischen Einfluss hat dabei die unterschiedliche regionale Dichte an Lymphbahnen im jeweiligen Gebiet des Primärtumors. Unmittelbar hiermit verbunden ist die deutlich höhere Sterblichkeit im Falle oraler oder pharyngealer Karzinome gegenüber den in unserer Region zwar häufiger auftretenden, aber z. T. deutlich seltener zum Tode führenden Stimmlippenkarzinomen. Die Inzidenzanalyse lässt erwarten, dass die Rachenkarzinome das Kehlkopfkarzinom als häufigste maligne Erkrankung im HNO-Bereich ablösen werden oder bereits abgelöst haben.
Bei der Mehrzahl der Patienten mit Karzinomen der oberen Luft- und Speisewege gelingt es, den Primärtumor vollständig zu entfernen durch:

- chirurgische Maßnahmen und/oder
- radiotherapeutische Maßnahmen oder
- radiochemotherapeutische Maßnahmen.

Die Entscheidungsfindung individueller Behandlungsstrategien ist unmittelbar gebunden an eine sorgfältige präoperative Diagnostik. Dazu gehört die ausführliche endoskopische Diagnostik (Epi-, Oro-, Hypopharyngoskopie, Mikrolaryngoskopie, Ösophagoskopie, Tracheobronchoskopie) in Narkose zur genauen Bestimmung von Tumorlokalisation, Ausdehnung und dem Ausschluss eines zweiten Karzinoms. Ebenso bedeutsam ist die bildgebende Diagnostik (z. B. CT/MRT) zur Bestimmung der Tiefenausdehnung des Tumors und des Vorliegens eventueller Filiae (vor allem Lunge und Leber). Die Entscheidungsfindung erfolgt anschließend gemeinsam mit dem Patienten unter Berücksichtigung des individuellen Gesundheitszustandes und der sozialen Situation des Patienten.

Therapiemethoden des Primärtumors

Chirurgische Therapie

In der Kopf-Hals-Chirurgie wird eine breite Palette operativer Verfahren angewendet. Sie umfasst die klassische große Chirurgie, die endoskopische Chirurgie und die Laserchirurgie. Auf die einzelnen Verfahren wird im zweiten Teil des Buches unter den einzelnen Tumoren eingegangen. Das Ziel der chirurgischen Therapie von malignen Tumoren des Kopf-Hals-Bereiches ist eine vollständige Entfernung des Tumors einschließlich der Lymphknotenmetastasen (R0-Resektion). Nach ausgedehnter Tumorresektion können funktionell beeinträchtigende Defekte entstehen, die mithilfe rekonstruktiver Verfahren verschlossen werden. Hierzu steht eine Vielzahl unterschiedlicher Transplantate und Rekonstruktionsmethoden zur Verfügung, die je nach individuellen Bedürfnissen eingesetzt werden.

Radiotherapie / Radiochemotherapie

Wünschenswert ist primär ein interdisziplinäres Kolloquium zwischen HNO-Ärzten und Radioonkologen, in dem auf der Basis der vorliegenden Befunde zur Tumorerkrankung des Patienten wie auch zu seinen Begleiterkrankungen und Risikofaktoren die möglichen therapeutischen Optionen diskutiert werden und ein Behandlungsvorschlag erarbeitet wird. Hier sollte der Stellenwert einer operativen sowie einer Radio- oder Radiochemotherapie (neoadjuvant, adjuvant, definitiv) innerhalb der Gesamttherapie festgelegt werden.
Ziel der Strahlentherapie maligner Tumoren ist die Proliferationshemmung, d. h. der Mitose-gekoppelte Zelltod.
Prinzipiell wird die Radiotherapie (häufig als Radiochemotherapie, kombiniert mit Chemotherapie, s. u.) entweder als alleinige Behandlungsmethode oder als zusätzliche Maßnahme vor (sehr selten) oder nach der Operation eingesetzt. Die interstitielle Brachytherapie (automatisches Afterloading) ist geeignet zur lokalen Dosiserhöhung („Boost") nach großvolumiger perkutaner Radiotherapie oder als alleinige Maßnahme für die lokalisierte Radiotherapie eines kleinen umschriebenen Primärtumors oder Rezidivs. In Kombination mit der Operation kann die Radiotherapie entweder prä- oder postoperativ eingesetzt werden. Vorteil der postoperativen Radiotherapie ist die Möglichkeit der strengeren Indikationsstellung aufgrund der auf pathologisch-anatomischen Befunden begründeten Stadieneinteilung. Lokoregionär fortgeschrittene Tumoren werden in der Regel in Abhängigkeit von der Lokalisation primär operiert und postoperativ bestrahlt.
Prinzipielle Indikationen für die postoperative Radiotherapie (Abweichungen s. spezielle Kap. der Organtumoren) liegen vor bei den nachfolgend aufgeführten Befunden:

- nach R1- und R2-Resektion, wenn eine Nachresektion nicht möglich ist,
- pT4 (Infiltration von Nachbarstrukturen),
- pN2, pN3,
- Lymphknotenkapselruptur (nur begrenzt als Indikationsparameter geeignet),
- Lymphgefäßinvasion (nur begrenzt als Indikationsparameter geeignet);

[1] Nach: Bootz F et al. Karzinome des oberen Aerodigestivtraktes. In: Ganzer U, Arnold W (Hrsg). AWMF-Leitlinie Onkologie/HNO-Heilkunde. MKG-Chirurgie; 2003.

fakultativ:
- T2–3 pN0 (s. Organkapitel),
- pT1–3 (p)N1 (s. Organkapitel),
- R0-Resektion mit „close margins" (< 3 mm), wenn eine Nachresektion nicht möglich ist.

Bei der Indikation zur Radiotherapie des zervikalen Lymphabflusses werden im Allgemeinen beide Halsseiten bestrahlt. Ausnahmen sind z.B. Speicheldrüsenkarzinome und Hautkarzinome.

Überschrittene Operationsindikation: Ist der Tumor aufgrund seiner lokoregionären Ausdehnung funktionell nicht mehr sinnvoll operabel, so ist eine intensivierte Radiotherapie (mit Hyperfraktionierung, Akzelerierung) oder eine simultane Radiochemotherapie zu empfehlen. Die simultane Anwendung führt zu einer erhöhten therapieassoziierten Akutmorbidität. Sie verlangt Supportivtherapie. Die simultane Radiochemotherapie erbringt signifikant höhere Raten an lokoregionärer Tumorfreiheit sowohl im Vergleich zur alleinigen (konventionell fraktionierten) Radiotherapie als auch zur sequenziellen Radiochemotherapie. Bei reduziertem oder schlechtem Allgemeinzustand des Patienten ist die konventionelle palliative Strahlenbehandlung vorzuziehen.

Als Zytostatika werden meist additiv wirkende und damit strahlenverstärkende Substanzen eingesetzt. Bei Plattenepithelkarzinomen der oberen Luft- und Speisewege haben sich in klinischen Studien die Substanzen 5-FU, die Platinderivate Cisplatin und Carboplatin, das Mitomycin C und Hydroxycarbamid als geeignete Substanzen durchgesetzt. Die relativ neue Klasse der Taxane (Docetaxel und Paclitaxel) wird aktuell in klinischen Studien zur Radiochemotherapie überprüft. Generell ist bei der kurativen Radiochemotherapie zu berücksichtigen, dass größere Tumore höhere Dosen zur Devitalisierung benötigen als z.B. Mikrometastasen in Lymphabflussgebieten, die mit einer adjuvanten Strahlentherapie postoperativ „sterilisiert" werden sollen.

Alleinige zytostatische Chemotherapie

Die alleinige zytostatische Chemotherapie wird bislang nur in palliativer Absicht bei Patienten mit Metastasen oder bei lokoregionärem Rezidiv ohne weitere chirurgische oder strahlentherapeutische Optionen eingesetzt. Dabei haben sich bei Plattenepithelkarzinomen des Kopf-Hals-Bereiches folgende Substanzen als wirksam erwiesen: Cisplatin, Carboplatin, 5-Fluorouracil, Methotrexat, Cyclophosphamid, Ifosfamid, Vinca-Alkaloide und Paclitaxel. Die höchsten Remissionsraten haben die Kombinations-Chemotherapie mit Cisplatin bzw. Carboplatin und einer 5-Fluorouracil-Dauerinfusion. Die deutlich höhere Toxizität der Polychemotherapie muss dabei bedacht werden. Es wird zurzeit die Wirksamkeit weiterer Substanzen wie z.B. die der Taxane geprüft. Einzelheiten s. S. 39.

Organerhaltende Therapie

Die klassischen Teilresektionen insbesondere des Kehlkopfes sowie die moderne Lasermikrochirurgie sind typische organerhaltende Vorgehensweisen. Sie lassen die vorgeschilderte Situation zweier unterschiedlicher operativer Strategien für das Larynxkarzinom auf andere Tumorlokalisationen im Kopf-Hals-Bereich übertragen. Für die Indikationsstellung hat dabei die zuvor bereits erwähnte bildgebende Diagnostik eine herausragende Bedeutung. Die damit erzielten Ergebnisse, die individuelle persönliche Situation der Patientinnen und Patienten sowie die onkologische Gesamtschau tragen dazu bei, bestmögliche Indikationen zu stellen, ohne auf einer bestimmten Technik monoman verharren zu wollen. Zur organerhaltenden Therapie gehört auch die Möglichkeit der Anwendung bestimmter Abfolgen von Chemotherapie und Radiotherapie in Form von Organerhaltprotokollen, von denen zwischenzeitlich einige existieren. Dies gilt vor allem für fortgeschrittene Larynx- und Hypopharynxkarzinome. Es darf bei den entsprechenden Ergebnisanalysen jedoch nicht außer Acht gelassen werden, dass Organerhalt bei Weitem nicht immer Funktionserhalt bedeutet. Für viele Patienten hat darüber hinaus der Lebenserhalt – Überleben der 5-Jahres-Überlebensgrenze – Vorrang vor einem Organerhalt.

Therapiemethoden des Lymphabflusses

Wird der Primärtumor chirurgisch reseziert, erfolgt die Therapie des Lymphabflusses in der Regel ebenfalls chirurgisch und zwar mittels **Neck dissection.**

Unterschieden werden fünf Gruppen von Halslymphknoten (Abb. 16-11, S. 363):

I. submentale und submandibuläre Lymphknoten,
II. tiefe kraniojuguläre Lymphknoten,
III. tiefe mediojuguläre Lymphknoten,
IV. tiefe kaudojuguläre Lymphknoten und
V. Lymphknoten des posterioren Halsdreiecks (sog. Accessoriusgruppe).

Bei der Neck dissection wird unterschieden zwischen:
- **Radikale Neck dissection (RND):** Basisverfahren der Halsweichteilausräumung aller fünf Lymphknotengruppen mit Entfernung wichtiger nichtlymphatischer Strukturen (Musculus sternocleidomastoideus, Vena jugularis interna und Nervus accessorius).
- **Modifiziert radikale Neck dissection (MRND):** Resektion aller fünf Lymphknotengruppen mit Erhalt einer oder mehrerer nichtlymphatischer Strukturen.
- **Selektive Neck dissection (SND):** Resektion von mindestens zwei, aber weniger als fünf Lymphknotengruppen, Erhalt von mindestens einer nichtlymphatischen Struktur.
- **Erweiterte radikale Neck dissection (ERND):** Entfernung zusätzlicher Lymphknotengruppen (z.B. intraparotideale Lymphknoten) oder nichtlymphatischer Strukturen (z.B. Glandula parotis, Schilddrüse).

Tab. 3.2-1 Mögliches Ausmaß der selektiven Neck dissection beim klinisch unauffälligen Hals.

Tumorlokalisation	SND-Form[1]
Oberlippe	I–III + parotideale Lymphknoten
Unterlippe	I–III
Mundhöhle	
Mundboden	I–III
Zunge	I–III
Wange	I–III
Oropharynx	
Gaumen	II–IV (II–III)
Tonsille	II–IV (II–III)
Zungengrund	II–IV (II–III)
Pharynxhinterwand	II–V
Larynx und Hypopharynx	
Supraglottis	II–IV (II–III)
Glottis	II–IV (II–III)
Sinus piriformis	II–IV

[1] SND = selektive Neck dissection; Level s. S. 363.

Die Neck dissection wird uni- oder bilateral durchgeführt, je nach Tumorlokalisation (Überschreiten der Mittellinie) oder bekanntem Risiko für kontralaterale Metastasierung (z. B. Zungengrund, Supraglottis, Uvula und andere Mittellinientumoren). Sie erfolgt in der Regel in unmittelbarem zeitlichem Zusammenhang mit der Operation des Primärtumors, kann aber auch zeitversetzt vorgenommen werden.

Das Ausmaß der Neck dissection wird immer häufiger im Sinne einer *selektiven Neck dissection* reduziert (Tab. 3.2-1). Während bei der Neck dissection eines sogenannten klinischen „N+-Halses", also einer Situation mit vorhandenen Lymphknotenmetastasen, heutzutage noch bis zu 5 Halslymphknotenlevel ausgeräumt werden, häufen sich die Mitteilungen, nach denen die selektive Neck dissection auch in der begrenzten Metastasierungssituation sowie beim „N0-Hals" Anwendung finden kann. Hilfreich kann die Bestimmung des Wächterlymphknotens mittels der Sentinel-Methode sein. Besteht nur ein geringes Risiko für klinisch okkulte Halslymphknotenmetastasen, so ist auch eine abwartende Haltung vertretbar, wobei jedoch engmaschige Nachsorgeuntersuchungen gewährleistet sein sollten (z. B. Sonographie und/oder CT, MRT des Halses). Besteht aufgrund des Primärtumors die Indikation zur adjuvanten Radiotherapie, wird sowohl die Neck dissection wie auch der Verzicht auf eine Neck dissection diskutiert, wenn klinisch keine regionalen Metastasen erkennbar sind und wenn das regionäre Lymphabflussgebiet bestrahlt wird.

Eine selektive Therapie des Lymphabflusses ist auch für die **Radiotherapie** verfügbar. Hierbei handelt es sich um die intensitätsmodulierte Strahlentherapie (IMRT; intensity modulated radiation therapy). Bei hoher lokaler Kontrollrate ist auch eine Minderung langfristiger Xerostomien aufgrund der Schonung mindestens einer großen Speicheldrüse zu erwarten.

Spezifische Therapieansätze

Nasopharynxkarzinom: Karzinome des Nasenrachens werden in nahezu allen Fällen einer Radio(chemo)therapie zugeführt. Der regionale Lymphabfluss wird dabei regelmäßig in das zu behandelnde Feld einbezogen. Die Chirurgie von Nasopharynxkarzinomen bleibt in ausgewählten Fällen der Rezidivsituation vorbehalten.

Oropharynxkarzinom: Oropharyngeale Karzinome werden in der Mehrzahl der Fälle chirurgisch therapiert und nachbestrahlt. Bei kleinen Tumoren kann auf die Bestrahlung verzichtet werden. Im Falle ausgedehnter Oropharynxkarzinome werden große chirurgische Resektionsverfahren mit aufwendigen rekonstruktiven Lappenplastiken zugunsten einer primären Radiochemotherapie z. T. nicht durchgeführt. In jüngerer Zeit verdichten sich die Hinweise, dass nach Radiochemotherapie in diesen Fällen eine Neck dissection bei persistierenden Lymphknotenmetastasen von nennenswerter Bedeutung sein könnte. Dieses Beispiel verdeutlicht die auch in modernen, zunächst nicht chirurgisch ausgerichteten Behandlungskonzepten unverändert bestehende enge Verknüpfung von Chirurgie und Radiochemotherapie.

Mundhöhlenkarzinom: Die bevorzugte Behandlung von Mundhöhlenkarzinomen ist in den meisten Kliniken die Chirurgie, vielfach kombiniert mit einer Radio(chemo)therapie. Die chirurgische Resektion kann dabei lasermikrochirurgisch (kleine Karzinome ohne Notwendigkeit rekonstruktiver Maßnahmen) oder konventionell-chirurgisch erfolgen. Besonders bei Beteiligung des Unterkiefers muss ein vordringliches Augenmerk auf eine adäquate rekonstruktive Chirurgie gelegt werden.

Kehlkopfkarzinom: Bei den kleinen Tumoren stehen primäre Radiochemotherapie und primäre operative Therapie nebeneinander. Operativ stehen endolaryngeale Verfahren, endolaryngeal-laserchirurgische Verfahren sowie klassische Kehlkopfteilresektionen über eine Thyreotomie zur Verfügung. Die Vor- und Nachteile sind im Einzelfall vom Patienten abzuwägen. Zumeist entscheidet er sich für eine primäre operative Therapie, in zunehmendem Maße für eine Lasertherapie. Bei ausgedehnten Tumoren steht bei kurativer Absicht die operative Vorgehensweise im Vordergrund, z. T. mit einer Nachbestrahlung kombiniert. Organerhaltende Operationsverfahren, allen voran die endolaryngeale Laserchirurgie, haben die totale Laryngektomie fast vollständig abgelöst. Nur als rettungschirurgischer Eingriff bei der Therapie ausgedehnter Rezidive hat die totale Laryngektomie ihren Stellenwert erhalten. Bei Überschreitung des Kehlkopfes besteht häufig die Indikation zur primären Radiochemotherapie. Operationstechnisch setzen sich bei den Karzinomen des Kehlkopfes die erwähnten laserchirurgischen Resektionstechniken immer mehr durch. Hierbei erfolgt die Resektion nicht entlang anatomischer Landmarker, sondern entlang der individuellen Tumorgrenzen, sodass möglichst viel gesundes Gewebe erhalten werden kann. Die klassischen Teilresektionen und die totale Laryngektomie beinhalten demgegenüber eine andere Strategie. Hier muss geklärt sein, ob das individuelle Karzinom mit einem bestimmten Resektionsverfahren, dessen Ausdehnung per Hand definierter anatomischer Landmarker operationstechnisch vorgegeben ist, komplett zu entfernen ist. Grundsätzlich gilt aber, dass mit beiden Verfahren (Laser oder klassische Chirurgie) ausgezeichnete onkologische Ergebnisse erzielt werden können. Der transorale laserchirurgische Zugang kann an seine Grenzen stoßen, wenn das Karzinom das Kehlkopfskelett infiltriert hat.

Hypopharynxkarzinom: Kurativ steht die Operation mit nachfolgender Bestrahlung weit im Vordergrund. Die konventionelle Chirurgie umfasst dabei nicht selten eine Laryngektomie. Um den Kehlkopf zu erhalten, sind daher laserchirurgische Strategien entwickelt worden, die vereinzelt eingesetzt werden. Bei T4-Karzinomen wird man häufig keine Operationsindikation mehr sehen, da die nahezu immer notwendige Laryngektomie aufgrund der schlechten Prognose häufig ethisch nicht gerechtfertigt werden kann. Vielmehr erfolgt dann eine primäre Radiochemotherapie.

Bei jeglicher Überlegung zur Therapie von Karzinomen der oberen Luft- und Speisewege muss entsprechend den vorangestellten Ausführungen die Diskussion um die individuell geeignete Therapie vor dem Hintergrund eines onkologischen Gesamtkonzeptes erfolgen. Dies gilt umso mehr, je fortgeschrittener die Tumorerkrankung ist, doch sind auch Anfangsstadien der Krebserkrankung ernst zu nehmen. Die interdisziplinären Diskussionen werden künftig noch in vielerlei Hinsicht geführt werden müssen, um individuell gültige, konsensfähige Behandlungsstrategien zu definieren.

Chemotherapie

A. Dietz und J. A. Werner

Dieses Kapitel gibt einen aktuellen Überblick über die zytostatische Chemotherapie von Plattenepithelkarzinomen des Kopf-Hals-Bereichs, die etwa 90 % der Tumoren des Larynx, Pharynx und der Mundhöhle ausmachen. Stellte man in den 1970er Jahren im Rahmen erster klinischer Anwendungen der Monosubstanzen Methotrexat (MTX), Bleomycin und 5-Fluorouracil (5-FU) fest, dass Plattenepithelkarzinome des Kopf-Hals-Bereichs überhaupt gewisse Ansprechraten erreichten, konnte in den 1980er Jahren die erste Kombinationschemotherapie mit Vincristin, MTX, Folinat und Bleomycin (sog. Weidauer-Schema) etabliert werden. Responseraten von 70 % mit dem Nachteil hoher Toxizitäten (Lungenfibrose, Neuropathie und Knochenmarksdepression) wurden beschrieben, wobei kein Überlebensvorteil gesehen wurde.

Seit den 1990er Jahren zeigen randomisierte Phase-III-Studien, dass durch die Kombination von Strahlen- und Chemotherapie (Cis-/Carboplatin, 5-FU bzw. Mitomycin C) Responseraten von 85 % und komplette Remissionen von bis zu 50 % bei fortgeschrittenen Kopf-Hals-Tumoren erreicht werden konnten.

Seit dem Jahr 2000 etwa steht fest, dass die simultane Radiochemotherapie einer alleinigen Radiotherapie bei fortgeschrittenen, nicht mehr sinnvoll resektablen Kopf-Hals-Tumoren überlegen ist und in kurativer Intention Anwendung findet. Aufgrund dieser Erkenntnis hat sich die Therapie von Kopf-Hals-Tumoren im internationalen Schrifttum grundlegend verändert und die Chemotherapie einen festen Platz in der kurativen multimodalen Therapie bekommen. Heute beschäftigen sich Studien mit der kombinierten Wirkung der Taxane (Docetaxel, Paclitaxel), die in primären Radiochemotherapieprotokollen und sogenannten „First-, Second-line"-Protokollen (nach erfolgter Primärtherapie) als alleinige Chemotherapie erprobt werden. Zusätzlich spielen immuntherapeutische und weitere tumorspezifische Strategien („targeted therapy") im Rahmen multimodaler Konzepte eine zunehmende Rolle. Die alleinige kurative Monochemotherapie gilt heute als obsolet.

Die onkologische zytostatische Chemotherapie bei Plattenepithelkarzinomen des Kopf-Hals-Bereichs bedarf einer engen vertrauensvollen Zusammenarbeit zwischen dem HNO-Arzt, Radioonkologen und Internisten. Die Zytostatikaaufbereitung erfolgt überwiegend unter hohen Sicherheitsvorkehrungen zentral in der Apotheke und wird in geschlossenen Systemen über zentrale Venenkatheter (substanzabhängig auch über periphere Venenkanülen) appliziert. Neben der Verabreichung der jeweiligen Substanz müssen Zusatzmaßnahmen wie die Vorwässerung bei Cisplatin, die kontrollierte Antiemesis und das Spektrum der supportiven Maßnahmen (Mukositisprophylaxe und -behandlung, Schmerztherapie u. a) streng beachtet werden. Die prophylaktische PEG-Anlage kann zur Sicherung eines adäquaten Ernährungszustandes des Patienten von Nutzen sein. Ärzte und Pflegepersonal müssen eine Schulung erfahren, um bei Zwischenfällen (Paravasat, Nebenwirkungen etc.) die richtigen Maßnahmen ergreifen zu können. Prinzipiell ist bei der Anwendung multimodaler Therapieprinzipien im Sinne des Krebspatienten ein möglichst enger personeller und räumlicher Rahmen der beteiligten Ärzte bzw. Institutionen anzustreben. Tabelle 3.2-2 gibt die Wirkmechanismen und klinischen Besonderheiten der derzeit empfohlenen Zytostatika wieder. Tabelle 3.2-3 stellt die notwendige Diagnostik vor Chemo- bzw. Radiochemotherapie dar.

3

Tab. 3.2-2 Wirkungsmechanismen und Besonderheiten von in der Kopf-Hals-Onkologie Verwendung findenden Zytostatika.

5-Fluorouracil (5-FU)	5-Fluorouracil greift in den Thymidinstoffwechsel ein. 5-FU selbst ist nicht zytostatisch wirksam. Erst über eine enzymatische Aktivierung zu FdUMP (Fluordesoxyuridinmonophosphat) und FUTP (Fluorouridintriphosphat) kann eine Interaktion mit dem Zellstoffwechsel eintreten. Während das FdUMP eine Hemmung der Thymidylatsynthetase induziert, kann FUTP über den Einbau in die RNS-Synthese direkt zytotoxisch wirken. FdUMP bildet mit der Methylentetrahydrofolsäure und der Thymidylatsynthetase einen besonders festen Komplex, der das physiologische Substrat der Tetrahydrofolsäure, das dUMP, verdrängt und außerdem über eine verminderte De-novo-Synthese von dTMP zu einer Hemmung der DNA-Synthese führt. **Besonderheiten** • Mukositis, Mund-Soor, Durchfall, Hautpigmentstörungen, Blutungsneigung, Anämie
Cisplatin, Carboplatin	Das zytotoxische Potenzial von platinhaltigen Verbindungen wurde schon vor 30 Jahren beschrieben. Damals zeigte *cis*-diamine dichloroplatinum (Cisplatin) den stärksten antitumoralen Effekt. Cisplatin ist ein anorganischer, wasserlöslicher platinhaltiger Komplex mit der Strukturformel *cis*-Pt(II)(NH3) 2Cl2. Der Wirkstoff dringt mittels Diffusion in die Zelle ein. Aufgrund der geringen intrazellulären Chloridionenkonzentration bilden sich elektrophile Aquakomplexe. Diese sind in der Lage, mit der DNA und RNA Verbindungen einzugehen, wobei eine besondere Affinität zu den Basen Guanin und Cytosin besteht. Die radiosensibilisierende Wirkung von Cisplatin wird mit biochemischen Reaktionen wie z. B. der Inhibierung von DNA-Reparaturmechanismen und über freie Radikalbildungen erklärt. **Besonderheiten** • **Cisplatin:** Nephrotoxizität, Übelkeit, Immunsuppression, Ototoxizität (Applikation nur über ZVK, unbedingt Vorwässerung) • **Carboplatin:** Immunsuppression, Blutungsneigung, Übelkeit (Applikation über Flexyle möglich)
Mitomycin C	Mitomycin C stellt eine elektronenaffine Substanz dar, die unter hypoxischen Bedingungen als Oxydationsmittel wirkt und über enzymatische Reduktion zu einem biologisch aktiven Alkylanz wird. Es wird insbesondere von hypoxischen Tumorzellen metabolisiert und entfaltet dort verhältnismäßig selektiv die größte Wirksamkeit. Es liegen experimentelle und klinische Daten vor, die für eine interaktive Wirkungsverstärkung des 5-FU und Mitomycin C sprechen. **Besonderheiten** • Immunsuppression, Blutungsneigung, Anämie
Taxane (Paclitaxel, Docetaxel)	Der pharmakologische Angriffspunkt der Taxane sind die Mikrotubuli, die in allen kernhaltigen Zellen vorkommen und unter anderem wichtiger Bestandteil des Spindelapparates sind. Im Gegensatz zu anderen antimikrotubulären Substanzen, wie z. B. Vincristin, stabilisiert Paclitaxel die Mikrotubuli, in dem es sich reversibel an Tubulin anlagert, den Depolymerisationsvorgang verzögert und damit die kritische Tubulinkonzentration für die Mikrotubulibildung verringert. Wenngleich der Mechanismus, auf dem die krebshemmende Wirkung von Paclitaxel beruht, noch nicht vollständig geklärt werden konnte, ist doch klar, dass die Umbildungsvorgänge an den Mikrotubuli die Ausbildung eines funktionsfähigen Spindelapparates während der Mitose verhindern. **Besonderheiten** • **Docetaxel:** Immunsuppression, Blutungsneigung, Durchfall, Haarausfall, Hautveränderungen, allergische Reaktionen, Flüssigkeitsretention • **Paclitaxel:** zusätzlich periphere Neuropathie

In dem vorliegenden Kapitel wird auf die detaillierte Darstellung von Radiotherapieprotokollen (Fraktionierung, Akzelerierung, Zielvolumenbetrachtung, Strahlenart etc.) verzichtet und auf die radioonkologische Literatur bzw. enge Abstimmung mit dem ortsüblichen radioonkologischen Vorgehen verwiesen.

Die Chemotherapie findet in der modernen multimodalen Sichtweise der Kopf-Hals-Onkologie in den folgenden Konstellationen Anwendung:

- Chirurgie mit anschließender Radiochemotherapie;
- primäre Radiochemotherapie (Organerhaltungsprotokolle, Protokolle bei nicht sinnvoll resektablen Tumoren), ggf. anschließende Rettungschirurgie (Salvage);

Tab. 3.2-3 Notwendige Diagnostik vor Chemo- bzw. Radiochemotherapie.

- Röntgen-Thorax in zwei Ebenen
- ausführlicher internistischer Status
- EKG in Ruhe, bei Verdacht auf Herzinsuffizienz Echokardiogramm
- Blutbild mit Differenzierung, Elektrolyte, Nierenwerte (Harnstoff, Kreatinin) und Kreatinin-Clearance, Leberenzyme (GOT, GPT, Gamma-GT) einschließlich Bilirubin, AP, LDH, Gesamteiweiß, Gerinnungsstatus (Quick, PTT, TZ)
- Audiogramm
- Zahnsanierung

- Induktionschemotherapie, gefolgt von Lokaltherapie wie Chirurgie, Radiochemotherapie;
- intraarterielle Chemotherapie;
- alleinige Chemotherapie mit palliativer Indikation;
- primäre Radiochemotherapie mit adjuvanter Hemmung von tumorspezifischen Wachstumsfaktor-Rezeptoren (z. B. gegen Epidemal growth factor receptor [EGFR]: „targeted therapy").

Chirurgie mit anschließender Radiochemotherapie

In Erweiterung des bisherigen Standards wird aktuell nach erfolgter primär chirurgischer Behandlung von Kopf-Hals-Karzinomen, Stadium III und Stadium IV A/B (American Joint Committee on Cancer [AJCC]), eine simultane Radiochemotherapie empfohlen (Tab. 3.2-4). Bei den genannten Tumoren handelt es sich unabhängig von der Lokalisation um „lokal fortgeschrittene" Tumoren mit erhöhtem Rezidivrisiko. Neben der Kategorisierung nach AJCC-Stadien (Tab. 3.2-4) sollten für die Indikation auch Risikofaktoren wie tumorbefallene Schnittränder ($R_{1,2}$-Resektion), extrakapsuläre Tumorausbreitung zervikaler Lymphknotenmetastasen oder Tumorwachstum entlang der Nervenscheiden in der Indikationsstellung Berücksichtigung finden. Die Therapie sollte innerhalb von 3 bis 6 Wochen nach erfolgter Chirurgie beginnen. Empfohlen werden platinbasierte Chemotherapieprotokolle simultan zur Strahlentherapie.

Primäre Radiochemotherapie mit ggf. anschließender Rettungschirurgie

Generell wurden verschiedene Kombinationen aus Chemo- und Strahlentherapie erprobt. Hierbei kamen Split-course-Protokolle zur Anwendung, bei denen die Radiochemotherapie in drei Intervallen mit dazwischen liegenden Erholungspausen angeboten wurde. Als zeitlich besonders kurz stellte sich das sogenannte CHART-Protokoll dar, das die Applikation einer simultanen Radiochemotherapie binnen 14 Tagen vorsah. Durch die sehr komprimierte Bestrahlungszeit konnte die Gesamtstrahlendosis und damit die Spättoxizität deutlich gesenkt werden. Mittlerweile hat sich die simultane Radiochemotherapie mit einer Applikationszeit von 5 bis 6 Wochen unter Anwendung der Substanzen Cisplatin, Carboplatin/5-FU, Cisplatin/Mitomycin C, Taxane/Cisplatin oder Mono-Cisplatin, Carboplatin durchgesetzt. Bei der Indikation zu einer Radiochemotherapie ist prinzipiell zu unterscheiden zwischen:

- potenziell gut resektablen Tumoren, die allerdings aufgrund eines drohenden Organverlustes einer Alternativtherapie, wie einer Radiochemotherapie, zugeführt werden können (Organerhaltungsprotokoll), und
- einer primären Radiochemotherapie bei nicht mehr sinnvoll resektablen Tumoren.

Bei der ersterwähnten Konstellation spricht man auch von Organerhalt durch multimodale Therapiestrategien. Dieses Prinzip hat sich mittlerweile für den Kehlkopferhalt bei fortgeschrittenen Larynx- und Hypopharynxkarzinomen als seriöse Alternative zur Laryngektomie durchgesetzt. In großen Phase-III-Studien konnte eindrucksvoll belegt werden, dass mit einer Radiochemotherapie ein Kehlkopferhalt bei jedem zweiten Patienten langfristig erreicht werden kann. Im Falle einer ausbleibenden Tumorfreiheit würde dann eine anschließende Rettungslaryngektomie notwendig werden. Hierbei ist auf den richtigen Zeitpunkt der Operation zu achten, da ab etwa 4 Monaten nach erfolgter Radiochemotherapie die bestrahlungsbedingten Wundheilungsstörungen den postoperativen Verlauf beeinträchtigen können. Oft wird dann eine zusätzliche Deckung des bestrahlten Pharynxgewebes durch einen myofaszialen Musculus-pectoralis-major-Lappen notwendig. Zur richtigen Indikation einer multimodalen Organerhaltungstherapie sollten stren-

Tab. 3.2-4 Indikation zur postoperativen Radiochemotherapie in Abhängigkeit der TNM-Klassifikation bei Plattenepithelkarzinomen des Oropharynx, Hypopharynx, Larynx und der Mundhöhle (nach AJCC, 6. Auflage, 2002).

	T	N	M	Behandlungs-intention
Stadium 0	Tis	N0	M0	kurativ
Stadium I	T1	N0	M0	kurativ
Stadium II	T2	N0	M0	kurativ
Stadium III	T3	N0	M0	kurativ
Stadium III	T1–3	N1	M0	kurativ
Stadium IVA	T4a	N0–1	M0	kurativ
	T1–4a	N2	M0	kurativ
Stadium IVB	T4b	alle N	M0	kurativ
	alle T	N3	M0	kurativ
Stadium IVC	alle T	alle N	M0–1	palliativ

3

Tab. 3.2-5 Einschlusskriterien für eine Erfolg versprechende Larynx-erhaltende Radiochemotherapie bei fortgeschrittenen Larynx- und Hypopharynxkarzinomen (TNM-Klassifikation, nach AJCC, 2002).

- ausreichende Compliance bezüglich der Nachbetreuung und genügend Einsicht in das geplante Vorgehen, insbesondere in die Konsequenz einer möglichen Salvage-Laryngektomie
- histologisch nachgewiesenes, nicht organerhaltend resektables Plattenepithelkarzinom des Larynx oder Hypopharynx
- T3–T4 a Glottiskarzinome
- T2–T4 a supraglottische Karzinome, die nur durch Laryngektomie und ggf. Zungengrundteilresektion beherrschbar sind
- T2–T4 a Hypopharynxkarzinome, die nur durch eine Laryngektomie (z. B. T2, postkrikoidal) und Hypopharynxteilresektion beherrschbar sind
- Knorpelinfiltration möglich, jedoch kein Knorpeldurchbruch
- N-Status: zervikale Metastasen (N0–N3) müssen durch standardisierte chirurgische Verfahren sanierbar sein
- keine Fernmetastasen
- Blutbild: Leukozyten > 4 000/mm³ bzw. Granulozyten > 2 000/mm³, Thrombozyten > 100 000/mm³
- Labor: adäquate Nierenfunktion, definiert mit Serumkreatinin und Harnstoff im Normbereich, Kreatinin-Clearance > 60 ml/min/1,72 m²; adäquate Leberfunktion mit SGOT, SGPT und Bilirubin im Normbereich, im Normbereich liegende Elektrolyte
- Narkoserisiko normal bis geringgradig erhöht
- keine akuten Infektionen, kein Fieber, keine Schwangerschaft

ge Einschlusskriterien beachtet werden (Tab. 3.2-5). Da die Kehlkopffunktion im Vordergrund steht, muss die auf den Kehlkopf applizierte Strahlendosis bezüglich zu erwartender Spätödeme, die zu einer funktionellen Laryngektomie mit Dauertracheostoma führen können, angepasst werden. Ein Organerhaltungsprotokoll muss sehr ausführlich und mit Hinweis auf sämtliche Konsequenzen mit den Patienten besprochen werden. Sehr wichtig ist der Hinweis auf ein fehlendes Ansprechen und die mögliche Notwendigkeit einer späteren Laryngektomie. Dem behandelnden Arzt und Patient muss bewusst sein, dass auch eine deutliche Tumorresektion eines in der Erstdiagnostik nur mit einer Laryngektomie behandelbaren Tumors eine spätere organerhaltende Larynxchirurgie (Kehlkopfteilresektion mittels Laser oder offener Technik) nicht rechtfertigt. Hierbei wird der inhomogenen Tumorreduktion im Rahmen multimodaler Regime Rechnung getragen. Das Risiko, Tumorresiduen im ursprünglichen Tumorgebiet bei Resektion makroskopischer Resttumoranteile zurückzulassen, ist erheblich. Generell sollte bei geringstem Verdacht auf noch verbliebene zervikale Lymphknotenmetastasen eine Neck dissection nachgeschaltet werden. Methode 3.2-1 beschreibt eine von der Radiation Therapy Oncology Group (RTOG) vorgeschlagene und bewährte simultane Radiochemotherapie mit Cisplatin für die Indikation Larynxorganerhalt.

Meth. 3.2-1 Simultane Radiochemotherapie mit Cisplatin, RTOG-Organerhaltprotokoll

Cisplatin-Gabe erfolgt am **Tag 1, 22 und 43** simultan zur Strahlentherapie.

Vorspülung (über 4 Std.):
- 500 ml NaCl 0,9 % + 20 mmol KCl
- 500 ml NaCl 0,9 % + ½ Amp. Magnorbin 20 % + 30 ml Mannit 20 % + Granisetron 3 mg (Kevatril®) + Dexamethason 8 mg (Fortecortin®)
- 1000 ml Glucose 5 %

Chemotherapie:
- Cisplatin 100 mg/m₂ in 500 ml NaCl 0,9 % über 2 Stunden

Nachspülung (über 4 Std.):
- 500 ml NaCl 0,9 % + 20 mmol KCl
- 500 ml NaCl 0,9 % + ½ Amp. Magnorbin 20 % + 30 ml Mannit 20 % + Granisetron 3 mg (Kevatril®) + Dexamethason 8 mg (Fortecortin®)
- 1000 ml Glucose 5 %

Vor jeder Cisplatin-Gabe wird eine Kreatinin-Clearance durchgeführt und vor der ersten Cisplatin-Gabe zusätzlich ein Audiogramm. Am 3. und 5. Tag erfolgt eine Blutbildkontrolle mit Differenzialblutbild und eine Bestimmung von Quick-Wert und PTT, am 2. und 7. Tag zusätzlich eine Elektrolytkontrolle. Des Weiteren sollten tägliche Gewichtskontrollen erfolgen.

Strahlentherapie: In der Basisbestrahlungsserie werden die Zielvolumina 1. und 2. Ordnung mit einer täglichen Einzeldosis von 2 Gy an 5 Tagen pro Woche bis zu einer Gesamtdosis von 50 Gy bestrahlt. In der Boostserie, die am 26. Bestrahlungstag beginnt, erfolgt die Bestrahlung des Zielvolumens 1. Ordnung. Es erhält in der 6. und 7. Bestrahlungswoche eine Einzeldosis von 2 Gy. Es resultiert am 35. Bestrahlungstag eine Gesamtreferenzdosis von 70 Gy in allen Tumorlokalisationen und von 50 Gy in den klinisch nicht befallenen regionalen Lymphabflussgebieten.

Dagegen sollte bei nicht mehr sinnvoll resektablen Kopf-Hals-Karzinomen die Maximaldosis einer Strahlentherapie, die simultan mit einer Chemotherapie verabreicht wird, ausgeschöpft werden. Auch hier spielt die Früh- und Spättoxizität eine limitierende Rolle. Bei diesem Ansatz ist eine konsequente Salvage-Chirurgie des Primärtumors nicht mehr möglich. Lediglich eine nachgeschaltete Neck dissection sollte bei residualen Halslymphknotenmetastasen durchgeführt werden. Heute gilt als gesichert, dass die simultane Radiochemotherapie einerseits einer sequenziellen Radiochemotherapie und andererseits einer alleinigen Strahlentherapie in der Therapie des nicht resektablen Plattenepithelkarzinoms der Kopf-Hals-Region überlegen ist.

Als weitere Indikation für eine simultane Radiochemotherapie hat sich das Nasenrachenkarzinom (WHO-Typ I, II) herausgestellt. Wurde noch vor 5 Jahren die alleinige Strahlentherapie propagiert, besteht heute Phase-III-Evidenz für den signifikanten Überlebensvorteil einer simultanen Radiochemotherapie.

Induktionschemotherapie, gefolgt von Lokaltherapien

Der Überlebensvorteil einer Induktionschemotherapie wurde in der Vergangenheit lediglich in einer Studie für T2-, T3-Tonsillen und Mundhöhlenkarzinome beschrieben. Für alle übrigen Tumorentitäten des Kopf-Hals-Bereichs konnten große Studien keinen Vorteil durch eine Induktionschemotherapie herausarbeiten, sodass dieses Thema in den Hintergrund geriet. Neuerdings aber kristallisierte sich in Metaanalysen heraus, dass bei der Induktionstherapie mit der Kombination Cisplatin/5-FU ein Überlebensvorteil von 5 % darstellbar ist (lokalisationsunabhängig). Bei akzeptabler Toxizität bietet nach neueren Studien die Induktion mit der Dreifachkombination aus Taxan/Cisplatin/5-FU (TPF) vor einer Radiochemotherapie einen signifikanten Überlebensvorteil gegenüber einer alleinigen Radiochemotherapie. Dieser Zusammenhang bestätigt sich zunehmend, obgleich eine vorgeschaltete Induktion mit dem TPF-Schema noch nicht als Standard bezeichnet werden kann. Allerdings ist das Sicherheitsprofil dieser Therapie gut beschrieben und daher bei onkologischen Hoch-Risiko-Situationen im Einzelfall nützlich.
Speziell für die Indikation „Larynxorganerhalt“ erlangen Kombinationen aus einer Induktionschemotherapie mit anschließender Radiochemotherapie zunehmend Bedeutung. Hierbei steht die Beobachtung im Vordergrund, wonach bei gutem Ansprechen auf eine Chemotherapie auch ein gutes Ansprechen auf eine Strahlentherapie zu erwarten ist. Appliziert man also eine Chemotherapie und beobachtet das Ansprechen, kann im Falle einer schlechten Responserate die Salvage-Operation vorgezogen und auf eine zu erwartende schlecht ansprechende Strahlentherapie verzichtet werden. Hierdurch wird die Toxizität und damit vermeidbare höhere Komplikationsrate der Salvage-Chirurgie umgangen. Aktuell werden im Rahmen von Organerhaltungsprotokollen Induktionschemotherapien propagiert, die Kombinationen aus Cisplatin/5-FU, Taxan/Cisplatin und Taxan/Cisplatin/5-FU vorsehen. Methode 3.2-2 zeigt ein Beispiel für eine Induktionschemotherapie, die sich in der Studie der Deutschen Larynxorganerhalt-Studiengruppe (DeLOS) bewährt hat.

Meth. 3.2-2 Beispielhaftes Induktionsprotokoll

Paclitaxel (Taxol®) (im Rahmen eines Larynxorganerhalts, DeLOS-Protokoll), das einer Radio- bzw. Radiochemotherapie vorgeschaltet werden kann

Insgesamt werden **2 Zyklen** im Abstand von 14 Tagen durchgeführt.
Die **Induktionschemotherapie** (2 **Zyklen**) wird an **Tag 1 in Woche 1 und 4** über einen zentralen venösen Zugang appliziert. Die Chemotherapie kann dabei wahlweise auch jeweils über zwei Tage (Tag 1: Paclitaxel, Tag 2: Cisplatin) durchgeführt werden.

Paclitaxel (Taxol®)-Gabe

Vorspülung:
- Clemastin 2 mg in 100 ml NaCl 0,9 % (1 Amp. Tavegil®)
- Granisetron 3 mg in 100 ml NaCl 0,9 % (Kevatril®)
- Pantoprazol 40 mg in 100 ml NaCl 0,9 % (Pantozol®)
- Dexamethason 16 mg in 100 ml NaCl 0,9 % (Fortecortin®)

Chemotherapie:
- Paclitaxel 200 mg/m² als Infusion über 3 Stunden (PVC-freie Infusionssysteme!)

Nachspülung:
- keine

Cisplatin-Gabe

Vorspülung (über 4 Std.):
- 500 ml NaCl 0,9 % + 20 mmol KCl
- 500 ml NaCl 0,9 % + ½ Amp. Magnorbin 20 % + 30 ml Mannit 20 % + Granisetron 3 mg (Kevatril®) + Dexamethason 8 mg (Fortecortin®)
- 1000 ml Glucose 5 %

Chemotherapie:
- Cisplatin 100 mg/m² in 500 ml NaCl 0,9 % über 2 Stunden

Nachspülung (über 4 Std.):
- 500 ml NaCl 0,9 % + 20 mmol KCl
- 500 ml NaCl 0,9 % + ½ Amp. Magnorbin 20 % + 30 ml Mannit 20 % + Granisetron 3 mg (Kevatril®) + Dexamethason 8 mg (Fortecortin®)
- 1000 ml Glucose 5 %

Vor jeder Cisplatin-Gabe wird eine Kreatinin-Clearance durchgeführt und vor der ersten Cisplatin-Gabe zusätzlich ein Audiogramm. Am 3. und 5. Tag erfolgt eine Blutbildkontrolle mit Differenzialblutbild und eine Bestimmung von Quick-Wert und PTT, am 2. und 7. Tag zusätzlich eine Elektrolytkontrolle. Des Weiteren sollten tägliche Gewichtskontrollen erfolgen.

Anschließende alleinige Strahlentherapie (im Falle mindestens 50 %iger Tumorreduktion, also partieller Remission)

In der Basisbestrahlungsserie werden die Zielvolumina 1. und 2. Ordnung mit einer täglichen Einzeldosis von 2 Gy an 5 Tagen pro Woche bis zu einer Gesamtdosis von 30 Gy bestrahlt. Ab der 4. Bestrahlungswoche (16. Bestrahlungstag) wird eine Einzeldosis von 1,8 Gy verwen-

3

det. Die kumulative Gesamtdosis in dieser Bestrahlungsserie beträgt 51,6 Gy.
In der Boostserie, die am 16. Bestrahlungstag beginnt, erfolgt die lokale Aufsättigung des Zielvolumens 1. Ordnung. Es erhält zusätzlich in der 4., 5. und an den Tagen 1–2 der 6. Bestrahlungswoche nach einem Intervall von mindestens 6 Stunden eine zweite Fraktion von 1,5 Gy.

Intraarterielle Chemotherapie

Durch eine intraarterielle Perfusion mit Zytostatika soll eine gesteigerte lokale Wirkstoffkonzentration möglichst ohne vermehrte systemische Nebenwirkungen erreicht werden. Die Applikation erfolgte in den 1970er und 1980er Jahren intraarteriell z.B. über einen Katheter, der zuvor im Rahmen eines operativen Eingriffs transzervikal in die den Tumor hauptsächlich versorgende Arterie eingenäht wurde. Die am häufigsten verwendeten Substanzen waren Methotrexat (MTX) und Cisplatin bzw. Carboplatin, aber auch Kombinationen aus Vincristin, MTX, Bleomycin und Cisplatin kamen zum Einsatz (sog. Scheel-Kastenbauer-Schema). Diese Protokolle wurden heute weitgehend wegen sehr hoher lokaler Toxizitäten (ausgedehnte penetrierende Nekrosen) verlassen und durch moderne Applikationstechniken über Katheterisierung mittels interventionalradiologischer Techniken ersetzt. Im Rahmen multizentrischer Studien ist hier das von Robbins propagierte RADPLAT-Verfahren („targeted chemoradiation" mit Cisplatin) zu nennen. Hierbei handelt es sich um eine kombinierte Radiochemotherapie, bei der Cisplatin über einen intraarteriellen Katheter in angiographischer Technik hoch dosiert in den Tumor appliziert wird. Wenn Cisplatin aus dem Tumor austritt, wird es über intravenös appliziertes Thiosulfat neutralisiert, das lösliche kovalente Bindungen mit Cisplatin eingeht und die hohe Nephro- und Neurotoxizität „abpuffert". Das mit Thiosulfat gebundene Cisplatin wird dann im Urin ausgeschieden.
Durch dieses Protokoll wurden Responsraten von über 90 % und lokoregionäre 5-Jahres-Tumorkontrollraten von über 80 % für Stadium-III- und -IV-Karzinome unterschiedlicher Lokalisationen erreicht. Bei vertretbarer Toxizität wurden neben einem Überlebensvorteil gegenüber konventionellen Radiochemotherapien auch hohe Organerhaltungsraten bei prinzipiell resektablen, aber mit Organverlust einhergehenden Tumoren erreicht. Allerdings ist dieser Ansatz relativ aufwendig und bedarf einer sehr engen Zusammenarbeit zwischen HNO-Arzt, Interventionalradiologen und Strahlentherapeuten, was sicher trotz der guten Ergebnisse den bislang geringen Verbreitungsgrad erklärt. Ein routinemäßiger Einsatz dieser Therapie wird nicht empfohlen und sollte nur innerhalb von Studien oder einzelner individueller onkologischer Situationen durchgeführt werden.

Alleinige Chemotherapie mit palliativer Indikation

Die Indikationsstellung für oder gegen eine palliative Chemotherapie gehört zu den schwierigsten ärztlichen Entscheidungen. Einige grundsätzliche Aspekte müssen gegeneinander abgewogen werden.
Beispielsweise muss eine relative medizinische Indikation bestehen:

- Es besteht ein Primärtumor (Rezidiv- oder Residualtumor) oder es treten Metastasen auf trotz abgeschlossener Behandlung.
- Eine kurative Therapie ist nicht möglich, weil:
  - der Tumor zu weit expandiert ist,
  - Fernmetastasen bestehen,
  - das Narkoserisiko zu groß ist oder
  - der Patient die Operation/Bestrahlung ablehnt.
- Eine Anwendung als potenzielle Schmerztherapie (z.B. bei Schädelbasisbefall) ist angebracht.

Trifft eines dieser genannten Kriterien zu, muss man sich stets vor Augen halten, dass eine alleinige Chemotherapie die Lebenserwartung des Patienten nicht verlängert. Auf jeden Fall muss von dieser Therapie die Bewahrung oder zumindest verlängerte Sicherung der Lebensqualität erwartet werden. Wichtige Parameter hierfür sind (Teil-) Wiederherstellung der Schluckfunktion, Atmung, Stimme und Sprache sowie die Besserung oder Verzögerung einer Stigmatisierung durch Gesichts-/Halsentstellung, Magensonde oder Tracheostoma. Zugleich muss die Remissionsprognose mit den Nachteilen der zytostatischen Behandlung, d.h. Nebenwirkungen und verlängerte Krankenhausaufenthalte bei meist ohnehin stark verkürzter/eingeschränkter Lebenserwartung, abgewogen werden. Nur wenn der potenzielle Gewinn an Lebensqualität die Nachteile deutlich überwiegt, bleibt die palliative Indikationsstellung bestehen.
In der aktuellen klinischen Handhabung haben sich Regime aus Methotrexat, Cisplatin, Carboplatin/5-FU oder Taxan/Cisplatin bewährt (Meth. 3.2-3).

Meth. 3.2-3 Beispielhafte palliative Chemotherapieprotokolle (m^2 bezieht sich auf Körperoberfläche)

5-tägige palliative Chemotherapie mit Carbo- oder Cisplatin und 5-FU

Vorwässerung für Carbo- und Cisplatin: 500 ml NaCl 0,9 % + 2 Amp. Magnesiocard® + 1 Amp. KCl 7,45 % über 2 Std., zuletzt + 100 mg Anemet® i.v. + 8 mg Fortecortin® i.v. in Infusion
Tägliche Dosis Carboplatin: 80 mg/m^2
→ individuelle Dosis: ________ m^2 × 80 mg =
__________ mg/Tag (in 500 ml Glucose 5 %)
Tägliche Dosis Cisplatin: 20 mg/m^2
→ individuelle Dosis: ________ m^2 × 20 mg =
__________ mg/Tag (in 500 ml NaCl 0,9 %)

Nachwässerung für Cisplatin: 1000 ml NaCl 0,9 % + 1 Amp. Magnesiocard® + ½ Amp. KCl 7,45 %
Tägliche Dosis 5-FU: 1000 mg/m²
→ individuelle Dosis: ________ m² × 1000 mg = __________ mg/Tag (in 1000 ml NaCl 0,9 %; 43 ml/h)
Übersicht über den Ablauf bei palliativer Chemotherapie
- Einbestellung des Patienten am Freitag vor der Chemotherapie-Woche auf die Station: Blutentnahme, internistisches Konzil, Aufklärung für Chemotherapie und ZVK, Abgabe des 24-Stunden-Sammelurins
- Patient erscheint am Montag um 8 Uhr auf Station: Überprüfung der Laborwerte und der Kreatinin-Clearance, Chemotherapie-Bestellung vor 12 Uhr (evtl. schon am Freitag), Anlage des ZVK und Röntgen-Thoraxkontrolle
- regelmäßige Laborkontrollen während der Chemotherapie (mind. Tage 3 und 5) und tägliche Bilanzierung
- Patient kann direkt im Anschluss an den 5. Tag der Chemotherapie entlassen werden, sofern es ihm gut geht
- weitere Laborkontrollen durch den Hausarzt und Einbestellung in die Tumorambulanz ca. 5 Wochen später

Primäre Radiochemotherapie mit adjuvanter Hemmung von tumorspezifischen Wachstumsfaktor-Rezeptoren

Unter dem Begriff „targeted therapy" versteht man die adjuvante tumorspezifische Therapie, die auf molekulare Faktoren abzielt, die gegenüber dem Normalgewebe im Tumor eine hohe natürliche Anreicherung erfahren. Hierbei kommen aktive und passive immuntherapeutische Ansätze zur Anwendung, wobei die passiven Ansätze mit monoklonalen Antikörpern in den letzten Jahren eine hohe klinische Reife erfahren haben. Hiermit etabliert sich derzeit eine vierte Säule neben Chirurgie, Radio- und Chemotherapie in der Kopf-Hals-Onkologie.
Der epidermale Wachstumsfaktor-Rezeptor (EGFR) und sein prinzipieller Ligand TGF-α werden in über 80 % der Plattenepithelkarzinome des Kopf-Hals-Bereichs exprimiert und spielen somit eine wichtige Rolle in der Biologie dieser Erkrankung. Immunologische Ansätze, welche monoklonale Antikörper gegen tumorassoziierte Zielmoleküle verwenden, wurden in den letzten Jahren forciert entwickelt. Unter den derzeit studierten Ansätzen hat die Hemmung von EGFR die bislang größte klinische Bedeutung erlangt. Cetuximab, HuMax-EGFr oder Nimotuzumab sind Beispiele für monoklonale Antikörper für die Blockade des EGFR in klinischer Entwicklung. Es besteht eine Phase-III-gesicherte Evidenz, dass die Kombination von Hochdosis-Bestrahlung und Cetuximab einen signifikanten Überlebensvorteil für Patienten mit lokoregional fortgeschrittenen Plattenepithelkarzinomen der Kopf-Hals-Region gegenüber alleiniger Bestrahlung bewirken kann. Dieser Effekt konnte mit akzeptabler Erhöhung der Toxizität (hauptsächlich Dermatotoxizität) erreicht werden. Alternativ zu immuntherapeutischen Ansätzen werden derzeit sogenannte „small molecules" (Thyrosinkinase-Inhibitoren) in der Hemmung von EGFR erfolgreich erprobt (Lapatinib).
Die beschriebenen „Targeted"-Therapieansätze sollten derzeit nur innerhalb von Studien Anwendung finden, werden aber aufgrund der hohen Effektivität und der hierdurch möglichen Dosisreduktion der hoch toxischen Chemotherapie im Rahmen zukünftiger multimodaler Protokolle empfohlen.

Nebenwirkungen einer Strahlentherapie

J. A. Werner

Bei den Normalgeweben werden akute und späte Strahlenreaktionen unterschieden.

Akute Strahlenreaktionen

Die akute Mukositis äußert sich meist ab der zweiten Bestrahlungswoche mit Schmeckverlust und Enanthem (Grad I), ödematöser Schwellung (Grad II), fibrinöser Mukositis (Grad III), selten Ulzerationen (Grad IV).
Die Speicheldrüsen sind sehr strahlenempfindlich, die Glandulae parotidae stellen die Sekretion nach den ersten Bestrahlungen ein und werden mit kumulativen Dosen von 30 Gy und mehr dauerhaft geschädigt. Die kleinen mukösen Drüsen sind relativ strahlenresistent und zeigen in klinischen Messungen der Speichelsekretion unter und nach Radiotherapie eine länger anhaltende Sekretion.
Die akute Radiodermatitis umfasst ein Erythem, trockene Desquamation, Ödem, Haarausfall, exfoliative Dermatitis, feuchte Epitheliolysen und schließlich umschriebene Blutungen. Ursache ist eine Schädigung des Stratum basale und spinosum.

Späte Normalgewebsreaktionen

Hierzu zählen Fibrosen und Indurationen der Halsweichteile, evtl. mit gleichzeitiger Lymphabflussbehinderung, seltene Ulzerationen und Osteoradionekrosen wie auch sehr seltene Myelitiden. An der Haut kommt es zu Pigmentverschiebungen und einer trockenen Hautatrophie. Chronische Ulzera sind in der heutigen Strahlentherapie sehr selten.

3

Therapie

Meidung von Deo, Parfum, Sonne und Wärme.
Die Ernährung sollte ballaststoffreich und hoch kalorisch nach dem Konzept der sogenannten metabolisch adaptierten Ernährung sein (Vitamine, Omega-3-Fettsäuren, Elektrolyte, Kohlenhydrate, Spurenelemente).
Mukositis: Salbeitee zum Spülen und Trinken; Bepanthen®-Mundspülung; Ampho-Moronal® Suspension, eine Pipette 3- bis 4-mal/d; bei höhergradiger Mukositis Tepilta®-Suspension, 4 × 0,5–1 Verschlusskappe/d. Auf eine gute Mundhygiene ist unbedingt zu achten.
Dermatitis: Die früher übliche Behandlung mit Öl oder Puder sollte heutzutage nicht mehr durchgeführt werden, da dies zur Ausbildung eines Bakteriennährbodens und zu Verklebungen führt. Grundsätzlich gilt: Hautpflege wie bei normaler Haut, stark schuppende Haut sollte mit Wasser-in-Öl-Emulsion (Bepanthen®-Lotio) und nicht mit Öl-in-Wasser-Emulsion gepflegt werden. Hautdefekte sollten mit NaCl 0,9 % gespült und mit Braunolind®-Kompressen versorgt werden, ggf. Kristallviolett-Pinselungen.
Mundtrockenheit: Viel Flüssigkeitszufuhr, Applikation über PEG oder Sonde, künstlicher Speichel (Glandosane®, Saliva natura). Mehrmals täglich eine Messerspitze Butter im Mund zergehen lassen.
Fibrosen und Lymphabflussbehinderungen erfordern häufig über Jahre eine gezielte physio- und manualtherapeutische Behandlung sowie zweimal wöchentliche Lymphdrainagen über 30 Minuten.
Kieferklemme: Strahlenfibrosen können auch eine zunehmende Kieferklemme indizieren. In diesen Fällen kann eine Kieferöffnung physikalisch durch Übungen (1- bis 3-mal/d) mit einfachen Geräten verbessert werden.

Prognose

Mukositis und Dermatitis gut. Mundtrockenheit und Schmeckverlust häufig persistierend. Späte Normalgewebsreaktionen erfordern eine jahrelange Therapie.

Zahnärztliche Begleittherapie bei Strahlentherapie

Zur Minimierung chronischer strahlenbedingter Beschwerden muss eine engmaschige zahnärztliche periradiotherapeutische Betreuung für alle Patienten gewährleistet sein. Eine besondere Bedeutung haben hierbei die Motivation und Schulung der Patienten.
Der Stellenwert der Zahngesundheit und Mundpflege erscheint zum Zeitpunkt der Diagnosestellung eines Karzinoms der oberen Luft- und Speisewege zunächst nachrangig. Wird die Indikation zur Strahlentherapie gestellt, rückt der Zahnstatus des Patienten in den Vordergrund. **Mögliche zahnärztliche Interventionen sollten vor Beginn der Radiatio erfolgen, nicht zuletzt auch wegen einer verstärkten Schmerzhaftigkeit zahnärztlicher Interventionen bei oftmals bestehender Mukositis strahlentherapierter Patienten.** Eine engmaschige zahnärztliche Betreuung von Patienten mit Malignomen im Kopf- und Halsbereich vor, während und nach einer Strahlentherapie ist eine unabdingbare Voraussetzung zur Prävention von zusätzlichen strahlenbedingten Schäden der Mundhöhle, der Zähne sowie des Ober- und Unterkieferknochens. Weiterhin sollten eine funktionelle und auch eine, vom psychosozialen Aspekt nicht außer Acht zu lassende, ästhetische Rehabilitation in einem onkologischen Gesamtkonzept eingebettet sein.

Strahlenbedingte Schäden

Die Strahlenfolgen erklären sich aus der Beteiligung der Mundhöhlenschleimhaut, der Speicheldrüsen, der Zähne sowie der Kieferknochen, die sich im Strahlenfeld befinden. Eine besondere Bedeutung haben die radiogene Mukositis als eine frühe, die radiogene Xerostomie als eine lang anhaltende sowie die sogenannte Strahlenkaries mit dem Risiko einer Osteoradionekrose als eine späte Folge der Bestrahlung im Kopfbereich.
Nachfolgend aufgeführt werden strahlenbedingte Schäden nach der Phase ihres Auftretens:

- **akute Folgen in der frühen Phase:**
  - Mukositis unterschiedlicher Intensität,
  - Xerostomie,
  - orale Infektionen (Candidosis),
  - Beeinträchtigung des Geschmacks- und Geruchssinns,
- **Spätfolgen der Strahlentherapie:**
  - Strahlenkaries,
  - Trismus,
  - Osteoradionekrose.

Therapeutische Maßnahmen vor, während und nach der Bestrahlung

Der Zahnarzt sollte, wie einleitend aufgeführt, bereits vor Beginn der Radiatio konsultiert werden. Notwendig sind die intra- und extraorale Befunderhebung, der Zahnstatus mit Überprüfung der Zähne auf Sensibilität, Überprüfung der Sondierungstiefen und Feststellung der maximalen Mundöffnung. Standardgemäß sind ein Orthopantogramm (OPG) und bei Bedarf einzelne Zahnaufnahmen anzufertigen. Der präradiotherapeutische Sanierungsplan ist individuell in Abhängigkeit vom aktuellen Zahnstatus, der geplanten Strahlendosierung, der Tumorlokalisation, der Prognose, der Compliance und der zukünftig anzustrebenden Versorgung zu gestalten. Im Hinblick auf eine spätere prothetische Versorgung sollte ein Erhalt der Incisivi im Oberkiefer sowie gesunder Prämolaren und Eckzähne im Ober- und Unterkiefer berücksichtigt werden. Ein Abschluss der Wundheilung vor der Bestrahlung ist anzustreben, daher sollte die Sanierung üblicherweise 10–14 Tage vor der geplanten Bestrahlung abgeschlossen sein.

Therapie

Maßnahmen vor der Bestrahlung:

- Entfernung von sämtlichen Belägen und Zahnstein an Restzähnen,
- Extraktion/operative Entfernung von Wurzelresten, avitalen, parodontös oder apikal geschädigten, kariös zerstörten oder teilretinierten Zähnen,
- konservierende Therapie am Restzahnbestand, auch Glättung von scharfen Zahn- oder Prothesenkanten,
- chirurgische Sanierung von bestehenden enoralen Weichteilwunden zur Gewährleistung der Schleimhautintegrität, falls notwendig Abtragung von scharfen Knochenkanten,
- Anfertigung der Fluoridierungsschienen.

Maßnahmen während der Bestrahlung: Pflege und Schutz der Mundhöhlenschleimhaut und der bestehenden Zähne während der Strahlentherapie bedürfen besonderer Maßnahmen. Die Patienten sollten über intensivierte Hygienemaßnahmen und Mundpflege instruiert und motiviert werden:

- Fluoridierungsschienen zum Schutz der Zahnhartsubstanz sollten nach gründlicher Zahnreinigung abends für 5–10 Minuten getragen werden. Bei Reizung der Mukosa sind alternativ Fluorid-haltige Mundspüllösungen zu empfehlen.
- Falls metallhaltige Füllungsmaterialien vorhanden sind, führen diese zu einer lokalen Dosiserhöhung auf die anliegende Schleimhaut durch die Sekundärstrahlung. Die Sekundärstrahlung kann bei Gebrauch von Schleimhautretraktoren deutlich reduziert werden.
- Intraradiationem ist eine absolute Prothesenkarenz zur Vermeidung von Schleimschäden, bedingt durch Druckstellen, einzuhalten. Diese könnten eine Bestrahlungspause zur Folge haben.
- Zum Schutz der Mukosa sind weitergehende Maßnahmen zur Mukositisprophylaxe notwendig: eine weiche bis flüssige, reizarme Kost, möglichst eine Vermeidung der gerade bei diesem Patientengut häufig anzutreffenden Noxen wie Tabakrauch und Alkohol, mehrfache tägliche Anwendung von Pantothenesäure-haltigen Mundspüllösungen (z. B. Bepanthen®), aber auch topisch wirksamen Antimykotika (z. B. Moronal®-Suspension, Amphotericin-B-Lutschtabletten). Darüber hinaus haben sich die lokale Anwendung von Speichelersatzmitteln (z. B. Glandosane®) und Spülungen mit Salbei- oder Kamillentee bewährt.
- Intensive Mundöffnungsübungen zur Prophylaxe eines radiogenen Trismus sind besonders dann indiziert, wenn sich Kiefergelenk und Kaumuskulatur im Strahlenfeld befinden.

Maßnahmen nach der Bestrahlung:

- Die radiogene Xerostomie sollte mit Sialagoga, bei Bedarf auch mit Speichelersatzmitteln (z. B. Glandosane®, Saliva natura) behandelt werden.
- Die Fluoridierungstherapie sollte auch nach der Bestrahlung fortgesetzt werden.
- Zur Dauer der Prothesenkarenz gibt es unterschiedliche Empfehlungen in der Literatur. Während im Unterkieferbereich für weitere 3–6 Monate eine Prothesenkarenz empfohlen wird, können ein dental oder Implantat-getragener Zahnersatz sowie die prothetische Oberkieferversorgung relativ frühzeitig erfolgen.
- Häufig sind knochenverankerte Implantate für eine adäquate prothetische Versorgung und Rehabilitation der Kaufunktion indiziert.
- Die Therapie einer Osteoradionekrose sollte in einer Fachklinik für Oral- oder Mund-, Kiefer-, Gesichtschirurgie erfolgen.

Bei zahnärztlich-chirurgischen Eingriffen ist nach einer Bestrahlung langfristig speziell das Risiko eine Osteomyelitis zu beachten und diesem durch folgende Maßnahmen vorzubeugen:

- Perioperative, systemische Antibiotikatherapie vor jedem zahnärztlichen Eingriff.
- Möglichst atraumatische Zahnentfernungen, Vermeidung von Osteotomien, scharfe Knochenkanten sollten abgetragen, Schleimhautdefekte sollten primär verschlossen werden. Insbesondere sollte bei einer plastischen Deckung versucht werden, den Schleimhautlappen epiperiostal (submukös) zu präparieren, um das für die Versorgung des Kieferknochens notwendige Periost möglichst intakt zu lassen.

4 Tumornachsorge

4

Einleitung

B. Kramp und U.-M. Roos

Die ärztliche Tumornachsorge ist Teil der ganzheitlichen Behandlung von Patienten mit bösartigen Kopf-Hals-Tumoren. Sie wird von der Klinik und dem niedergelassenen HNO-Arzt geplant und durchgeführt. Diese Behandlung beginnt präoperativ mit einer ausführlichen Aufklärung der Patienten unter Einbeziehung ihrer Familien über die Art der Erkrankung, die Therapiemöglichkeiten und die Rehabilitationsmaßnahmen. Bereits zu diesem Zeitpunkt sollten Patienten mit Kehlkopf- und Zungentumoren dem Logopäden vorgestellt werden. Während der postoperativen Phase in der Klinik müssen der Patient und seine Familie in den Umgang mit der Trachealkanüle, der Ernährungssonde, der Stimmprothese und in die Haut- und Schleimhautpflege eingewiesen werden. Der Sozialarbeiter wird einen ersten Kontakt zum Patienten aufnehmen und einen Antrag auf eine Anschlussheilbehandlung zusammen mit dem Patienten stellen. Die Tumornachsorge selbst hat alle diagnostischen und therapeutischen Maßnahmen zu erfassen, die nach Beendigung der Primärbehandlung erforderlich sind. Die Aufgaben der Tumornachsorge sind in Methode 4-1 dargestellt.

Meth. 4-1 Die Aufgaben der Tumornachsorge

Die Einleitung eines umfassenden Nachsorgeprogrammes muss für onkologische Patienten bereits während des stationären Aufenthaltes, möglichst sogar präoperativ, erfolgen.

Präoperative Phase:
- ausführliche Aufklärung des Patienten und seiner Familie über Art und Dignität der Erkrankung, Therapiemöglichkeiten und Rehabilitationsmaßnahmen (s. u.)
- Vorstellung und Übungsplanung in der Logopädie (bei Kehlkopf- und Zungentumoren)
- bei zu erwartender Behinderung Beantragung eines Schwerbehindertenausweises

Postoperative Phase in der Klinik:
- Instruktion des Patienten und seiner Familie im Umgang mit Trachealkanüle, Nährsonde, Stimmprothese, Haut- und Schleimhautpflege
- psychosoziale Rehabilitation (s. S. 55), gegebenenfalls mit psychosozialen Übungen zur Reintegration
- logopädische Übungsstunden, Krankengymnastik
- Antrag auf Ausstellung eines Schwerbehindertenausweises
- Antrag auf Anschlussheilbehandlung bzw. Sicherungskur
- Kontaktaufnahme zwischen Klinik- und niedergelassenem HNO-Arzt bzw. Hausarzt

Nach der Klinikentlassung:
- Fortführung der Stimm- und Sprachtherapie
- Physiotherapie, gegebenenfalls Lymphdrainage
- regelmäßige Kontrolluntersuchungen
- berufliche Rehabilitationsmaßnahmen, evtl. Umschulung
- 3 Sicherungskuren innerhalb von 5 Jahren (Krankenkasse, Rentenversicherung) einschließlich Fortsetzung der psychosozialen Rehabilitation (s. S. 55) und Reintegration

Erkennung und Behandlung von neuen Tumormanifestationen:
- lokales Tumorrezidiv
- lokale Metastasen
- Fernmetastasen
- Zweit- und Drittneoplasien

Erkennung und Behandlung von Folgeerkrankungen der Tumortherapie und unabhängiger Erkrankungen

Somatische, psychische und soziale Rehabilitation und Reintegration:
- Anschlussbehandlung
- stationäre Nachbehandlung
- Verordnung von Heil- und Hilfsmitteln
- Verordnung von Zusatztherapien
- Hilfe bei der beruflichen Wiedereingliederung
- Beratung bei dauernder Berufs- und Erwerbsunfähigkeit
- Vermittlung von sozialen Diensten
- Empfehlungen von speziellen Beratungsstellen (Suchtberatung, Alkoholproblematik)
- Vermittlung von Selbsthilfegruppen

Erkennung und Behandlung von neuen Tumormanifestationen

Um neue Tumormanifestationen (Rezidive und Zweittumoren) möglichst rasch zu erkennen, ist nach erfolgter Operation bzw. Strahlen- oder Chemotherapie eine regelmäßige Untersuchung des Patienten in der Tumorsprechstunde notwendig. Dabei empfehlen sich folgende Zeitintervalle:
- im ersten Jahr alle 4–6 Wochen,
- im zweiten Jahr ca. alle 8 Wochen,
- im dritten Jahr ca. alle 12 Wochen,
- im vierten bis fünften Jahr ca. alle 6 Monate,
- im späteren Verlauf einmal jährlich.

Im Falle eines Tumorrezidivs oder eines schlechten Allgemeinzustandes des Patienten verkürzen sich die Zeitabstände wieder auf 4–6 Wochen.

Die Nachsorgeuntersuchung umfasst routinemäßig eine **endoskopische Untersuchung** des oberen Aerodigestivtraktes, die Palpation von Hals und Mundboden sowie häufig eine **B-Sonographie des Halses,** bei adjuvanter Radiatio zusätzlich eine CT/MRT zu Beginn der Nachsorge sowie

gegebenenfalls anlässlich der Nachsorgeuntersuchung des Radioonkologen. In halbjährlichen Abständen bis zum dritten Jahr erfolgt zusätzlich eine Bildgebung des Thorax. Diese Intervalle verlängern sich bis zum fünften Jahr auf 12 Monate.
Gängige serologische **Tumormarker** (SCC, CEA und TPA) haben in der Nachsorge der meisten Tumoren im HNO-Bereich keine Bedeutung. Eine Ausnahme bildet die Verlaufskontrolle des tumorspezifischen EBV-AK-Titers bei Nasopharynxkarzinomen, wobei der Anstieg von IgA-anti-VCA bzw. IgA-anti-EA-Antikörpern den ersten Hinweis auf ein Rezidiv darstellen kann (s. Kap. 16, Abschn. Tumoren, S. 357).
Nach der Therapie von Schilddrüsenkarzinomen sollten regelmäßig T_3, T_4, TSH, HTG und Calcitonin (medulläres Karzinom) überprüft werden (s. Kap. 20, Abschn. Otolaryngologische Aspekte der Schilddrüse, S. 420). Hierbei ist daran zu denken, dass die meisten lokalen Tumorrezidive bzw. regionalen Metastasen während der ersten 24 Monate nach der Therapie auftreten, Fernmetastasen in der Regel später.

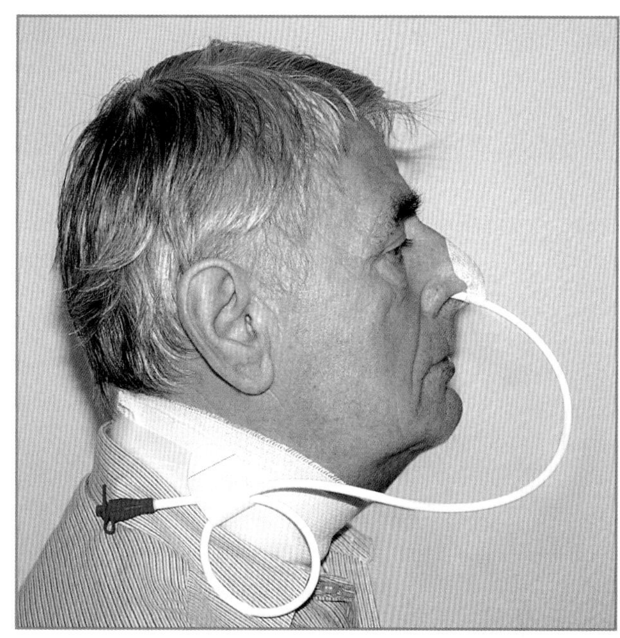

Abb. 4-1 Patient mit konventioneller nasaler Magensonde seitlich.

Erkennung und Behandlung von Folgeerkrankungen der Tumortherapie

Sondenernährung

Bei unkompliziertem postoperativem Verlauf werden sich die meisten Tumorpatienten wieder auf normale Weise ernähren können. Bei Passagestörungen z. B. als Bestrahlungsfolge oder in Fällen eines Tumorrezidivs kann die Anlage einer passageren oder permanenten Ernährungssonde nötig werden. Hierbei stehen unterschiedliche Typen zur Verfügung.

Flexible Magen-Duodenal-Sonde

Das in Abbildung 4-1 dargestellte Modell (Ernährungssonde aus Silikon) hat sich besonders zur vorübergehenden Anlage bewährt. Es bietet zwar den Vorteil, auch in der hausärztlichen Praxis leicht gelegt werden zu können, ist im Gesicht jedoch sofort auffällig sichtbar und der Patient wird hierdurch zusätzlich stigmatisiert.

PEG-Sonde

■ **Perkutane endoskopische Gastrostomie:** Wenn abzusehen ist, dass eine Sondenernährung über längere Zeit oder auf Dauer nötig wird, empfiehlt sich die Anlage einer PEG-Sonde (Abb. 4-2). Diese Sonde wird transkutan unter endoskopischer Diaphanoskopie mit dem Gastroskop direkt in den Magen appliziert. Hierzu stehen die **Fadendurchzugsmethode** und neuerdings die **Direktpunktionsmethode** (verringertes Risiko einer Tumorzellverschleppung) zur Verfügung. Voraussetzung für die Fadendurchzugsmethode ist, dass die Passage für das Endoskop noch durchgängig ist. Bei fehlender Passage kommt eine **PRG (perkutane radiologische Gastrostomie)** oder die Direktpunktionsmethode infrage. Ist prognostisch ein Tumorver-

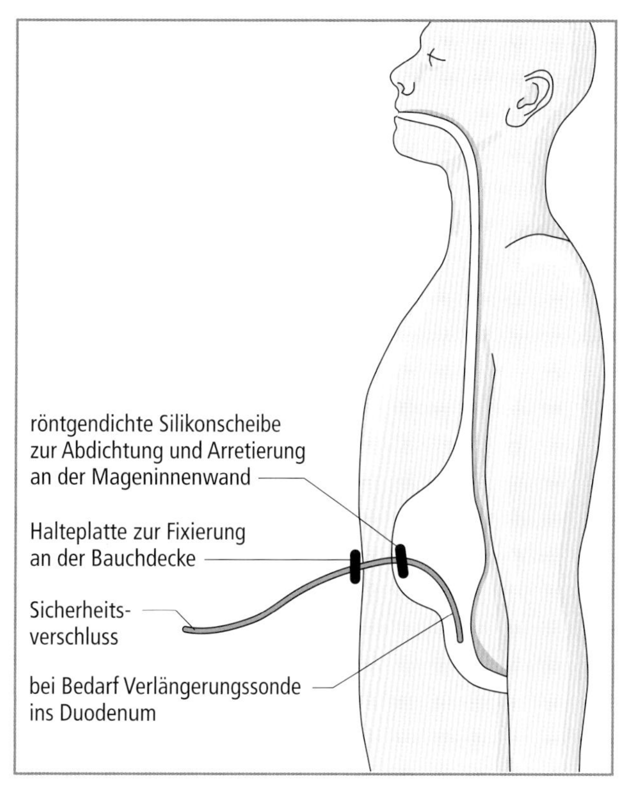

Abb. 4-2a Gastrale/duodenale PEG-Sonde.

4

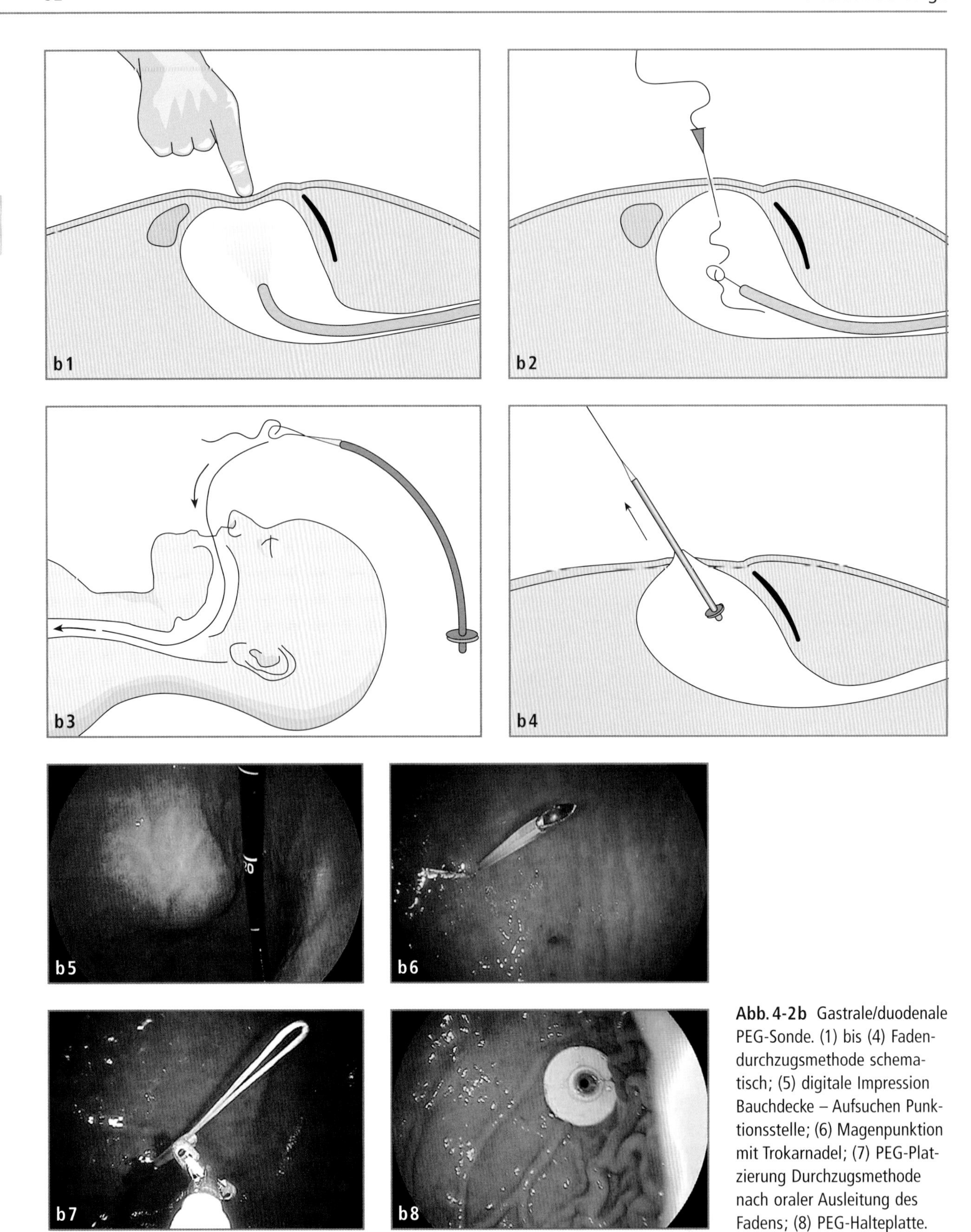

Abb. 4-2b Gastrale/duodenale PEG-Sonde. (1) bis (4) Fadendurchzugsmethode schematisch; (5) digitale Impression Bauchdecke – Aufsuchen Punktionsstelle; (6) Magenpunktion mit Trokarnadel; (7) PEG-Platzierung Durchzugsmethode nach oraler Ausleitung des Fadens; (8) PEG-Halteplatte.

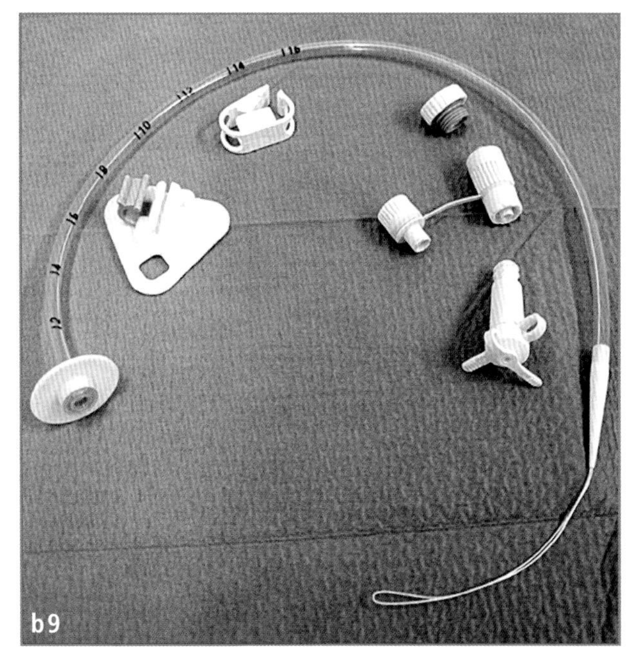

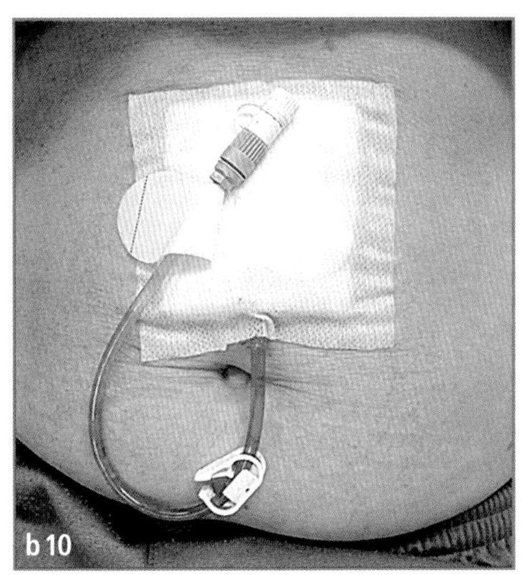

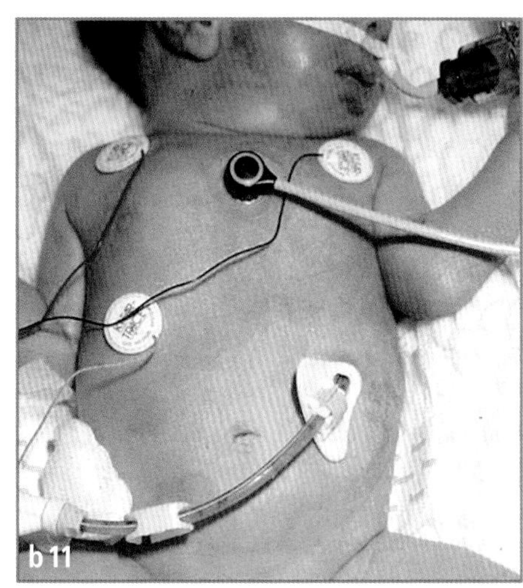

Abb. 4-2b Gastrale/duodenale PEG-Sonde. (9) PEG-Set; (10) PEG-Anlage mit Verband; (11) PEG-Anlage Baby.

schluss des Pharynx oder Ösophagus zu erwarten, muss daher die PEG-Sonde **vor** einer **Schluckunfähigkeit** gelegt werden. Komplikationen bei einer PEG sind selten. Beim Auftreten von starken Schmerzen ist an eine Peritonitis zu denken. Als Kontraindikationen gelten ausgeprägter Aszites, Hepatosplenomegalie, Entzündungen im Punktionsbereich aus Voroperationen im Magen-Darm-Trakt und Gerinnungsstörungen.
Die Punktionsstelle muss täglich frisch verbunden und die PEG-Sonde nach der Nahrungsaufnahme sorgfältig gespült werden. Auf die Applikation von zermörserten Tabletten sollte wegen der Gefahr einer Obstruktion verzichtet werden. In der Klinik wird der Kontakt zu einem speziell ausgebildeten Pflegedienst hergestellt. Durch diesen erfolgt die Beratung und Anleitung zum Umgang mit der Sonde und einer entsprechenden enteralen Ernährung.

Ösophagusstent

Bei **infauster Prognose und deutlich reduzierter Lebenserwartung** kann ein Ösophagusstent die Lebensqualität des Patienten verbessern. Er kann alternativ oder besser zusätzlich zu einer PEG endoskopisch eingesetzt werden. Zur **Langzeittherapie** ist ein Stent wenig geeignet, da ein erhebliches Nekroserisiko mit stentinduzierten großen Fisteln gegeben ist. Die Herausnahme eines Stents ohne Gewebedestruktion erweist sich häufig als unmöglich.

Sondenkost

Als Sondenkost empfehlen wir die handelsüblichen Formuladiäten (Fresubin®, Novartis®). Bei gastrointestinalen Unverträglichkeiten ist der Einsatz einer Ernährungspumpe indiziert. Selbst bereitete Lösungen bieten den Nachteil, nicht ernährungsphysiologisch ausbalanciert zu sein.

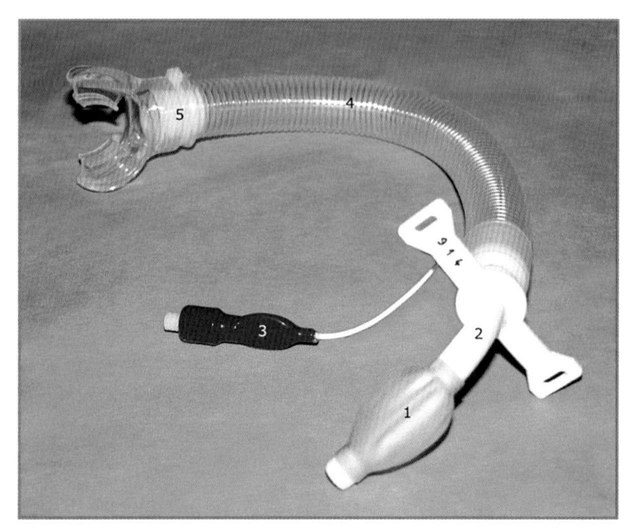

Abb. 4-3 Wassertherapiegerät für Laryngektomierte. Dieses Gerät ermöglicht das Baden und Schwimmen. (1) Cuff zum wasserdichten Stromaverschluss; (2) Trachealkanüle; (3) Blockierungseinrichtung für den Cuff; (4) Verbindungsschlauch; (5) Mundstück. Der Laryngektomierte atmet durch die Nase. Die Luft geht durch den Mund und das Wassertherapiegerät in die Trachea.

Für eine anteilige Kostenübernahme der Sondenkost muss eine Einwilligung bei den Krankenkassen eingeholt werden. Eine ärztliche Verordnung ist notwendig.

Stimmrehabilitation

Die Stimmrehabilitation kann im Wesentlichen durch drei verschiedene Maßnahmen durchgeführt werden: die Ösophagusersatzstimme, die Stimmprothese und die Servox-Sprechhilfe. Details s. Kap. 17, Meth. 17-4, S. 392.

Physiotherapie nach Neck dissection

Nach einer ausgedehnten Neck dissection, insbesondere mit einer notwendigen Durchtrennung des Nervus accessorius, sollte durch eine krankengymnastische Übungsbehandlung einer Bewegungseinschränkung im Schultergürtel entgegengewirkt werden. Über eine Lymphdrainage muss im Einzelfall entschieden werden. Eine Kontraindikation besteht bei Entzündungen im Abflussgebiet. Sehr zurückhaltend sollte man bei einem sogenannten N+-Hals sein. Zur Behandlung eines posttherapeutischen Ödems, insbesondere nach einer Radiochemotherapie, stehen uns Glucocorticoide in absteigender Dosierung, Selenpräparate (selenase®) und Bromelain® zur Verfügung.

Sport nach Laryngektomie

Eine sportliche Betätigung ist nach der Rekonvaleszenz auch bei Patienten nach einer Laryngektomie möglich. Laryngektomierte Patienten können mit einem Wassertherapiegerät (Abb. 4-3), das eine wasserdichte Verbindung zwischen Mund und Tracheostoma herstellt, schwimmen. Hierzu ist eine kompetente Einweisung durch einen geschulten Wassertherapiebeauftragten notwendig; in der Regel werden Übungsstunden über die regionalen Selbsthilfegruppen für kehlkopflose Patienten organisiert.
Das Wassertherapiegerät muss durch den behandelnden Arzt verordnet werden.

Fatigue

Unter einer Fatigue versteht man die Erschöpfungssymptomatik bei einem bösartigen Tumorleiden. Die Symptome reichen von einer Antriebsschwäche, einer ständig lähmenden Müdigkeit, einer Ermattung bei einfachsten Verrichtungen bis zu Depressionen und einer geminderten Gedächtnisleistung. Diese Erschöpfungssymptomatik wird durch eine Anämie, Hypoproteinämie, niedrige CHE, Fehlernährung und einen Gewichtsverlust unterstützt. Somit sind alle diese Faktoren auszuschließen, gegebenenfalls ist eine enge Zusammenarbeit mit dem Hämatoonkologen und dem Psychiater anzustreben.

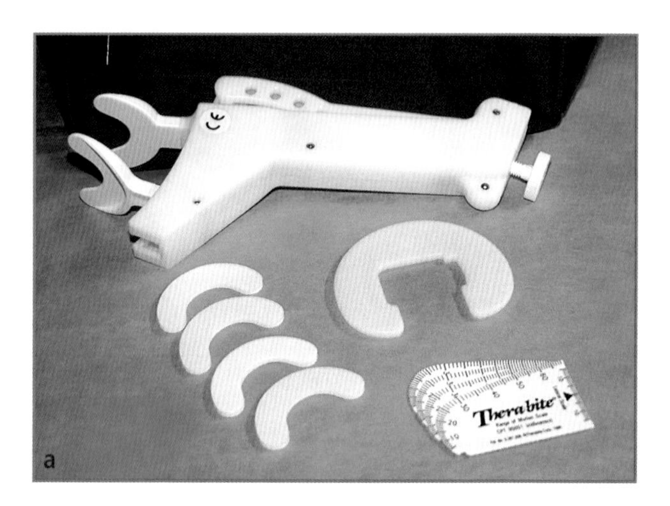

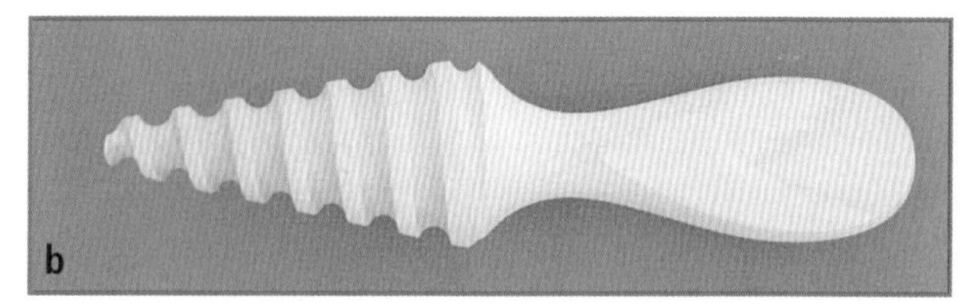

Abb. 4-4 a Therabite® zur passiven Kieferöffnung (Produktpalette; mit freundlicher Genehmigung der ATOS Medical GmbH). **b** Schnecken-Mundsperrer aus Holz (Fa. B. Braun).

Probleme bei der Nahrungsaufnahme

Probleme bei der Nahrungsaufnahme können durch die Xerostomie, aber auch durch eine mechanische und funktionelle Veränderung des Schlucktraktes nach einer Operation im Bereich des Oropharynx und des Larynx auftreten. Kommt es nach einem einfachen Schlucktraining (Abschlucken über die gesunde Seite in gebeugter Haltung) nicht rasch zu einer Besserung, ist eine Schluckdiagnostik, ggf. mit nachfolgender logopädischer Schlucktherapie, notwendig. Bei einer eingeschränkten Kieferöffnungsweite kann der Einsatz eines mechanischen Therapiegerätes (Therabite®) sinnvoll sein, welches einer ärztlichen Verordnung bedarf (Abb. 4-4).

Psychische und soziale Rehabilitation sowie Reintegration

Ärztliche psychosoziale Rehabilitation

H. de Maddalena

Operative Therapiemaßnahmen im Kopf-Hals-Bereich greifen in eine Körperregion ein, die für die persönliche Identität, die Attraktivität, die Befriedigung grundlegender Bedürfnisse (Essen, Trinken, Atmung), den Gefühlsausdruck und die Gestaltung zwischenmenschlicher Beziehungen (verbale und nonverbale Kommunikation) besonders bedeutend ist. Ein totaler oder partieller Ausfall dieser körperlichen oder sozialen Funktionen führt zu einer Beeinträchtigung der Lebensqualität. Wie ein Patient die Krankheit und die Behinderung bewältigt, ist wesentlich von psychologischen Verarbeitungsprozessen abhängig. Ärztliche Aufgabe ist es deshalb, diese Prozesse gezielt zu beeinflussen.

Stigmatisierung

Viele Patienten fühlen sich durch die Krebserkrankung und/oder die Folgen der Therapie (z.B. Dauertracheostoma) stigmatisiert. Die Patienten sind oft zusätzlich durch die eingeschränkte Kommunikationsfähigkeit belastet, da die verbalen Verständigungsmöglichkeiten wegen der Stimmbehinderung oft unbefriedigend sind. Die meisten Patienten können diese Behinderung nicht durch nonverbale Kommunikation kompensieren und ziehen sich deshalb immer mehr zurück.

Vorgehensweise: Der Arzt achtet als wichtiger Kommunikationspartner darauf, dem Patienten möglichst immer ein korrektes Feedback über Erfolg und Misserfolg der Verständigung zu geben. Das bedeutet, dass er den Patienten bittet, das Gesagte zu wiederholen, wenn er das vom Kranken Gesprochene überhaupt nicht oder nur unvollständig verstanden hat. Bei guter Verständigung drückt er seine Anerkennung für die gute Kommunikation aus. Auch die Angehörigen werden auf die Wichtigkeit eines solchen Feedbacks hingewiesen. Der Arzt achtet außerdem darauf, dass die Familie nicht unnötig für den Patienten das Wort ergreift, das Gespräch zwischen Arzt und Patient also nicht vollständig oder teilweise über Dritte geführt wird. In schwierigen Fällen kann durch eine Konzentration auf die Lippenbewegungen des Patienten die Verständigung verbessert werden.
Der Arzt ermuntert den Patienten frühzeitig dazu, in möglichst vielen Alltagssituationen (z.B. Einkaufen, Telefonieren, sich bei Fremden nach dem Weg erkundigen) Erfahrungen mit der veränderten Kommunikation zu sammeln. Die verbale Verständigung wird dadurch trainiert und der Patient erlangt nach einiger Zeit trotz der Behinderung meist sein altes Selbstvertrauen im Umgang mit anderen Menschen wieder. Bei den weiteren Kontakten wird der Arzt mit dem Patienten über dessen Erfahrungen und Erlebnisse sprechen, um sich ein Bild von den „Trainingsfortschritten" zu verschaffen.
Bei gravierenden organisch bedingten Verständigungsschwierigkeiten im Alltag ist eine ärztliche und/oder logopädische Therapie indiziert. Liegen die Ursachen von Verständigungsproblemen und sozialem Rückzug eher im psychologischen Bereich (z.B. soziale Ängste, Scham), ist ein Training der sozialen Kompetenz durch einen ärztlichen oder psychologischen Psychotherapeuten in Betracht zu ziehen.

Beziehungsprobleme

Viele Tumorpatienten berichten über zwischenmenschliche Probleme. Kommunikationsschwierigkeiten werden als besonders belastend erlebt. Die Reaktionen der Familie und der Freunde werden wesentlich durch zwei Aspekte bestimmt:

- durch die Gefühle gegenüber der Krankheit und dem Patienten,
- durch die Vorstellungen über sozial-adäquates Verhalten gegenüber Krebskranken.

Obwohl die Gefühle gegenüber Krebserkrankungen meist negativ sind, gehen die meisten Bezugspersonen davon aus, dass sie sich gegenüber Tumorpatienten positiv und optimistisch verhalten sollen. Diese widersprüchlichen Erwartungen und Gefühle führen meist zu einer Verhaltensunsicherheit der Bezugspersonen, die sich in einer Kontaktvermeidung manifestiert. Wenn trotzdem Kontakte mit dem Patienten stattfinden, wird von den sozialen Bezugspersonen über die Krankheit und deren Folgen meist nicht offen gesprochen, um negative Gefühlsreaktionen zu vermeiden. Die positive, optimistische Reaktion führt manchmal zu einem überfürsorglichen Verhalten, vor allem in der Familie. Die Kranken werden dadurch zusätzlich verunsichert und belastet.

Vorgehensweise: Der Arzt spricht mit Familie und Patient offen über die emotionalen, familiären und sozialen Veränderungen, die sich durch die Krebserkrankung ergeben haben. Besonders wird auf eventuelles Rückzugsverhalten von Verwandten, Freunden oder Arbeitskollegen eingegangen. Der Arzt ermuntert Patient und Familie unmittelbar nach der Therapie dazu, aktiv auf diese Menschen zuzugehen und dadurch deren Verhaltensunsicherheit abzubauen. So können unter Umständen wichtige soziale Kontakte stabilisiert werden, die langfristig für die Lebenszufriedenheit der Betroffenen sehr wichtig sind. Die Familie wird darauf hingewiesen, dass eine weitgehende Integration des Patienten in das normale Familienleben und eine größtmögliche Selbstständigkeit Voraussetzung für eine erfolgreiche Rehabilitation sind. Dem Patienten sind deshalb eigenständige Lebensbereiche zu überlassen.

Prognose

Nach einigen Monaten kann sich das unerwünschte Rückzugsverhalten von Bezugspersonen so weit ausprägen, dass eine erfolgreiche Intervention nur sehr schwer möglich ist.

Genussmittel- und Arzneimittelabusus

Alkohol-, Tabak- und/oder chronischer Abusus von Sedativa und Analgetika stellen eine wesentliche Komplikationsquelle für den Heilungsprozess dar und können eine psychische Verarbeitung und Bewältigung der Erkrankung und Behinderung verhindern. Die Familienmitglieder sind bei dieser Problemkonstellation oft überfordert, da der Patient seine Autonomie in der Familie gefährdet sieht oder meint, dass die Familie ihn nun „seiner letzten Freude“ (z. B. Zigarette, Bier) berauben will.

Vorgehensweise: Bei einem Patienten mit guter Prognose weist der Arzt deutlich auf die Risiken des Abusus hin. Sinnvoll ist es, den Patienten möglichst emotionslos mit den konkreten Ergebnissen medizinischer Befunde (soweit sie mit dem Abusus in Verbindung stehen, bei Alkoholismus z. B. Leberwerte) zu konfrontieren. Die Motivation zu einer stabilen Verhaltensänderung wird dadurch gefördert, dass der Patient selbst Ziele formulieren muss und nicht der Arzt diese wichtige Aufgabe für ihn übernimmt. Der Kranke wird dazu aufgefordert, seine Vorstellungen von der Zukunft und seine Lebensziele zu formulieren. Der Arzt kann durch die Konfrontation zu einer wesentlichen Entlastung der Familie beitragen. Bei schrittweiser Reduktion oder vollständiger Karenz von Nikotin und Medikamenten ist es sinnvoll, parallel Aktivitäten zu planen, die dem Patienten Spaß machen und so teilweise eine Kompensierung des Genussverzichtes bewirken. Eine Alkoholismustherapie, die bei guter Prognose immer sinnvoll ist, wird in Zusammenarbeit mit einer spezialisierten Institution (Beratungsstelle, Fachklinik) durchgeführt.
Bei einem Patienten mit infauster Prognose wird eine Behandlung des Abusus nur dann angestrebt, wenn der Patient dies ausdrücklich wünscht. Ansonsten akzeptiert der Arzt den Willen des Patienten, da das Rauchen und/oder Trinken eine für den Patienten subjektiv hilfreiche Strategie sein kann, um die Krankheitsprogredienz ertragen zu können.

Emotionen, Angst, Einsamkeit

Infolge der Tumorerkrankung kann es bei einigen Patienten zu sehr schwerwiegenden emotionalen Problemen kommen. Diese Probleme können sich zunächst hinter rein medizinischen Problemen verstecken und werden von den Patienten erst dann artikuliert, wenn eine notwendige Vertrauensbasis hergestellt ist.

Vorgehensweise: Der Arzt fragt danach, was den Patienten gedanklich beschäftigt und worüber er sich Sorgen macht. Spricht der Patient Ängste und depressive Zustände an, dann hört der Arzt aktiv zu und stellt ergänzende Fragen. Hierdurch versucht der Arzt, ein konkretes Bild von den Angstvorstellungen (z. B. Angst vor Rezidiv, Einsamkeit) und von den depressiven Zuständen zu erhalten. Sobald der Patient signalisiert, dass er sich vom Arzt Rat und Unterstützung erhofft, wird der Arzt auf medizinische Sachverhalte präziser eingehen (z. B. Rezidivangst) oder mit dem Patienten über einzelne Aspekte der Lebensbewältigung sprechen (z. B. Einsamkeit). Der Arzt vereinbart über mehrere Wochen regelmäßige Termine mit dem Patienten, um bei Persistenz oder Verstärkung der Ängste oder im Falle einer Depression rechtzeitig die weitere Behandlung mit einem psychologischen oder ärztlichen Psychotherapeuten koordinieren zu können.

Prognose

Die psychosoziale Rehabilitation muss frühzeitig, d. h. noch vor der stationären Entlassung aus der Klinik, einsetzen. Sie wird vom Klinikarzt begonnen und vom niedergelassenen Arzt weitergeführt. Je früher sich der Patient mit den angesprochenen Problembereichen auseinandersetzt, desto eher ist eine günstig verlaufende Rehabilitation zu erwarten. Bei fehlender oder ineffektiver Auseinandersetzung mit der Problematik durch den Patienten werden oft die Familienmitglieder, vor allem die Ehepartner, stark belastet. Diese werden dann nicht selten selbst zu Patienten, die ärztliche Hilfe in Anspruch nehmen müssen.

Berufliche Rehabilitation

B. Kramp und U.-M. Roos

Grundsätzlich wird angestrebt, dass der Patient nach Abschluss der Behandlung seine normale Berufstätigkeit wieder aufnehmen kann. Dabei muss berücksichtigt werden, dass tracheotomierte und laryngektomierte Patienten für eine Reihe von Berufen ungeeignet sind:

- Tätigkeiten, bei denen der Patient Staub oder Hitzeeinwirkungen ausgesetzt ist,
- Tätigkeiten im Freien wegen der bestehenden Halsatmung,
- Berufe in der Lebensmittelbranche und Gastronomie wegen des Trachealauswurfs,
- Tätigkeiten, bei denen schwere körperliche Arbeiten erforderlich sind.

Die Aufnahme der Arbeit in vielen Berufen ist auch von der allgemeinen bzw. der speziellen Stimmrehabilitation und entsprechender Motivation des Patienten abhängig.

Um eine stufenweise Wiedereingliederung in das Erwerbsleben zu erreichen, kann in Absprache mit dem Arbeitgeber und der Krankenkasse ein **Arbeitsversuch** bei reduzierter Stundenzahl und langsamer Steigerung der Belastung vereinbart werden. Üblich hierfür ist ein etwa dreimonatiger Arbeitsversuch.

Wenn eine Umgestaltung des Arbeitsplatzes, Arbeitsplatzumbesetzungen innerhalb des bisherigen Betriebes, Einrichtung von Teilzeitarbeitsplätzen und Zuschüssen zur beruflichen Ausbildung bzw. Fortbildung benötigt werden, kann eine Beratung und Hilfe beim Arbeitsamt beantragt werden.

Sollte sich nach einem Ablauf von 6–12 Monaten herausstellen, dass eine berufliche Rehabilitation nicht mehr möglich ist, muss über den Rentenversicherungsträger eine **Erwerbsminderungsrente** beantragt werden. Ein Anspruch hierauf besteht nach Erfüllung der Mindestversicherungszeiten (15 Jahre). Hierbei muss der Versicherte in den letzten 5 Jahren mindestens 3 Jahre Beiträge für die Rentenversicherung eingezahlt haben. Die Rente kann als Dauer- oder Zeitrente gewährt werden.

Beurteilungen über eine Berufs- oder Erwerbsfähigkeit können meist erst nach Abschluss der Primärtherapie abgegeben werden. Die Krankenversicherungen können nach § 183 Abs. 7 der Reichsversicherungsordnung den Patienten auffordern, einen Rentenantrag zu stellen, besonders bei einer schlechten Prognose. Auch hier sind individuelle Entscheidungen notwendig.

Anschlussheilbehandlung, Kuren, SB-Ausweis

Die Anschlussheilbehandlung sollte schon durch den Sozialarbeiter während des stationären Aufenthaltes eingeleitet werden. Insbesondere für laryngektomierte Patienten ist eine Anschlussheilbehandlung in einer Einrichtung, in der eine gute logopädische Betreuung gewährleistet ist, anzustreben. Ist durch die Krebserkrankung eine längerfristige Behinderung zu erwarten, sollte beim zuständigen Versorgungsamt ein Ausweis für Schwerbehinderte beantragt werden. Dieses ermöglicht dem Patienten, eine Anzahl von Rechten und Vergünstigungen in Anspruch zu nehmen. Dabei kann nach der totalen Laryngektomie ein Grad der Behinderung (GdB) von 100 % bzw. bei ausgedehnten Teilentfernungen des Kehlkopfes von 50–80 % für die Dauer von zunächst 5 Jahren gewährt werden. Dadurch besitzt der Patient einen erhöhten Kündigungsschutz. Für Kehlkopflose besteht weiter die Möglichkeit, von Rundfunk- und Fernsehgebühren befreit zu werden und eine Ermäßigung für Telefongebühren zu erhalten (Merkzeichen RF). Sozial schlecht gestellte Patienten können bei der Deutschen Krebshilfe in Bonn einen finanziellen Zuschuss beantragen.

Patientenselbsthilfegruppen

Selbsthilfegruppen stellen in der komplexen Rehabilitation der Patienten eine wertvolle Hilfe dar. Über 20 000 Kehlkopflose sind in Deutschland bei den örtlichen Selbsthilfegruppen des Bundesverbandes der Kehlkopflosen und Kehlkopfoperierten e. V. (Anschrift: Postfach 100106, 38201 Salzgitter; Internet: www.kehlkopfoperiert-bv.de; E-Mail: kehlkopfoperiert-bv@t-online.de) eingeschrieben. Patienten, denen eine Laryngektomie bevorsteht, bieten wir die Vermittlung zur Selbsthilfegruppe der Kehlkopflosen an. Es hat sich als sehr sinnvoll erwiesen, dass ein geschulter Klinikbetreuer schon vor der Operation den Patienten kennenlernt und ihn während der schweren postoperativen Zeit begleitet. Diese Klinikbetreuer sind in der Lage, dem Patienten zu vermitteln, dass auch nach dem Verlust des Kehlkopfes ein erfülltes Leben möglich ist.

4

5 Alkoholabusus und Alkoholentzugsdelir

U.-M. Roos

Bei einer großen Zahl der Patienten mit Malignomen im Kopf-Hals-Bereich handelt es sich um Alkoholkranke. Bei diesen Patienten stehen neben den üblichen postoperativen Beschwerden die Komplikationen der Alkoholkrankheit im Sinne eines Entzugsdelirs im Vordergrund.

Therapie

Prädelir: Sobald sich postoperativ die Symptome eines Prädelirs wie Tremor, Schlaflosigkeit, Angst, Übelkeit, Anorexie, Unruhe und eventuell Halluzinationen zeigen, empfehlen wir die Applikation von Bier über die Magensonde – bzw. wenn der Patient noch nüchtern bleiben muss, Alkoholkonzentrat Braun 95 %, 2 Amp./500 ml Lsg./h i. v. Damit lässt sich in vielen Fällen ein ausgeprägtes Entzugsdelir verhindern.
Dieser Therapievorschlag wird jedoch von neurologischer und psychiatrischer Seite sehr kontrovers diskutiert. Bei unseren Patienten hat sich dieses Vorgehen jedoch in praxi bewährt.
Das Vollbild eines Delirs stellt auch unter intensivmedizinischer Betreuung immer eine vitale Bedrohung dar, vor allem für die in ihrem Allgemeinzustand deutlich reduzierten Patienten nach einer ausgedehnten Tumoroperation.
Bei gesicherter Alkoholabstinenz kann alternativ (sonst unvorhersehbare Wechselwirkungen) Clomethiazol oral verabreicht werden (z. B. Distraneurin® Kapsel/Mixtur, initial 1,0–2,0 g = 2–4 Kps., oder 10–20 ml Mixtur [Mixtur muss vor Einnahme verdünnt werden]; tritt der gewünschte Effekt [Sedierung/Schlaf] nicht ein, kann diese Dosis nach 30–60 min nochmals verabreicht werden; max. 6–8 Kps./30–40 ml Mixtur innerhalb 2 Std.; max. Behandlungsdauer 14 d) oder Haloperidol (z. B. Haldol®-Janssen-Injektionslösung, 5–10 mg, dann bis maximal 100 mg/d als orale Medikation, in Kombination mit Diazepam bis 50 mg/d, Erhaltungsdosis 3–15 mg/d. Antidot bei Dyskinesien: Biperiden (z. B. Akineton®, 1 Amp. i. v.).
Wenn nach 2 Stunden keine deutliche Ruhigstellung erreicht wurde und Symptome wie Fieber, Schwitzen, Tachykardie, Tachypnoe, Agitiertheit, Desorientiertheit zusätzlich auftreten, muss die weitere Versorgung des Patienten auf einer Intensiveinheit mit der Möglichkeit zur maschinellen Beatmung und zu einem EKG-Monitoring erfolgen.
Entzugsdelir: Bei der Behandlung des Entzugsdelirs hat sich das Vorgehen entsprechend Methode 5-1 bewährt.

Eine ständige Überwachung mit EKG-Monitor und Thoraxexkursionsfühler ist bei der Distraneurin-Dauertherapie unerlässlich, da es durch Steigerung der Bronchialsekretion zur Ateminsuffizienz kommen kann, die innerhalb weniger Minuten einen Herzstillstand nach sich ziehen kann. Deshalb ist auch die ständige Präsenz einer Pflegekraft erforderlich.

Meth. 5-1 Behandlung des Entzugsdelirs
Sedierung: Clomethiazol (Distraneurin® 0,8 % Lösung)
Initialdosis:
- 60–150 Tr./min, bis der Patient eben schläft, aber noch erweckbar ist

Erhaltungsdosis:
- 10–20 Tr./min, abhängig von der Klinik

Reduktion:
- Tag 1 1,5–2,5 l 0,8 % Lsg.
- Tag 2 1,0–2,0 l 0,8 % Lsg.
- Tag 3 1,0–2,0 l 0,8 % Lsg.
- Tag 4 1,0–2,0 l 0,8 % Lsg. (alternativ 8 × 2 Kps.)

Cave: Herz- und Atemstillstand!
Supportive Maßnahmen:
- Wasser- und Elektrolythaushalt: positive Bilanz von 3 l anstreben; Mg^{++}- und K^{+}-Substitution auf hochnormale Werte
- Ernährung: hochkalorische, parenterale Ernährung; Vitamin-B-Substitution (z. B. Hexobion® 300 mg forte, 1 Amp. i. v./d)
- bei Fieber: Eisauflagen; Wadenwickel (ben-u-ron® Suppositorien 4 × 1 g/d)
- bei Tachykardie: Betarezeptorenblocker (z. B. Docition® 3 × 10 mg/d)
- Pneumonieprophylaxe: Sekretolytika (z. B. Fluimucil® 2 × 1 Amp./d); abklopfen; absaugen; umlagern; Antibiotika (z. B. Ciprobay®); Antimykotika (z. B. Amphotericin B)

Wegen der Gefahr einer Suchtentwicklung sollte Clomethiazol unter stationärer klinischer Betreuung nicht länger als 14 Tage verabreicht werden und muss über mehrere Tage ausgeschlichen werden. Eine ambulante Verordnung gilt als obsolet.

Während dieser Behandlung muss vollkommene Alkoholkarenz gesichert sein, da es sonst zu nicht einschätzbaren Interaktionen kommen kann.
Nach Abschluss der primären onkologischen Behandlung (Operation und/oder Radiatio, Chemotherapie) ist bei bestehendem Entziehungswunsch des Patienten eine physische und psychische Entgiftungs- und Entwöhnungsbehandlung einzuleiten.

Prognose

Unbehandelt besteht eine Letalität von 15–30 % innerhalb von 4–10 Tagen. Unter intensivmedizinischer Maximaltherapie ist immer noch mit einer Letalität von 1–5 % zu rechnen.

6 Tracheostoma

M. Schrader

Tracheostomapflege, Nachsorge

Dauertracheostoma

Ein Dauertracheostoma wird immer nach totaler Laryngektomie, weniger häufig bei nichtmalignen inkurablen Erkrankungen des Kehlkopfes (z.B. beidseitige Rekurrensparese) oder der Trachea (z.B. Trachealstenose) sowie bei zentralen Atemstörungen angelegt (Abb. 6-1).

Therapie

Bei noch vorhandenem Kehlkopf: Es sollte eine Ventilkanüle (sog. Sprechkanüle, z.B. Silbertrachealkanüle mit Ventil) (Abb. 6-1a) zur Stimmbildung im Kehlkopf benutzt werden, welche bei Exspiration die Atemluft in den Kehlkopf leitet. Diese Ventile sind empfindlich und können verklemmen. Zum anderen ist das Absaugen erschwert, da bei einer Sprechventilkanüle zum Absaugen das Innenstück immer entfernt werden muss. Die Kanüle muss regelmäßig gereinigt werden, da sich Borken häufig festsetzen und zur Behinderung der Atmung führen (s. Meth. 6-1).
Bei totaler Laryngektomie: Es erfolgt die Kanülenversorgung (Silber oder Silikon) (Abb. 6-1a–d) abhängig von der Stimmrehabilitation (s. Kap. 17, Meth. 17-4, S. 393). Bei Osophagusersatzstimme und nicht mehr schrumpfendem Tracheostoma ist gegebenenfalls keine Kanüle mehr erforderlich.
Nach Anlage einer ösophagotrachealen Fistel und Implantation einer Stimmprothese (s. Kap. 17, Meth. 17-4, S. 392) kann das Stoma manuell oder besser durch ein Freihandschutzventil (z.B. ESKA®-Herrmann) abgedichtet werden. Gelingt es nicht, das Stoma luftdicht abzuschließen, ist die Anpassung einer Tracheostomaepithese indiziert.

Passageres Tracheostoma

Nach operativen Eingriffen, Verletzungen, Entzündungen und Tumoren an Kehlkopf und Trachea bzw. zur Vermeidung einer Langzeitintubation (z.B. nach Unfällen, bei neurologischen Krankheitsbildern) ist oft eine temporäre Tracheotomie erforderlich.

Therapie

Das Tragen einer Tracheostomakanüle aus Silber oder Silikon oder (zumeist postoperativ) einer Tracheoflexkanüle (Abb. 6-1e) ist regelmäßig erforderlich.
Bei Aspirationsgefahr oder maschineller Beatmung: Blockung mit einem sich selbst ausdehnenden Niederdruck-Cuff (z.B. Kamen-Wilkinson-Tubus). Nicht aktiv aufblasen (wegen der Gefahr von Tracheadehnung, Tracheomalazie und/oder Trachealstenose). Feuchtvernebler, feuchte Inhalation als Ersatz der Nasenfunktion und regelmäßiges Absaugen zur Unterstützung des mangelhaften Abhustens.

Meth. 6-1 Tracheostomapflege

Pflege während der ersten Tage nach Tracheotomie

Absaugen und Inhalation: Anfangs erfolgt das regelmäßige Absaugen durch das Pflegepersonal, das den Patienten zunehmend zur selbstständigen Versorgung anleitet. Bei einer Mazeration der Haut um das Tracheostoma herum haben sich Zinksalbe und Cavilon™ Lollys bewährt. In den ersten Tagen ist ein Dauerkaltvernebler notwendig, nach ca. 8–14 Tagen erfolgen täglich 1–3 Inhalationen mit Emser®-Inhalationslösung.
Kanülenwechsel: Die Kanüle muss zuverlässig luftdurchlässig bleiben. Dies erfordert neben dem oben genannten regelmäßigen Absaugen häufig den täglichen Kanülenwechsel zunächst durch den Arzt. Insbesondere bei nicht an die Trachealwand eingenähter Haut besteht dabei eine schnelle Stenosierungstendenz. Der Kanülenwechsel kann dann einen erfahrenen Operateur erfordern.
Atemübungen: Da Patienten mit Tracheostoma durch die Verringerung des Totraumvolumens flacher durchatmen, ist eine regelmäßige Atemgymnastik zu verordnen. Gegebenenfalls kann durch ein Atemrohr der Totraum künstlich vergrößert werden (Giebel-Rohre). Hierbei ist jedoch außerordentliche Vorsicht vor einer Hyperkapnie geboten, die bei einem arteriellen PO_2-Abfall und durch die Hypoventilation beim „Giebeln" leicht auftreten kann (Zeichen: Tachypnoe, Tachykardie, Schwitzen, Blutdruckanstieg).

Dauerpflege

Schutz des Tracheostomas: Zum Schutz vor Staub und Insekten ist das Tragen von Tracheostomaschutztüchern indiziert. Mit einem Baumwollbändchen kann auch eine Mullkompresse (10 × 10 cm) vor das Stoma gebunden werden.
Luftfeuchte: Darüber hinaus ist durch Luftbefeuchter und im Einzelfall auch Vernebler eine hohe relative Luftfeuchtigkeit der Raumluft zu gewährleisten. Zur Unterstützung sind schleimlösende Medikamente (Acetylcystein, z.B. Fluimucil® 3 × 200 mg/d) zu verordnen und dem Patienten – falls nicht kontraindiziert – hohe Flüssigkeitsmengen zu empfehlen. Diese Maßnahmen sollen der Entwicklung einer Tracheitis sicca vorbeugen.
Absaugen: Zu Hause sollte der Patient unbedingt ein Absauggerät zur regelmäßigen Trachealpflege besitzen.

Décanulement: Nach Wegfall der Tracheostomaindikation (einschl. Schluckstörungen mit eventueller Aspiration) Tracheostomaverschluss. Zur Vorbereitung Lochkanüle einsetzen und zunächst stunden-, später tageweise, zuletzt auch nachts verschließen (Atmung durch Kehlkopf). Verschluss (Abstöpseln) der Trachealkanüle z.B. durch einen Korkstopfen, der bei Atemnot leicht vom Patienten selbst entfernt werden kann (Abb. 6-1b).
Bei problemloser Atmung durch die abgestöpselte Kanüle: Kanüle entfernen, mit Dachziegelverband abkleben und Tracheostoma spontan schrumpfen lassen. Ein nichtepithe-

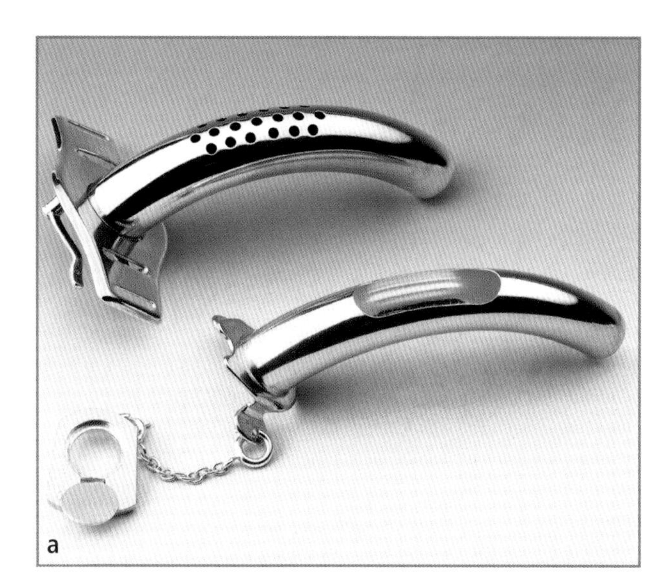

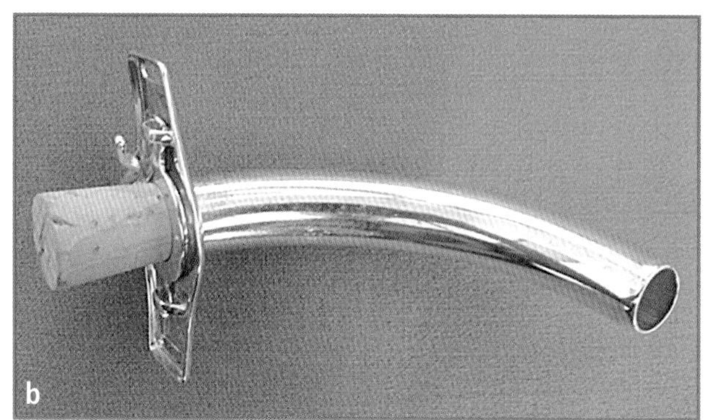

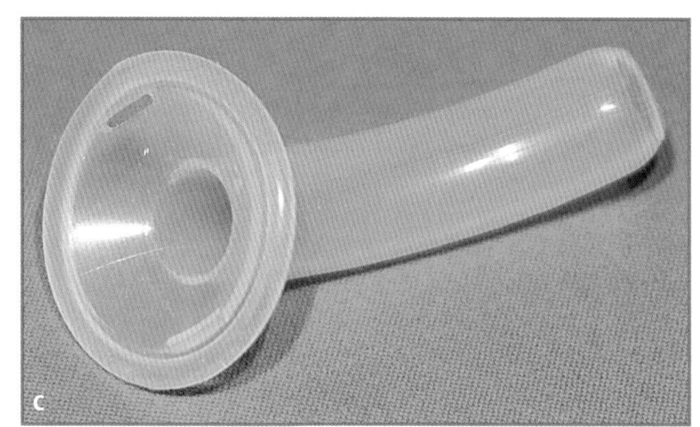

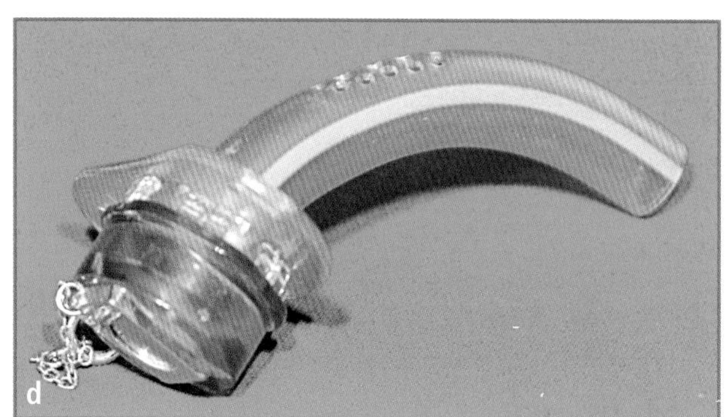

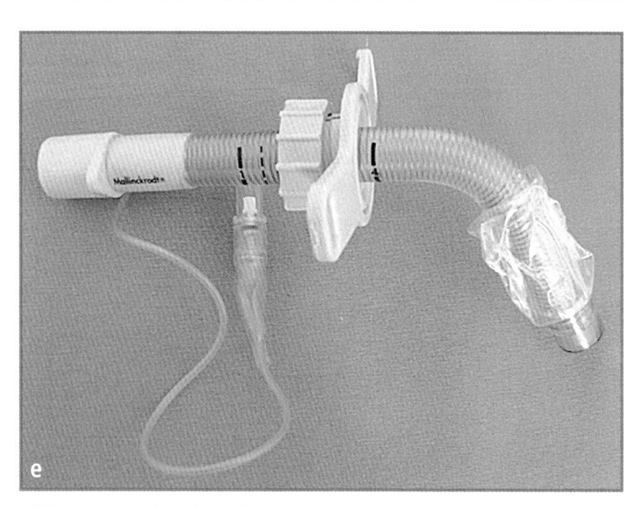

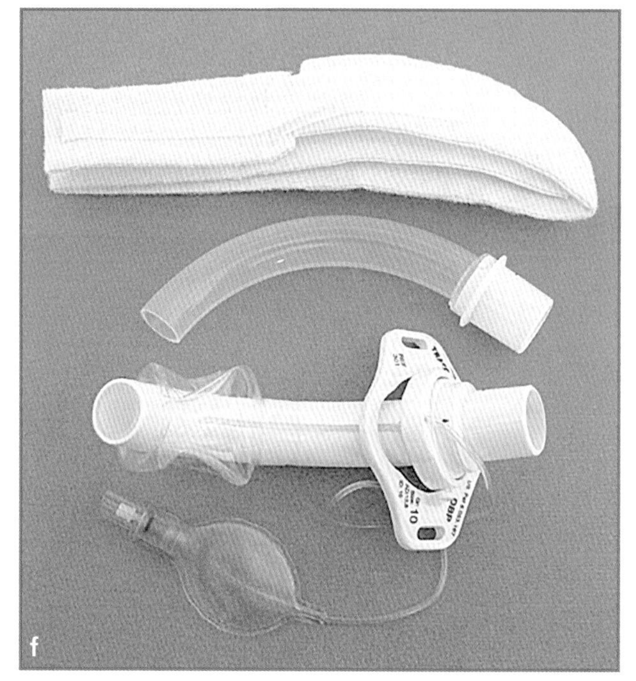

Abb. 6-1 Trachealkanülen. **a** Silber-Sprechkanüle (Fa. SERVOX AG). **b** Passager verschlossene Kanüle vor endgültigem Décanulement. **c** Silikonkanüle (wichtig: einsetzen vor geplanter bildgebender Diagnostik, um Artefakte zu vermeiden, und während Radiatio). **d** Silikon-Sprechkanüle (gesiebte Silikonkanüle). **e** Tracheoflexkanüle (aktiver Niederdruck-Cuff) (Fa. tyco Healthcare Deutschland GmbH). **f** Blockbare Kunststoffkanüle gesiebt (aktiver Niederdruck-Cuff) (TRACOE).

lisiertes Tracheostoma kann sich vollständig spontan verschließen.
Ansonsten: Plastischer Tracheostomaverschluss mit Schwenklappen in drei Schichten.

Prognose

In der Regel gut. Jedoch sind wie beim Dauertracheostoma Atemnot, Blutung, Sekretion und Tracheitis sicca möglich.

Tracheostomanotfälle

Atemnot bei Tracheostoma

Schleimbildung

Therapie

Bei einer starken Schleimbildung sind häufiges Absaugen, Luftbefeuchtung durch Vernebler und 3 × täglich Inhalation mit Emser®-Inhalationslösung sowie Mukolytika (Acetylcystein, z. B. Fluimucil®, 3 × 200 mg) notwendig, da andernfalls eine Borkenbildung mit lebensbedrohlicher Atemnot auftreten kann (s. u.). Im Übrigen ist eine starke Schleimbildung – wie sie besonders in der ersten Zeit nach einer Tracheotomie vorübergehend auftreten kann – nicht gefährlich. Sie kann allerdings für die Patienten lästig sein, da häufigeres Absaugen notwendig ist.

Borkenbildung, Tracheitis sicca

Borkenbildung und eine Tracheitis sicca können bei unzureichender Feuchtinhalation und Trachealpflege auftreten und zu lebensbedrohlicher Atemnot führen.

Therapie

Die Trachealkanüle muss entfernt werden, da hier erfahrungsgemäß die Borken am ehesten stecken bleiben und festsitzen.
Bei Borkenbildung: Lösen der intratrachealen Borken mit NaCl-Lösung 0,9 %, 2 ml im Bolus in die Trachea sprühen. Hustenstoß abwarten und anschließend vorsichtiges Absaugen. Sichtbare Borken werden mit Hartmann-Zange, Bajonett-Pinzette oder Magill-Zange entfernt. Sprühen mehrmals wiederholen, gegebenenfalls 1 Ampulle Acetylcystein einsprühen. Bei tief sitzenden Borken physiologische Kochsalzlösung mit einem dünnen Schlauch (Absaugkatheter) in die Tiefe einspritzen, um somit auch in der tiefen Trachea und den Hauptbronchien die Borken lösen zu können.
Bei Zyanose: Beatmungstracheoskopie (im akuten Notfall: Würzburger Notfallrohr [s. Kap. 18, Abschn. Stenosen, Abb. 18-1, S. 400]) und endoskopische Borkenentfernung. Nachbehandlung s. u.
Bei chronischer Tracheitis sicca wird ein Inhalationsgerät (z. B. Pari-Boy®) verordnet und der Patient sollte mindestens 1- bis 2-mal tgl. mit Emser®-Inhalationslösung als Dauertherapie inhalieren.

Kanülendefekt

Beschädigungen des Kanülenendes (kontrollieren!) können die Trachealwand verletzen und Ursache einer zirkumskripten, aber lebensgefährlichen Borkenbildung oder Gefäßarrosion (s. u.) sein.

Therapie

1- bis 3-mal Huzly-Lösung (Rp. 6-1) mit einem Watteträger (**Cave:** Watte muss festsitzen!) bis zur Carina einführen (bei Unsicherheit einsprühen). Anleitung des Patienten zur Trachealpflege (s. Meth. 6-1). Anschließend Kontrolle, ob der Patient die Trachealpflege sachgemäß durchführt.
Kanüle reparieren bzw. durch eine neue Kanüle ersetzen. Es sollten zwei Kanülen mit unterschiedlicher Länge im Wechsel getragen werden. Metallkanüle durch Kunststoff- oder Silikonkanüle ersetzen.

Rp. 6-1 Huzly-Lösung (modifiziert für Kehlkopf/Trachea)
1 ml Panthenol (250 mg) in 4 ml NaCl
1 ml Refobacin® (40 mg)
1 mg Fortecortin® (4 mg)

Tracheostomastenose

Eine Tracheostomastenose kann schon nach wenigen Stunden auftreten, wenn trotz Stenosetendenz die Kanüle nicht getragen wurde.

Therapie

- Vorsichtiges Aufdehnen mit einem langen Nasenspekulum versuchen.
- Über einen Absaugschlauch oder Gummikatheter wird die Kanüle erneut eingeführt.
- Gegebenenfalls muss eine kleinere Kanüle (im Notfall nur die Innenkanüle) eingesetzt werden.
- Kanülen aufsteigender Größe einsetzen, bis die ursprünglich getragene Größe verwendet werden kann.

Tracheostomablutungen

Blutung neben Kanüle oder Tubus

Therapie

Kanüle/Tubus nicht herausziehen: Falls Cuff vorhanden, Blockieren. Aufsuchen der Blutungsquelle neben liegender Kanüle oder Tubus und operative Versorgung der Blutung. Das weitere Vorgehen ist von der Ursache der Blutung abhängig (Tumorrezidiv? Arrosionsblutung? Schilddrüsengefäß?).

Blutung durch Kanüle oder Trachea

Therapie

Falls blockbarer langer Tubus am Tracheostoma liegt, möglichst weit nach kaudal schieben und blockieren, bis der geblockte Cuff unterhalb der Blutungsquelle liegt (mechanischer Schutz der unteren Luftwege), anschließend chirurgische Versorgung der Blutungsquelle.

Bei schwächerer Blutung: Neben liegender Kanüle/liegendem Tubus versuchen, die Blutungsquelle aufzusuchen (unter gleichzeitigem Absaugen). Bei Misserfolg Kanüle/Tubus durch einen langen blockbaren Tubus mit geblocktem Cuff unterhalb der Blutungsquelle ersetzen (Cave: gefährlich!).

Bei sprudelnder Blutung aus der Kanüle: Absaugen mit dickem Absaugrohr unter maximalem Sog, Entfernung der Kanüle und sofortiger Ersatz durch langen blockbaren Tubus mit geblocktem Cuff unterhalb der Blutungsquelle (sehr gefährliche Situation, Prognose schlecht!), danach operative Versorgung der Blutungsquelle.

Spezielle Therapiemaßnahmen

7 Erkrankungen von Ohrmuschel und Gehörgang

Entzündungen

P. K. Plinkert

Otitis externa circumscripta (Gehörgangsfurunkel, Gehörgangsabszess)

Das Ohrfurunkel basiert meist auf einer Staphylokokken-Infektion eines Hautfollikels, welche sich als eine lokalisierte, schmerzhafte Pustel mit Rötung und Überwärmung des umgebenden Gewebes äußert.

Therapie

Bei beginnender Entwicklung eines Furunkels erfolgt nach Ausschluss einer Trommelfellperforation eine antiseptische oder antibiotische Lokaltherapie (z.B. Zugsalbe, Ichtholan® 20 %; Panotile-cipro-Ohrentropfen) und Wärme (3 × 20 min Rotlicht). Auf diese Maßnahmen hin öffnen sich die meisten Furunkel spontan.

Bei verzögertem Durchbruch oder Ausbildung eines Gehörgangsabszesses muss eine Inzision erfolgen. Nur in Ausnahmefällen, d.h. bei ausgedehntem Befund, wird eine systemische antibiotische Behandlung mit Isoxazolyl-Penicillinen wie Flucloxacillin (z.B. Staphylex®, 3 g/d in 3 Einzeldosen) oder Cephalosporinen durchgeführt. Alternativ können auch Clindamycin (z.B. Sobelin® 300 mg Hartkapseln, 0,6–1,8 g in 4 Einzeldosen) und Cotrimoxazol (Cotrim 960, 2-mal/d) angewendet werden. Zusätzlich werden peripher wirksame Analgetika oral verabreicht (Paracetamol, z.B. Paracetamol-ratiopharm®, ben-u-ron®, *alternativ* Acetylsalicylsäure, z.B. ASS-ratiopharm®, Aspirin®) (Tab. 7-1).

Prognose

Gut. Erfolgt bei einem ausgedehnten Befund keine Inzision, droht eine Perichondritis (s.u.).

Prophylaxe

Der Patient sollte die Ohren nicht mit Wattestäbchen reinigen, da die Reinigung zu Gehörgangsläsionen mit nachfolgender Entzündung führen kann.

Otitis externa diffusa

Die Otitis externa diffusa stellt die häufigste schmerzhafte Veränderung im äußeren Gehörgang dar und ist in einer Vielzahl der Fälle durch Superinfektion durch Staphylococcus aureus verursacht.

Therapie

Am Beginn der Therapie steht die atraumatische Reinigung des Gehörgangs unter mikroskopischer Kontrolle (bei ausgeprägter entzündlicher Schwellung ist jedoch dessen vollständige Reinigung in der Tiefe anfangs gelegentlich nicht möglich). Anschließend bevorzugen wir eine Therapie mit einem Desinfiziens (alkoholhaltige Ohrentropfen, z.B. Dequaliniumchlorid-Ohrentropfen, s. Rp. 7-2); *alternativ* Volon® A-Tinktur N oder auch Ciloxan®-Ohrentropfen. Einlage eines Gazestreifens (10 × 1 cm), welcher ständig (alle 1–2 h einige Tropfen) mit der Lösung feucht gehalten wird (Abb. 7-1, S. 72). Nach Abschwellen des Gehörgangs: Desinfiziens 3- bis 4- mal täglich ohne Gazestreifen für weitere 2 Wochen. Bei früherem Therapieende erhöhte Rezidivgefahr (s. Tab. 7-1).

Alternativ: Wenn die Applikation alkoholhaltiger Ohrentropfen vom Patienten als zu schmerzhaft empfunden wird oder keinen Therapieerfolg zeigt, Rp. 7-1 oder Instillation einer Antibiotika-haltigen Salbe, z.B. Terramycin® oder Diprogenta®-Salbe/Creme. Diese Präparate enthalten Oxytetracyclin bzw. Gentamicinsulfat.

Anwendung Aminoglykosid-haltiger Salben und Tropfen nur, wenn sichergestellt ist, dass keine Trommelfellperforation vorliegt. Die Anwendung ist daher nicht zulässig bei zugeschwollenem Gehörgang und nicht vollständig einsehbarem Trommelfell. Bewährt hat sich auch die Gabe von Ciprofloxacin-haltigen Ohrentropfen (z.B. Panotile cipro, Ciloxan®).

Nur bei Diabetikern oder ausgeprägter Lymphknotenschwellung: Es erfolgt eine systemische Antibiotikagabe nach Abstrichergebnis; ein Diabetes muss eingestellt werden.

Prognose

Zumeist gut, bei Therapieresistenz (Diabetiker) besteht die Gefahr des Übergangs in eine Otitis externa necroticans.

Rp. 7-1 Dequalinium-Ohrentropfen I

Dequalinium-Cl	0,2
in wasserfreiem Glycerol	ad 40,0

(falls Dequalinium-Ohrentropfen II schmerzhaft sind)

Rp. 7-2 Dequalinium-Ohrentropfen II

Dequalinium-Cl	0,02
Glycerol wasserfrei	
Äthanol 90 %	aa ad 10,0

(wirksamer als Dequalinium-Ohrentropfen I, manchmal jedoch schmerzhafter)

Otitis externa necroticans (sog. „Otitis externa maligna")

Auf dem Boden einer banalen Otitis externa kann sich als Komplikation eine schwere, nekrotisierende Infektion entwickeln, wobei meist eine Anaerobierinfektion mit Pseudomonas aeruginosa vorliegt. Insbesondere Diabetiker und immunsupprimierte Patienten sind gefährdet. Die Erreger-

Tab. 7-1 Antibiotikatherapie von Ohrmuschel und Gehörgang (nach: Federspil P. Antibiotikatherapie der Infektionen an Kopf und Hals. In: Ganzer U, Arnold W [Hrsg]. AWMF-Leitlinie HNO. 2003).

Diagnose	Häufigste Erreger	Mikrobiologische Diagnostik	Therapeutische Mittel der Wahl	Alternativen
Otitis externa diffusa	• Pseudomonas aeruginosa • Staphylococcus aureus • Proteus mirabilis • Escherichia coli • Streptococcus pyogenes • Aspergillus • Candida	bei schweren Formen empfehlenswert	• grundsätzlich lediglich Säuberung des Gehörgangs und antibiotische ± antientzündliche Lokaltherapie nach Ausschluss einer Trommelfellperforation • **schwere Formen:** – Pseudomonas aeruginosa: Ciprofloxacin in hoher Dosierung	• Piperacillin • Ceftazidim, Cefepim
			• **Kinder:** Piperacillin, Ceftazidim	
			• **Staphylokokken:** – Aminopenicillin + Betalaktamaseninhibitor – Cephalosporin 1/2	• Isoxazolylpenicillin • Clindamycin • Cotrimoxazol
Gehörgangsfurunkel	• Staphylococcus aureus	nur bei schweren Formen	• antiseptische oder antibiotische Lokaltherapie nach Ausschluss einer Trommelfellperforation • **schwere Formen:** – Isoxazolylpenicillin – Aminopenicillin + Betalaktamaseninhibitor – Cephalosporin 1	• Clindamycin • Cotrimoxazol
Perichondritis	• Pseudomonas aeruginosa • Staphylococcus aureus • Proteus mirabilis • Enterococcus faecalis • Escherichia coli • Streptococcus pyogenes • Klebsiella pneumoniae	anzustreben	• ggf. antiseptische Lokalbehandlung • **schwere Formen oder Verdacht auf Pseudomonas (z. B. nach Ohroperation, Verbrennungen):** – **Erwachsene:** Ciprofloxacin oder Levofloxacin in hoher Dosierung	• Piperacillin ± Tazobactam • Piperacillin ± Sulbactam • Ceftazidim ± Isoxazolylpenicillin • Cefepim, Carbapenem
			– **Kinder:** Ceftazidim ± Isoxazolylpenicillin	• Carbapenem (Ciprofloxacin)
			• **leichte Formen (und nicht durch Pseudomonas verursacht):** – Aminopenicillin + Betalaktamaseninhibitor – Cephalosporin 1/2 – Isoxazolylpenicillin	• Clindamycin • Cotrimoxazol • Moxifloxacin • Gatifloxacin
Otitis externa maligna	• Pseudomonas aeruginosa	erforderlich	• Ciprofloxacin in hoher Dosierung *Bemerkung:* ggf. Operation; Mindesttherapiedauer 6 Wochen	• Piperacillin • Ceftazidim, Imipenem ± Aminoglykosid-Antibiotikum

7

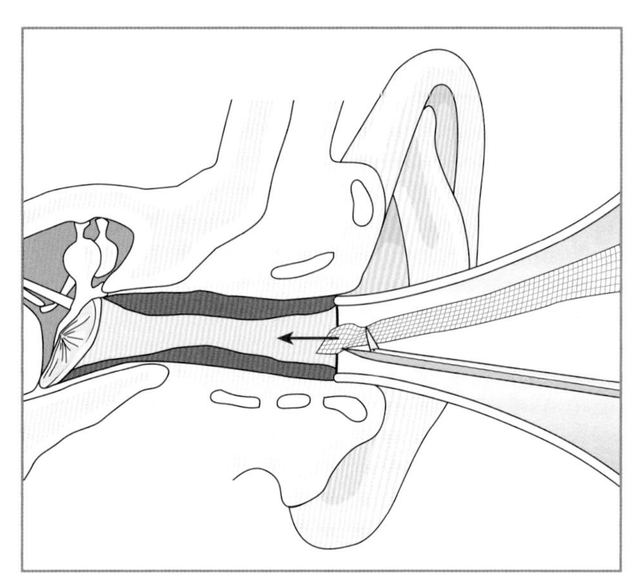

Abb. 7-1 Einlage eines Gazestreifens bei Otitis externa diffusa.

ausbreitung erfolgt z. T. unbemerkt über Gewebsspalten in die Tiefe, erfasst den Knochen (Ostitis) und kann unter starken Schmerzen bis hin zu einer Arrosion der Schädelbasis und zum Befall der Hirnnerven IX–XII führen.

Therapie

Bei leichten Fällen (knochenszintigraphisch kleiner Bezirk, CT unauffällig) kann noch konservativ nach Antibiogramm vorgegangen werden.

Solange das Antibiogramm noch nicht vorliegt: Systemische Antibiose mit Ciprofloxacin (z. B. Ciprobay®, 2 × 400 mg/d i. v., dann Folgetherapie mit 2 × 500–750 mg oral). *Alternativ* angewendet werden kann Piperacillin (200/300 mg/kg KG/d, in [2–3] 4 Einzeldosen) oder Imipenem (ZIENAM®, 0,5 g alle 6–8 Std.) in Kombination mit Aminoglykosiden (z. B. Gernebcin®, 3–6 mg/kg KG/d in 3 Einzeldosen). Darüber hinaus erfolgt eine Lokalbehandlung wie bei einer Otitis externa diffusa (s. o.).

Bei Therapieresistenz über 3 Wochen, in schweren Fällen (knochenszintigraphisch sichtbare Verschlechterung, Knocheneinschmelzung in CT, Sequester) und bei prolongiertem Verlauf sind eine operative Freilegung und Ausräumung des nekrotischen Gewebes einschließlich des befallenen Knochens, unter Umständen je nach knochenszintigraphischem bzw. CT-Befund eine partielle oder subtotale Petrosektomie erforderlich. Eine prä- und postoperative hyperbare Sauerstofftherapie ist eventuell durchzuführen.

Falls eine Operation nicht möglich ist (z. B. aus internistischen Gründen, OP-Verweigerung), kann ausnahmsweise neben der systemischen antibiotischen Behandlung das Antibiotikum entsprechend dem Antibiogramm auch lokal appliziert werden (s. Tab. 7-1). Hierzu wird die Infusionslösung (Ciprofloxacin-Ohrentropfen, z. B. Ciloxan®, oder Azlocillin, z. B. Securopen®) zur Streifenbehandlung (s. Abb. 7-1) oder als Ohrentropfen eingesetzt (täglich frisch ansetzen). Hohe Allergisierungsgefahr!

Falls ein Diabetes vorliegt, muss die Einstellung optimiert werden.

Bei Lebensgefahr: Umstellung auf Imipenem (ZIENAM® 500, 3- bis 4-mal 0,5–1 g/d, max. 4 g als Antibiotikum).

Prognose

Zweifelhaft. Ohne eine konsequente, ggf. operative Therapie ist eine vitale Bedrohung möglich.

Erysipel (Wundrose) der Ohrmuschel

Das Erysipel ist eine durch β-hämolysierende Streptokokken der Gruppe A hervorgerufene Infektion. Ihr klinisches Merkmal ist eine flammende Rötung, die sich rasch zentrifugal ausbreitet, dabei aber zum gesunden Gewebe scharf abgegrenzt bleibt. Das Ohrläppchen ist mitbefallen (wichtiges differenzialdiagnostisches Kriterium in Abgrenzung zur Perichondritis der Ohrmuschel).

Therapie

Hoch dosierte, parenterale Gabe von Penicillin G (z. B. Penicillin „Grünenthal", 10–30 Mega/d für 10 d). Bei Penicillin-Allergie ist Erythromycin das Mittel der Wahl. Antiseptische Umschläge (Rivanol® 1:1000–2000) wirken lokal schmerzlindernd.

Prognose

Gut.

Perichondritis der Ohrmuschel

Die Perichondritis der Ohrmuschel ist differenzialdiagnostisch vom Erysipel zu trennen. Unterscheidungskriterium ist die fehlende Rötung und Schwellung des Ohrläppchens.

Therapie

Konservativ: Zu Beginn kann bei der Perichondritis ein konservativer Behandlungsversuch mit dem penicillinasefesten Dicloxacillin (z. B. InfectoStaph® Kapseln, 2–4 g in 4–6 Einzeldosen) erfolgen. Bei Verdacht auf eine Infektion mit Pseudomonas aeruginosa eignet sich Ciprofloxacin (z. B. Ciprobay®, 2 × 200–400 mg/d i. v., oder oral Ciprobay®-Filmtabletten, 2 × 500–750 mg/d). Darüber hinaus können sowohl bei Erwachsenen als auch bei Kindern Cephalosporine (z. B Fortum®, 15–50 mg/kg KG alle 12 Std.) in Kombination mit Isoxazolyl-Penicillinen wie Dicloxacillin (s. o.) angewendet werden.

Alternativ: Clindamycin (z. B. Sobelin®, 600–1800 mg/d in 3–4 Einzeldosen). Gleichzeitig erfolgt eine desinfizierende Lokalbehandlung (z. B. Rivanol®-Umschläge).

Operativ: Führt eine konservative oder alternative Therapie zu keiner Besserung, ist eine rasche operative Intervention mit vollständiger Entfernung des nekrotischen Knorpels erforderlich.

Prognose

Mit antibiotischer Behandlung gut. Ohne adäquate Therapie droht eine Chondritis mit Einschmelzung des knorpeligen Ohrmuschelgerüstes und massiver Einstellung des Patienten.

Otitis externa bullosa haemorrhagica (Grippeotitis)

Die hämorrhagische Otitis externa tritt häufig gemeinsam mit einer hämorrhagischen Otitis media im Verlauf einer Infektion mit einem Influenzavirus auf. Typisch sind einzelne oder multiple hämorrhagische Blasen im äußeren Gehörgang und auf dem Trommelfell als Zeichen einer toxischen Kapillarschädigung.

Therapie

Eine kausale Therapie der Grippevirus-Infektion ist nicht möglich. Zur Prävention einer bakteriellen Superinfektion kommen systemisch wirksame, liquorgängige Antibiotika (z. B. Cotrim® forte, 2 × 1 Tbl./d oder 2 × 960 mg/d i. v.) zur Anwendung. Peripher wirkende Analgetika wie Paracetamol (z. B. Paracetamol-ratiopharm®, ben-u-ron®) dienen der Schmerzlinderung.

Bei Innenohrbeteiligung sind eine antiapoptotische Behandlung mit Alpha-Liponsäure und **ab dem 4. Tag Cortison** (Therapieschema und weitere Einzelheiten s. Kap. 9.1, Abschn. Kochleäre Schwerhörigkeit, S. 114) und die Überwachung bei Gefahr einer Hirnstammenzephalitis indiziert. Zusätzlich kann ab Tag 1 eine rheologische Therapie mit Pentoxifyllin (oral oder i. v. beispielsweise 15 ml Trental® in 500 ml phys. NaCl – Laufzeit ca. 4 Std. – 1-mal/d für 10 Tage) durchgeführt werden. Bei einem durchschnittlichen Hörverlust der Knochenleitung von mindestens 20 dB im erkrankten Ohr wird zusätzlich eine Parazentese zur Herabsetzung der Viruslast diskutiert.

Bei Verdacht auf eine zentrale Beteiligung ist unverzüglich eine neurologische und radiologische Diagnostik zu veranlassen und gegebenenfalls eine Parazentese/Mastoidektomie zur Herabsetzung der Viruslast zu diskutieren. Bei Hirnstammenzephalitis ist die Aufnahme auf eine neurologische Intensivstation erforderlich.

Prognose

Zumeist folgenlose Abheilung. Gelegentlich wird eine Innenohrbeteiligung (s. o.), sehr selten eine Hirnstammenzephalitis (s. o.) beobachtet.

Zoster oticus

Der Zoster oticus beruht auf einer Reaktivierung einer Infektion mit dem Varicella-Zoster-Virus. Durch einen noch unbekannten Mechanismus wird das bereits früher neural inkorporierte Virusgenom aktiviert. Die Krankheit geht mit herpetiformen Hauteffloreszenzen an Ohrmuschel und Gehörgang, starken neuralgiformen Schmerzen und wechselnden vestibulokochleären Ausfällen (Schallempfindungsschwerhörigkeit, Schwindel), ggf. in Kombination mit einer Fazialisparese, einher. Ein monosymptomatischer Verlauf ist häufig.

Therapie

Mit Aciclovir (5 mg/kg KG alle 8 Std. über mind. 5 Tage, z. B. Aciclovir-ratiopharm®) oder Famciclovir (z. B. Famvir® Zoster) stehen kausal wirksame Virostatika zur Verfügung. Diese besitzen eine hohe Affinität zu mit Herpes-simplex-Virus (HSC) oder Varicella-Zoster-Virus (VZV) infizierten Zellen.

Die Schmerzdauer, die Ausbreitung des Exanthems und dessen Abheilung werden durch die virostatische Therapie günstig beeinflusst.

Zur Prävention einer bakteriellen Superinfektion kommen systemisch wirksame, liquorgängige Antibiotika (z. B. Cotrim® forte, 2 × 1 Tbl./d oder 2 × 960 mg/d i. v.) zur Anwendung. Zusätzlich kann eine Lokaltherapie mit Vioform-Lotio (Rp. 7-3) oder Aciclovir (Zovirax®-Creme) durchgeführt werden.

Peripher wirkende Analgetika wie Paracetamol (z. B. Paracetamol-ratiopharm®, ben-u-ron®) dienen der Schmerzlinderung.

Bei Fazialisparese: Adjuvante Cortisontherapie, z. B. nach dem „Stennert-Schema" (s. Kap. 14.2, Tab. 14.2-4, S. 224) ab dem 5. Tag – also nach Abschluss der Aciclovir-Therapie.

Bei Verdacht auf eine zentrale Beteiligung ist unverzüglich eine neurologische und radiologische Diagnostik zu veranlassen und gegebenenfalls eine Parazentese/Mastoidektomie durchzuführen. Bei Hirnstammenzephalitis ist die Aufnahme auf eine neurologische Intensivstation erforderlich.

Rp. 7-3 Vioform-Lotio

Vioform 1–2 %
Lotio alba aquosa NRF

Prognose

Eine Defektheilung ist möglich. Sehr selten ist eine aufsteigende Infektion entlang des N. facialis und N. vestibulocochlearis mit Hirnstammenzephalitis zu beobachten. Bei Hirnstammenzephalitis besteht Lebensgefahr!

Mykose der Ohrmuschel und des äußeren Gehörgangs

Eine Ohrmykose ist ohrmikroskopisch leicht an der weißlichen, gelben, grünen oder schwarzen Verfärbung des Sekretes zu erkennen. Häufig sind direkt Pilzmyzelien zu beobachten.

Therapie

An erster Stelle bei der Behandlung von Ohrmykosen steht die sorgfältige Reinigung des äußeren Gehörgangs unter dem Mikroskop mittels Kürette. Spülungen eignen sich nicht zur Säuberung, da ein konsekutiv erhöhter Feuchtigkeitsgehalt im Gehörgang ein Pilzwachstum begünstigen würde. Vielmehr sollte alles unternommen werden, um durch Austrocknung den saprophytären Pilzen die Lebensgrundlage zu entziehen. Dies erreicht man durch eine Touchierung mit alkoholischer Farbstofflösung (z. B. Fuchsin-Lösung; Brillantgrün 1–2 %; Gentianaviolett-Lösung 1 %). Anschließend Lokalbehandlung durch den Patienten mittels antimykotischer Tropfen (Miconazol-Ohrentropfen [Rp. 7-4] wegen Aspergillus- und Candida-Wirksamkeit) oder Amphotericin B (z. B. Ampho-Moronal®-Suspension). Die **lokale Therapie** sollte bis zu 2 Wochen nach vollständiger Abheilung fortgeführt werden, um ein Rezidiv zu verhindern. Schwere Infektionen erfordern eine simultane systemische antimykotische Behandlung. Die systemische antimykotische Therapie erfolgt nach entsprechendem Pilznachweis.

Die **systemische Behandlung** erfolgt bei Candida-albicans- oder Aspergillus-Infektionen mit Itraconazol (z. B. Sempera®, 100–200 mg/d, bei schweren Infektionen bis 400 mg/d).

Alternativ: Voriconazol (VFEND®, 2 × 7 mg/kg/d i.v.; 2 × 200 mg oral).

Bei alleiniger Candida-albicans-Infektion: Fluconazol (z. B. Diflucan®).

Rp. 7-4 Miconazol-Ohrentropfen

Miconazol Base	50,0 mg
Cremophor EL	1,2132 g
Methyl-4-Hydroxybenzoat	5,0 mg
Propyl-4-Hydroxybenzoat	0,5 mg
Aqua ad inj.	ad 10,0 ml

Ohrekzem

Zu differenzieren sind das Kontaktekzem, das mikrobielle Ekzem, das seborrhoische Ekzem und das endogene Ekzem.

Therapie

Die Behandlung richtet sich nach der diagnostischen Angehörigkeit zu einer der o. g. Gruppen.

Bei Kontaktekzem ist auf Allergenkarenz zu achten (z. B. keine Ohrringe; Körperpflegemittel vermeiden); es sollten lokal anzuwendende Medikamente gemieden werden, um einer sekundären Kontaktdermatitis vorzubeugen.

Bei mikrobiellem Ekzem erfolgt eine gezielte Antibiotikagabe nach Antibiogramm (s. o., Abschn. Otitis externa diffusa).

Bei nässendem seborrhoischem Ekzem wird 1-mal wöchentlich mit Gentianaviolett-Lösung 1 % oder Brillantgrün 1 % touchiert.

Bei trockenem seborrhoischem Ekzem wird eine Behandlung mit Corticoidlotio (z. B. Betnesol®-V-Lotio 0,1 %) 2- bis 3-mal/Wo. über einen Zeitraum von 4 Wochen empfohlen. Falls sich das Ekzem in der Tiefe des Gehörgangs befindet, sollte die Corticoidlotio verdünnt werden (Rp. 7-5).

Bei endogenem Ekzem erfolgt die Behandlung mit Corticoidlotio (z. B. Betnesol®-V-Lotio 0,1 %) 1 × tgl. in den Gehörgang und an die Ohrmuschel.

Bei ausgeprägter Schuppenbildung zusätzlich Salicylsäure-haltige Ohrentropfen (Rp. 7-6).

Rp. 7-5 Corticoidlotio

Betnesol®-V-Lotio 0,1 %	20,0
Aqua dest.	ad 40,0
S.: Ohrentropfen mit Pipette	

Rp. 7-6 Acetylsalicyl-Ohrentropfen

Acid salycylic	0,04
Glycerin DAB 85 %	
Äthanol 90 % rein	aa ad 10,0
S.: Ohrentropfen mit Pipette	

Otitis externa specifica

Die luetischen Affektionen und die Tuberkulose des äußeren Ohres sind ausgesprochen selten.

Therapie

Spezifische Behandlung der Grundkrankheit.

Tumoren

M. Schrader und F. Bootz

Benigne Tumoren

Atherome

Ohratherome treten bevorzugt am Ohrläppchen und in dessen Nähe auf.

Therapie

Exstirpation: Wegen der Rezidivneigung ist bei der Operation eine vollständige Entfernung des Atheroms einschließlich der Kapsel notwendig. Aus diesem Grund ist die Operation im entzündungsfreien Intervall zu planen.

Bei eitriger Sekundärinfektion: Antibiotische Behandlung mit z.B. Flucloxacillin (z.B. Staphylex® 500 mg Kapseln, 3 × 1–3 Kps./d), bei fehlender Betalaktamasebildung der Staphylokokken (Antibiogramm) wird umgestellt auf Penicillin V (z.B. Penicillin V-ratiopharm®-Filmtabletten, 1 Mio. IE, 3 × 1 Tbl./d, oder Isocillin® 1,2 Mega-Filmtabletten, 3 × 1 Tabl./d); bei Penicillin-Allergie: Erythromycin (z.B. Erythromycin-ratiopharm 500-Filmtabletten, 3 × 1–2 Tbl./d).

Bei Übergang in einen Abszess kann eine Inzision indiziert sein.

Prognose

Gut. Bei unvollständiger Entfernung der Kapsel ist mit einem Rezidiv zu rechnen.

Chondrodermatitis nodularis chronica helicis, Keratoakanthom

Die Chondrodermatitis nodularis, eine Wucherung des Perichondriums, ist typischerweise am Helixrand des oberen Pols der Ohrmuschel lokalisiert. Der Tumor neigt zu sekundärer Entzündung und ist außerordentlich schmerzhaft. Nicht schmerzhaft ist das Keratoakanthom. Es sollte als sogenannter Pseudocancer nicht mit einer Präkanzerose verwechselt werden.

Therapie

Indiziert ist eine Keilexzision, an die sich ggf. eine plastische Versorgung anschließt (s. Meth. 7-1, S. 80).

Prognose

Gut. Es handelt sich um einen benignen Tumor.

Senile Keratose, Morbus Bowen

Die senile Keratose und der Morbus Bowen sind Präkanzerosen. Sie imponieren makroskopisch ähnlich der Chondrodermatitis nodularis chronica helicis. Der Morbus Bowen wird teilweise auch als Carcinoma in situ angesehen.

Therapie

Eine vollständige operative Entfernung weit im Gesunden ist indiziert. Entstehende Defekte werden in gleicher Sitzung plastisch gedeckt (s. Meth. 7-1, S. 80).

Prognose

Ohne Therapie besteht die Gefahr der Umwandlung in ein invasiv wachsendes Karzinom (s. u.). Eine Transformations- und Rezidivgefahr besteht bei unvollständiger Exzision.

Maligne Tumoren

Basaliom der Ohrmuschel

Das Basaliom (Basalzellkarzinom) der Ohrmuschel ist in seinem Malignitätsgrad schwierig zu beurteilen. Die Lokalisation an der Ohrmuschel ist, verglichen mit dem übrigen Gesicht (s. Kap. 14.1, Abschn. Tumoren, S. 199), eher selten.

Therapie

Die vollständige Exzision im Gesunden unter histologischer Randschnittkontrolle ist indiziert. Bei Lokalisation am Ohrmuschelrand wird eine Keilexzision mit gleichzeitiger plastischer Versorgung vorgenommen (s. Meth. 7-1, S. 80).

Bei zentraler Lokalisation (z. B. Cavum conchae) erfolgt die temporäre Abdeckung mit Kunststofffolie (z. B. Epigard®). Nachdem die Vollständigkeit der Tumorentfernung histologisch (Stufenschnitte, zirkuläre Randschnitte) gesichert ist, schließt sich die plastische Versorgung an (s. Meth. 7-1, S. 80). Bei großen Basaliomen ist die subtotale oder totale Ohrmuschelresektion einschließlich plastischer Defektdeckung angezeigt (s. Abschn. Missbildungen, S. 83).

Prognose

Ohne Therapie kommt es zu lokaler Destruktion, Infiltration des Felsenbeins, Obliteration des Gehörgangs, Transformation in Plattenepithelkarzinom (Metaplasie). Bei histologisch gesicherter Exzision im Gesunden ist die Prognose gut, sonst ist die Gefahr der Rezidiventstehung hoch. Bei primärer Strahlentherapie muss mit der Entstehung eines Plattenepithelkarzinoms im Intervall gerechnet werden.

Plattenepithelkarzinom der Ohrmuschel (Spinaliom, spinozelluläres Karzinom der Ohrmuschel)

Das verhornende Plattenepithelkarzinom (früher: Spinaliom) der Ohrmuschel findet sich überwiegend an der Helix, der Anthelix und in geringerem Ausmaße retrokonchal und am Ohrläppchen. Ohne Frage spielt die Exposition der Haut gegenüber ultraviolettem Licht bei der Entstehung eine wichtige Rolle. Makroskopisch imponiert ein scharf begrenzter exophytischer Tumor mit raschem Wachstum.

Therapie

Operativ: Wegen der starken Tendenz zur Metastasierung (bei Diagnosestellung in bis zu 20 % der Fälle bereits Metastasen vorhanden) ist zur radikalen Entfernung des Tumors in der Regel die subtotale oder totale Ohrmuschelresektion erforderlich. Sind keine regionalen Metastasen nachweisbar, so sollte nach Möglichkeit nach Radionuklidmarkierung der erste drainierende Lymphknoten entfernt werden (sentinel lymph node). Bei Halslymphknotenmetastasen sind eine Neck dissection und laterale Parotidektomie, bei Metastasen in der Parotisloge zusätzlich eine totale Parotidektomie erforderlich.

Tab. 7-2 Einteilung der Melanome nach ihrer Eindringtiefe (nach Clark).

Level I	intraepidermale Tumorausbreitung
Level II	Tumorzellen im Stratum papillare
Level III	Stratum papillare von Tumorzellennestern durchsetzt
Level IV	Tumor im Stratum reticulare
Level V	Tumor im subkutanen Fettgewebe

Tab. 7-3 T-Klassifikation des Melanoms gemäß AJCC.

	Tumordicke nach Breslow	Ulzerationsstatus
T_1	< 1,0 mm	a: ohne Ulzeration und Level II/III b: mit Ulzeration oder Level IV/V
T_2	1,01–2,0 mm	a: ohne Ulzeration b: mit Ulzeration
T_3	2,01–4,0 mm	a: ohne Ulzeration b: mit Ulzeration
T_4	> 4,0 mm	a: ohne Ulzeration b: mit Ulzeration

Bestrahlung: Bei einem vollständig entfernten Primärtumor ohne Filiae ist keine Nachbestrahlung nötig. Sind Lymphknotenmetastasen vorhanden, ist eine Nachbestrahlung unbedingt zu empfehlen.

Bei fortgeschrittenen inkurablen Karzinomen: Da in vielen Fällen Schmerzen im Vordergrund stehen, muss eine ausreichende Analgesie (s. Kap. 2.2, Abschn. Medikamentöse Schmerztherapie nach Stufenplan, S. 25) erfolgen.

Ferner sollte eine **Aufklärung über die unheilbare Erkrankung** des Patienten je nach seiner individuellen Aufnahmefähigkeit angestrebt werden (s. Kap. 3.1, Abschn. Gesprächsführung mit inkurablen Tumorpatienten, S. 34). Ärztlicher Beistand ist sowohl ärztlich-psychologisch (s. Kap. 4, Abschn. Psychische und soziale Rehabilitation sowie Reintegration, S. 55) als auch medizinisch bis zum Tode notwendig.

Bei Fötor s. Kap. 2.2 Tumorschmerzen, S. 30.

Prognose

Die 5-Jahres-Heilungsrate bei einem $T_1N_0M_0$-Tumor liegt bei 95 %. Ist der Knorpel der Ohrmuschel bereits bei Beginn der Behandlung befallen, sinkt die Heilungschance drastisch.

Karzinom des Gehörgangs

Karzinome des äußeren Gehörganges sind außerordentlich selten und werden oft sehr spät diagnostiziert.

Therapie

Bei Gehörgangskarzinomen sind meistens ausgedehnte Eingriffe an Gehörgang, Mittelohr, Mastoid, Felsenbein und Parotis sowie eine Neck dissection und eine Nachbestrahlung erforderlich. Oft müssen der N. facialis (s. Kap. 8, Abschn. Tumoren, S. 109) und das Labyrinth (Hörverlust, Schwindel) geopfert werden.

Prognose

Zweifelhaft. Die Prognose ist mit 10–20 % 5-Jahres-Überlebensrate erheblich ungünstiger als beim Ohrmuschelkarzinom.

Melanom des äußeren Ohrs

Das maligne Melanom gehört zu den bösartigsten Tumoren des Menschen. Am Ohr kommt das Melanom sehr selten vor, wobei die Ohrmuschel gegenüber dem Gehörgang bevorzugt betroffen ist. Etwas häufiger entsteht das Melanom präaurikulär oder über dem Mastoid.

Es werden drei verschiedene Typen dieser Melanome unterschieden, und zwar das superfiziell spreitende Melanom (SSM), das Lentigo-maligna-Melanom (LMM) und das noduläre Melanom (NM).

Nach Clark wird die Eindringtiefe in 5 Gruppen eingeteilt (Tab. 7-2). Die älteren Klassifikationen sind 2002 durch die neue Klassifikation des American Joint Committee on Cancer (AJCC) abgelöst worden (Tab. 7-3).

Häufig entsteht ein malignes Melanom auf dem Boden einer Pigmentanomalie, es kann sich jedoch auch auf normaler Haut entwickeln. Eine obligate Präkanzerose ist die erworbene Lentigo maligna, eine fakultative Präkanzerose ist der angeborene Nävuszellnävus. Zunahme der Fläche und Prominenz der Hautveränderung und Dunklerwerden des Farbtons bei pigmentierten Hautmalen, Entstehung von Satelliten in der Nachbarschaft und Vergrößerung regionärer Lymphknoten sind Verdachtskriterien. Das maligne Melanom neigt zur raschen metastatischen Ausbreitung in Lunge, Herz, Gehirn, Leber, Knochen und andere Organe.

Therapie

Die **kurative Therapie** ist operativ. Der Behandlungsplan wird gemeinsam mit dem Dermatologen festgelegt. **Eine Probeexzision ist wegen der Gefahr einer Aussaat und Aktivierung zu vermeiden.** Intraoperativ erfolgt die histologische Kontrolle der Ränder zur Seite und zur Tiefe (Schnellschnitthistologie), damit nötigenfalls die sofortige Nachresektion möglich ist.

Bei einer Eindringtiefe unter 0,5 mm im Bereich des Helixrandes wird eine Exzision bzw. Ohrmuschelteilresektion vorgenommen. Ränder von mehr als 2 cm sind nicht erforderlich.

Bei einer Eindringtiefe von mehr als 0,5 mm ist die Exzision bzw. die subtotale oder totale Ohrmuschelresektion indiziert. Ränder von mind. 3 cm sind erforderlich.

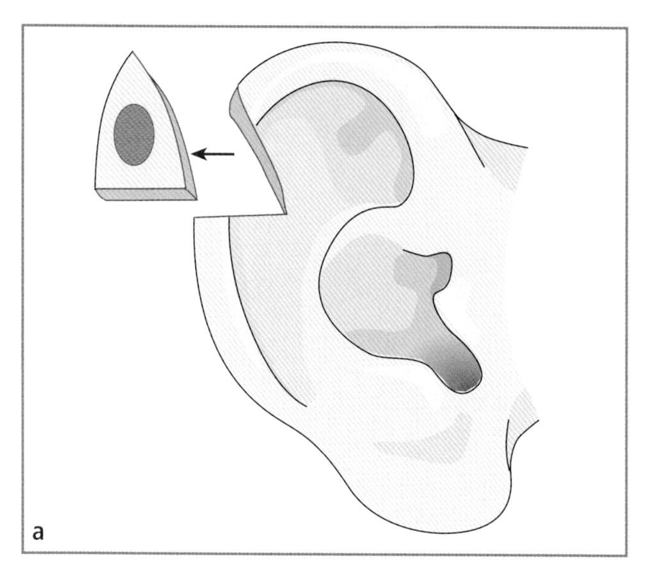

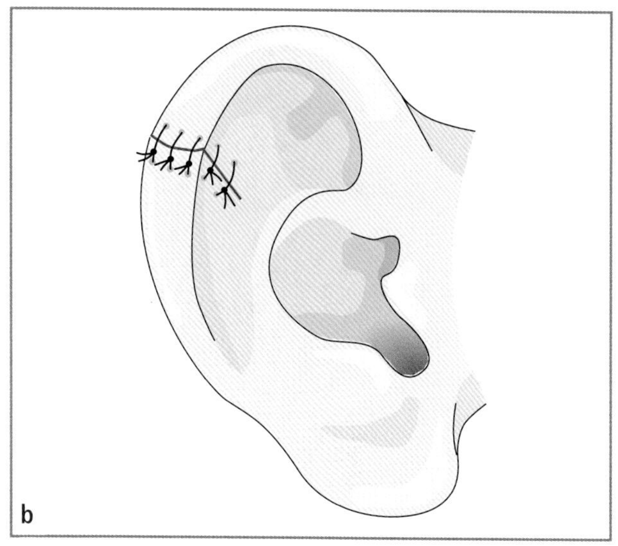

Abb. 7-2 Keilexzision eines Tumors bzw. Defektes im Helixbereich ohne Entlastungsschnitte. **a** Exzision mit Sicherheitsabstand. **b** Primäre Defektdeckung mit retroaurikulärer spannungsfreier Perichondriumnaht.

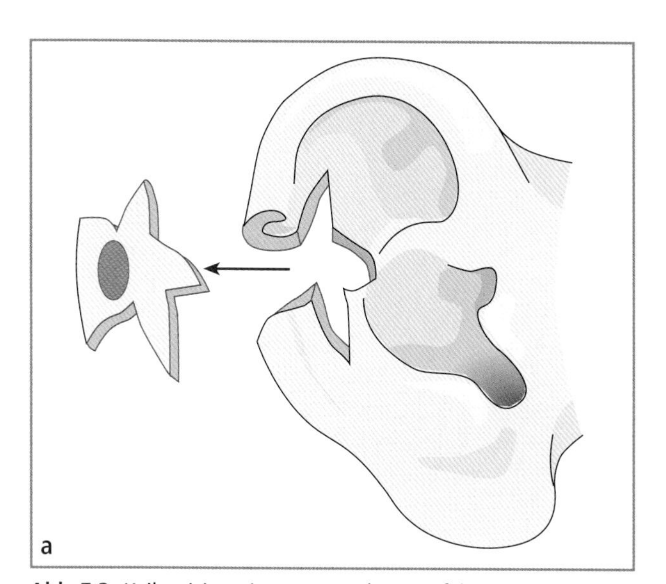

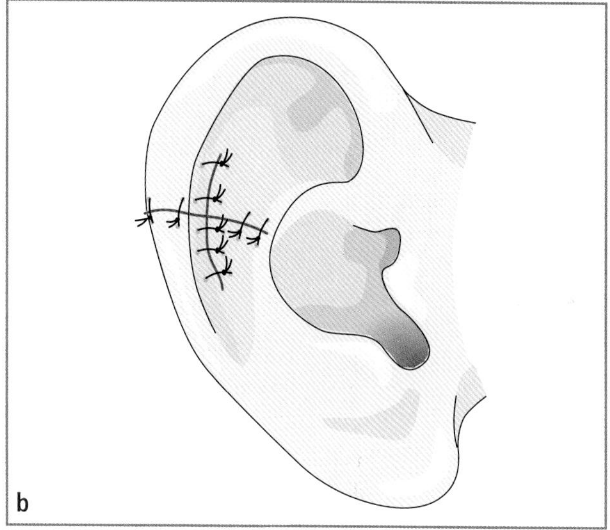

Abb. 7-3 Keilexzision eines Tumors bzw. Defektes im Helixbereich mit Entlastungsschnitten. **a** Exzision größerer Tumoren mit Sicherheitsabstand und Anlage von Burow-Dreiecken. **b** Durch Resektion der Dreiecke spannungsfreie retroaurikuläre Perichondriumnaht und anschließender primärer Wundverschluss.

Melanome im Gehörgang bzw. im Eingang zum Gehörgang: Sie können in den meisten Fällen operativ nur durch eine radikale Petrosektomie behandelt werden.

Bei nachgewiesenen **Halslymphknotenmetastasen** wird allgemein eine Neck dissection befürwortet, obwohl in diesem Stadium bereits eine Disseminierung eingetreten sein kann. Der Wert der prophylaktischen Neck dissection ist umstritten.

Bei ausgedehnten und generalisierten Melanomen werden Dacarbazin, Cisplatin und Vindesin eingesetzt. Bei Halsmetastasen hat die Zytostatikatherapie im Stadium der Generalisation des Melanoms bisher überwiegend enttäuscht. Erfolg versprechender ist die Chemoimmuntherapie (Kombination von Chemotherapeutika mit Zytokinen). Die konventionelle Bestrahlung bringt keine überzeugenden Therapieerfolge.

Bei fortgeschrittenen inkurablen Melanomen: Falls Schmerzen im Vordergrund stehen, muss eine ausreichende Analgesie (s. Kap. 2.2, Abschn. Medikamentöse Schmerztherapie nach Stufenplan, S. 25) erfolgen. Ferner sollte eine Aufklärung über die unheilbare Erkrankung des Patienten je nach seiner individuellen Aufnahmefähigkeit angestrebt werden (s. Kap. 3.1, Abschn. Gesprächsführung mit inkurablen Tumorpatienten, S. 34). Ärztlicher Beistand ist so-

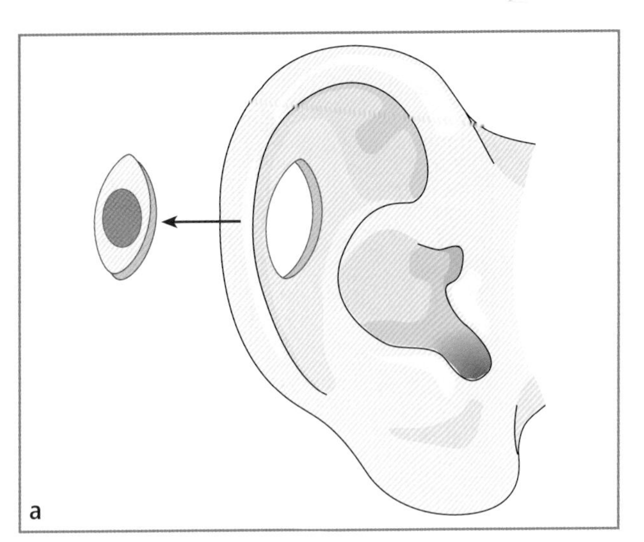

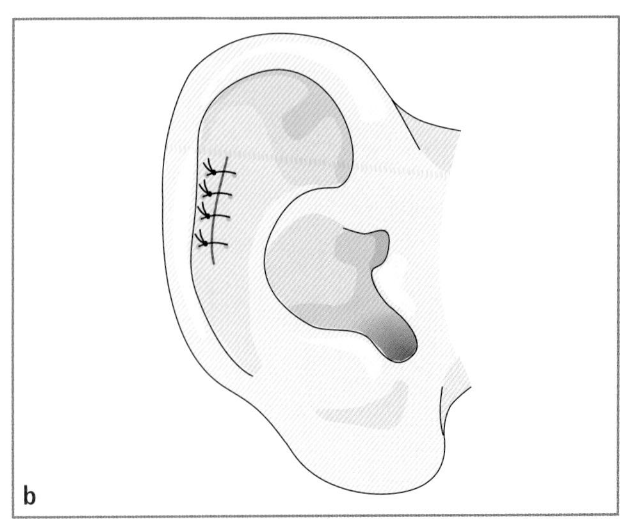

Abb. 7-4 Spindelförmige Exzision kleiner gutartiger Tumoren bzw. Defekte zentral an der Ohrmuschel. **a** Durchgreifende Exzision zur Auflösung der Spannung im Knorpel. **b** Primärer Wundverschluss (bei älteren Menschen mit überschüssiger Haut gelegentlich auch ohne Knorpelresektion möglich).

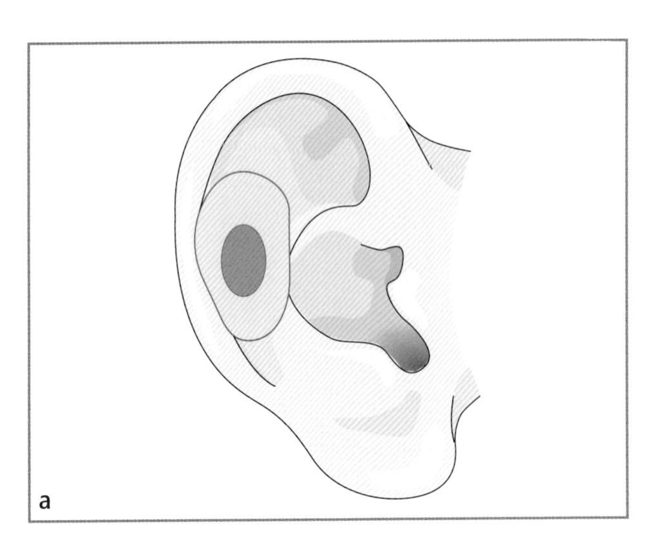

Abb. 7-5 Insellappen von der retroaurikulären Haut bei Conchadefekten. **a** Durchgreifende Resektion. **b** Präparation eines retroaurikulär gestielten Insellappens. **c** Einnaht des Insellappens in den anterioren Conchadefekt. Retroaurikulär Verschluss des Hebedefektes und des retroaurikulären Defektes durch Verschiebelappen.

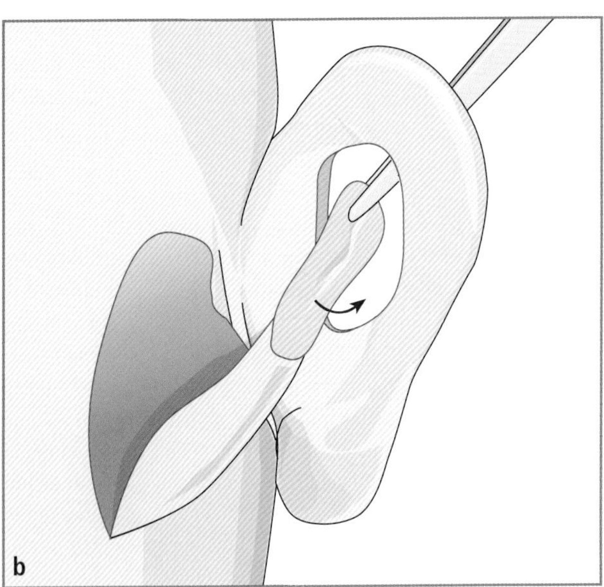

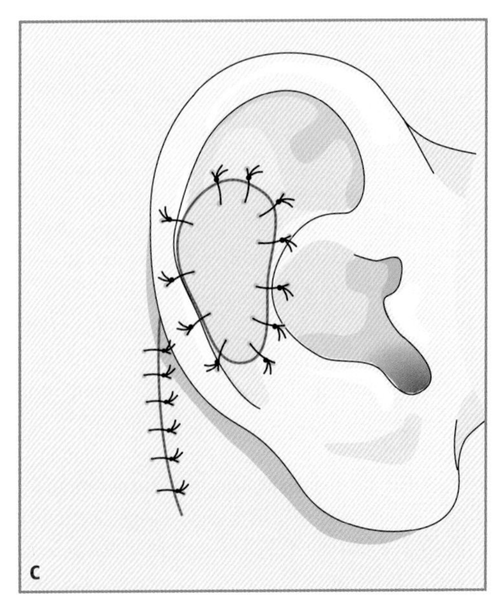

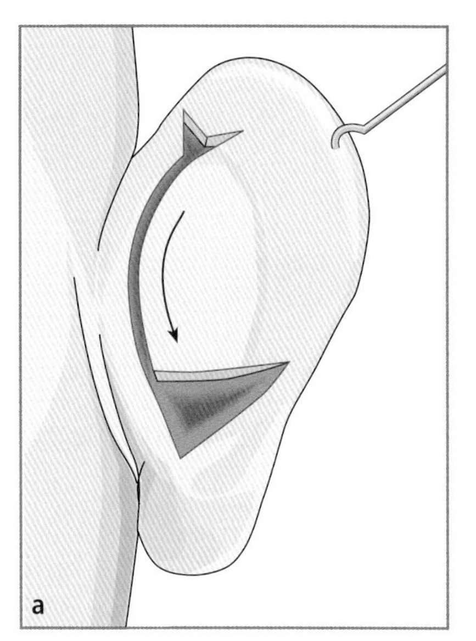

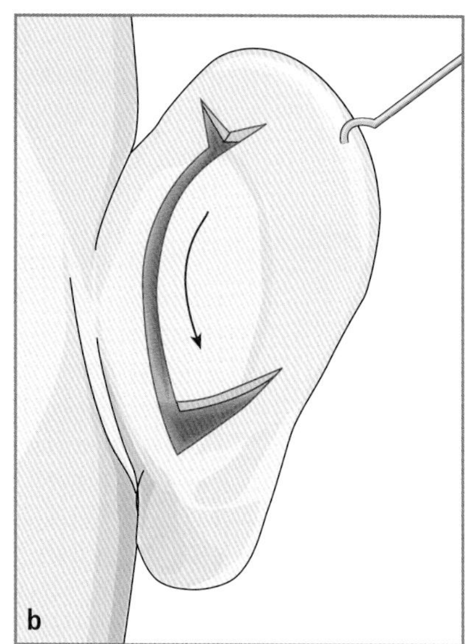

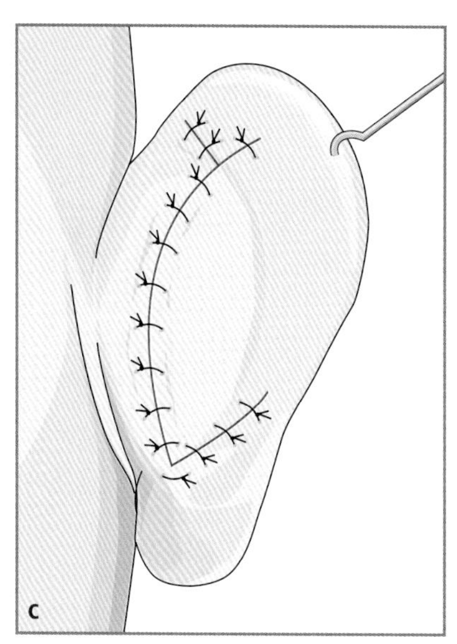

Abb. 7-6 Lokaler Verschiebelappen bei Defekten an der Ohrmuschelrückseite. **a, b** Präparation eines Verschiebelappens zur Rekonstruktion retroaurikulärer Lobulusdefekte. **c** Primärer Wundverschluss ohne Subkutannähte.

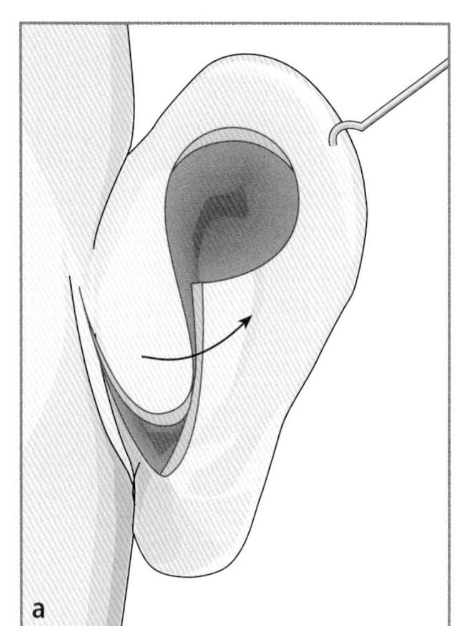

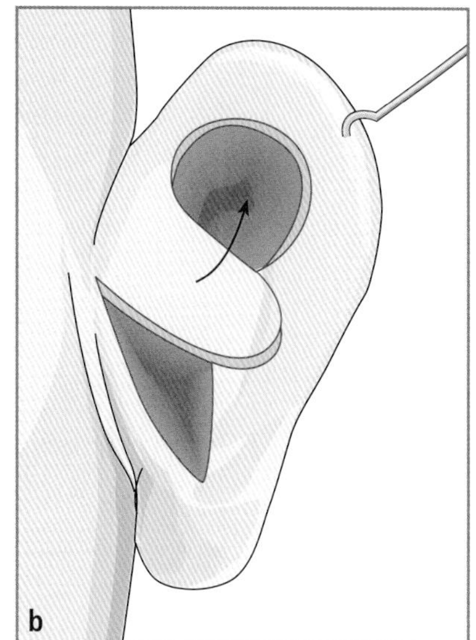

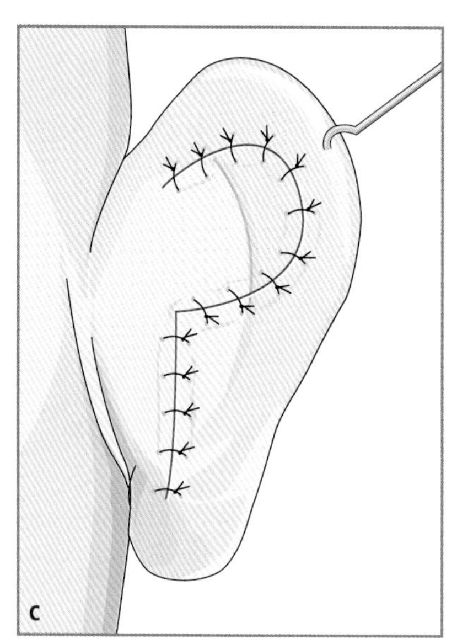

Abb. 7-7 Lokaler Schwenklappen bei Defekten an der Ohrmuschelrückseite. **a** Anlage eines Rotationsschwenklappens. **b** Einschwenken des Lappens. **c** Primärer Wundverschluss nach spannungsfreier Subkutannaht.

wohl in Form ärztlich-psychologischer Betreuung (s. Kap. 4, Abschn. Psychische und soziale Rehabilitation sowie Reintegration, S. 55) als auch in medizinischer Hinsicht bis zum Tode notwendig.

Prognose

Vor allem die Eindringtiefe des Tumors ist von erheblicher prognostischer Bedeutung (Clark-Level I–V; s. Tab. 7-2). Die Prognose verschlechtert sich weniger in Relation zur Flächenausdehnung als vielmehr relativ zum Tiefenwachstum und zur Ulzeration. Im Frühstadium mit geringer Eindringtiefe beträgt die 5-Jahres-Überlebensrate 30–50 %, später nur noch 10 %. Melanome des Mittelohrs, des Gehörgangs und zentraler Anteile der Ohrmuschel haben eine schlechtere Prognose als solche der äußeren Abschnitte der Helix. Bei der insgesamt sehr schlechten Prognose ist eine frühzeitige Diagnose (histologische Sicherung, frühe Operation) der einzige bisher nachgewiesene prognosebegünstigende Faktor.

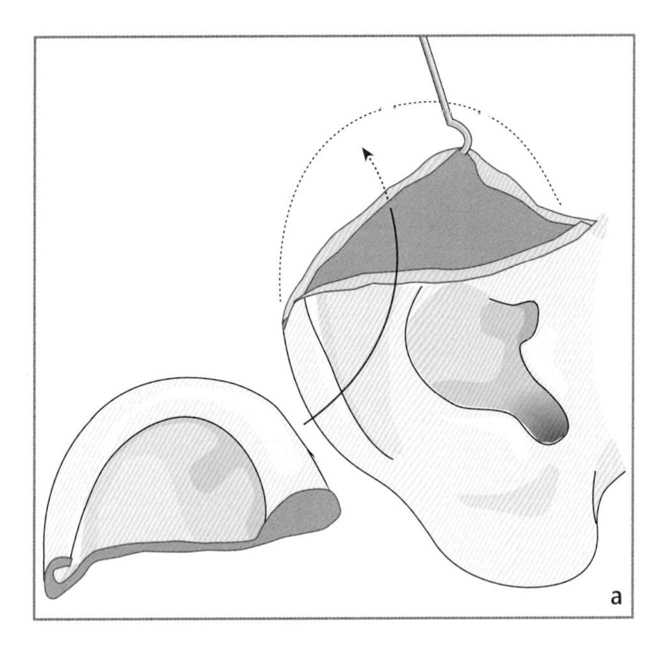

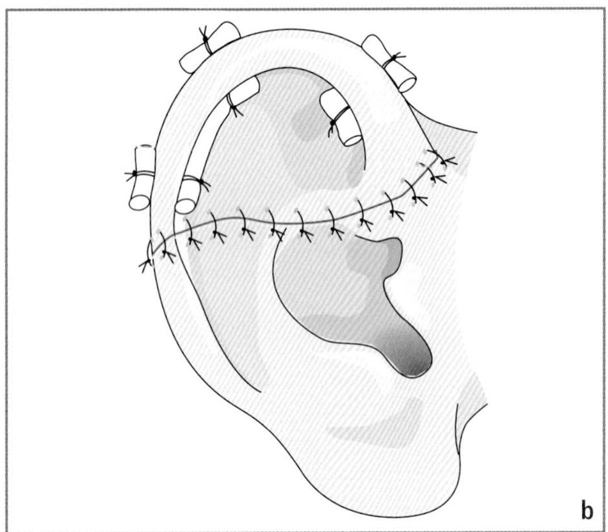

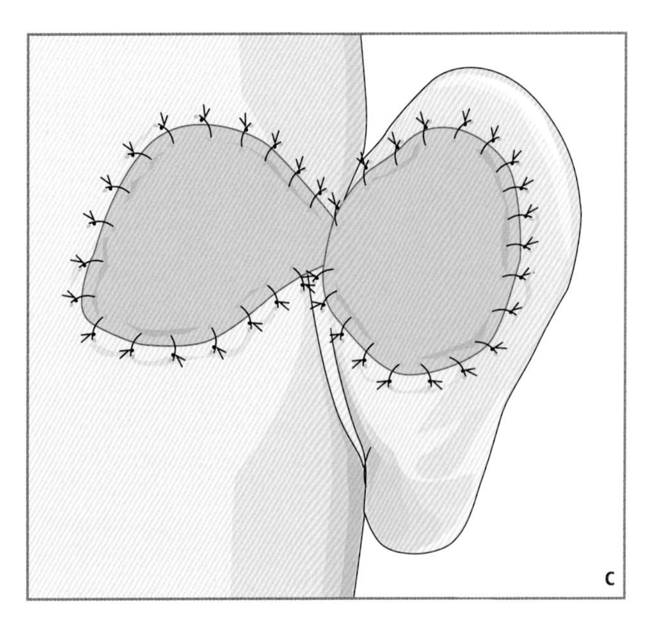

Abb. 7-8 Defekte (z. B. Teilabriss) an der oberen Ohrmuschel. **a** Implantation eines abgetrennten Ohrmuschelteils. **b** Eingenähte Salbenstreifenröllchen zur Vermeidung einer Hämatombildung. **c** Mit Spalthaut gedeckter Epitheldefekt.

Meth. 7-1 Rekonstruktive plastische Chirurgie der Ohrmuschel (E. Biesinger)

Bei operativen Eingriffen an der Ohrmuschel (z. B. Tumorchirurgie, Traumata) kann die Operationstechnik oft so gewählt werden, dass durch eine Keil- oder Teilexzision trotz Entnahme großer Anteile der Ohrmuschel ein verstümmelnder Eingriff vermieden werden kann.

Tumor bzw. Defekt im Helixbereich: Hier wird eine Keilexzision ohne (Abb. 7-2) oder mit (Abb. 7-3) Entlastungsschnitten (sog. Burow-Dreiecke) vorgenommen.

Kleine, gutartige Tumoren bzw. Defekte zentral an der Ohrmuschel: Es erfolgt eine spindelförmige Exzision (Abb. 7-4).

Conchadefekte: Es werden Insellappen von der retroaurikulären Haut verwendet (Abb. 7-5).

Defekte an der Ohrmuschelrückseite: Sie werden entweder mittels lokaler Verschiebelappen (Abb. 7-6) oder durch Schwenklappen (Abb. 7-7) behoben.

Defekte (z. B. Teilabriss) an der oberen Ohrmuschel: Sind die abgetrennten Ohrmuschelteile noch vorhanden, werden die Rückseite, bei Bedarf auch Teile der Vorderseite, desepithelisiert, an den Ohrmuschelrest vernäht und subkutan auf Höhe des Ohrmuschelstumpfes in eine Tasche auf dem M. temporalis implantiert (Abb. 7-8a). Bei desepithelisierter Vorderseite werden zur Vermeidung einer Hämatombildung in der Ohrmuscheltasche entlang der Kontur des Ohres Salbenstreifenröllchen (z. B. Marbadal®) mit nichtresorbierbarem Nahtmaterial (Abb. 7-8b) eingenäht. Nach 4–6 Wochen wird die Ohrmuschel ausgelöst. Der entstehende Epitheldefekt retroaurikulär und auf dem Planum mastoideum wird mit Spalthaut gedeckt (Abb. 7-8c).

Defekte der unteren Ohrmuschel: Formung eines regionalen infraaurikulären Hautlappens (A) aus dem Kieferwinkel und Einschlagen in den Defekt. Der Restdefekt wird primär verschlossen.

Verletzungen, thermische Schäden

P. K. Plinkert

Otserom, Othämatom

Ursache ist meist die Einwirkung stumpfer Gewalt. Durch tangentiale Abscherung des Perichondriums vom darunterliegenden Ohrknorpel kommt es zur Bildung eines serösen Ergusses, durch Verletzung kleiner Blutgefäße entsteht ein Othämatom.

Therapie

Lediglich winzige Serome und Hämatome werden ohne operative Therapie resorbiert. Punktionen sind mit der Gefahr eines Rezidivs und einer sekundären Infektion verbunden. Deshalb ist zumeist die operative Eröffnung indiziert. Entweder wird die Haut im Cavum conchae eröffnet (kosmetisch günstiger) oder es wird nach retroaurikulärer Inzision ein kleines Knorpelfenster angelegt und das Hämatom abgelassen. Die beiden Perichondriumblätter werden durch Matratzennähte und Silikonfolie adaptiert, wodurch eine rasche Verklebung eintritt (Abb. 7-9). Einer sekundären bakteriellen Infektion ist durch eine antibiotische Abdeckung vorzubeugen. Bei bestehender Infektion oder begründetem Verdacht Gabe von Clindamycin (z.B. Sobelin®, 600–2400 mg/d).

Prognose

Ohne adäquate Therapie kommt es zu einer bindegewebigen Organisation des Hämatoms („Ringerohr") und/oder zu einer Superinfektion. Auch Punktionen sind mit der Gefahr eines Rezidivs und/oder einer Sekundärinfektion verbunden. In beiden Fällen resultiert eine Entstellung.

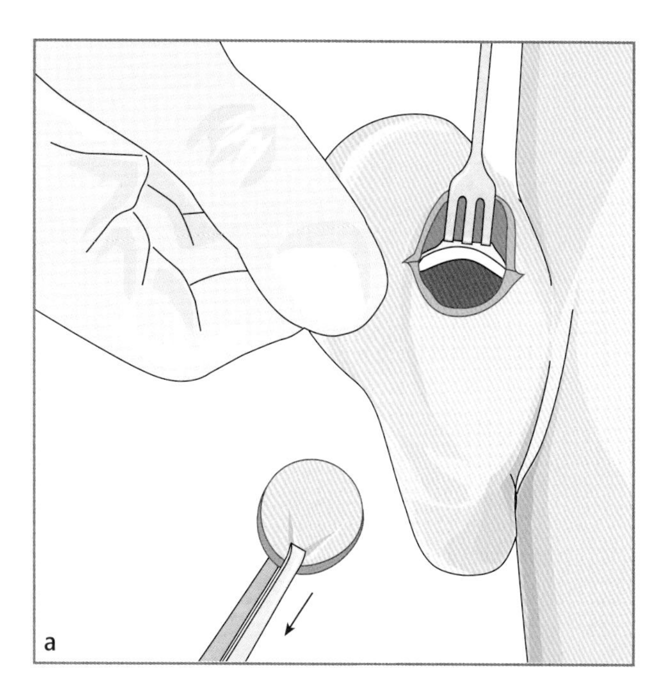

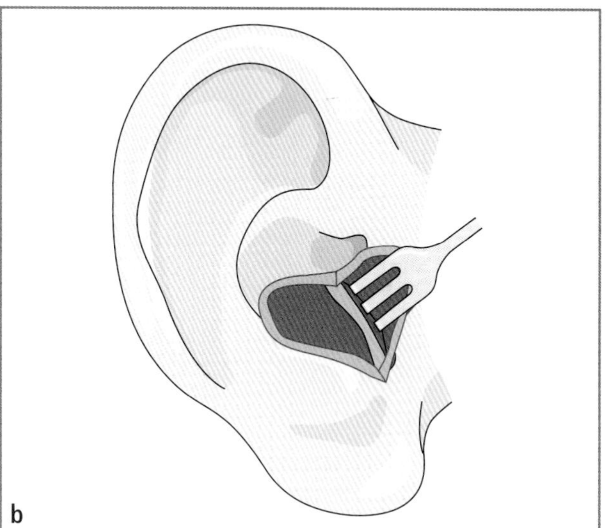

Abb. 7-9 Operative Eröffnungen bei Otserom und Othämatom. **a** Retroaurikuläre Inzision und Entnahme einer Knorpelscheibe. **b** Eröffnung im Cavum conchae (zu bevorzugen).

Ohrfremdkörper

Therapie

Die Entfernung von Fremdkörpern aus dem äußeren Gehörgang sollte stets unter mikroskopischer Kontrolle mit einem geeigneten Mikroinstrumentarium durch den HNO-Arzt erfolgen. **Es wird empfohlen, beispielsweise kugelige Fremdkörper mit einem Häkchen zu entfernen, da sie bei Extraktionsversuchen mit einer Pinzette häufig abrutschen und noch tiefer in den Gehörgang gelangen (Abb. 7-10).**
Bei Kleinkindern ist zumeist eine Narkose erforderlich.

Prognose

Bei Belassen des Fremdkörpers entsteht eine Otitis externa diffusa (s.o.). Werden kugelige Fremdkörper mit einer Pinzette angegangen, so können sie durch das Trommelfell gedrückt werden und die Gehörknöchelchen oder das Innenohr verletzen.

Scharfe Ohrmuschelverletzung

Sehr unterschiedliche Verletzungen mit und ohne Beteiligung des Knorpels sind möglich.

Therapie

Plastische Sofortversorgung in einer Hals-Nasen-Ohren-Klinik; Hautverschluss über dem Ohrknorpel, ggf. Rand-

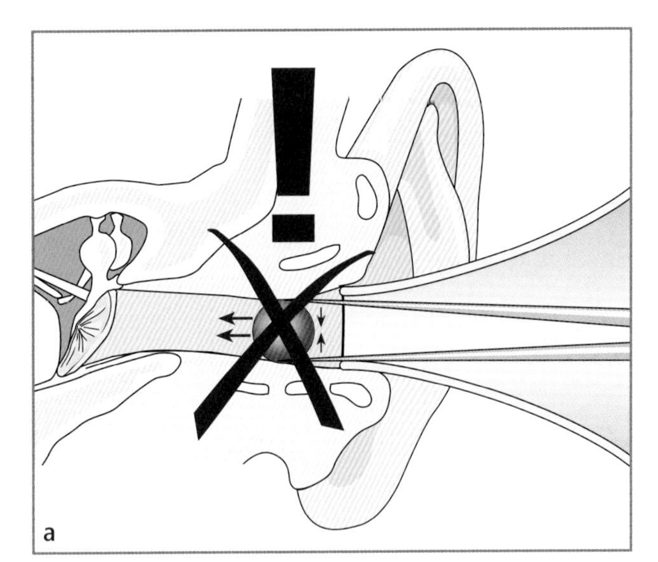

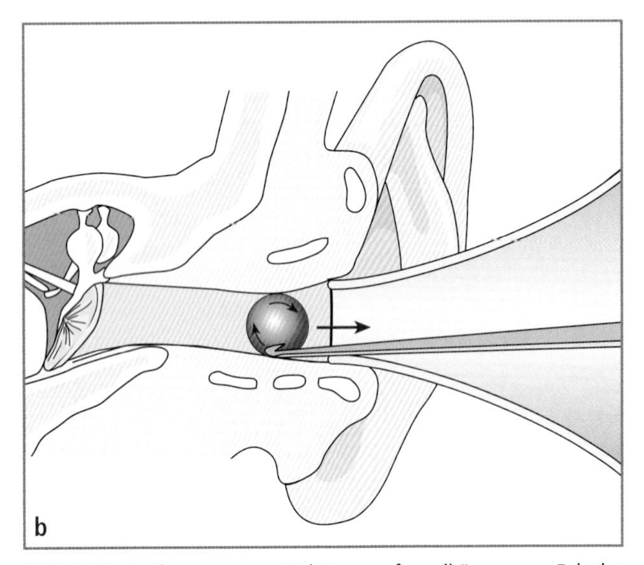

Abb. 7-10 Entfernung von Gehörgangsfremdkörpern. **a** Falsche Vorgehensweise: Mit einer Pinzette würde der Fremdkörper tiefer in den Gehörgang geschoben. Eine Verletzung des Trommelfells ist möglich. **b** Richtig: Mit dem Ohrhäkchen gelingt die Entfernung des Fremdkörpers ohne Gefährdung des Patienten.

oder Keilexzision von Knorpel, sodass der Verschluss der Haut spannungsfrei möglich ist.

Ohrmuschelabriss

Ein Ohrmuschelabriss tritt vor allem bei Kampfverletzungen auf.

Therapie

Sofortige Asservierung (Meth. 7-2) des abgetrennten Teils in einem geschlossenen Plastikbeutel, dieser wird in einem Eisbehälter zur Hals-Nasen-Ohren-Klinik transportiert (abgetrennte Teile nicht direkt in Eis!). In der Klinik mikrovaskuläre Anastomose oder plastische Rekonstruktion mit einer Tasche in den retroaurikulären Weichteilen auf dem M. temporalis als Transplantatlager für die freigelegte Ohrmuschelrückseite (s. Abb. 7-8). Nach 6 Monaten Rekonstruktion der retroaurikulären Falte.

Bei Verlust des abgetrennten Teils: Hautverschluss über dem Ohrknorpel, ggf. Rand- oder Keilexzision von Knorpel. Evtl. plastische oder epithetische Versorgung nach 6–12 Monaten (s. u., Abschn. Missbildungen).

Prognose

Bei Abriss von bis zu 50 % der Ohrmuschelfläche und adäquater Operationstechnik gut.

Meth. 7-2 Erstmaßnahmen bei Ohrmuschelabriss

Asservierung: Das abgetrennte Gewebeteil wird ungesäubert in einem möglichst keimfreien, wasserdichten Material verpackt (z. B. Tiefkühlbeutel), diese Packung wird dann in einen zweiten Behälter mit Eiswürfeln gelegt.

Replantation: Wird der abgetrennte Teil gekühlt transportiert, kann eine mikrovaskuläre Reanastomosierung und schichtweises Annähen bis zu 6 Stunden nach Abriss erfolgen. Andernfalls sollte das Ohrmuschelgerüst des abgetrennten Ohrteiles rückseitig, z. T. auch an der Vorderseite, freigelegt werden und unter die Haut des Mastoids implantiert werden. Es erfolgt dann eine zweizeitige Rekonstruktion (s. Abb. 7-11).

Verboten: Desinfektions- oder Reinigungsmaßnahmen am Amputat, Lagerung und Transport im Wasser schwimmend, direkter Kontakt der Haut mit dem Eis.

Verbrennungen und Erfrierungen der Ohrmuschel

Das therapeutische Vorgehen richtet sich nach dem Schweregrad der Verbrennung oder Erfrierung.

Therapie

Bei Verbrennung 1. Grades (Rötung der Haut): Steriler Verband.

Bei Verbrennung 2. Grades (Rötung und Blasenbildung): Steriler Verband; keine Stichinzision der Blasen. Vielmehr schützt die intakte Hautdecke vor einer möglichen Sekundärinfektion.

Bei Verbrennung 3. Grades (Nekrosenbildung): Trockener, steriler Verband; touchieren mit Eosin-Lösung – endgültige Demarkation abwarten (nichtinfizierte, trockene Nekrosen nicht abtragen, Teilerholung möglich) – ggf. plastisch-operative oder epithetische Versorgung nach 6 Monaten.

Indiziert sind außerdem die Gabe von knorpelgängigen Antibiotika wie Clindamycin (z. B. Sobelin®, 3- bis 4-mal

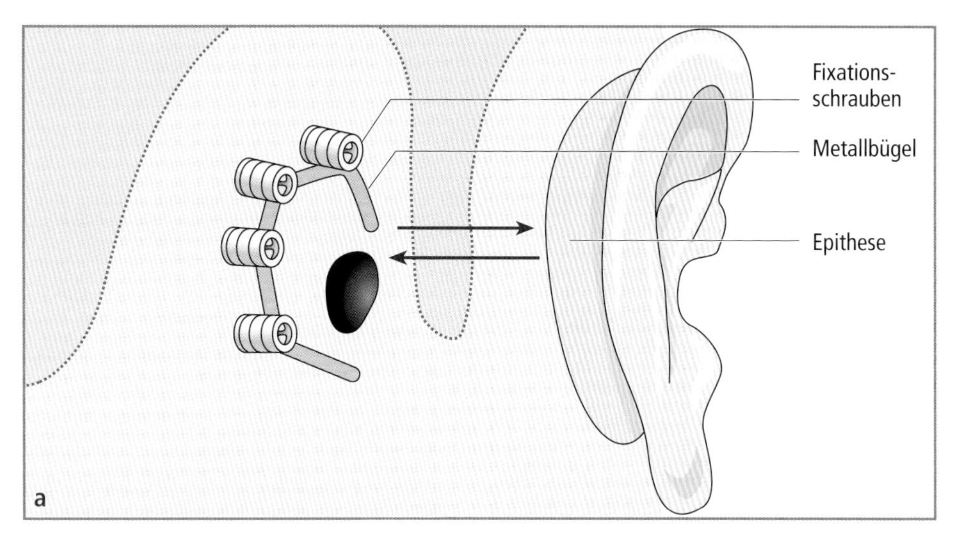

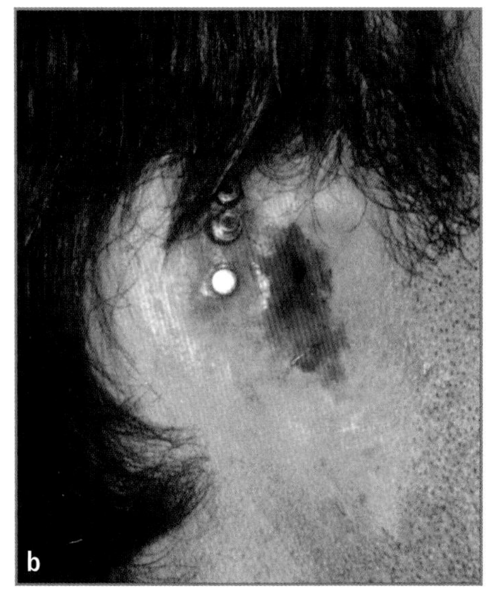

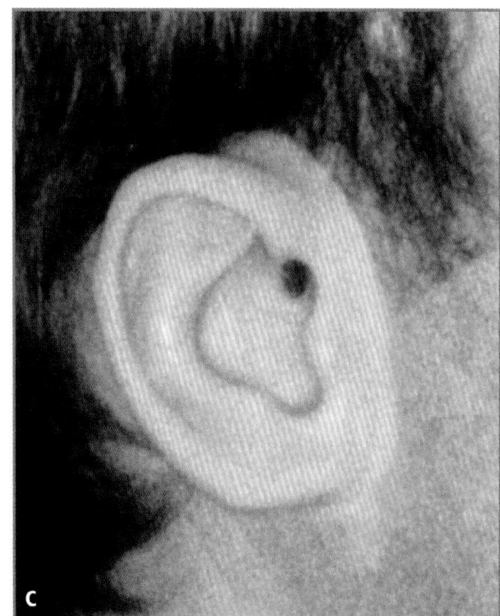

Abb. 7-11 Knochenverankerte Ohrepithese. **a** Nach Implantation von Fixationsschrauben (wie beim BAHA®-System) wird als Träger ein Metallbügel angebracht. Die Epithese wird dann an dem Metallbügel eingehängt. **b** Blick auf die knochenverankerten Schrauben. **c** Epithese in situ.

150–300 mg/d) zur Prävention einer sekundären, bakteriellen Infektion (Chondritis) sowie Tetanusprophylaxe.
Bei lokalen Erfrierungen besteht die Erstmaßnahme in einer raschen Erwärmung der betroffenen Areale (z. B. mit 37 °C warmer physiologischer Kochsalz-Lösung oder mittels Rotlichtlampe). Kontraindiziert ist das Einreiben mit Schnee. Grundsätzlich erfolgt eine lokale Trockenbehandlung.
Bei Chondritis s. o.

Prognose

Bei Grad 1 und Grad 2 gut, bei Grad 3 besteht nicht selten ein Substanzdefekt. Eine bakterielle Superinfektion mit nachfolgender Chondritis und Ohrmuscheleinschmelzung ist möglich.

Missbildungen

B. Wollenberg und E. Biesinger

Ohrmuschelmissbildungen

Die Variationsbreite des äußeren Ohrs in Bezug auf Stellung und Form ist außerordentlich groß. Sie reicht vom völligen Fehlen der Ohrmuschel (Anotie) über verschiedene Grade der Missbildungen der Ohrmuscheln (Grad I bis Grad III).
Die **geringgradigen Missbildungen** (Grad I) umfassen die Veränderungen der äußeren Ohrmuschel, die ohne größeren rekonstruktiven Aufwand behoben werden können, da die meisten Strukturen einer normalen Ohrmuschel vorhanden sind. Neben der häufigsten Anomalie der Anthelix, der zu weit abstehenden Ohrmuschel (Apostasis otum) sind dies vor allem die Makrotien und Tassendeformitäten.

Die **Missbildungen II. Grades** umfassen die ausgeprägten Tassenohren und Miniohren, bei denen die Ohrmuschel nur noch einige Strukturen einer normalen Ohrmuschel aufweist. Zur Rekonstruktion werden zusätzlich Haut und Knorpel benötigt. Bei den **Missbildungen III. Grades** sind keine Strukturen einer normalen Ohrmuschel mehr vorhanden. Die Rekonstruktion kann nur unter Verwendung von zusätzlicher Haut und Knorpel erfolgen. Die ausgeprägteren Missbildungen sind häufig mit einer Fehlbildung des äußeren Gehörgangs und/oder des Mittelohrs assoziiert.

Die Erscheinungsform einer Ohrmuscheldysplasie ist sehr variabel. Das missgebildete Ohr ist für den Patienten sehr häufig ein Stigma, das bei den betroffenen Kindern zu Störungen in der psychischen Entwicklung führen kann. Es ist deshalb anzustreben, dass die Korrektur einer dysplastischen Ohrmuschel vor Schulbeginn durchgeführt wird.

Therapie

Anotie: Bei der Anotie ist die Neubildung einer Ohrmuschel durch plastisch-chirurgische Eingriffe äußerst schwierig. Der Aufbau der zu bildenden Ohrmuschel erfolgt durch Transplantation von autologem Material (z. B. Rippenknorpel) oder durch Implantation von Fremdmaterial. Meistens sind mehrere operative Eingriffe nötig, welches ihrerseits wiederum zu Narbenbildungen führen und damit das Gesamtergebnis beeinträchtigen können. In seltenen Fällen kann eine individuell geformte Epithese auch zu einem kosmetisch akzeptablem Ergebnis führen. Diese Epithesen werden auf der Haut verklebt oder direkt am Knochen verankert (osseointegrative Prothesen) (Abb. 7-11).

Mikrotie: Bei der Mikrotie hängt der Erfolg einer plastischen Operation ganz entscheidend davon ab, welche Anteile der Ohrmuschel vorhanden sind. Aufgrund der höheren Akzeptanz ist der Rekonstruktion der Ohrmuschel mit körpereigenem Material der Vorzug zu geben. Ist eine Operation nicht Erfolg versprechend, lassen sich auch hier durch geeignete Epithesen kosmetisch befriedigende Ergebnisse erreichen.

Apostasis otum: Die Korrektur abstehender Ohren wird als Otoplastik bezeichnet (s. Patienteninformation „Otoplastik"). Dabei werden die zu korrigierenden knorpeligen Anteile der Ohrmuschel durch einen retroaurikulären Zugang so geformt, dass die entsprechenden Strukturen der Ohrmuschel gebildet werden können. Hierzu sind gelegentlich eine Verkleinerung des Cavum conchae und eine Entnahme vom Weichteilgewebe hinter dem Ohr nötig. Zusätzlich kann die Ohrmuschel an das Periost des Mastoids fixiert werden (Otopexie). Nachbehandlung bei Otoplastik s. Meth. 7-3.

@ Patienteninformation „Otoplastik"

Da die fehlerhafte Form der abstehenden Ohrmuscheln fast bei jedem Patienten anders ist und verschiedene Ursachen haben kann, lässt sich das genaue operative Vorgehen meist erst während des Eingriffs bestimmen. Dazu müssen ein oder mehrere Schnitte an der Rückfläche der Ohrmuschel angelegt und überschüssige Hautteile entfernt werden. Die Formung des Ohrknorpels geschieht durch Knorpelschnitte und Nähte. Die Narben hinter dem Ohr fallen bei normaler Narbenbildung später kaum auf. Wie bei allen plastischen Operationen kann der Operateur keine Garantie für das kosmetische Ergebnis übernehmen. Eine sehr seltene Komplikation ist eine eitrige Entzündung des Knorpels, die zu einer Entstellung des Knorpels führen kann. Um dies zu verhindern, werden nach der Operation Penicillin oder andere Antibiotika angewandt. Sehr selten ist eine Unverträglichkeit gegenüber dem Nahtmaterial zu beobachten, die zur Folge haben kann, dass nach spontanem Abstoßen der Fäden das kosmetische Ergebnis beeinträchtigt ist.

Meth. 7-3 Nachbehandlung bei Otoplastik (P. K. Plinkert)

Lokale Maßnahmen: Modellierung der neu geformten Ohrmuschel durch eine Salbenstreifentamponade (Reliefverband). Dieser wird durch einen Kopfwickelverband über die ersten Tage verstärkt. Es erfolgt eine tägliche Wundkontrolle zum Ausschluss von Dekubitalulcera durch den Verband oder eines Othämatoms.

Systemische Maßnahmen: Systemische Antibiose mit einem stark in Knorpel anreicherndem Präparat, z. B. Clindamycin (Sobelin®; Dosierung nach kg Körpergewicht).

Arbeitsunfähigkeit/Sport: Für 14 Tage kein Schulbesuch. Teilnahme am Schulsport nach 4 Wochen, wobei die Ohren für 3 Monate durch ein Stirnband geschützt werden sollten, um ein Umknicken bzw. Zug an der Ohrmuschel zu vermeiden.

Besonderes: Haarewaschen ist erst nach der Entfernung der Hautfäden möglich. Für 3 Monate empfiehlt sich auch nachts – wie beim Sport – das Tragen eines Stirnbandes.

Prognose

In der Regel kann ein befriedigendes kosmetisches Ergebnis erzielt werden. Bei Kindern führt das Belassen von Formfehlern der Ohren häufig zu Hänseleien im Schulalter. Aus diesem Grunde sollte ein korrigierender Eingriff vor Eintritt in die Schule durchgeführt werden.

Kombinierte Ohrmuschel-Mittelohr-Missbildungen, Ohratresie

Etwa eine Mittelohrmissbildung ist auf zehntausend normale Geburten zu erwarten. Mittelohrmissbildungen können isoliert das Mittelohr (kleine Mittelohrmissbildung) oder das äußere Ohr betreffen (große Mittelohrmissbildung). Weitere Kombinationen mit Gesichtsschädelmissbildungen sind möglich (z. B. Dysostosis mandibulofacialis

[Franceschetti-Zwahlen-Syndrom]). Details zur Therapie s. Kap. 8, Abschn. Missbildungen, S. 84.

Kongenitale Fisteln

Angeborene Fistelgänge befinden sich am häufigsten präaurikulär. Die oberflächlich meist harmlos aussehenden Fistelgänge sind von Plattenepithel ausgekleidet und können unter Umständen tief im Gehörgang oder im Mittelohr münden. Infolge der Verlegung durch Fremdkörper oder Talg können sich solche Fisteln entzündlich verändern.

Therapie

Die operative Entfernung ist hier angezeigt, wobei der ganze Fistelgang in toto verfolgt und entfernt werden muss. Zeigt sich intraoperativ eine Beteiligung der Glandula parotis, so muss der N. facialis dargestellt werden. Erreicht die Fistel das Mittelohr, so muss tympanoplastisch vorgegangen werden (daher präoperative Aufklärung über Fazialislähmung, Ertaubung und Schwindel). Intraoperativ erleichtern der Einsatz von Sonden und das Auffüllen des Fistelgangs mit Methylenblau die Darstellung der Fisteln. Eine komplette operative Entfernung ist anzustreben, da es sonst zu Rezidiven kommen kann.
Wenn keine entzündlichen Komplikationen aufgetreten sind, kann mit der Entfernung der Zysten bis in das Adoleszentenalter abgewartet werden.

Prognose

Ohne Operation besteht Entzündungsgefahr.

Aurikularanhänge

Aurikularanhänge entstehen in den unterschiedlichsten Formen infolge unvollständiger Verschmelzung der Ohrmuschelhöcker während der Embryonalentwicklung. Sie befinden sich meist präaurikulär und können auch zusammen mit weitergehenden Missbildungen (hemifaziale Mikrosomie, Goldenhar-Syndrom, Dysplasien) auftreten. Familiäre Häufungen werden beschrieben, desgleichen Missbildungen des Mittel- und des Innenohrs.

Therapie

Es erfolgt eine plastisch-operative Entfernung.

Prognose

Im Allgemeinen handelt es sich um einen harmlosen Befund mit ästhetischem Aspekt. Audiometrische Untersuchungen zum Ausschluss einer Hörstörung sollten durchgeführt werden.

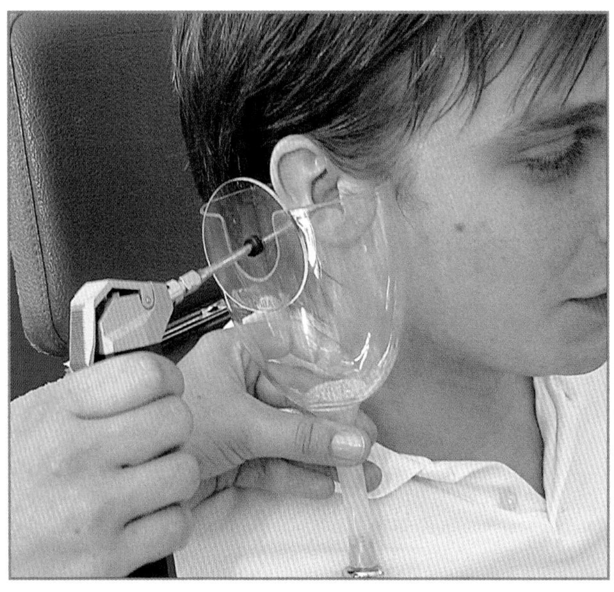

Abb. 7-12 Zerumenentfernung. Spülung des äußeren Gehörgangs mit körperwarmem (37 °C!) Wasser mit der Ohrspritze. Der Wasserstrahl wird gegen die hintere Gehörgangswand gerichtet.

Sonstige Veränderungen des äußeren Ohrs

P. K. Plinkert

Zerumen, Ohrschmalzpfropf

Zerumen wird aus den Sekreten der ekkrinen Haarbalgdrüsen, der apokrinen Schweißdrüsen sowie aus in den äußeren Gehörgang abgestoßenen Härchen und Epithelschuppen gebildet. Die Migration verhornten Epithels nach außen führt normalerweise zur Selbstreinigung und verhindert eine übermäßige Zerumenansammlung.
Die häufig praktizierte Reinigung des äußeren Gehörganges mit Wattestäbchen führt hingegen zu einer Beeinträchtigung dieses Selbstreinigungsmechanismus und sollte deshalb vermieden werden.

Therapie

Eine schonende und sichere Methode zur Reinigung des äußeren Gehörgangs, auch bei Vorliegen einer Trommelfellperforation, ist die Entfernung von Zerumen mit kleinen Küretten. Diese instrumentelle Entfernung sollte jedoch nur unter mikroskopischer Kontrolle erfolgen.
Die Spülung des äußeren Gehörgangs mit warmem Wasser (37 °C) sollte nur erfolgen, wenn eine Trommelfellperforation oder ein Zustand nach narbig oder atrophisch verschlossener Trommelfellperforation (Anamnese!) sicher ausgeschlossen wird (schriftliche Dokumentation). Zur Spülung wird der S-förmige Verlauf des Gehörgangs bei Er-

wachsenen mittels Zug an der Ohrmuschel nach hinten-oben ausgeglichen (Abb. 7-12) und der Wasserstrahl gegen die hintere Gehörgangswand gerichtet. Bei eingedicktem, hartem Zerumen empfiehlt sich zunächst eine Aufweichung mit Wasserstoffperoxid-Lösung 3 % (H_2O_2 3 %; 50,0 mit Pipette) über 1–2 Tage.

Prognose

Bei Verbleib von Zerumen obturans kann eine Otitis externa diffusa entstehen (s. o.).

Bei Spülungen trotz Trommelfellperforation kann eine akute Exazerbation der Mittelohrentzündung auftreten. Ein narbig verheiltes Trommelfell kann durch eine Spülung eröffnet werden, sodass eine Mittelohrentzündung hier ebenfalls die Folge sein kann.

Cave: Bei Ohrspülungen mit kaltem oder zu warmem Wasser droht schwerer Schwindel (kalorische Vestibularisreizung) mit Sturz- und Verletzungsgefahr.

8 Erkrankungen von Trommelfell, Mittelohr und Mastoid

Tubenventilationsstörungen

H. Heumann und H.-P. Zenner

Die regelrechte Belüftung der Mittelohrräume ist die Voraussetzung für eine normale Schallübertragung vom Trommelfell zum Innenohr. Die Schleimhaut, die das Mittelohr und die Warzenfortsatzzellen auskleidet, resorbiert in 24 Stunden etwa einen Milliliter Luft. Diese Luft muss über die Tuba auditiva Eustachii nachgeliefert werden. Dies geschieht, wenn sich die Tube beim Schluckakt und Gähnen öffnet. Ist diese Öffnung gestört, bildet sich in den Mittelohrräumen ein Unterdruck aus, der zu einem Ödem der Schleimhaut und zu einem Erguss in der Paukenhöhle führt (Serotympanon). Durch den Unterdruck bzw. die Flüssigkeitsansammlung im Mittelohr werden das Trommelfell eingezogen und die Beweglichkeit von Trommelfell und Gehörknöchelchenkette eingeschränkt. Es gibt verschiedene Ursachen für eine Tubenfunktionsstörung:

- Verlegung des Tubenostiums durch Hyperplasie der Rachenmandel (s. Kap. 16, Abschn. Hyperplasien, S. 332),
- Schwellung der Tubenschleimhaut bei akuten und chronischen Entzündungen im Nasenrachenraum (s. Kap. 16, Abschn. Entzündungen, S. 337),
- Insuffizienz des M. tensor veli palatini, z. B. bei Patienten mit Lippen-Kiefer-Gaumen-Spalten (s. Kap. 14.5, Abschn. Missbildungen, S. 314),
- Infiltration der Tube durch einen malignen Tumor im Nasenrachen (s. Kap. 16, Abschn. Tumoren, S. 359),
- Verlegung der Tube durch Frakturen im Bereich der Schädelbasis (s. Abschn. Verletzungen, thermische Schäden, S. 109; Kap. 11, Abschn. Verletzungen, S. 176).

Abhängig von der Dauer der Ursache kann die Tubenstörung einen akuten oder chronischen Verlauf nehmen.

Akuter Tubenverschluss

Der akute Tubenverschluss ist meistens Folge eines Infektes der oberen Luftwege. Er äußert sich in akut auftretendem Druck und Völlegefühl im Ohr verbunden mit Schwerhörigkeit. Schmerzen können auftreten, sind aber nicht obligat. Oft besteht ein Rauschen, beim Schlucken sind knackende Geräusche im Ohr möglich.

Therapie

Die Therapie hat die Normalisierung der Tubenbelüftung zum Ziel. Empfohlen werden abschwellende Nasentropfen (z. B. Otriven® 0,1 %, 4 × 3 Tr./d, Kinder Otriven® 0,05 %) und Inhalationen mit Kamille (z. B. Rekomill, Kamillosan®) oder mit ätherischen Ölen.

Im Falle eines **akuten Infektes** sind ein Valsalva-Versuch und das Politzer-Verfahren kontraindiziert (Keimverschleppung).

Prognose

Gut. Bei vergrößerten Adenoiden besteht die Gefahr des Übergangs in eine chronische Tubenventilationsstörung. Liegt eine Rachenmandelhyperplasie vor (s. Kap. 16, Abschn. Hyperplasien, S. 332), sollte nach Abklingen der akuten Entzündung die Adenotomie durchgeführt werden.

Chronischer Tubenverschluss, chronisch-rezidivierender Tubenverschluss

Die chronische Tubenventilationsstörung führt durch den Unterdruck im Mittelohr zu einer Umwandlung (Metaplasie) der Mittelohrschleimhaut in ein schleimbildendes Epithel. Zu Beginn der Erkrankung ist das Sekret dünnflüssig (Serotympanon), mit zunehmender Krankheitsdauer wird es dickflüssig (Mukotympanon) und seine Viskosität nimmt zu (leimartig, „glue ear"). Durch die Einlagerung von Cholesterinkristallen kann sich der Mittelohrerguss verfärben und bläulich durch das Trommelfell durchscheinen („blue ear drum"). Die Folge ist eine Mittelohrschwerhörigkeit. Als Ursache kommen eine Rachenmandelhyperplasie, Behinderung der Nasenatmung, Entzündung der Nasennebenhöhlen, Spaltbildung oder ein Tumor im Nasenrachen infrage.

Therapie

Die Therapie besteht in der operativen Herstellung der Durchgängigkeit der oberen Luftwege, falls sich dort ein anatomisches Hindernis befindet (Nasenrachen s. Kap. 16, Abschn. Hyperplasien, S. 332; Septum s. Kap. 14.3, Abschn. Septumpathologien, S. 248; Nasennebenhöhlen s. Kap. 14.4, Abschn. Entzündungen, S. 269; Ausnahme: Nasopharynxkarzinom). Ist das Ohr noch nicht mit Flüssigkeit gefüllt, sind Luftduschen mittels Valsalva-Versuch (1- bis 3-mal/d, Aufblasen eines Luftballons mit der Nase, Otobar-Nasenballon, für Kinder geeignet) oder Politzer-Verfahren (1- bis 2-mal/Wo.) zweckmäßig (Abb. 8-1). Befindet sich Flüssigkeit im Mittelohr, so ist neben den Luftduschen deren Entfernung aus dem Mittelohr ratsam. Dies geschieht durch Parazentese im vorderen unteren Trommelfellquadranten und Absaugen der Flüssigkeit (Abb. 8-2). Handelt es sich um ein Rezidiv, erfolgt die Einlage von Paukenröhrchen, die bis zu ihrer spontanen Abstoßung (1–6 Mo.) im Trommelfell bleiben. Bei Lippen-Kiefer-Gaumen-Spalte (auch falls operativ versorgt) ist eine Versorgung mit Dauerpaukenröhrchen indiziert.

Bei Cholesteatom, Paukenfibrose und Adhäsivprozess wird eine Tympanoplastik erforderlich (s. u., Abb. 8-5 u. Meth. 8-4).

Prognose

Bei adäquater Therapie im Allgemeinen gut.

Cave: Bei Kindern normalisiert sich zwar häufig die Tubenfunktion in der Pubertät, trotzdem darf keineswegs

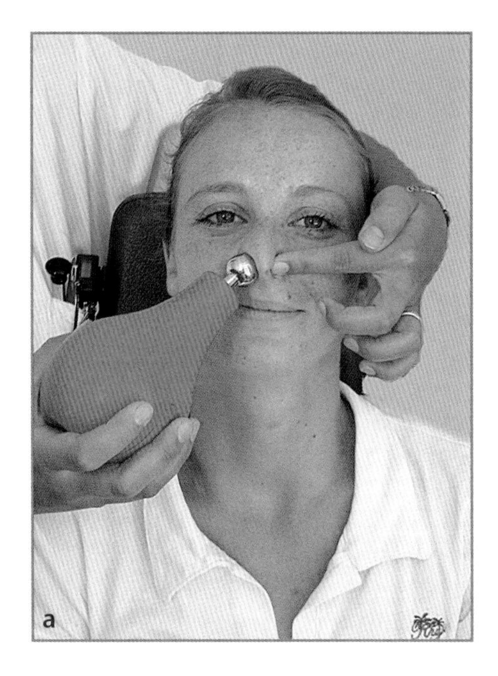

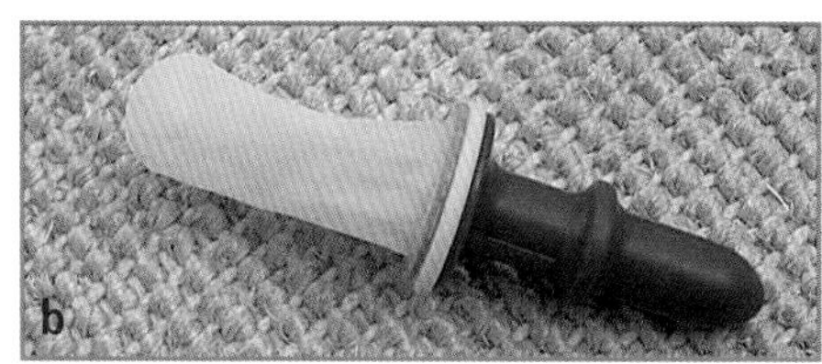

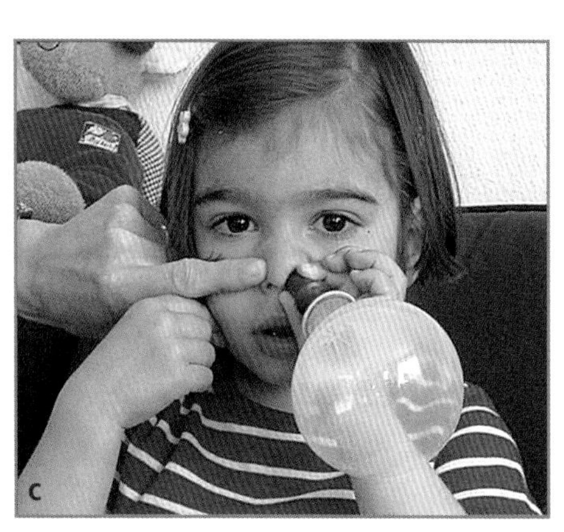

Abb. 8-1 Tubenbelüftung. a Nach Politzer. Eine Nasenöffnung wird zugehalten, über die andere wird Luft zugeführt. Gleichzeitig sagt der Patient „zum Kuckuck". b Luftballon mit Nasenansatz (Otobar®). c Aufblasen des Luftballons mit der Nase.

8

mit der Therapie einschließlich Adenotomie und Parazentese abgewartet werden, da die Hörstörung die Sprachentwicklung des Kindes hemmt.
Bei einem Teil der Patienten kommt es zur Bildung eines Adhäsivprozesses, aus dem sich ein Cholesteatom entwickeln kann. Bei anderen Patienten entsteht durch Organisation des Mittelohrergusses eine Paukenfibrose. Dabei ist das Mittelohr von fibrösen Massen ausgefüllt, das Trommelfell befindet sich jedoch in seiner normalen Position. Bei Lippen-Kiefer-Gaumen-Spalte ist die Prognose eingeschränkt.

Klaffende Tube

Bei der klaffenden offenen Tube ist der Tubenverschluss gestört. Die Ursache ist eine Verminderung des Gewebsdrucks, z. B. durch starke Abmagerung mit Verminderung des um die Tube gelegenen Fettgewebes (z. B. bei Anorexie). Die Patienten leiden unter Autophonie, d. h. die eigene Stimme dröhnt im Ohr und jeder Atemzug wird gehört. Bei Zunahme des Gewebedrucks im Hals verschwinden die Beschwerden (z. B. durch Kompression der V. jugularis oder im Liegen).

Therapie

Als Therapie kann ein Paukenröhrchen eingesetzt werden, eine operativ vorgenommene Einengung des pharyngealen Tubenostiums z. B. mit Kollagenunterfütterung ist schwer zu steuern und kann zu einer bleibenden Tubenstörung führen.

Prognose

Zweifelhaft.

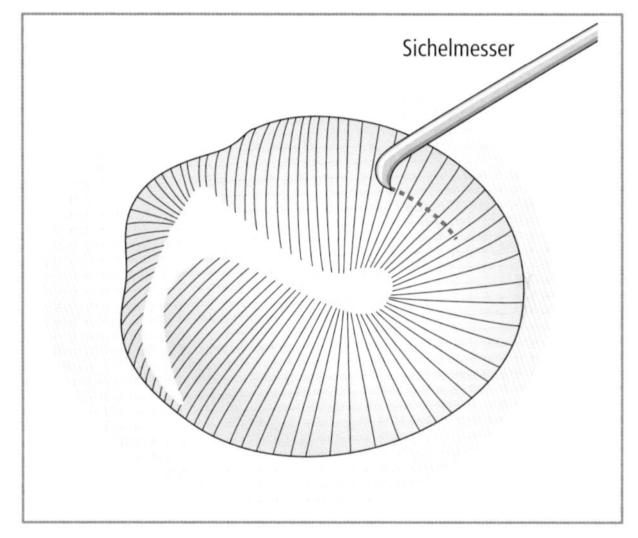

Abb. 8-2 Parazentese (OP-Situs im Liegen, rechte Seite).

Adhäsivprozess des Trommelfells

Durch einen wechselnden Unterdruck im Mittelohr kann durch Zerstörung der Lamina propria das Trommelfell instabil werden. Bei einem Unterdruck im Mittelohr wird es nach innen gezogen und legt sich auf den langen Ambossfortsatz und das Promontorium. Es besteht die Gefahr der Zerstörung von langem Ambossfortsatz und Steigbügeloberbau und der Entstehung eines Cholesteatoms.

Therapie

Bei chronischer Schleimhauteiterung oder Cholesteatom: Siehe Abschn. Entzündungen, Chronische Otitis me-

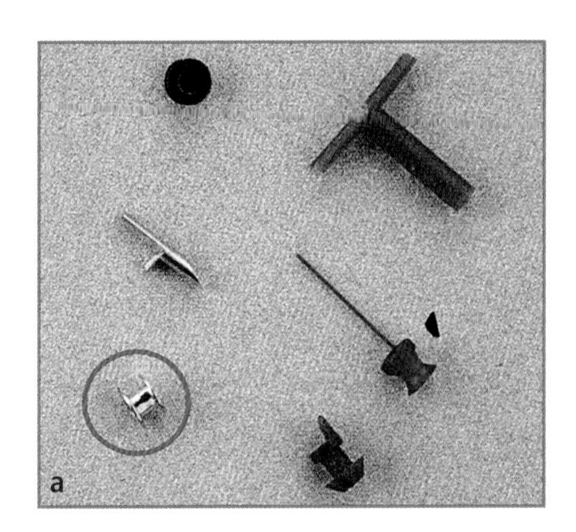

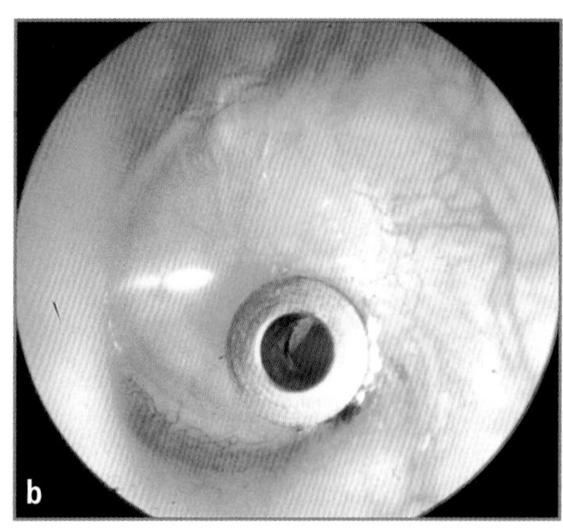

Abb. 8-3 **a** Paukenröhrchen. **b** Goldenes Paukenröhrchen in situ.

8

dia mesotympanalis (S. 95). Vorgehen wie dort angegeben.
Bei intaktem Trommelfell: Es sollte versucht werden, das Mittelohr wieder zu belüften. Zunächst sind mechanische Belüftungsstörungen an Nase und Nasopharynx auszuschließen (s. Kap. 16, Abschn. Hyperplasien, S. 332). Anschließend erfolgt die Tubendurchblasung mittels Valsalva-Versuch oder (bei Kindern) Aufblasen eines Luftballons mit der Nase (Otobar) (1- bis 3-mal/d), α-Sympathomimetikum (z. B. Otriven® 0,1 %, 4 × 4 Tr./d; bei Kindern Otriven® 0,05 %) und Kamilleinhalationen (1 × tgl.). Ein Versuch nach Politzer (2- bis 3-mal/Wo.) oder eine direkte Tubendurchblasung (Aufsetzen des Röhrchens auf die Rosenmüller-Grube, ohne Tubensondierung) kann zusätzlich unternommen werden.
Bei mechanischem Belüftungshindernis ist dieses zunächst zu beseitigen. Die häufigsten Hindernisse sind Adenoide beim Kind (Adenotomie dringend indiziert, um sprachliche und intellektuelle Entwicklung zu ermöglichen), Septumdeviation (plastische Septumoperation indiziert) und Nasenmuschelhyperplasie. Insgesamt sind vielfältige Ursachen möglich. Die Therapie erfolgt je nach Ursache.
Paukenröhrchen: In seltenen Fällen kann, wenn eine operative Sanierung nicht indiziert ist und konservative Maßnahmen zur Belüftung des Ohrs nicht zum Erfolg führen, ein Paukenröhrchen eingeführt werden. Üblicherweise sollte über das Paukenröhrchen das Hypotympanon mit der Rundfensternische belüftet werden, um die Hydrodynamik des Innenohrs zu verbessern (Abb. 8-3).
Bei irreparablem Funktionsverlust des Mittelohrs: Aktives Mittelohrimplantat mit Ankopplung an die Rundfenstermembran oder BAHA® (Meth. 9.1-10, S. 130, Abb. 10-1, S. 168).

Meth. 8-1 Nachbehandlung bei Drainageoperationen des Mittelohrs (Parazentese, Paukenröhrchenanlage)
Verhaltensmaßregeln: Bei der isolierten Parazentese ergeben sich keine Einschränkungen, lediglich das Eindringen von Wasser in den äußeren Gehörgang sollte in der ersten postoperativen Woche vermieden werden.
Bei liegenden Paukenröhrchen muss in jedem Fall auf das Tauchen verzichtet werden (Gefahr eines Vestibularisreizes). Schwimmen wird durch das Tragen von angepassten Ohrstöpseln (Hörgeräteakustiker) ermöglicht.
Nachsorge: Das Trommelfell verschließt sich normalerweise nach einer Parazentese in den nächsten 2 Wochen. Nach Paukenröhrcheneinlage wird die spontane Abstoßung meist innerhalb der nächsten 6 Monate abgewartet. Eine Kontrolle alle 3 Monate ist notwendig. Bleibt ein Röhrchen länger im Trommelfell und kann davon ausgegangen werden, dass sich der Belüftungszustand der Mittelohren normalisiert hat, kann eine operative Entfernung in Narkose erwogen werden. Eine Ausnahme bilden Kinder mit einer Lippen-Kiefer-Gaumen-Spalte, bei denen eine länger dauernde Drainage erwünscht ist. Bei starker Sekretion oder verstopftem Lumen kann ein Versuch mit H_2O_2-Ohrentropfen (3 %ig) unternommen werden. Sie sollten vor der Applikation etwas angewärmt werden. Wird als Ursache der Otorrhö eine Unverträglichkeitsreaktion vermutet, ist ein kurzzeitiger Versuch mit Cortison-haltigen Präparaten (z. B. Dexa Biofenicol-Ohrentropfen) gerechtfertigt (keine Aminoglykoside).

Entzündungen

Akute Otitis media

B. Wollenberg und H. Heumann

Die akute Mittelohrentzündung entsteht häufig durch eine von den oberen Luftwegen ausgehende und über die Tube aufsteigende Infektion. Infektionen auf hämatogenem Weg oder von außen bei bestehendem Trommelfelldefekt sind selten. Die Infektion wird meist durch β-hämolysierende Streptokokken der Gruppe A beim Erwachsenen und durch Pneumokokken beim Kind hervorgerufen. Die Patienten leiden unter stechenden Ohrenschmerzen (häufig nachts stärker als am Tag), einer Schallleitungsschwerhörigkeit und Fieber. Der Warzenfortsatz kann zu Beginn der Erkrankung berührungsempfindlich sein.

Tab. 8-1 Antibiotika-Leitlinie Mittelohr (nach: Federspil P. Antibiotikatherapie der Infektionen an Kopf und Hals. In: Ganzer U, Arnold W [Hrsg]. AWMF-Leitlinie HNO. 2003).

Diagnose	Häufigste Erreger	Mikrobiologische Diagnostik	Therapeutische Mittel der Wahl	Alternativen
Otitis media acuta	• Streptococcus pneumoniae • Haemophilus influenzae • Streptococcus pyogenes • Moraxella catarrhalis • Staphylococcus aureus	bei Komplikationen, Grundkrankheiten, Neugeborenen	Amoxicillin	• Aminopenicillin + Betalaktamaseninhibitor • Cephalosporin 2 Makrolid, Ketolid • Cotrimoxazol (Erwachsene)
			schwere Formen (Risikofaktoren): • Aminopenicillin + Betalaktamaseninhibitor • Cephalosporin 2	• Cephalosporin 3 a/3 b • Piperacillin + Tazobactam • Piperacillin + Sulbactam • Fluorchinolon
Otitis media chronica	• Pseudomonas aeruginosa • Staphylococcus aureus • Proteus mirabilis • andere Enterobacteriaceae • selten Schimmelpilze • Anaerobier	empfehlenswert	**Lokaltherapie:** • Ciprofloxacin-Augentropfen, ggf. auch bei Kindern	
			ohne Keimnachweis oder bei Verdacht auf Pseudomonas: • Ciprofloxacin in hoher Dosierung	• Carbapenem • Piperacillin ± Tazobactam • Ceftazidim ± Isoxazolylpenicillin
			Kinder: • Ceftazidim	• Piperacillin ± Sulbactam (Ciprofloxacin)
			bei Nachweis von Staphylococcus aureus: • Isoxazolylpenicillin • Cephalosporin 1/2 • Aminopenicillin + Betalaktamaseninhibitor *Bemerkung*: in der Regel Indikation zur Operation	• Clindamycin • Cotrimoxazol
Mastoiditis	• Streptococcus pneumoniae • Streptococcus pyogenes • Haemophilus influenzae • Staphylococcus aureus • Pseudomonas aeruginosa • Escherichia coli • Proteus mirabilis	erforderlich	Aminopenicillin + Betalaktamaseninhibitor *Bemerkung*: Indikation zur Operation, Adaptation der Antibiotikatherapie nach Grampräparat und Antibiogramm	• Cefuroxim, Cefotiam • Cefotaxim • Piperacillin • Ceftazidim • Ciprofloxacin

Im Verlaufe einer unkomplizierten akuten Otitis media verändert sich das Trommelfell in typischer Weise. Zunächst ist vermehrte Gefäßzeichnung zu beobachten, anschließend tritt eine Rötung und Vorwölbung des Trommelfells besonders hinten oben auf. Die Oberfläche erfährt eine schollige Trübung, die Konturen sind nicht mehr erkennbar. Die Rötung erfasst auch den Gehörgang.
Am zweiten oder dritten Tag tritt (nicht immer) eine Spontanperforation auf, über die sich dünnflüssiges, pulsierendes Sekret entleert. Mit der Perforation lassen die Schmer-

zen oft schlagartig nach. Anschließend heilt die akute Otitis media bei der Mehrzahl der Patienten vollständig aus.

Therapie

Empfohlen werden abschwellende Nasentropfen (z. B. Otriven® 0,1 %, 4 × 3 Tr./d, bei Kindern 0,05 %, sowie eine suffiziente Antibiose; Diskussion der Antibiose s. Meth. 8-2) sowie Aminopenicilline, z. B. Amoxicillin (Amoxi-Wolff® 500 oder Amoxicillin-ratiopharm® 500, 3- bis 4-mal 1–2 Tbl. bei Erwachsenen; bei Kindern 40–100 mg/kg KG/d in 3–4 Einzeldosen); bei Penicillin-Allergie: Erythromycin (z. B. Erythromycin STADA® 500 mg Filmtabletten, 3 × 1–2 Tbl./d; bei Kindern z. B. Paediathrocin® Trockensaft, 3- bis 4-mal 30–50 mg/kg KG/d, auf 3–4 Einzeldosen verteilt, ab 1. Lebensjahr). Bei penicillinasebildenden Haemophilusstämmen (Antibiogramm!) muss ein Betalaktamaseninhibitor (z. B. Augmentan®, 3 × 1–2 Tbl./d; bei Kindern Augmentan®-Trockensaft, entsprechend Alter und KG dosiert) gegeben werden (Tab. 8-1).

Gegen Schmerzen hilft zumeist eine heiße, feuchte Kammer auf dem Ohr (saugfähiges Tuch mit heißem Wasser; 3 × tgl. für 10 min). Bei Bedarf kann ein peripheres Analgetikum (z. B. Paracetamol oder ben-u-ron®, 250–2000 mg/d, je nach Gewicht) verabreicht werden.

Parazentese: Bei starker Vorwölbung des Trommelfells, bei anhaltendem Fieber und sehr heftigen Schmerzen oder bei beginnenden Komplikationen (Meningismus, Fazialisparese, Labyrinthreizung) muss eine Parazentese (s. Abb. 8-2) durchgeführt werden. In Allgemeinnarkose oder Lokalanästhesie wird das Trommelfell im Bereich des vorderen oder hinteren unteren Quadranten eingeschnitten.

Postinfektiöse Tubenbehandlung: Ist die Tube nach Abklingen der akuten Erscheinungen nicht durchgängig, wird das Politzer-Verfahren (2- bis 3-mal/Wo.) angeschlossen.

Cave: Eine Antibiose ohne abschwellende Nasentropfen reicht nicht aus.

Prognose

Im Allgemeinen gut. Die akute Otitis media muss nach einer Woche ausgeheilt sein, sonst besteht die Gefahr von Komplikationen. Als Komplikationen können Mastoiditis (s. u.), Labyrinthitis, Meningitis, Hirnabszess (s. Abschn. Otogene Komplikationen, S. 101) und Fazialisparese (s. Kap. 14.2, S. 226) auftreten.

Werden bei der Primärbehandlung keine abschwellenden Nasentropfen angewendet, muss mit einer erhöhten Komplikationsrate gerechnet werden. Eine alleinige antibiotische Behandlung bietet insbesondere bei Säuglingen und Kleinkindern (s. u.) keinen zuverlässigen Schutz vor Komplikationen.

Meth. 8-2 Antibiose bei akuter Otitis media (H.-P. Zenner)

Insbesondere bei Kindern ist die Antibiose nur wirksam, wenn sie suffizient durchgeführt wird. Eine insuffiziente Antibiose ist jedoch nicht selten und kann zur systemischen Resistenzbildung beitragen. Ursache kann z. B. eine mangelnde Compliance sein. Lokale Folgen können chronisch-rezidivierende Paukenergüsse im Kindesalter und nachfolgende Störungen der Sprachentwicklung des Kindes sein. Hinzu kommen chronische Mittelohrentzündungen. Die notwendige Verringerung der Zahl der insuffizienten Antibiosen durch Herstellung der Compliance erfordert daher regelmäßige Kontrolluntersuchungen während der Antibiotikatherapie, was nicht selten nicht möglich ist. Ist eine Compliance-bedingte Insuffizienz der Antibiotikagabe nicht auszuschließen, wird bei Abwägung von Wirksamkeit versus Resistenzbildung die Indikation zur Antibiose als relativ diskutiert.

Wird z. B. ein Kind am 2. oder 3. Tag der Erkrankung erstmals vorgestellt, kann deshalb unter Gabe von abschwellenden Nasentropfen alternativ noch 1–2 Tage der Verlauf ohne Antibiose abgewartet werden. Bei deutlicher Befundverbesserung wird weiter auf die Antibiose verzichtet, ansonsten wird die Antibiose begonnen und suffizient bis zum Ende geführt. Die Zahl der insuffizienten Antibiotikatherapien wird auf diese Weise ebenfalls verringert.

Akute Otitis media im Säuglings- und Kleinkindesalter

Säuglinge und Kleinkinder sind wegen ihrer kurzen, gerade verlaufenden und weiten Tube besonders anfällig für Mittelohrinfekte. Dazu trägt auch die häufig vergrößerte Rachenmandel bei. Neben lokalen Symptomen wie häufiges Greifen nach dem kranken Ohr und Schmerzen bei Berührung der Ohrmuschel können ausgeprägte Allgemeinveränderungen bestehen (hohes Fieber, Störungen der Ernährung und Verdauung). Das Trommelfell ist verdickt, gerötet, häufig bleibt eine Spontanperforation aus.

Therapie

Therapeutisch wird wie beim Erwachsenen und bei Schulkindern vorgegangen. Die Indikation zur Parazentese (Abb. 8-2) wird, wenn das Trommelfell nicht spontan perforiert, frühzeitig gestellt.

Prognose

Cave: Kommt es nicht zu einer raschen Erholung nach der Einleitung der Therapie (spätestens nach 1 Wo.), muss mit einer beginnenden Komplikation (Mastoiditis, Labyrinthitis, Fazialisparese, Meningitis oder Hirnabszess) gerechnet werden und eine operative Entlastung erfolgen. Dabei wird von einem retroaurikulären Schnitt aus das Antrum des Mittelohrs weit eröffnet und drainiert.

Mukosusotitis

Bei der sogenannten Mukosusotitis handelt es sich um eine Infektion mit einem mukös wachsenden Streptococcus pneumoniae. Im Vordergrund steht der protrahierte, relativ symptomarme Verlauf.
Trotz geringer Schmerzen und nur wenig ausgeprägter Veränderungen am Trommelfell (verdickt, blass oder gerötet) tritt in der dritten Woche eine Knocheneinschmelzung im Warzenfortsatz auf, die endokranielle Komplikationen nach sich ziehen kann. Die Blutkörperchensenkungsgeschwindigkeit (BSG) ist stark beschleunigt. Die Diagnose wird durch den Erregernachweis im Mittelohrsekret nach Parazentese und durch die Röntgenaufnahme des Warzenfortsatzes (Schüller) gestellt, auf der die Knocheneinschmelzung erkennbar ist.

Therapie

Bei Knocheneinschmelzung (fast immer vorhanden) erfolgt eine Mastoidektomie.
Ansonsten werden hoch dosiert Antibiotika und abschwellende Nasentropfen verabreicht (Otriven® 0,05 %, 3 × 1 Tr./d). Ohne Kenntnis des Abstrichergebnisses wird zunächst Penicillin G i.v. gegeben (z.B. Penicillin „Grünenthal“, 3 × 10–20 Mio. IE, Kinder i.d.R. 50 000–0,5 Mio. IE/kg KG/d, verteilt auf 3 Einzelgaben).

Prognose

Bei ausreichender Behandlung, insbesondere nach Mastoidektomie und hoch dosierter Antibiotikagabe zufriedenstellend. Ohne adäquate Therapie können intrakranielle Komplikationen (Meningitis, Hirnabszess) auftreten.

Grippeotitis

Die Grippeotitis ist durch Blutblasen auf dem Trommelfell und im Gehörgang charakterisiert. Ursache ist eine Infektion mit Influenza-Viren, die eine toxische Kapillarschädigung zur Folge hat.

Therapie

Eine kausale Therapie der Grippevirus-Infektion ist nicht möglich. Zur Prävention einer bakteriellen Superinfektion kommen systemisch wirksame Antibiotika wie Cotrimoxazol zur Anwendung. Peripher wirkende Analgetika wie Paracetamol dienen der Schmerzlinderung. Details s. Kap. 7, Abschn. Entzündungen, S. 73.

Zoster oticus

Der Zoster oticus beruht auf der Reaktivierung einer Infektion mit dem Varicella-Zoster-Virus. Die Krankheit geht mit herpetiformen Hauteffloreszenzen an Ohrmuschel und Gehörgang, starken neuralgiformen Schmerzen und wechselnden vestibulokochleären Ausfällen (Schallempfindungsschwerhörigkeit, Schwindel), gegebenenfalls in Kombination mit einer Fazialisparese, einher. Ein monosymptomatischer Verlauf ist häufig.

Therapie

Virostase und Analgesie. Details (u.a. bei persistierender Mitbeteiligung des Innenohrs und/oder des N. facialis, bei Fazialisparese und Hirnstammenzephalitis) s. Kap. 7, Abschn. Entzündungen, S. 73.

Scharlach- und Masernotitis

Akute Mittelohrentzündungen nach Scharlach oder Masern sind selten. Sie entstehen auf hämatogenem Weg.

Therapie

Scharlachotitis: Es erfolgt die Gabe von Penicillin, 1,2 Mio. IE/d oral oder i.m. (z.B. Tardocillin® 1200 oder Megacillin®-Spritzampullen; bei Kindern z.B. Penicillin V-ratiopharm®-Trockensaft oder Isocillin®-Saft, Dosierung entsprechend Alter und Gewicht); bei Penicillin-Allergie: Erythromycin (z.B. Erythromycin AL 500 Filmtabletten, 3 × 1–2 Tbl./d; bei Kindern z.B. Paediathrocin®-Trockensaft, mind. 3- bis 4-mal 50 mg/kg KG/d ab 1. Lebensjahr).
Masernotitis (häufig Superinfektion mit Haemophilus influenzae): Hier sind Breitspektrumpenicilline wie Amoxicillin (z.B. Amoxi-Wolff® 500 oder Amoxicillin-ratiopharm® 500, 3- bis 4-mal 2 Tbl./d bei Erwachsenen; bei Kindern 50–100 mg/kg KG/d) indiziert; bei Penicillin-Allergie: Erythromycin (z.B. Erythromycin AL 500 Filmtabletten, 3 × 1–2 Tbl./d; bei Kindern z.B. Monomycin-Säuglingssaft oder Paediathrocin®-Trockensaft, 3- bis 4-mal 50 mg/kg KG/d ab 1. Lebensjahr).
Bei penicillinasebildenden Haemophilusstämmen (Antibiogramm!) muss ein Betalaktamaseninhibitor verordnet werden (z.B. Augmentan®, 3 × 1–2 Tbl./d; bei Kindern Augmentan®-Trockensaft, entsprechend Alter und KG dosiert).

Prognose

In Bezug auf das Mittelohr gut. Ohne Antibiose droht eine Nekrose von Trommelfell und Gehörknöchelchen. Häufige Folge ist die Entstehung eines Cholesteatoms.

Mastoiditis

Die Mastoiditis ist die häufigste Komplikation der akuten Otitis media. Bei jeder Mittelohrentzündung ist die Schleimhaut des Warzenfortsatzes mitbeteiligt, bei der Mastoiditis ist darüber hinaus der Knochen betroffen. Es kommt zu einer eitrigen Einschmelzung des Knochens, die

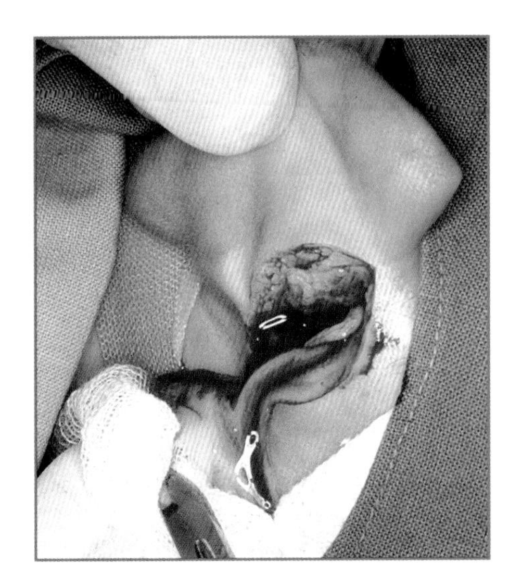

Abb. 8-4 Mastoiditis.

auf die Pyramidenspitze (Petrositis) und die Zellen der Jochbogenwurzel (Zygomatizitis) übergreifen kann. Die Patienten leiden unter zunehmenden Ohrenschmerzen mit Klopfen im Ohr, Wiederauftreten der Sekretion und Zunahme der Schwerhörigkeit. Sie haben Fieber und sind schwer krank, die BSG ist maximal beschleunigt (oft über 100 in der ersten Stunde). Nicht selten ist eine ungenügende antibiotische Behandlung einer akuten Otitis media vorausgegangen. Eine Mastoiditis wird durch mangelhafte Belüftung der Mittelohrräume über die Tube und der Warzenfortsatzzellen über das Antrum begünstigt. Zur Diagnose führen die retroaurikuläre Rötung und Schwellung mit abstehender Ohrmuschel und Schmerzen im Bereich des Mastoids. Das Trommelfell ist verdickt, häufig schollig und getrübt. Röntgenologisch (Schüller) kann eine Verschleierung des Mastoids und z. T. Einschmelzung der Knochenbälkchen nachgewiesen werden (Abb. 8-4).
In Abhängigkeit vom Stadium und der Ausbreitung der Entzündung kann sich im Bereich des Planum mastoideum ein subperiostaler Abszess ausbilden. Liegt eine Zygomatizitis vor, ist die Region über der Jochbogenwurzel geschwollen, sodass an eine Kiefergelenkentzündung gedacht werden kann. Ein Durchbruch der Entzündung über die Mastoidspitze in die Halsweichteile führt zu einer Schwellung unter dem kranialen Ansatz des M. sternocleidomastoideus mit Schiefhals (Bezold-Mastoiditis).
Da aufgrund der anatomischen Bedingungen Kinder eher als Erwachsene eine Mittelohrentzündung bekommen, tritt auch die Mastoiditis bei Kindern häufiger auf als bei Erwachsenen.

Therapie

Mastoidektomie: Die Therapie der Wahl ist die Mastoidektomie. Von einem retroaurikulären Schnitt aus wird der krankhaft veränderte Knochen im Warzenfortsatz entfernt und eine breite Verbindung zwischen Antrum und ausgefrästem Mastoid geschaffen (s. Patienteninformation „Ausräumung des Warzenfortsatzes"). Das Mastoid wird drainiert; das Drainageröhrchen wird aus dem Mastoid entfernt, wenn die Sekretion versiegt ist (etwa nach 3 d).
Parazentese: Zur Operation gehört auch eine Parazentese (s. Abb. 8-2), damit das eitrige Sekret aus dem Mittelohr abgesaugt werden kann und die Mittelohrräume belüftet werden. Liegt auf der Gegenseite ein Erguss vor, sollte auch hier die Parazentese erfolgen.
Tubenventilation: Als zusätzliche Therapie werden abschwellende Nasentropfen (z. B. Otriven® 0,1 %, 4 × 4 Tr./d; bei Kleinkindern Otriven® 0,05 %, 4 × 2 Tr./d) verabreicht. Bei Kindern muss auch an die Möglichkeit vergrößerter Adenoide gedacht werden. Es empfiehlt sich, in einer Sitzung die Adenotomie mit vorzunehmen (Aufklärung der Eltern erforderlich).
Antibiose: Die meist schon vor der Operation eingeleitete antibiotische Behandlung wird mit einem Aminopenicillin in Verbindung mit einem Betalaktamaseninhibitor durchgeführt (z. B. Augmentan®, Erwachsene: 2 × 1 Tbl./d; Kinder: Augmentan®-Kindersaft, gewichtsadaptiert). Bei ausgeprägtem Befund sollte eine intravenöse antibiotische Behandlung erfolgen. Alternativ können auch Cephalosporine oder Chinolone (Ciprobay®) verwendet werden. Das Antibiotikum muss unter Umständen entsprechend dem Antibiogramm des während der Operation entnommenen Abstriches gewechselt werden.
Cave: Die alleinige antibiotische Therapie ist bei einer typisch ausgeprägten Mastoiditis nicht zulässig. Abgekapselte Eiterherde können fortbestehen und zu schwerwiegenden Komplikationen führen (s. u.).
Bei Fazialislähmung ist zusätzlich die Fazialisbegleittherapie indiziert (s. Kap. 14.2, Meth. 14.2-1, S. 224).

Prognose

Bei adäquater Behandlung ist die Prognose der Mastoiditis gut. In diesem Fall kommt es zur Ausheilung mit Erhalt des normalen Hörvermögens.
Cave: Bei ungenügender Behandlung (z. B. Beschränkung auf konservative Therapie) kann sich die Entzündung trotz Antibiose innerhalb des Felsenbeins ausbreiten und zu einer diffusen Labyrinthitis mit irreversiblem Funktionsverlust des Hör-Gleichgewicht-Organs führen.
Eine **Fazialisparese** kann durch die Ausbreitung der Entzündung im Fazialiskanal hervorgerufen werden.
Bricht die Entzündung in den perisinösen Raum ein, entsteht ein perisinöser Abszess, aus dem sich über eine Periphlebitis die Sinusphlebitis und die **Sinusthrombose** mit der Gefahr der Sepsis entwickeln.
Durch Arrosion des Knochens zur mittleren oder hinteren Schädelgrube kann die Entzündung in das Schädelinnere eindringen und zu einer **Meningitis** oder einem **Hirnabszess** im Bereich des Temporallappens oder des Kleinhirns führen.

@ **Patienteninformation „Ausräumung des Warzenfortsatzes (Mastoidektomie)"**

Wenn es als Komplikation einer Mittelohrentzündung zu einer Vereiterung der normalerweise lufthaltigen Knochenzellen hinter dem Ohr (Warzenfortsatz) oder um das Ohr herum kommt, muss in Vollnarkose durch einen Schnitt hinter der Ohrmuschel der kranke Knochen freigelegt und das erkrankte Knochenzellsystem ausgeräumt werden, damit sich der Eiter entleeren kann. Nur auf diese Weise können lebensgefährliche Folgen vermieden werden. Diese Operation ist für den Patienten im Normalfall nicht schwer und führt fast immer in wenigen Tagen zu einer Besserung und in wenigen Wochen zu einer Ausheilung der Entzündung des Mittelohrs und Warzenfortsatzes.

Der Gesichtsnerv verläuft durch den Knochen des Warzenfortsatzes. In ganz seltenen Fällen kann eine Verletzung dieses Nervs zu einer vorübergehenden oder bleibenden Lähmung der entsprechenden Gesichtshälfte führen. Falls sich während der Operation herausstellt, dass die Eiterung bereits über den Warzenfortsatz hinausgegangen ist, muss der Operateur die jeweils nötigen Maßnahmen ergreifen, um die Erkrankung zu beherrschen.

Sehr selten kann das Hörvermögen nach einer solchen Operation beeinträchtigt sein. Im Extremfall treten sogar Ertaubung und Schwindel auf.

Jede Ohroperation steigert zwangsläufig die Empfindlichkeit des Innenohrs. In diesem Zustand wirken Substanzen, die ohnehin zu einer Schädigung des Innenohrs führen können, besonders stark. Zu solchen Innenohrgiften gehört auch das Nikotin, sodass ein ohroperierter Patient wenigstens die ersten 14 Tage nach dem Eingriff auf das Rauchen verzichten sollte.

Okkulte Mastoiditis, okkulte Antritis des Säuglings

Bei Säuglingen und Kleinkindern kann eine okkulte Mastoiditis oder Antritis die Ursache für Bauchschmerzen, Appetitlosigkeit und Fieber (nicht obligat) sein. Vorausgegangen ist eine subklinische Otitis, die zu einer periantralen Osteomyelitis geführt hat.

Therapie

Antrotomie.

Prognose

In der Regel erfolgt eine überraschend schnelle Erholung des Allgemeinzustandes des Säuglings nach Antrotomie.

Chronische Otitis media mesotympanalis, chronische Schleimhauteiterung

B. Wollenberg und H.-P. Zenner

Ursächlich besteht eine ätiologisch unklare „Schwäche" der Schleimhaut von Mittelohr und Warzenfortsatz mit der Folge einer zentralen Trommelfellperforation. Bei einem Teil der Patienten kommt es zur rarefizierenden Ostitis der Gehörknöchelchen. Die Folge ist eine Schallleitungsschwerhörigkeit. Häufig ist ein Ausfluss aus dem Trommelfelldefekt. Röntgenologisch (Schüller) zeigt sich eine gehemmte Pneumatisation; selten liegt eine gute Pneumatisation vor, diese dann in der Regel mit einer Verschattung des Mastoids.

Therapie

Bei trockenem Ohr und durchgängiger Tube ist als Therapie die Tympanoplastik indiziert. Es erfolgt eine mikrochirurgische Mittelohroperation (s. Abb. 8-5 und Meth. 8-3) zum Verschluss des Trommelfells und zum Wiederaufbau der Gehörknöchelchenkette, wodurch gleichzeitig die Entzündung saniert wird (s. Patienteninformation „Tympanoplastik bei Schleimhauteiterung").

Bei Tubenverschluss muss nach der Ursache der Tubenventilationsstörung gefahndet werden. Beim Kind sind Adenoide zu entfernen. Nasen-, Choanal-, Siebbeinpolypen werden operativ beseitigt und atembehindernde Septumdeviation und Nasenmuschelhyperplasie operativ korrigiert. Missbildungen (Lippen-Kiefer-Gaumen-Spalte) sind ebenfalls zu korrigieren. Eine entzündliche Schwellung der Tubenschleimhaut ist konservativ durch ein α-Sympathomimetikum (z. B. Otriven®-Nasentropfen 0,1 %, 4 × 4 Tr./d im Liegen; bei Kindern 0,05 %) vorzubehandeln. Zusätzlich kann ein α-Sympathomimetikum auch in Kombination mit Cortison als Ohrentropfen appliziert und mit dem Politzer-Ballon (ärztliche Handlung) mittels Luftdruck durch die Perforation in Mittelohr und Tube gedrückt werden. Sobald die Tube durchgängig ist, kann die Tympanoplastik erfolgen.

Bei Sekretion des Ohrs: Zunächst erfolgt die konservative Operationsvorbereitung durch eine sekretionshemmende Therapie: 3 × tgl. Reinigung des Ohrs mit H_2O_2 3 % (50 ml als Ohrentropfen mit Pipette verschreiben). Bei nur geringer Sekretion ist diese Medikation nicht (mehr) nötig. Anschließend ist eine 3 × tgl. durchzuführende desinfizierende Behandlung indiziert, z. B. mit Dequaliniumchlorid (s. Kap. 7, Rp. 7-1 u. 7-2, S. 70), Resorcin-Alkohol 3 % oder Kaliumpermanganat 1 ‰. Nach Sistieren der Sekretion erfolgt die Tympanoplastik (Abb. 8-5 und Meth. 8-3).

Bei akuter Exazerbation (akute Superinfektion mit massiver purulenter Sekretion): Abstrich. Vor Erhalt des Antibiogramms wird eine systemische Therapie mit Amoxicillin (z. B. Amoxi-Wolff® 500 oder Amoxicillin-ratiopharm® 500,

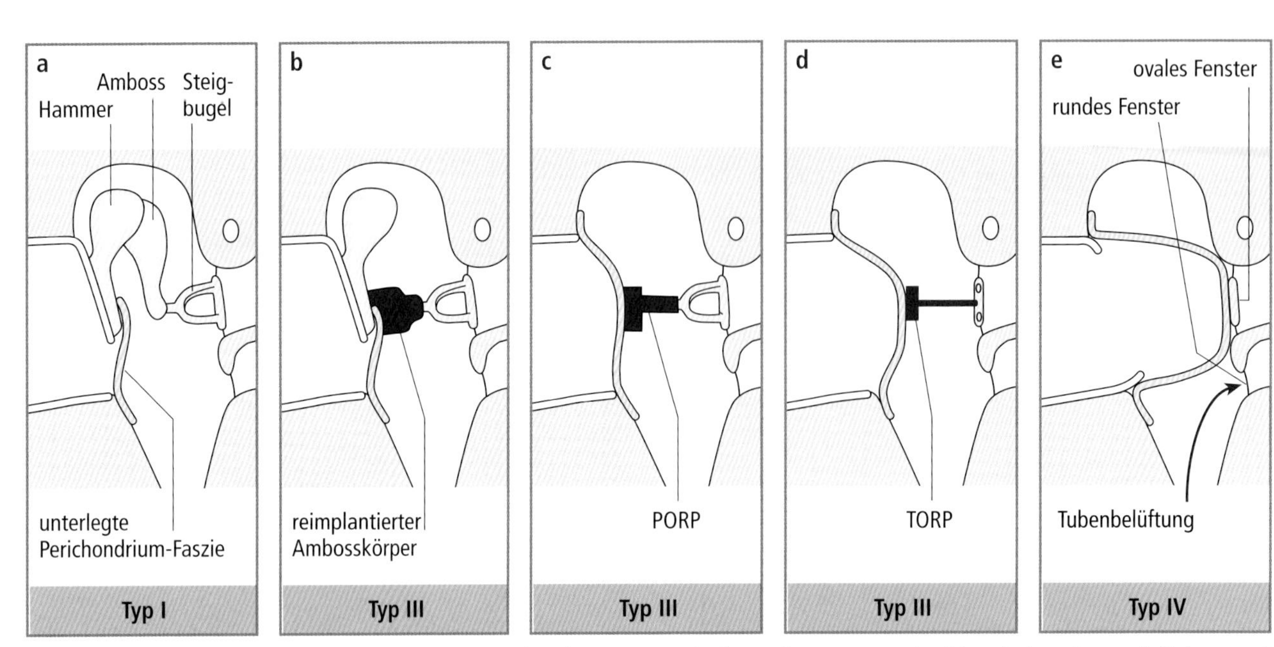

8

Abb. 8-5 Tympanoplastik in Beispielen. **a** Tympanoplastik Typ I mit Schallprotektion des runden Fensters. **b** Typ III mit Interposition eines Ambosskörpers zwischen Steigbügel und Hammer (sog. Steigbügelerhöhung). **c** Typ III mit Interposition eines PORP (partial ossicular replacement prothesis). **d** Typ III mit TORP (total ossicular replacement prothesis) zwischen Stapes-Fußplatte und Paukenabdeckung (sog. Columella). **e** Typ IV mit Schallankopplung an ovales Fenster und Schallprotektion des runden Fensters. (Nomenklatur z. T. nach Wullstein.)

3- bis 4-mal 1–2 Tbl./d bei Erwachsenen; bei Kindern 100 mg/kg KG/d) durchgeführt; bei Penicillin-Allergie erfolgt die Gabe von Erythromycin (z.B. Erythromycin AL 500 Filmtabletten, 3 × 1–2 Tbl./d; bei Kindern z.B. Paediathrocin®-Trockensaft, 3 × 50 mg/kg KG/d ab 1. Lebensjahr). Alternativ können Cotrimoxazol (z.B. Eusaprim®, 2 × 2 Tbl./d, Cotrim 960, 2 × 2 Tbl./d) angewendet werden. Gegebenenfalls ist eine Umstellung der Medikation nach Antibiogramm erforderlich.

Die lokale Gabe von Aminoglykosid-haltigen Ohrentropfen ist wegen der Ertaubungsgefahr immer **kontraindiziert.** Aufgrund der hohen Allergisierungsrate bei lokaler Anwendung wird auch auf die lokale Anwendung anderer Antibiotika im Normalfall verzichtet. Nur bei nachgewiesener Insuffizienz der systemischen Antibiotikatherapie nach Antibiogramm erfolgt eine lokale Antibiotikagabe, z.B. Ciprofloxacin-Ohrentropfen (z.B. Panotile cipro, Ciloxan®). Vor Applikation der antibiotischen Tropfen ist die Reinigung des Ohrs mit H_2O_2-Tropfen indiziert (s.o.). Nach Abklingen der akuten Exazerbation erfolgt die Tympanoplastik.

Nachsorge s. Meth. 8-4.

Prognose

Nach einer Tympanoplastik heilt die chronische Schleimhautentzündung bei normaler Tubenfunktion in mehr als 80 % der Fälle aus. Bei unzureichendem Hörgewinn kann eine postoperative Hörgeräteversorgung indiziert sein.

Ohne Operation muss mit einem schubweisen Verlauf der chronischen Mittelohrentzündung mit Exazerbationen im Abstand von Wochen, Monaten oder Jahren (z.B. Badewasser oder tubogene Infektionen) und einer progredienten Schallleitungsschwerhörigkeit gerechnet werden. Lebensbedrohliche Komplikationen sind jedoch kaum zu erwarten. Eine Cholesteatomentstehung ist ungewöhnlich.

Sezernierendes Ohr ohne Tympanoplastik: Eine Hörgeräteversorgung ohne Tympanoplastik ist häufig nicht möglich, da wegen der Sekretion kein Ohrpassstück getragen werden kann. Gegebenenfalls kann dann ein Knochenleitungsimplantat (BAHA®) indiziert sein (Meth. 9.1-10, S. 130, Abb. 10-1, S. 168).

Cave: Werden beim sezernierenden Ohr Aminoglykosid-haltige Ohrentropfen verwendet, können sie durch das offene Trommelfell in das Mittelohr eindringen, rundes und ovales Fenster überwinden und das Innenohr direkt schädigen. Die Folgen sind Ertaubung und Schwindel.

Meth. 8-3 Hörverbesserung bei chronischen Mittelohrentzündungen

Das Prinzip der Tympanoplastik ist die Wiederherstellung des Hörvermögens nach Entfernung der Entzündung. Dabei sollten die Pauke vollständig belüftet und das Trommelfell verschlossen sein sowie eine funktionsfähige Gehörknöchelchenkette (intakt oder rekonstruiert) hergestellt werden.

Tympanoplastik Typ I und Typ II: Eine Tympanoplastik Typ I und Typ II wird durchgeführt, wenn sich bei der intraoperativen Paukenkontrolle die Gehörknöchelchenkette als sicher nicht von Cholesteatom befallen er- ▼

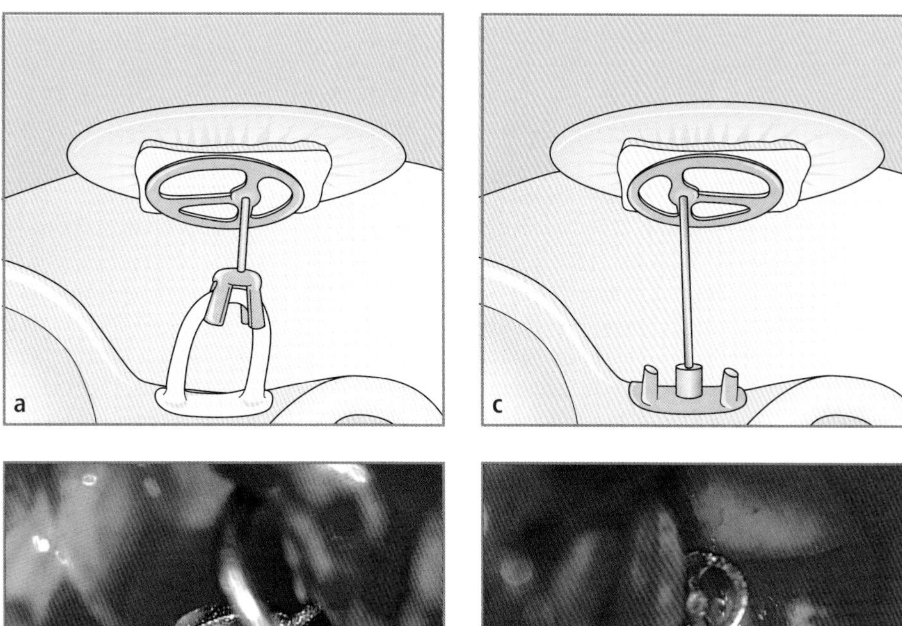

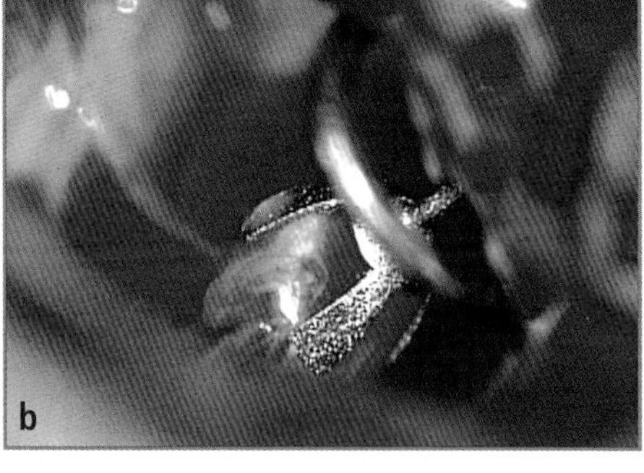

Abb. 8-6 a, b Tympanoplastik Typ III mit Stapesüberhöhung mittels Titanprothese (Tübinger Titanprothese® [TTP] – Partialprothese). **c, d** Tympanoplastik Typ III mit Titan-Columella (TTP® – Totalprothese).

weist. Nach der Paukenkontrolle wird der Trommelfelldefekt durch mesenchymales Gewebe (Temporalisfaszie, Ohrmuschelperichondrium, Ohrknorpel) verschlossen (Myringoplastik). Gelegentlich erfolgt eine zusätzliche Auflage einer Epithelschicht (retroaurikulär entnommene Vollhaut, Lappen aus Gehörgangshaut) (s. Abb. 8-5). Bei einem hohen Steigbügel kann das Trommelfell ohne eine Interposition direkt auf den Steigbügel gelegt werden (sehr selten). Ein Typ II ist extrem ungewöhnlich.

Tympanoplastik Typ III: Wenn ein Defekt der Gehörknöchelchenkette besteht, wird zumeist die Tympanoplastik Typ III durchgeführt. Dazu wird beispielsweise der patienteneigene, zurechtgeschliffene Amboss oder Hammerkopf (falls nicht vom Cholesteatom befallen) zwischen Steigbügel und Trommelfell und/oder Hammerrest interponiert (s. Abb. 8-5). Falls eigene Gehörknöchelchen zur Interposition nicht mehr wiederverwendbar sind, erfolgt die Implantation künstlicher Gehörknöchelchen (z. B. aus biokompatibler Keramik oder aus Titan). Gleichzeitig wird der Trommelfelldefekt wie beim Typ I verschlossen.

Falls die Steigbügelschenkel fehlen und die Fußplatte erhalten ist, erfolgt die Interposition eines langen zurechtgeschliffenen autologen Gehörknöchelchens (sehr gute Biokompatibilität, eingeschränkte Chance zur Wiederherstellung des Gehörs) oder eines Implantates (bessere audiologische Ergebnisse, schlechtere Biokompatibilität) als sogenannte Columella direkt auf die Fußplatte (Abb. 8-6).

Tympanoplastik Typ IV: Dieser Eingriff wird durchgeführt, wenn eine Rekonstruktion der Gehörknöchelchenkette nicht möglich und der obere Belüftungsweg (zum ovalen Fenster) verschlossen ist. Der untere Belüftungsweg (zum runden Fenster) muss durchgängig sein. Das Prinzip des Typ IV ist eine Schallprotektion des runden Fensters durch einen Trommelfellverschluss. Das ovale Fenster wird direkt durch den Schall ausgelenkt (s. Abb. 8-5), jedoch ohne dass Gehörknöchelchen den Schalldruckpegel anpassen. Durch die Operation wird die Auslenkbarkeit des runden Fensters bei Schallankopplung an das ovale Fenster erreicht. Die physiologische Impedanzanpassung an das ovale Fenster fehlt jedoch: Es bleibt ein Hörverlust von ca. 25 dB Schallleitungskomponente.

Nachsorge s. Meth. 8-4.

Hörgerät: Bei unzureichendem Hörererfolg (in ca. 20 %) nach operativ sanierter Entzündung kann ein Hörgerät verordnet werden. Hinsichtlich der Impedanzanpassung ist ein HdO(Hinter-dem-Ohr)-Gerät einem IdO(In-dem-Ohr)-Gerät zumeist technisch überlegen (s. Abb. 9.1-5 u. 9.1-6, S. 128).

Knochenleitungsimplantat: Bei normaler oder fast normaler Innenohrleistung und gleichzeitiger kontralateraler Schwerhörigkeit kommt auch ein Knochenleitungsimplantat (wiedergabegetreuer als ein konventionelles Hörgerät) als Alternative zu HdO-/IdO-Geräten infrage (Meth. 9.1-10, S. 130, Abb. 10-1, S. 168). Dies gilt insbesondere bei chronisch sezernierenden Ohrhöhlen.

Meth. 8-4 Nachsorge nach Mittelohroperationen

Eine Nachsorge ist lebenslang erforderlich!

Nach der ersten postoperativen Woche wird einmal täglich ein Valsalva-Versuch durchgeführt (auf Anweisung des Operateurs ggf. auch schon früher oder gar nicht). Nach Entfernung der Tamponade nach etwa 3 Wochen werden unter dem Mikroskop Gehörgang bzw. Ohrhöhle mit in H_2O_2 (3 %) getränkten Watteträgern gereinigt. Falls die Epithelisierung unvollständig ist, werden Höhle und Gehörgang mit Corticoid-haltiger Salbe (z. B. Rp. 8-1) für 3 Wochen gefüllt (Salbenplombe). Anschließend sind eine regelmäßig ärztliche Ohrreinigung und eine Kontrolle (evtl. Behandlung) der Tubenfunktion in 6-wöchigen bis 12-monatigen Abständen erforderlich.

Bei Auftreten von Granulationen: Alkohol- und Cortison-haltige Ohrentropfen, z. B. Volon® A-Tinktur, 3 × 5 Tr./d; stärkere Granulationen ätzen (z. B. mit Albothyl®) oder abtragen.

Bei unzureichender Epithelisierung: Cortison-haltige Lotion 1 × 1–5 Tr./d, z. B. Betnesol®-V-Lotio 0,1 %; als Betnesol®-V-Lotio 1:1 mit H_2O verdünnt (Rp. mit Pipette), leichter zu applizieren. Falls konservativ keine vollständige Epithelisierung erreicht wird, kann eine Revision mit Hauttransplantation (Vollhaut, Thierschlappen, Spalthaut) indiziert sein.

Bei Infekt der Ohrhöhle: Desinfiziens als Ohrentropfen, z. B. Dequaliniumchlorid 3 × 5 Tr./d (s. Kap. 7, Rp. 7-1 u. 7-2, S. 70).

Bei starker Schuppung: Salicylat-haltige Ohrentropfen, z. B. Salicyl-Ohrentropfen, 3 × 5 Tr./d (s. Rp. 8-2).

Bei kleinen Rezidivperforationen: Anfrischen der Wundränder und Schienung mit Silikonfolie oder Filterpapier (5 × 5 mm).

Rp. 8-1 Messerklinger-Salbe

Hydrocortison acetic	0,2
Tetracyclin. hydrochl.	0,2
Paraff. subliquid	6,0
Vasel. album	ad 20,0

Rp. 8-2 SAG-Tropfen

Acid. salicyclic	1,0
Spirit vini	
Glyceroli	aa ad 100,0
Ohrentropfen mit Pipette	

@ Patienteninformation „Tympanoplastik bei Schleimhauteiterung"

Die Tympanoplastik dient sowohl der Beseitigung des Krankheitsherdes als auch der Hörverbesserung durch Wiederherstellung der Schallübertragung auf das Innenohr. Dazu kann es notwendig sein, ein Loch im Trommelfell mit einem Bindegewebs- oder Knorpelhautläppchen oder Knorpel zu verschließen und gegebenenfalls die Gehörknöchelchenkette zu rekonstruieren. Der Hautschnitt liegt meist hinter dem Ohr oder vor dem Ohr am Gehörgangseingang und dem Gehörgangsdach.

Der Eingriff kann technisch sehr schwierig sein und die Operation ist nicht in allen Fällen erfolgreich. Oft lässt sich erst während der Operation entscheiden, welche Maßnahmen zu treffen sind und welche Aussichten für eine Hörverbesserung bestehen. Nach der Operation ist der Gehörgang mit Tamponade ausgestopft. Diese wird 3 Wochen lang belassen.

Der Gesichtsnerv läuft durch den Knochen des Ohrs und kann in seltenen Fällen verletzt werden. Dies würde zu einer vorübergehenden oder bleibenden Lähmung der entsprechenden Gesichtshälfte führen. Auch kann es nach der Operation zu Geschmacksstörungen auf der operierten Seite kommen, die meist nach Wochen oder Monaten wieder völlig verschwinden. Sehr selten kann das Hörvermögen nach einer solchen Operation schlechter als zuvor sein, im Extremfall tritt sogar eine Ertaubung auf. In sehr wenigen Einzelfällen ist wegen der engen Beziehung zu dem Gleichgewichtsapparat mit einer vorübergehenden Beeinträchtigung der Gleichgewichtsfunktion zu rechnen, sodass Schwindel eintreten kann.

Selten kann es einmal vorkommen, dass nach einer Mittelohroperation die Stellung der Ohrmuschel auf der operierten Seite ein wenig verändert bleibt. Dazu gehört sowohl das leichte Abstehen als auch das engere Anliegen der Ohrmuschel; ebenso kann es sein, dass die betreffende Ohrmuschel ein wenig tiefer oder höher steht als vorher. Jede Ohroperation steigert zwangsläufig die Empfindlichkeit des Innenohrs. In diesem Zustand wirken Substanzen, die ohnehin zu einer Schädigung des Innenohrs führen können, besonders stark. Zu solchen Innenohrgiften gehört auch das Nikotin, sodass ein ohroperierter Patient wenigstens die ersten 14 Tage nach dem Eingriff auf das Rauchen verzichten sollte.

Erworbenes Cholesteatom des Mittelohrs, chronische Otitis media epitympanalis

Das Cholesteatom ist eine chronische Knocheneiterung mit der Bildung von ortsfremdem, verhornendem Plattenepithel in den Mittelohrräumen. Sie ist häufig bakteriell (Pseudomonas, Proteus) superinfiziert (mit auffälligem Fötor) und geht einher mit einer enzymatischen, osteoklastischen Knochendestruktion. Zumeist besteht ein epitympanaler, jedoch stets randständiger Trommelfelldefekt (Ausnahme: kongenitales Cholesteatom, Cholesteatom hinter geschlossenem Trommelfell; extrem selten). Der Trommelfelldefekt und die Zerstörung der Gehörknöchelchen führen zur Mittelohrschwerhörigkeit. Das Cholesteatom kann das Labyrinth und den Fazialiskanal erfassen oder nach intrakraniell einbrechen (s. u.).

Therapie

Operation: Die Operation besteht aus zwei Hauptteilen:
1. Radikaloperation: Als Erstes erfolgt die radikale operative Entfernung der Entzündung aus dem Mittelohr und dem Mastoid (s. Patienteninformation „Tympanoplastik bei Schleimhauteiterung") unter Resektion der kompletten Matrix des Cholesteatoms (Abb. 8-7). Die operative Entfernung des Cholesteatoms ist absolut indiziert, um Komplikationen zu vermeiden.
2. Tympanoplastik: Anschließend erfolgt die Tympanoplastik (s. Abb. 8-5 und Meth. 8-3) mit Wiederherstellung des Trommelfells. Ist die Gehörknöchelchenkette defekt, wird die Verbindung zwischen Trommelfell und Steigbügelfußplatte mittels Ossikelreimplantation, Transplantaten oder geeigneten Implantaten (Titan- oder Keramikimplantat) rekonstruiert. Bei Verlust der hinteren Gehörgangswand kann diese zusätzlich mithilfe von Knorpel, Knochen oder Keramik wiederhergestellt werden. Die Tympanoplastik erfolgt in den meisten Fällen in derselben Sitzung wie die Entfernung des Cholesteatoms. Schwierige intraoperative Situationen können den Höraufbau mittels Tympanoplastik in einer zweiten oder dritten Sitzung erforderlich machen (den Patienten über die Möglichkeit von Mehrfachoperationen aufklären!).
Bei sehr verzweigtem Cholesteatom sowie bei otogenen Komplikationen (s. u.) erfolgt die Ausräumung des Cholesteatoms z. T. ohne Tympanoplastik (Radikaloperation) (Abb. 8-8). Falls keine Tympanoplastik vorgenommen wird, muss die Versorgung mit einem Hörgerät oder bei guter Innenohrleistung und kontralateraler Schwerhörigkeit mit einem Knochenleitungsimplantat erfolgen.
Zusätzlich zur Operation ist perioperativ eine liquorgängige Antibiotikaprophylaxe notwendig, etwa mit Cotrimoxazol (z. B. Cotrim 960, Eusaprim®, 2 × 2 Tbl./d). Bereits bei Verdacht auf Komplikationen (s. u.) muss ein präantibiotischer Abstrich vorgenommen werden, um nach Erhalt des Antibiogramms gegebenenfalls das Antibiotikum umsetzen zu können.
Cave: Eine alleinige Antibiotikatherapie ohne Operation ist hingegen kontraindiziert, da die Komplikationen nicht aufgehalten werden.
Bei Fazialislähmung ist zusätzlich eine Fazialisbegleittherapie indiziert (s. Kap. 14.2, Meth. 14.2-1, S. 224).
Adjuvante Behandlung gestörter Tubenfunktion: Unterstützend erfolgt die Sanierung einer Ventilationsstörung in Nasenhaupthöhle und/oder Nasenrachenraum, z. B. mittels Korrektur einer Septumdeviation, Verkleinerung einer Nasenmuschelhyperplasie (s. Kap. 14.3, Abschn. Septumpathologien, S. 248), konservativer Behandlung einer nasalen

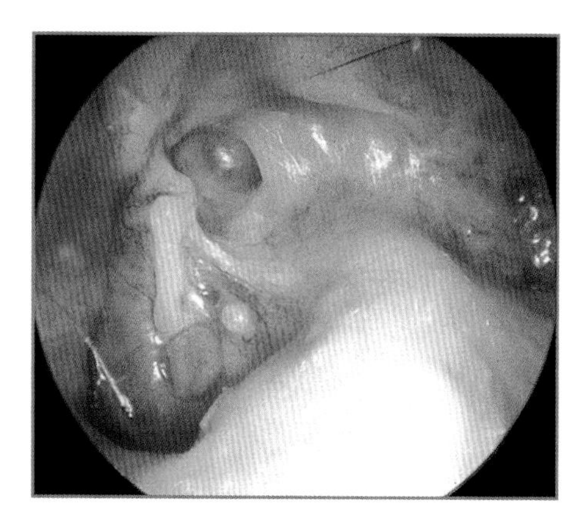

Abb. 8-7 Radikalhöhle.

Allergie oder exogener und endogener nasaler Hyperaktivität (s. Kap. 14.3, Abschn. Entzündungen, Rhinopathien, S. 236) und der Entfernung einer Polyposis (s. Kap. 14.4, Abschn. Entzündungen, S. 280). Missbildungen (partielle bis vollständige Lippen-Kiefer-Gaumen-Spalte einschließlich submuköser Gaumenspalte, Choanalatresie) sind ebenfalls zu korrigieren.
Falls keine Ursache für eine nasale oder epipharyngeale Ventilationsstörung erkennbar ist, erfolgt die Gabe sympathomimetischer Nasentropfen (z. B. Otriven®, Nasivin®, 4 × 3 Tr./d). Präoperativ kann 3 × tgl. ein Valsalva-Versuch unternommen werden. Falls keine Durchgängigkeit der Tube erreicht wird, wird präoperativ 1 × tgl. die Politzer-Luftdusche, eventuell ein Tubenkatheter empfohlen. Postoperativ ist ein Valsalva-Versuch indiziert, Politzer-Verfahren oder Tubenkatheter sind nach Maßgabe des Operateurs fortzusetzen (zumeist erst ab 4.–8. d postoperativ).
Nachsorge s. Meth. 8-4.

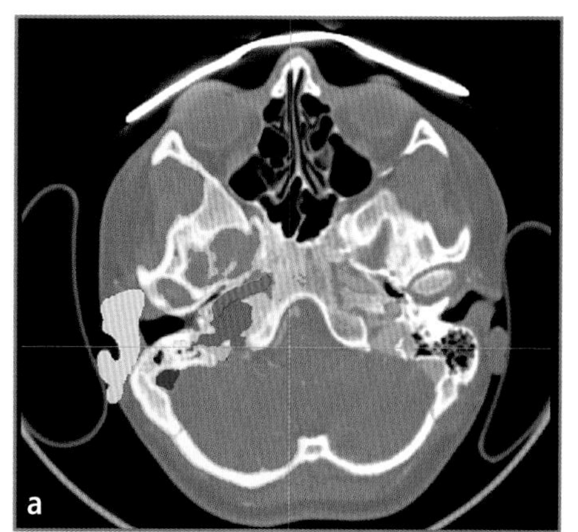

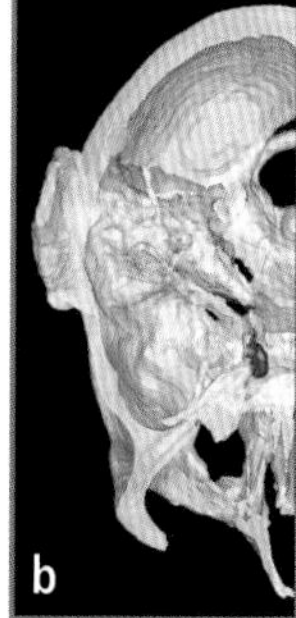

Abb. 8-8 Ausgedehntes Cholesteatom der Pyramidenspitze (rot: A. carotis interna; blau: Sinus sigmoideus). **a** Segmentierter CT-Schnitt. **b** Segmentierte 3-D-Aufarbeitung des CT. Das Cholesteatom kommt als dunkler Körper in der Pyramidenspitze zur Darstellung.

Prognose

Ohne Operation: Zum Teil handelt es sich um lebensbedrohliche Komplikationen; Labyrinthitis, Ertaubung, Schwindel mit nachfolgender Meningitis, Sinusthrombose und Phlebitis mit nachfolgender Sepsis, Sub- oder Epiduralabszess mit und ohne Meningitis, Hirnabszess in mittlerer oder hinterer Schädelgrube (Temporallappen, Kleinhirn). Konservative Behandlungsmaßnahmen dienen nur zur Vorbereitung oder Begleitung der dringlichen Operation.

Nach Operation: Das operierte, komplikationslose Cholesteatom des Erwachsenen hat eine gute Prognose. Bei Kindern und Jugendlichen besteht eine erhöhte Rezidivgefahr.

Unzureichende Hörverbesserung: In Fällen unzureichender Hörverbesserung kann sich bei beidseitiger Schwerhörigkeit die Indikation zu einem Hörgerät ergeben. Falls der Verschluss des Gehörgangs zur sezernierenden Ohrhöhle führt, kann ein BAHA® (Meth. 9.1-10, S. 130, Abb. 10-1, S. 168) indiziert sein.

Beim Diabetiker sind besonders schwere Verlaufsformen mit gehäuft auftretenden Komplikationen möglich. Auch ist die Entstehung einer subklinisch verlaufenden Petrositis mit nachfolgendem Epi- und Subduralabszess möglich (prognostisch schlecht). Ein gestörter oder verzögerter postoperativer Heilungsverlauf tritt gehäuft auf.

@ Patienteninformation „Ohroperation bei chronischer Knocheneiterung und bei Cholesteatombildung (Perlgeschwulst)"

Mittelohrentzündungen können gefährliche Folgen haben, wie z. B. Hirnhautentzündung, Hirnabszess, Innenohrvereiterung, Taubheit, Gleichgewichtsstörungen.
Die Operation hat die Aufgabe, den Krankheitsherd und damit die Gefahr für den Patienten zu beseitigen. Dazu müssen ein mehr oder weniger großer Teil des Knochens, evtl. auch Gehörknöchelchen, entfernt werden. Dabei kann es zu einer Verschlechterung des Gehörs kommen. In einer Reihe von Fällen lässt sich das Gehör in derselben Operation erhalten oder zu einem späteren Zeitpunkt wiederherstellen oder sogar verbessern. Die Ausdehnung der Erkrankung ist erst während des Eingriffes festzustellen, sodass sich auch die Art des operativen Vorgehens erst während der Operation ergibt. Der Hautschnitt liegt meist hinter dem Ohr, in Einzelfällen auch vor dem Ohr am Gehörgangseingang.
Der Gesichtsnerv läuft durch den Knochen des Ohrs und kann daher bei der Operation verletzt werden. Dies würde zu einer vorübergehenden oder bleibenden Lähmung der entsprechenden Gesichtshälfte führen. Es handelt sich dabei jedoch um eine sehr seltene Operationsfolge. Aufgrund des knochenzerstörenden entzündlichen Prozesses und der engen Beziehung zum Gleichgewichtsorgan sind Beeinträchtigungen zur Gleichgewichtsfunktion mit schwindelartigen Beschwerden zuweilen möglich. Nach der Operation wird das Ohr mit Tamponade ausgestopft. Diese wird etwa 21 Tage belassen.
Falls sich während der Operation herausstellt, dass die Eiterung schon über das Ohr hinausgegangen ist, muss der Operateur alle notwendigen Maßnahmen ergreifen, um diesen gefährlichen Prozess zu beherrschen.
Selten kann es vorkommen, dass nach einer Mittelohroperation die Stellung der Ohrmuschel auf der operierten Seite ein wenig verändert bleibt. Dazu gehört sowohl das leichte Abstehen als auch das engere Anliegen der Ohrmuschel; ebenso kann es sein, dass die betreffende Ohrmuschel ein wenig tiefer oder höher steht als zuvor.
Jede Ohroperation steigert zwangsläufig die Empfindlichkeit des Innenohrs. In diesem Zustand wirken Substanzen, die ohnehin zu einer Schädigung des Innenohrs führen können, besonders stark. Zu solchen Innenohrgiften gehört auch das Nikotin.

Kongenitales Cholesteatom des Felsenbeins (echtes primäres Cholesteatom)

Das sehr seltene kongenitale Cholesteatom entsteht aus ektodermalem, durch embryonale Keimversprengung in das Felsenbein gelangtem Epithel. Das Trommelfell ist intakt.

Therapie

Indiziert sind Radikaloperation, Tympanoplastik und antibiotische Therapie wie beim sekundären Cholesteatom (s. o., Abschn. Chronische Otitis media mesotympanalis, chronische Schleimhauteiterung, S. 95).

Prognose

Wie beim erworbenen Cholesteatom und seinen Komplikationen. Aufgrund des intakten Trommelfells bei gleichzeitiger Primärlokalisation in der Felsenbeinspitze wird das Cholesteatom nicht selten erst spät bei beginnender intrakranieller Komplikation erkannt (z. B. Gradenigo-Syndrom; s. Abschn. Pyramidenspitzeneiterung, Petrositis, Gradenigo-Syndrom, S. 104).

Gehörgangscholesteatom

Ein Gehörgangscholesteatom entsteht durch Einbruch eines Mittelohrcholesteatoms in den Gehörgang oder durch Proliferation des Gehörgangsepithels in den Knochen des Gehörgangs, es kann sich aber auch durch vorangegangene Ohroperationen entwickeln.

Therapie

Indiziert sind Gehörgangsrevision und Mastoidektomie unter antibiotischer Abdeckung. Bei Mitbeteiligung des Mittelohrs sind Radikaloperation, Tympanoplastik und antibiotische Therapie wie beim sekundären Cholesteatom angezeigt (s. o., Abschn. Chronische Otitis media mesotympanalis, chronische Schleimhauteiterung, S. 95).

Prognose
Bei Operation gut; ansonsten ist der Verlauf wie beim sekundären Cholesteatom und seinen Komplikationen (s. o.).

Cholesteringranulom, Tympanosklerose, Tympanofibrose

Cholesteringranulom, Tympanosklerose und -fibrose sind Sonderformen der chronischen Mittelohrentzündung mit Bildung von sklerotischen Plaques im Trommelfell und an den Gehörknöchelchen (Tympanosklerose) oder mit fibrotischer Organisation der chronischen Entzündung (Tympanofibrose). Darüber hinaus können Cholesterinkristalle ausfallen (Cholesteringranulom). Mischformen sind häufig.

Therapie
Die Therapie besteht in der tympanoplastischen Operation der Mittelohrräume (s. Abb. 8-5 und Meth. 8-3).
Bei Tympanosklerose mit Stapesfixation erfolgt als erste Maßnahme ein Trommelfellverschluss, dann, falls möglich, die Stapesplastik in zweiter Sitzung. Ist eine Stapesoperation nicht möglich, kann die Rundfensterankopplung eines aktiven Mittelohrimplantates infrage kommen (Meth. 9.1-10, S. 130).
Bei Cholesteringranulomen: Nach der operativen Entfernung folgt eine mehrtägige Drainage und Spülung (z. B. H_2O_2 3 %), bis keine Cholesterinkristalle in der Spülflüssigkeit mehr nachzuweisen sind.

Prognose
Die Wahrscheinlichkeit, durch eine Tympanoplastik ein funktionsfähiges Mittelohr wiederherzustellen, ist erheblich schlechter als bei der komplikationslosen chronischen Mittelohrschleimhauteiterung. Falls operativ das Hörvermögen nicht wiederherstellbar ist, kommen entweder ein Hörgerät (HdO-Gerät zumeist technisch besser als IdO-Gerät; s. Kap. 9.1, Abschn. Kochleäre Schwerhörigkeit, S. 128) oder ein Knochenleitungsimplantat infrage (falls Innenohrleistung besser als 20 dB und gleichzeitig Schwerhörigkeit kontralateral) (s. Abb. 10-1, S. 168).

Otogene Komplikationen

Labyrinthitis

Bei der Labyrinthitis handelt es sich um eine Entzündung des Innenohrs mit vollständiger oder teilweiser Ausprägung der Symptome Schwindel (z. T. mit Übelkeit und Erbrechen), Tinnitus und Innenohrschwerhörigkeit bis zur Ertaubung, welche rasch progredient sein kann. Ein monosymptomatischer Verlauf ist möglich.

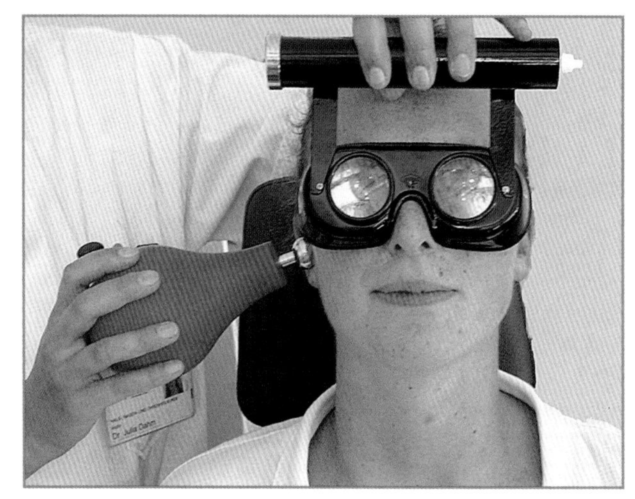

Abb. 8-9 Fistelsymptomprüfung.

8

Therapie
Da eine Behandlung von der Ätiologie abhängig ist, ist eine notfallmäßige Diagnostik und Klärung der Ursachen zwingend erforderlich (Abb. 8-9).
Bei akuter Otitis media: Die Labyrinthitis entsteht durch vaskuläre Fortleitung der Entzündung oder durch eine Toxindiffusion durch das runde oder ovale Fenster.
Indiziert ist die Gabe von liquorgängigen Antibiotika in hohen Dosen i. v., z. B. Ceftriaxon (Rocephin® i. v., 1 × 2 g/d, max. 4 g) plus Ampicillin oder Gyrasehemmer (z. B. Ciprobay®, 2 × 400 mg/d i. v.). Bei Vorliegen eines entsprechenden Antibiogramms muss bereits bei Verdacht auf eine intrakranielle Ausbreitung zusätzlich die rechtzeitige Verabreichung von Aminoglykosiden (z. B. Gernebcin®, 3 × 40–80 mg/d) unter Hörfunktionskontrolle (z. B. TEOAE alle 2 Tage) und unter Nierenfunktionskontrolle (alle 2 Tage) erfolgen. Zusätzlich ist die polypragmatische Gabe von α-Liponsäure (600 mg/d) in Kombination mit Substanzen zur Verbesserung der Plasmaviskosität, wie z. B. Hydroxyethylstärke (HAES-steril®), zweckmäßig.
Cave: Gefäßerweiternde Mittel sind kontraindiziert (Gefahr der vaskulären Fortleitung).
Bei Mastoiditis erfolgt eine notfallmäßig Mastoidektomie und die Gabe liquorgängiger Antibiotika (s. o.).
Bei Cholesteatom (Fistelsymptom positiv) sind sofortige Operation (Notfall!) und eine liquorgängige antibiotische Behandlung indiziert (s. o.).
Bei eitriger Labyrinthitis mit beginnender Meningitis können eine Labyrinthektomie sowie die Gabe von liquorgängigen Antibiotika (s. o.) erforderlich sein.
Zoster oticus: Siehe Kap. 7, Abschn. Entzündungen, S. 73.
Grippeotitis, Otitis sonstiger viraler Genese: Siehe Kap. 7, Abschn. Entzündungen, S. 73.
Bei Felsenbeinfrakturen erfolgt zunächst die Gabe liquorgängiger Antibiotika (s. o.) und die sterile Abdeckung. Bei zusätzlichem Auftreten einer Fazialisparese und Otoliquorrhö (Meningitisgefahr durch Labyrinthitis) oder be-

reits manifester Meningitis sollte eine operative Revision (Mastoidektomie, Entlastung des Nerven, Abdichten der Schädelbasis) angestrebt werden.

Prognose

Bei Gleichgewichtsstörungen: Bei Patienten bis 50 Jahren ist eine zentrale Kompensation zu erwarten.
Bei Schallempfindungsschwerhörigkeit: Leichte Schwerhörigkeiten können verbleiben, sich aber teilweise oder auch vollständig zurückbilden. Ertaubungen und an Ertaubung grenzende Schwerhörigkeiten sind meist irreversibel.
Bei Cholesteatom: Intrakranielle Komplikationen sind möglich.
Bei akuter Otitis media mit vaskulärer Labyrinthitis: Eine fortgeleitete, eitrige Meningitis ist möglich.
Bei Herpes zoster oticus und Grippeotitis: Unter Umständen können eine virale Hirnstammenzephalitis und/oder eine Fazialisparese entstehen.
Bei Mastoiditis: Intrakranielle Komplikationen sind möglich.

Otogenes epidurales Empyem

Ein otogenes epidurales Empyem entsteht durch den Durchbruch einer chronischen oder akuten Entzündung aus dem Mastoid in den Epiduralraum. Die Ausbreitung geschieht durch direkte Zerstörung des Felsenbeinknochens, entlang der Gefäße (perforierende Blutgefäße) oder translabyrinthär (s. Abschn. Labyrinthitis).

Therapie

Operation: Indiziert ist die notfallmäßige, transmastoidale Operation mit Abstrich, eventuell mit Paukendrainage.
Antibiotische Begleitbehandlung: Es werden liquorgängige Antibiotika wie Cephalosporine (z. B. Claforan®, 3- bis 6-mal 2 g/d, oder Rocephin®, 1 × 2–4 g/d) plus Ampicillin und gegebenenfalls in Kombination mit einem Aminoglykosid, z. B. Tobramycin (Gernebcin®, 3 × 40–80 mg/d, Dosierung nach Serumspiegel), plus Metronidazol (z. B. Metronidazol-Serag, 1,5–2 g/d, langsam i. v.) verabreicht. *Alternativ* ist bei Lebensgefahr als Reserveantibiotikum die Gabe von Imipenem (ZIENAM®, 3 × 0,5–1 g/d) indiziert. In ausgewählten Fällen wird Chloramphenicol (Paraxin®, 3 × 1 g/d, Maximaldosierung: bis zu 25 g/Lebzeit) empfohlen.
Eine Umstellung erfolgt nach Antibiogramm (weitere Einzelheiten, je nach Genese, s. Abschn. Entzündungen [Mastoiditis, S. 93, Cholesteatom, S. 98] bzw. Kap. 11, Abschn. Verletzungen, thermische Schäden [Felsenbeinfraktur, S. 176]).

Prognose

Bei frühzeitiger Diagnostik und adäquater Therapie ist die Prognose gut. Ohne Therapie entstehen eine Meningitis, seltener ein Subduralabszess oder ein Hirnabszess mit Lebensgefahr.

Otogene Meningitis

Eine otogene Meningitis entsteht durch Einbruch einer akuten oder chronischen bakteriellen Entzündung des Ohrs (zumeist des Mastoids) in den Subarachnoidalraum. Die Entzündung erreicht die Hirnhaut per continuitatem durch Knochendestruktion bei Cholesteatom, Mastoiditis oder posttraumatisch. Sie kann auch durch Knochenkanäle entlang knochenperforierender Gefäße und Nerven oder translabyrinthär (s. Abschn. Labyrinthitis) fortgeleitet werden.

Therapie

Mastoidektomie, gegebenenfalls ist auch eine Radikaloperation zur Freilegung und Sanierung der ursächlichen Entzündung im Ohr erforderlich.
Ist eine otogene Ursache durch nichtinvasive Diagnostik nicht sicher auszuschließen, so ist die operative Revision bereits indiziert (dasselbe gilt für eine rhinogene Ursache).
Cave: Bei einer otogenen Meningitis ist eine nichtoperierte Entzündung des Ohrs ein größeres Risiko als die sanierende Operation.
Antibiotische Begleitbehandlung: Indiziert sind Cephalosporine (z. B. Claforan®, 3- bis 6-mal 2 g/d, oder Rocephin®, 1 × 2 g/d) plus Ampicillin, gegebenenfalls in Kombination mit einem Aminoglykosid, z. B. Tobramycin (Gernebcin®, 3 × 40–80 mg/d, Dosierung nach Serumspiegel), plus Metronidazol (z. B. Clont®, 1,5 g/d). Alternativ wird als Reserveantibiotikum Imipenem (ZIENAM®, 3 × 0,5–1 g/d) bei Lebensgefahr verabreicht.
In ausgewählten Fällen ist die Gabe von Chloramphenicol (Paraxin®, 3 × 1 g/d, Maximaldosierung: bis zu 25 g/Lebzeit) angeraten.
Eine eventuelle Umstellung erfolgt nach Antibiogramm.
Eine EEG-Kontrolle ist wegen erhöhter Krampfbereitschaft angezeigt. Postoperativ ist eine Intensivtherapie erforderlich.

Prognose

Bei rechtzeitiger Indikationsstellung für Operation, bei antibiotischer Behandlung und Intensivtherapie besteht eine sehr gute Prognose (Heilungschance mehr als 90 %).
Cave: Ohne eine operative Sanierung des Ohrs ist auch unter antibiotischer Therapie keine endgültige Ausheilung der Entzündung zu erwarten.

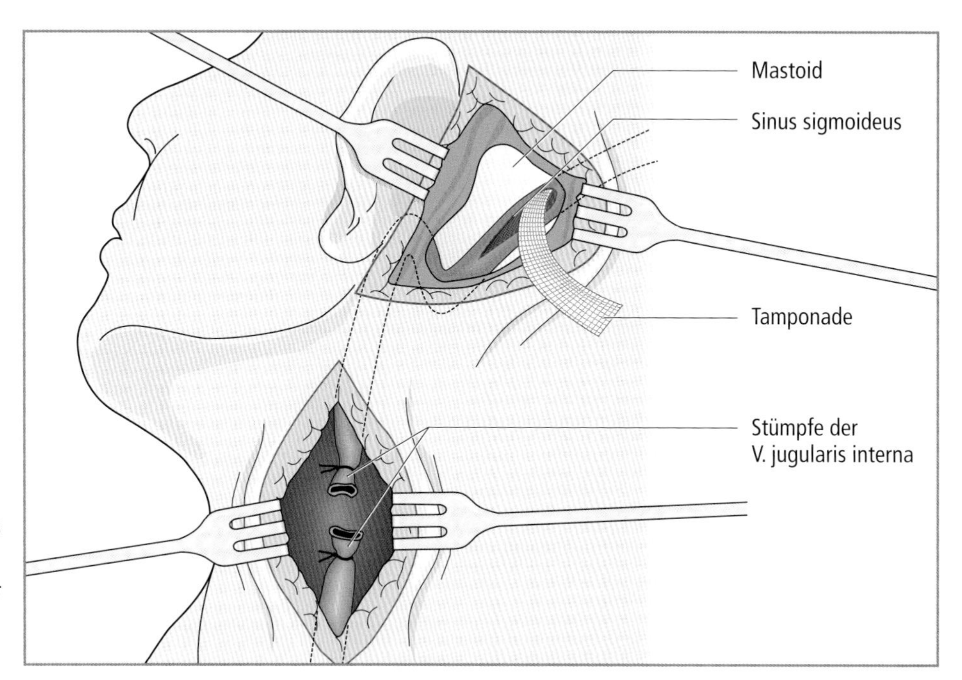

Abb. 8-10 Vorgehen bei Sinusthrombose. Transmastoidale Darstellung des Sinus sigmoideus mit Abstopfen des Sinus nach kranial. In Ausnahmefällen zuvor Unterbindung der V. jugularis interna am Hals.

Otogene Sinusthrombose, otogene Sepsis

Eine Sinusthrombose entsteht, indem die begleitende Entzündung bei Mastoiditis oder Cholesteatom durch Knochendestruktion zum perisinuösen Raum des Sinus sigmoideus durchbricht und eine Periphlebitis auslöst. Es folgt eine Entzündung des Sinus sigmoideus (Sinusphlebitis) mit zunehmender Thrombosierung. Die Thrombosinophlebitis kann sich nach kranial (Sinus transversus, sagittalis) und/oder nach kaudal (V. jugularis interna) fortsetzen und zur Ablösung bakteriell infizierter Thromben mit Embolisierung und Sepsis führen.

Therapie

Operation: Indiziert ist die operative Entfernung der Entzündung durch Mastoidektomie bei Mastoiditis oder Radikaloperation bei Cholesteatom (s. Abschn. Entzündungen, S. 93 u. S. 98) mit zusätzlicher Freilegung des Sinus sigmoideus, Thrombektomie, Abstopfung des Sinus nach kranial, Unterbindung und gegebenenfalls Resektion der Vena jugularis (Abb. 8-10).

Antibiotische Begleittherapie: Es erfolgt die Gabe von Cephalosporinen (z. B. Claforan®, 3- bis 6-mal 2 g/d, oder Rocephin®, 1 × 1–2 g/d), gegebenenfalls in Kombination mit einem Aminoglykosid, z. B. Tobramycin (Gernebcin®, 3 × 40–80 mg/d, Dosierung nach Serumspiegel), plus Metronidazol (z. B. Clont®, 1,5–2 g/d). *Alternativ* wird als Reserveantibiotikum Imipenem (ZIENAM®, 3 × 0,5–1 g/d) bei Lebensgefahr verabreicht. In ausgewählten Fällen wird die Gabe von Chloramphenicol (Paraxin®, 3 × 1 g/d, Maximaldosierung: bis zu 25 g/Lebzeit) empfohlen.

Das eventuelle Umstellen der Antibiotika erfolgt nach Erhalt des Antibiogramms.
Postoperativ wird eine Low-dose-Heparinisierung (z. B. Calciparin®, 3 × 5000 IE) vorgenommen.

Prognose

Bei rechtzeitiger Therapie besteht eine 80 %ige Heilungschance. Bei fehlender oder unzureichender Therapie (z. B. unterlassener Operation) droht ein letaler Verlauf.

Hydrozephalus. Bei subklinischer otogener Sinusthrombose mit Ausdehnung bis zum Confluens sinuum und bis zum Sinus sagittalis ist eine Liquorresorptionsstörung mit Entstehung eines Hydrozephalus möglich.

Therapie

Erforderlich ist ein gemeinsames otologisch-neurochirurgisches Vorgehen. Das otologische Vorgehen ist gleich dem bei otogener Sinusthrombose. Zusätzlich erfolgt eine neurochirurgische Entlastung und Liquordrainage.

Prognose

Ohne operative Therapie drohen Verschlechterung des Visus bis zur Erblindung sowie Krampfanfälle. Mit adäquater Behandlung besteht eine gute Prognose.

Otogener Hirnabszess

Der Hirnabszess ist eine heute seltene Spätkomplikation des Mittelohrcholesteatoms, der Mastoiditis oder einer laterobasalen Fraktur.

8

Therapie

Operation: Die Behandlung wird gemeinsam vom Otochirurgen und Neurochirurgen festgelegt. Anzustreben ist eine sofortige Operation des Ohrs durch den Otochirurgen (Mastoidektomie, Radikaloperation).
Eine neurochirurgische Abszessbehandlung erfolgt gegebenenfalls nach ohrchirurgischer Sanierung.
Antibiotische Begleitbehandlung: Indiziert sind Cephalosporine (z. B. Claforan®, 3- bis 6-mal 2 g/d, oder Rocephin®, 1 × 1–2 g/d), gegebenenfalls in Kombination mit einem Aminoglykosid, z. B. Tobramycin (Gernebcin®, 3 × 40–80 mg/d, Dosierung nach Serumspiegel), plus Metronidazol (z. B. Clont®, 1,5–2 g/d). *Alternativ* wird als Reserveantibiotikum Imipenem (ZIENAM®, 3 × 0,5–1 g/d) bei Lebensgefahr verabreicht. In ausgewählten Fällen ist die Gabe von Chloramphenicol (Paraxin®, 3 × 1 g/d, Maximaldosierung: bis zu 25 mg/Lebzeit) angezeigt.
Das eventuelle Umstellen der Antibiotika erfolgt nach Erhalt des Antibiogramms.
Intensivtherapie.

Prognose

Ohne operative Therapie kommt es zu einem letalen Ausgang. Im Terminalstadium ist in der Regel keine operative Sanierung mehr möglich, mit einem letalen Ausgang muss gerechnet werden. Im Initial-, Latenz- und Manifestationsstadium beträgt die Mortalität bei operativer Behandlung und Intensivtherapie 20–20 %. Defektheilungen mit bleibenden neurologischen Ausfällen sind möglich.

Pyramidenspitzeneiterung, Petrositis, Gradenigo-Syndrom

Die sehr seltenen Krankheitsbilder Pyramidenspitzeneiterung, Petrositis und Gradenigo-Syndrom entstehen bei einem ausgedehnten knöchernen Durchbruch einer eitrigen Mittelohrentzündung (akute Otitis media, Mastoiditis, Cholesteatom) durch Zellen der Pyramidenspitze nach intrakraniell.

Therapie

Operation: Es erfolgt die notfallmäßige Operation des Ohrs mit Mastoidektomie und Drainage der Spitzenzellen (fast immer Opferung des Labyrinthes erforderlich), möglichst unter Schonung des N. facialis.
Antibiotische Begleitbehandlung: Indiziert sind Cephalosporine (z. B. Claforan®, 3- bis 6-mal 2 g/d, oder Rocephin®, 1 × 1–2 g/d), gegebenenfalls in Kombination mit einem Aminoglykosid, z. B. Tobramycin (Gernebcin®, 3 × 40–80 mg/d, Dosierung nach Serumspiegel), plus Metronidazol (z. B. Clont®, 1,5–2 g/d). *Alternativ* wird als Reserveantibiotikum Imipenem (ZIENAM®, 3 × 0,5–1 g/d) bei Lebensgefahr verabreicht. In ausgewählten Fällen ist die Gabe von Chloramphenicol (Paraxin®, 3 × 1 g/d, Maximaldosierung: bis zu 25 g/Lebzeit) angezeigt.
Die eventuelle Umstellung der Antibiotika erfolgt nach Erhalt des Antibiogramms.
Postoperative Intensivtherapie.

Prognose

Ohne Operation sind Hirnnervenausfälle (Nn. trigeminus, abducens, facialis, vagus, glossopharyngeus, statoacusticus), Labyrinthitis, Meningitis, Epiduralempyem/-abszess und letaler Ausgang möglich. Bei frühzeitiger Erkennung und operativer Behandlung besteht eine gute Prognose – außer in hohem Alter und bei Diabetes mellitus: In diesen Fällen sind besonders schwere Verlaufsformen mit progredienter Knochendestruktion sowie gestörtem und verzögertem Heilungsprozess auch nach einer operativen Behandlung zu erwarten. Insbesondere besteht die Gefahr nachfolgender dorsaler Meningitiden und Hirnstammerweichungen.

Spezifische Entzündungen

H.-G. Kempf

Ohrtuberkulose

Ein tuberkulöser Befall des Mittelohrs und des Mastoids kann sowohl als Primäraffekt (selten) wie auch in der Postprimärperiode auftreten. Als Verdachtsmomente sollten folgende Zeichen gelten:

- chronische Mittelohrentzündung mit dumpfem Schmerz ohne deutliche Entzündungszeichen,
- mehrere Perforationen im Trommelfell,
- eine weißlich graue Mukosa sowie
- ein Hervorquellen des Granulationsgewebes aus den Mastoidzellen bei der Operation.

Häufig besteht zusätzlich eine Fazialisparese. Die Diagnose wird histologisch mittels PCR (zuverlässig) und mikrobiologisch (häufig falsch-negative Ergebnisse) gestellt. Bei Verdachtsfällen ist eine Tympanoskopie indiziert, um Gewebematerial für die entsprechenden Untersuchungen zu gewinnen.

Therapie

Die Behandlung besteht in einer primär systemischen Kombinationstherapie, die in Zusammenarbeit mit einem Pulmonologen durchgeführt wird.
Als Mittel der ersten Wahl gelten Rifampicin (RMP; Rifa®, 10 mg pro kg KG/d), Isoniazid (INH; tebesium®, 3–8 mg pro kg KG/d), Ethambutol (EMB; Myambutol®, 20–25 mg pro kg KG/d), Pyrazinamid (PZA; Pyrazinamid „Lederle“, 30–40 mg kg KG/d) und Streptomycin (SP; Streptomycin, 15 mg pro KG/d).
Als Mittel der zweiten Wahl gelten unter anderem Protionamid, Amikacin, Kanamycin, Terizidon, Fluorochinolone. Die nicht unerheblichen oto- und vestibulotoxischen

Effekte dieser Substanzen treten ebenso bei SP, Kanamycin, Viomycin und Thiocetazon auf. Die Initialbehandlung erfolgt mit einer Viererkombination (z. B. IHN, RMP, PZA und EMB) für 2 Monate. Danach kann auf eine Zweierkombination für weitere 4 Monate (z. B. INH und RMP) umgestellt werden.

Mittelohrlues

Eine echte Mittelohrlues ist selten. Es kann sich um einen Primäreffekt, aber auch um eine Sekundärmanifestation oder eine tertiäre Lues mit Gummen im Mastoid handeln. Nicht selten gleichzeitig Neurolues. Häufigere Innenohrbeteiligung.

Therapie

Als Mittel der Wahl gilt Benzathinpenicillin (2,4 Mio. IE/d i. m.) oder Procainpenicillin (1,2 Mio. IE/d i. m. über 15 d).
Bei Penicillin-Allergie: Tetracyclin (z. B. Doxycyclin, 200 mg/d über 14 d bei Primäraffekt, 30 d bei unbekannten Stadien), Erythromycin (4 × 500 mg/d über 14 d) oder Ceftriaxon (250 mg/d i. m. für 14 d).
Bei Neurolues oder Verdacht auf Neurolues: Penicillin G (3-mal/d 10 Mio. IE/d i. v. für mind. 14 d). *Alternativ* Ceftriaxon 2 g/d i. v (z. B. Rocephin®) für 14 d.
In der Schwangerschaft: Penicillin G (3-mal/d 10 Mio. IE/d i. v. für mind. 14 d). *Bei Penicillin-Allergie*: Ceftriaxon 2 g/d i. v (z. B. Rocephin®) für 14 d.
Bei angeborener Lues mit normalem Liquor: Depotpenicillin (50 000 IE/kg als Einzeldosis).
Bei angeborener Lues mit Liquorveränderungen: Penicillin G (50 000 IE bis 0,5 Mio. IE/kg KG/d für 14 d).
Verlaufskontrolle: Serumtiter, Kardiolipin oder 19S-IgM.
Bei therapiefraktärer Neurolues: Als Ultima Ratio wird die iatrogene Initiation einer Malaria tertiana diskutiert, die nach 3 Wochen beendet wird.
Behandlung der Sexualpartner: Bei Sexualkontakten innerhalb eines Zeitraums von 90 Tagen vor Diagnosestellung einer primären oder sekundären Lues oder Lues im frühen Latenzstadium sollte der Partner mitbehandelt werden.

Aktinomykose, Toxoplasmose, Brucellose

Die Diagnose dieser als spezifisch anzusehenden Infektionen des Mittelohrs wird durch direkten Erregernachweis gestellt.

Therapie

Bei Aktinomykose: Penicillin G i. v. plus Metronidazol (z. B. Clont®), gegebenenfalls Aminopenicilline plus Betalaktamaseninhibitor (z. B. Augmentan®); Therapiedauer mind. 4 Wochen (weitere Einzelheiten s. Kap. 14.5, S. 293).
Bei Toxoplasmose: Kombiniert Sulfonamide wie Sulfazidin und Pyrimethamin plus Folsäure (zur Vorbeugung einer Hemmung der Hämatopoese) (weitere Einzelheiten s. Kap. 20, Abschn. Entzündungen der Halsweichteile, S. 424).
Bei Brucellose: Tetracycline (z. B. Doxycyclin) und Aminoglykoside (z. B. Streptomycin). Außerdem ist zumeist eine Tympanoplastik (s. Abb. 8-5, S. 96) zur Ausräumung größerer Entzündungsherde und zur Hörverbesserung zweckmäßig.

Knochenerkrankungen

H. Heumann

Otosklerose

Die Otosklerose besteht aus einer herdförmigen oder diffusen, nichtentzündlichen Veränderung des Labyrinthknochens mit Abbau und pathologischer Neubildung des Knochens. Bei etwa 10 % der weißen Bevölkerung ist eine Otosklerose histologisch nachweisbar, nur in unter 1 % der Fälle führt sie zu Symptomen.
Die Ursache ist unbekannt. Bei etwa 50 % der Patienten mit Otosklerose ist eine familiäre Belastung zu beobachten, die offenbar dominant vererbt wird (Enzymdefekt?). Besteht bei einem Elternteil eine klinisch nachgewiesene Otosklerose, beträgt für die Kinder das Risiko, an Otosklerose schwerhörig zu werden, 20 %. Frauen sind ungefähr doppelt so häufig betroffen wie Männer; 50 % der Patientinnen mit Otosklerose bemerken erste Symptome während einer Schwangerschaft.
Klinisch und therapeutisch lassen sich zwei Manifestationen der Otosklerose unterscheiden:

- Die Otosklerose verursacht durch eine Fixierung des Steigbügels eine **Schallleitungsschwerhörigkeit.**
- Eine otosklerotische Schädigung des Innenohrs (**Kapselotosklerose**) kann zu einer **Schallempfindungsschwerhörigkeit** führen.

Mischformen sind nicht selten. Die Otosklerose beginnt in der Regel einseitig, im Verlauf der Erkrankung werden bei der Mehrzahl der Patienten beide Ohren betroffen. 75 % der Patienten leiden zusätzlich unter Ohrgeräuschen (auffällig wechselnd!). Einzelne Patienten geben an, in lauter Umgebung (z. B. bei einer Eisenbahnfahrt) besser zu hören (Paracusis Willisii). Die Krankheit manifestiert sich im Allgemeinen im 3. Lebensjahrzehnt, selten früher.

Therapie

Bei Stapesfixation mit Schallleitungsschwerhörigkeit: Stapesplastik (Abb. 8-11) (s. Patienteninformation „Otoskleroseoperation [Stapesplastik]“). Der Steigbügeloberbau wird entfernt und nach Perforation der Steigbügelfußplatte (z. B. mit einem speziellen Bohrer oder dem CO_2-Laser)

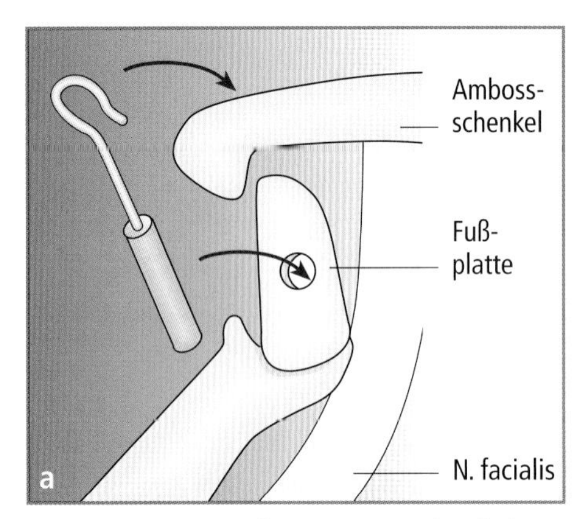

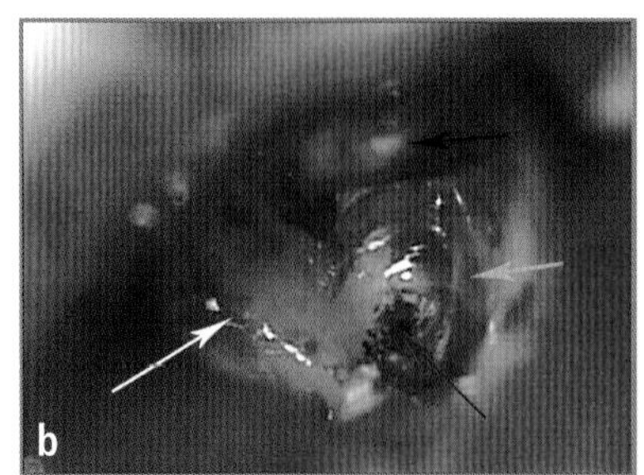

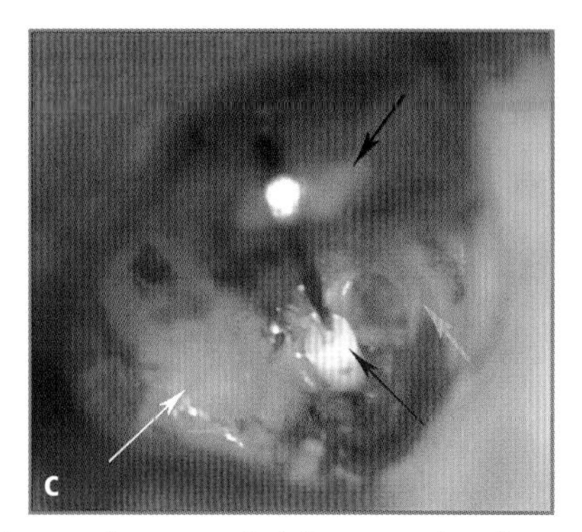

Abb. 8-11 a Beispiel einer Stapesplastik. **b** Der Steigbügeloberbau ist entfernt und die Fußplatte perforiert. Schwarzer Pfeil: langer Ambossfortsatz; weißer Pfeil: Promontorium; grauer Pfeil: N. facialis; blauer Pfeil: Fußplatte (Laserperforation). **c** Einsetzen einer Platin-Teflon-Prothese. Schwarzer Pfeil: langer Ambossfortsatz; weißer Pfeil: Promontorium; grauer Pfeil: N. facialis; blauer Pfeil: Stapesprothese.

8

durch eine Teflon-Platin- oder Titan-Prothese ersetzt. Ob eine otosklerotische Fixierung des Steigbügels vorliegt oder andere Ursachen für die Schallleitungsschwerhörigkeit bestehen (z. B. eine Hammerkopffixation), kann erst während der Tympanoskopie zuverlässig festgestellt werden. Zeigt sich keine Otosklerose (in etwa 5 % der Fälle), sondern z. B. eine idiopathische Hammerkopffixation, kann fast immer durch eine Tympanoplastik eine Hörverbesserung erzielt werden. **Ist eine Stapesoperation nicht durchführbar**, kann ein Hörgerät angepasst werden. Eine Alternative kann die Rundfensterankopplung eines aktiven Mittelohrimplantates sein (Meth. 9.1-10, S. 130).

Bei kombinierter Schwerhörigkeit: Anpassung eines Hörgerätes oder Stapesoperation mit anschließender Anpassung eines Hörgerätes oder Rundfensterankopplung eines aktiven Mittelohrimplantates (Meth. 9.1-10). Die Entscheidung muss ggf. mit einem erfahrenen Operateur getroffen werden.

Bei Kapselotosklerose mit Schallempfindungsschwerhörigkeit: Diskutiert wird die Gabe von Natriumfluorid (Ossin®, 2 × 1 Drg./d ≙ 80 mg/d), evtl. zusammen mit Kalzium (z. B. 3 × 3½ Tbl./d) für 3 Monate pro Jahr. Die Therapie soll aktive Otoskleroseherde eliminieren und das Auftreten einer Innenohrschwerhörigkeit verzögern. Eine Indikation zur Fluoridbehandlung ist möglicherweise bei positivem Schwartze-Zeichen (Rötung des Promontoriums) gegeben.

@ Patienteninformation „Otoskleroseoperation (Stapesplastik)"

Wahrscheinlich ist die Ursache der Schwerhörigkeit durch eine Bewegungseinschränkung des Steigbügels bedingt, die durch eine Knochenneubildung verursacht wird. Die genaue Diagnose kann man erst stellen, wenn man durch einen Schnitt den Gehörgang erweitert, das Trommelfell nach vorn klappt und die Beweglichkeit der Gehörknöchelchenkette (Hammer, Amboss, Steigbügel) unter dem Operationsmikroskop prüft. Wenn der Steigbügel fest verwachsen ist, wird er teilweise entfernt und durch eine Prothese ersetzt. Die Öffnung zum Innenohr wird mit körpereigenem Bindegewebe abgedeckt. Die Hörverbesserung ist noch während der Operation, wenn sie in örtlicher Betäubung vorgenommen wird, festzustellen. Das Sprachverständnis wird sich nach gelungener Operation aber erst in den folgenden Wochen bessern. Die Operation kann in örtlicher Betäubung durchgeführt werden und ist praktisch schmerzlos. Eine Hörverbesserung ist bei normalem Operationsverlauf die Regel (über 90 %), sie kann aber natürlich nicht garantiert werden. Bisweilen bleibt das Gehör unverändert, ganz selten kommt es zur Hörverschlechterung oder zur Ertaubung des operierten Ohres. Zuweilen treten bei der Operation Schwindel oder eine Gesichtslähmung auf, die in der Regel nach wenigen Tagen aufhören. Falls es bei einer Operation zu einem Trommelfelleinriss kommt – das ist vor allem bei sehr dünnen Trommelfellen oder narbigen Veränderungen möglich –, wird der Riss in derselben Operation mit körpereigenem Gewebe verschlossen. Dadurch braucht der Erfolg der Operation nicht beeinträchtigt zu werden.

Ein süßlicher oder metallischer Geschmack auf der entsprechenden Zungenseite verliert sich nach Tagen oder Wochen. Es ist sehr selten, dass die Geschmacksstörung länger als 6 Monate anhält.

Schnäuzen Sie in den ersten 4 Wochen nach der Operation nicht kräftig die Nase und öffnen Sie beim Niesen den Mund.

Prognose

Bei Stapesfixation mit Schallleitungsschwerhörigkeit: Bei über 90 % der Patienten kann durch die Operation die Schallleitungsschwerhörigkeit wesentlich gebessert oder sogar beseitigt werden, gelegentlich verschwindet auch das Ohrgeräusch. Die Gefahr der Ertaubung beträgt unter 1 %.

Postoperativer Schwindel ist vorübergehend und verschwindet zumeist innerhalb von 1 bis 5 Tagen. Die Möglichkeit einer Schmeckstörung durch eine Schädigung der Chorda tympani ist gegeben (s. Patienteninformation „Tympanoplastik bei Schleimhauteiterung“, S. 98). Üblicherweise normalisiert sich das Geschmacksempfinden innerhalb von 6 Monaten.

Bei Kapselotosklerose mit Schallempfindungsschwerhörigkeit: Die Prognose hängt von der Aktivität der Otosklerose ab – je früher sie auftritt, umso ungünstiger ist der Verlauf. Mit einer Ertaubung ist jedoch nicht zu rechnen. Bei Frauen im gebärfähigen Alter sollte wegen möglicher Fruchtschädigungen keine Fluoridtherapie erfolgen.

Prophylaxe

Bei etwa 50 % der Frauen mit Otosklerose treten die ersten Symptome während einer Schwangerschaft auf oder sie verstärken sich deutlich. Da ein Zusammenhang zwischen Otosklerose und Schwangerschaft nicht exakt bewiesen werden konnte, ist die Frage, ob von einer Schwangerschaft abzuraten sei, nicht eindeutig zu beantworten. Auch die Zunahme einer Hörminderung durch die Einnahme von Ovulationshemmern oder von Östrogenen in der Menopause ist bisher wissenschaftlich nicht nachgewiesen.

Dennoch wird in Fällen von florider Otosklerose mit stark progredienter Hörminderung von der Einnahme von Östrogenen abgeraten. Da auch übermäßige UV-Licht-Einwirkung (Sonnenbaden, Bräunungsbank) nach klinischer Erfahrung eine Otosklerose verschlechtern kann, sollte sie von Patienten vermieden werden.

Stapesfixation bei generalisierter Skeletterkrankung

Bei generalisierten Skeletterkrankungen kann auch die Labyrinthkapsel mitbeteiligt sein. So entwickeln 20 % der Patienten mit Osteogenesis imperfecta (Van-der-Hoeve-Syndrom) eine Schwerhörigkeit durch Knochenveränderung mit Fixierung des Steigbügels. Zusätzlich können blaue Skleren auftreten (Van-der-Hoeve-De-Kleyn-Trias).

Therapie

Stapesplastik wie bei einer Stapesfixation durch Otosklerose.

Idiopathische Hammerkopffixation

Fixation des Hammerkopfes und zumeist auch des Ambosses im Epitympanon mit nachfolgender Schallleitungsschwerhörigkeit. Sie kann klinisch oft nicht von einer Stapesotosklerose unterschieden werden und wird deshalb endgültig erst während einer Tympanoskopie diagnostiziert.

Therapie

Tympanoskopie (s. Patienteninformation „Trommelfellaufklappung [Tympanoskopie]“), Abbau von Amboss und Hammerkopf, Tympanoplastik Typ III mit Erhöhung des Steigbügels durch eigenen Amboss oder Hammerkopf (s. Meth. 8-3, S. 96).

Prognose

In 80 % der Fälle deutliche Hörverbesserung.

@ Patienteninformation „Trommelfellaufklappung (Tympanoskopie)“

Das Trommelfell zeigt bei manchen Mittelohrerkrankungen, die mit einer Schallleitungsschwerhörigkeit verbunden sind, keine krankhaften Veränderungen. Auch andere diagnostische Maßnahmen können nicht immer mit letzter Sicherheit klären, welche Ursache die Schwerhörigkeit hat. Beispielsweise können Gehörknöchelchen defekt oder festgewachsen sein.

Aus diesem Grund ist es angeraten, das Mittelohr zu eröffnen, um die Ursache der Schwerhörigkeit mit dem Operationsmikroskop zu erkennen und gegebenenfalls beheben zu können. Der Gehörgang wird mit einem Schnitt erweitert und das Trommelfell mit einem Teil der Gehörgangshaut vom Knochen abgehoben. Die Abtragung eines Teils der an das Trommelfell angrenzenden knöchernen Gehörgangswand ermöglicht eine Inspektion des Mittelohrs mit der Gehörknöchelchenkette. Zur Beseitigung der Schallleitungsschwerhörigkeit ist häufig ein Umbau der Gehörknöchelchenkette erforderlich. Durch die Rückverlagerung des Trommelfells und der Gehörgangshaut kann das Ohr wieder verschlossen werden.

Heilungsstörungen am Trommelfell und im Gehörgang sind selten. Bei jeder Mittelohroperation, insbesondere bei Eingriffen an der Gehörknöchelchenkette, besteht die Gefahr der Hörverschlechterung, in seltenen Fällen kann es sogar zu einer Ertaubung des operierten Ohrs kommen.

Der motorische Gesichtsnerv und einer seiner Äste, die Chorda tympani, laufen durch das Mittelohr. In äußerst seltenen Fällen kann eine Operation in den Mittelohrräumen zu einer vorübergehenden, manchmal auch bleibenden Schädigung des Gesichtsnervs führen, sodass eine Asymmetrie der Gesichtsweichteile sichtbar wird; häufig sind dann korrigierende Zweiteingriffe möglich. Bei der Schädigung der Chorda tympani kommt es nur zu meist vorübergehenden Geschmacksstörungen am mittleren und unteren Zungenrand auf der Seite des operierten Ohrs.

Das periphere Gleichgewichtsorgan hat enge Beziehungen zum Mittelohr, sodass es postoperativ in ganz seltenen Fällen auch einmal zu vorübergehenden, praktisch niemals bleibenden Gleichgewichtsstörungen kommen kann.

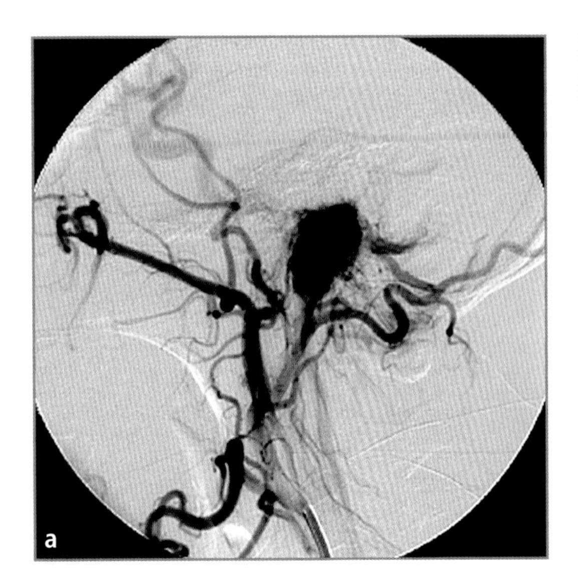

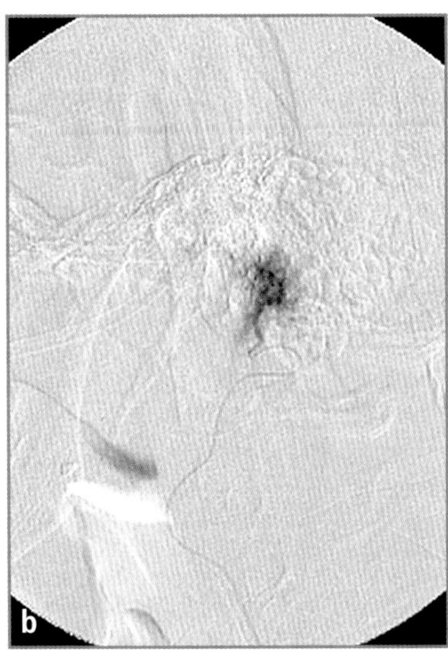

Abb. 8-12 **a** Glomus-jugulare-Tumor vor Embolisation. **b** Glomus-jugulare-Tumor nach Embolisation.

Tumoren

J. A. Werner und H.-P. Zenner

Glomustumor: Nicht chromaffines Paragangliom („Chemodektom")

Bei dem benignen nicht chromaffinen Paragangliom (frühere Bezeichnung: „Chemodektom") handelt es sich um die häufigste Art eines Mittelohrtumors, der von Bulbus venae jugularis, Plexus tympanicus oder Nervus petrosus minor ausgehen kann. Unterschieden werden Glomus-tympanicum-Tumoren (auf die Paukenhöhle beschränkt) oder Glomus-jugulare-Tumoren, Tumoren mit Befall des Mastoids und der Felsenbeinspitze oder nach intrakraniell durchgebrochene Tumoren.

Therapie

Operativ: Falls es zweckmäßig erscheint, erfolgt zunächst eine neuroradiologische Tumorembolisation (Abb. 8-12) und anschließend (innerhalb von 1 bis 3 d) die radikale Tumoroperation. Bei Beschränkung des Tumors auf die Paukenhöhle wird der Tumor über einen ohrchirurgischen Zugang entfernt, falls erforderlich folgt ein Höraufbau mittels Tympanoplastik (s. Meth. 8-3, S. 96). Bei Mitbefall von Mastoid und Felsenbeinspitze sind zusätzlich die Eröffnung des Halses sowie eventuell ein intratemporaler Zugang erforderlich. Bei intrakranieller Ausdehnung erfolgt die Resektion über einen kombinierten HNO-ärztlichen und neurochirurgischen Zugang, gegebenenfalls in zwei Sitzungen. **Bei Inoperabilität** kann eine Bestrahlung die Progredienz verlangsamen.

Prognose

Ohne Therapie ist ein langsames Wachstum mit Hörverlust, Gleichgewichtsstörungen, pulssynchronem Tinnitus und Fazialisparese zu erwarten. Später folgen weitere kaudale Hirnnervenausfälle, schließlich Hirnstammkompression und Karotisthrombose mit Todesfolge.

Osteom, Exostosen

Histologisch gehören Gehörgangsexostosen zu den Osteomen. Sie lassen sich in mediale und laterale Gehörgangsexostosen unterteilen und entstehen vielfach durch den Reiz von kaltem Wasser (Schwimmen). Zu beobachten ist jedoch auch eine gehäufte Kombination mit chronischen Entzündungen des Mittelohrs und des äußeren Gehörgangs. Selten gibt es osteogene Geschwülste im Os temporale (extrakanalikuläre Osteome).

Therapie

Die Therapie von Gehörgangsexostosen besteht in der operativen Resektion der Osteome, die der Kortikalis aufsitzen, unter sorgfältiger Schonung der sie bedeckenden Gehörgangshaut. Die osteogenen Geschwülste im Os temporale bedürfen, falls keine funktionsgefährdende Ausdehnung oder Lokalisation vorliegt, keiner Therapie. Kontrollen sind in 1- bis 2-jährlichen Abständen durchzuführen, bei Funktionsbeeinträchtigung erfolgt ein operativer Eingriff.

Prognose

Gut.

Riesenzelltumoren

Riesenzelltumoren sind im Kopf-Hals-Bereich extrem selten auftretende Tumoren. Weitere Details zu Therapie und Prognose s. Kap. 22, Abschn. Tumoren, S. 452.

Plasmozytom

Die extramedullären Plasmozytome machen weniger als 1 % der Malignome im Kopf-Hals-Bereich aus und betreffen oft den oberen Aerodigestivtrakt. Weitere Details, auch zu Therapie und Prognose, s. Kap. 22, Abschn. Tumoren, S. 453.

Eosinophiles Granulom, Hand-Schüller-Christian-Krankheit, Abt-Letterer-Siwe-Krankheit

Bei einem eosinophilen Granulom, der Hand-Schüller-Christian-Krankheit und der Abt-Letterer-Siwe-Krankheit handelt es sich um Formen der Langerhans-Zellhistiozytose. Details, auch zu Therapie und Prognose, s. Kap. 22, Abschn. Tumoren, S. 452.

Mittelohrkarzinom

Bei einem Mittelohrkarzinom handelt es sich fast immer um Plattenepithelkarzinome. Selten liegen Adenokarzinome und adenoidzystische Karzinome vor.

Therapie

Kurativ ist die radikale Tumorexstirpation im Gesunden indiziert (je nach Ausdehnung Mittelohr-/Mastoid-Radikaloperation, Petrosektomie, Parotidektomie mit und ohne Erhalt des N. facialis, selektive Neck dissection). Bei Opferung des N. facialis erfolgt je nach Ausdehnung des Tumors eine Fazialisrekonstruktion (s. Kap. 14.2, Meth. 14.2-3, S. 228 u. Abb. 14.2-1, S. 224). Bei regionalen Metastasen ist zusätzlich eine regionäre Lymphknotenausräumung (modifiziert radikale Neck dissection) indiziert. Bei ausgedehnten Tumoren und/oder regionaler Metastasierung folgt eine Nachbestrahlung.

Palliativ wird eine Strahlentherapie durchgeführt, möglichst in Kombination mit einer platinhaltigen Chemotherapie (s. Kap. 3.2, Abschn. Chemotherapie, S. 39). Eine rechtzeitige analgetische Behandlung (s. Kap. 2.2, Abschn. Medikamentöse Schmerztherapie, S. 24) wird vor dem Einsetzen von Dauerschmerzen begonnen.

Bei exophytischem Wachstum mit Entwicklung von Fötor: Empfohlen werden eine Bleomycinauflage (einige Milliliter Bleomycin® auf eine Mullkompresse) sowie Metronidazol (Clont®, 2- bis 3-mal 0,4–0,5 mg/d) oder Clindamycin (Sobelin®, 2- bis 4-mal 300 mg/d) und Chlorophyll (Stozzon Chlorophyll-Dragees, mehrmals tgl. 1–3 Drg.) zur Unterdrückung des Fötors.

Bei fortgeschrittenen inkurablen Karzinomen: Da in vielen Fällen Schmerzen im Vordergrund stehen, muss eine ausreichende Analgesie (s. Kap. 2.2, Abschn. Medikamentöse Schmerztherapie nach Stufenplan, S. 25) erfolgen. Ferner sollte eine Aufklärung über die unheilvolle Erkrankung des Patienten je nach seiner individuellen Aufnahmefähigkeit angestrebt werden (s. Kap. 3.1, Abschn. Gesprächsführung mit inkurablen Tumorpatienten, S. 34). Ärztlicher Beistand ist sowohl ärztlich-psychologisch (s. Kap. 4, Abschn. Psychische und soziale Rehabilitation sowie Reintegration, S. 55) als auch medizinisch bis zum Tode notwendig.

Prognose

Ohne Therapie ist ein letaler Verlauf unter multiplen Funktionsausfällen des Ohrs (Hörverlust, Schwindel, Tinnitus) und des N. facialis zu erwarten, gefolgt von anderen kaudalen Hirnnervenausfällen und starken Schmerzen. Möglich sind ein intrakranieller Einbruch in die mittlere und hintere Schädelgrube mit Hirnstammsymptomatik und/oder ein exophytisch-exulzerierendes Wachstum nach außen unter starker Stigmatisierung des Kranken.

Auch beim Versuch einer **kurativen Therapie** besteht eine schlechte Prognose, da eine Operation an der Schädelbasis operationstechnisch zum Teil nicht in sano möglich ist. Mit lokalen Rezidiven und regionalen Metastasen muss daher gerechnet werden. Ausnahmen sind lediglich die auf das Mittelohr und/oder den Gehörgang beschränkten Frühfälle.

Verletzungen, thermische Schäden

K. Hörmann und F.-X. Brunner

Otobasisfrakturen, Laterobasisfrakturen

Bei Querfrakturen der Schädelbasis kann vor allem das Innenohr in Mitleidenschaft gezogen werden. Auch ohne erkennbare Labyrinthkapselfraktur findet sich nach vielen stumpfen Schädeltraumata häufig noch eine Schallempfindungsstörung, gekennzeichnet durch eine Senke bzw. einen Steilabfall der Hörschwellenkurven im Tonaudiogramm in den hohen Frequenzbereichen. Nach jedem Schädeltrauma ist deshalb eine frühzeitige HNO-ärztliche Untersuchung angezeigt. Details s. Kap. 11, Abschn. Verletzungen, S. 176.

8

Direkte Trommelfell- und Mittelohrverletzungen, direkte Mittelohr-Innenohr-Verletzungen

Verletzungen entstehen häufig durch Gegenstände, mittels derer von den Betroffenen versucht wird, Zerumen aus dem Gehörgang zu entfernen. Als perforierende Gegenstände kommen häufig Streichhölzer, Stricknadeln und Wattestäbchen infrage. Andere Ursachen sind Schweißperlenverletzungen (auch glühende Kohleteilchen), unsachgemäße Ohrspülungen, Kopfsprung ins Wasser, Schläge auf das Ohr oder Schussverletzungen. Es kann zu Trommelfellverletzungen und -perforationen, Luxationen der Gehörknöchelchenkette und Verletzungen des Innenohrs kommen. Symptome sind stechender Ohrschmerz und eine plötzliche Schwerhörigkeit, in schweren Fällen Taubheit und Vestibularisausfall. Fazialparesen sind darüber hinaus möglich.

Traumatische Trommelfellperforationen erscheinen unter dem Operationsmikroskop als schlitzförmige Perforationen oder als Defekte mit gezackten Rändern und Blutunterlaufungen. Bei Schweißperlenverletzungen ergibt sich in der Regel in den folgenden Tagen eine Vergrößerung des Defektes (fortschreitende Nekrose).

Therapie

Bei kleiner traumatischer Trommelfellperforation: Indiziert ist die sterile Abdeckung des Ohrs. Kleine schlitzförmige Perforationen heilen in der Regel spontan.

Bei Trommelfellperforationen < 1 Quadrant des Trommelfells (außer bei Schweißperlenverletzung): Bei eingeschlagenen Trommelfellanteilen müssen die Trommelfelllefzen unter dem Operationsmikroskop ausgekrempelt (Trommelfellaufrichtung) werden. Anschließend erfolgt eine Schienung, beispielsweise mit einer Silikonfolie. War die Ursache ein potenziell infiziertes Agens (z. B. Wasser), ist zusätzlich eine antibiotische Behandlung mit Cotrimoxazol (z. B. Cotrim-ratiopharm®, 2 × 2 Tbl./d; Eusaprim®, 2 × 2 Tbl./d) oder Amoxicillin (z. B. Amoxi-CT 750 mg, 3 Tbl./d) notwendig.

Bei Trommelfellperforationen > 1 Quadrant des Trommelfells oder bei unübersichtlichen, randständigen Perforationsrändern: Aus klinischer Erfahrung ist die Chance einer Heilung durch eine alleinige Schienung gering. Hier empfiehlt sich die Myringoplastik.

Bei Schweißperlenverletzung, Verätzung und Verbrennung: Es erfolgt nur die Schienung, eine sichtbare Schweißperle (selten) ist zu entfernen. **Niemals** sollte eine **Ohrspülung** durchgeführt oder **Ohrtropfen** verordnet werden!

Bei Mittelohrbeteiligung: Die Luxation der Gehörknöchelchen ist in der Praxis äußerst selten. Bei einfachen Luxationen der Gehörknöchelchen oder traumatischen Unterbrechungen der Gehörknöchelchenkette entsteht eine ausgeprägte Schallleitungsschwerhörigkeit. Es wird eine sofortige Trommelfellaufrichtung durchgeführt. Eine Tympanoplastik zu Reposition oder Wiederaufbau der Gehörknöchelchenkette folgt nach 6 Monaten.

Bei Innenohrbeteiligung: Bei Steigbügelluxationen oder direkter Eröffnung des Labyrinthes (Labyrinthfistel) kommt es zu anhaltendem Perilymphfluss mit Innenohrschwerhörigkeit oder Taubheit sowie Schwindel. Es droht eine aufsteigende Infektion mit Labyrinthitis und Meningitis (s. Abschn. Otogene Komplikationen, S. 101). Es werden daher eine sofortige Tympanoskopie und Abdeckung der Innenohröffnung mit Bindegewebe sowie eine Aufrichtung der Trommelfellperforation durchgeführt. Zusätzlich erfolgt eine liquorgängige antibiotische Behandlung mit Cotrimoxazol (z. B. Cotrim-ratiopharm®, 2 × 2 Tbl./d; Eusaprim®, 2 × 2 Tbl./d). Bei Verdacht auf Pseudomonas-aeruginosa-Infektion Ciprofloxacin (Ciprobay®, 2 × 500–750 mg/d) oder Cefotaxim (Claforan®).

Bei Schussverletzungen sollte operativ revidiert (Débridement, Duraverschluss, Labyrinthabdeckung) sowie eine antibiotische Behandlung mit Amoxicillin plus Clavulansäure (z. B. Augmentan®, 3 × 2,2 g/d), alternativ Cephalosporine (z. B. Cefuroxim, 1,5–2,25 g/d i. v. in 2–3 Einzeldosen) plus Metronidazol (z. B. Clont®, 2 × 500 mg/d i. v.) durchgeführt werden.

Bei einzeitiger Fazialislähmung (Sofortparese): Bei Neuropraxie des N. facialis abwarten und eine Begleittherapie einleiten (s. Kap. 14.2, Meth. 14.2-1, S. 224, Meth. 14.2-2, S. 227). Bei Neurotmesis (> 90 % Axonotmesis) kann eine operative Revision zur Dekompression oder Fazialisanastomose versucht werden (s. Kap. 14.2, Meth. 14.2-3, S. 228).

Bei zweizeitiger Fazialisparese (verzögerte Parese im Intervall) ist immer das Abwarten unter eventuell absteigender Cortisontherapie indiziert.

Prognose

Bei kleiner traumatischer Trommelfellperforation, bei Trommelfellperforationen < 1 Quadrant des Trommelfells und bei übersichtlichen, nicht randständigen Perforationsrändern: Gut. Bei Schweißperlenverletzung ist die Prognose nicht gut. Falls trotz Trommelfellaufrichtung und Schienung eine Perforation verbleibt, empfiehlt sich die Myringoplastik nach 2 Wochen bis 6 Monaten.

Bei Mittelohrbeteiligung: Im Allgemeinen gut.

Bei Innenohrbeteiligung: Der Innenohrschaden verbleibt zumeist, die Mittelohrkomponente kann häufig behoben werden.

Bei Schussverletzungen: Ohne Revision besteht die Gefahr der Labyrinthitis mit Meningitis sowie direkter endokranieller otogener Komplikationen entlang des Schusskanals.

Tauchtrauma, Barotrauma des Trommelfells

Tauchsport und berufliches Tauchen erfordern wegen der hohen Druckbelastung unter Wasser intakte Trommelfelle. Trommelfellrupturen können bereits in einer Tiefe von 1 bis 6 Metern, häufiger aber ab einer Tiefe von 10 Metern auftreten. Prädisponiert sind Trommelfelle, die durch Mittelohrprozesse, Operationen oder Traumata vorgeschädigt sind und atrophische Narben aufweisen. Zeruminalpfröpfe, die nicht selten eine sehr harte Konsistenz erreichen, können bei starkem Wasserdruck in das Trommelfell eingedrückt werden und so Perforationen verursachen. Anschließend ins Mittelohr eindringendes Wasser kann eine massive thermische Labyrinthreizung mit heftigem Schwindel, Übelkeit, Erbrechen und Orientierungsverlust auslösen.

Therapie

Wie bei der traumatischen Trommelfellperforation (s. o.).

Prognose

Wie bei der traumatischen Trommelfellperforation (s. o.).

Aerootitis (sog. „Barootitis", Barotrauma des Mittelohrs)

Voraussetzung für die Aerootitis ist eine Druckdifferenz zwischen Pauke und äußerem Gehörgang, die in der Regel bei gestörter Tubenventilation auftritt. Wenn sich bei Flugreisen oder beim Tauchen die Tube nicht öffnet, kann das Trommelfell durch Unterdruck im Mittelohr immer tiefer eingezogen werden und die Schleimhaut reagiert mit Schwellung, Ödembildung, Transsudation oder Einblutung. Diese Reaktion kann als Aerootitis media während der Landungsphase eines Flugzeugs oder als Barootitis media beim Tauchen auftreten.

Symptome sind heftige Ohrenschmerzen, Taubheitsgefühl, Ohrgeräusche und gegebenenfalls Schwindel. Otoskopisch kann man, je nach Schwere des Traumas, noch nach Stunden die Retraktion des Trommelfells, eine verstärkte Gefäßzeichnung, Blutkrusten auf dem Trommelfell, ein Hämatotympanon oder einen Paukenerguss erkennen. Audiologisch kann sich gegebenenfalls noch eine Schallleitungsschwerhörigkeit nachweisen lassen.

Therapie

Als Erstes erfolgt die Sicherung der Tubenfunktion. Zu empfehlen sind abschwellende Nasentropfen (z. B. Otriven®, 4 × 3 Tr./d) sowie das halbstündliche Ausüben des Valsalva-Versuchs. Gleichzeitig erfolgt die Abklärung des Tubenventilationshindernisses, was eine posteriore Rhinoskopie erfordert (s. Abschn. Tubenventilationsstörungen, S. 88).

Prognose

Im Allgemeinen Restitutio ad integrum, Dauerschäden sind selten.

Elektrounfälle, Blitzschlagunfall

Man unterscheidet Niederspannungsunfälle (bis zu 1000 Volt) und Hochspannungsunfälle (über 1000 Volt), zu denen man auch die Blitzschlagunfälle rechnet. Entscheidend für die Folgen auf den Organismus sind die Stromstärke, die durch den Körper fließt, und der Weg, den der Strom vom Eintritt bis zum Austritt aus dem Körper nimmt. Im Vordergrund stehen meist die Auswirkungen auf die Muskulatur, das Herz und den Kreislauf. Die Schäden am Hör- und Gleichgewichtssystem sind entweder direkt thermisch bedingt oder über eine Störung der Vasomotoren ausgelöst. Sie können zentral, retrolabyrinthär, labyrinthär oder im Mittelohr gelegen sein. Eine einheitliche Symptomatik ist nicht zu erwarten. Hinzu kommt, dass der Verletzte durch den Stromunfall häufig bewusstlos zu Boden stürzt und sich hierbei zusätzlich ein stumpfes Schädeltrauma zuzieht oder dass er, besonders beim Blitzunfall, gleichzeitig durch die Druckwelle ein Explosionstrauma (s. u.) des Ohrs erleidet.

Therapie

Bei Trommelfellperforationen sind eine Trommelfellaufrichtung und -schienung indiziert. Die Schäden an Herz, Kreislauf und ZNS verhindern jedoch zumeist die Sofortversorgung des Ohrs, sodass dann eine Spätversorgung nach 1–6 Monaten als Tympanoplastik durchgeführt wird.
Bei Innenohrschwerhörigkeit kann die Behandlung wie beim Hörsturz (s. Kap. 9.1, Abschn. Kochleäre Schwerhörigkeit, S. 114) erfolgen. Gesicherte Resultate liegen jedoch bisher nicht vor.

Explosionstrauma

Das Explosionstrauma entsteht wie das Knalltrauma (s. Kap. 9.1, Abschn. Kochleäre Schwerhörigkeit, S. 118) durch eine sehr starke Schalldruckwelle, die ihr Maximum im Gegensatz zum Knall erst jenseits von 1,5 bis 3 msec erreicht (flacher Schalldruckpegelanstieg). Ursachen sind meist überraschend auftretende technische Unfälle wie Explosionen in chemischen Fabriken, das Platzen von größeren Druckbehältern oder Kesseln sowie Sprengungen oder Bomben- und Granateinschläge. An den langsamen Schalldruckpegelanstieg kann das Innenohr teilweise adaptieren, jedoch kann die lange Dauer der Schalldruckwelle von mehr als 3 msec zu einer Trommelfellzerreißung führen. Zusätzliche Verletzungen des Ohrs durch eine mitauftretende Infraschalldruckwelle, durch Splitter und auch Verbrennungen sind häufig. So kommt es meist nicht nur zur

Trommelfellruptur, sondern es können auch die Gehörknöchelchen frakturiert oder luxiert werden. Es resultiert eine Schallleitungsschwerhörigkeit. Das Innenohr kann in verschiedenem Ausmaß geschädigt sein. Neben völliger Unversehrtheit findet sich auch ein Steilabfall oder ein flacher Kurvenverlauf im Audiogramm.
Auch vollständige einseitige und seltener beidseitige Ertaubungen sind beschrieben worden. Vestibuläre Schäden sind möglich, aber selten.

Therapie

Trommelfellaufrichtung: Therapeutisch ist, sofern keine Infektion vorliegt, eine frühzeitige Trommelfellaufrichtung und -schienung indiziert (s. o.).
Bei Infektion: Es sollte kein operativer Verschluss des Trommelfells vorgenommen werden, sondern zunächst eine Antibiotikatherapie i. v. mit Cefazolin (z. B. Basocef®, 3 × 2 g/d i. v.) oder Amoxicillin plus Clavulansäure (z. B. Augmentan®, 3- bis 4-mal 1,2–2,2 g/d) versucht werden. Ebenfalls wird die Gabe abschwellender Nasentropfen (z. B. Otriven® 0,5 %, 4 × 4 Tr./d) empfohlen.
Bei bleibender Perforation sowie bei Verletzungen der Ossikel ist nach 1–6 Monaten eine Tympanoplastik indiziert (s. Abschn. Entzündungen, S. 96).
Bei Innenohrschaden muss die Behandlung wie beim Hörsturz erfolgen (s. Kap. 9.1, Abschn. Kochleäre Schwerhörigkeit, S. 114). Ist die Innenohrschädigung mit einer Eröffnung des Labyrinths (Labyrinthfistel) verbunden, erfolgen Tympanoskopie und Fistelabdeckung.
Bei gleichzeitigem stumpfem Schädeltrauma erfolgt die Therapie gemäß den Angaben in Kap. 11, Abschn. Verletzungen, S. 176.

Prognose

Die Prognose ist abhängig vom Ausmaß des Primärschadens. Bei schwerem Innenohrtrauma gelingt selten eine Restitutio ad integrum. Die Trommelfellverletzung heilt in vielen Fällen nach operativer Aufrichtung, z. T. auch spontan. Der Übergang in eine chronische Otitis media ist aber besonders nach einer Sekundärinfektion zu befürchten.

Missbildungen

W. Gstöttner und H.-P. Zenner

Mittelohrmissbildungen

Etwa eine Mittelohrmissbildung ist auf zehntausend normale Geburten zu erwarten. Mittelohrmissbildungen können isoliert das Mittelohr (kleine Mittelohrmissbildung) oder das äußere Ohr (große Mittelohrmissbildung) betreffen. Weitere Kombinationen mit Gesichtsschädelmissbildungen sind möglich (z. B. Dysostosis mandibulofacialis, syn. Franceschetti-Zwahlen-Syndrom).

Therapie

Die Therapie einer Mittelohrmissbildung ist abhängig von der ein- oder beidseitigen Fehlbildung sowie vom Grad der Fehlbildung (große oder kleine Mittelohrmissbildung). In jedem Fall ist eine ausreichende Sprachentwicklung sicherzustellen, da nur durch eine möglichst frühzeitige Hörgeräteversorgung (spätestens bis zum 6. Lebensmonat) die ausreichende Reifung der zentralen Hörbahn ermöglicht wird. Aufgrund der eingeschränkten Plastizität des Gehirns ist eine Störung der Sprachentwicklung in den ersten Lebensjahren später nicht mehr aufzuholen. Weitere Einzelheiten s. Kap. 10, S. 166.
Bei einseitiger Schwerhörigkeit erfolgt keine Therapie im Kindesalter. Ein normales kontralaterales Hörvermögen reicht für eine gute Sprachentwicklung aus. Ab dem 5.–6. Lebensjahr besteht eine relative Operationsindikation für die hörverbessernde Operation.
Bei beidseitiger Schwerhörigkeit: Eine Hörgeräteversorgung im 6. Lebensmonat ist unbedingt erforderlich. Meist erfolgt die Versorgung mit Knochenleitungshörern beidseits, falls eine Gehörgangatresie vorliegt. Alternativ kann uni- oder bilateral ein knochenverankertes Hörgerät (s. Abb. 10-1, S. 168) oder ein implantierbares Hörgerät (aktives Mittelohrimplantat) eingesetzt werden.
Im 5. bis 6. Lebensjahr (vor der Einschulung) oder nach Abschluss der Pneumatisation (i. d. R. jenseits des 8. Lebensjahres) erfolgt die mikrochirurgische Rekonstruktion von Gehörgang und Schallleitungskette auf einer Seite (Tympanoplastik), soweit dies nach Art der Missbildung möglich ist. Danach ist nicht selten die Einschulung in einer Regelschule möglich.
Reha-Hilfen: Von Nutzen für die Rehabilitation bei beidseitiger Schwerhörigkeit sind gegebenenfalls eine Frühförderung (bis zum 4. Lebensjahr) sowie eine Vorschulförderung (4.–6. Lebensjahr) im Kindergarten einer Schwerhörigenschule (s. Kap. 10, S. 169).
Ist bis zur Einschulung keine ausreichende Hör- und Sprachrehabilitation erreicht, bedeutet die Einschulung in einer Schwerhörigenschule nach Maßgabe des Phoniaters/Pädaudiologen eine Hilfe für das Kind (s. Kap. 10, S. 170).
Ohrmuschelrekonstruktion: Möglichst spät, gewöhnlich zwischen dem 15. und dem 25. Lebensjahr, erfolgt ein plastisch-rekonstruktiver Aufbau der Ohrmuschel (s. Kap. 7, Abschn. Missbildungen, S. 83) in mehreren, zum Teil in zahlreichen Sitzungen (nur in erfahrenen HNO-Zentren). Alternativ kommt eine transkutan im Knochen verankerte Epithese im Schulalter infrage (s. Kap. 7, Abschn. Missbildungen, S. 83).

9 Erkrankungen des Innenohrs

9.1 Cochlea

Kochleäre Schwerhörigkeit

Hörsturz

R. Laszig und H.-P. Zenner

Hörsturz ist ein Symptom, keine Diagnose: Es handelt sich um eine plötzliche Innenohrschwerhörigkeit oder Ertaubung (zumeist einseitig) ohne diagnostizierbare Ursache. Mögliche Pathomechanismen sind in Tabelle 9.1-1 aufgelistet.
Ein Hörsturz wird nach dem Tonaudiogramm folgendermaßen klassifiziert (Abb. 9.1-1):

- **Tiefton-Hörverlust (Abb. 9.1-1 a):** Aufgrund klinischer und tierexperimenteller Daten beruht die Hörminderung im tiefen Frequenzbereich wahrscheinlich auf einem endolymphatischen Hydrops. Ebenfalls ist eine lokale Durchblutungsstörung der Lamina spiralis mit hypoxischer Gewebeschädigung und Störung der Elektrolythomöostase denkbar (IOS Typ IV, Tab. 9.1-8, S. 133).
- **Mittelfrequenz-Hörverlust (Abb. 9.1-1 b):** Hier werden als Ursachen beispielsweise lokale Durchblutungsstörungen im Bereich der Lamina spiralis ossea mit hypoxischen Schäden des Corti-Organs sowie Gendefekte (familiäre IOS) diskutiert (IOS Typen I, II, IV, Tab. 9.1-8, S. 133).
- **Hochton-Hörverlust (Abb. 9.1-1 c):** Die wahrscheinliche Pathogenese des Schräg- oder Steilabfalls der Tonschwelle im hohen Frequenzbereich oder der Innenohr-Hochtonsenke ist (in Abhängigkeit vom Ausmaß des Hörverlustes) eine Insuffizienz von äußeren (Innenohrschwerhörigkeit [IOS] ca. 50–60 dB Hörverlust, IOS Typ I, Tab. 9.1-8, S. 133) und/oder von inneren Haarzellen (IOS ab ca. 60 dB Hörverlust, IOS Typ II, Tab. 9.1-8, S. 133).
- **Pankochleärer Hörverlust (Abb. 9.1-1 d):** Als pathogenetisches Substrat kommt vorrangig ein Abfall des endolymphatischen Potenzials durch eine Funktionsbeeinträchtigung der Stria vascularis und/oder der zuführenden Gefäße im Sinne einer Durchblutungsstörung und Gewebehypoxie infrage (IOS Typ IV, Tab. 9.1-8, S. 133).
- **Taubheit/an Taubheit grenzende Schwerhörigkeit (Abb. 9.1-1 e):** Diese Form des Hörsturzes ist durch das Ausmaß des Hörverlustes charakterisiert, der in der Regel alle Frequenzen betrifft. Verantwortlich könnten ein (thrombotischer/embolischer) Verschluss der A. cochlearis communis oder der V. spiralis modioli mit hypoxischer strialer Insuffizienz sein. Differenzialdiagnostisch kommt eine Fensterruptur infrage (IOS Typ IV, Tab. 9.1-8, S. 133).
- **Sonstige:** In diese Gruppe fallen Tonschwellenverläufe, die sich weder in die bereits genannten einordnen noch bestimmten IOS-Typen zuordnen lassen. Ihre Ursachen bleiben unbekannt. Im weiteren Sinne gehören in diese Gruppe auch stark fluktuierende Hörschwellen und der Hörsturz mit Progredienz der Schwerhörigkeit unter der Therapie, z. B. infolge Liquordruckänderung und/oder immunpathologischer Mechanismen.

Tab. 9.1-1 Mögliche Pathomechanismen eines Hörsturzes.

- Störungen von Prestin oder Ionenkanälen der Haarzellen mit zellulärer Dysfunktion, IOS Typen I und II[1]
- efferente Fehlsteuerungen, IOS Typ I
- synaptische Störungen infolge Neurotransmitter-Dysfunktion (auditorische Neuropathie), IOS Typ III
- Störungen der Durchblutung (Gefäßdysregulationen, z. B. durch Vasospasmus und/oder Endothelschwellungen und Dysfunktionen und/oder rheologische Störungen), IOS Typ IV
- Störungen der Ionenkanäle der Zellen der Stria vascularis mit nachfolgenden Elektrolytstörungen in der Endolymphe, u. U. mit Hydrops, IOS Typ IV
- entzündliche Veränderungen (z. B. endolymphatische Saccitis), IOS Typ IV
- unbekannte Pathobiochemie und Pathophysiologie

[1] Typen s. Tab. 9.1-8, S. 133; IOS = Innenohrschwerhörigkeit.

Nicht jeder Hörsturz bedarf einer sofortigen Behandlung. Bei informierten Patienten und geringfügigen Hörverlusten ohne Beeinträchtigung des sozialen Gehörs kann zunächst einige Tage lang eine Spontanremission abgewartet werden. Bei ausgeprägtem Hörverlust (soziales Gehör betroffen), vorgeschädigten Ohren sowie bei zusätzlichen vestibulären Beschwerden und/oder Ohrgeräuschen ist eine Akutbehandlung indiziert.

Meth. 9.1-1 Allgemeine Prinzipien der Hörsturztherapie (Nach: Ganzer U, Arnold W [Hrsg]. AWMF-Leitlinie HNO. Hörsturz. 2004; mit freundlicher Genehmigung)

1. Rheologika: Die Anwendung z. B. von Hydroxyethylstärke (HES) und/oder Pentoxifyllin kann für bestimmte Formen des Hörsturzes zweckmäßig sein. HES kann allerdings wegen seiner Nebenwirkungen, insbesondere der Möglichkeit des therapieresistenten Pruritus, nicht vorbehaltlos empfohlen werden, wobei eine HES-Gesamtdosis von 300 g nicht überschritten werden darf.

2. Antiödematöse Therapie: Die Glucocorticoid-Therapie sollte 3 Tage mit jeweils mindestens 250 mg Prednisolon oder einem anderen synthetischen Glucocorticoid mit äquivalenter Dosierung durchgeführt werden. Bei einem Ansprechen der Hörstörung auf diese Maßnahme wird die Therapie mit absteigender Dosierung fortgesetzt, bei ausbleibender Besserung erfolgt eine Therapieumstellung (s. u.).

3. Ionotrope Therapie: Die intravenöse Gabe von Lokalanästhetika wie Lidocain oder Procain kann Ionentransportprozesse beeinflussen. Wichtige Ionentransportprozesse des Ohrs finden sich in der sensorischen Zellen (Transduktionskanäle), in Zellen der Stria vascularis (Ionentransport) sowie an afferenten Synapsen der inneren Haarzellen (z. B. NMDA-Rezeptor-assoziierte

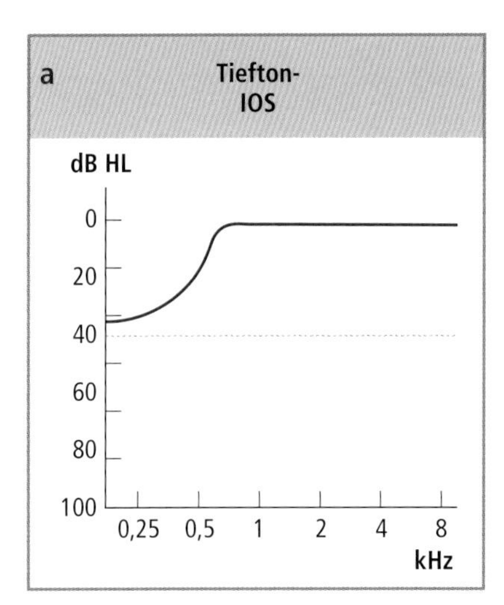

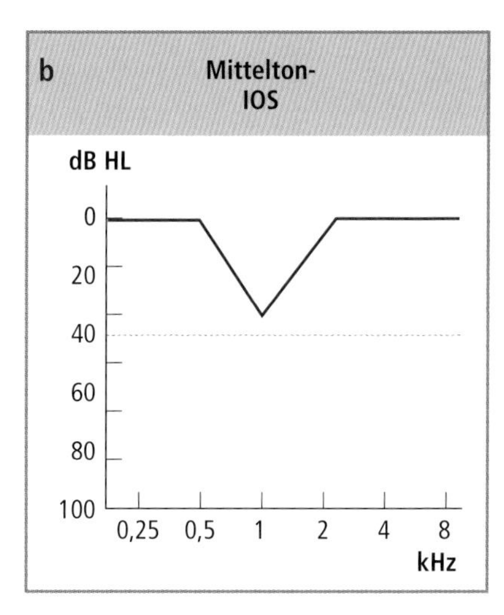

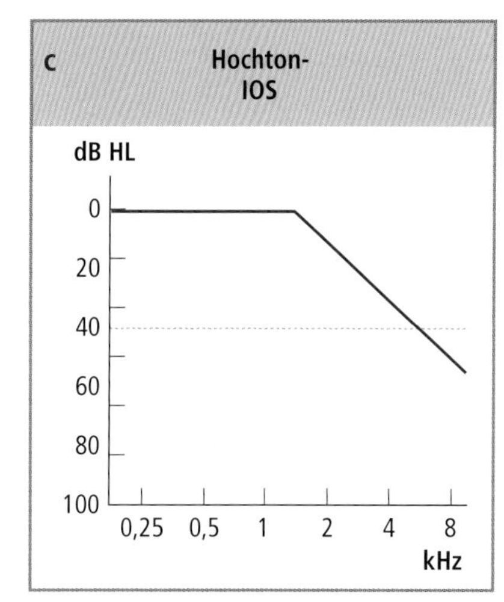

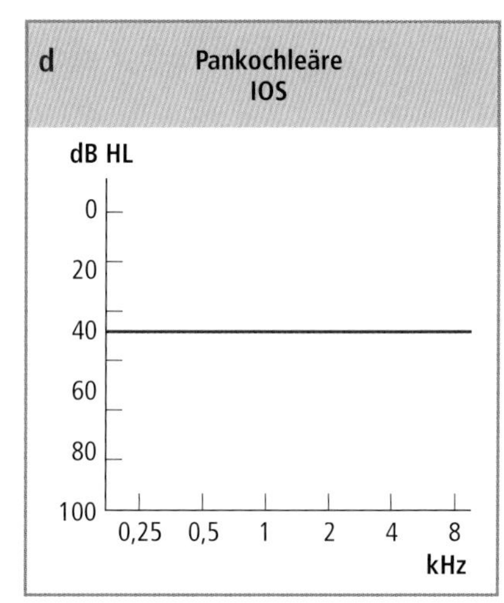

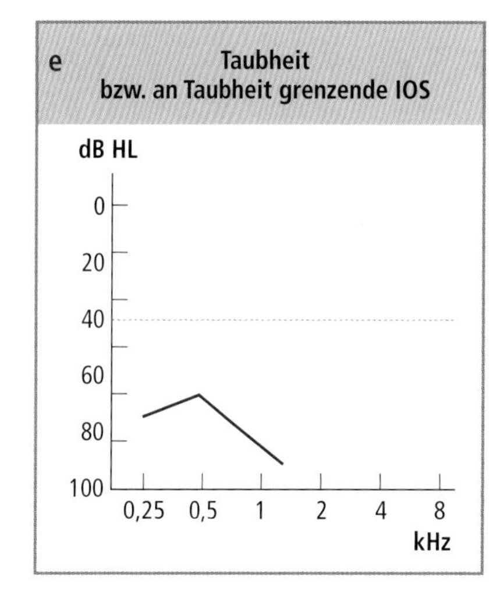

Abb. 9.1-1 Innenohrschwerhörigkeit (IOS). **a** Tiefton-IOS. **b** Mittelton-IOS. **c** Hochton-IOS. **d** Pankochleäre IOS. **e** Taubheit bzw. an Taubheit grenzende IOS.

Ionenkanäle) beeinflussen. Bei Überdosierung kann es zu Krampfanfällen, zentraler Atemlähmung und Herz-Kreislauf-Versagen kommen.

4. Reduktion des Endolymphvolumens: Für die Dehydratationstherapie (Osmotherapie) in Anlehnung an Vollrath et al. spricht die Vorstellung, dass es sich bei einem Hörsturz im mittleren und tiefen Frequenzbereich wahrscheinlich um die Folgen eines endolymphatischen Hydrops handelt.

5. Antioxidanzien: Erhöhte zytotoxische reaktive Sauerstoff- und Stickstoff-Spezies (ROS, RNS), auch als sogenannte freie Radikale bezeichnet, wurden in experimentellen Studien in Zellen des Innenohrs gemessen. Wurden prophylaktisch synthetische Antioxidanzien, etwa die auch klinisch zugelassene α-Liponsäure, verabreicht, konnten die Zellschäden und Hörverluste experimentell signifikant vermindert werden.

6. Fibrinogenabsenkung durch Apherese: Das Absenken von Fibrinogen reduziert die Plasmaviskosität und senkt die Neigung zur Aggregation von zellulären Bestandteilen des Blutes. Eine Effektivität der Fibrinogenabsenkung bei Hörsturzpatienten mit erhöhten Fibrinogenspiegeln wird durch prospektive randomisierte Studien unterstützt.

Kombination von Arzneimitteln: Kombinationen von Arzneimitteln können bei der Behandlung des Hörsturzes zweckmäßig sein. Dabei sind die Kompatibilität und mögliche Wechselwirkungen der Substanzen zu beachten.

Therapie

Akutbehandlung: Angesichts der unbekannten Ursache besteht Eilbedürftigkeit. Die Behandlung richtet sich nach der zu vermutenden Pathophysiologie, soweit sie aus dem Tonaudiogramm ableitbar ist (s. Meth. 9.1-1 u. Abb. 9.1-1).

Bei Tiefton-Innenohrschwerhörigkeit (IOS) (Abb. 9.1-1 a):

- bei geringen Hörverlusten ist eine initiale alleinige Cortisontherapie über 3 Tage möglich; bei Erfolg sollte sie gegebenenfalls fortgesetzt werden
- Osmotherapie (s. Vollrath-Schema, Meth. 9.1-2), eventuell vorher Glycerol-Bolus (s. Meth. 9.1-7)

- Glucocorticoidschema (s. Meth. 9.1-1), falls Osmotherapie oder Glycerol-Bolus erfolglos

Bei Mittelfrequenz-IOS (Abb. 9.1-1 b):
- Glucocorticoide (s. Meth. 9.1-1); bei geringen Hörverlusten initiale alleinige Cortisontherapie über 3 Tage; bei Erfolg sollte sie gegebenenfalls fortgesetzt werden
- Osmotherapie (s. Vollrath-Schema, Meth. 9.1-2), eventuell vorher Glycerol-Bolus (s. Meth. 9.1-7)
- **bei hochgradigem Hörverlust** rheologische Therapie plus antiödematöse Therapie mit Glucocorticoiden plus Therapie mit Antioxidanzien (s. Dreifachschema, Meth. 9.1-5)

Bei Hochton-IOS (Abb. 9.1-1 c):
- Glucocorticoide (s. Meth. 9.1-1); bei geringen Hörverlusten ist eine initiale alleinige Cortisontherapie über 3 Tage möglich; bei Erfolg sollte sie gegebenenfalls fortgesetzt werden
- eventuell rheologische Therapie (Hämodilution), ionotrope Therapie (s. Meth. 9.1-1)
- **bei hochgradigem Hörverlust** rheologische Therapie plus antiödematöse Therapie mit Glucocorticoiden plus Therapie mit Antioxidanzien (s. Dreifachschema, Meth. 9.1-5)

Bei pankochleärer IOS (Abb. 9.1-1 d):
- bei geringen Hörverlusten initiale alleinige Cortisontherapie über 3 Tage; bei Erfolg sollte sie gegebenenfalls fortgesetzt werden (s. Meth. 9.1-1)
- rheologische Therapie und antiödematöse Therapie mit Glucocorticoiden sowie Therapie mit Antioxidanzien (s. „Dreifachschema", Meth. 9.1-5)
- Apherese (bei nachgewiesenem Fibrinogenspiegel > 300 mg/dl)
- bei Therapieversagen: Osmotherapie (s. Vollrath-Schema, Meth. 9.1-2), eventuell vorher Glycerol-Bolus (s. Meth. 9.1-7)

Bei hochgradiger IOS/Taubheit (Abb. 9.1-1 e):
- rheologische und antiödematöse Therapie mit Glucocorticoiden und Antioxidanzien (s. „Dreifachschema", Meth. 9.1-5)
- Apherese (bei nachgewiesenem Fibrinogenspiegel > 300 mg/dl)

Bei sonstiger IOS:
- Glucocorticoide (s. Meth. 9.1-1); bei geringen Hörverlusten ist eine initiale alleinige Cortisontherapie über 3 Tage möglich; bei Erfolg sollte sie gegebenenfalls fortgesetzt werden
- alle übrigen Therapieansätze (s. Meth. 9.1-1)

Nach notfallmäßiger Therapieeinleitung: Versuch, die Genese des plötzlichen Hörverlustes zu klären, z. B. Endolymphhydrops (s. Abschn. Endolymphhydrops, S. 118), Akustikusneurinom (s. Kap. 13.1, S. 184), HWS-Syndrom, vertebrokochleäres Syndrom (s. Kap. 12, S. 181), autoimmunes Geschehen (S. 125), Labyrinthfistel (s. Kap. 8, S. 110), genetische Schwerhörigkeiten (Tab. 9.1-3, S. 122; 9.1-4, S. 124), um gegebenenfalls eine kausale Therapie durchzuführen.

Bei psychischer Komorbidität: Psychologische und/oder ärztliche Psychotherapeuten müssen hinzugezogen werden (Tab. 9.1-12, S. 137).

Bei therapierefraktärer leichter oder mittelschwerer IOS: Therapieumstellung. Wird innerhalb der ersten 5–10 Tage therapeutisch keine Besserung des Hörvermögens erzielt, so ist eine Änderung der Therapie zweckmäßig. Wurde beispielsweise mit Cortison oral erfolglos begonnen, so kann ein Umsetzen auf ein Dreifachschema (Meth. 9.1-5) möglicherweise zur Besserung beitragen.

Bei therapiefraktärem hochgradigem Hörverlust oder Ertaubung: Erholt sich das Ohr binnen 6–10 Tagen nicht, kann zum Ausschluss einer Perilymphfistel tympanoskopiert werden.

Bei Perilymphfistel: Verschluss mit Faszie, auch bei Verdacht.

Falls keine Perilymphfistel bei Ertaubung: Hier kann eine Rundfenster-Lokaltherapie mit Cortison in einem spezialisierten Zentrum diskutiert werden. Entweder wird eine Cortison-Lösung mittels Katheter und Pumpe über 3 Wochen appliziert oder ein Cortison-Gel wird ca. 3 × im Wochenabstand intratympanal injiziert.

Cave: Eine gefäßerweiternde Therapie mit primären Vasodilatativa ist kontraindiziert, da eine Erweiterung präkapillärer arteriovenöser Anastomosen in der Stria vascularis eine unerwünschte Verschlechterung der kapillären Durchblutung hervorrufen kann (Steal-Effekt). Grenzstrangblockaden (Nebenwirkungen!) und hyperbare Sauerstofftherapie (oft nicht notfallmäßig zugänglich) sind umstritten. Obsolete Therapieverfahren sind: Sauerstoff-Atmung bei normalem atmosphärischem Druck, Ozon, UV-Licht, jede Form von Lasertherapie, auch in Verbindung mit z. B. Ginkgo-(biloba-)Präparaten u. Ä., suggestive Psychotherapie, alleinige Akupunktur, Eigenblutbehandlung.

Ambulant, stationär: Die Therapie erfolgt je nach Einzelfall ambulant. Eine **stationäre Behandlung** ist in folgenden Fällen **indiziert**:
- akuter ein- oder beidseitiger an Taubheit grenzender oder vollständiger Hörverlust
- unter ambulanter Therapie Progredienz des Hörverlustes oder unzureichender Erfolg, wenn stationär andere Therapieoptionen möglich sind
- kontralaterale höhergradige Schwerhörigkeit oder Taubheit
- objektivierbare vestibuläre Begleitsymptomatik
- Komorbidität, eingeschränkt auf schwere, z. B. internistische Begleiterkrankungen im Herz-Kreislauf- oder Stoffwechselbereich oder neurologische Erkrankungen
- besonderes berufliches Betroffensein bei Behinderten oder von Behinderung Bedrohten, wenn die erforderlichen Leistungen im Einzelfall stationär erbracht werden können

Bei verbleibendem beiseitigem Innenohrhörverlust: Hörgerät oder aktives Mittelohrimplantat (Meth. 9.1-10).

Prognose

Bei leichtgradigem Hörverlust, vor allem im Mittel- und Tieftonbereich, besteht mehrheitlich eine gute Prognose mit partieller, selten vollständiger Restitution des Hörvermögens. Spontanremissionen ohne Therapie sind möglich. Mit zunehmendem Hörverlust und/oder bei gleichzeitiger Gleichgewichtsfunktionsstörung verschlechtert sich die Prognose. (schlechte Prognose bei hochgradigem Hörverlust, Ertaubung, Diabetes mellitus und hohem Lebensalter). **Hörsturzrezidive** sind mit bis zu 30 % nicht selten. Rezidive im Kindesalter sind nicht selten genetisch determiniert (s. Kap. 10, S. 170). Beim Erwachsenen handelt es sich dann zumeist um ein fluktuierendes Hörvermögen beim rezidivierenden Endolymphhydrops (s. Abschn. Endolymphhydrops, fluktuierendes Hörvermögen, rezidivierender Tieftonhörverlust, S. 118).

Meth. 9.1-2 Vollrath-Schema zur Dehydratationstherapie

- 1.–3. Tag: 250 ml Osmosteril 20 % Infusionslösung, über 2 h
- anschließend 500 mg Diamox®, langsam i. v.
- 4.–8. Tag: 250 mg Diamox®, oral 1-mal/d

Kontraindiziert bei Niereninsuffizienz!

Nach jeder Diamox®-Injektion am folgenden Tag Elektrolyt- und Blutbildkontrolle (Cave: Hypokaliämie; ggf. K^+-Substitution oral).

Anschließend Betahistin (z. B. Vasomotal® 16 mg, 3 × 1 Tbl./d) für einige Wochen.

Meth. 9.1-3 Lidocain-Infusionsschema zur ionotropen Therapie

- 1. Tag: 400 mg Novocain in 500 ml Dextran-Lösung
- 2. Tag: 600 mg Novocain in 500 ml Dextran-Lösung
- 3. Tag: 800 mg Novocain in 500 ml Dextran-Lösung
- 4.–10. Tag: 800 mg Novocain in 500 ml Dextran-Lösung

Nur unter Überwachung der Vitalfunktionen anwenden!

Vor der ersten Infusion sollte Promit vorgespritzt werden, um das Risiko einer allergischen Reaktion zu vermindern. Sofern der zeitliche Abstand zwischen den einzelnen Infusionen mehr als 24 Stunden beträgt, muss erneut Promit vorgespritzt werden. Die Infusionsgeschwindigkeit soll mindestens 4 Stunden betragen.

Kontraindikationen: Bekannte Intoleranz gegen niedermolekulare Dextrane oder gegen Procain.

Relative Kontraindikationen: Kardiovaskuläre Erkrankungen (z. B. Bluthochdruck, KHK, Z. n. Myokardinfarkt), Gerinnungsstörungen, unmittelbar postoperativ.

Meth. 9.1-4 Orales Prednisolon-Schema

Zur Therapie mit Tabletten à 50 mg über 3 Wochen erhält der Patient folgende Rezeptur:

- Prednisolon 50 mg (N2 = 50 Tbl.)
- OMEP® 20 mg (N2 = 30 Tbl.), alternativ Nexium® 20 mg

Darreichung:

- 1. Tag: 250 mg Tagesdosis = 5 Tbl. morgens
  zusätzlich:
  OMEP® 20 mg, 1 × tgl. morgens, unzerkaut vor dem Frühstück
  Audiokontrolle am 3. Tag, Therapiefortsetzung oder Therapieumstellung oder Entscheid über Therapieende
- 2.–3. Tag: 250 mg Tagesdosis = 5 Tbl. morgens
- 4.–6. Tag: 200 mg Tagesdosis = 4 Tbl. morgens (nur bei Therapiefortsetzung)
- 7.–9. Tag: 150 mg Tagesdosis = 3 Tbl. morgens
- 10.–12. Tag: 100 mg Tagesdosis = 2 Tbl. morgens
- 13.–15. Tag: 50 mg Tagesdosis = 1 Tbl. morgens
- 16.–18. Tag: 25 mg Tagesdosis = ½ Tbl. morgens
- 19.–21. Tag: 12,5 mg Tagesdosis = ¼ Tbl. morgens

Meth. 9.1-5 Dreifachschema (H.-P. Zenner)

1. rheologische Therapieschemata (Meth. 9.1-6)
2. 600 mg α-Liponsäure (duralipon®), morgens ½ Stunde vor dem Frühstück oral über 2 Monate (Antioxidans = Sauerstoffradikalen-Fänger)
3. Prednisolon-Schema (Meth. 9.1-4)

Meth. 9.1-6 Rheologische Therapieschemata (H.-P. Zenner)

Infusionsschema

1.–10. Tag:

- 500 ml NaCl + 15 ml (300 mg) Pentoxifyllin (Trental®)
- Laufzeit jeweils ca. 4 Stunden
- 4 und 8 Stunden nach Infusion jeweils 400 mg Pentoxifyllin (Trental®) oral

nach 10 Tagen:

- Fortsetzung nach oralem Schema

Orales Schema

- Pentoxifyllin (Trental® 400), 3 × 1 Tbl. bis zu 3 Monate

Hinweis: Bei oraler Applikation liegt die absolute Bioverfügbarkeit (F_{abs}) von Pentoxifyllin (z. B. Trental®) nur bei ca. 20 %. Bei derart niedrigen F_{abs}-Werten ist mit beträchtlicher interindividueller Variabilität zu rechnen. Angesichts des hohen First-Pass-Metabolismus ist insbesondere bei Patienten mit Lebererkrankungen eine erheblich höhere Bioverfügbarkeit anzunehmen. Dann ist eine Dosisreduktion erforderlich. Bei Patienten mit eingeschränkter Nierenfunktion sollte die Dosis ebenfalls reduziert werden.

Prophylaxe

Ototoxische Substanzen (s. Tab. 9.3-3; diese Liste ist dem Patienten nach Möglichkeit mitzugeben) und Lärmexposition sollten vermieden werden. Ein Rauchverbot sowie die Überwachung der Herz-Kreislauf-Funktion sind indiziert.

Endolymphhydrops, fluktuierendes Hörvermögen, rezidivierender Tieftonhörverlust

U.-M. Roos

Als Ursache der Beschwerden wird eine endolymphatische Drucksteigerung durch einen Hydrops vermutet (IOS Typ IV, Tab. 9.1-8, S. 133). Ob es sich bei dieser besonders im Tieftonbereich ausgeprägten Hörminderung ohne Schwindelbeschwerden und mit nur fakultativ auftretendem Tinnitus um eine Früh- bzw. Abortivform des Morbus Menière handelt, ist ungeklärt.

Therapie

Akutbehandlung: Zur Therapieeinleitung und gleichzeitigen Differenzialdiagnostik wird der modifizierte Glycerol-Test nach Klockhoff eingesetzt (Meth. 9.1-7).
Bei negativem Klockhoff-Test bietet sich eine Soforttherapie wie beim Hörsturz (s. S. 114) an. Bei positivem Klockhoff-Test mag auch eine Dehydratationstherapie nach Vollrath et al. (s. Meth. 9.1-2) erfolgreich sein.
Dauerbehandlung: An die mehrtägige Akutbehandlung schließt sich eine 6-wöchige bis 6-monatige Dauerbehandlung mit Betahistin (z.B. Vasomotal®, 3 × ½ Tbl./d, oder Aequamen® [6 mg], 3 × 1 Tbl./d bzw. Aequamen® forte [12 mg], 3 × ½ Tbl./d) an.

Meth. 9.1-7 Modifizierter Glycerol-Test nach Klockhoff

- Tonaudiogramm nüchtern
- Glyceroltrunk
  (1,5 ml Glycerol 86,5 % pro kg KG mit der gleichen Menge Aqua dest. verdünnt)
- Saft einer Zitrone zur Geschmacksverbesserung
- 15 Minuten später Tonaudiogramm
- 2 Stunden später Tonaudiogramm

Ein **positives Testergebnis** liegt vor, wenn eine Gehörverbesserung von 15 dB oder mehr über mindestens 3 Frequenzen nachzuweisen ist.
Als **Nebenwirkungen** können Kopfschmerzen und Übelkeit auftreten.

Prognose

Wird die Behandlung innerhalb der ersten Woche eingeleitet, kann bei ca. 90 % der Kranken mit einer Besserung der akuten Hörverschlechterung gerechnet werden. Durch die starken Schwankungen des Hörvermögens im Krankheitsverlauf bleibt die Abgrenzung zur Spontanremission schwierig. Liegt der Eintritt der Hörminderung länger als 2 Wochen zurück, kann nur in 30 % der Fälle ein Ansprechen auf eine Therapie (s.o.) erwartet werden.

Presbyakusis (sog. „Schwerhörigkeit im Alter")

H.-G. Kempf

Für den vornehmlich die hohen Frequenzen betreffenden Hörverlust im Alter, von dem überwiegend Männer betroffen sind, werden biologische oder genetische Faktoren verantwortlich gemacht, vor allem aber trägt die jahrzehntelange **zivilisatorische Schallexposition** offenbar wesentlich zum Hörverlust bei. Dabei liegt eine kombinierte periphere (zumeist IOS Typ I, Tab. 9.1-8, S. 133) und zentrale Funktionsstörung vor. Naturvölker kennen praktisch keine Presbyakusis. Die Presbyakusis-Patienten klagen zumeist über Sprachverständnisschwierigkeiten („Partyeffekt"), eine verminderte Aufnahme hoher Töne sowie zum Teil auch über Ohrgeräusche.

Therapie

Der Verlust von Haarzellen und Neuronen lässt sich durch Medikamente nicht rückgängig machen. Die Therapie der Wahl ab beidseitiger mittelgradiger Schwerhörigkeit ist die Hörrehabilitation mit einem **Hörgerät** (konventionell oder implantierbar; Einzelheiten S. 126). Bei noch manuell geschickten Kranken auch auf beiden Ohren. Wichtig sind auch weitere **technische Hilfsmittel** (Tab. 9.1-2, S. 119) für spezielle Situationen wie Telefonieren, Vorträge etc.
Durch **Besserung des Allgemeinzustandes** (bei Exsikkose ausreichende Mengen trinken) sowie durch **Verstehensübungstherapie** (z.B. nach Alich) lässt sich bei manchen älteren Menschen auch die Sprachkognition verbessern.

Prognose

Ohne Rehabilitation führt der Sprachdiskriminationsverlust häufig in die soziale Isolation.

Prophylaxe

Meidung von ototoxischen Medikamenten (s. Tab. 9.3-3, S. 162) und Lärm.

Akustische Hörschäden, Lärmschwerhörigkeit

R. Laszig und H.-P. Zenner

Knalltrauma

Das Knalltrauma entsteht durch einmalige oder wiederholte Einwirkung einer sehr starken und steil ansteigenden Schalldruckwelle, deren Druckspitze 160–190 dB erreichen kann (Impulslärm). Dauer und Anstiegsphase der Druck-

Tab. 9.1-2 Technische Hilfsmittel bei Schwerhörigkeit – Zusatzgeräte und Hilfsmittel für Schwerhörige mit und ohne Hörgerät.

1	**Schwerhörige ohne Hörgerät**
1.1	Kopf- oder Kinnbügelhörer zum direkten Anschluss an Radio und Fernsehen. Der Kopfhörer wird an den Kopfhörer- oder Lautsprecherausgang des Radio- oder Fernsehgerätes angeschlossen. Ein Regelkästchen erlaubt die Einstellung der Lautstärke und der Klangfarbe (Tonblende). Die maximale Ausgangsleistung dieser Hörer erreicht etwa 110 dB.
1.2	Dieselbe Vorrichtung wie unter 1.1 ist auf drahtlosem Weg über Infrarotsender möglich, sodass der Schwerhörige sich frei bewegen kann.
1.3	Telefonverstärker. Eine Muschel wird über den Telefonhörer gestülpt und gibt verstärkten Schall ab. Die Verstärkung ist regelbar.
2	**Schwerhörige mit Hörgerät**
2.1	**Hören über Telefonspule**
2.1.1	Induktionsplatte, welche wie ein HdO-Gerät hinter dem Ohr getragen wird. Auf induktiv-magnetischem Weg wird das Signal auf die Telefonspule des Hörgerätes übertragen. Die Induktionsplatte kann an Radio oder Fernsehen angeschlossen werden.
2.1.2	Induktives Hören über Telefonspule des Hörgerätes in Räumen, welche mit Induktionsschleifen ausgelegt sind: Kirchen, Schulen, Hörsäle, Theater, Kino. Unter Ausblendung der Nebengeräusche wird das Sprachsignal auf magnetischem Weg auf die Telefonspule des Hörgerätes übertragen.
2.1.3	Telefonkuppler: Das Gerät wird wie unter 1.3 über die Hörspule des Telefonhörers gestülpt und gibt ein verstärktes Magnetfeld ab. Die Verstärkung ist regelbar; die Übertragung ist induktiv wie unter 2.1.2.
2.2	**Hören über Audioeingang**
2.2.1	Externes Partnermikrofon. Bei hochgradig Schwerhörigen im Hörtraining und in akustisch ungünstigen Situationen (während der Autofahrt) wird ein externes Mikrofon mittels Blue-tooth-Technik oder Kabel mit dem Audioeingang des Hörgerätes verbunden. Die Nahbesprechung des Mikrofons erlaubt eine Reduzierung der Nebengeräusche.
2.2.2	Audioanschluss am Ausgang von Radio und Fernsehen. Das Signal wird über Kabel vom Kopfhörer- oder Diodenausgang des Radio- oder Fernsehgerätes auf den Audioeingang des Hörgerätes gegeben (s. Abb. 9.1-9).
2.2.3	Audioanschluss in Schwerhörigenschulen. Über Infrarot oder UKW wird vom Lehrersender auf den Schülerempfänger übertragen. Die Schüler können sich frei bewegen. Vom Empfänger wird das Signal elektrisch auf den Audioanschluss des Hörgerätes übertragen.
2.2.4	Lehrer-Sender-Schüler-Empfängeranlagen (s. Abb. 10-2) für Schwerhörige in Regelschulen (Mikroport, „phonic ear"). Der Lehrer trägt den Sender, der Schüler den Empfänger, die Übertragung erfolgt über UKW. Das Hörgerät ist über Audioanschluss mit dem Empfänger verbunden, so ist eine bessere Übertragung der Lehrerstimme unter Ausblendung des Geräuschpegels in der Klasse möglich. Eine Automatik sorgt dafür, dass die Antworten der Schüler ebenfalls übertragen werden, die Lehrerstimme jedoch die Priorität behält.
2.3	**Hilfsmittel für den privaten Bereich**
2.3.1	Lichtsignalgeber: Telefon, Wecker, Hausklingel mit Lichtsignal. Bei Auftreten eines akustischen Signals, z. B. von Telefon, Hausklingel oder Wecker, wird eine Lichtblitzfolge ausgelöst. Ebenso verwandelt ein Babywächter das Schreien des Kleinkindes in Lichtreize.
2.3.2	Mechanische Reizgeber: Wecker in Verbindung mit einem Ventilator oder Vibrationskissen. Der Vibrator wird ins Bett gelegt und übt durch mechanische Bewegung einen Weckreiz aus.
2.3.3	• Telefonierhilfen: Anrufbeantworter. Der hochgradig Schwerhörige, welcher kein Telefonat führen kann, lässt sich die Nachricht auf Anrufbeantworter sprechen. • Faxgräte • Email-Technik, Internet-Nutzung • SMS-Nutzung • Schreibtelefon: Anrufender und Angerufener benötigen dieselbe Einheit des Schreibtelefons. Bei Anruf erfolgt ein Lichtsignal. Der Schwerhörige legt den Telefonhörer in den vorgesehenen Adapter des Schreibtelefons, der Anrufer tippt über Schreibmaschinentastatur seine Nachricht, welche auf einem Sichtfenster erscheint und vom Schwerhörigen gelesen werden kann. Der Dialog kann entsprechend in beide Richtungen erfolgen.

welle sind sehr kurz (1–3 msec). Dadurch bleibt das Trommelfell intakt und es tritt eine ausschließliche Schädigung des Innenohrs auf. Neben anderen möglichen Folgen wird vermutet, dass dabei die äußeren Haarzellen besonders häufig geschädigt werden (IOS Typ I, Tab. 9.1-8, S. 133). Das Ausmaß der Schädigung hängt vom Schallspektrum, von der Amplitude (Lautstärke) und von der Dauer der Einwirkung ab. Das Ohr kann sich zwar dem Schalldruckpegel in erstaunlich weiten Grenzen anpassen, je nach Intensität und Dauer des Knall- oder Explosionstraumas (S. 111) oder des Lärmtraumas (s. u.) kommt es aber zu vorübergehenden oder bleibenden Ausfällen.
Die häufigsten Ursachen sind Knallkörper, Schießübungen mit Handfeuerwaffen und Geschützen oder Bolzenschussgeräte. Die Schädigung ist oft auf dem der Schallquelle zugewandten Ohr stärker ausgeprägt als auf der anderen Seite. Subjektiv empfindet der Geschädigte sofort eine Vertäubung beider Ohren, verbunden mit Ohrensausen, oft auch stechende Schmerzen. Die Schädigung betrifft zumeist die hohen Frequenzen von 4000 bis 6000 Hz.
Eine Zerreißung des Trommelfells spricht für ein Explosionstrauma, übrigens nicht selten einhergehend mit totaler Ertaubung.

9

Therapie

Wie beim Hörsturz (s. Abschn. Kochleäre Schwerhörigkeit, S. 114 ff.). Bei bleibendem Tinnitus erfolgt die Therapie wie in Abschn. Tinnitus (S. 133 ff.) beschrieben. **Bei bleibendem Hörverlust** ggf. Hörgerät (konventionell oder implantierbar, s. u.).

Akutes Lärmtrauma

Das akute Lärmtrauma mit Innenohrschwerhörigkeit und eventuell mit Tinnitus (jew. Typ I, Tab. 9.1-8) entsteht durch die Einwirkung exzessiv hoher, weitgehend gleichbleibender Schalldruckpegel über die Dauer einiger Minuten oder länger (Dauerlärm). Der Schalldruckpegel liegt zwischen 130 und 160 dB oder mehr. Fast immer sind die Zwischenfälle unvorhergesehen, denen das betroffene Ohr ausgesetzt ist. Häufig sind dies Arbeitsunfälle durch plötzlich ausströmende Gase oder Dampf, wie bei Düsenaggregaten, an Kesseln oder Gasdruckleitungen. Im Freizeitbereich (z.B. in Diskotheken [104 dB] oder bei Open-Air-Konzerten [> 100 dB]) kann es ebenfalls zum akuten Lärmtrauma kommen.

Therapie

Behandlung wie beim Hörsturz (s. Abschn. Kochleäre Schwerhörigkeit, S. 114 ff.). Bei bleibender beidseitiger Innenohrschwerhörigkeit kann ein Hörgerät (konventionell oder implantierbar) indiziert sein (Einzelheiten S. 126, 130). Bei bleibendem Tinnitus erfolgt die Therapie wie in Abschn. Tinnitus (S. 133 ff.) beschrieben.

Prognose

Die Schwerhörigkeit und der Tinnitus sind immer sofort nach Beendigung der Lärmexposition spürbar und oft hochgradig. Danach tritt in vielen Fällen innerhalb von Stunden oder Tagen eine Besserung ein. Je fortgeschrittener die Lärmschwerhörigkeit, desto schlechter ist allerdings die Prognose. Auch vollständige Ertaubung, deren Prognose schlecht ist, ist möglich.

Chronische Lärmschwerhörigkeit

Als Berufskrankheit anerkannt wird Schwerhörigkeit aufgrund jahrelanger, immer wiederkehrender Tätigkeit bei einem Lärmpegel ab 85 dB (A) (z. B. Metall- und Textilindustrie, Tiefbau). Deutlich höhere Lärmpegel treten im Freizeitbereich in Diskotheken (104 dB Dauerlärm), bei tragbaren Musikabspielgeräten (100 dB Dauerlärm) oder bei Kinderspielzeugen (bis zu 140 dB Impulslärm) auf. Die Symptomatik kann anfangs eher uncharakteristisch wie z. B. mit einem Druckgefühl im Ohr oder als wiederholtes akutes Lärmtrauma mit Besserung über Nacht oder während des Wochenendes beginnen. Später tritt keine Erholung mehr ein, sondern es kommt zur langsam progredienten Hörverschlechterung, eventuell mit Tinnitus (jew. Typ I, Tab. 9.1-8, S. 133). Die Hörprüfung ergibt bei Anfangsstadien eine C^5-Senke, später einen zunehmenden Hochtonverlust. **Cave: Chronische Lärmschwerhörigkeit ist die häufigste Berufskrankheit, zudem betrifft sie bereits bis zu 10 % der 25-Jährigen aufgrund jahrelangen Freizeitlärms oder der Kombination von Freizeit- und Berufslärm.**

Therapie

Im Anfangsstadium kann eine Behandlung wie beim Hörsturz (s. Abschn. Kochleäre Schwerhörigkeit, S. 114 ff.) erfolgen. Äußerst wichtig ist die sofortige Prophylaxe durch ausreichenden persönlichen Schallschutz (Lärmschutzkapseln, Headsets), gegebenenfalls ist ein Arbeitsplatzwechsel erforderlich. Bei Chronifizierung ist ein Hörgerät indiziert (konventionell oder implantierbar; Einzelheiten S. 126, 130).

Prognose

Die individuelle Lärmempfindlichkeit ist sehr unterschiedlich. Bei jahrelanger Exposition und bereits bestehendem Hochtonabfall ist mit einer Erholung nicht mehr zu rechnen.

Prophylaxe

Expositionsprophylaxe bei Freizeitlärm. **Immissionsschutz** bei Berufslärm durch Lärmschutzkapseln (gegebenenfalls mit Funkausstattung). Warnung des Patienten durch Kennzeichnung der Lärmarbeitsplätze (vorgeschrieben!) (Abb. 9.1-2). Bei Verdacht auf berufliche Lärmschwerhörigkeit besteht **Meldepflicht**. Einstellungs- und Überwachungsuntersuchungen sind bei Arbeitern, die besonderer Lärmbelastung ausgesetzt sind, vorgeschrieben. Besser: Schutz durch Reduktion der Lärmemission.

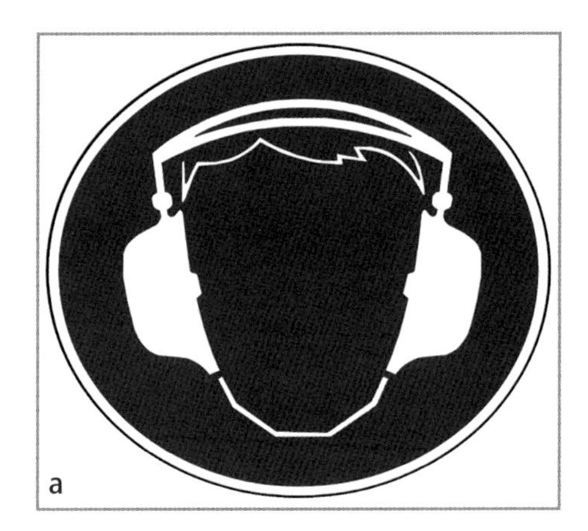

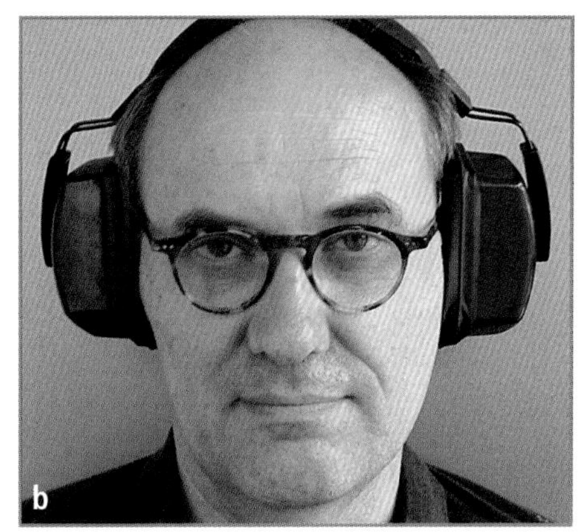

Abb. 9.1-2 a Blaues Schild zur Kennzeichnung von Lärmbereichen. In diesem Bereich muss persönlicher Lärmschutz wie z. B. Kapselgehörschutz **(b)** getragen werden.

Vertebroakustischer Unfall (sog. „akustischer Unfall")

Bei einem vertebroakustischen Unfall handelt es sich um ein Krankheitsbild bei akuter Schallexposition, wobei der Schall nicht als alleinige Ursache angesehen wird. Vielmehr ergibt die genaue Analyse der auslösenden Situation zumeist, dass der Betroffene den Kopf in einer Zwangslage verdreht halten musste (z. B. Arbeit über dem Kopf), während der Schall einwirkte. Es kommt dabei zu akuten Hörverlusten auf einem Ohr, die schon bei kurzer Schallexposition mittlerer Intensität (90–120 dB) auftreten. Vermutlich durch die Fehlbelastung der Halswirbelsäule wird eine Minderdurchblutung eines Ohrs bewirkt (IOS Typ IV, Tab. 9.1-8, S. 133), die in Verbindung mit der gleichzeitigen Schallbelastung zu einer Schädigung führt. Typische Situation sind beispielsweise Arbeiten mit einem Elektrohammer, Pressluftbohrer oder Bolzenschussgerät über Kopf oder in engen räumlichen Verhältnissen.
Die Hörstörung ist einseitig und zeigt einen flachen oder auch wannenförmigen Kurvenverlauf des Audiogramms. Tinnitus ist oft vorhanden, dagegen fehlen vestibuläre Symptome.
Da es sich beim akustischen Trauma häufig um Arbeitsunfälle handelt, bei denen eine spätere Begutachtung erforderlich wird, ist es wichtig, Anamnese und Erstbefund möglichst ausführlich und genau schriftlich festzuhalten.

Therapie

Behandlung wie beim Hörsturz (s. Abschn. Kochleäre Schwerhörigkeit, S. 114 ff.). Bei HWS-Syndrom zusätzlich konservative HWS-Therapie (s. Kap. 12, Abschn. Posttraumatische vertebragene Hör- und Gleichgewichtsstörungen, HWS-Schleudertrauma, S. 181). Bei bleibender beidseitiger Innenohrschwerhörigkeit kann ein Hörgerät (konventionell oder implantierbar) indiziert sein (Einzelheiten S. 126, 130). Bei bleibendem Tinnitus erfolgt die Therapie wie in Abschn. Tinnitus (S. 133 ff.) beschrieben.

Posttraumatische Fettembolie der Arteria auditiva

R. Laszig und F.-X. Brunner

In einigen Fällen ist eine Fettembolie der A. auditiva als Ursache einer einseitigen Taubheit (Typ IV, Tab. 9.1-8, S. 133), die zwei oder drei Tage nach einem Unfall mit Becken- oder Extremitätenbrüchen auftrat, beschrieben worden. Veränderungen am Augenhintergrund, zerebrale oder renale Symptome können die Diagnose „Fettembolie" sichern.

Therapie

Rheologische Behandlung (s. Meth. 9.1-1, S. 114), gegebenenfalls in Kooperation mit einem Ophthalmologen und/oder Internisten.

Prognose

Abhängig vom Ausmaß des Primärschadens, bei Jugendlichen günstiger, bei älteren Patienten zweifelhaft.

Chronisch-idiopathische Innenohrschwerhörigkeit

R. Laszig und H.-P. Zenner

Die chronisch-idiopathische Innenohrschwerhörigkeit kann ein- und beidseitig auftreten, bis 60 dB Hörverlust zumeist als IOS Typ I (Tab. 9.1-8, S. 133), bei Hörverlusten > 60 dB auch als IOS Typ II. Die Ursache lässt sich definitionsgemäß nicht diagnostizieren. Genetische Ursachen werden vermehrt vermutet (s. Tab. 9.1-3, S. 122).
Tinnitus ist ein häufiges Begleitsymptom, Schwindel ist selten. Eine eingehende internistische Diagnostik im Hinblick auf Herz-Kreislauf-Erkrankungen, Schilddrüsenfunktionsstörungen und andere hormonelle oder Stoffwechselstörungen ist oft aufschlussreich und kann die Therapie beeinflussen.

Tab. 9.1-3 Syndromale Schwerhörigkeiten (nach M. Pfister).

Syndrom	Zusätzliche Symptome	Art der Vererbung	Loci	Gen	OMIM[1]
Alport	Nephropathie	X-chromosomal	Xq22.3	*COL4A5*	301050
		autosomal-rezessiv	2q36–37	*COL4A3/ COL4A4*	203780
BOR	Nierenanomalie, Ohrmissbildungen, Halsfisteln	autosomal-dominant	8q13.3	*EYA1*	113560
			1q31	unbekannt	–
LQT	Herz-Arrhythmie	autosomal-dominant (Romano-Ward-Syndrom) und rezessiv (Jervell-Lange-Nielsen-Syndrom)	11p15.5	*KCNQ1* (LQT1)	192500
			7q35–36	*HERG* (LQT2)	152427
			3p21–24	*SCN5A* (LQT3)	603830
			4q25–27	unbekannt (LQT4)	600919
			21q22.1	*KCNE1* (LQT5)	176261
			21q22.1	*KCNE2* (LQT6)	603796
Norrie	okuläre Symptome, geistige Störungen	X-chromosomal	Xp11.4	*NPD* (Norrin)	310600
Pendred	diffuse Schilddrüsenvergrößerung (Kropf), Malformation der Cochlea	autosomal-rezessiv	7q31	*SLC26A4* (Pendrin)	274600
Stickler	vitreoretinale Degeneration, frühzeitige Degeneration mit unregelmäßiger epiphysärer Entwicklung, Mittelgesichts-Hypoplasie, Unregelmäßigkeiten der Wirbelkörper, Gaumenspalte	autosomal-dominant	12q13.11–13.2	*COL2A1* (STL1)	108300
			1p12	*COL11A1* (STL2)	604841
			6p21.3	*COL11A2* (STL3)	184840
Treacher Collins	Kolobom im unteren Augenlid, Mikrognathie, Mikrotie, Hypoplasie der Jochbogen, Makrostomie, tiefergestellte Verlagerung der äußeren Augenwinkel in Hinsicht auf die mittleren Augenwinkel	autosomal-dominant	5q32–q33.1	*TCOF1*	154500
Usher	Retinitis pigmentosa (progressiv), progressive Schwerhörigkeit bis Taubheit (Typ I), Ausfall des Vestibularorgans (Typ I)	autosomal-rezessiv	14q32	unbekannt (USH1A)	276900
			11q13.5	*MYO7A* (USH1B)	276903
			11p15.1	*USH1C* (USH1C)	276904
			10q	*CDH23* (USH1D)	601067
			21q	unbekannt (USH1E)	602097
			10q21–22	*PCDH15* (USH1F)	602083
			1q41	*USH2A* (USH2A)	276901
			3p23–24.2	unbekannt (USH2B)	276905
			5q14.3–21.3	*VLGR1*	605472
			3q21–25	*USH3* (USH3)	276902
			9q32	*WHRN*	
Waardenburg	Dystopia canthorum, Pigmentstörungen	autosomal-dominant und rezessiv	2q35	*PAX 3* (WS1)	193500
			3p14.1–12.3	*MITF* (WS2)	193510
			2q35	*PAX 3* (WS3)	148820
			13q22	*EDNRB* (WS4)	277850
			20q13.2–13.3	*EDN3* (WS4)	277580
			22q13	*SOX10* (WS4)	277580

[1] Online-Mendelian-Inheritance-in-Man-Datenbank.

Therapie

Hörgeräteversorgung: Eine kausale Therapie existiert nicht. Die Therapie der Wahl ab beidseitiger mittelgradiger Schwerhörigkeit ist die Hörrehabilitation mit konventionellen oder implantierbaren Hörgerätesystemen (Einzelheiten s. Meth. 9.1-10, S. 130).
Bei akuter Progredienz: Therapie wie beim Hörsturz (s. Abschn. Kochleäre Schwerhörigkeit, S. 114 ff.).
Bei ausgeprägter beidseitiger Schwerhörigkeit: Technische Hilfen (s. Tab. 9.1-2, S. 119) für das Telefon, die Haustürklingel und für Vorträge und Konzerte sind von großer Bedeutung.
Bei Kindern: Siehe Kap. 10, S. 167.

Prophylaxe

Meidung von ototoxischen Substanzen (z. B. Arzneimittel; s. Tab. 9.3-3, S. 162) und Lärm. Behandlung erkennbarer Grunderkrankungen.

Syndromale hereditäre Innenohrschwerhörigkeit, Schwerhörigkeit im Rahmen eines Syndroms

H.-G. Kempf

Progressive sensorielle Hörstörungen treten bei definierten dominant vererbten Erkrankungen teilweise während und nach der Pubertät auf. Als Beispiele sind u. a. das **Alport-Syndrom** (progrediente Niereninsuffizienz mit Perzeptionsschwerhörigkeit), das **Waardenburg-Syndrom** (Missbildung des Gesichtsschädels, Pigmentstörungen der Augen, Haare und Haut), das **Norrie-Warburg-Syndrom** (Taubheit, Oligophrenie, Atrophia bulborum) und das **Pendred-Syndrom** (Schilddrüsenstoffwechselstörung) zu nennen (s. Tab. 9.1-3, Tab. 9.1-4). Bei verschiedenen hereditären Skelettkrankheiten wie **Osteopetrose** (Albers-Schönberg-Krankheit), **Ostitis deformans** (Paget-Krankheit), **Kraniodysostosen** (z. B. Crouzon-Syndrom, Treacher-Collins-Syndrom), **Osteogenesis imperfecta** (Van-der-Hoeve-Syndrom, De-Kleyn-Syndrom) oder **Cogan-Syndrom** (Innenohrschwerhörigkeit mit Uveitis) kann es im Verlauf zu einer reinen Perzeptionsschwerhörigkeit, aber auch zu Schallleitungsstörungen kommen. Weitere Einzelheiten S. 171.

Therapie

Bei Perzeptionsschwerhörigkeit: Im Vordergrund steht die Behandlung der Grundkrankheit (z. B. Dialyse bei Urämie). Eine Kausaltherapie der Perzeptionsschwerhörigkeit existiert nicht. Ab mittelgradiger Schwerhörigkeit sind Hörgeräte (konventionell oder implantierbar) indiziert (Einzelheiten S. 126, 130). Technische Hilfen s. Tab. 9.1-2, S. 119.
Bei Schallleitungsschwerhörigkeit (z. B. Osteogenesis imperfecta) sind operative Eingriffe (Tympanoplastik, s. Meth. 8-3, S. 96; Stapesplastik, s. Kap. 8, Abschn. Knochenerkrankungen, S. 105) indiziert.
Bei beidseitig hochgradiger Innenohrschwerhörigkeit bzw. Ertaubung wird die Versorgung mit einem Cochlear-Implant empfohlen, bei Patienten mit progressivem Visusverlust ist die rechtzeitige Cochlear-Implant-Versorgung zwingend indiziert.
Bei Erbkrankheiten sollte eine humangenetische Beratung erfolgen.
Besonderheiten bei Kindern: Siehe Kap. 10, S. 170.

Prognose

Abhängig von der Grundkrankheit.

Nichtsyndromale hereditäre Innenohrschwerhörigkeit (sog. „familiäre Innenohrschwerhörigkeit")

R. Laszig und H.-P. Zenner

Neben genetisch determinierten, im Rahmen eines Syndroms (s. o.) auftretenden und hereditären Missbildungsschwerhörigkeiten (s. u.) muss von einer überraschend großen Zahl genetisch determinierter nichtsyndromaler Schwerhörigkeiten ausgegangen werden (Tab. 9.1-4, S. 124). Sie können im Kindesalter auftreten (s. Kap. 10, S. 171), aber auch erst beim Erwachsenen manifest werden, sodass dann an die genetische Ursache nicht gedacht wird. Wir kennen hörsturzartige, chronische und chronisch-progrediente Verläufe sowie Mischformen. Einzelheiten S. 171.

Therapie

Beim Erwachsenen je nach Verlauf wie beim Hörsturz (S. 114 ff.) oder wie bei chronisch-idiopathischer Innenohrschwerhörigkeit (S. 121). Eventuell humangenetische Beratung und molekulargenetische Untersuchungen (Tab. 9.1-4, S. 124).
Im Kindesalter: Siehe Kap. 10, S. 167.

Prognose

Eine ein- oder auch beidseitige Ertaubung ist möglich, wenn auch selten. Oft kommt der schleichende Hörverlust zum Stillstand. Ohne Rehabilitation führt die beidseitige Perzeptionsschwerhörigkeit in die soziale Isolation.

Innenohrmissbildungen

H.-G. Kempf

Missbildungen des Innenohrs sind selten. Beispiele sind die Dysplasie der Cochlea, die Alexander-Missbildung des Labyrinths, die Labyrinthaplasie (Michel-Deformität), die

Tab. 9.1-4 Schwerhörigkeitsgene, die Strukturproteine kodieren (nach M. Pfister).

Gen	Locus	Protein	Funktion	Typ der Schwerhörigkeit	Referenz
DIAPH	5q31	Diaphanous	Zytoskelettprotein	DFNA1	Lynch 1997
TECTA	11q22–24	α-Tectorin	extrazelluläre Matrix	DFNA8/12 DFNB21	Legan 1997, 2000 Mustapha 1999
COCH	14q12–13	Cochlin	extrazelluläre Matrix	DFNA9	Manolis 1996 Fransen 1999
COL11A1	1p12	Kollagen 11A1	extrazelluläre Matrix	Stickler II	Richards 1996 Martin 1999
COL11A2	6p21.3	Kollagen 11A2	extrazelluläre Matrix	DFNA13 Stickler III, OSMED	Vuoristo 1995 Pihlajamaa 1998
COL2A1	12q13.11–q13.2	Kollagen 2A1	extrazelluläre Matrix	Stickler I	Francomano 1987 Helfgott 1991
COL4A3	2q36–37	Kollagen 4A3	extrazelluläre Matrix	Alport rezessiv Alport dominant?	Butowski 1987 Jefferson 1997
COL4A4	2q36–37	Kollagen 4A4	extrazelluläre Matrix	Alport rezessiv Alport dominant?	Leinonen 1994 Lemmink 1997
COL4A5	Xq22	Kollagen 4A5	extrazelluläre Matrix	Alport X-chromosomal	Zhou 1993 Harvey 2001
NDP	Xp11.3	NDP Norrin	extrazelluläre Matrix	Norrie-Syndrom	Berger 1992 Chen 1992, 1993
USH2A	1q41	USH2A Usherin	extrazelluläre Matrix	Usher II	Weston 2000 Eudy 1998
OTOG	11p14.3	Otogelin	extrazelluläre Matrix	DFNB18	Simmler 2000
OTOA	16p12.2	Otoanchorin	extrazelluläre Matrix	DFNB22	Zwaenepoel 2002
DSPP	4q21.3	Dentin	extrazelluläre Matrix	Dentinogenesis imperfecta mit DFNA39	Xiao 2001 MacDougall 1997
USH1C	11p15.1	USH1C Harmonin	PDZ-Cluster-Protein	Usher Ic, DFNB18	Verpy 2000 Bitner-Glindzicz 2000 Ahmed 2002
MYO7A	11q.13.5	Myosin 7	Motorprotein	DFNB2 DFNA11	Liu et al. 1997 Weil et al. 1997
MYO15	17p11.2	Myosin 15	Motorprotein	DFNB3	Wang et al. 1998
TMIE	3p21	TMIE	für postnatale Maturation	DFNB6	Naz et al. 2002
PCDH15	10q21–q22	Protocadherin	Morphogenese Stereozilien	DFNB23	Ahmed et al. 2003
TRIOBP	22q13.1	TARA	Zytoskelettorganisation	DFNB28	Shahin et al. 2006 Riazuddin et al. 2006
MYO3A	10p11.1	Myosin 3	Motorprotein	DFNB30	Walsh et al. 2002
WHRN	9q32–q34	Whirlin	CASK-interagierendes Protein	DFNB31	Mburu et al. 2003
ESPN	1p36.3–p36.1	Espin	hochaffine Aktinbindung	DFNB36	Naz et al. 2004
MYO6	6q13	Myosin 6	Motorprotein	DFNB37	Ahmed et al. 2003
TMHS	6p21.3	TMHS	Membranprotein	DFNB67	Shabbir et al. 2006
CRYM	16p13.11–p12.3	Kristallin	Fusionsprotein		Abe et al. 2003
MYH9	22q11.2	Myosin 9	Motorprotein	DFNA17	Lalwani et al. 2000
ACTG1	17q25.3	Aktin	Filamentprotein	DFNA20/26	Zhu et al. 2003 van Wijk et al. 2003
MYO6	6q13	Myosin 6	Motorprotein	DFNA22	Melchionda et al. 2001
TFCP2L3	8q22	*TFCP2L3*	Transkriptionsfaktor	DFNA28	Peters et al. 2002
MYO1A	12q13–q15	Myosin 1A	Motorprotein	DFNA48	Donaudy et al. 2003

9

Mondinimissbildung, die Thalidomid- und die Rötelnembryopathie.
Wichtigste Funktionsstörungen sind Schallempfindungsschwerhörigkeit oder Surditas. Klinisch besteht ein fließender Übergang zu kongenitalen und genetisch determinierten Innenohrfunktionsstörungen ohne nachweisbare Missbildung.

Therapie

Die Behandlung ist abhängig von Lebensalter, Verlauf und Ausmaß des Hörverlustes. Eine operative Therapie gibt es mit Ausnahme der Versorgung mit Cochlearimplantaten bei gänzlicher oder an Taubheit grenzender Schwerhörigkeit nicht.
Bei Säuglingen und Kleinkindern: Bei chronisch progredienten, hörsturzartigen und nichtprogredienten Verläufen sowie bei Surditas im Säuglings- und Kindesalter wird pädaudiologisch (s. Kap. 10, S. 169) behandelt oder mit Cochlear-Implant (CI).
Bei Erwachsenen ist das therapeutische Vorgehen wie bei Innenohrschwerhörigkeiten anderer Genese (chronisch-progredienter Verlauf und chronischer Verlauf ohne Progredienz S. 121; hörsturzartiger Verlauf S. 114ff.; Surditas S. 131).

Prophylaxe

Unbedingt zu vermeiden sind ototoxische Arzneimittel (s. Tab. 9.3-3, S. 162; die Liste sollte dem Patienten mitgegeben werden) und Lärm, insbesondere dürfen weder Aminoglykosid-Antibiotika noch Schleifendiuretika in Kombination gegeben werden.
Bei unklarer Genese sowie bei Verdacht auf genetische Determinierung sollte zudem eine humangenetische Abklärung und Beratung erfolgen (insbesondere bei Kinderwunsch).

Immunassoziierte Innenohrschwerhörigkeit (sog. „Autoimmuninnenohrschwerhörigkeit")

H.-G. Kempf und F. Zanetti

Immunologische Testverfahren (z.B. Immunfluoreszenztest, ELISA, zellulärer Immunstatus und die Prüfung der T-Suppressor-Zell-Aktivität) sind heute bereits im Ansatz in die klinisch verwertbare Diagnostik der immunassoziierten Innenohrschwerhörigkeit integriert. Einzelne chronisch progrediente oder akute kochleäre Schwerhörigkeiten können offenbar mit einer **sekundären Autoimmunreaktion** gegen ein extrakochleär persistierendes infektiöses Agens (z.B. Virus) assoziiert sein. Der pathophysiologische Mechanismus ist bislang noch nicht vollständig geklärt. Offenbar handelt es sich hier um ein systemisches Geschehen ähnlich den Immunvaskulitiden mit isolierter Organmanifestation.
Innenohrerkrankungen mit deutlich erniedrigter T-Suppressorzellaktivität, dem Nachweis lymphozytenstimulierender Faktoren im Serum und der Bildung von Autoantikörpern gegen Zellkerne (ANA) sind vermutlich in die Gruppe der **klassischen Autoimmunerkrankungen,** wie primäre biliäre Zirrhose, systemischer Lupus erythematodes und Autoimmunhepatitis, einzuordnen.

Therapie

Bei klassischer autoimmuner Konstellation (selten): Corticosteroide, initial werden 50–250 mg Prednisolon (Solu-Decortin® H) appliziert, wobei je nach Ansprechen schnell über wenige Tage (wenn kein Erfolg) oder langsam (bei positiver Wirkung) die Dosis reduziert wird (s. Meth. 9.1-4, S. 117). *Alternativ* kann auch das Corticoidschema (s. Kap. 14.2, Tab. 14.2-4, S. 224) angewendet werden. Über eine Dauercorticoid-Applikation muss im Einzelfall entsprechend dem Therapieerfolg entschieden werden (die Ersteinstellung sollte in einem otologischen Zentrum erfolgen, in dem bereits Erfahrungen bei der Behandlung dieser Erkrankung gesammelt wurden). Dazu erfolgt eine Dosisreduktion in 5-mg-Schritten unter audiologischer Kontrolle über mehrere Wochen bis zum Erreichen der Erhaltungsdosis (z.B. mit Decortin® H). Sie liegt häufig um 5 mg/d. In der Regel wird eine begonnene und erfolgreiche Corticoidmedikation über mehrere Monate und Jahre weitergeführt. In verzweifelten Fällen können Versuche einer Immunsuppression oder Plasmapherese unternommen werden.
Bei sekundärer Autoimmunreaktion (häufiger) scheint eine Corticoidmedikation weniger Erfolg versprechend. Hier könnte in Zukunft der Versuch einer antiviralen Therapie in einem spezialisierten Zentrum einen möglichen Therapieansatz bieten.
Zusätzlich können Hörgeräte (klassisch oder implantierbar) indiziert sein.

Prognose

Bei zutreffender Diagnose und exakter, audiologisch kontrollierter Therapie ist die Prognose bei klassischer Autoimmunkonstellation gut.
Bei manchen Patienten kommt es nach dem Absetzen der Corticoidmedikation zu einem Rezidiv der Hörstörung. Diese gefürchtete Komplikation zeigt unter anderem auch die Problematik und die nicht unerheblichen Schwierigkeiten bei der Einstellung der Patienten. Ebenso bedarf es für die Einstellung der individuellen niedrigstmöglichen Erhaltungsdosis einer sehr großen Erfahrung.
Bei sekundärer Autoimmunreaktion ist die Prognose zweifelhaft.

Tab. 9.1-5 Ärztliche Aufgaben bei der Hörgeräteversorgung.

Hörgeräteverordnung
• Beteiligung an Qualitätssicherung • Diagnostik und Abklärung von Indikation und Kontraindikationen • Beratung über Nutzen und Grenzen, Bauformen, vergleichende Anpassung
Hörgeräteüberprüfung
• Überprüfung des Anpassberichtes und der vergleichenden Anpassung • Kontrolle der Rückkopplung (Hände vor Ohr des Patienten) • Überprüfung des Ohrpassstückes (Sitz) und der korrekten Handhabung durch den Patienten • Überprüfung der subjektiven Zufriedenheit (Klangempfinden, Lautheit im Straßenlärm, räumliches Hören, Sprachverständlichkeit bei Störgeräuschen, Höranstrengung) z. B. mittels Fragenbogen (z. B. Oldenburger Inventar) • Erreichen des dB_{opt} (Einsilber in freiem Schallfeld) • evtl. Aufblähkurve, Würzburger Lautheitsskalierung, In-situ-Messung

9

Meth. 9.1-8 Konventionelle Hörgeräteversorgung beim Erwachsenen (G. Sesterhenn, H.-P. Zenner) (Tab. 9.1-5)

Indikation für das Tragen von konventionellen Hörgeräten (HG)

Im Sprachaudiogramm Sprachverständlichkeit für Einsilber auf dem besser hörenden Ohr 85 % oder weniger. Im Tonaudiogramm soll der Hörverlust auf dem besser hörenden Ohr bei einer Prüffrequenz (bei einseitiger Schwerhörigkeit bei zwei Prüffrequenzen) zwischen 500 und 3000 Hz mindestens 30 dB betragen. Eine beidseitige Versorgung ist bei beidseitigem Hörverlust (Schwellendifferenz weniger als 30 dB) angezeigt, besonders bei Patienten mit Publikumskontakt im Beruf. Dadurch wird ein besseres Verstehen im Störgeräusch erreicht. Bei einseitiger Versorgung werden Geräte mit Richtmikrofon zur Ausblendung von Nebengeräuschen bevorzugt. **Aber konventionelle Hörgeräte sind keinesfalls für alle Betroffenen ausreichend und zweckmäßig.**

Anwendungsbeschränkungen oder unzureichende Wirksamkeit konventioneller Hörgeräte

Kontraindikationen aus medizinischen Gründen:

- akute Ohrerkrankung (Hörsturz, akute Otitis media),
- starke Debilität,
- zentrale Schwerhörigkeit ohne nachweisbare organische Ursache,
- Intoleranz einer Gehörgangsokklusion und offene Versorgung nicht möglich,
- Otitis externa und offene Versorgung nicht möglich,
- sezernierende chronische Otitis media und offene Versorgung nicht möglich,
- eingeschränkte Handfertigkeit, wodurch Ohrpassstück nicht eingesetzt werden kann.

Ungenügende Wirksamkeit aus audiologischen Gründen:

- nicht lösbares Rückkopplungsproblem,
- nicht ausgleichbare Verzerrungen (z. B. durch Distorsionsprodukte im Gehörgang),
- ungenügendes Sprachverständnis in der Berufssituation,
- unzureichendes Sprachverständnis bei Hintergrundlärm, wenn dies für den Patienten von unverzichtbarer Bedeutung ist.

Mögliche unzureichende Wirksamkeit bei beruflicher Rehabilitation (Berufsmusiker/Tontechniker):

- Berufsathlet/Sportlehrer/Schwerstarbeiter: z. B. Untragbarkeit/Verlust des HG durch Bewegungen und Schweiß, Untragbarkeit/Beschädigung bei Wassersport,
- Sprachberufe (Dolmetscher, Lehrer),
- Berufe mit Kopfhörern/Stethoskopen,
- Telefonberufe,
- unzureichendes Sprachverständnis bei beruflich unvermeidbarem Hintergrundlärm (z. B. Klassenlärm bei Lehrern, Baustellenlärm, Industrielärm).

Verordnung und Anpassvorgang

Untersuchung des Patienten durch den HNO-Arzt; Beurteilung der Beschaffenheit von äußerem Gehörgang und Trommelfell (Zerumen, Ekzem usw.). Ton- und Sprachaudiometrie beidseits; Messung der Unbehaglichkeitsschwelle; insbesondere Beurteilung, ob ein operabler Mittelohrdefekt vorliegt; Aufklärung des Patienten; Ausfüllen des Formulars „Ohrenärztliche Verordnung einer Hörhilfe" durch den HNO-Arzt; Anfertigen des oder der Ohrpassstücke („Otoplastik") und Erprobung mehrerer Hörgeräte durch den HG-Akustiker; verschiedene Bauarten sind in Tabelle 9.1-6a, S. 127 skizziert. Überprüfung des Anpassergebnisses durch den HNO-Arzt (wichtiger Beurteilungsparameter: Erreichen von dB_{opt}); ärztliche Bescheinigung für den Kostenträger: Kostenübernahme durch die Krankenkasse bzw. Kostenbeteiligung des Patienten.

Gleitende Anpassung, Hörtraining

Hören mit Hörgeräten muss gelernt werden. Der Arzt kennt die Einstell- und Funktionselemente eines Hörgerätes (Tab. 9.1-6b, S. 127). Hörtraining (z. B. Trainingsprogramm nach Alich) und eventuell Veränderung der Einstellung des Gerätes sind in vielen Fällen erforderlich. Weiterhin sollte der HNO-Arzt dem Patienten raten, 4–6 Monate lang einmal pro Monat die Anpassung des Hörgerätes beim Akustiker verbessern zu lassen („gleitende Anpassung"). Das Hörgerät sollte möglichst ganztags getragen werden. Treten zu Beginn Probleme auf, so ist eine langsame Verlängerung der Tragedauer angezeigt. Bei fehlender persönlicher Motivation des Patienten sind individuelle Aufklärung, probeweises Tragen (ohne Verordnung) und Nachbetreuung mit Hörtraining erforderlich. Bei starken Nebengeräuschen und schlechtem Verstehen in der Gesprächsrunde können

Tab. 9.1-6 a Bauarten von konventionellen Hörgeräten.

Bauart	Indikation
Taschengerät (Abb. 9.1-3)	teilweise bei älteren Patienten mit hochgradiger Schwerhörigkeit und manueller Behinderung (Marktanteil unter 5 %)
HdO-Gerät (hinter dem Ohr) (Abb. 9.1-5)	alle Indikationen
Conchagerät: in der Ohrmuschel getragen (Abb. 9.1-4)	Hörverluste bis etwa 60 dB
IdO-Gerät (in dem Ohr) oder Kanalgeräte; im Gehörgang getragen (Abb. 9.1-6)	Hörverluste bis etwa 50 dB
Hörbrillen; durch sog. Brillenadapter können fast alle HdO-Geräte an einer handelsüblichen Brille befestigt werden (Abb. 9.1-7)	für Brillenträger
Knochenleitungsgerät; als HdO-Gerät mit Knochenhörer und Kopfbügel oder als Hörbrille	bei Gehörgangsverschluss oder inoperablem Mittelohrbefund
CROS-Versorgung (**c**ontralateral **r**outing **o**f **s**ignal); auf der tauben Seite wird ein Mikrofon installiert und über Kabel (verborgen in Brille o. Haaren) oder Blue-Tooth-Funk mit einem auf der gesunden Seite getragenen HdO-Gerät verbunden (Abb. 9.1-8)	bei einseitiger Taubheit

Tab. 9.1-6 b Einstell- und Funktionselemente bei Hörgeräten.

Bezeichnung	Funktion
Lautstärkesteller	Patient stellt damit die nötige Lautstärke ein
Tonblende	frequenzspezifische Verstärkung, aber auch z. B. Absenkung der tiefen Frequenzen; vom Akustiker einzustellen
PC (peak clipping); AGC (automatic gain control); Kompression	Begrenzung der maximalen Ausgangsleistung; automatische Verstärkungsregelung (vom Akustiker einzustellen)
Batteriefach	vom Patienten zu bedienen
Ein-Aus-Telefon-Mikrofon-Störschallunterdrückung	Schalter auf O: Gerät aus; auf H: Gerät ein (Mikrofonbetrieb); auf T: Gerät in Telefonbetrieb = magnetisch-induktives Hören unter Ausblendung der Nebengeräusche; Geräte mit Störschallreduzierung, Fernbedienung und digitaler Signalverarbeitung sind auf dem Markt
Audioanschluss (Abb. 9.1-9)	elektrischer Eingang zur Einspeisung von externen Signalen (Radio, Fernsehen, Mikroportanlage, Sondereinrichtungen für Schwerhörige; siehe HG-Versorgung Kinder, Kap. 10, S. 168)
Richtmikrofon-Umschaltung	wahlweises Umschalten zwischen Kugel- und Richtcharakteristik
Bei programmierbaren Geräten werden die Funktionen nicht über einen Steller, sondern über eine Programmiereinheit oder eine Fernbedienung eingestellt.	

Geräte mit Richtmikrofon, Störschallunterdrückung und beidohriger Versorgung Besserung schaffen. Die Betriebsdauer einer Batterie beträgt je nach Verstärkung 1–14 Tage. Nur bei geringer Verstärkungsleistung können Akkus eingesetzt werden. Die Lebensdauer eines modernen Hörgerätes liegt bei 5–10 Jahren.

Komplikationen/Nebenwirkungen

Eine Verschlechterung des Gehörs ist bei sachgemäßer Anpassung (Begrenzung der Ausgangsleistung) sehr selten. Hingegen können Intoleranz einer Gehörgangsokklusion, Otitis externa, Kontaktallergien, Exazerbation einer chronischen Mittelohrentzündung sowie Trommelfellperforationen und Mittelohrverletzungen (durch Anpassung der Otoplastik) auftreten.

Therapie bei Anpassungsproblemen

- Druckstellen: Flexibles Material oder offene Versorgung versuchen,
- Kontaktallergie: Vergoldung des Ohrpassstückes versuchen,
- Intoleranz einer Gehörgangsokklusion: Offene Versorgung oder Indikation eines Mittelohrimplantates überprüfen,

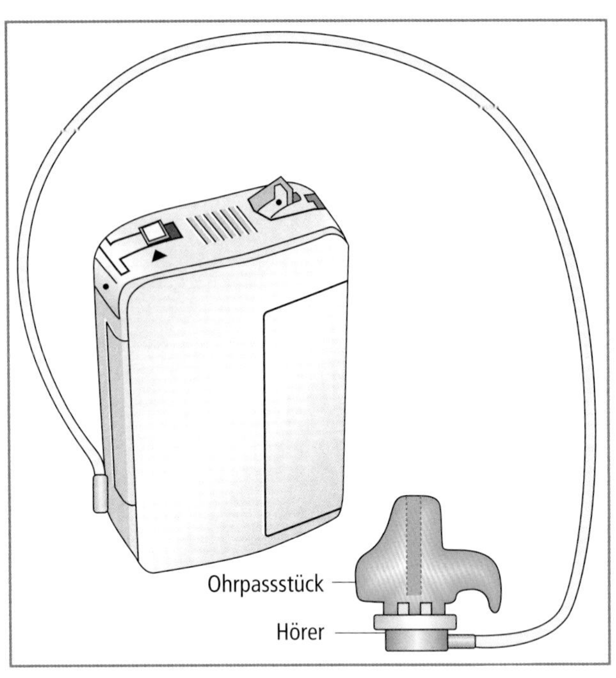

Abb. 9.1-3 Taschengerät mit Kabel, Hörer und Ohrpassstück.

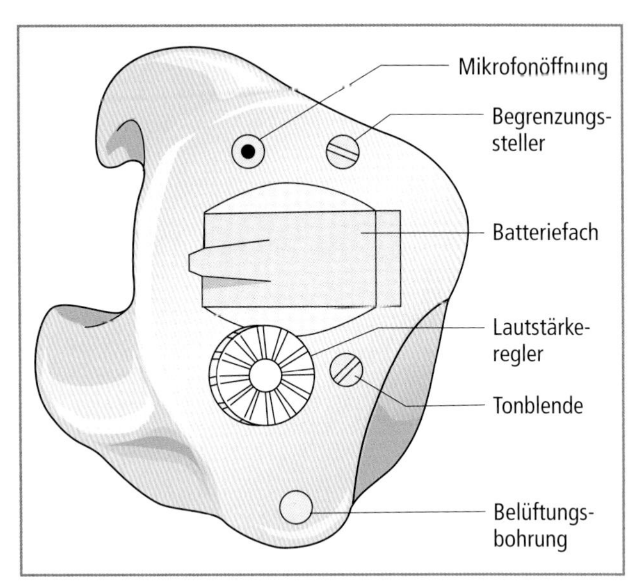

Abb. 9.1-4 Concha-Gerät. Bei digitalen Hörgeräten können die Stellelemente am Hörgerät entfallen. Die Einstellung erfolgt über eine Fernbedienung bzw. über den Computer des Akustikers (weitere Erläuterungen s. Tab. 9.1-6b).

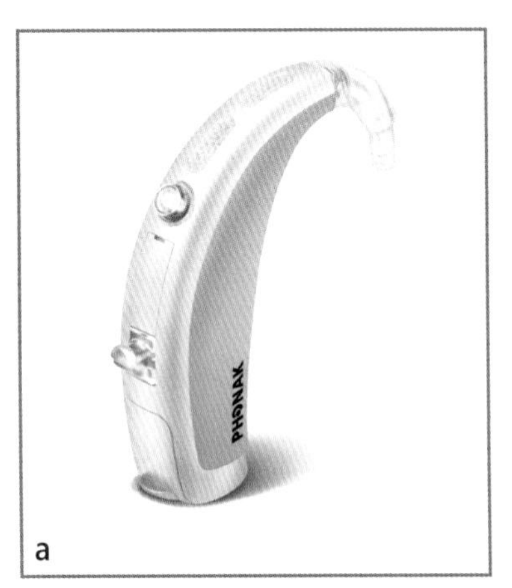

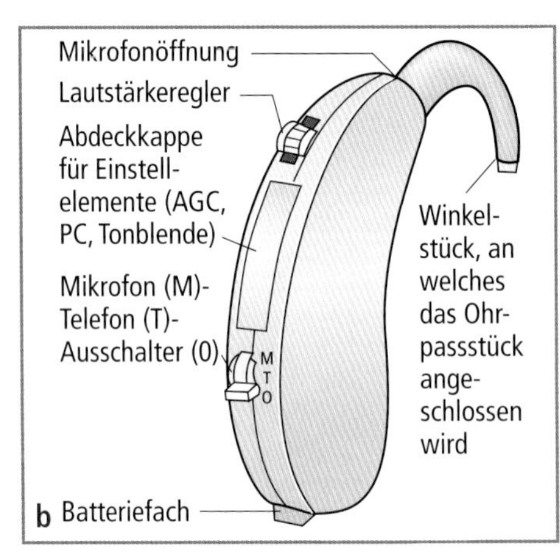

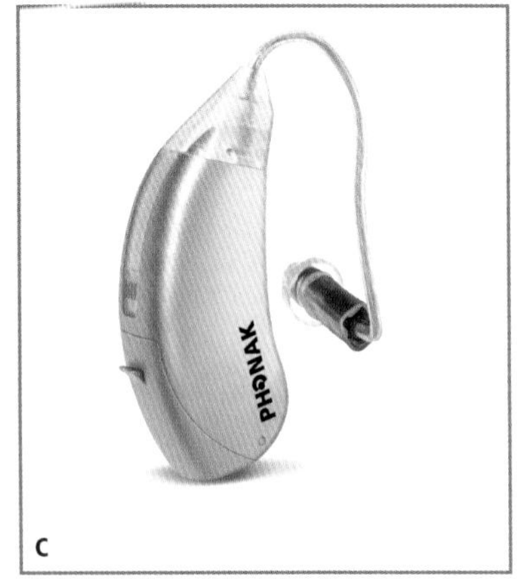

Abb. 9.1-5 a HdO-Gerät (Hinter-dem-Ohr-Gerät). b Grundfunktionen eines HdO-Gerätes (weitere Erläuterungen s. Tab. 9.1-6b). c Bei einem digitalen Gerät sind wesentliche Funktionen äußerlich nicht mehr erkennbar. (a und c Fa. Phonak GmbH)

- Otitis externa: Offene Versorgung oder Indikation eines Mittelohrimplantates überprüfen,
- Exazerbation einer chronischen Otitis media: Indikation eines knochenverankerten Hörgerätes (BAHA®; s. Abb. 10-1, S. 168) überprüfen,
- nicht lösbares Rückkopplungsproblem: Indikation eines Mittelohrimplantates überprüfen,
- nicht ausgleichbare Verzerrungen (z. B. durch Distorsionsprodukte im Gehörgang): Indikation eines Mittelohrimplantates überprüfen,
- Hörverschlechterung: Bei sachgemäßer Anpassung mit Begrenzung der Ausgangsleistung sehr selten durch das Hörgerät induziert.

Therapie bei unzureichender Versorgung/Wirksamkeit
- zusätzliche technische Hilfen s. Tab. 9.1-7, S. 131,
- Indikation eines Mittelohrimplantates überprüfen,
- Indikation eines Cochlea-Implantates überprüfen.

Meth. 9.1-9 Grenzen moderner Hörgeräte

Moderne Hörgeräte sind Hochleistungsgeräte, die z.T. vollcomputerisiert das physikalisch Maximale dem Patienten zur Verfügung stellen. Trotzdem haben Sie ihre Grenzen:
- 1. Hörgeräte besitzen einen kleinen Lautsprecher („Hörer").

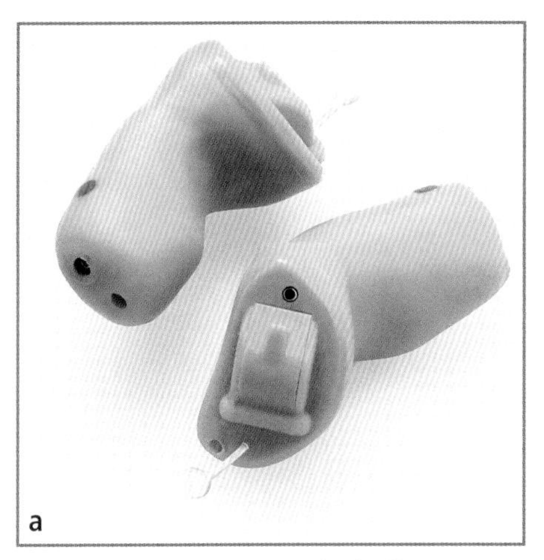

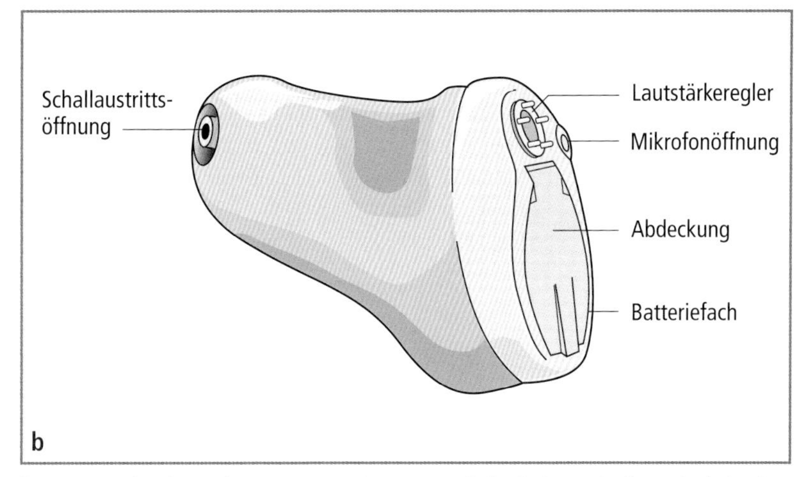

a b

Abb. 9.1-6 a Foto eines individuell angepassten IdO-Gerätes (In-dem-Ohr-Gerät; Fa. Siemens Audiologische Technik GmbH). **b** IdO-Gerät oder Kanalgerät (weitere Erläuterungen s. Tab. 9.1-6).

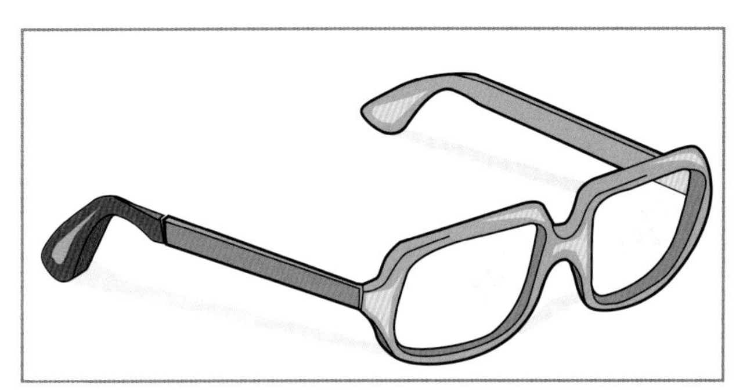

Abb. 9.1-7 Hörbrille. Der rote Teil enthält ein HdO-Gerät für Luftleitung oder einen Knochenleitungsgeber.

- 2. Hörgeräte produzieren Schall.
- 3. Der Schall wird in den Gehörgang, also einen sehr kleinen Raum, abgegeben.

Alle drei genannten Aspekte schränken die Funktion von Hörgeräten aus physikalischen Gründen ein:

ad 1: Der winzige Lautsprecher kann allein aufgrund seiner geringen Dimension nicht die HiFi-Qualität einer großen Stereo-Anlage bieten. Insbesondere bricht die Signalübertragung im Hochfrequenzbereich ab, der aber für die Unterscheidung vieler Konsonanten von Bedeutung ist.

ad 2: Schall ist prinzipiell kein ideales Übertragungssignal von Informationen, da er leicht verzerrt werden kann. Die Signalverzerrung ist daher ein Problem für einen Teil der Patienten.

ad 3: Die Einleitung von Schall in einen kleinen Raum führt häufig zu Verzerrungen, sodass den Hörgerätelautsprecher verlassende Schallsignale auf dem Weg zum Trommelfell verzerrt werden können. Dies soll durch die Anpassung des Akustikers ausgeglichen werden, gelingt naturgemäß jedoch keineswegs immer.

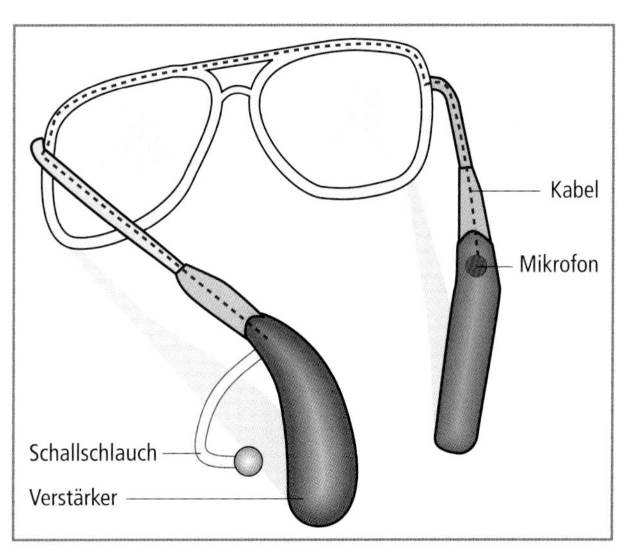

Abb. 9.1-8 Brillen-CROS (contralateral routing of signal). Das Signal wird von der rechten Seite elektrisch über ein in der Brillenfassung (nicht sichtbar) verlaufendes Kabel oder per Funk auf die linke Seite übertragen, verstärkt und mittels Schallschlauch dem gesunden Ohr zugeführt. Zum Beispiel bei Taubheit rechts und normalem Gehör links.

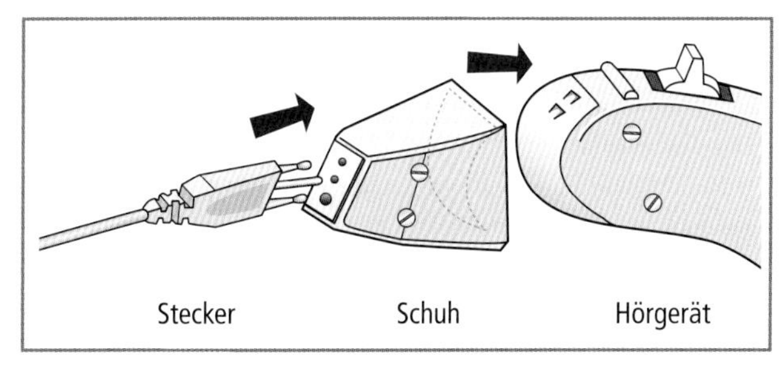

Abb. 9.1-9 Audioanschluss an ein HdO-Gerät: Einspeisung des elektrischen Signals von Radio, Fernseher u. Ä. mittels Stecker und Schuh zum Hörgerät. Bei der Blue-tooth-Technik entfallen Kabel und Stecker: Das Signal wird durch Funk übermittelt.

9

Meth. 9.1-10 Implantierbare Hörgeräte beim Erwachsenen

Implantierbare Hörgeräte produzieren keinen Schall, sondern Vibrationen. Im Gegensatz zu Schall sind Vibrationen deutlich „resistenter" gegenüber Verzerrungen. Die Vibrationen werden direkt in das Ohr eingekoppelt. Auf diese Weise können die für Hörgeräte typischen Verzerrungen deutlich verringert werden. Die Signaltreue wird für den Patienten spürbar verbessert. Der Übertragungsbereich kann 8000 Hz erreichen und überschreiten. Die Übertragung hoher Frequenzen spielt vor allem für sprachabhängige Berufe (z. B. Fremdsprachen, Kundenkontakte) eine wichtige Rolle für die berufliche Rehabilitation, da wichtige Konsonanten unterschieden werden können.

Indikation: Implantierbare Hörgeräte sind bei Patienten indiziert, bei denen eine Anwendungsbeschränkung oder eine unzureichende Wirksamkeit bei konventionellen Hörgeräten vorliegt (s. Meth. 9.1-8, Punkt 2). Dies kann aus medizinischen oder audiologischen Gründen oder aufgrund der nicht möglichen beruflichen Rehabilitation der Fall sein.

Liegen die genannten Voraussetzungen vor, muss im Weiteren geprüft werden, ob im Tonaudiogramm eine reine Innenohrschwerhörigkeit vorliegt, die dem vom Hersteller angegebenen Indikationsbereich (Fläche im Tonaudiogramm) entspricht. Ein Vibrationstest oder eine Vibrationsaudiometrie mit einem entsprechend angepassten Vibrator des Herstellers kann hilfreich sein. Darüber hinaus muss das Mastoid für das geplante Implantat ausreichend groß sein (ggf. Schüller-Aufnahme oder CT).

Implantation: Für die routinemäßige Versorgung stehen Teil- und Vollimplantate zur Verfügung. Die gegenwärtig zur Verfügung stehenden Implantate werden üblicherweise an ein Gehörknöchelchen, in der Regel an den Amboss oder den Steigbügel angekoppelt und führen zu verstärkten Vibrationen der Gehörknöchelchen, welche wiederum auf das Innenohr übertragen werden. Der Vibrator wird entweder in das Mastoid (Otologics) oder in das Mittelohr (MED-EL-Soundbridge, St.-Croix Esteem®) implantiert. Die Implantate von MED-EL-Soundbridge und Otologics können auch vor das runde Fenster implantiert werden, um über die Rundfenstermembran die Perilymphe direkt zu stimulieren.

Bei **Teilimplantaten** (MED-EL, Otologics) sind Batterie und Elektronik in einem Gehäuse untergebracht, welches wie beim Cochlear-Implant retroaurikulär am Schädel getragen wird. Energie und Vibrationssignal werden durch Induktion durch die intakte Haut zu einer subkutan gelegenen Antenne transferiert, von der aus das Signal mit einem Kabel zum Vibrator geführt wird.

Bei der **Vollimplantation** (Otologics, St.-Croix) werden Elektronik und Batterie retroaurikulär in einem Knochenbett implantiert. Das Mikrofon wird beispielsweise retroaurikulär subkutan (Otologics FIMOS®) implantiert. Beim St.-Croix-Implantat Esteem® wird statt eines Mikrofons ein piezoelektrischer Sensor auf der Rückseite des Trommelfells angebracht, ein piezoelektrischer Vibrator treibt den Steigbügelkopf an. Die Vollimplantate können mittels Induktion durch die intakte Haut vom Hörgeräteakustiker angepasst und vom Patienten mittels Fernbedienung eingestellt werden (z. B. Lautstärke). Die Batterie wird gegebenenfalls induktiv aufgeladen.

Anpassung: Nach Abschluss der Wundheilung beginnt man 6–8 Wochen nach der Implantation mit einer Anpassung des Implantates. Die Anpassung ist der eines Hörgerätes sehr ähnlich. Wie bei einem Hörgerät ist eine gleitende Anpassung über 4–6 Monate zweckmäßig.

Knochenverankerte Hörgeräte: Knochenverankerte Hörgeräte (z. B. BAHA®; s. Abb. 10-1, S. 168) stimulieren das Innenohr über Knochenleitung. Dabei kann beispielsweise das BAHA®-Gerät beide Innenohren, also auch das kontralaterale Innenohr, stimulieren.

Indikation: Hochgradiger einseitiger Hörverlust, einseitige Ertaubung bei normaler bzw. fast normaler kontralateraler Innenohrleistung.

Einseitige, hochgradige Schwerhörigkeit, einseitige Ertaubung

H.-P. Zenner

Liegt eine einseitige, hochgradige Schwerhörigkeit oder Ertaubung bei bestehender Hörfunktion vor, können seltene Versorgungsformen indiziert sei.

Therapie

Bei normalem/fast normalem kontralateralem Hörvermögen: Man kann auf eine Versorgung verzichten, wenn keine besonderen beruflichen oder privaten Anforderungen an das erkrankte Ohr gestellt werden. Falls eine Informationsaufnahme auf der erkrankten Seite erforderlich ist (z. B. rechtes Ohr bei Taxifahrer ist betroffen), kann entweder eine CROS-Versorgung (s. Abb. 9.1-8, S. 129) oder eine ipsilaterale BAHA®-Versorgung erfolgen.

Bei kontralateraler Mittelohrschwerhörigkeit (ohne Innenohrbeteiligung): Versorgung wie oben, zusätzlich kann kontralateral ein Hörgerät oder eine BAHA® indiziert sein. Zusätzliche technische Hilfen s. Tab. 9.1-7, S. 131.

Bei kontralateraler hörgeräteversorgter Innenohrschwerhörigkeit: Keine Versorgung oder CROS-Versorgung. Zusätzliche technische Hilfen s. Tab. 9.1-7, S. 131.

Gehörlosigkeit im Erwachsenenalter, beidseitige Taubheit

R. Laszig

Ertaubung im Erwachsenenalter führt im Gegensatz zur prälingualen Gehörlosigkeit nicht zum Verstummen, sondern zu einer Sprechstörung mit den Symptomen:

- undeutliche und verwaschene Lautbildung,
- hochgradige Entstellung der Sprechakzente mit rhythmischer, melodischer und dynamischer Verzerrung.

Artikulationsbemühungen gehen mit relativ hohem Kraftaufwand und übertriebenen unkoordinierten Artikulationsbemühungen vor sich. Auch ist eine Verlangsamung des Sprechtempos mit Näseln möglich. Diese Symptome treten aber erst nach Jahren der gänzlichen Ertaubung auf.

Therapie

Sprechtraining: Spät ertaubte Patienten sollten so früh wie möglich einem Sprechtraining zugeführt werden, wodurch sie befähigt werden, die hörbedingte Kommunikationsstörung durch visuelle und kinästhetische Sinnesempfindung so weit wie möglich zu kompensieren. Das geschieht sowohl im Rahmen von Mundablesekursen und Artikulationsunterricht, durchgeführt von Logopäden, Hörbehinderten- oder Sprachheilpädagogen, als auch in mehrwöchigen Intensiv- und Blockkursen in speziellen Reha-Einrichtungen.

Technische Hilfsmittel: Sie können einzelne Lebenssituationen erleichtern (Beispiele s. Tab. 9.1-7).

Tab. 9.1-7 Technische Hilfsmittel für Schwerhörige und Gehörlose (zumeist erhältlich beim Hörgeräteakustiker).

- vibrotaktile Hörhilfen zur Verbesserung des Lippenablesens; das mit einem Mikrofon aufgefangene akustische Signal wird in Vibrationen umgewandelt und am Handgelenk, Finger oder Rücken übertragen (z. B. Miniphonator)
- Weckhilfen (Lichtwecker, Vibrationswecker)
- Zubehör für Telefon (Schallverstärker) und Türklingel (Lichtblitze)
- Mikroportanlage: Funkmikrofon zum Umhängen für Redner (Lehrer, Vortragender) und Funkempfänger in Audioschuh des Hörgerätes
- Funkkopfhörer zum Anschluss an TV oder Radio
- Schreibtelefon: Das Schreibtelefon dient im Wesentlichen zur Kommunikation Gehörloser untereinander. Der Telefonhörer ist mit einer Schreibmaschinentastatur verbunden, über die der Text eingegeben wird. Über das Empfängergerät wird der Text auf einem Display oder Monitor wiedergegeben. Das Schreibtelefon ist ein Hilfsmittel im Sinne § 182 RVO
- E-Mail, ICQ und Fax haben heute eine wesentlich stärkere Bedeutung als Btx oder Schreibtelefon!

Cochlear-Implant: Hierbei handelt es sich um ein Implantationsverfahren, das mit akustisch ausgelöster elektrischer Reizung des Hörnervs die Vermittlung auditiver Eindrücke bei gehörlosen Patienten erreicht (s. Meth. 9.1-11, Abb. 9.1-10). Die operative Versorgung mit einem oder zwei Cochlear-Implants ist bei beidseitiger Ertaubung oder an Taubheit grenzender Schwerhörigkeit indiziert. Die Implantation wird so früh wie möglich nach Ertaubung vorgenommen. Voraussetzungen sind noch ausreichend funktionstüchtige Hörnervenfasern und eine gute sprachliche Kompetenz. Bei bakterieller Meningitis (Haemophilus, Pneumokokken) ist eine beidseitige Versorgung mit Cochlearimplantaten innerhalb weniger Wochen (möglichst innerhalb 8 Wo.) wegen der drohenden narbig-ossären intrakochleären Obliteration indiziert.

Prognose

Die Prognose in Bezug auf Wiedererlangung des Hörens ist günstig. Bei Cochlearimplantatträgern lässt sich das durchschnittlich erreichbare auditive Verständnis wie folgt beschreiben:

- Differenzierung von Hintergrundgeräuschen,
- Erkennen menschlicher Stimmen,
- Wiedererlangen eines Sprachverständnisses,
- Verbesserung des Lippenablesens,
- in etwa 90 % der Fälle wird ein Sprachverständnis erreicht, welches Telefonieren ermöglicht,
- das Hören von Musik ist qualitativ eingeschränkt.

Meth. 9.1-11 Cochlear-Implant-Programm (Beispiel: Freiburger Programm)

Cochlearimplantate sind elektronische Hörprothesen (s. Abb. 9.1-10), die verbliebene Hörnervenfasern beim innenohrertaubten Patienten elektrisch stimulieren und dadurch einen Höreindruck bis hin zum Sprachverstehen auslösen. Die erzielten Rehabilitationsergebnisse fallen heute überwiegend exzellent aus.

Viele Patienten können mithilfe dieser Prothese wieder telefonieren, während bei anderen Patienten eine Verbesserung des Sprachverstehens in Kombination mit dem Lippenablesen erreicht werden kann. Bei allen Patienten ist eine akustische Umweltorientierung und bei den meisten eine auditive Kommunikationsfähigkeit zu erreichen und die soziale Isolation kann durchbrochen werden.

Aufgrund der bisherigen Erkenntnisse zur Hör- und Pathophysiologie, der bisher erzielten Rehabilitationserfolge, der verfügbaren diagnostischen Auswahlverfahren und unter Berücksichtigung ethischer Gesichtspunkte kommen folgende Indikationsstellungen infrage:

- bilateral postlingual ertaubte erwachsene Patienten,
- bilateral postlingual ertaubte Kinder zur postlingualen Implantation,
- prä- und perilingual bilateral ertaubte bzw. gehörlose Kinder zur prä-/perilingualen Implantation.

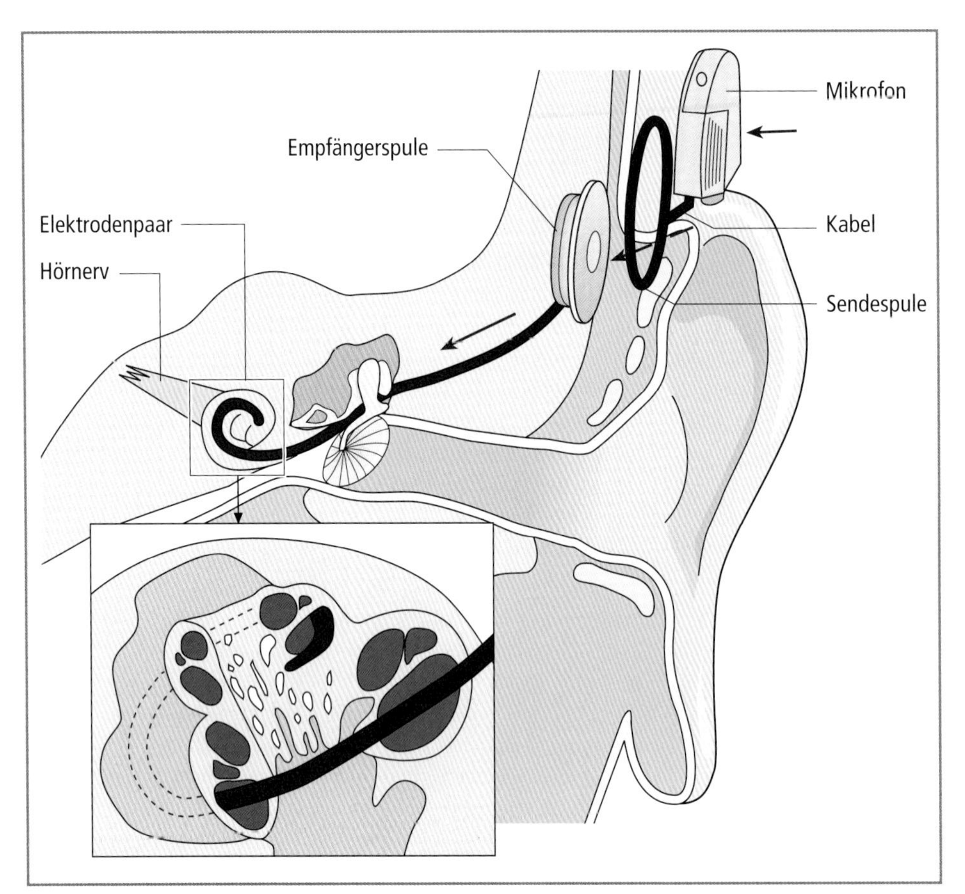

Abb. 9.1-10 Cochlear-Implant. Die Abbildung zeigt die prinzipielle Arbeitsweise eines Cochlearimplantats. Mit einem Mikrofon wird der Schall aufgenommen und einem Sprachprozessor zugeführt. Mikrofon und Sprachprozessorgehäuse haben die Größe und Form eines HdO-Gerätes. Dort werden die Sprachsignale mit gespeicherten Patientendaten vermischt und zu einem Radiosignal aufbereitet, das über das Kabel zur Sendespule geleitet wird. Das Signal wird drahtlos mittels Induktion zur Empfängerspule des Implantates gesendet. Die Informationen werden entschlüsselt und es wird ein Reiz auf einem Elektrodenpaar ausgelöst. Dadurch wird der Hörnerv elektrisch aktiviert und der Patient hat einen Höreindruck. Die meisten Patienten haben nach Anpassung des Systems Höreindrücke und verstehen Sprache.

Auswahlkriterien:
- beiderseitige komplette oder an Taubheit grenzende Schwerhörigkeit (nicht sinnvoll mit konventionellen/implantierbaren Hörgeräten zu versorgen),
- kurzer zeitlicher Abstand zur Ertaubung,
- keine Altersbegrenzung,
- Innenohrtaubheit mit erhaltener elektrischer Stimulierbarkeit des Hörnervs,
- Normalanatomie der Cochlea ohne Fibrosierung der perilymphatischen Räume,
- keine schweren Allgemeinkrankheiten oder psychischen Krankheiten,
- hohe Motivation und Lernbereitschaft,
- intaktes soziales Umfeld mit ausreichenden Sozialkontakten,
- gutes Lippenablesen.

Kontraindikationen: Die derzeit gültigen Kontraindikationen sind auf ein Minimum beschränkt, dazu gehören:
- kochleäre Aplasie,
- schwere kochleäre Dysplasie,
- Hörnervaplasie,
- schwere psychische Defekte.

Diagnostik: Die Diagnostik gliedert sich in die vier Hauptbereiche allgemeinmedizinische und HNO-ärztliche Untersuchung, eine spezielle audiologische Diagnostik einschließlich Elektrostimulation des Hörnervs über eine Promontoriumselektrode, die radiologische Diagnostik mit Darstellung der Cochlea und des inneren Gehörgangs sowie eine phoniatrisch-logopädische und psychologische Diagnostik.
Die erforderlichen Untersuchungen erfolgen innerhalb von 3 Tagen. Die einzelnen Untersuchungsergebnisse erfahren dabei eine unterschiedliche Gewichtung. Als besonders aussagefähige Parameter haben sich herausgestellt:
- postlinguale Ertaubung,
- kurzer zeitlicher Abstand zwischen Ertaubung und Implantation,
- gutes Zeitauflösungsvermögen bei der Elektrostimulation,
- hohe Motivation und Lernbereitschaft,
- intakte familiäre Strukturen und Sozialkontakte,
- gutes Lippenablesen.

Implantation: Nach Diagnostik und sehr eingehender Aufklärung und Beratung der Patienten erfolgt meistens ein Trageversuch von Hörgeräten. Wichtig sind auch realistische Einschätzungen der Leistungsfähigkeit moderner CI-Systeme. Anschließend erfolgt die ausführliche Information und Instruktion des Patienten und seiner Familie sowie die Einweisung in das postoperative Anpassverfahren und Rehabilitationstraining. Bei schlechten Lippenablesern wird durch die jeweilige Klinik ein Kurs zur Verbesserung des Lippenablesens vermittelt.

Danach erst wird die Implantation in Intubationsnarkose durchgeführt. Dabei wird das Ohr operiert, das frei von entzündlichen Erscheinungen ist, keine traumatischen Schädigungszeichen aufweist, dessen Elektrostimulationswerte besser sind und auf dem der zeitliche Abstand zwischen Ertaubung und Implantation kürzer ist. Implantiert werden Mehrkanalprothesen. Das Elektrodenbündel wird intrakochleär über eine vor und unterhalb des runden Fensters gelegene Bohrung (Cochleostomie) im Bereich der Scala tympani in die basale Windung der Cochlea eingeschoben und liegt dadurch nahe am Modiolus. Zur Vermeidung zusätzlicher Schäden kann die sogenannte „Soft-surgery-technique" verwendet werden. Als Zugang zum Innenohr dient eine posteriore Typanotomie über den eröffneten Chorda-Fazialiswinkel. Das Elektrodenkabel liegt im Mastoid und der Empfängeranteil mit der Empfangselektronik und der Empfangsantenne im Planum mastoideum und den angrenzenden Anteilen des parietalen und okzipitalen Knochens. Die Haut über dem Implantat ist geschlossen. Signal- und Energieübertragung erfolgen transkutan per Radiowellen und induktiv.

Anpassung und Rehabilitation: Nach abgeschlossener Wundheilung (ca. 6–8 Wo.) erfolgt die Erstanpassung. Der extern zu tragende Sprachprozessor wird über eine am Ohrpassstück befestigte Magnetspule an den Empfängeranteil angekoppelt. Über ein Computerinterface werden die Grundeinstellungen der Kanäle (z.B. 22 mögliche Kanäle) mit Festlegung von Schwellenwerten, Unbehaglichkeitsschwellen und „most comfortable level" und die Elektrodenbelegung für die Einzelelektroden nach auditiver Wahrnehmung vorgenommen. Dieser Erstanpassung schließen sich erste Übungssitzungen mit standardisierten akustischen Signalen und Geräuschen an. Im weiteren Verlauf werden Sprachmaterial mit vokaler und Konsonantenerkennung bearbeitet sowie Sprachtests im geschlossenen Set und offene Sprache sowie Speech-tracking-Übungen durchgeführt. Der eingestellte Patient wird für einen Zwischenzeitraum nach Hause entlassen, um den Einsatz des wiedererlangten, neuen Hörvermögens in der natürlichen Umgebung zu erlernen und über positive sowie negative Erscheinungen zu berichten, damit in weiteren Anpassungen durch Neueinstellung des Prozessors eine Optimierung erreicht werden kann. Folgende Kontrollsitzungen in monatlichen und mehrmonatigen Abständen dienen der Einstellung und kontrollieren die Hörfähigkeit des Patienten durch standardisierte Testverfahren. Dadurch werden Verschlechterungen und Fortschritte dokumentiert und durch Korrektur der Anpassung weitere Verbesserungen möglich.

Die Cochlearimplantation mit Vorauswahldiagnostik, Beratung, Implantation und der sich anschließenden Rehabilitation stellt eine Gemeinschaftsleistung eines spezialisierten Teams dar, das sich aus einem hauptverantwortlichen HNO-Arzt, einem Physiker oder Ingenieur, einem Phoniater, einem Psychologen, einem Audiometrieassistenten und einem Logopäden zusammensetzt. Bei Kindern ist die enge Zusammenarbeit mit Pädagogen der Schwerhörigen- bzw. Gehörlosenschule erforderlich. Ebenfalls ist die Langzeitversorgung durch ein Zentrum sicherzustellen und gleichzeitig die Möglichkeit, bei Umzug eines Patienten die relevanten Daten schnell im Bedarfsfall zu übermitteln.

Tinnitus, Ohrgeräusche

H.-G. Kempf und H.-P. Zenner

Allgemeines

Tinnitus ist ein Symptom des Hörsystems. So wie das Sehsystem auf Störungen symptomatisch nur mit einer Verschlechterung des Sehens und/oder mit „Sterne sehen" reagieren kann, führen alle Schädigungen des Hörsystems ausschließlich zu einer Hörverschlechterung und/oder Tinnitus. Daher sind zahlreiche Entstehungsmechanismen möglich, wie sie auch in der Literatur beschrieben werden. In dieser Situation soll eine systematische, anatomisch-funktionelle Einteilung für diese Entstehungsmechanismen hilfreich sein, in die die verschiedenen Modelle unabhängig von ihrer wissenschaftlichen Bewertung eingefügt werden können.

Die erste systematische Unterteilung ist die bekannte Einteilung als **objektiver** und **subjektiver Tinnitus** (Tab. 9.1-8). Der zentrale Tinnitus kann zweckmäßigerweise in einen primär-zentralen sowie in einen sekundär-zentralen Tinnitus subklassifiziert werden. Der primär-zentrale Tinnitus hat seine Pathogenese ausschließlich im Gehirn, entsteht also unabhängig vom Innen- oder Mittelohr. Der sekundär-zentrale Tinnitus beruht auf der Tatsache, dass sowohl Schallleitungs- als auch sensorineuraler Tinnitus nur als

Tab. 9.1-8 Systematik von Schwerhörigkeit und Tinnitus (nach Zenner).

- objektiver Tinnitus
- subjektiver Tinnitus
  - Schallleitungs-Tinnitus[1]/-Schwerhörigkeit
  - sensorineuraler Tinnitus[1]/IOS
- Typ I: Motor-Tinnitus/-IOS
- Typ II: Transduktions-Tinnitus/-IOS
- Typ III: Transformations-Tinnitus/-IOS
- Typ IV: extrasensorische(r) Tinnitus/-IOS
- zentrale(r) Tinnitus/Schwerhörigkeit
  - primär-zentrale(r) Tinnitus/Schwerhörigkeit
  - sekundär-zentraler (zentralisierter Tinnitus)

[1] Schallleitungstinnitus und sensorineuraler Tinnitus bilden den peripheren Tinnitus; IOS = Innenohrschwerhörigkeit.

9

Tab. 9.1-9 Tinnitusgrad nach Biesinger.

Kompensiert (ohne Komorbidität)
Der Patient registriert das Ohrgeräusch, kann jedoch so damit umgehen, dass keine Komorbidität auftritt
• Grad I: kein Leidensdruck • Grad II: hauptsächlich in der Stille, wirkt störend bei Stress und Belastungen
Dekompensiert (mit Komorbidität)
Der Tinnitus hat massive Auswirkungen auf sämtliche Lebensbereiche und führt zur Entwicklung der Sekundärsymptomatik (Angst, Schlaf- und Konzentrationsstörungen, Depressionen); es besteht hoher Leidensdruck
• Grad III: der Tinnitus führt zu einer dauernden Beeinträchtigung im privaten und beruflichen Bereich; es treten Komorbiditäten im emotionalen, kognitiven und körperlichen Bereich auf • Grad IV: der Tinnitus führt zur völligen Dekompensation im privaten Bereich; Arbeitsunfähigkeit

solche wahrgenommen werden können, wenn das Signal im Gehirn verarbeitet wird. Mechanismen, die nun dazu führen, dass sich die Wahrnehmung des ursprünglich peripher ausgelösten Tinnitus im Gehirn unabhängig von der Genese im Ohr verselbstständigt, können unter dem Begriff des sekundär-zentralen Tinnitus subsumiert werden (Synonyma sind „zentralisierter Tinnitus" oder auch die weniger wissenschaftliche, jedoch eingängige Bezeichnung „Phantom-Tinnitus"). Die Subklassifikation in primär- und sekundär-zentraler Tinnitus umfasst notwendigerweise alle denkbaren zentralen Tinnitusmodelle (Einzelheiten s. Kasten „Sekundäre Tinnituszentralisierung: Neurophysiologische Mechanismen").

Eine klinische Nutzung der Systematik ist dann gegeben, wenn sich aus Anamnese, eventuell bekannter Ätiologie sowie begleitenden audiologischen Untersuchungen klinische Rückschlüsse ziehen lassen. Rückschlüsse auf den Entstehungsmechanismus oder Entstehungsort sind insbesondere erlaubt, wenn es sich um exogene Ursachen oder einen symptomatischen Tinnitus handelt oder wenn der Tinnitus nicht das alleinige Symptom der jeweiligen Störung des Hörsystems ist, sondern gleichzeitig eine Hörstörung vorliegt. Die Wahrscheinlichkeit, dass Hörstörung und Tinnitus auf denselben Entstehungsmechanismus zurückzuführen sind, ist als erheblich höher einzustufen, als dass sie unterschiedlicher Genese sind. Weiterhin kann die subjektive Tinnituslokalisation hilfreich sein.

Sekundäre Tinnituszentralisierung: Neurophysiologische Mechanismen

Die Ursache eines Tinnitus liegt in der Regel ursprünglich in der Cochlea. Die zentralnervöse Verarbeitung des Tinnitusreizes führt – wie bei jeder Sinnesverarbeitung – letztendlich zu einer zentralen Reizantwort („stimulus response").

Häufige Antworten sind Aufmerksamkeitslenkung zum Tinnitus, Angstauslösung und/oder Muskelverspannungen. Bei Schwerbetroffenen mit Tinnitus ist die jeweilige Antwort deutlich ausgeprägter als bei Leichtbetroffenen. Ursache ist die neurophysiologische Verarbeitung des Tinnitusreizes im Gehirn.

Nach Jastreboff handelt es sich dabei um einen **konditionierten Reflex**. Ein konditionierter Reflex ist durch ein zeitlich enges Zusammentreffen von zwei Ereignissen gekennzeichnet. Nach Jastreboff sind die beiden Ereignisse der Tinnitus und die negative emotionale Assoziation. Zeitlich eng verknüpft lösen sie die individuelle, pathologisch unerwünschte ausgeprägte Reizantwort aus. Klassischerweise kann ein konditionierter Reflex durch einen dem auslösenden Reiz ähnlichen Reiz ausgelöscht werden (Extinktion). Deshalb schlägt Jastreboff in seiner Retraining-Therapie einen Schallreiz (z. B. mittels Noiser) zur Therapie vor. Eine kognitive Intervention zur Behandlung eines konditionierten Reflexes ist nicht möglich.

Nach Zenner und Birbaumer handelt es sich um eine **kognitive Sensibilisierung**. Sie entsteht durch „spezifische Attribute" des Tinnitus (z. B. Angstauslösung, erlebte Hilflosigkeit [Kontrollverlust], subjektiv erlebte potenzielle Schädlichkeit, unvorhersehbarer Verlauf). Sie ist durch eine Herabsetzung der kognitiven Schwelle für die Auslösung der Reizantwort gekennzeichnet. Dadurch wird die individuelle, pathologisch unerwünschte ausgeprägte Antwort ausgelöst.

Da es sich um eine Störung auf kognitiver Ebene handelt, wird man therapeutisch durch kognitive Interventionen, z. B. durch kognitive Verhaltenstherapie (KVT), eingreifen.

Meth. 9.1-12 Diagnostik von Zentralisierung und Komorbiditäten

Lautstärke-Lautheits-Diskrepanz (LLD): Ergibt die psychoakustische Tinnitusbestimmung der Lautstärke (mit dem Audiometer) einen Schalldruckpegel von nur wenigen Dezibel oberhalb der Hörschwelle im Tonaudiogramm, die subjektive Bestimmung von Tinnituslautheit und Belastung (z. B. mittels validierter Skalen) jedoch hochpathologische Werte, so weist diese Diskrepanz auf eine Zentralisierung des Tinnitus hin.

Standardisierte biografische Anamnese (mind. 50 min): Diese erlaubt die Erkennung von Komorbiditäten (s. Tab. 9.1-12, S. 137) sowie die Gradeinteilung nach Biesinger (Tab. 9.1-9).

▼

Tinnitus-Fragebogen (TF) nach Göbel-Hiller: Dieser Fragebogen erlaubt die Bestimmung des Tinnitusgrades nach Göbel-Hiller (Tab. 9.1-10). Hierbei handelt es sich um ein standardisiertes Werkzeug, welches vom Patienten in 5–10 min selbst auszufüllen ist (auch elektronisch möglich).

Objektiver Tinnitus, objektive Ohrgeräusche

Objektiv nennt man einen Tinnitus, wenn er vom Untersucher zu hören (z. B. mittels Ohrstethoskop) oder durch andere Techniken objektivierbar ist.
Es handelt sich um Geräusche, die in der Regel auf pathologischen Veränderungen des Gefäßsystems im Kopf-Hals-Bereich beruhen (z. B. Glomustumor, Stenose der Aa. carotis oder vertebralis, intrakranielle arteriovenöse Fistel) oder auf tonisch-klonische Kontraktionen der velopalatinalen Muskulatur oder der Mittelohrmuskeln (M. tensor tympani, M. stapedius) zurückzuführen sind.

Therapie

Bei Ursachen ohne Krankheitswert (z. B. hoch stehender Bulbus venae jugularis, arteriovenöser Shunt durch Emissarien): Aufklärung über Harmlosigkeit.
Glomustumor (s. Kap. 8, Abschn. Tumoren, S. 108), **intrakranielle arteriovenöse Fistel, Karotis- bzw. Vertebralisstenose, Subclavian-steal-Syndrom, ACAI-Schlinge** (s. Kap. 13.1, S. 186) **intrakranielle Angiome:** Operation, ggf. nach Rücksprache und in Zusammenarbeit mit Gefäß- und Neurochirurgen.
Bei Mittelohrmyoklonien: Antikonvulsiva, z. B. Carbamazepin (Tegretal® 400, 1–3 Tbl./d, einschleichend), eventuell in Kombination mit Biperiden (Akineton®; einschleichende Einstellung mit 2 mg/d, Erhaltungsdosis 6–12 mg/d) oder Baclofen (z. B. Lioresal®; einschleichende Dosierung; Erwachsene: 3 × 5 mg/d, Steigerung um 5–15 mg frühestens jeden 3. Tag, Erhaltungsdosis 30–75 mg/d).
Bei therapierefraktären Mittelohrmyoklonien: Tympanoskopie und Durchtrennung der Stapediussehne oder der Sehne des M. tensor tympani.

Prognose

Falls Operation erfolgreich, gute Prognose, sonst zweifelhaft.

Subjektiver Tinnitus

Der subjektive Tinnitus tritt häufig in Verbindung mit einer kochleären Schwerhörigkeit (z. B. progrediente Perzeptionsschwerhörigkeit, Morbus Menière, Lärmschwerhörigkeit, Presbyakusis) auf. Ein positives Recruitment oder eine Amplitudenreduktion der TEOAE weisen auf eine kochleäre Genese hin. Ohrgeräusche können jedoch auch alleiniger Ausdruck einer kochleären oder retrokochleären Schädigung sein.

Tab. 9.1-10 Tinnitusgrad nach Göbel-Hiller.[1]

Kompensiert	Punkte
• Grad 1 (leicht)	0–30
• Grad 2 (mittelgradig)	31–46
Dekompensiert	**Punkte**
• Grad 3 (schwer)	47–59
• Grad 4 (sehr schwer)	60–84

[1] Benutzt wird der Tinnitus-Fragebogen (TF) nach Göbel-Hiller (s. Meth. 9.1-12).

Symptomatischer Tinnitus, toxischer Tinnitus

Erkrankungen mit Tinnitus als Begleitsymptom sind in Tabelle 9.1-11 aufgeführt. Wichtige Ursache eines toxischen Tinnitus sind Arzneimittel (z. B. Acetylsalicylsäure, Aminoglykoside, Diuretika; s. Tab. 9.3-3, S. 162).

9

Therapie

Symptomatischer Tinnitus: Falls möglich, Therapie der jeweiligen Grundkrankheit; falls nicht möglich oder insuffizient, Therapie wie bei idiopathischem Tinnitus (s. u., S. 137 ff.).
Toxischer Tinnitus: Karenz, z. B. Absetzen der auslösenden Medikamente.

Vertebragener Tinnitus

In einigen Fällen können Ohrgeräusche durch Veränderungen der Halswirbelsäule verursacht sein. Dabei spielen funktionelle Störungen der Kopfgelenke und des Segments C 3/C 4 eine Rolle. Sehr selten kommt es aufgrund degenerativer Veränderungen zur Stenosierung der A. vertebralis und durch dadurch bedingte Strömungsgeräusche zu pulssynchronen Ohrgeräuschen.
Der Verdacht auf einen vertebragenen Tinnitus besteht, wenn das Ohrgeräusch bewegungs- bzw. lageabhängig auslösbar oder beeinflussbar ist, einseitig auftritt und Normalhörigkeit besteht. Ein Ohrgeräusch in Verbindung mit einer Schwerhörigkeit ist nicht durch die Behandlung der Halswirbelsäule zu beeinflussen.
Schließlich gibt das Alter einen Hinweis auf einen fraglichen vertebragenen Zusammenhang: Insbesondere im Kindes- bzw. Adoleszentenalter muss bei Vorliegen eines Ohrgeräusches an die Verbindung zur Halswirbelsäule gedacht werden.

Therapie

Die Verordnung krankengymnastischer Übungsbehandlung (s. Kap. 12, Meth. 12-1, S. 182), eventuell mit Eisauflage, ist indiziert. Im Kindesalter muss besonders auf die Korrektur von Haltungsfehlern geachtet werden. Da in manchen Fäl-

Tab. 9.1-11 Krankheiten mit Tinnitus als Begleitsymptom.

Mittelohr	• akute Mittelohrentzündung • Otosklerose • Seromukotympanon • Myoklonien • Barotrauma • Glomustumor • Tubenfunktionsstörung
Innenohr	• Hörsturz • Kapselotosklerose • M. Menière • Lermoyez-Syndrom • ototoxische Medikamente • Labyrinthitis • Z. n. Commotio labyrinthi • Caissonkrankheit • Knalltrauma • Presbyakusis • immunologisch vermittelte Innenohrstörung
Hörbahn; ZNS	• Akustikusneurinom • Meningitis (basal) • Encephalomyelitis disseminata • Encephalitis infectiosa • Hirntumoren • Angiome • arteriovenöser Shunt • Gefäßstenosen • Bulbushochstand
Sonstige	• HWS-Syndrom • Kiefergelenksmyarthropathie • Hypertonie • Herzvitien • Anämie, Polyzythämie

len einem Haltungsfehler im Kindesalter eine Skoliose ursächlich zugrunde liegt, ist in jedem Fall ein Orthopäde hinzuzuziehen. Muskuläre Verspannungen und Fehlhaltungen werden unterstützt durch die in den Schulen heute vorhandenen flachen Schulbänke. Eine Korrektur der Sitzhaltung und eventuell die Anschaffung eines Schrägbrettes als Schreibunterlage müssen mit dem Orthopäden besprochen werden.

Prognose
Ein vertebragenes Ohrgeräusch wird bei gezielter Behandlung sehr rasch verschwinden, sodass oft ex juvantibus die Diagnose „vertebragener Tinnitus" gestellt werden kann. Bei chronischen Prozessen bzw. bei komplizierten mechanisch-funktionellen Halswirbelsäulenveränderungen ergibt sich zumindest eine Beeinflussbarkeit des Ohrgeräusches, wenn tatsächlich ein vertebragener Faktor vorliegt.

Tinnitus bei Kiefergelenksmyarthropathie, Costen-Syndrom
Störungen der Gelenk- und Muskelfunktion des Kiefergelenks können über neurale Verschaltungen Ohrgeräusche auslösen bzw. triggern. Eine zahnärztlich gnathologische Untersuchung kann Zusammenhänge aufdecken bzw. wahrscheinlich machen.

Therapie
Es erfolgt eine eingehende Beratung durch Kranheitsmodellvermittlung. Die Behandlung des Kiefergelenks bzw. vorhandener Okklusionsstörungen mit Selbstübungsbehandlung nach Schulte (s. Meth. 9.1-13) (Schulung durch den Arzt!), eine physikalische Therapie, die Zahnsanierung, eventuell eine Aufbissschiene für die Nacht (gnathologischer Zahnarzt) und eine Infiltrationsanästhesie von Schmerzpunkten sind indiziert.

Prognose
Ein vollständiges Verschwinden des Tinnitus ist selten. Eine Besserung der Gesamtbeschwerdesituation mit Reduktion der subjektiv empfundenen Tinnituslautheit ist möglich.

Meth. 9.1-13 Therapie der Parafunktionen des Bisses nach Schulte
Das Wesen der Therapie ist ein Lernvorgang, der durch vielfaches Wiederholen der Übung ausgelöst wird. Ziel des Lernvorgangs ist eine dauerhafte Relaxation der Kaumuskulatur.
Therapie: Der Arzt führt folgende strukturierte Schulung mit dem Patienten durch: „Wahrscheinlich wird Ihr Tinnitus durch eine unbewusste Anspannung der Kaumuskulatur verstärkt. Nehmen Sie Farbklebepunkte (im Büroladen erhältlich) und kleben Sie sie an ca. 10–15 Stellen, die Sie tagsüber sehen (Tür, Spiegel, Armaturenbrett Auto, Arbeitsplatz usw.). Jedes Mal, wenn Sie einen Punkt sehen, nehmen Sie die Zähne auseinander. Machen Sie dies 2–6 Wochen lang, bis Sie merken, dass die Zähne nicht mehr unbewusst zusammengepresst werden."

Akutes Lärmtrauma
Ursachen sind Gewehr- oder Pistolenschüsse (Soldaten, Polizei, Jäger), aber auch Freizeitunfälle (Heimwerken, Silvesterknaller, Diskothek u. Ä.).

Therapie
Counseling, Therapie wie beim Hörsturz (s. Abschn. Kochleäre Schwerhörigkeit, S. 114 ff.). Bei Therapieversagen: wie bei chronischem Tinnitus.

Prognose
Insgesamt günstig, der begleitende Hörverlust erholt sich in etwa der Hälfte der Fälle meistens sehr gut.

Tab. 9.1-12 Typische Komorbiditäten bei Tinnitus.

- Kontrollverlust[1]
- depressive Verstimmung, Depression, Blockade[1]
- Katastrophendenken, Gefühl der Hilf-/Hoffnungslosigkeit[1]
- muskuläre Verspannungen[1]
- psychosozialer Rückzug[1]
- Selbstwertkrise[1]
- Angst[1]
- Kommunikationsstörung[1]
- Beziehungsstörung[1]
- Tinnitusverstärkende soziale Beziehungszirkel
- Störung der auditiven Wahrnehmung, Verzerrung, Hyperkusis[1]
- Verlust der Konzentrationsfähigkeit[1]
- Bewältigungsressourcen eingeschränkt[1]
- fehlender Erlebnisgrad sozialer Würdigung oder Entwertung[1]
- fehlende Ich-Stärke[1]
- fehlendes Selbstwertgefühl[1]
- negative Selbstbeurteilung der eigenen Lebensentwürfe und Lebensleistung[1]
- Schlafstörung
- HWS-Verspannung[1]
- Bruxismus, Kaumuskulatur-Kiefergelenksverspannung
- Kopfschmerz

[1] Auch bei Schwerhörigkeit.

Posttraumatischer Tinnitus

Zu einem posttraumatischen Tinnitus kommt es nach Schädeltraumata (Details s. Kap. 8, Abschn. Verletzungen, thermische Schäden, S. 109 ff.).

Therapie

Traumatologische Behandlung (s. Kap. 8, Abschn. Verletzungen, thermische Schäden, S. 109 ff.). Zusätzlich Behandlung wie beim akuten idiopathischen Tinnitus (s. u.).

Akuter idiopathischer Dauertinnitus (Dauer bis 3 Wochen)

Jeder akute idiopathische Tinnitus mit oder ohne begleitende Hörstörung kann als Hörsturzäquivalent angesehen und behandelt werden. Eine frühe Zentralisierung des Tinnitus (s. Meth. 9.1-12, S. 134) ist selten. Sie kann aber in den ersten 3 Wochen entstehen. Deshalb sollte ihr durch Counseling (s. Meth. 9.1-15, S. 139) vorgebeugt werden. Komorbiditäten (s. Meth. 9.1-14, Tab. 9.1-12, Meth. 9.1-12, S. 134) spielen vor allem dann eine Rolle, wenn sie präexistent sind.

Therapie

Therapie wie beim Hörsturz (s. Abschn. Kochleäre Schwerhörigkeit, S. 114 ff.), zusätzlich Counseling (s. Meth. 9.1-15, S. 139).

Bei Therapieversagen: Strukturierte kognitive Verhaltenstherapie (Meth. 9.1-17, S. 140), z. B. als Kurztherapie von maximal 5 Sitzungen (s. Tab. 9.1-13, S. 140).

Zur Prävention einer Zentralisierung: Tinnitus-Counseling (s. Meth. 9.1-15, S. 139)

Bei Komorbiditäten: Diagnostik (s. Meth. 9.1-12, S. 134) und Therapie der Komorbidität (s. Meth. 9.-14, Tab. 9.1-12).

Prognose

Bei unverzüglichem Therapiebeginn kann bei ungefähr 50 % der Patienten der Tinnitus zum Verschwinden gebracht werden. Bei einer weiteren großen Gruppe wird ein kompensierter chronischer Tinnitus (s. u.) erreicht.

Ohne Counseling kann ein dekompensierter chronischer Tinnitus (Dauer ab 12 Monate) verbleiben.

Ohne Komorbiditätsbehandlung ist das Risiko einer Zentralisierung mit Entstehung eines chronisch-dekompensierten Tinnitus erhöht.

Meth. 9.1-14 Tinnitusfolgen und Komorbiditäten

Viele Tinnitusbetroffene entwickeln Tinnitusfolgen und Komorbiditäten, von denen eine Auswahl in Tabelle 9.1-12 dargestellt ist. Sie müssen in der Regel mitbehandelt werden. Komorbiditäten können präexistent oder tinnitusinduziert sein. Präexistente Komorbiditäten können tinnitusverstärkt sein.

Therapie: Fast alle Tinnitusfolgen und Komorbiditäten werden in der Regel ohne Arzneimittel, zumeist durch eine geeignete Interventionsstrategie der kognitiven Verhaltenstherapie (KVT) (mit)behandelt (s. Tab. 9.1-13). Dies gilt auch für Angst- und Schlafstörungen. Ausnahmen können sein:

Depression: Antidepressive Arzneimitteltherapie durch Psychiater,

Muskuläre Verspannungen: Progressive Muskelrelaxation, Krankengymnastik, evtl. orthopädische Therapie (HWS), Schulte-Schema, evtl. zahnärztliche Therapie (Verspannungen der Kaumuskulatur), Becker-Arold-Schema (Verspannungen von Gesichts-/Pharynxmuskulatur),

Kommunikationsverbesserung: Gegebenenfalls Hörgeräteversorgung oder hörverbessernde Operation.

Subakuter idiopathischer Tinnitus (Dauer 4 Wochen bis 11 Monate)

Bei vielen Patienten ist es zusätzlich zur peripheren, kochleären Störung zu einer Zentralisierung des Tinnitus durch konditionierte Reflexe und kognitive Sensibilisierung gekommen (s. Kasten „Sekundäre Tinnituszentralisierung: Neurophysiologische Mechanismen", S. 134). Neben präexistenten Komorbiditäten treten nicht selten tinnitusinduzierte Komorbiditäten auf (s. Meth. 9.1-14, Tab. 9.1-12). Zur Gradeinteilung siehe Tabelle 9.1-9 (S. 134).

Therapie

Arzneimitteltherapie: Wie beim akuten idiopathischen Tinnitus (s. o.).

Grad I/II: Zusätzlich Tinnitus-Counseling (Meth. 9.1-15, S. 139), bei Grad II auch strukturierte kognitive Verhaltenstherapie (KVT) (Meth. 9.1-17, S. 140) von max. 5 Sitzungen (Kurztherapie s. Tab. 9.1-13, S. 140).
Grad III: Zusätzlich strukturierte kognitive Verhaltenstherapie, > 5 Sitzungen (Meth. 9.1-17, S. 140).
Grad IV: Zusätzlich Psychotherapie (Tab. 9.1-14, S. 141).
Bei Depression: Psychiatrische Therapie, anschließend zumeist KVT.
Behandlung von Komorbiditäten: Siehe Meth. 9.1-14, S. 137, strukturierte kognitive Verhaltenstherapie (Meth. 9.1-17, S. 140), Psychotherapie (Tab. 9.1-14, S. 141).
Bei Dominanz der Tinnituszentralisierung kann auf eine Arzneimitteltherapie verzichtet werden.

Prognose

Eine Beschränkung auf eine Arzneimitteltherapie ist in der Mehrzahl der Fälle nicht ausreichend. Ohne Counseling oder strukturierte kognitive Verhaltenstherapie/Psychotherapie und ohne Behandlung der Komorbiditäten kommt es häufig zur Ausbildung eines chronisch-dekompensierten Tinnitus.

9

Chronischer idiopathischer Tinnitus

Bei chronischen, d.h. länger als 11 Monaten bestehenden Ohrgeräuschen unterteilt man in **kompensierten Tinnitus,** d.h. der Patient kann seine Situation bewältigen, und **dekompensierten Tinnitus,** welchem Komorbiditäten (s. Meth. 9.1-14, S. 137) wie Schlafstörungen, Konzentrationsdefizite und psychoneurotische Fehlentwicklungen bis zum Suizid folgen können.

Kompensierter, chronisch-idiopathischer Tinnitus (Grad I/II)

Der Patient registriert sein Ohrgeräusch, kann jedoch, ohne dass wesentliche Komorbiditäten (s. Meth. 9.1-14) entstanden sind (s. Tab. 9.1-12, S. 137), damit umgehen.

Therapie

Tinnitus-Counseling (s. Meth. 9.1-15, S. 139) bei Grad II mit Einführung in die Tinnitus-Desensibilisierung/-Habituation mittels strukturierter kognitiver Verhaltenstherapie (KVT) (s. Meth. 9.1-17, S. 140) von max. 5 Sitzungen („Kurztherapie“, s. Tab. 9.1-13, S. 140). Keine Arzneimitteltherapie. Gegebenenfalls Behandlung von Komorbiditäten (s. Meth. 9.1-14).

Prognose

Gut. Der Tinnitus wird jedoch nur in seltenen Fällen verschwinden. Da der Patient aber von dem Ohrgeräusch desensibilisiert wurde, tritt es allmählich in den Hintergrund und wird kaum noch als Belastung empfunden.

Prophylaxe

Meiden von Lärm, ototoxischen Medikamenten (s. Tab. 9.3-3, S. 162), Tinnitus auslösenden Medikamenten und Nikotin.

Dekompensierter, chronisch-idiopathischer Tinnitus (Grad III)

Fast immer besteht eine deutliche Zentralisierung (s. Kasten „Sekundäre Tinnituszentralisierung: Neurophysiologische Mechanismen“, S. 134, Diagnostik s. Meth. 9.1-12, S. 134). Der Patient ist durch quälende Ohrgeräusche massiv beeinträchtigt. Es entsteht ein erheblicher Leidensdruck, den der Patient ohne fremde Hilfe nicht bewältigen kann. Darüber hinaus entstehen zum Teil massive Komorbiditäten (s. Meth. 9.1-14, Tab. 9.1-12, S. 137, Diagnostik s. Meth. 9.1-12, S. 134) und Arbeitsunfähigkeit.

Therapie

Strukturierte kognitive Verhaltenstherapie (KVT) (s. Meth. 9.1-17, S. 140) mit definierten interventionellen Methoden (s. Tab. 9.1-13, S. 140) von maximal 15 Sitzungen. Keine Arzneimitteltherapie. Mitbehandlung von Komorbiditäten (s. Meth. 9.1-14).

Dekompensierter, chronisch-idiopathischer Tinnitus (Grad IV) ohne Depression

Bei einem dekompensierten, chronisch-idiopathischen Tinnitus Grad IV ohne Depression kann nur mit psychotherapeutischen Verfahren eine Rekompensation erreicht werden.

Therapie

Vom Wissenschaftlichen Beirat Psychotherapie (§ 11 PsychThG) anerkannte psychotherapeutische Verfahren sind Psychoanalyse, tiefenpsychologisch fundierte Psychotherapie und psychotherapeutische Verhaltenstherapie. Bewährt haben sich z.B. systemisch-strategische Interventionen der kognitiven Verhaltenstherapie (s. Tab. 9.1-14, S. 141).
Dabei kann auch eine stationäre (in einer psychosomatischen Klinik) psychotherapeutische und verhaltensmedizinische Behandlung, inklusive einer tiefenpsychologischen Exploration der Persönlichkeit und des beruflichen und privaten Umfeldes, angezeigt sein. Ein klinisch relevanter und signifikanter Therapieerfolg (Rückgang der psychosomatischen Tinnitusbelastung) wurde statistisch belegt (Goebel 1995).

Dekompensierter, chronisch-idiopathischer Tinnitus (Grad IV) mit Depression

Therapie

Zunächst ist die psychiatrische Behandlung der Depression (z.B. antidepressive Arzneimitteltherapie durch den Psychiater) indiziert. Bei Besserung der Depression wird nicht selten ein Tinnitus Grad III erreicht, der anschließend mittels strukturierter kognitiver Verhaltenstherapie (s. Meth. 9.1-17, Tab. 9.1-13, S. 140) behandelt werden kann. Falls es bei Besserung der Depression bei Grad IV verbleibt, erfolgt eine psychotherapeutische Behandlung wie oben beschrieben.

Prognose

Gelingt es, den dekompensierten Tinnitus durch die verschiedenen Maßnahmen in die Habituation zu überführen, verliert der Tinnitus seinen beherrschenden Stellenwert und der Patient lebt mit seinen Ohrgeräuschen und kann ihn bewältigen. Eine erneute Dekompensation ist möglich und kann zu einer Wiederholung der intensiven Behandlung führen mit dem Ziel, eine Rekompensation zu erreichen. Trotz Einsatz aller therapeutischen Maßnahmen kann der dekompensierte Tinnitus den Patienten in seltenen Fällen zur Suizidalität führen.

Meth. 9.1-15 Counseling bei idiopathischem Tinnitus

Der Arzt muss sich Zeit nehmen (ca. 60 min). Er sollte den Gesprächshergang nicht durch seine Fragen bestimmen, sondern dem Kranken Gelegenheit geben, seine eigenen Beschwerden und Krankheitsvorstellungen spontan und ausführlich zu schildern. Der Arzt erfährt, dass die Krankheitshypothesen des Patienten zumeist unzutreffend sind, jedoch vom Kranken zum Teil als äußerst bedrohlich empfunden werden. Die Bedrohlichkeit der (falschen) Tinnitushypothese macht bei vielen Kranken einen wesentlichen Teil des Krankheitswertes des Tinnitus aus. Einem Teil der Patienten wird bis zum Tinnitus-Counseling die Existenz des Tinnitus bei gleichzeitiger subjektiv empfundener Bedrohlichkeit nicht geglaubt. Diese Kranken fühlen sich zusätzlich alleingelassen und verlassen.

Es werden insbesondere auch die Lebenssituationen angesprochen, in denen der Tinnitus als störend (Beruf, Freizeit, Ruhe, Einschlafen, Anspannungssituationen), aber auch als erträglich (Geräuschkulisse, Musik, Meeresrauschen, Springbrunnen, Maschinenlärm, allgemeine Ablenkung, Hörgerätegebrauch, Alkoholgenuss u. Ä.) empfunden wird.

Das Arztgespräch geht auf die Schilderungen des Kranken ein und umfasst unter anderem folgende Erläuterungen:

- Es gibt Ohrgeräusche, die andere, auch der Arzt, **nicht wahrnehmen**.
- Der Patient leidet an solchen Geräuschen und der Arzt **glaubt** ihm dies.
- Die Geräusche sind **nicht** Ausdruck eines Hirntumors o. Ä., es besteht **keine** Lebensgefahr, keine Apoplexgefahr oder Gefahr einer anderen Hirnstörung. Vielmehr kommen die Geräusche vom Ohr oder vom Hörsystem.
- **Hilfe für den Kranken** ist fast immer möglich; eine Heilung der Krankheit ist allerdings selten.
- Bei Verschlechterung steht eine breite Palette von **Behandlungsoptionen** zur Verfügung.
- **Edukation des korrekten Krankheitsmodells:** In der Sitzung werden dem Patienten mithilfe von Abbildungen die Grundzüge von Anatomie und Physiologie des Hörsystems vorgestellt. Darauf aufbauend wird dem Patienten sein individuelles Tinnitus-Krankheitsmodell vorgestellt, das seine biografische Anamnese, seine Befunde und die dargestellten Aspekte der Entstehung und Aufrechterhaltung der Symptome erläutert. Der Patient kann dann hinsichtlich des Tinnitus Ängste abbauen, wenn er selbst versteht, dass er nicht an einer gefährlichen Krankheit von Ohr und Gehirn leidet.
- **Rat zur Schallanreicherung:** Im Mittelpunkt steht die Vermeidung von Stille. Mehrere Wege stehen zur Verfügung. Schall in der täglichen Umgebung auf angenehme Weise anreichern. Irritierender oder störender Schall muss dabei unbedingt vermieden werden. Die besten Schallsignale sind Schallereignisse der Natur. Im Sommer mag man schlicht das Fenster öffnen, wenn die Schallumgebung des Hauses vom Patienten als angenehm empfunden wird. Die meisten Menschen finden Naturklänge angenehm und entspannend. Tinnitus- (und z.T. auch Hyperakusis-)Patienten empfinden Wald, Gärten oder Strände als angenehme Aufenthaltsorte und hören ebenso gerne Regen und Wind. Für andere Patienten kann im Sommer der angenehme Klang eines Ventilators oder Tischspringbrunnen geeignet sein. Häufig bedeutet eine nachhaltige Schallanreicherung die mehrstündige Verwendung von CDs, die weißes Rauschen, physiologisches Rauschen (www.innenohr.de) oder lautstärkemoduliertes Rauschen („Wellenrauschen") produzieren (keine Lautstärke, die zur Tinnitussuppression führt, das Schallsignal muss soeben und angenehm hörbar sein).
- **Muskelentspannung:** Empfehlenswert ist die progressive Muskelentspannung (PMR) nach Jacobson, eventuell kombiniert mit Biofeedback-Therapie. Erstere gehört zu jeder Therapie des chronischen Tinnitus.
- **Konservative HWS-Therapie:** Als Ergänzungstherapie bei gleichzeitiger HWS-Dysfunktion (vertebrokochleäres Syndrom, s. Kap. 12, S. 182).
- **Patientenselbsthilfegruppen:** Kann der Patient seinen Tinnitus nicht bewältigen, sollte der Arzt auf Selbsthilfegruppen (z. B. Deutsche Tinnitus-Liga) aufmerksam machen.
- Gegebenenfalls Rat zur weiterführenden **kognitiven Verhaltenstherapie** (s. Meth. 9.1-17, S. 140).

Meth. 9.1-16 Tinnitusextinktion: Tinnitus-Retraining-Therapie (TRT) nach Jastreboff

Eine TRT behandelt den konditionierten Reflex (s. Kasten „Sekundäre Tinnituszentralisierung: Neurophysiologische Mechanismen", S. 134), der zur Zentralisierung des Tinnitus beitragen kann. Es handelt sich um die Kombination von Schalltherapie (in der Regel mittels weißen Rauschens) und Tinnitus-Counseling (s. Meth. 9.1-15). Klassischerweise kann ein konditionierter Reflex durch einen dem auslösenden Reiz ähnlichen Reiz ausgelöscht

werden (Extinktion). Deshalb schlägt Jastreboff in seiner Retraining-Therapie einen Schallreiz (z.B. mittels Noiser) zur Therapie vor. Zusätzlich empfiehlt er ein ausführliches Tinnitus-Counseling in Einzelsitzung. Gruppentherapien oder kognitive Interventionen gehören nach Jastreboff **nicht** zur Retraining-Therapie. Klinische Studien, die die Wirksamkeit der Schalltherapie zeigen, fehlen. Das Tinnitus-Counseling hingegen kann bei kompensiertem Tinnitus wirksam sein.
In Deutschland wird die TRT nicht selten in Verbindung mit einer kognitiven Verhaltenstherapie durchgeführt. Da der Wirksamkeitsnachweis der Schalltherapie fehlt, kann man darauf verzichten und allein eine kognitive Verhaltenstherapie (KVT) durchführen. Zur kognitiven Verhaltenstherapie gehört auch das Counseling.

Meth. 9.1-17 Tinnitus-Desensibilisierung: Strukturierte kognitive Verhaltenstherapie (KVT) bis zum Tinnitus Grad III

9

Eine strukturierte KVT sollte die kognitive Sensibilisierung (s. Kasten „Sekundäre Tinnituszentralisierung: Neurophysiologische Mechanismen", S. 134) bei der Zentralisierung eines Tinnitus behandeln. Da es sich um eine Störung auf kognitiver Ebene handelt, wird man therapeutisch durch kognitive Interventionen, d.h. durch eine strukturierte kognitive Verhaltenstherapie (s. Meth. 9.1-18, S. 141) eingreifen. Nach dem Modell der Tinnitussensibilisierung können kognitive Interventionen eine erwünschte Desensibilisierung auslösen. Ergebnis einer vollständigen Desensibilisierung ist eine Habituation.
Die moderne sinnesphysiologische Hirnforschung hat gezeigt, dass das Gehirn zeitgleich nur einen komplexen Reiz wahrnehmen kann. Diese wichtige Entdeckung des kortikosubkortikalen sogenannten „Limited capacity control system" (LCCS) wird therapeutisch ausgenutzt. Wird nämlich die negative Tinnituswahrnehmung durch eine andere Reizwahrnehmung ersetzt, wird die negative Tinnituswahrnehmung im LCCS verdrängt (sog. „disengagement"). In Analogie zu einem Medikament kann man auch von einer kompetitiven Hemmung der Tinnituswahrnehmung sprechen. Als kompetitive Hemmer oder Antagonisten der negativen Tinnituswahrnehmung dienen entweder eine kognitive Modifikation des Tinnitus (der Tinnitus wird z.B. emotional positiv besetzt) und/oder ein kognitiver Antagonist. Ein typischer kognitiver Antagonist ist die positive Imagination. Dabei handelt es sich um eine tinnitusersetzende, im Gehirn erzeugte – also endogene – alternative Reizsituation, die im 5- bis 15-stündigen Verlauf der Behandlung verhaltenstherapeutisch aktiv erarbeitet und trainiert wird. So wie uns in der HNO-Chirurgie zahlreiche indikationsspezifische Operationsprozeduren zur Verfügung stehen, stellt auch die strukturierte KVT rund 30 strukturierte, spezifisch zu indizierende verhaltensmedizinische Therapieprozeduren (Beispiele s. Tab. 9.1-13) zur Behandlung des Tinnitus zur Verfügung (Therapiemanuale nach Kröner-Herwig und nach Delb et al.). Sie reichen von der kognitiv-emotionalen Verarbeitung über die Aufmerksamkeitslenkung bis zur strukturierten Schulung des Schlafes. Sie beruhen jeweils auf einer spezifischen

Tab. 9.1-13 Strukturierte KVT-Einzeltherapie bei Tinnitus: Wichtige Interventionsprozeduren strukturierter kognitiver Verhaltensprogramme (KVT).

Prozeduren: Kurz-Therapieprogramm[1] – max. 5 Therapiesitzungen

1. Anatomie, Physiologie, Pathophysiologie, Tinnitus-Counseling (s. Meth. 9.1-15)
2. Therapieplanbesprechung, Therapiemöglichkeiten, PMR (progressive Muskelrelaxation), ggf. Schulung Schlaftherapie, ggf. Schulung Hörtaktik, Tinnitus und Aufmerksamkeit I[2]
3. Tinnitus und Aufmerksamkeit II[2], Tinnitus-Stressabbau[2, 3]
4. Aufmerksamkeitslenkung (AL)[2]
5. Therapieabschlussprozedur, Rückfallprophylaxe[2]

Prozeduren: Kompakt-Therapieprogramm[1] – max. 15 Sitzungen Einzeltherapie

1. wie Kurztherapie 1. Sitzung
2. wie Kurztherapie 2. Sitzung
3. Tinnitus und Aufmerksamkeit, Stressabbau allgemein
4. Tinnitus-Stressabbau[2, 3]
5. Einführung Aufmerksamkeitslenkung (AL)[2, 3]
6. sensorische Aufmerksamkeitslenkung (AL) (1–3 Std.)
   - AL auditiv mit Klängen (optional)
   - AL auditiv mit Naturereignissen (optional)
   - multisensorisch als Counseling oder im Freifeld (optional)
   - akustisches Retraining als AL (optional)
   - bei Schwerhörigkeit mit Sprachverständlichkeitsstörung: ggf. Vorstellung beim HG-Akustiker, mehrere Sitzungen Hörtraining nach Alich
7. AL mental I[2, 3]
8. AL mental II[2, 3]
9. AL mental III[2, 3]
10. soziales Kompetenztraining[2]
11. Krankheitsgewinn[2]
12. Coping I[2]
13. Coping II[2]
14. Coping III[2]
15. Abschluss: wie Kurztherapie 5. Sitzung

[1] Beispiel: Tübinger Tinnitus-Care-Programm (Zenner HP, Zalaman IM. HNO-Praxis heute 2005; 25: 105).
[2] Zum Beispiel nach Kröner-Herwig. Beltz PVV, 1997, ISBN: 978-3-621-27379-4.
[3] Zum Beispiel nach Delb et al. Hogrefe 2002, ISBN: 978-3-8017-1379-9.

Tab. 9.1-14 Typische systemisch-strategische Module der psychotherapeutischen Verhaltenstherapie bei Tinnitus Grad IV ohne Depression (nach Zalaman).[1]

- Anpassung an den Patienten
- Kopiertechnik
- Anwendung von Paradoxien
- paradoxe Kommunikation
- Nutzung von Widerstand
- Nutzung von Anekdoten und Metaphern
- kognitive Umstrukturierung
- kognitive Verhaltensverschreibungen

[1] In: Zenner HP, Zalaman IM; s. Tab. 9.1-13.

funktionellen Beeinflussung derjenigen pathophysiologischen Prozesse, die beim individuellen Patienten zur Sensibilisierung geführt haben. Bei einer Einzeltherapie werden meistens 2–10 Prozeduren für einen einzelnen Patienten indiziert. Bei einer Gruppentherapie wird auf individuelle Indikationen nur wenig eingegangen. Jedoch können gruppendynamische Prozesse genutzt werden. Die Prozeduren können zu folgenden Modulen einer strukturierten KVT zusammengefasst werden (Tab. 9.1-14):

- 1. Aufmerksamkeitslenkung (AL),
- 2. Imagination,
- 3. neurophysiologische Orthoevaluation (z. B. Edukation des korrekten Krankheitsmodells),
- 4. emotionale Unterstützung/Modifikation,
- 5. Coping-Therapie/Tinnitus-Modifikation Vermeidungsverhalten,
- 6. Stressbewältigung,
- 7. muskuläre Relaxation,
- 8. Komorbiditätsbehandlung.

Nach den Validitätskriterien der evidenzbasierten Medizin (EbM) liegt für die maßgeblichen Therapieprozeduren der strukturierten KVT die Evidenzstufe IIa vor (Kröner-Herwig 1995; Delb et al. 2002; s. Tab. 9.1-13, S. 140).

Meth. 9.1-18 Kognitive Verhaltenstherapie beim Tinnitus bis Grad III: Freie Therapie oder strukturiertes Therapieprogramm?

Nur für die strukturierte Tinnitus-Verhaltenstherapie im Rahmen manualisierter Therapieprogramme liegen kontrollierte und prospektive Studien vor, die Unterschiede zur Kontrollgruppe statistisch signifikant zeigen. Sie entsprechen der EbM-Stufe IIa. Empfehlenswerte strukturierte Tinnitus-Therapieprogramme finden sich in den publizierten Manualen von Kröner-Herwig sowie von Delb und Mitarbeitern (s. Tab. 9.1-13, S. 140). Wichtige Prozeduren strukturierter Therapieprogramme finden sich in Tabelle 9.1-15. Für eine „freie" kognitive Verhaltenstherapie, die nicht manualgestützt ist, liegen keine gesicherten Erkenntnisse zur Wirksamkeit vor.

Tab. 9.1-15 Strukturierte KVT-Gruppentherapie bei Tinnitus: Interventionen strukturierter kognitiver Verhaltenstherapie (KVT).[1]

1. - Edukation über Tinnitus (Vermittlung eines Störungs- und Interventionsmodells)
   - Übersicht über das Trainingsprogramm
   - Entspannung
2. Gedanken, Gefühle und Körperreaktionen (Einführung in das ABC-Modell)
3. - Tinnitus als Stressor (ABC-Modell)
   - dysfunktionale und funktionale Gedanken
   - Entspannung
4. Aufmerksamkeit und Ablenkung
5. - Veränderung des Erlebenskontextes des Tinnitus (imaginative Übungen)
   - Übungen zu Habituation
6. - Rückzugs- und Vermeidungsverhalten und Kognitionen
   - Entspannung
7. - Entspannung
   - operante Mechanismen
8. - Entspannung
   - Faktoren, die Tinnitus verschlimmern
   - Bewältigungsstrategien
9. systematische Problemlösungsstrategien
10. Einstellung zu Krankheit und Gesundheit
11. Rückfallprophylaxe: Resümee und Aufrechterhaltung erworbener Kompetenz

[1] Nach: Kröner-Herwig B. Psychologisch fundierte Interventionen bei chronischem Tinnitus. HNO-Praxis heute 2005; 25: 125–36.

Hyperakusis

Die Hyperakusis ist ein psychoakustisches Phänomen, welches den Patienten nach einer Innenohrschädigung (Hörsturz, Knalltrauma, toxischer Schaden etc., auch idiopathisch) trotz subjektiver und audiometrischer Erholung des Gehörs erheblich beeinträchtigen kann. Dabei führen normale Schalldruckpegel zu einer unangenehmen und übersteigerten Hörempfindung. Diagnostisch ist die UCL (Unbehaglichkeitsschwelle) im Tonaudiogramm massiv herabgesetzt (z. T. bis auf 50–60 dB). Möglicherweise ist ein konditionierter Reflex beteiligt.

Therapie

Der Patient wird über Ursache und Auswirkung informiert und es wird ihm der Unterschied zu Tinnitus erläutert. Medikamentöse Ansätze sind wirkungslos; bei zumeist nur vorübergehendem Phänomen kann auch salbengetränkte Watte im Ohr (z. B. Nivea®-Creme) oder Ohropax hilfreich wirken. **Bei erheblichem Leidensdruck und Persistenz:** Extinktion des konditionierten Reflex durch akustische Retraining-Therapie nach Jastreboff-Hazell. Die Plastizität des Gehirns erlaubt es, durch mehrwöchiges Schalltraining die Unbehaglichkeitsschwelle (UCL) auf 84 dB oder mehr anzuheben. Möglich sind als Schallquellen Rausch-CDs (z. B. „Physiologisches Rauschen“ nach Scherer [Bezugsquelle: www.innenohr.de]) oder ein retroaurikuläres Rauschgerät (Noiser, z. B. Siemens-TCI®, Bezugsquelle: Hörgeräteakustiker). Zwar kann zum Retraining prinzipiell jedes Schallsignal verwendet werden, allerdings muss es sich um ein angenehmes Schallsignal handeln und die dynamische Breite (Lautstärkewechsel) des Schallsignal sollte so gering wie möglich sein, damit während der Exposition keine plötzlichen Schalldruckspitzen auftreten. Deshalb ist Musik, insbesondere klassische Musik, wenig geeignet, da die Lautstärke von klassischen Musikstücken ständig wechselt. Gleiches gilt für Umweltgeräusche, deren Geräuschpegel nicht zuverlässig kontrollierbar ist.

Durchführung: Der Patient wird gebeten, die Lautstärke der Rausch-CD-Abspielung oder des Rauschgerätes ganz kurz so einzustellen, dass seine UCL erreicht wird. Danach sollte er sofort die Lautstärke halbieren (= ca. 3 dB weniger). Mit dieser Einstellung sollte er 1–3 Wochen täglich bis zu 6 Stunden hören. Danach sollte er erneut ganz kurz seine UCL erreichen und erneut die Lautstärke halbieren. Dadurch wird in der Regel eine Steigerung des Schalldruckpegels erreicht. Mit dem gesteigerten Pegel sollte der Patient erneut 1–3 Wochen hören. Die Steigerung sollte in 1- bis 3-wöchigen Abständen wiederholt werden. Bei der Mehrzahl der Betroffenen wird auf diese Weise audiometrisch messbar eine UCL von 84 dB erreicht. Dies ist für die meisten Patienten ausreichend.

Prognose

Mit Therapie günstig.

Auditorische Neuropathie

H.-P. Zenner

Chronische Perzeptionsschwerhörigkeit Typ III (Tab. 9.1-8, S. 133) aufgrund einer Funktionsstörung der Synapsen innerer Haarzellen und/oder afferenter Nervenfasern des Hörnerven (isolierte Neuropathie), z. T. auch höherer Hörbahnfasern (generalisierte Neuropathie). Die äußeren Haarzellen funktionieren normal (normale Mikrophonpotenziale, normale TEOAE), während das Tonaudiogramm eine Perzeptionsschwerhörigkeit zeigt, die BERA-Verzerrungsprodukte aufweist oder keine Antwort ergibt und Hirnstammantworten (Stapediusreflex, kontralaterale OAE-Suppression) fehlen. Das Sprachaudiogramm kann einen überproportionalen Sprachverständlichkeitsverlust aufweisen. Ein Teil der Betroffenen hat eine Otoferlin-Mutation.

Therapie

Bei Schwerhörigkeit: Versuch mit Hörgeräten (S. 126).
Bei Gehörlosigkeit ohne Otoferlin-Mutation: Cochlear-Implant ist umstritten.
Bei Gehörlosigkeit mit Otoferlin-Mutation: Cochlear-Implant (S. 132).

Prognose

Der Effekt von Hörgeräten ist schlechter als der bei der häufigen Innenohrschwerhörigkeit Typ I. Nur bei Otoferlin-positiven Gehörlosen ist der Effekt einer üblichen CI-Implantation zu erwarten.

9.2 Vestibularapparat

W. Gstöttner

Entscheidend für die Differenzialdiagnose des Schwindels ist die Anamnese.
Eine grobe Differenzierung zwischen peripher-vestibulären Erkrankungen und zentralen bzw. nicht vestibulären Erkrankungen ist dadurch möglich. Gezielt zu fragen ist nach:

- **Zeitverlauf** der Schwindelbeschwerden:
  - Anfallsschwindel,
  - Dauerschwindel,
  - Sekundenschwindel,
- **Charakteristik:**
  - Drehschwindel,
  - Lateropulsion,
  - Benommenheitsgefühl,
- **Auslösbarkeit:**
  - Lagewechsel.

Neuronopathia vestibularis (sog. „Neuronitis vestibularis", „akuter einseitiger Vestibularisausfall")

Ein plötzlicher einseitiger peripher-vestibulärer Funktionsverlust führt zu einem andauernden Drehschwindel mit Fallneigung zur betroffenen Seite.
Der Allgemeinzustand ist stark beeinträchtigt und es kommt zu vegetativen Begleiterscheinungen wie Übelkeit und Erbrechen. Es findet sich ein starker, horizontaler, rotatorischer Spontannystagmus zum gesunden Ohr (Ausfallnystagmus).
Eine Beeinträchtigung des Hörvermögens tritt üblicherweise nicht auf. In der Nystagmographie zeigt sich eine Untererregbarkeit des erkrankten Labyrinths.
Die Ätiologie der Erkrankung ist unbekannt. Häufig gehen virale oder bakterielle Infektionen der Erkrankung voraus, sodass virusinduzierte Läsionen im Ganglion vestibulare vermutet werden.
Endemische Verlaufsformen unterstützen die Theorie der Infektion mit neurotropen Viren bzw. der Virusreaktivierung. Weiter werden Thrombosen im Ganglion vestibulare und degenerative Veränderungen in den Bogengängen diskutiert.
Die Neuronopathia vestibularis entwickelt sich innerhalb von Stunden und die Beschwerden dauern für einige Tage an, um sich dann langsam zu bessern.

Differenzialdiagnose

- **Labyrinthitis:** entwickelt sich innerhalb von Minuten bis Stunden, häufig im Rahmen einer bakteriellen Infektion oder einer Meningitis, oft von Hörstörungen begleitet (s. Kap. 8, Abschn. Otogene Komplikationen, S. 101).
- **Apoplexia labyrinthi:** akut einsetzendes Syndrom mit vaskulären Erkrankungen in der Anamnese, häufig verbunden mit neurologischen Symptomen; ipsilateral hochgradig an Taubheit grenzende Schwerhörigkeit.
- **Perilymphfistel:** Schädeltrauma, Barotrauma in der Anamnese; chronische Otitis, Cholesteatom (positives Fistelsymptom s. Kap. 8, Abschn. Otogene Komplikationen, S. 101), Bogengangsfistel.
- **Kleinhirn- und Hirnstamminfarkt, Hirnstammischämie:** zusätzliche neurologische Symptome, Anamnese mit ischämischen Attacken und thromboembolischem Geschehen (s. Kap. 13.3, Abschn. Arteria-basilaris-Insuffizienz-Syndrom, Wallenberg-Syndrom, Hirnstammischämie/-infarkt, Drop-Attacks, S. 188).

Therapie

Die Therapie ist in den meisten Fällen symptomatisch, da die Ätiologie ungeklärt bleibt.
In der **Akutsituation** kann 1 Ampulle Atropin langsam i. v. versucht werden. Prednisolon (Tab. 9.2-1, S. 144) oral/i. v. (z. B. Solu-Decortin®) bewirkt evidenzbasiert eine Verbesserung der peripher-vestibulären Funktionserholung (weitere Medikamente s. Tab. 9.2-1). Weiterhin werden Schwindelübungen mit einem Arzt/Physiotherapeuten empfohlen (s. Meth. 9.2-1, S. 150; Abb. 9.2-1, S. 146).
In der postakuten Phase wird nach Ablauf von einer Woche zur zentralen Kompensation mit Selbstübungen begonnen (s. Patienteninformation „Counseling Aktive Habituation", S. 148; Übungsprogramm s. Meth. 9.2-1, S. 150). Das Übungsprogramm wird anhand eines Übungsbogens (s. Patienteninformation „Selbsttraining Unter-/Übererregbarkeit", S. 150) vom Patienten zu Hause bis zur Beschwerdefreiheit weitergeführt.
Zur **Fahrtauglichkeit** s. Kasten „Fahrtauglichkeit bei Gleichgewichtsstörungen", S. 157.

Prognose

Innerhalb der ersten 3 Wochen klingen die Schwindelbeschwerden langsam ab. Bei einem Drittel der Patienten bleiben Veränderungen im ENG (Elektronystagmographie) und der kalorischen Vestibularisprüfung dauernd bestehen. Mit einer ausreichenden zentralen Kompensation ist bei Patienten unter 50 Jahren innerhalb von 6 Monaten zu rechnen.

Tab. 9.2-1 Therapeutische Prinzipien bei der Behandlung peripher-vestibulärer Störungen.

Substanzgruppe, Freiname	Handelsname(n) (Beispiele), Dosierung	Wirkungsmechanismus, Hinweise
Prednisolon		
	• Prednisolon 10 mg/-20 mg/-50 mg JENAPHARM® – 100 mg Tag 1–3 – 80 mg Tag 4–6 – 60 mg Tag 7–9 – 40 mg Tag 10–12 – 20 mg Tag 13–15 – 10 mg Tag 16–18 – 5 mg Tag 19–20	Verbesserung der peripheren vestibulären Funktionserholung (evidenzbasiert) **Hinweis:** • Prednisolon-Einnahme **morgens** • zusätzlich Magenschutz, z. B. OMEP® 20 mg, Nexium® mups 20 mg, 1 × tgl. morgens während Cortison-Einnahme
Benzodiazepine		
• Diazepam	• Valium®, Faustan® 3 × 5 mg	stark sedierende Wirkung, keine Langzeittherapie
Neuroleptika		
• Promethazin • Haloperidol • Sulpirid	• Atosil®, 1- bis 3-mal ½ Amp., langsam i. v. • Haldol®-Janssen, Beginn 5–10 mg/d oral/i. v., ggf. langsame Dosissteigerung • Dogmatil® – Injektionslösung, 2 × 1 Amp. i. m. – Kapseln, 3 × 1–2 Kps./d – Saft, 3 × 10–20 ml/d	teilweise stark sedierende Wirkung, extrapyramidale Nebenwirkungen
Anticholinergika		
• Atropin • Scopolamin	• Atropin, 1 Amp. langsam i. v. • Scopoderm TTS®, 1 × 1 Pfl.	im akuten Schwindelanfall, transdermales Applikationssystem
Klassische H_1-Antihistaminika		
• Dimenhydrinat	• Vomex A® – Suppositorien, 3 × 1 Supp. – Injektionslösung iv., 1–3 Amp./d	neue (nicht sedierende) Antihistaminika zur Allergietherapie haben keine antivertiginöse Wirkung
Antihistaminika mit kalziumantagonistischer Wirkung		
• Flunarizin	• Flunarizin-CT 5 mg/-10 mg Hartkapseln (Anfangsdosis 5–10 mg)	zeitliche Anwendungsbeschränkung von Flunarizin
• Betahistin	• Vasomotal®, Aequamen®, 1- bis 3-mal × 6–12 mg/d	Haupteinsatzgebiet: Prophylaxe von Menière-Anfällen
• Ingwerwurzelextrakte	• Zintona® Kapseln	vor allem bei Kinetosen; Therapieversuch bei anderen Schwindelformen
• Cocculus-Präparate	• Vertigoheel®, 3 × 1 Tbl.	vor allem bei Kinetosen
Vitamine		
• Pyridoxin (Vitamin B_6)	• Vitamin B_6-ratiopharm®, 1 × 1 Tbl.	empirisch zur Prophylaxe von Kinetosen
5-HT_3-Antagonisten		
• Ondansetron	• Zofran®, initial 8 mg langsam i. v., danach ggf. kontinuierliche i. v. Gabe 1 mg/h bis 24 Std.	Haupteinsatzgebiete: chemotherapieinduziertes bzw. postoperatives Erbrechen
• Tropisetron	• Navoban® 5 mg, oral/langsam i. v.	unter anderem Übelkeit/Erbrechen bei Therapie mit Zytostatika und Übelkeit/Erbrechen nach Operation
Kombinationen mit H_1-Antihistaminika		
• Dimenhydrinat + Cinnarizin	• Arlevert®, 3 × 1 Tbl.	potenziell sedierende Wirkstoffe in reduzierter Dosierung, Mittel der Wahl bei „Schwindel unklarer Genese"

Kupulolithiasis, benigner paroxysmaler Lagerungsschwindel (BPLS)

Der benigne paroxysmale Lagerungsschwindel ist ein lagerungsabhängiger Drehschwindel, der Sekunden bis Minuten anhält und durch einen rotatorischen Nystagmus gekennzeichnet ist. Die Patienten beklagen einen Drehschwindel bei Lagewechsel, z.B. beim Hinlegen oder beim Umdrehen im Bett.
Die Diagnose wird durch eine experimentelle Lagerung gestellt (Hallpike-Manöver): Beim Wechsel von der sitzenden in die Kopfhängelage kommt es nach einigen Sekunden Latenzzeit zu einem Schwindel, begleitet von einem rotatorischen Nystagmus mit einem Crescendo-Decrescendo-Charakter, der 10–60 s dauert. Beim Rücklagern in die aufrecht sitzende Position ist der rotatorische Nystagmus umkehrbar.
Die Anamnese, das typische Nystagmusmuster, die kurze Latenzzeit, die kurze Schwindel- und Nystagmusdauer sowie die Umkehrbarkeit machen die Diagnose sicher.
Ausgelöst wird der BPLS z.B. durch anorganische Partikel aus der Otolithenmembran, die in den hinteren Bogengang gelangen und dort Endolymphbewegungen verursachen (Kupulolithiasis, Kanalolithiasis). Der BPLS ist die häufigste Schwindelform. Die Ursachen sind zumeist idiopathisch. Der BPLS kann auch nach Schädelhirntrauma und viralen Infekten auftreten (Abb. 9.2-1 bis 9.2-3, S. 146 f.).

Therapie

Counseling Aktive Habituation: s. Patienteninformation, S. 148.
Counseling Lagerungsschwindel: s. Patienteninformation.
Habituationstraining Lagerungsschwindel: Auf einer Liege wird folgendes Training durchgeführt: 10-mal sit-up und Kopf gerade, 10-mal sit-up und Kopf links, 10-mal sit-up und Kopf rechts. Der Patient sollte diese Übung zu Hause täglich am Bettrand machen (Achtung, Sturzgefahr!) (s. Abb. 9.2-1).
Befreiungsmanöver: Unterschiedliche therapeutische Lagerungen (Befreiungsmanöver) wurden beschrieben (Semond, Epley). Bei diesen Befreiungsmanövern werden die Patienten mit leicht gedrehtem Kopf seitlich oder rückwärts mit leichter Kopfüberstreckung gelagert. Nach wenigen Minuten werden sie in die sitzende Ausgangslage zurückgelagert. Ziel des Befreiungsmanövers ist es, die organischen Partikel in der Endolymphe des hinteren Bogengangs wieder in den Utriculus zu verlagern. Häufig tritt schon nach einem einmaligen Befreiungsmanöver eine Beschwerdefreiheit auf. Die Erfolgrate der Befreiungsmanöver ist sehr hoch und wird mit 80–100 % angegeben.
Operative Therapie: Nur in Ausnahmefällen, wenn Befreiungsmanöver und Übungsbehandlung bei andauerndem Lagerungsschwindel nicht zur Beschwerdefreiheit führen, ist eine operative Obliteration des hinteren Bogenganges indiziert.

Prognose

Die Prognose des BPLS ist sehr gut. In 80–100 % der Fälle können Patienten mit einem Befreiungsmanöver bzw. Habituationstraining geheilt werden. Ebenso ist die spontane Remissionsrate nach einigen Monaten sehr hoch. Gegebenenfalls kann durch den operativen Eingriff der Bogengangsobliteration sofortige Beschwerdefreiheit erreicht werden.

@ Patienteninformation „Counseling Lagerungsschwindel" (D. Bless-Martenson)
Ihr Arzt hat festgestellt, dass Ihre Beschwerden möglicherweise durch einen sogenannten gutartigen Lagerungsschwindel verursacht werden. Das im Innenohr gelegene gesunde Gleichgewichtsorgan enthält unter anderem sogenannte Gleichgewichtssteine aus Calcium-Kristallen. Diese verschieben sich bei Kopfbewegungen aufgrund der Schwerkraft und führen zu einer Erregung der zugehörigen Sinneszellen. Löst sich ein solches Kristall aus der gallertartigen Schicht, so kann es sich frei in den flüssigkeitsgefüllten Räumen des Gleichgewichtsorgans bewegen und immer dann ein kurzzeitiges Schwindelgefühl auslösen, wenn der Kopf in eine bestimmte Stellung gebracht wird. Geschieht dies mehrmals hintereinander, tritt der Schwindel nicht mehr auf – er ist erschöpflich und wird daher auch als gutartiger Schwindel bezeichnet.
Ein gutartiger Lagerungsschwindel kann im Anschluss an Kopftraumen oder Ohr-Operationen, aber auch spontan auftreten. Ist die Diagnose gutartiger Lagerungsschwindel gesichert, so kann Ihnen Ihr HNO-Arzt oft mit harmlosen Lagerungsmanövern helfen, bei denen Sie bestimmte Körperpositionen einnehmen müssen. Viele Patienten sind unmittelbar danach schon beschwerdefrei, andere müssen die Lagerungsübungen zuhause fortsetzen, bis der Schwindel nicht mehr auftritt. Sehr häufig verschwinden die Beschwerden auch ohne jegliche Therapie nach einiger Zeit wieder. Medikamentöse oder operative Maßnahmen sind praktisch nie erforderlich.

Gleichgewichtsstörungen nach Schädeltrauma

W. Gstöttner und F.-X. Brunner

Posttraumatische peripher-vestibuläre Störungen treten häufig nach einer Commotio labyrinthi oder nach laterobasalen Frakturen auf. Diese können als Biegungs- und Berstungsbrüche zu Felsenbeinlängs-, Felsenbeinquer- und komplexen Frakturen führen. Vor allem bei der Pyramidenquerfraktur und bei komplexen Frakturen treten häufig

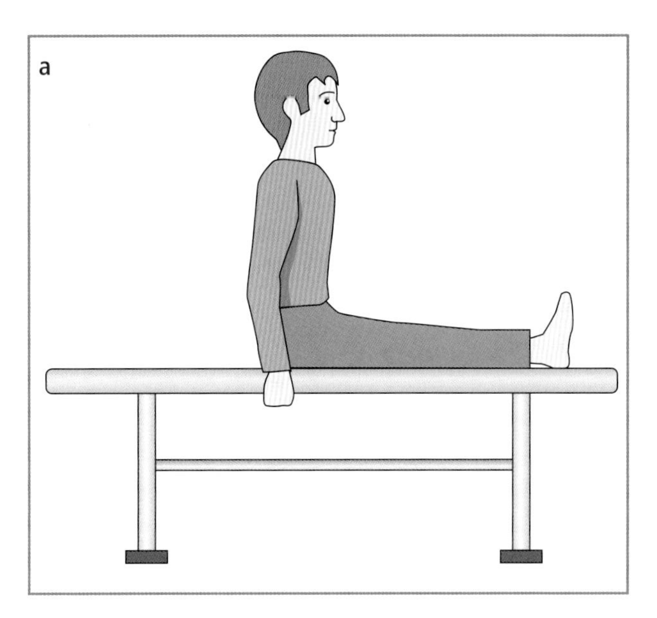

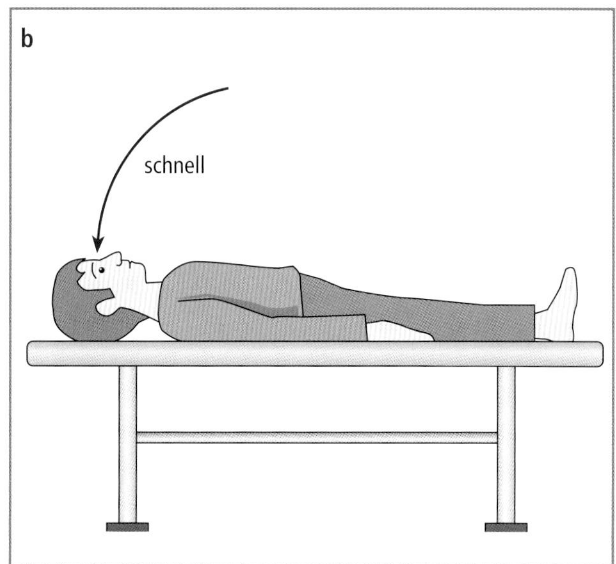

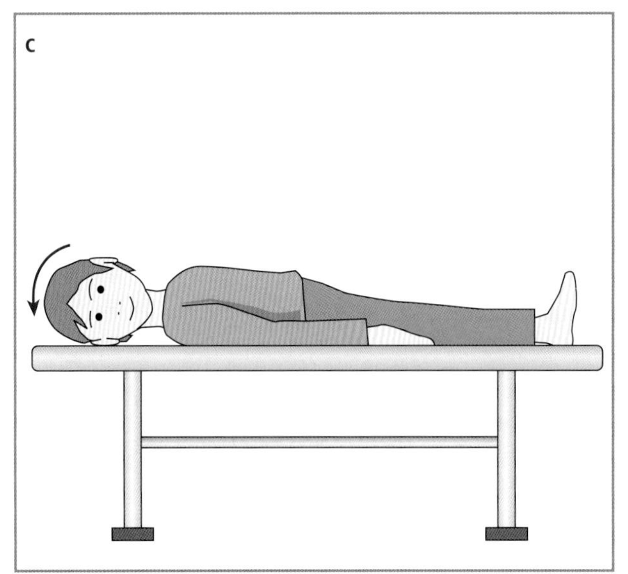

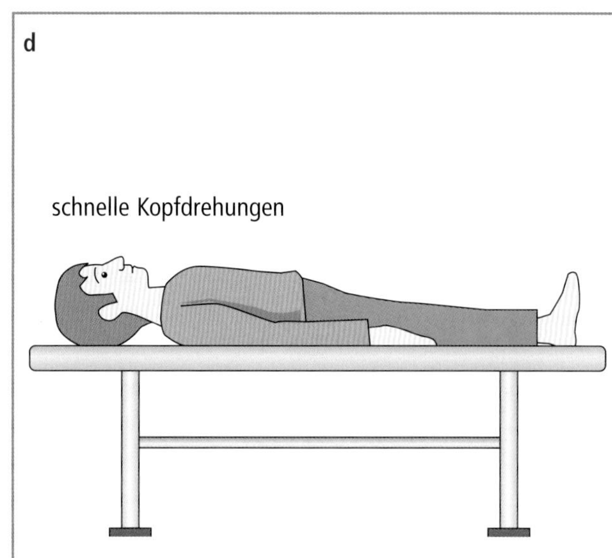

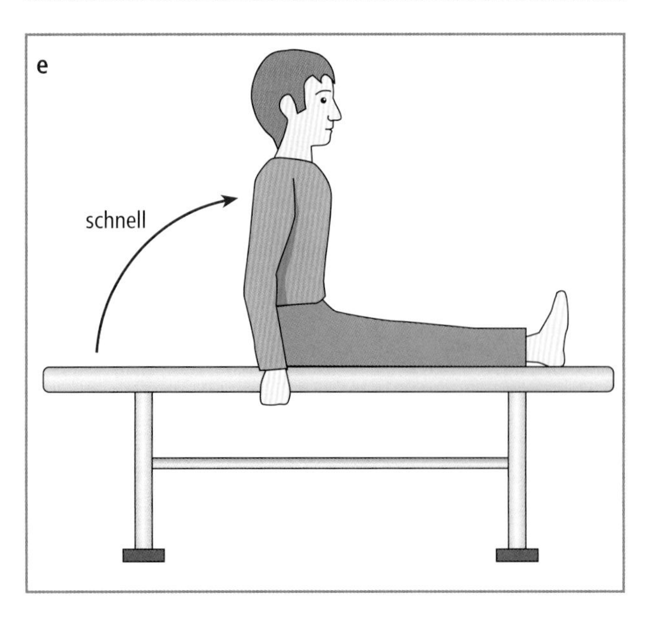

Abb. 9.2-1 Lagerungstraining bei benignem paroxysmalem Lagerungsnystagmus (Kupulolithiasis): **a** aus dem aufrechten Sitzen im Bett; **b** rasch zurücklegen; **c** den Kopf in die schwindelauslösende Haltung bringen; **d** 20-mal Wechsel von Kopfgeradeausstellung und Kopfseitenlage; **e** bis 10-mal aufrecht hochsitzen und wieder bei **a** anfangen.

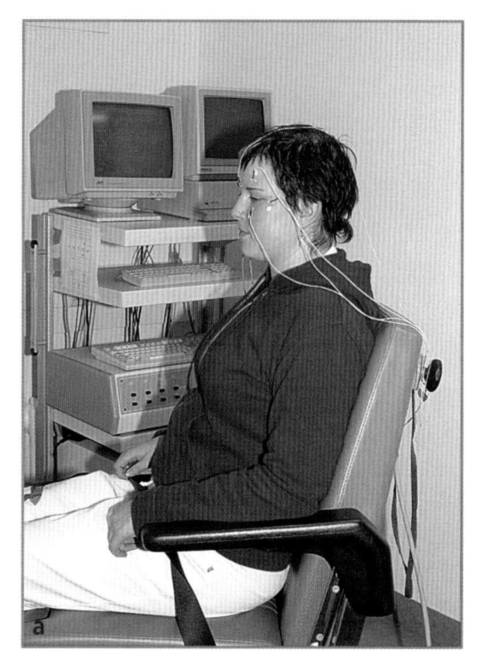

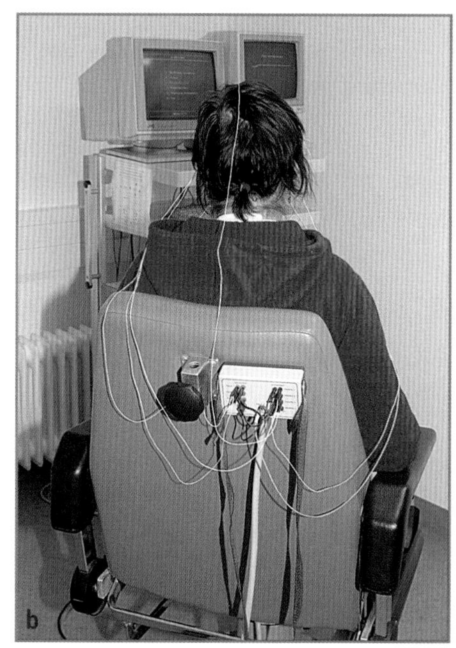

Abb. 9.2-2 **a, b** Drehprüfung zur Beurteilung der zentralen Kompensation einer vestibulären Läsion mit Oberflächenelektroden zur Aufzeichnung des Nystagmus.

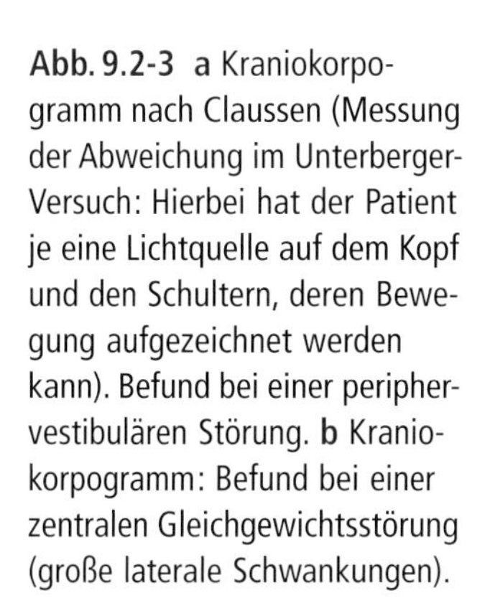

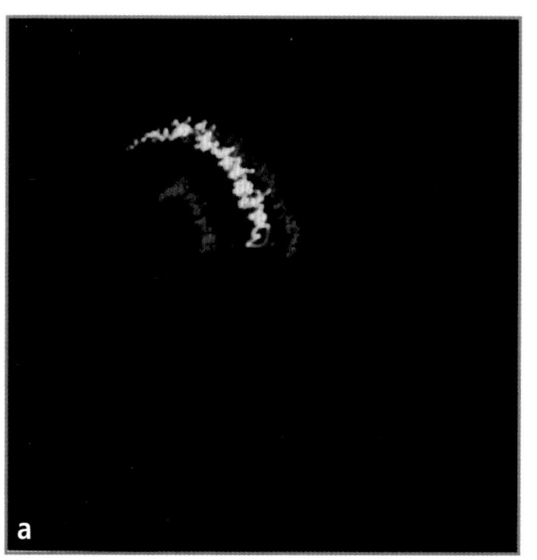

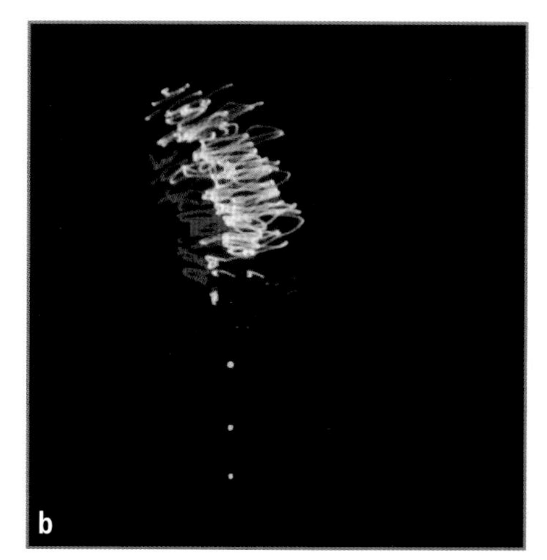

Abb. 9.2-3 **a** Kraniokorpogramm nach Claussen (Messung der Abweichung im Unterberger-Versuch: Hierbei hat der Patient je eine Lichtquelle auf dem Kopf und den Schultern, deren Bewegung aufgezeichnet werden kann). Befund bei einer peripher-vestibulären Störung. **b** Kraniokorpogramm: Befund bei einer zentralen Gleichgewichtsstörung (große laterale Schwankungen).

eine Fazialisparese, eine Ertaubung und ein Vestibularisausfall auf. Die Diagnose der Pyramidenfraktur wird durch die hochauflösende Computertomographie der Felsenbeine gestellt. Im Akutfall oder im Rahmen eines Polytraumas kann häufig noch keine exakte Abklärung der Gleichgewichtsstörung durchgeführt werden. In jedem Fall sollte aber eine Nystagmusregistrierung erfolgen, da die zeitig erhobenen Befunde für die spätere Beurteilung und Begutachtung von Bedeutung sind.
Im Rahmen der Pyramidenquerfraktur kann es zu einer direkten Schädigung im Bereich der Bogengänge bzw. der Otolithenorgane kommen. Weiter ist auch bei einer inneren Pyramidenquerfraktur eine Dehnung des 8. Hirnnervs möglich. Genauere Aufschlüsse zeigt die hochauflösende Computertomographie.

■ Therapie

Akutbehandlung: Anfänglich sind Habituationsübungen mit einem Physiotherapeuten (s. Meth. 9.2-1, S. 150) indiziert. Später führt der Patient das Habituationstraining selbstständig (s. Patienteninformation „Selbsttraining Unter-/Übererregbarkeit“, S. 150) für Wochen bis Monate durch, um eine zentrale Kompensation zu erreichen. Bei Frakturen richtet sich die Therapie häufig nach Begleitschäden wie Hörschädigung und Fazialisparese bzw. Otoliquorrhö. Hier werden eine sterile Ohrabdeckung und bei Verdacht auf eine Infektion eine antibiotische Therapie empfohlen.
Bei otobasaler Fraktur sind zusätzliche Maßnahmen (s. Kap. 11, Abschn. Verletzungen, S. 176) notwendig.
Zur Fahrtauglichkeit s. Kasten „Fahrtauglichkeit bei Gleichgewichtsstörungen“, S. 157.

Prognose
Periphere Erregbarkeitsminderungen bessern sich im Allgemeinen, wobei gelegentlich ein Erholungsnystagmus zu beobachten ist. Periphere Ausfälle des Vestibularisapparates bleiben auf Dauer bestehen. Die subjektiven Beschwerden werden bei Patienten unter 50 Jahren durch zentrale Kompensation häufig im Laufe der ersten 6 Monate nach dem Unfall erheblich verringert.

Akuter Labyrinthausfall, Labyrinthapoplex

H.-P. Zenner und D. Bless-Martenson

So wie bei der Cochlea ein Hörsturz bis zur Ertaubung auftreten kann, kann auch beim Vestibularsystem ein teilweiser oder vollständiger Ausfall erfolgen. Eine Kombination mit der Cochlea ist insbesondere beim Labyrinthapoplex möglich.

9

Therapie
Akutbehandlung: Indiziert ist eine antiemetische und antivertiginöse Therapie (z.B. mit Atropin und/oder Vomex A® und/oder Dogmatil®; Dosierungen s. Tab. 9.2-1). Die Apoptosehemmung erfolgt mittels α-Liponsäure (duralipon® 600 mg, 1 × 1 Filmtbl./d) und/oder nach dem Prednisolon-Schema (s. Tab. 9.2-1, S. 144).
Anschließend erfolgt das „Counseling Aktive Habituation" (s. Patienteninformation) und die Rehabilitation mithilfe von Habituationsübungen, angeleitet durch einen Physiotherapeuten (s. Meth. 9.2-1, S. 150). Später führt der Patient Selbstübungen zu Hause durch (s. Patienteninformation „Selbsttraining Unter-/Übererregbarkeit", S. 150). In Abhängigkeit vom Alter beginnt sofort die zentrale Kompensation als Habituation (also als Lernvorgang).

Prognose
In Einzelfällen bleibt bei fehlender Kompensation ein chronischer Dauerschwindel zurück.

Chronischer Schwindel nach akutem Labyrinthausfall
Nach Wegfall des akuten Schwindels kann bei fehlender Kompensation, deren Ursache eine mangelhafte Mobilität des Patienten sein kann, ein chronischer Dauerschwindel verbleiben (Tab. 9.2-2, S. 149). Aber auch ein anderer Mechanismus kann sich damit vermischen: Im Gegensatz zur Cochlea sind vestibuläre Haarzellen grundsätzlich regenerationsfähig. Eine stattgehabte Kompensation wird naturgemäß wieder von Schwindel begleitet, wenn das Labyrinth wieder anfängt zu arbeiten, bis eine erneute Lernphase, eine erneute Kompensation, stattgefunden hat.

Therapie
Erstmaßnahmen sind „Counseling Aktive Habituation" (s. Patienteninformation) und Mobilisation. Anschließend folgt ein energisches Habituationstraining unter Anleitung eines Physiotherapeuten (s. Meth. 9.2-1, S. 150), später führt der Patient Selbstübungen zu Hause durch (s. Patienteninformation „Selbsttraining Unter-/Übererregbarkeit", S. 150).

@ Patienteninformation „Counseling Aktive Habituation" (H.-P. Zenner)
Habituation ist ein Lernprozess. Das Halten des Gleichgewichts ist immer Folge eines Lernprozesses. Schwindel als Folge einer Gleichgewichtsfunktionsstörung kann deshalb häufig durch einen geeigneten Lernvorgang therapiert werden.
Als Sie in den ersten Monaten Ihres Lebens sitzen, stehen und laufen lernten, hat Ihr Gleichgewichtsfunktionssystem im Gehirn erlernt, die vielfältigen Signale der Sensoren der Ohren und des Körpers richtig zu interpretieren. Wenn sich nun die Signale von einem oder beiden Innenohren krankheitsbedingt verändern, wird das Gleichgewichtssystem im Gehirn „verwirrt": Die Signale erscheinen dem Gehirn widersprüchlich, sodass man Schwindel empfindet. Auch kann es möglich sein, dass insbesondere im Alter die Fähigkeit des Gehirns, die Signale aus den Ohren und vom Körper präzise und kontrolliert zu verarbeiten, nachlässt. Vielmehr kann es zu überschießenden Reaktionen mit überschießenden Befehlen an die Muskeln von Armen, Beinen und Augen kommen. Auch dieses wird als Schwindel empfunden.
Speziell im Alter können beide Mechanismen kombiniert sein, wodurch die spontane zentrale Kompensation behindert wird.
Erfreulicherweise ist das Gehirn grundsätzlich in der Lage, die Verarbeitung der Signale aus Ohren und Körper wieder zu verbessern. Neurobiologen sprechen von der „Plastizität des Gehirns". Die verbesserte Signalverarbeitung ist Folge eines Lernprozesses, bei dem durch im Gehirn ankommende Erregungen das Gehirn erlernt, die krankheitsbedingt veränderten Signale wieder richtig zu interpretieren. Dies hat eine gewisse Ähnlichkeit mit dem Erlernen einer Fremdsprache: Hört man eine fremde Sprache erstmals, so kann das Gehirn die Worte nicht interpretieren, da es sie nicht kennt. Nachdem man aktiv Vokabeln gelernt hat, hat das Gehirn gelernt, die neuen Worte korrekt zu interpretieren – die Sprache kann verstanden werden.
Die neuen Signale müssen sich dem Gehirn wie Vokabeln einprägen. Natürlich wissen Sie, dass Vokabeln nicht mithilfe von Medikamenten erlernt werden können. Auch hilft es nichts, einfach nur ein Lehrbuch zu besitzen. Vielmehr müssen Vokabeln aktiv durch ständige Wiederholungen erlernt werden, bis sie „sitzen".
Genauso ist es bei unserem Übungs-Therapiekonzept. Sie führen eine ganz bestimmte Abfolge von Übungen
▼

Tab. 9.2-2 Symptomatische Differenzialtherapie von chronischem Schwindel.[1]

Diagnose	Counseling	Therapie
Chronischer Dauerschwindel		
Presbyvertigo	aktive Habituation	Habituationstraining: Unter-/Übererregbarkeit
chronische vestibuläre Übererregbarkeit	aktive Habituation	Habituationstraining: Unter-/Übererregbarkeit
Degeneration des Innenohrs	aktive Habituation	Habituationstraining: Unter-/Übererregbarkeit
Zustand nach Labyrinthausfall	aktive Habituation	Habituationstraining: Unter-/Übererregbarkeit
arzneimittelbedingt	Arzneimittel absetzen	Habituationstraining: Unter-/Übererregbarkeit
okulärer Schwindel	okulärer Schwindel	augenärztlich
psychogener Schwindel		psychosomatische Prozeduren
Stoffwechselstörung		Behandlung der Grunderkrankung durch Internisten
Polyneuropathie		durch Neurologen
multiple Sklerose		durch Neurologen
Akuter Dauerschwindel – Innenohr, Vestibularnerv		
Zustand nach Labyrinthausfall, -apoplex	aktive Habituation	Habituationstraining: Unter-/Übererregbarkeit
Zustand nach Tumor hintere Schädelgrube	aktive Habituation	Habituationstraining: Unter-/Übererregbarkeit
Anfallsweiser Schwindel – Innenohr		
benigner paroxysmaler Lagerungsnystagmus	aktive Habituation und Lagerungsschwindel	Habituationstraining: Lagerungsschwindel
Kinetose, Reisekrankheit	aktive Habituation	Habituationstraining: Unter-/Übererregbarkeit
Höhenschwindel, Wegfall waagerechte Ebene	aktive Habituation	Habituationstraining (s. „Höhenschwindel")

[1] Therapie der Akutsituation s. bei den einzelnen Krankheitsbildern.

▼

durch die Sie selbst aktiv und zum Teil mit Anstrengung durchführen und immer wieder wiederholen. Dadurch wird ein Lernprozess mit, wie die Neurophysiologen sagen, nachhaltigen neurophysiologischen Veränderungen im zentral vestibulären System und seinen assoziierten Arealen ausgelöst. Die Veränderungen des Gehirns folgen dabei, so die Fachleute, der Hepp-Regel. Die Aktivierung von Hirnzellen und Hirnarealen ändert die Verbindungen zwischen Zeilen und Hirnregionen. Als Ort konnten sogenannte plastische Synapsen an den dendritischen Spines der Neuronen identifiziert werden. Dieser Lernvorgang führt durch den „nerve growth factor" (NGF, Nervenwachstumsfaktor) zu strukturellen Änderungen der plastischen Neurone. Der stufenweise Lernvorgang kann dabei in zweifacher Weise zur Verbesserung des Schwindels beitragen. Die Interpretation der Signale von Ohr und Körper wird verbessert (zentrale Kompensation). Eventuell vorhandene überschießende Hirnreaktionen werden abgebaut (Habituation).
Die Plastizität unseres Gehirns ist altersabhängig. Wir machen alle die Erfahrung, dass beispielsweise das Erlernen einer Sprache im Kindes- und Jugendalter schneller

▼

▼

erreicht wird als beim Erwachsenen oder Betagten. Naturgemäß hat diese biologische Eigenschaft unseres Gehirns einen großen Einfluss auf die Zeitdauer der Schwindeltherapie. Je älter Sie sind, desto mehr Monate werden gebraucht. Als Faustregel kann man sagen: Um den 50. Geburtstag herum braucht man 6 Monate. Wer älter ist, braucht mehr Monate. Wer jünger ist, braucht weniger Zeit.

Presbyvertigo (Schwindel im Alter)

Beim Presbyvertigo handelt es sich um die Kombination einer Degeneration der Innenohrleistung, verbunden mit der altersbedingt nur noch geringen Plastizität des Gehirns. Aufgrund der nachlassenden Plastizität wird die suffiziente zentrale Kompensation (Habituation) der nachlassenden Innenohrleistung verhindert. Hinzu kommt eine außerordentlich häufige Immobilisation des alten Menschen, die der Kompensation entgegensteht: Die allgemein im Alter zu beobachtende nachlassende Mobilität, eventuell noch verstärkt durch Störungen im orthopädischen Bereich, wird

durch den Schwindel noch weiter verstärkt. Die Folge ist ein Teufelskreis aus nachlassender Innenohrleistung, mangelhafter Plastizität und zu starker Immobilisation, wodurch die auch im Alter noch mögliche zentrale Kompensation verhindert wird.
Die Ursache der Degeneration des Innenohrs bleibt unklar. Nicht selten handelt es sich nicht nur um eine isolierte vestibuläre Störung, sondern die Cochlea ist im Sinne einer Innenohrschwerhörigkeit mitbetroffen. Für die Cochlea geht man überwiegend von einem Zivilisationsschaden durch Lärm und toxische Substanzen aus. Für den Vestibularapparat ist dies weniger klar, aber auch hier wird man von einer Kombination spontaner Degeneration mit exogenen Schäden (Nikotin, Alkohol, arbeitsplatzbezogene Substanzen) ausgehen müssen.

Therapie

Mobilisation, Counseling Aktive Habituation (s. Patienteninformation, S. 148), **Habituationstraining** (s. Patienteninformation „Selbsttraining Unter-/Übererregbarkeit"): Therapeutischer Angriffspunkt kann die Nutzung der Restplastizität des Zentralnervensystems sein. **Dazu ist der Teufelskreis an der Immobilisation zu durchbrechen: Ein vestibuläres Habituationstraining ist zweckmäßig, ausreichend und notwendig. Eine Arzneimitteltherapie hingegen greift nicht kausal an.**
Aufgrund des Alters ist die zentrale Plastizität (Lernprozess) nur langsam auszunutzen. Eine Therapie unter 6 Monaten ist wenig hilfreich. Grundsätzlich muss man von einer 6- bis 18-monatigen energischen Therapie, gefolgt von einer reduzierten Dauertherapie, ausgehen.
Bei hochgradiger Immobilisierung wird mit einem angeleiteten Habituationstraining (s. Meth. 9.2-1) begonnen.

Prognose

Die Ergebnisse können selbst nach jahrelanger Schwindelanamnese sehr erfreulich sein. Dies hängt sicherlich nicht nur mit der Habituation des Schwindels, sondern mit einer allgemeinen Mobilisierung des alten Menschen zusammen.

@ Patienteninformation „Selbsttraining Unter-/Übererregbarkeit – Vertigoübungsbogen für Patienten" (E. Biesinger)

Sie haben Schwindelbeschwerden, die durch den Ausfall eines der beiden in den Ohren befindlichen Gleichgewichtsorgane bedingt sind. Diese Schwindelbeschwerden klingen langsam ab und werden verschwinden, sobald sich Ihr gesamtes Gleichgewichtssystem an den veränderten Zustand gewöhnt hat. Die Zeit für diese Gewöhnung und damit die Dauer der Schwindelbeschwerden können Sie verkürzen, indem Sie Ihr Gleichgewichtssystem trainieren. Hierzu dienen die folgenden „Schwindelübungen", die möglichst 1- bis 3-mal täglich – soweit Sie dazu in der Lage sind – durchgeführt werden sollten. Wird Ihnen bei einer Übung schwindelig, dann hören Sie auf und beginnen am nächsten Tag wieder bei A1.

A. Sie sitzen:

1. Sie machen Augenbewegungen (erst langsam, dann schnell)
   a) aufwärts und abwärts,
   b) nach rechts und nach links,
   c) a) und b) wiederholen, dabei einen Finger des ausgestreckten Arms ansehen.
2. Sie machen Kopfbewegungen: vorwärts, rückwärts, auf die rechte und linke Schulter, nach rechts und links drehen (langsam – schnell).
3. 20-mal vorwärtsbeugen und Gegenstand vom Boden aufheben.
4. Kopf, Schulter und Rumpf drehen (je 20-mal mit offenen und geschlossenen Augen).

B. Jetzt stehen Sie:

5. wie 1.
6. wie 2.
7. wie 4.
8. Aus dem Sitzen aufstehen (je 20-mal mit offenen und geschlossenen Augen).
9. Ball von einer Hand in die andere werfen (Augenhöhe).
10. Ball von einer Hand in die andere werfen (Kniehöhe).
11. Sitzen, Aufstehen, Herumgehen, Hinsetzen, Aufstehen ...
12. wie 4.

C. Jetzt gehen Sie:

13. Quer durch den Raum (je 10-mal mit offenen Augen).
14. Indem ein Fuß unmittelbar vor den anderen gesetzt wird (erst mit offenen, dann mit geschlossenen Augen).
15. Stehen bleiben, dann auf einem Fuß stehen (erst mit offenen Augen, dann mit geschlossenen).
16. Wenn Sie spazieren gehen: eine schiefe Ebene (Abhang) hinauf und hinunter (erst mit offenen, dann mit geschlossenen Augen).

Meth. 9.2-1 Angeleitetes Kompensationstraining (Übungsbehandlung unter Anleitung eines Physiotherapeuten) (E. Biesinger)

Das Gleichgewichtssystem kann vestibuläre Störungen zentral kompensieren.
Im Laufe von Wochen und Monaten kann eingeübt werden, dass nach Ausfall etwa eines Labyrinthes die Informationen aus den übrigen peripheren Rezeptoren (kontralaterales Labyrinth, Augen und Propriozeptoren der Halswirbelsäule) so verarbeitet werden, dass kein Schwindel mehr auftritt.
Voraussetzung für eine zentrale Kompensation ist, dass alle noch funktionsfähigen peripheren Rezeptoren über geeignete Stimuli aktiviert werden, wodurch beim Patienten bestehende vestibuläre Defizite durch gezieltes Üben kompensiert werden können.

Die Kompensationsübungen gliedern sich deshalb in:
- I. gerichtete Augenbewegungen und Fixationsübungen,
- II. Kopfbewegungen unter Augenkontrolle,
- III. Schulung der Koordination, Körpermotorik und des Gleichgewichts.

Die Kompensationsmechanismen sind besonders beim jungen Patienten bis etwa zum 50. Lebensjahr wirksam. Beim älteren Patienten tritt die Kompensation des Schwindels verzögert oder unvollständig ein. Medikamente, welche die Vigilanz beeinträchtigen (z.B. Benzodiazepine, Antihistaminika, zentral wirksame „Antivertiginosa"), beeinflussen die Kompensation negativ.

Indikationen

Akute peripher-vestibuläre Läsionen (z.B. Neuronopathia vestibularis, akuter Labyrinthausfall): Bei den bestehenden Augenkoordinationsstörungen werden zunächst Fixationsübungen und Kopfbewegungen unter Augenkontrolle (s. Praktische Durchführung, I. und II.) durchgeführt. Durch diese Übungen wird der bestehende Nystagmus unterdrückt und die Koordination der einzelnen peripheren Rezeptoren (Augen, Gleichgewichtsorgan, Propriozeptoren) wiederhergestellt.

In der weiteren Rehabilitation folgen Koordinationsübungen der **Körpermotorik** (s. Praktische Durchführung, III.). Die einzelnen Übungen werden zunächst unter krankengymnastischer Kontrolle durchgeführt, wobei in der ersten Woche die Behandlung täglich und dann nur noch ein- bis zweimal wöchentlich erfolgt. Der Patient übt dann selbstständig sein von der Krankengymnastin entsprechend ausgearbeitetes Programm zu Hause weiter. Zeitlich besteht die Übungseinheit aus 30 Minuten zweimal täglich, bis subjektiv im Alltag Schwindelfreiheit besteht.

Nicht kompensierte, chronische peripher-vestibuläre Störung, zentrale Gleichgewichtsstörungen, zentrale vestibuläre Insuffizienz: Übungen zur Schulung des Körpergleichgewichts und der Koordination in verschiedenen Ausgangsstellungen (s. Praktische Durchführung, III.). Die Übungen werden zunächst unter krankengymnastischer Kontrolle durchgeführt. Die Behandlungseinheiten sind zunächst zweimal wöchentlich 30 Minuten. Der Krankengymnast arbeitet ein Übungsprogramm für das Üben zu Hause aus.

Praktische Durchführung

Durchführungen der Übungen **jeweils 5-mal hintereinander** mit langsamer Geschwindigkeit.

I. Fixationsreize und Fixationsübungen zur Blickstabilisation: Die folgenden Übungen werden zunächst in **Rückenlage**, dann im **Sitzen** und schließlich im **Stand** in gleicher Weise durchgeführt. Einziges Hilfsmittel ist der linke oder rechte Daumen des Patienten, welcher als Fixationspunkt dient.

Ausführung:
- Fixierung eines Punktes (Gegenstand) im Abstand von mehr als 3 m,
- Fixierung eines Punktes (Gegenstand) näher als 3 m,
- Fixierung des eigenen Daumens bei ausgestrecktem Arm (Abb. 9.2-4a),
- Anschließend Bewegen und Verfolgen des Arms (Kopf bleibt in der Ausgangslage und wird nicht nachgeführt):
  - von links nach rechts (Abb. 9.2-4b),
  - von oben nach unten (Abb. 9.2-4c),
  - diagonal,
  - auf den Kopf zu.

Bei bettlägerigen Patienten: Mithilfe einer dünnen Schnur und eines liegenden Gegenstandes wird ein Pendel konstruiert und vor dem Patienten aufgehängt. Bei ruhendem Kopf werden die Pendelausschläge mit den Augen verfolgt (Training der schnellen Blick-Folge-Bewegung; Abb. 9.2-4d).

II. Kopfbewegungen unter Augenkontrolle: Folgende Übungen werden in **Rückenlage**, dann im **Sitzen** und schließlich im **Stand** ausgeführt:
- Fixierung des eigenen Daumens bei ausgestrecktem Arm in Augenhöhe, der Arm bleibt in dieser Position,
- Drehung des Kopfes:
  - von rechts nach links (Abb. 9.2-4e),
  - von oben nach unten (Abb. 9.2-4f1, f2),
  - Seitenneigung des Kopfes nach links (Abb. 9.2-4g) und rechts.

Die Augen bleiben dabei stets auf den Daumen gerichtet.
- **Sitz** vor dem Spiegel, dabei Bewegung des Kopfes (nach links und rechts, Kopfrotation), nach oben und unten (Extension/Flexion), Seitneigen links und rechts:
  - Verfolgen der Bewegungen mit den Augen im Spiegel,
  - Wechsel vom Sitz zum Stand vor dem Siegel unter Augenkontrolle.
- **Stand** vor dem Spiegel und unter Augenkontrolle durchführen:
  - Gewichtsverlagerung vor und zurück,
  - Gewichtsverlagerung seitlich von einem Bein zum anderen,
  - Einbeinstand links und rechts im Wechsel.

III. Schulung von Körpermotorik, Koordination und Körpergleichgewicht: In verschiedenen Ausgangsstellungen werden Koordinations- und Balanceübungen durchgeführt. Prinzipiell wird mit größter Unterstützungsfläche (Rückenlage) begonnen und mit kleiner Unterstützungsfläche (Stand) geendet.

Entsprechend einem **„mentalen Training"** wird dem Patienten die jeweilige Ausgangsstellung intensiv bewusst gemacht: Er schließt die Augen und macht sich die verschiedenen Auflageflächen seines Körpers auf der Unterlage und die momentane Anspannung der aktivierten Muskelgruppen intensiv bewusst. Hierzu gehört das Spürenlassen des Gewichtes der verschiedenen Körperabschnitte auf der Unterlage, das Spürenlassen der Position des Kopfes zum Rumpf, des Kopfes zu den

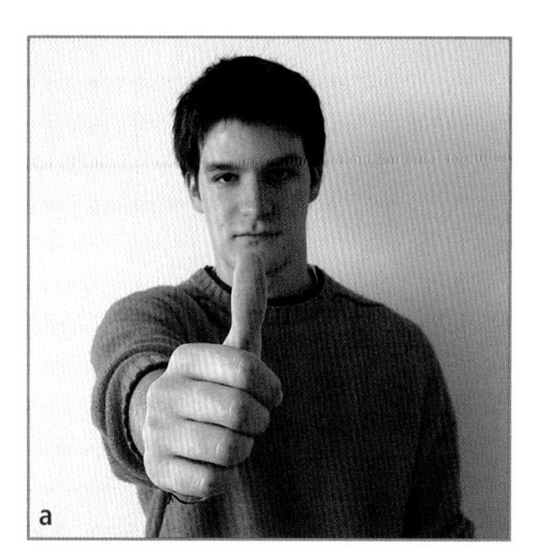

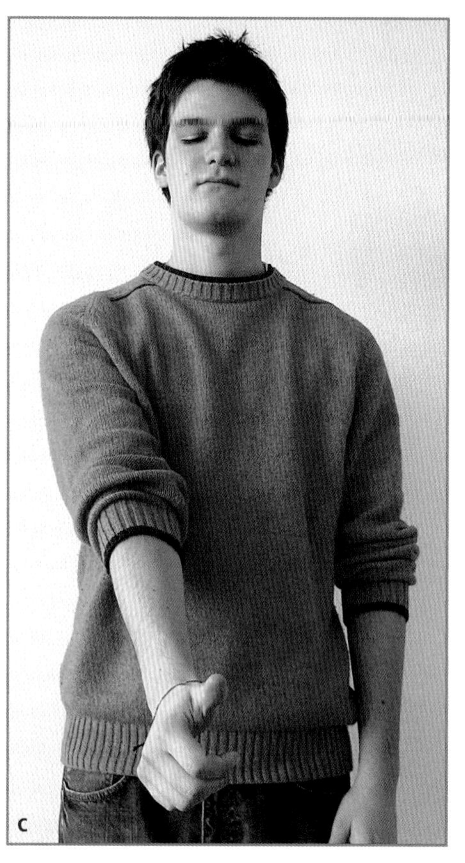

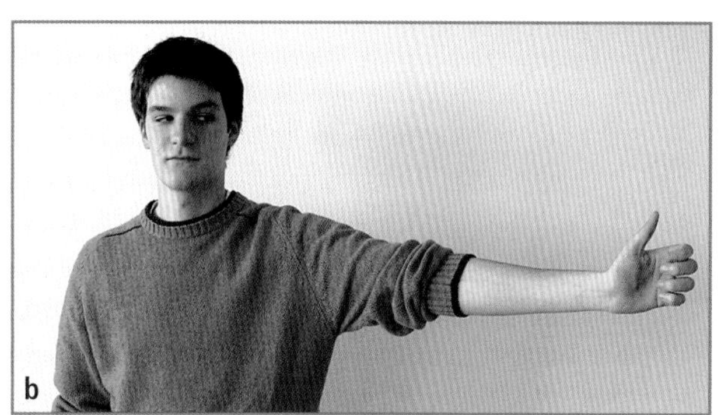

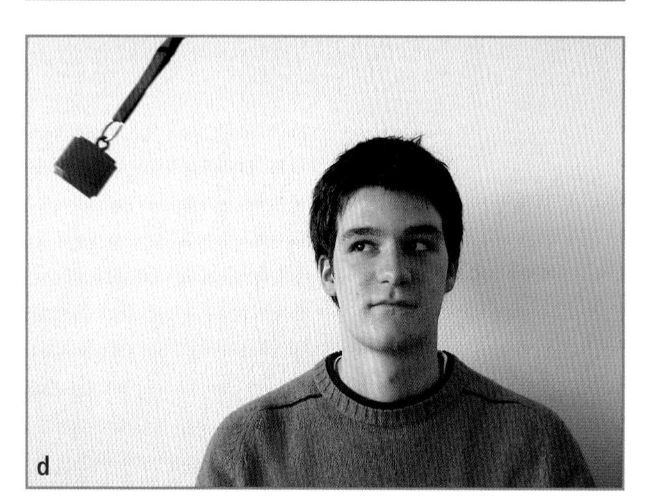

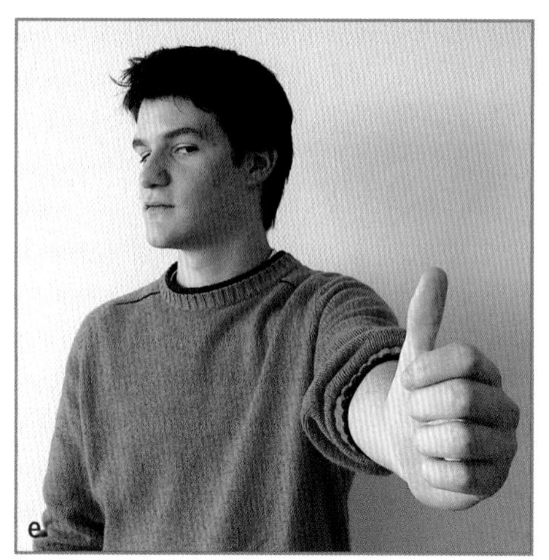

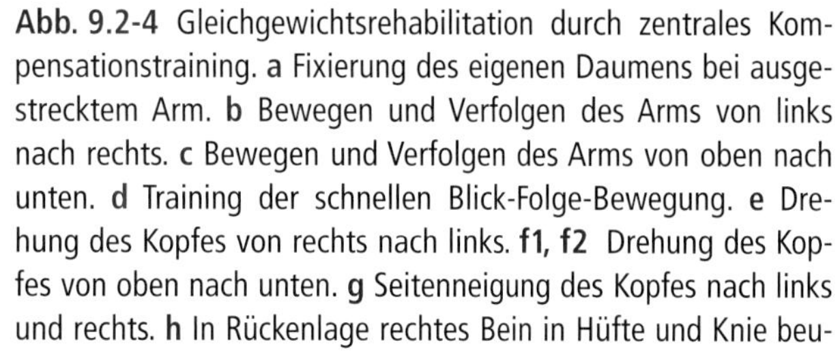

Abb. 9.2-4 Gleichgewichtsrehabilitation durch zentrales Kompensationstraining. **a** Fixierung des eigenen Daumens bei ausgestrecktem Arm. **b** Bewegen und Verfolgen des Arms von links nach rechts. **c** Bewegen und Verfolgen des Arms von oben nach unten. **d** Training der schnellen Blick-Folge-Bewegung. **e** Drehung des Kopfes von rechts nach links. **f1, f2** Drehung des Kopfes von oben nach unten. **g** Seitenneigung des Kopfes nach links und rechts. **h** In Rückenlage rechtes Bein in Hüfte und Knie beugen bis 90°, ablegen, entspannen, dann linkes Bein. **i** In Bauchlage Kopf abheben, dabei Nacken parallel zur Unterlage, bewusstes leichtes Drücken der Hände auf die Unterlage. **j** In Bauchlage Kopf abheben wie in i, den rechten Arm nach vorne bringen und zurück, ablegen, dann linker Arm. **k** Ellenbogenstütz aus Bauchlage, im Wechsel einen Arm nach vorne ausstrecken, während das Kinn leicht auf die Brust gezogen ist. **l** Im Vierfüßlerstand bleibt der Kopf mit dem Nacken parallel zur Unterlage.

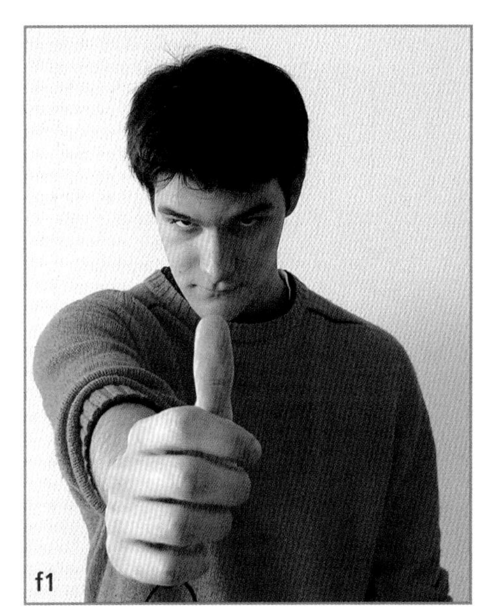
f1

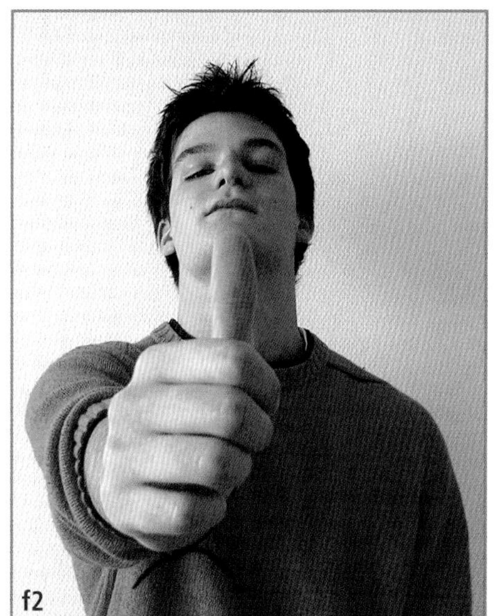
f2

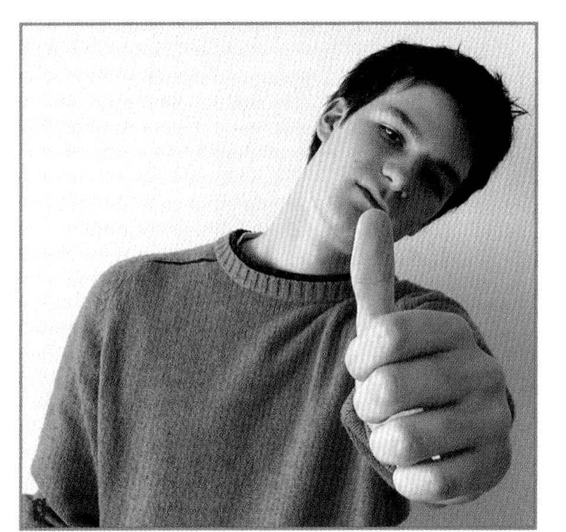

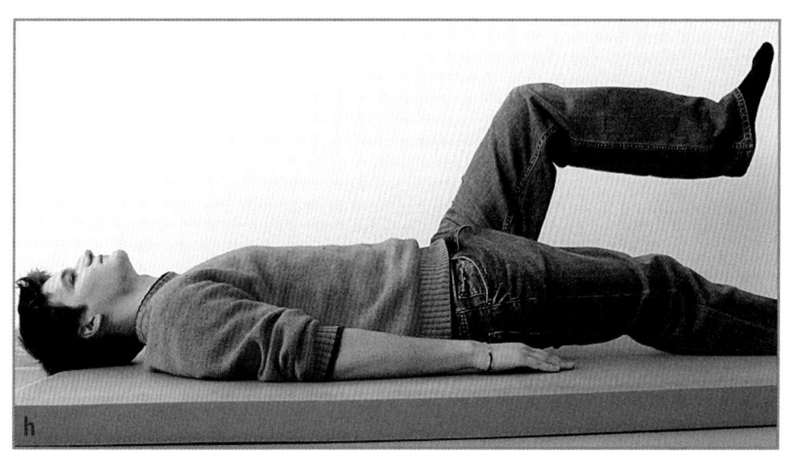
h

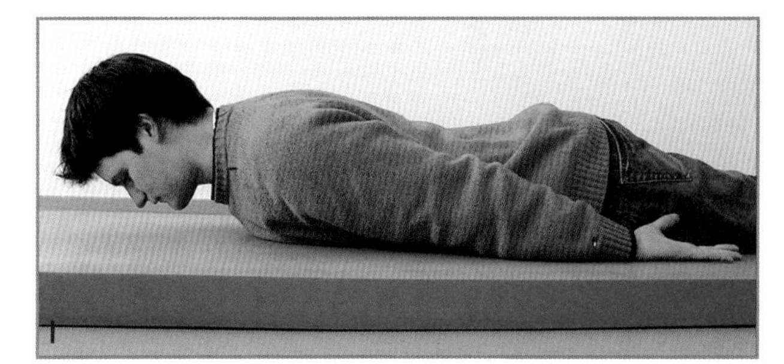
i

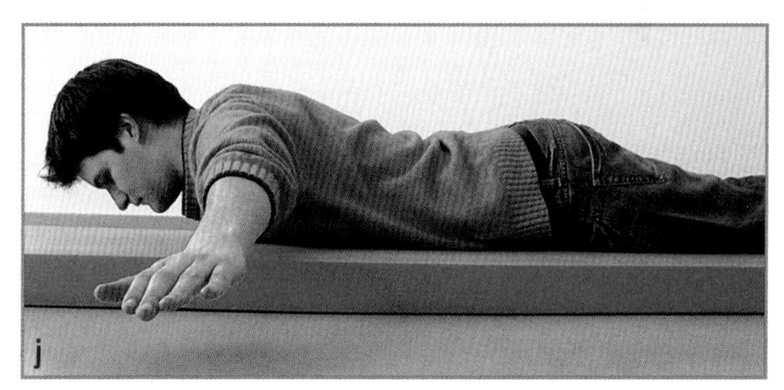
j

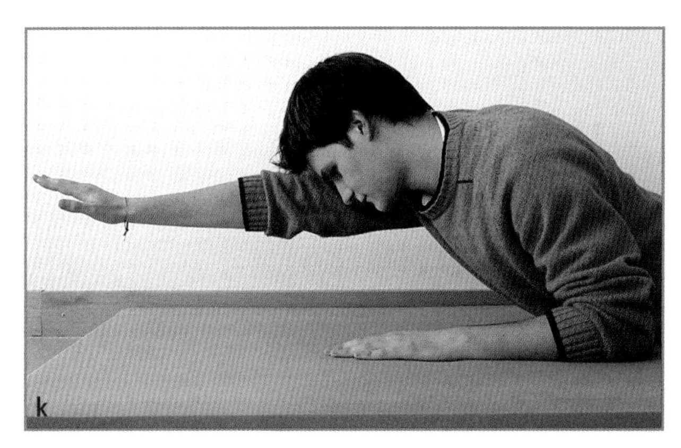
k

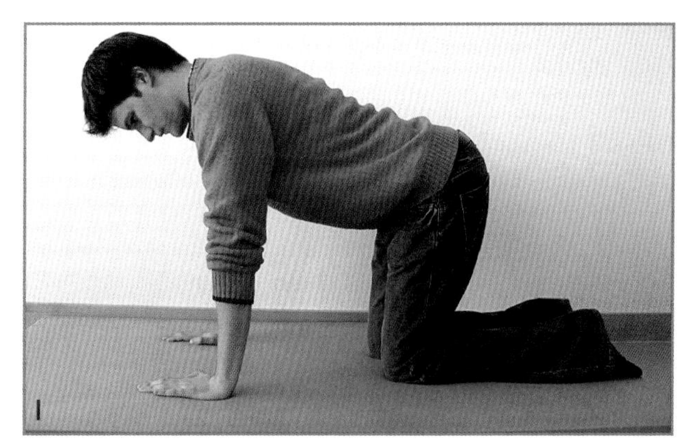
l

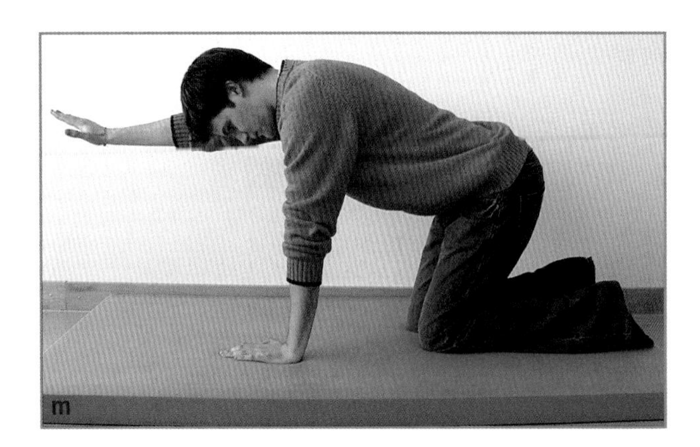

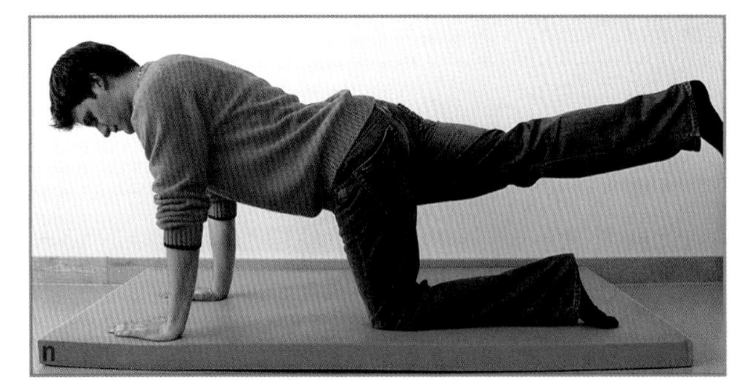

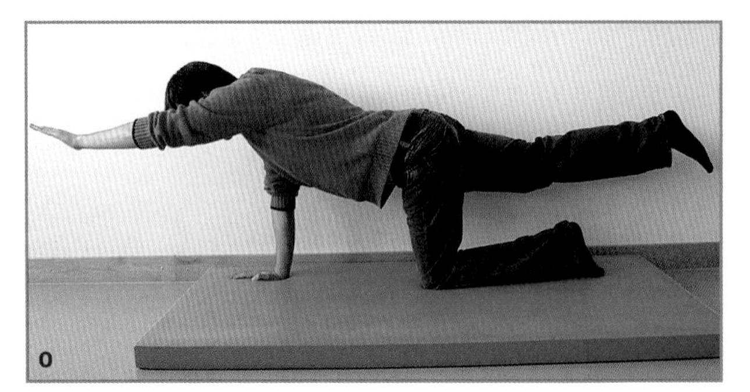

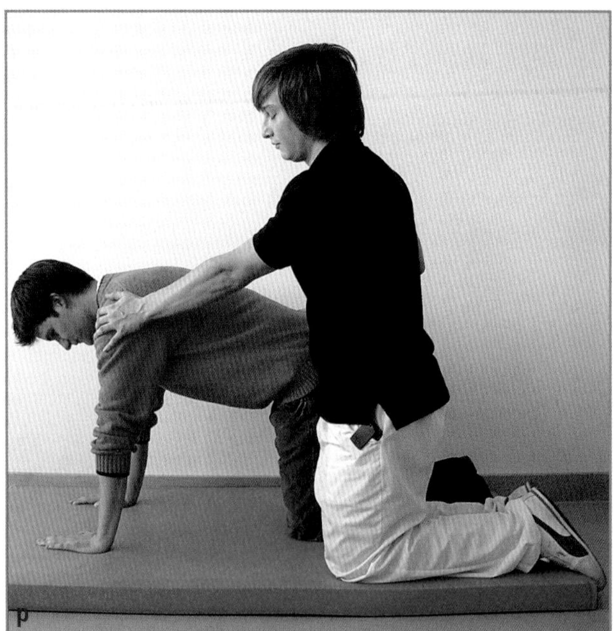

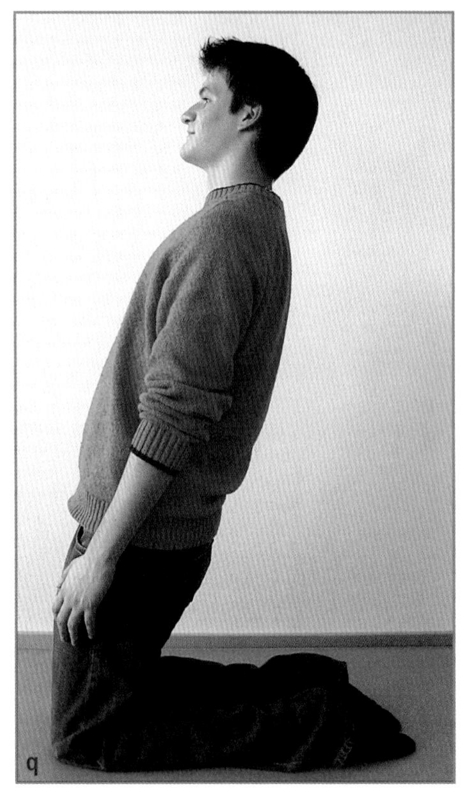

Abb. 9.2-4 m Im Vierfüßlerstand rechten Arm abheben, dabei bewusstes Wahrnehmen der Gewichtsverhältnisse über dem anderen Stützarm und den Beinen sowie der Aktivität der Nacken- und Rückenmuskulatur; dasselbe mit dem anderen Arm. **n** Im Vierfüßlerstand rechtes Bein abheben bis zur Horizontalen, Wahrnehmung der Gewichtsverlagerungen und der linken Aktivität der Rückenmuskulatur, dann linkes Bein. **o** Im Vierfüßlerstand rechten Arm und linkes Bein abheben, für 5 Sekunden halten und während dieser Zeit ausbalancieren, dann gleiche Übung mit den kontralateralen Extremitäten. **p** Bei krankengymnastischer Übung erfolgt im Vierfüßlerstand die Provokation von Gewichtsreaktionen durch leichtes „Schubsen" des Patienten durch den Therapeuten (Stabilisationsübungen). **q** Im Kniestand Gewichtsverlagerung nach rechts und links bzw. vor und zurück. **r** Im Kniestand beide Arme im Wechsel vor und hinter den Körper führen. **s** Im Kniestand Stabilisationsübung durch den Therapeuten. **t** Im Einbeinkniestand Gewichtverlagerungen vor und zurück. **u** Im Einbeinkniestand beide Arme im Wechsel vor und hinter den Körper führen.

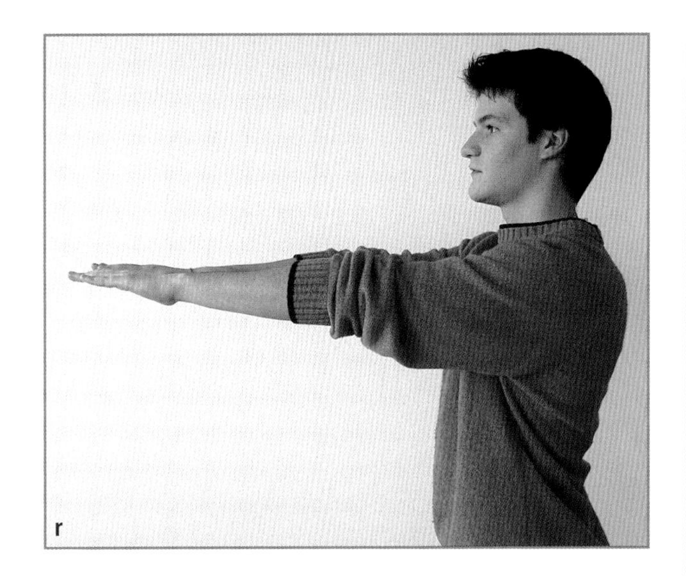
r

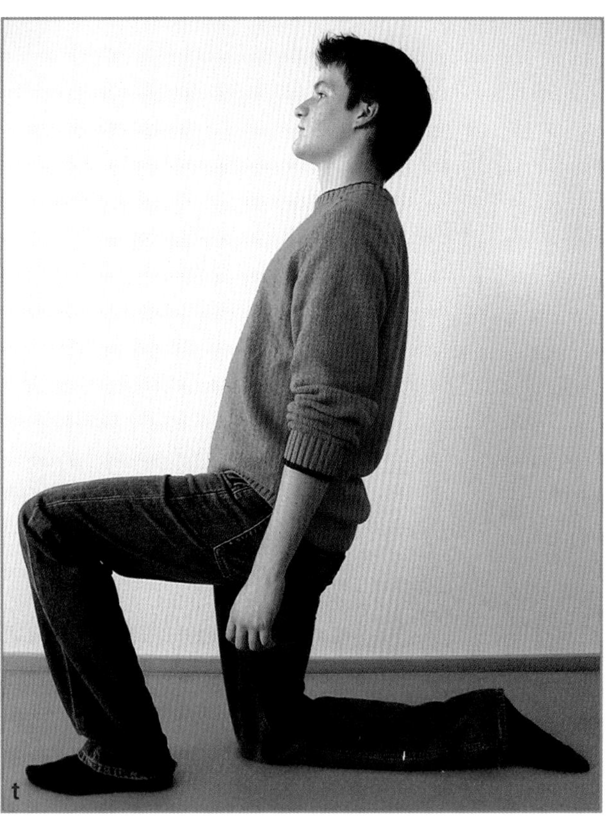
t

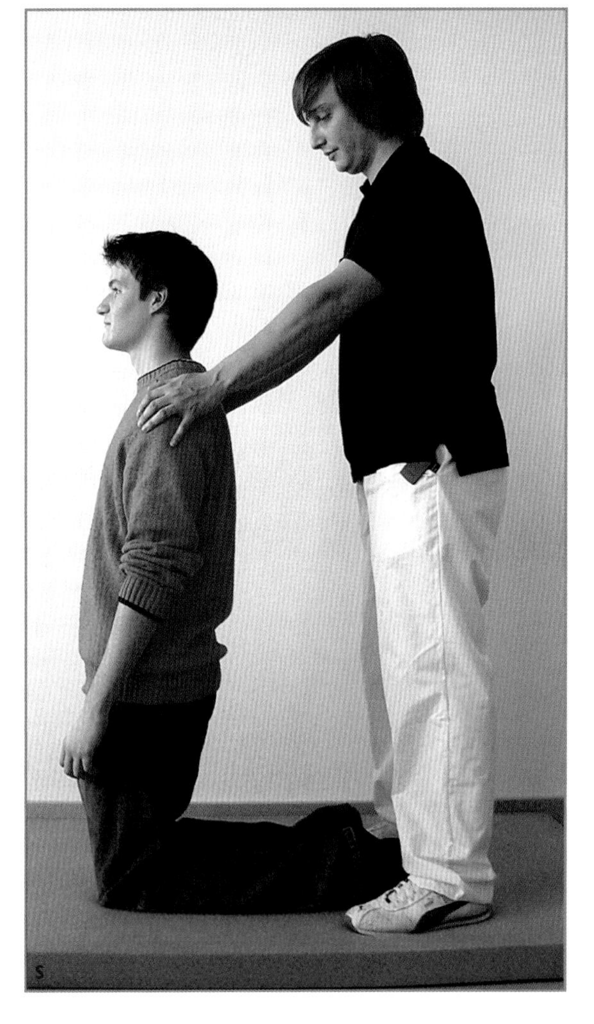
s

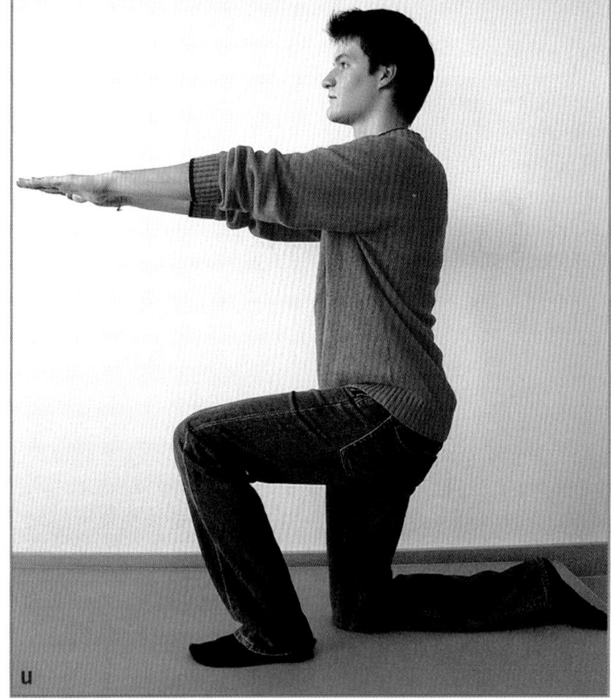
u

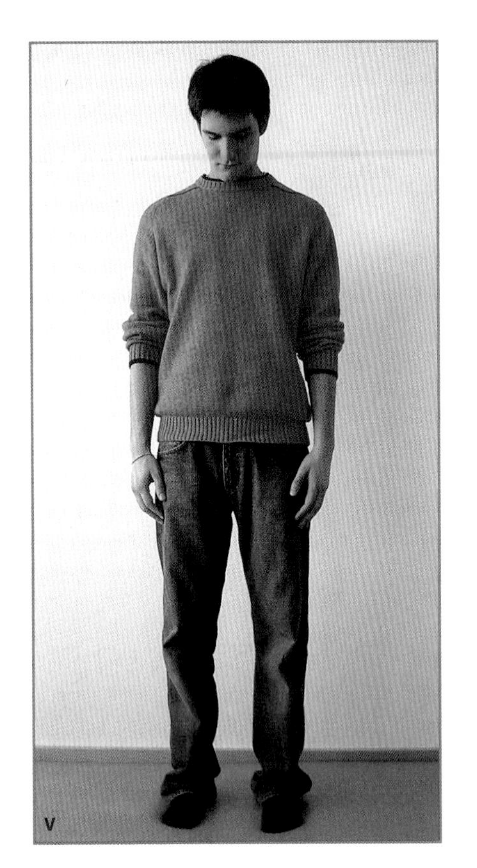

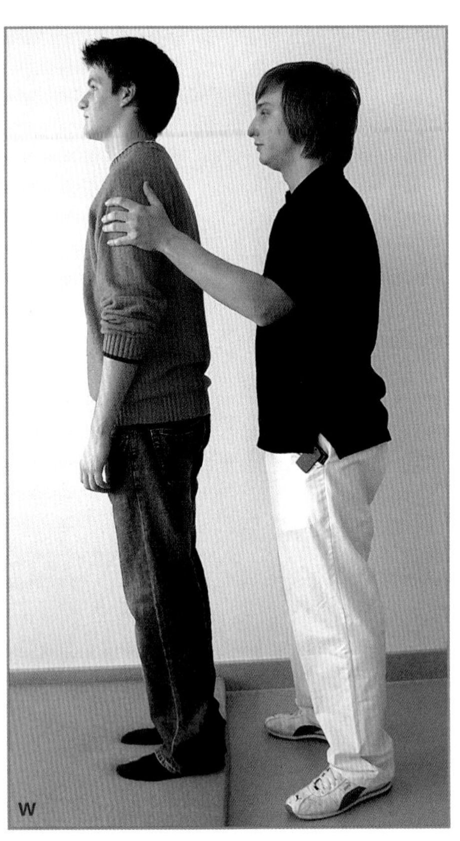

Abb. 9.2-4 **v** Im Stand wird zunächst die gleichmäßige Gewichtsverteilung auf beide Füße bewusst wahrgenommen. **w** Stabilisationsübungen durch den Therapeuten („schubsen") im Stand.

Schultern, des Kopfes zu den Armen sowie das Spürenlassen der Position des Rumpfes zu den Armen und zu den Beinen.

- **Rückenlage:** Bei **geschlossenen Augen** werden unter mentaler Kontrolle der wechselnden Stellung der Gelenke zueinander, des Widerlagers der Arme und des Gewichtes von Kopf und Schultern auf der Unterlage folgende Übungen ausgeführt:
  - rechter Arm nach oben und zurück, dann ablegen, dann linker Arm,
  - rechtes Bein in Hüfte und Knie beugen bis 90°, ablegen, entspannen, dann linkes Bein (Abb. 9.2-4h),
  - beide Beine anbeugen bis 90°, Arme sind seitlich abgelegt und stützen die Bewegung durch Druck nach unten, ebenso wird der Kopf leicht auf die Unterlage gepresst.
- **Bauchlage:** Die Arme liegen entspannt neben dem Körper:
  - Kopf abheben, dabei Nacken parallel zur Unterlage, bewusstes leichtes Drücken der Hände auf die Unterlage (Abb. 9.2-4i),
  - Kopf abheben wie oben, den rechten Arm nach vorne bringen und zurück, ablegen, dann linker Arm (Abb. 9.2-4j).

Die einzelnen Übungen werden jeweils 5-mal hintereinander mit langsamer Geschwindigkeit geübt.

- **Ellenbogenstütz aus Bauchlage:** Im Wechsel einen Arm nach vorne ausstrecken, während das Kinn leicht auf die Brust gezogen ist (Abb. 9.2-4k). Dabei spüren lassen, dass das Gleichgewicht auf den anderen Stützarm und die am Boden liegenden Beine verlagert wird.
- **Vierfüßlerstand:** Im Vierfüßlerstand bleibt der Kopf mit dem Nacken parallel zur Unterlage (Abb. 9.2-4l). Die Gewichtsverteilung ist gleichmäßig auf Händen und Knien. Bewusst wird die Aktivität der Rückenmuskulatur gespürt. Dann werden ausgeführt:
  - Gewichtsverlagerung von links nach rechts und umgekehrt,
  - Gewichtsverlagerung von vorne nach hinten,
  - rechten Arm abheben, dabei bewusstes Wahrnehmen der Gewichtsverhältnisse über dem anderen Stützarm und den Beinen sowie der Aktivität der Nacken- und Rückenmuskulatur; dasselbe mit dem anderen Arm (Abb. 9.2-4m),
  - rechtes Bein abheben bis zur Horizontalen, Wahrnehmung der Gewichtsverlagerungen und der linken Aktivität der Rückenmuskulatur, dann linkes Bein (Abb. 9.2-4n),
  - rechten Arm und linkes Bein abheben, für 5 Sekunden halten und während dieser Zeit ausbalancieren, dann gleiche Übung mit den kontralateralen Extremitäten (Abb. 9.2-4o).

Bei krankengymnastischer Übung erfolgt im Vierfüßlerstand die Provokation von Gewichtsreaktionen durch leichtes „Schubsen" des Patienten durch den Therapeuten (Stabilisationsübungen; Abb. 9.2-4p).

- **Kniestand:** Gewicht wird gleichmäßig über beide Knie korrigiert. Es erfolgen dann:
  - Gewichtsverlagerung nach rechts und links bzw. vor und zurück (Abb. 9.2-4q),
  - beide Arme im Wechsel vor und hinter den Körper führen (Abb. 9.2-4r),
  - Stabilisationsübung durch den Therapeuten (Abb. 9.2-4s),
  - Vorholen eines Beins.
- **Einbeinkniestand:** Ausbalancieren mit dem Einbeinkniestand und gleichmäßiges Verteilen des Gewichtes. Fünfmaliger Wechsel vom Kniestand zum Einbeinkniestand rechts und links:
  - Gewichtverlagerungen vor und zurück (Abb. 9.2-4t),
  - Stabilisierungsübungen durch den Krankengymnasten,
  - beide Arme im Wechsel vor und hinter den Körper führen (gegenläufig und gleichläufig; Abb. 9.2-4u),
  - Üben des Überganges vom Einbeinkniestand zum Stand.
- **Stand:** Zunächst wird die gleichmäßige Gewichtsverteilung auf beide Füße bewusst wahrgenommen (Abb. 9.2-4v). Dann erfolgen:
  - im Wechsel einen Fuß von der Unterlage abheben,
  - Arme im Wechsel vor und hinter den Körper führen, wechselseitig und gleichseitig,
  - mit geschlossenen Augen in die Hocke gehen und wieder hochkommen,
  - Seitwärtsgang mit geschlossenen Augen links und rechts,
  - Rückwärtsgang mit geschlossenen Augen,
  - auf die Zehenspitzen stellen, dann auf Zehenspitzen seitwärts und rückwärts gehen mit geschlossenen Augen.
- **Gangübungen:**
  - Balancieren auf dem am Boden liegenden Seil,
  - Balanceübungen und Gehen auf weicher Unterlage (z. B. Matratze),
  - **mit dem Therapeuten:** Gehen auf gerader Strecke und auf Zuruf schnelles Umdrehen und Weitergehen in entgegengesetzter Richtung, Zuruf, schnelles Umdrehen usw.
- **Erweitertes Trainingsprogramm:**
  - Übungen auf dem Schaukelbrett mit geschlossenen und offenen Augen,
  - kontrolliertes Drehen im Kreis links, Stehen, dann rechts,
  - **mit dem Therapeuten:** auf dem Drehstuhl sitzend wird der Patient gedreht, plötzliches Stoppen, dann Fixationsübungen mit den Augen,
  - **empfohlene Sportarten:** Tischtennis, Ballsportarten, Gesellschaftstanz.

Fahrtauglichkeit bei Gleichgewichtsstörungen
(nach: Bundesminister für Verkehr (Hrsg). Krankheit und Kraftverkehr. Gutachten des Gemeinsamen Beirats für Verkehrsmedizin. 1996)
Wer unter ständigen oder anfallsweise auftretenden Störungen des Gleichgewichts leidet, ist zum Führen von Kraftfahrzeugen aller Klassen ungeeignet.
Fehlen subjektive Erscheinungen oder spontane bzw. Provokationssymptome, die auf das Vorliegen solcher Erscheinungen schließen lassen, so bedeuten positive Befunde bei der experimentellen Prüfung (rotatorische und kalorische Vestibularisprüfungen) zumindest eine Störung des Gleichgewichts unter erschwerten Bedingungen (Fahren einspuriger Kraftfahrzeuge!).
Fehlen bei Störungen des Gleichgewichtssinnes subjektive Erscheinungen oder Provokationssymptome, so verringert sich die Gefahr ganz erheblich. Im gewöhnlichen Lebens- und Leistungsbereich werden Menschen mit lediglich positiven Befunden bei der experimentellen Prüfung (rotatorische und kalorische Vestibularisprüfung) im Allgemeinen unauffällig sein. Dennoch ist die Leistungsfähigkeit des Gleichgewichtssinnes herabgesetzt, wie sich unter erschwerten Bedingungen bei Gleichgewichtsuntersuchungen, z. B. mit geschlossenen Augen oder auf dem Wackelbrett, leicht nachweisen lässt. Sofern also mit erschwerten Leistungsanforderungen im Straßenverkehr zu rechnen ist, können auch Störungen des Gleichgewichts auftreten (z. B. Fahren einspuriger Fahrzeuge bei Nacht). Die Beurteilung wird unter Berücksichtigung der gesamten Sachlage nur im Einzelfall erfolgen können.
Man muss davon ausgehen, dass sich LKW-Fahrer und Berufskraftfahrer durch Tages- und Nachtfahrten vielen Gefahren aussetzen, dass die Kontrolle über einen störungsfreien Lauf der Maschine zumindest eingeschränkt ist und dass wegen all dieser Gründe die speziellen Kompensationsleistungen zur sicheren Teilnahme am motorisierten Straßenverkehr über die Einstellung des optischen Systems voll entwickelt sein sollten, bevor die Fahrer diese Belastungen übernehmen.

Toxischer und medikamentös bedingter Schwindel

Möglichkeiten und Ursachen sind (s. Kap. 9.3, Abschn. Entzündungen, Intoxikationen, S. 161):

- toxische Chemikalien,
- Endotoxine (s. Tab. 9.3-3, S. 162),
- toxische Arzneimittel (s. Tab. 9.3-3, S. 162) oder
- unspezifische Arzneimittelnebenwirkungen.

Bei einigen Medikamenten erklärt sich der Schwindel über deren Hauptwirkung: Antihypertonika und Antiarrhythmika können über eine zu starke Blutdrucksenkung oder durch die Auslösung von Bradykardien Schwindel auslösen. Einige Substanzen (z. B. Beta-Blocker) wirken auch direkt negativ inotrop auf das Herz. Diuretika können durch Blutdrucksenkung oder Elektrolytverschiebungen ebenfalls zu Schwindelbeschwerden führen. Antidiabetika beinhalten das Risiko von symptomatischen Hypoglykämien.

Schwindel als unspezifische Nebenwirkung tritt gehäuft unter der Therapie mit zentralwirksamen Medikamenten aus der Gruppe der Sedativa (Barbiturate, Benzodiazepine), Neuroleptika, trizyklischen Antidepressiva (häufig!), MAO-Hemmern und Antiepileptika sowie zentralwirksamen Analgetika (Opiate) auf.

Die Akutbehandlung mit bestimmten Antibiotika (z. B. Gyrasehemmer, Sulfonamide, Metronidazol) kann ebenfalls zu passagerem Schwindel führen. Hierbei handelt es sich jedoch um eine unspezifische Nebenwirkung, die auch für weitere häufig verordnete Medikamente, z. B. H_2-Blocker, Östrogene und Östrogen-/Gestagen-Kombinationen beschrieben ist.

Die auch heute noch zur stationären Therapie von schweren Infektionen eingesetzten Aminoglykoside wirken direkt vestibulo- bzw. ototoxisch und verursachen trotz der heute üblichen Überwachung der Serumkonzentration gelegentlich doppelseitige Vestibularisausfälle, die auch mit Hörstörungen einhergehen können. Auch Endotoxine, Zytostatika (Cisplatin), Schleifendiuretika und gewerbliche Noxen (Schwermetalle, Kohlenwasserstoffe) können vestibulotoxisch wirksam sein.

Therapie

Bei toxischen Chemikalien, Endotoxinen und toxischen Arzneimitteln: Karenz bzw. Antidot (s. endogen und exogen toxische Schäden des Innenohrs, Kap. 9.3, Abschn. Entzündungen, Intoxikationen, S. 162).

Bei unspezifischen Arzneimittelnebenwirkungen: Das auslösende Medikament sollte nach Möglichkeit eliminiert und durch ein anderes Präparat ersetzt werden. Auch dies sollte durch den jeweils zuständigen Fachkollegen erfolgen. Vor allem ältere Patienten können auf die Änderung ihrer gewohnten Medikation mit unerwarteten Symptomen reagieren, sodass eine sorgfältige Überwachung geboten ist.

9.3 Kombinierte vestibulo-kochleäre Läsionen

Morbus Menière (Menière-Syndrom)

R. Laszig

Der Symptomkomplex umfasst die Trias anfallsweise einsetzender Drehschwindel mit meist einseitigem Tinnitus und Hörminderung. Dabei können Anfälle mit Ohrgeräuschen und Schwerhörigkeit den Schwindelanfällen um Monate bis Jahre vorausgehen.
Durch eine Fehlregulation der Rückresorption der Endolymphe des Innenohrs durch Aquaporine im Saccus endolymphaticus soll es zunächst zu einem chronischen Endolymphhydrops und dann im Anfall zur vorübergehenden Öffnung der Zonulae occludentes (tight junctions) zwischen Endo- und Perilymphraum und zur Vermischung der K^+-reichen Endo- mit der K^+-armen Perilymphe kommen. Hieraus entsteht eine Kaliumintoxikation mit einer Dauerdepolarisation der Haarzellen und der afferenten Neurone des N. vestibulocochlearis. Neben den drei Kardinalsymptomen treten im Anfall oder kurz danach ein Spontannystagmus zur gesunden Seite und eine kalorische Untererregbarkeit des betroffenen Labyrinths auf. Im Reintonaudiogramm ist zunächst eine im Tieftonbereich betonte Innenohrschwerhörigkeit, die später in eine pankochleäre Form übergeht, typisch. In überschwelligen Hörprüfungen ist ein positives Recruitment nachzuweisen.

Therapie

Im Anfall sollte der Patient Bettruhe einhalten und eine symptomatische antiemetische und antivertiginöse Therapie (z. B. mit Atropin und/oder Vomex A® und/oder Dogmatil® sowie Valium®) durchgeführt werden (Dosierungen s. Tab. 9.3-1). Kann der Anfall nicht kupiert werden, kommt Fentanyl infrage (Tab. 9.3-1).
Erholt sich das Hörvermögen nach dem Anfall nicht, folgt ein Dehydratationstest nach Klockhoff (s. Kap. 9.1, Meth. 9.1-7, S. 118), falls der Test negativ ausfällt, eine Anschlusstherapie wie beim Hörsturz (s. Kap. 9.1, Abschn. Kochleäre Schwerhörigkeit, S. 114) oder bei positivem Test die Dehydratationstherapie nach dem Vollrath-Schema (Tab. 9.3-2).
Im anfallsfreien Intervall wird eine mehrmonatige Langzeittherapie mit Betahistin (Vasomotal®, Aequamen® forte, 3 × 1 Tbl./d) eingeleitet.
Bei bleibendem Vestibularisausfall ist eine Selbst-Habituationstherapie (s. Kap. 9.2, Patienteninformation „Selbsttraining Unter-/Übererregbarkeit", S. 150) nach Counseling (s. Kap. 9.2, Patienteninformation „Counseling Aktive Habituation", S. 148) zweckmäßig. Liegt eine zusätzliche **Funktionsbehinderung der Halswirbelsäule** vor, kann eine krankengymnastische Übungsbehandlung (s. Kap. 12, Meth. 12-1, S. 182) hilfreich sein.
Bei gehäuften Anfällen trotz konservativer Therapie empfiehlt sich die operative Dekompression des Saccus endolymphaticus oder eine Saccotomie.
Bei persistierendem Schwindel und insgesamt schlechtem Hörvermögen kann eine medikamentöse Ausschaltung des vestibulären Teils des Labyrinths durch ein vestibulotoxisches Aminoglykosid (Gentamicin) erfolgen, das direkt (Abb. 9.3-1) oder mittels eines Paukenröhrchens ins Mittelohr injiziert wird. Die Behandlung erfolgt grundsätzlich individuell und nur, bis subjektiv Schwindel oder ein Spontannystagmus zum gesunden Ohr hin auftritt oder die Knochenleitung des behandelten Ohrs abfällt (Behandlungsschema s. Meth. 9.3-1, S. 160). Die Behandlung wird aufgrund dieser Zeichen beendet. Um Schädigungen an der Cochlea frühzeitig zu erfassen, wird eine tägliche audiologische und Nystagmuskontrolle gefordert.
Bei Versagen der bisher genannten Behandlungsmöglichkeiten wird man in verzweifelten Fällen als Ultima Ratio eine selektive Vestibularisneurektomie oder bei ertaubtem Ohr eine totale Labyrinthektomie erwägen. Beide Eingriffe müssen sehr gut überlegt und mit den möglichen Komplikationen und auch frustranen Ergebnissen präoperativ mit dem Patienten diskutiert werden.

Prognose

Während nach den ersten Attacken noch eine Restitutio ad integrum erwartet werden darf, ist im weiteren Krankheitsverlauf mit einer zunehmend permanenten Schwerhörigkeit zu rechnen.

Tab. 9.3-1 Therapeutisches Vorgehen beim Menière-Anfall.

- 0,5 mg Atropin, langsam i. v. (Pulskontrolle)
- 0,5 mg Atropin/500 ml NaCl 0,9 % über 1 Std.

Wenn nach 30 min keine eindeutige Besserung:

- 2 ml Sulpirid (Dogmatil®), i. m., Navoban® 5 mg, langsam i. v.

Wenn nach 30 min keine eindeutige Besserung:

- 2 ml Droperidol + Fentanyl (z. B. Fentanyl®-Janssen), langsam i. v. (über mind. 3 min, Bettruhe, Monitoring)

Tab. 9.3-2 Dehydratationstherapie nach Vollrath et al.

Tage 1–3	250 ml Osmofundin® 15 %, Osmosteril® 20 % über 2 Std., dann 500 mg Acetazolamid (Diamox®) i. v.
Tage 4–11	250 mg/d Acetazolamid (Diamox®) oral **nach jeder Diamox®-Injektion:** am folgenden Tag früh Elektrolyte und Blutbildkontrolle (Cave: Hypokaliämie, ggf. K^+-Substitution oral) kontraindiziert bei Niereninsuffizienz!

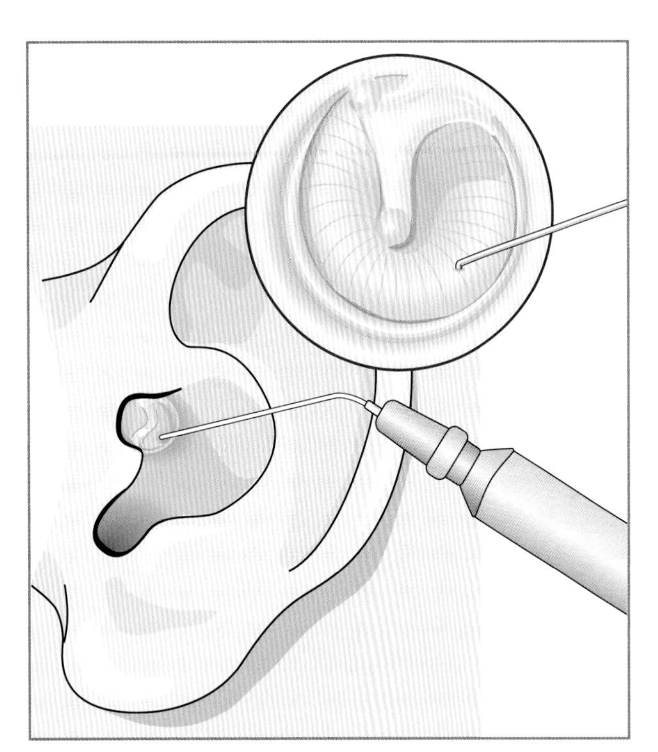

Abb. 9.3-1 Gentamicin-Injektion.

Nach einer völligen Zerstörung des Labyrinths sistieren die Anfälle, man spricht dann von einer „ausgebrannten“ Erkrankung.

Im Anfall: Mit der Rückbildung der akuten Schwindelbeschwerden kann unter Behandlung nach Tab. 9.3-1 und 9.3-2 (S. 159) in den ersten Stunden gerechnet werden. Hörminderung oder Tinnitus lassen sich nach den ersten Anfällen meist gut beherrschen, persistieren jedoch im weiteren Krankheitsverlauf.

Im anfallsfreien Intervall bei bleibendem Vestibularisausfall: In der Mehrzahl der Fälle ist eine Verringerung der Anfallshäufigkeit zu erwarten.

Bei Saccus-Dekompression/Saccotomie: Bei korrekter Durchführung wird in 50–80 % der Fälle ein Sistieren der Schwindelanfälle für mindestens 1 Jahr erreicht. Tinnitus, Druckgefühl und Gehör lassen sich dabei kaum beeinflussen. Eine Ertaubung als Operationsfolge ist ungewöhnlich.

Bei Gentamicin-Therapie: In mehr als zwei Dritteln der Fälle kann mit einer Besserung der Schwindelbeschwerden sowie einem positiven Einfluss auf Tinnitus und Druckgefühl gerechnet werden. Eine Ertaubung als Nebenwirkung ist sehr selten.

Bei Labyrinthektomie: Eine Ansprechrate um 90 % sowie eine Verminderung von Tinnitus und Druckgefühl können erwartet werden, was jedoch mit dem Risiko des Auftretens einer Fazialisparese, einer Ertaubung oder einer Liquorfistel erkauft wird.

Außerdem tritt postoperativ ein lang anhaltender Schwindel auf, der Folge des Labyrinthausfalls ist. Während er bei Patienten unter 50 Jahren innerhalb von etwa 6 Monaten kompensiert wird, dauert dies bei älteren Patienten zumeist länger. Die Folge ist eine dauernde Gangunsicherheit.

Prophylaxe

Unsichere Therapieformen: Inwieweit diätetische Vorschriften (kochsalzarme Kost, kein Alkohol oder Coffein) und die Vermeidung von Stress, Nikotin und Kälteexposition die Frequenz der Anfälle vermindern, ist unsicher. Ebenso konnte die Effektivität der Stellatumblockade nicht ausreichend gesichert werden.

Zur Frage der Fahrtauglichkeit s. Kap. 9.2, Kasten „Fahrtauglichkeit bei Gleichgewichtsstörungen“, S. 157.

Meth. 9.3-1 Anwendungsschema der intratympanalen Gentamicinbehandlung (mod. nach Lange) (Abb. 9.3-1)

Die intratympanale Injektion von Gentamicin hat eine selektive Schädigung des vestibulären Anteils des Innenohrs zum Ziel. Eine Schädigung des cochleären Anteils des Labyrinths sollte so gut wie möglich vermieden werden. Aus diesem Grund sollte zwischen den einzelnen Applikationen des ototoxischen Medikaments Gentamicin jeweils eine Woche Abstand gewährt werden, um dem Innenohr eine Erholungszeit zu geben.

Eine Injektionsserie besteht aus maximal 3 Injektionen. Tritt zwischenzeitlich ein Kriterium für das Therapieende (s. u.) auf, wird vorzeitig abgebrochen. Vor der 2. und 3. Injektion wird deshalb die Schwindelanamnese für die Zwischenzeit erfasst. Liegt kein Kriterium für das Therapieende vor, erfolgt die 2. bzw. 3 Injektion.

Injektionstechnik: Nach Lokalanästhesie (Auflage von mit 1 %igem Xylocain® getränkter Watte auf das Trommelfell für ca. 10 min) Gentamicin (Refobacin® 40 mg, 1 Amp = 1 ml = 40 mg), 0,3 ml über eine überlange Nadel (Kanüle für Spinalanästhesie 0,5 × 90 mm, Spinocan, Fa. B. Braun, oder BD YALE Spinal) durch den vorderen unteren Quadranten injizieren, die Flüssigkeit steigt hinter dem Trommelfell auf. Nicht alle Paukenhöhlen fassen 0,3 ml. Nach Injektion 30 min Seitenlage auf der gesunden Seite.

- 1. Tag: Injektion von 0,3 ml Gentamicin in die Paukenhöhle (s. o.)
  Therapiepause, Zwischenanamnese: falls positiv, Therapieende
- 7. Tag: falls Zwischenanamnese negativ: Audiogramm und 2. Injektion (wie oben)
  Therapiepause, Zwischenanamnese: falls positiv, Therapieende
- 14. Tag: falls Zwischenanamnese negativ: Audiogramm und 3. Injektion (wie oben)

Tägliche Kontrolle:

- Frage nach Schwindel, Drehschwindelanfällen,
- Suche nach Spontannystagmus (Frenzel-Brille).

▼

Therapieende:
- wenn Ausfallnystagmus mit Schwindel auftritt (Spontannystagmus ins nicht therapierte Ohr),
- bei Absinken der Knochenleitung im therapierten Ohr,
- wenn Schwindel anderer Qualität als vor der Therapie auftritt,
- wenn 3 Injektionen gegeben wurden.

Erneute Injektionsserie: Wenn nach Therapieende kein zufriedenstellendes Ergebnis erzielt und das Hörvermögen nicht beeinträchtigt wurde, kann nach 3 Monaten eine erneute Injektionsserie durchgeführt werden.

Morbus Menière und HWS-Syndrom

R. Laszig und E. Biesinger

Beim Morbus Menière spielt die Halswirbelsäule ursächlich keine Rolle. Ein HWS-Syndrom kann jedoch zu Verschlimmerung der Schwindelsymptomatik beitragen. Gerade im Anfangsstadium der Erkrankung und bezüglich der Anfallshäufigkeit ist eine günstige Beeinflussung zu beobachten, wenn gleichzeitig vorhandene funktionelle Störungen der Halswirbelsäule beseitigt werden. Meist handelt es sich dabei um funktionelle Störungen im Bereich der Kopfgelenke (zwischen Occiput und Axisgelenken).

Therapie

Zusätzlich zur spezifischen Menière-Therapie (s. S. 159) Verordnung von Krankengymnastik mit Eisauflage, gegebenenfalls manuelle Therapie (s. Kap. 12, Meth. 12-1, S. 182). Kurzzeitig Zervikalstütze.

Prognose

Unter Umständen bei geeigneter Behandlung günstige Beeinflussung des Schwindels durch die Wiederherstellung einer normalen Wirbelsäulenfunktion.

Lermoyez-Syndrom

R. Laszig

Diese seltene Variante des M. Menière geht mit einer Hörverbesserung im Anfall einher („la vertige qui fait entendre").

Therapie

Details s. Menière-Therapie (S. 159).

Prognose

Details s. M. Menière (S. 159), Übergangsformen sind möglich.

Entzündungen, Intoxikationen

F. Zanetti

Zoster oticus

Der Zoster oticus beruht auf der Reaktivierung einer Infektion mit dem Varicella-Zoster-Virus.

Therapie

Zusätzlich zu den in Kap. 7, Abschn. Entzündungen, S. 73, gegebenen Therapiehinweisen kann eine antibiotische Therapie mit einem liquorgängigen Antibiotikum (z. B. Cotrim®) zur Vermeidung einer bakteriellen Superinfektion erfolgen.

Grippe-, Masern-, Adeno-, Coxsackieviruslabyrinthitis, virogene seröse Labyrinthitis

Therapie

Keine kausale Therapie möglich. Die Organbehandlung erfolgt wie in Kap. 7, Abschn. Entzündungen, S. 73. Zusätzlich kann eine antibiotische Therapie mit einem liquorgängigen Antibiotikum (z. B. Cotrim®) zur Vermeidung einer bakteriellen Superinfektion erfolgen.

Prognose

Mit bleibenden Innenohrschäden muss gerechnet werden.

Mumpslabyrinthitis

Als Mumpslabyrinthitis wird eine seröse Labyrinthitis durch Mumpsinfektion bezeichnet, die häufige Ursache einer frühkindlichen einseitigen Ertaubung ist.

Therapie

Keine kausale Therapie möglich. Symptomatische Organbehandlung wie beim Hörsturz (s. Kap. 9.1, Abschn. Kochleäre Schwerhörigkeit, S. 114). Auch bei Nachweis einer frischen Infektion (Nachweis von IgM-Antikörpern) kann eine Behandlung mit β-Interferon (Fiblaferon®) allgemein nicht empfohlen werden. Zusätzlich kann eine antibiotische Therapie mit einem liquorgängigen Antibiotikum (z. B. Cotrim®) zur Vermeidung einer bakteriellen Superinfektion erfolgen.

Prognose

Mit bleibenden Innenohrschäden muss gerechnet werden.

Tab. 9.3-3 Oto- und vestibulotoxische Substanzen (nach P.K. Plinkert).

Exogene Noxen	
Medikamente	
Aminoglykosid-Antibiotika	k, v
Tuberkulostatika	k, v
Antikonvulsiva (Carbamazepin, Phenytoin)	k, v
Barbitursäure	v
Chinin	k, v
Diuretika (Furosemid, Etacrynsäure)	k, v
Morphin, Opioide	v
Salicylate	k, v
Thioharnstoff	k, v
Tranquilizer (Tofranil®)	v
trizyklische Antidepressiva	v
Schwermetalle und verwandte Substanzen	
Cadmium/Quecksilberverbindungen	k, v
Arsen	k, v
Inhalationsnoxen	
Acrylnitril	k, (v)
Aminobenzol	k, v
Ammoniak	k, (v)
Anilin	k, (v)
Nitrobenzol	k, v
Chlorwasserstoff	k, (v)
Chromdioxid	k, (v)
CO	k, (v)
Methylalkohol	k, (v)
Methylaktylan	k, (v)
Methylchlorid	k, (v)
Pestizide	k, (v)
Pyridil	k, (v)
Schwefeldioxid	k, (v)
Schwefelkohlenstoff	k, (v)
Tetrachlorkohlenstoff	k, (v)
Trichloräthylen	k, (v)
Sonstige	
Alkohol	v
Nikotin	k, (v)
Endogene Noxen	
Viren und Bakterientoxine	
(Botulismus, Typhus, Diphtherie, Scharlach, Röteln, Mumps, Masern, Malaria, Milzbrand, Brucellose, Pocken, Zoster, Grippe, Adeno-/Coxsackie-Viren)	k, v
Fleckfieber	k
Sonstige	
Urämie, Hyperglykämie	k, v
Hypothyreose	k
Ikterus	k

k = kochleäre Schädigung; v = vestibuläre Schädigung.

Endogene Toxinschäden des Innenohrs

Ursachen endogener Toxinschäden des Innenohrs sind u.a. hämatogen verbreitete Toxine von Bakterien sowie Stoffwechseltoxine (z.B. Urämietoxine) (s. Tab. 9.3-3).

Therapie

Behandlung der Grundkrankheit (z.B. Dialyse bei Urämie).

Prognose

Trotz adäquater Behandlung sind bleibende Schäden möglich.

Exogene Toxinschäden des Innenohrs, Ototoxizität

Symptome des toxischen Innenohrschadens sind Tinnitus (nicht selten erstes Symptom), Hörverlust (reine Schallempfindungsschwerhörigkeit) und Schwindel, wobei eine Monosymptomatik häufig ist.
Ursachen sind exogene toxische Substanzen bei beruflicher Exposition (z.B. Schwermetalle, Kohlenmonoxyd, Lösungsmittel), Nikotin sowie einige Arzneimittel (Tab. 9.3-3). Die bedeutendsten ototoxischen Arzneimittel sind die Aminoglykosid-Antibiotika (auch als Ohrentropfen ototoxisch, wenn die Paukenhöhle zugänglich ist!), Zytostatika (z.B. Cisplatin) und Schleifendiuretika sowie Chinin und Salicylate. Bei einer Kombination von Aminoglykosiden mit Schleifendiuretika ist eine Potenzierung der ototoxischen Wirkung zu erwarten.

Therapie

Bei Vergiftungen mit Cadmium, Gold, Kobalt, Kupfer, Quecksilber, Zinn und Zink: Penicillamin, z.B. Metalkaptase®, 150–600 mg/d auf mehreren Dosen verteilt p.o. für 10 d.
Bei Bleivergiftung (Innenohrtoxizität ist umstritten): Sofortige Karenz. Gabe eines Antidots (1. Wahl: DMPS [2,3-Dimercaptopropyl-1-sulfonat], z.B. Dimaval®, MERCUVAL®), bei akuter Intoxikation 1,2–2,4 g/d in ca. 12 Einzeldosen p.o., bei chronischer Intoxikation 300–400 mg/d. 2. Wahl: Penicillamin.
Zusatztherapie bei Schwindel s. Kap. 9.2, S. 145.
Bei Kohlenmonoxydvergiftung: Rascher Transport in CO-freie Luft. Zufuhr von reinem Sauerstoff oder Carbogen (95 % O_2, 5 % CO_2) zur Anregung des Atemzentrums. Rascheste Beseitigung der Vergiftungssymptome ist möglich durch Sauerstoffatmung im Überdruck (Sauerstoff-Druckkammer, O_2-Maske).
Bei Lösungsmittelvergiftung (z.B. Tetrachlorkohlenstoff) und ototoxischen Arzneimitteln: Sofortige Karenz, zusätzlich Versuch einer innenohraktiven Behandlung über 10 Tage wie beim Hörsturz (s. Kap. 9.1, Abschn. Kochleäre Schwerhörigkeit, S. 114).

Bei **Zytostatika-induzierter Innenohrschädigung** muss die Behandlung der Grundkrankheit gegen eine weitere Hörverschlechterung abgewogen und mit dem Patienten und dem Onkologen besprochen werden. Cisplatin sollte z. B. möglichst auf Carboplatin umgestellt werden. Zusatztherapie bei Schwindel s. Kap. 9.2, Abschn. Kupulolithiasis, benigner paroxysmaler Lagerungsschwindel, S. 145.

Prognose

Bei Schwermetallvergiftung: Bei adäquater Therapie gut, sonst ist eine irreversible Schädigung möglich.
Bei Kohlenmonoxydvergiftung: Auch bei adäquater Therapie unsicher.
Bei Lösungsmittelvergiftung und ototoxischen Arzneimitteln: Die Aminoglykosid- und Cisplatin-induzierte Schwerhörigkeit ist fast immer irreversibel. Der Schwindel wird bis zum 50. Lebensjahr zentral kompensiert.

Otogene bakterielle Toxinschäden des Innenohrs

Bakterientoxine können bei akuter Otitis media durch die Cochleafenster ins Innenohr gelangen. Häufigste Toxinproduzenten sind Streptokokken (Erwachsene), Pneumokokken (Kinder), Haemophilus influenzae, Staphlykokken und Kolibakterien.

Therapie

Intravenöse Behandlung über mindestens 7 Tage mit z. B. Ampicillin (Binotal®, Unacid®, 3 × 1 g/d i. v. bis 3 × 2 g/d i. v.); bei Penicillinallergie: Erythromycin (z. B. Erythromycin STADA® 500, 3- bis 4-mal, Tbl. oder i. v.) (orale Behandlung bei Otitis media s. Kap. 8, Abschn. Entzündungen, S. 90). Zusätzlich wird eine innenohraktive Infusionsbehandlung wie beim Hörsturz (s. Kap. 9.1, Abschn. Kochleäre Schwerhörigkeit, S. 114) durchgeführt.

Verletzungen, thermische Schäden

A. Dietz und F.-X. Brunner

Commotio labyrinthi

Posttraumatische Innenohrfunktionsstörungen (Schwerhörigkeit und Schwindel) bei normalem otoskopischem und röntgenologischem Befund werden unter dem Begriff der Labyrintherschütterung oder Commotio labyrinthi bzw. auris internae zusammengefasst. Symptome sind Ohrgeräusche, eine ein- oder beidseitige Schallempfindungsschwerhörigkeit mit Hochtonverlust oder C5-Senke, Schwindel vor allem bei Lagewechsel und raschen Kopfbewegungen sowie Gleichgewichtsstörungen. Monosymptomatische Verläufe sind möglich. Pathogenetisch werden traumatische Schädigungen der Sinneszellen und der Stützzellen des Labyrinths, Zerrungen und Zerreißungen des Nervs, Mikrofrakturen der Labyrinthkapsel mit Blutung in den Peri- und Endolymphraum und mechanisch ausgelöste Mikrozirkulationsstörungen mit nachfolgenden degenerativen Veränderungen an den kochleovestibulären Sinneszellen diskutiert. Wahrscheinlich erklären sich durch Labyrinthsplitterungen oder durch Zerrungen des Nervs die bekannten typischen Taubheiten und Vestibularisausfälle nach Sturz auf den Hinterkopf, wobei das Trauma nur gering zu sein braucht und eine Commotio cerebri fehlen kann.

Therapie

Maßnahmen wie beim Hörsturz (s. Kap. 9.1, Abschn. Kochleäre Schwerhörigkeit, S. 114) und bei Gleichgewichtsstörungen (s. Kap. 9.2, S. 143 ff.).

Prognose

Die audiologische Prognose ist bei Jugendlichen gut, bei älteren Patienten zweifelhaft. Bei Gleichgewichtsstörungen s. o.

Laterale Schädelbasisfrakturen, Otobasisfrakturen, Zerrungen des Nervus vestibulocochlearis

Das Innenohr kann vor allem bei Querfrakturen der Schädelbasis (s. Kap. 11, Abschn. Verletzungen, S. 177) in Mitleidenschaft gezogen werden. Auch ohne erkennbare Labyrinthkapselfraktur findet sich nach vielen stumpfen Schädeltraumata häufig noch eine Schallempfindungsstörung, gekennzeichnet durch eine Senke bzw. einen Steilabfall der Hörschwellenkurven im Tonaudiogramm in den hohen Frequenzbereichen. Nach jedem Schädeltrauma ist deshalb eine frühzeitige HNO-ärztliche Untersuchung angezeigt. Zu achten ist auf Stufenbildungen im Bereich des Anulus tympanicus und auf ein Hämatotympanon ohne Trommelfellruptur. Wichtig sind auch Angaben über das Vorliegen einer Gleichgewichtsstörung, gegebenenfalls mit Nystagmus, und die Feststellung von Fazialislähmungen.

Therapie

Therapeutische Maßnahmen wie in Kap. 11, Abschn. Verletzungen (S. 176); gegebenenfalls zusätzliche Therapie wie bei Hörsturz (s. Kap. 9.1, Abschn. Kochleäre Schwerhörigkeit, S. 114) oder Schwindel (s. Kap. 9.2, S. 143 ff.).

Prognose

Die **Pyramidenquerfraktur** hat im Allgemeinen eine irreversible Taubheit durch direkte Zerstörung der häutigen Schnecke bzw. durch eine massive Blutung in das Labyrinth oder den Abriss des N. acusticus im inneren Gehörgang zur Folge. Nach einer völligen Zerstörung des Innenohrs kommt es zu einer Obliteration mit osteofibröser Umwandlung des Labyrinths.

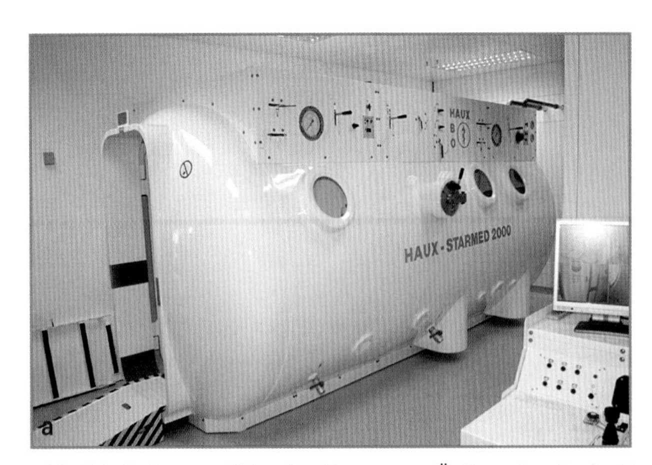

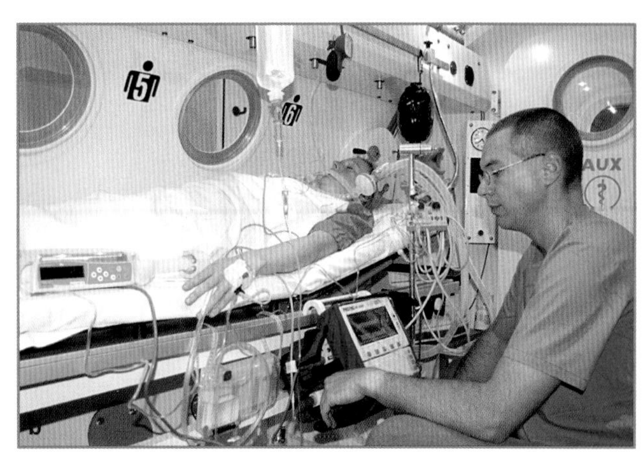

Abb. 9.3-2 Sauerstoffüberdruckkammer. **a** Äußerer Aspekt. **b** „Tauchfahrt" unter ärztlicher Begleitung.

Eine **Zerrung und Überdehnung des N. acusticus** als Folge einer Schädelbasisfraktur kann in leichten Fällen zu einer retrolabyrinthären Schwerhörigkeit und in schweren Fällen ebenfalls zur Taubheit führen. Neben der Tonaudiometrie sind zur Abgrenzung der kochleären von der retrokochleären Schädigung die Prüfung des Recruitments oder ein Hirnstammaudiogramm erforderlich.

Bei isolierten Labyrinthkapselfrakturen kann es zu isolierter Taubheit ohne Ausfall des N. vestibularis und in seltenen Fällen auch zu peripheren Vestibularisstörungen ohne Schwerhörigkeit kommen.

Barotrauma des Innenohrs, Caisson-Krankheit

Das Barotrauma des Innenohrs, verursacht durch eine plötzliche massive Abnahme des Außendrucks, ist selten. Ursachen sind z. B. ein zu rascher Aufstieg von Tauchern und Caissonarbeitern oder der Druckverlust in der Flugzeugkabine oder im Überdruckanzug eines Piloten. Hierbei kommt es zur Bildung von Gasblasen im Blut (vorwiegend Stickstoff), die zu embolischen Zirkulationsstörungen führen. Im Innenohr treten Hörstörungen und Schwindel auf, ähnlich der Symptomatik des M. Menière. Die Ohrsymptomatik muss nicht unmittelbar an die Dekompressionsphase gebunden sein, sondern kann erst Stunden nach Beendigung des Tauchganges manifest werden. Zu den allgemeinen Erscheinungen der Caisson-Krankheit zählen Hautjucken, Gelenkschmerzen, Lähmungserscheinungen, Sehstörungen und hirnorganische Symptome.

Therapie

Rekompression in einer Überdruckkammer (Abb. 9.3-2). Je nach Ausmaß des Innenohrschadens ergibt sich die Indikation zur anschließenden Behandlung mit Arzneimitteln wie beim Hörsturz (s. Kap. 9.1, Abschn. Kochleäre Schwerhörigkeit, S. 114).

Prognose

Abhängig vom primären Ausmaß der Schädigung und vom Beginn der Rekompression. Meist stehen Auswirkungen am ZNS und an den Gelenken im Vordergrund. Seitens des Innenohrs können als Spätfolgen Symptome wie beim M. Menière (s. o.) bestehen bleiben.

Elektrounfall, Blitzschlag

Man unterscheidet Niederspannungsunfälle (bis zu 1000 Volt) und Hochspannungsunfälle (über 1000 Volt), zu denen man auch die Blitzschlagunfälle rechnet. Entscheidend für die Folgen auf den Organismus sind die Stromstärke, die durch den Körper fließt, und der Weg, den der Strom vom Eintritt bis zum Austritt aus dem Körper nimmt. Weitere Details, auch zur Therapie, s. Kap. 8, Abschn. Verletzungen, thermische Schäden, S. 111.

Labyrinthbeteiligung bei direkten Mittelohrverletzungen

Verletzungen entstehen häufig durch Gegenstände, mittels derer von den Betroffenen versucht wird, Zerumen aus dem Gehörgang zu entfernen. Andere Ursachen sind Schweißperlenverletzungen (auch glühende Kohleteilchen), unsachgemäße Ohrspülungen, Kopfsprung ins Wasser, Schläge auf das Ohr oder Schussverletzungen. Es kann zu Trommelfellverletzungen und, -perforationen, Luxationen der Gehörknöchelchenkette und Verletzungen des Innenohrs kommen. Weitere Details, auch zu Therapie und Prognose, s. Kap. 8, Abschn. Verletzungen, thermische Schäden, S. 110.

10 Hörstörungen im Kindesalter

Paukenerguss, Tubenbelüftungsstörung

M. Ptok

Belüftungsstörungen des Mittelohrs bzw. Paukenergüsse sind im Kindesalter häufig. In der Regel heilen sie spontan ab. Sie verursachen den betroffenen Kindern meist keine Schmerzen, sodass sie häufig von den Eltern nicht direkt, sondern allenfalls indirekt über ein verzögertes Reagieren auf Ansprache, ein Sistieren des Spracherwerbs oder eine undeutliche Lautbildung auffallen. Allgemein wird ein Zuwarten berechtigt sein. Dauern die mit der Belüftungsstörung oder dem Paukenerguss verbundenen Mittelohrschwerhörigkeiten zu lange an, sollte unter dem Gesichtspunkt der Kommunikationsfähigkeit des Kindes eine operative Sanierung angestrebt werden.

Therapie

Die Therapie besteht in der operativen Herstellung der Durchgängigkeit der oberen Luftwege, falls sich dort ein anatomisches Hindernis befindet. Ist das Ohr noch nicht mit Sekret bzw. Schleim gefüllt, sind Luftduschen mittels Valsalva-Versuch oder Politzer-Verfahren zweckmäßig. Möglich ist auch das Aufsetzen eines Röhrchens auf die Rosenmüller-Grube, um eine Luftdusche durchzuführen. Das Sondieren der Tube gilt heute als obsolet. Befindet sich Flüssigkeit im Mittelohr, so ist bei erfolglosen konservativen Maßnahmen die Absaugung aus dem Mittelohr ratsam. Dies geschieht durch Parazentese im vorderen unteren Trommelfellquadranten und Absaugen der Flüssigkeit. Weitere Details s. Kap. 8, Abschn. Tubenventilationsstörungen, S. 88.

Chronische Otitis media mesotympanalis, chronische Schleimhauteiterung

Ursächlich besteht eine ätiologisch unklare „Schwäche“ der Schleimhaut von Mittelohr und Warzenfortsatz mit der Folge einer zentralen Trommelfellperforation. Bei einem Teil der Patienten kommt es zur rarefizierenden Ostitis der Gehörknöchelchen. Ein Ausfluss aus dem Trommelfelldefekt ist häufig zu beobachten (schleimig-eitrige Otorrhö).

Therapie

Bei trockenem Ohr und durchgängiger Tube ist als Therapie die Tympanoplastik indiziert.

Bei Tubenverschluss muss nach der Ursache der Tubenventilationsstörung gefahndet werden. Beim Kind sind Adenoide zu entfernen. Nasen-, Choanal-, Siebbeinpolypen werden operativ beseitigt und atembehindernde Septumdeviation und Nasenmuschelhyperplasie operativ korrigiert. Weitere Details s. Kap. 8, Abschn. Tubenventilationsstörungen, S. 88.

Cholesteatom des Mittelohrs, chronische Knocheneiterung

Das Cholesteatom ist eine chronische Knocheneiterung mit der Bildung von ortsfremdem, verhornendem Plattenepithel in den Mittelohrraumen. Sie ist häufig bakteriell (Pseudomonas, Proteus) superinfiziert (mit auffälligem Fötor) und geht einher mit einer enzymatischen, osteoklastischen Knochendestruktion.

Therapie

Indiziert ist die **operative Behandlung**, die aus zwei Hauptteilen besteht:

- Radikaloperation und
- Tympanoplastik.

Weitere Details s. Kap. 8, Abschn. Entzündungen, S. 98.

Missbildungen des Mittelohrs und des Gehörgangs

Mittelohrmissbildungen können isoliert das Mittelohr (kleine Mittelohrmissbildung) oder das Mittelohr und das äußere Ohr (große Mittelohrmissbildung) betreffen. Weitere Kombinationen mit Gesichtsschädelmissbildungen sind möglich.

Therapie

Bei beidseitiger Schwerhörigkeit erfolgt so früh wie möglich eine pädaudiologische Therapie ab dem 6. Lebensmonat (s. u.), später ist gegebenenfalls ein operativer Eingriff indiziert (s. Kap. 8, Abschn. Missbildungen, S. 112).

Bei einseitiger Schwerhörigkeit erfolgt eine Therapie im Kindesalter nur dann, wenn das Sozialgehör beeinträchtigt ist. Ein normales kontralaterales Hörvermögen reicht typischerweise, aber nicht unbedingt für eine gute Sprachentwicklung aus. Ab dem 8.–10. Lebensjahr besteht eine relative Operationsindikation für die hörverbessernde Operation. Weitere Details s. Kap. 8, Abschn. Missbildungen, S. 112.

Juvenile Otosklerose

Die Otosklerose besteht aus einer herdförmigen oder diffusen, nichtentzündlichen Veränderung des Labyrinthknochens mit Abbau und pathologischer Neubildung des Knochens. Die Ursache ist unbekannt. Bei etwa 50 % der Patienten mit Otosklerose ist eine familiäre Belastung zu beobachten, die offenbar dominant vererbt wird. Besteht bei einem Elternteil eine klinisch nachgewiesene Otosklerose, beträgt für die Kinder das Risiko, an Otosklerose schwerhörig zu werden, 20 %. Perioperativ sollte eine offene Verbindung zwischen Liquor- und Perilymphraum mittels Kernspintomographie ausgeschlossen werden („Stapes Gusher“, S. 171).

Therapie

Bei beidseitiger Stapesfixation: operativ ab dem 5.–6. Lebensjahr (s. Kap. 8, Abschn. Knochenerkrankungen, S. 105). Eine frühere Operation ist abhängig vom Schweregrad. Eine pädaudiologische Therapie ist bis zur Operation zwingend erforderlich (s. u.).
Bis zur Operation ggf. Hörgeräte (S. 126).
Bei einseitiger Normalhörigkeit kann mit der Operation des kranken Ohrs abgewartet werden.
Bei offener Liquorverbindung: Keine Stapesoperation („Stapes Gusher", S. 171), ggf. Hörgeräte oder BAHA® (Meth. 9.1-10, S. 130; Abb. 10-1), humangenetische Beratung (S. 171).

Prognose

Günstig.

Schallempfindungsschwerhörigkeiten und nicht operationsfähige Schallleitungsschwerhörigkeiten

Einseitige Schwerhörigkeit

Therapie

Ist das kontralaterale Hörvermögen normal, ist bei nicht beeinträchtigtem Sozialgehör keine Therapie erforderlich. Bestehen Auffälligkeiten im Alltag, kann eine Hörgeräteversorgung, gegebenenfalls CROS-Versorgung, in Betracht kommen. Bei älteren Kindern kann bei einer einseitigen Surditas, insbesondere bei eingeschränktem Richtungsgehör, auch ein knochenverankertes Hörgerät sinnvoll sein.

Prognose

Häufig, aber keinesfalls immer, verläuft die intellektuelle und sprachliche Entwicklung normal.

Beidseitige prälinguale Schwerhörigkeit

Sie bedarf immer einer intensiven fachärztlichen Betreuung, um Folgeschäden für die sprachliche, geistig-seelische und soziale Entwicklung abzuwenden bzw. abzumildern. Zur Betreuung gehört die Diagnostik bezüglich des Sozialgehörs, die Überprüfung möglicher Operationsindikationen, die Einleitung und Durchführung bzw. Koordination der verschiedenen Sprachanbahnungs- und Sprachtherapien, gegebenenfalls auch anderer Therapien zu Förderung der psychomotorischen Entwicklung, der Frühfördermaßnahmen sowie der sonderpädagogischen Betreuung.

Therapie

Hörhilfen, Frühförderung: Zentrale therapeutische Ziele sind die Frühversorgung des Säuglings mit Hörhilfen und die sich anschließende Förderung der auditiv-verbalen Kommunikationsfähigkeiten sowie die kontinuierliche Elternberatung (s. u.). Die Regelbeschulung ist prinzipiell immer anzustreben, allerdings können auch Sonderbeschulungen (z. B. Schwerhörigenschule) sinnvoll sein, wenn die Kinder im Regelschulalltag sonst nur permanent frustriert wären.
Eine entscheidende Voraussetzung ist die Frühdiagnostik, d. h. die Erfassung frühkindlicher Hörstörungen bis zum 4. Lebensmonat bzw. bei später auftretenden Schwerhörigkeiten unmittelbar nach dem Verdacht der Eltern bzw. nach Degradierung der Sprachkompetenzen.
Hörgeräte, Cochlear-Implants, technische Hilfsmittel: Die Therapie beginnt dann so früh wie möglich, d. h. in den ersten Lebensmonaten, mit Hörgeräten (s. Kap. 9.1, Abschn. Kochleäre Schwerhörigkeit, S. 126). In der Regel handelt es sich um Hinter-dem-Ohr-Geräte (HdO-Geräte; s. Abb. 9.1-5, S. 128). Bei Ohrmissbildungen können Knochenleitungshörgeräte (einseitig) indiziert sein. Die Anpassung der Hörgeräte geschieht ambulant, gegebenenfalls auch stationär in einer fachärztlichen Abteilung, wobei die Mutter dann möglichst stationär mitaufgenommen wird. Einzelheiten über Anpassungsprinzipien s. o. In Abhängigkeit von Lebenssituation und Alter kommen weitere technische Hilfsmittel hinzu (s. Tab. 9.1-7, S. 131). Reicht die Verstärkung durch Hörgeräte für den Spracherwerb bzw. das offene Sprachverständnis nicht aus, ist immer ein Cochlear-Implant zu erwägen.
Knochenleitungsimplantat: Bei beidseitigen Ohrmissbildungen mit einer Schallleitungsstörung und normaler Innenohrfunktion kommt im Anschluss an die Hörgeräteversorgung ab dem 3. Lebensjahr, d. h. wenn der Schädelknochen eine ausreichende Dicke hat, auch ein Knochenleitungsimplantat infrage (Abb. 10-1).
Sog. minimale Innenohrschwerhörigkeit, zentrale Schwerhörigkeit und auditive Verarbeitungs- und Wahrnehmungsstörung: Nicht wenige Kinder haben eine schlechte Lautdiskrimination, ein schlechtes Hören im Störschall, ein reduziertes auditives Gedächtnis oder ein schlechtes Richtungsgehör trotz weitgehend normaler Reintonschwelle. Die Hörgeräteversorgung dieser Kinder muss sehr sorgfältig geprüft werden (fachärztliche[!] Prüfung des Sozialgehörs und der Neurokognition durch standardisierte, möglichst normierte psychoakustische/psychometrische Verfahren, auch Abklärung der Klagsamkeit der Eltern). Der Hörgeräteverordnung ist eine probatorische Versorgung voranzuschalten. Der **unkritische Einsatz von Hörgeräten** als „Lernhilfe" ist **abzulehnen**!
Auditorische Neuropathie/Synaptopathie: Die Beeinträchtigung des Sozialgehörs kann ganz unterschiedlich sein. Therapeutische Maßnahmen richten sich nach dem Ausmaß dieser Beeinträchtigung. Bei permanenten massiven Einschränkungen rezeptiver Sprachkompetenzen muss trotz gegebenenfalls erhaltener otoakustischer Emissionen (TEOAE) auch ein Cochlea-Implant erwogen werden. Die Therapieindikation sollte unbedingt in Einrichtungen gestellt werden, die über ausreichende Erfahrung mit diesem Krankheitsbild verfügen.

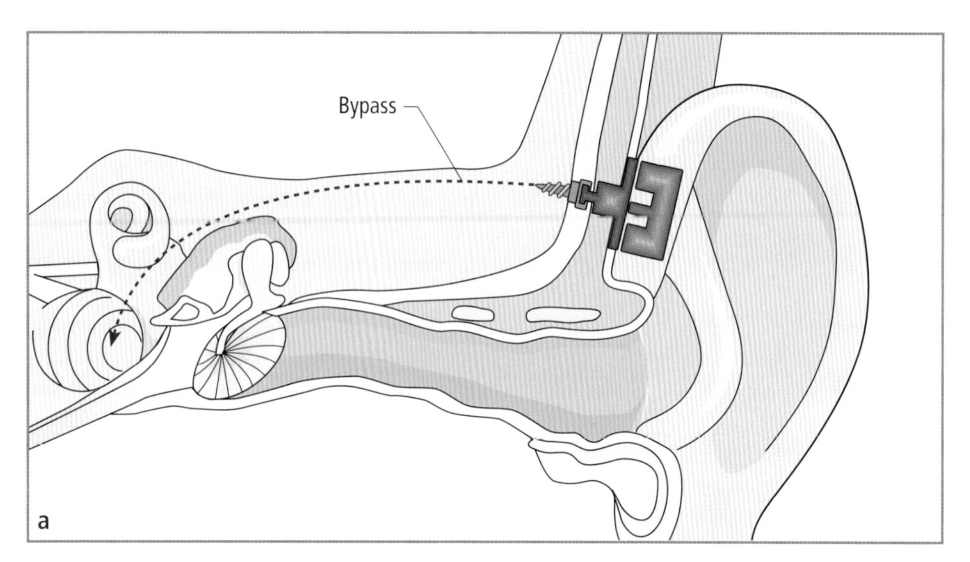

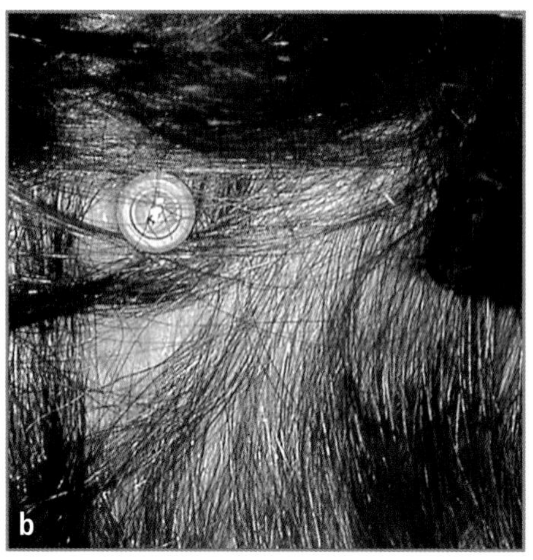

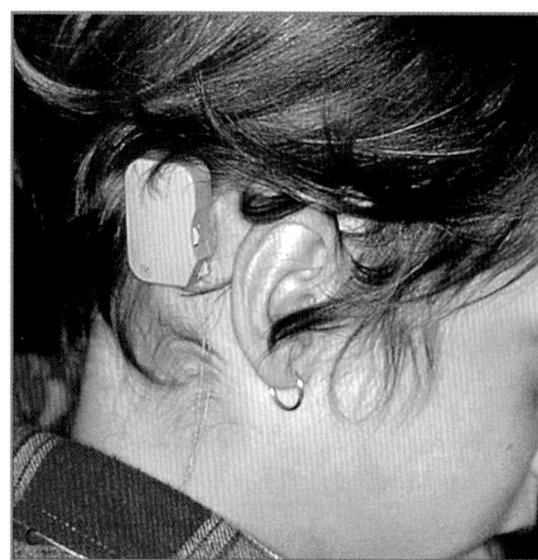

Abb. 10-1 Transkutanes Knochenleitungshörgerät (BAHA®). **a** Vibrationen werden über einen elektromagnetischen Koppler an eine transkutan im Mastoid verankerte Schraube und von dort unter Umgehung des Mittelohrs mittels Knochenleitung direkt zum Innenohr weitergeleitet. **b** Transkutane Schraube am Mastoid. **c** Vibrator mit Mikrofon, Batterie und Prozessor (BAHA®). Der Vibrator wird auf die Schraube aufgesetzt.

Meth. 10-1 Hörgeräteversorgung beim Kind

Zeitpunkt: Prinzipiell so früh wie möglich; bei frühkindlicher Schwerhörigkeit spätestens im 4.–6. Lebensmonat!

Indikation:

Einseitiger Hörverlust: Probatorische Hörgeräteversorgung bei eingeschränktem Sozialgehör oder verzögertem Spracherwerb.

Beidseitiger Hörverlust: Prinzipiell immer ab 25–30 dB, gegebenenfalls auch bei geringerer Schwerhörigkeit als probatorische Versorgung bei eingeschränktem Sozialgehör oder verzögertem Spracherwerb. *Cave:* Bei leichter Schwerhörigkeit und nur geringer Einschränkung des Sozialgehörs ist unter Umständen die Akzeptanz seitens der Eltern sehr schlecht. Bei seitenähnlicher Schwerhörigkeit (Seitenunterschied mit max. 30 dB) ist grundsätzlich eine beidseitige Versorgung angezeigt.

Bei gesicherter Gehörlosigkeit s. Therapie bei prälingualer Gehörlosigkeit, S. 167.

Mehrfachbehinderung stellt **keine Kontraindikation** dar.

Verfahrensweise: Wichtig sind die Festlegung der Hörschwelle und der Unbehaglichkeitsgrenze, bei älteren Kindern auch das Sprachverständnis ohne bzw. mit Störlärm. Zu laut verstärkende Hörgeräte können ein Kleinkind erheblich traumatisieren und den Fortgang der Therapie beeinträchtigen. Neben den objektiven Methoden (frequenzspezifische Hirnstammaudiometrie, Elektrokochleographie, Stapediusreflexmessung) ist bis zu einem Alter von etwa 2,5 Jahren die Spielaudiometrie im freien Schallfeld mit und ohne Hörgerät, etwa ab dem 4. Lebensjahr die einfache Sprachaudiometrie durchführbar.

Eine objektive Kontrolle des Verstärkungsgewinns durch das Hörgerät ist mithilfe des Stapediusreflexes, der Hirnstammpotenziale und der Sondenmessung des Schalldruckpegels vor dem Trommelfell möglich. Sinnvoll bei der Erstverordnung ist die Verwendung sehr variabler Geräte, da die Befunde oft unsicher sind und die Einstellung der Hörgeräte nicht selten geändert werden muss (Verstärkung, Begrenzung, Filtersetting). Taschengeräte werden bei Kleinkindern nur noch selten verwendet, in der Regel werden Hinter-dem-Ohr-Geräte (HdO-Geräte; s. Abb. 9.1-5, S. 128) beidseits angepasst. Für In-dem-Ohr-Geräte (IdO-Geräte) sind die anatomischen Verhältnisse noch zu klein (s. Abb. 9.1-6, S. 129). Bei Gehörgangsatresie werden Knochenleitungsgeräte (Taschengeräte mit Knochenhörer oder Kopfhügelgeräte) verordnet. Auf diese Weise ist eine Sprachentwicklung bis zum Zeitpunkt einer Operation möglich (s. Kap. 8, Abschn. Missbildungen, S. 112).

Nachbetreuung: Hörgerät und Gehör sollten routinemäßig mindestens zweimal im Jahr überprüft und angepasst werden. Die Ohrpassstücke werden wegen des Wachstums des Kindes mindestens jedes Jahr erneuert. Ansonsten erfolgt die Nachbetreuung wie beim Erwachsenen. Es ist auch immer an weitere technische Hilfsmittel zu denken: Trockenbox, Stethoclip für Eltern, Batterietester, FM-Anlage, Lichtwecker etc. (Lehrer-Sender-Schüler-Empfänger; Abb. 10-2). FM-Anlagen bestehen aus einem Mikrofon und Sender sowie aus einem Empfangsteil. Dieses ist entweder in einem separaten Gehäuse, das über Kabel mit dem Hörgerät verbunden wird, einem Clip-on-Gehäuse für das Hörgerät oder direkt im Hörgerät untergebracht.

Einschulung: Wenn Kommunikationskompetenzen und allgemeine psychomotorische Entwicklung des Kindes es erlauben, erfolgt der Besuch einer Regelschule. Die Einschulung in eine Schwerhörigenschule nach dem Prinzip „Forderung und Förderung" muss den individuellen Fähigkeiten des Kindes angemessen sein: Das Kind soll Freude am Lernen haben!

Frühförderung durch Frühförderstellen, Landesbildungszentren für Schwerhörige o. Ä.: Die Hörgeräteversorgung muss im Grundsatz immer durch eine Frühförderung ergänzt werden. Der Facharzt leitet diese ein bzw. koordiniert die Fördermaßnahmen. Hierbei sind neben dem Hörvermögen und der Beurteilung der auditiv-verbalen Kommunikationsfähigkeit bzw. den linguistischen Kompetenzen auch die statomotorische Entwicklung und die kognitiven Fähigkeiten zu berücksichtigen.

Eine Hör- bzw. Sprachtherapie zu Lasten der gesetzlichen Krankenversicherungen (GKV) erfolgt typischerweise als Einzel- oder Kleingruppentherapie. Eine Hör- bzw. Spracherziehung als sonderpädagogische Maßnahme erfolgt in der Regel als Gruppentherapie bzw. im Rahmen der Sonderbeschulung.

Prognose

Bei verspäteter Hörgeräteanpassung (nach dem 6. Lebensmonat) **oder ohne Hörgeräteanpassung** ist in Abhängigkeit vom Schweregrad der Hörschädigung mit einer Störung der sprachlichen, intellektuellen, emotionalen und sozialen Entwicklung des Kindes zu rechnen.

Bei Hörgeräteversorgung spätestens bis zum 6. Lebensmonat ist eine wichtige Grundlage für die Sprachentwicklung des Kindes geschaffen. Die Therapie fällt nur unter diesen Gegebenheiten in die sensitivste Phase der Entwicklung von Synapsen und der Kernreifung der zentralen Hörbahnen innerhalb der ersten drei Lebensjahre. Diese zentralen Reifungsvorgänge erfordern den akustischen Stimulus. Erfreulicherweise haben die Erfahrungen gezeigt, dass trotz hochgradiger Hörschädigung eine erstaunlich positive soziale Integration dieser Kinder erreicht werden kann.

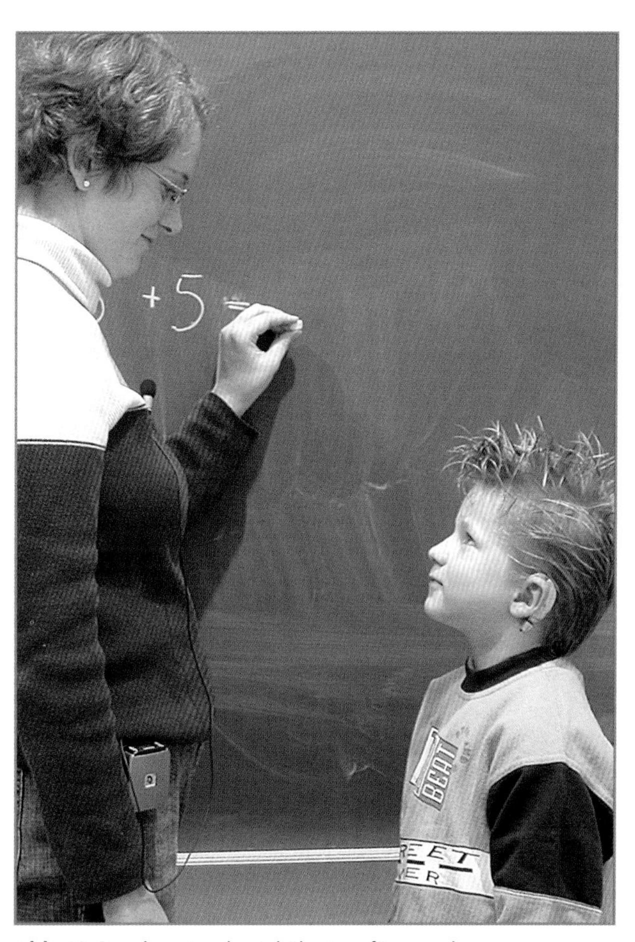

Abb. 10-2 Lehrer-Sender-Schüler-Empfängeranlage.

Therapie

Medizinische Hör-/Sprachtherapie: Die medizinische Therapie hörbehinderter Kinder erfolgt in der Regel ambulant auf Verordnung eines HNO-Arztes bzw. des Facharztes für Stimm-, Sprech-, Sprach- und kindliche Hörstörungen.

Therapeutisches Ziel ist die Verbesserung rezeptiver und expressiver sprachlicher Kompetenzen sowie, damit einhergehend, der pragmatisch-kommunikativen Kompetenz. Die Behandlung beginnt im 6. Lebensmonat des Kindes als Elternberatung und Elternanleitung, z. B. anfangs in wöchentlichen, später in monatlichen Abständen bis zum 3. Lebensjahr (Sprachanbahnung bis zur Phase der Wortschatzexplosion). Über die Weiterführung bzw. Beendigung der Therapie ist aufgrund regelmäßiger fachärztlicher Kontrolluntersuchungen zu entscheiden. Ab dem 3. Lebensjahr wird eine strukturierte Sprachtherapie eingeleitet, vorher sollte eine Sprachanbahnungstherapie durchgeführt werden.

Meth. 10-2 Medizinische Hör-/Sprachtherapie in Beispielen

Im Hinblick auf ihre besondere Bedeutung für die Rehabilitation und soziale Integration hörgeschädigter Kinder sollen nachfolgend einzelne Maßnahmen der Hör-/ Sprachtherapie für die ersten vier Lebensjahre skizziert werden:

- Entwicklung und Förderung von Sprachverständnis durch sogenanntes begleitendes Sprechen (Erläutern, Beschreiben) in Übungen, die zwanglosen Spielcharakter aufweisen. Benutzen einer natürlichen Sprachmelodie, Artikulation und Lautstärke, Vermeidung von Übertreibungen.
- Anwendung des dem Entwicklungsstand des Kindes angemessenen Sprachgebrauches, d. h. kindgemäße Verwendung der Sprache im Sinne einer „positiven Regression". Verminderung der linguistischen Belastung des Kindes durch Vermeidung sprachlicher Überdehnung.
- Einhaltung von nahem körperlichem Kontakt und Augenkontakt. Durch Sehen und Fühlen mimischer Artikulationsbewegungen wird das Kind zum Lautieren angeregt und der Aufbau eines passiven Wortschatzes wird gefördert.
- In der spielerischen Übungssituation hat die Wiederholung die Bedeutung eines besonderen entwicklungsimmanenten Geschehens. Ist die Sprachentwicklung bereits in Gang gekommen, hat die Wiederholung eine zusätzliche Aufgabe der korrigierenden Rückmeldung („corrective feedback"). Dabei erweitern die Eltern in ihrer Funktion als Kotherapeuten den Telegrammstil des sprachentwicklungsgestörten, hörbehinderten Kindes spontan, indem sie grammatikalische Teile in der Wiederholung hinzunehmen, sogenannte „komplettierende Wiederholungen" bzw. „Erweiterungen".
- Inhaltlich-gedankliche Weiterführung kindlicher Äußerungen durch Erörterungen.
- Spielerische Übungen zur Verknüpfung und Ausdifferenzierung der Wahrnehmungsfunktionen des hörgeschädigten Kindes mithilfe spezieller Lernspiele.
- Durchführung von Blasübungen, Ableseübungen, Einbau von Schriftbildern.
- Gezielte Hörtherapie mit dem Ziel des Erkennens von Umweltgeräuschen sowie konkreten Geräuschen. Verrichtungen von Handlungen gezielt auf Schallreize hin, Verstecken und Suchen von Schallquellen und weitere Übungen.

Sonderpädagogische Hör-/Spracherziehung: Sie wird nach den Grundsätzen der Schwerhörigen- bzw. Gehörlosenpädagogik durchgeführt.
Die Indikation für eine Hör-/Spracherziehung, d. h. zu einer sonderpädagogischen Förderung, stellt der Facharzt ab Hörverlusten von ca. 60–70 dB (Schwerhörigenpädagogik) bzw. bei Gehörlosigkeit (Gehörlosenpädagogik, s. Meth. 10-3, S. 173).
Die sonderpädagogische Förderung schwer hörbehinderter Kinder beginnt ab dem 6. Lebensmonat und umfasst:

- häusliche, ambulante Hör- und Spracherziehung einschließlich Elternberatung und Elternanleitung zur Frühförderung ihres Kindes;
- Betreuung des Kindes in einem Schwerhörigenkindergarten;
- Einschulung in einer Schwerhörigenschule, wobei in Abhängigkeit von der Begabung ein Gymnasialabschluss bis zur Hochschulreife für hörgeschädigte Patienten möglich ist.

Hereditäre Schwerhörigkeit

M. Pfister

Hereditäre Schwerhörigkeit ist eine klinisch und genetisch heterogene Entität, welche mehr als ein Drittel der Schwerhörigen betrifft (monogene und multigene Faktoren).
Die Inzidenz der hochgradigen Schwerhörigkeit bei Neugeborenen liegt bei 1 : 1000 bis 2000 Lebendgeburten. Mindestens 50 % dieser Fälle können auf genetische Ursachen zurückgeführt werden.
Abhängig von dem klinischen Erscheinungsbild können syndromale und nichtsyndromale Schwerhörigkeiten unterschieden werden. Bis zu 33 % der Fälle werden dabei als syndromale Schwerhörigkeiten identifiziert. Diese beinhalten mehr als 1168 Syndrome mit otologischen Manifestationen. Die restlichen 67 % repräsentieren nichtsyndromale Schwerhörigkeiten ohne weitere klinische Auffälligkeiten. Die nichtsyndromalen Schwerhörigkeiten werden entsprechend dem Vererbungsmodus weiter klassifiziert in autosomal-dominante (18 %), autosomal-rezessive (80 %), X-chromosomale (1–2 %) und mitochondriale (< 1 %) Schwerhörigkeiten.
Weitere Einzelheiten s. Kasten „Hereditäre Schwerhörigkeit". Eine Übersicht der Gendefekte bei syndromalen und nichtsyndromalen Schwerhörigkeiten findet sich in Kapitel 9.1 in den Tabellen 9.1-3 und 9.1-4 (S. 122, 124).

Therapie

Siehe Kasten „Hereditäre Schwerhörigkeit" sowie prälinguale Schwerhörigkeit und Gehörlosigkeit (S. 167).

Hereditäre Schwerhörigkeit

Syndromale Schwerhörigkeiten (s. Tab. 9.1-3, S. 122) sind assoziiert mit anderen klinischen Symptomen, wie z. B. Erblindung, kardialen Arrhythmien oder Pigmentstörungen. Diese Symptome basieren auf Mutationen in Genen, welche in einer Vielzahl von Organen, einschließlich der Cochlea, exprimiert sind. Mehr als 100 Gene konnten seit 1990 identifiziert werden. Dies zeigt die große Heterogenität von syndromalen Schwerhörigkeiten. Im Folgenden soll insbesondere auf die klinisch wichtigen syndromalen Schwerhörigkeiten verwiesen werden.

- Sehr bedeutsam für die Diagnostik ist hierbei das **Usher-Syndrom,** da in diesen Fällen eine progressive Retinitis pigmentosa mit Erblindung im weiteren Verlauf vorliegt und die Patienten insbesondere von einer frühzeitigen Behandlung (CI, Hörgerät) profitieren. Es werden klinisch drei Typen unterschieden:
  - Der **Typ 1** ist assoziiert mit einer rasch progredienten Retinitis pigmentosa und einer kongenitalen Ertaubung. Es sind derzeit molekulargenetische Tests in der Entwicklung, um diese Patienten schon nach der Geburt zu diagnostizieren und sie einer frühzeitigen Cochlear-Implant-Behandlung zuzuführen. Dies hat den Vorteil, dass die Retinitis pigmentosa zum Zeitpunkt der Implantation noch nicht weit fortgeschritten ist.
  - Beim **Typ 2 und Typ 3** (mittel- bis hochgradige Schwerhörigkeit) ist eine Identifikation ebenfalls sinnvoll, da diese Patienten auch eine progressive Retinitis pigmentosa aufweisen und vorzeitig mit adäquaten Hörgeräten versorgt werden sollten.
- Patienten mit **Pendred-Syndrom** sollten wie alle anderen Patienten mit syndromalen Hörstörungen jährliche Hörprüfungen und eine adäquate Versorgung erhalten. Bei Patienten mit Pendred-Syndrom ist des Weiteren ein Counseling zum Kopfschutz sehr wichtig, da Erschütterungen des Schädels zu einer Ruptur des Ductus endolymphaticus mit konsekutiver Ertaubung führen können.

Nichtsyndromale Schwerhörigkeiten (s. Tab. 9.1-4, S. 124): Die Molekulardiagnostik bei nichtsyndromalen Schwerhörigkeiten ist für alle bereits identifizierten Gene möglich. Allerdings können die technologischen Fortschritte in der molekulargenetischen Diagnostik derzeit aus Kostengründen nicht zeitnah ein- und umgesetzt werden.

- **Connexin 26:** In der täglichen Praxis ist insbesondere die molekulargenetische Diagnostik von Connexin 26 ein wichtiger diagnostischer Bestandteil geworden. Dieses Gen ist für etwa 60 % der autosomal-rezessiven Hörstörungen im Kindesalter verantwortlich. Bis zu 70 % dieser Fälle basieren dabei auf einer einzelnen Mutation, der sogenannten 30- bzw. 35-delG-Mutation, einem Verlust des Nukleotids Guanosin. Dieser Gentest wird heute in Ländern eingesetzt, in denen kein Neonatal-Screening zur frühzeitigen Identifizierung von Hochrisikokindern durchgeführt wird. Es ist aber angeraten, diesen molekularen Test auch in einem Neonatal-Screening-Programm durchzuführen, da Fälle von Patienten bekannt sind, welche das Neonatal-Screening bestanden, jedoch in den darauffolgenden Monaten aufgrund einer Connexin-26-Mutation ertaubten. Beim Connexin-26-Test handelt es sich um den derzeit bedeutendsten molekulargenetischen Test für nichtsyndromale Schwerhörigkeit.
- **Mitochondriale A1555G-Mutation:** Eine erhöhte Aminoglykosidsäure-Empfindlichkeit kann heute nachgewiesen werden. Die verantwortliche mitochondriale Mutation (A1555G) kann derzeit innerhalb von 2 Stunden mit einem Restriktionstest nachgewiesen werden kann. Dieser Test ist insbesondere indiziert vor Applikation von Aminoglykosiden (inklusive Cremes, Tropfen etc.). Eine erhöhte Empfindlichkeit, basierend auf dieser Mutation, kann zur sofortigen Ertaubung bei Applikation führen.
- **Stapes Gusher:** Beim sogenannten Stapes-Gusher-Syndrom handelt es sich um eine hereditäre Schwerhörigkeit, welche sich durch einen erweiterten inneren Gehörgang, eine Malformation des Innenohrs sowie das bekannte Gusher-Phänomen bei Stapesplastik auszeichnet. Diese Erkrankung ist X-chromosomal vererbt, sodass vornehmlich männliche Nachkommen einer Familie betroffen sind. Hier ist eine molekulargenetische Testung des Pou3F4-Gens und dessen Promotorregion ebenfalls möglich, jedoch sehr kosten- und zeitaufwändig. Die Diagnostik wird in erster Linie durch ein hochauflösendes Felsenbein-CT durchgeführt. Bei Nachweis der radiologischen Parameter ist eine Stapesplastik obsolet, da sie zu einer konsekutiven Ertaubung führen kann. Den betroffenen Familien sollte eine humangenetischen Beratung empfohlen werden.

Zusammenfassend ist festzustellen, dass die molekulargenetische Diagnostik zu einer erweiterten Abklärung bei kongenitalen Hörstörungen führt. Der komplementäre Einsatz der molekulargenetischen Diagnostik in Kombination mit dem Neonatal-Screening sollte hierbei zu einer deutlich verbesserten Identifikation von Hochrisikokindern führen. Des Weiteren haben sich hochgradig schwerhörige Kinder mit Connexin-Mutation als sehr gute Cochlear-implant-Kandidaten erwiesen.

Für die Zukunft ist zu wünschen, dass durch den Fortschritt der molekulargenetischen Analyseeinheiten ein effizientes Screening aller bereits identifizierten Schwerhörigkeitsgene in wenigen Stunden möglich sein wird.

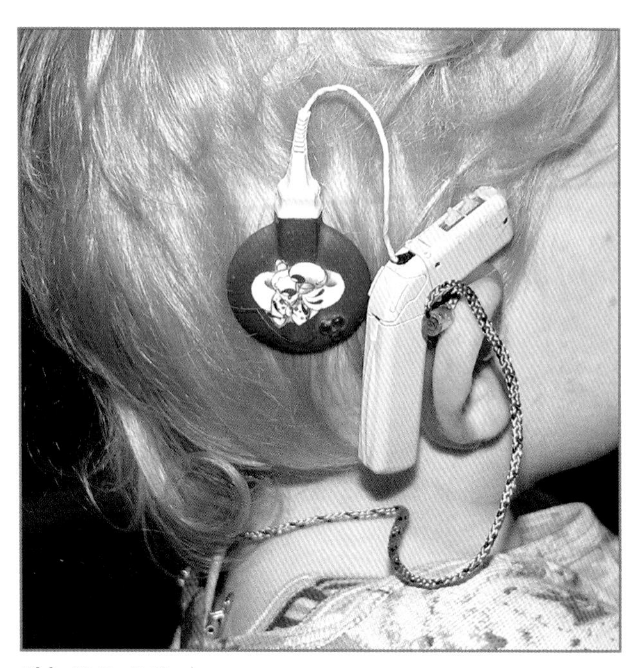

Abb. 10-3 CI-Kind.

Einseitige Taubheit, einseitige Ertaubung

W. Gstöttner

Eine einseitige kindliche Taubheit verursacht keine Störung der Sprachentwicklung – auch nicht, wenn sie angeboren ist. Einseitig taube Kinder haben im Vergleich zu normal Hörenden ein schlechteres Richtungshören und hören schlechter bei Hintergrundgeräuschen (sog. Party-Effekt).

Therapie

Im Kindesalter wird die einseitige Taubheit in der Regel nicht behandelt. Im Jugend- und Erwachsenenalter kann bei Alltagsproblemen eine CROS-Versorgung mit Hörgeräten durchgeführt werden (s. Abb. 9.1-8, S. 129). *Alternativ* zur CROS-Versorgung kann eine Implantation mit einem knochenverankerten Hörgerät (BAHA® = bone anchored hearing aid) (s. Abb. 10-1, S. 168) durchgeführt werden. Dabei wird die Knochenleitfähigkeit ausgenutzt, um über das osseointegrierte Hörgerät, das an der tauben Seite eingesetzt wird, das Schallsignal via Knochenleitung auf das gesunde Ohr zu leiten.

Prognose

Bei kindlicher einseitiger Taubheit ist von einer guten Sprachentwicklung auszugehen.

Beidseitige Taubheit (Gehörlosigkeit)

Eine hochgradige kindliche beidseitige Schwerhörigkeit oder beidseitige Taubheit muss möglichst früh festgestellt werden (Neugeborenen-Screening, s. a. Kasten „Hereditäre Schwerhörigkeit", S. 171). Grundsätzlich ist die Abklärung im Kleinstkindesalter sehr schwierig. In jedem Fall muss innerhalb des ersten Halbjahres eine beidseitige Hörgeräteversorgung durchgeführt werden. Kommt es bei beidseitiger Hörgeräteversorgung zu keiner merkbaren Sprachentwicklung des Kindes und wird die beidseitige Taubheit bestätigt, so ist die Indikation für eine Cochlearimplantation (CI) zu stellen (Abb. 9.1-10, S. 132; Abb. 10-3). Die CI sollte auch frühzeitig, d. h. möglichst innerhalb des 1.–2. Lebensjahres, durchgeführt werden. Erfolgt sie zu spät, d. h. nach dem 4.–5. Lebensjahr, so ist aufgrund der eingeschränkten Plastizität des menschlichen Gehirnes mit einer Reifungsstörung der zentralen Hörbahn zu rechnen. Die Folge ist eine eingeschränkte Sprachperzeption und Sprachproduktion. Neben der kongenitalen beidseitigen Taubheit wird die prälinguale (vor dem Spracherwerb aufgetretene) Taubheit von der postlingualen (nach dem Spracherwerb aufgetretene) Taubheit unterschieden. Die Ursachen für eine bilaterale Taubheit sind Meningitis, peri- und postnatale Infektionen oder eine peripartale Asphyxie. Häufig bleibt die Ursache unbekannt. Eine CI kann grundsätzlich bei allen Formen der kindlichen Taubheit durchgeführt werden. Kontraindikationen sind zentrale Hörstörungen und eine Aplasie des Hörnervs.

Therapie

Prälingual bilateral Gehörlose werden nach Hörgeräteversorgung und ausbleibender Sprachentwicklung umgehend einer Cochlearimplantation (s. Kap. 9.1, Meth. 9.1-11, S. 131) zugeführt. Diese sollte so früh wie möglich, d. h. zwischen dem 1. und 2. Lebensjahr erfolgen. Anschließend an die Cochlearimplantation werden die Kinder einer Hör- und Sprachtherapie im Rahmen der CI-Rehabilitation zugeführt (Einzelheiten s. Meth. 10-3, S. 173).

Bei Gehörlosigkeit nach Meningitis ist eine kurzfristige CI-Versorgung indiziert. Grund ist eine drohende Ossifizierung der Cochlea, die eine spätere CI-Versorgung erschwert oder verhindert.

Genetisch bedingte Schwerhörigkeit: Siehe Kasten „Hereditäre Schwerhörigkeit".

Prognose

Bei rechtzeitiger Erkennung der Gehörlosigkeit (Neugeborenen-Screening) und frühzeitiger Cochlearimplantation ist die Prognose gut. Bei mehr als 50 % der Kinder findet sich eine gute Sprachentwicklung und eine Eingliederung in die Regelschule ist zu erwarten.

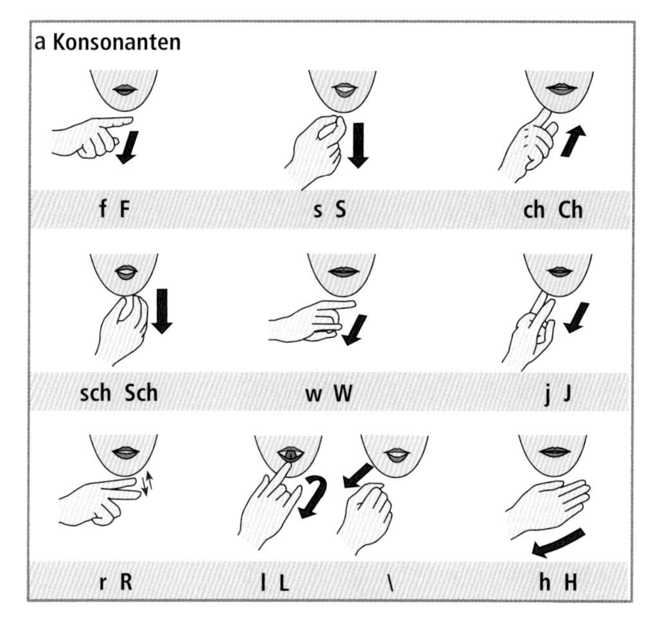

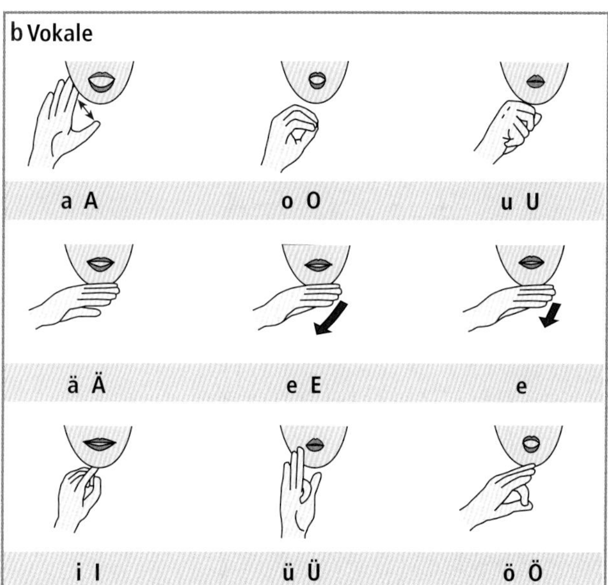

Abb. 10-4 Manualsystem. **a** Konsonanten; **b** Vokale.

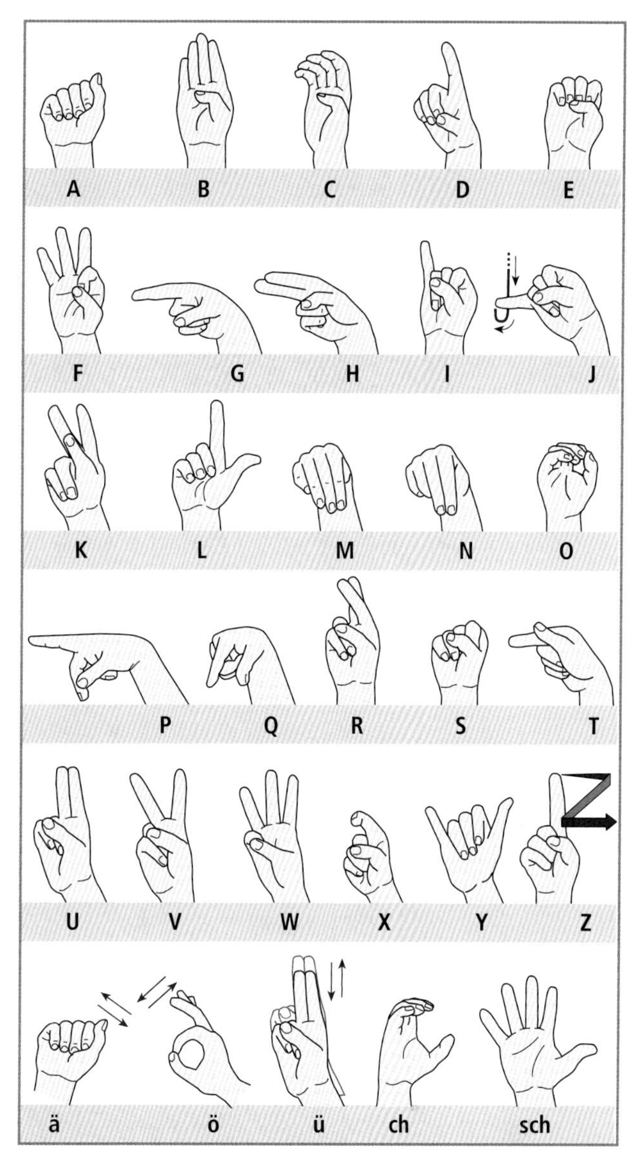

Abb. 10-5 Fingeralphabet.

Meth. 10-3 Sonderpädagogische Frühförderungsprinzipien bei prälingualer Gehörlosigkeit – Hör- und Sprachtherapie im Rahmen der CI-Rehabilitation
Ziel der Rehabilitation nach Cochlearimplantation ist eine Herstellung der Hörfähigkeit und ein damit verbundener Lautspracherwerb. Die hörtherapeutischen Bemühungen stehen dabei an erster Stelle, gefolgt von Aktivitäten zur Förderung von Sprache und Kommunikation. Die Rehabilitation wird in Zusammenarbeit zwischen Therapeuten und Eltern mit dem Kind durchgeführt. Eine gelungene Beziehungsannahme zwischen Kind und Eltern ist die Grundlage der erfolgreichen Hör- und Sprachentwicklung. Hör- und Sprachtherapie ist als ganzheitlicher Förderansatz zu verstehen, d. h., neben Hören und Sprache beinhaltet sie auch motorische, emotionale, soziale und kognitive Förderung. Mit zunehmender Hör- und Lautsprachenkompetenz der Kinder tritt die Gebärdensprache immer mehr in den Hintergrund (Abb. 10-4 und 10-5). Sowohl Eltern als auch Kinder streben nach einem hörgerichteten Verhalten.
Kinder, die früh behandelt werden und keine zusätzlichen Behinderungen haben, haben die Möglichkeit, Lautsprache ähnlich wie ein hörendes Kind zu erwerben.

Prälinguale Gehörlosigkeit

Wird bei prälingual beidseits ertaubten Kleinkindern und Kindern keine CI-Implantation durchgeführt, ist sie im späteren Lebensalter als Jugendlicher und Erwachsener nicht mehr zweckmäßig. Grund ist die reduzierte zentrale Plastizität für einen Spracherwerb über das CI bei Jugendlichen und Erwachsenen. Hinzu kommt die häufig erfolgreiche soziale Integration in ein Gehörlosenumfeld einschließlich Gebärdensprache, die durch eine CI-Implantation gestört würde.

Therapie

Zur Verfügung stehen diverse technische Hilfsmittel, eine Cochlearimplantation ist nicht indiziert.

Postlinguale Gehörlosigkeit

Die beidseitige postlinguale (nach dem Spracherwerb aufgetretene) Gehörlosigkeit ermöglich eine CI-Versorgung in jedem Lebensalter. Die besten Ergebnisse sind dann zu erwarten, wenn die Implantation zeitnah zur Ertaubung durchgeführt wird. Grundsätzlich ist eine Implantation aber auch in späteren Jahren möglich, da dann die zentralen Reifungsprozesse bereits vor der Ertaubung abgeschlossen sind.

Therapie

Postlingual beidseits ertaubte Kinder werden umgehend einer Cochlearimplantation zugeführt. Anschließend erfolgt ein Hör- und Sprachtraining in einer sonderpädagogischen Einrichtung.

Prognose

Bei postlingualer Gehörlosigkeit ist die Prognose, d.h. die Gehör- und Sprachkompetenz nach einer Cochlearimplantatversorgung, sehr gut und den Ergebnissen bei postlingual ertaubten Erwachsenen gleichzusetzen.

11 Erkrankungen von Otobasis und seitlicher Schädelbasis

A. Dietz und F.-X. Brunner

11

Entzündungen

Zu Entzündungen von Otobasis und seitlicher Schädelbasis gehören unter anderem die Ohrtuberkulose, eine Mittelohrlues sowie Aktinomykose, Toxoplasmose und Brucellose. Details, auch zur Therapie, s. Kap. 8, Abschn. Entzündungen, S. 104.

Tumoren

Zu den Tumoren, die die Otobasis und die seitliche Schädelbasis befallen können, zählen unter anderem der Glomustumor, das Osteom, Riesenzelltumoren, das Plasmozytom, das eosinophile Granulom und das Mittelohrkarzinom. Details, unter anderem zu Therapie und Prognose, s. Kap. 8, Abschn. Tumoren, S. 108.

Verletzungen

Felsenbeinlängsfraktur, laterobasale Längsfraktur, otobasale Längsfraktur

Die häufigste Form der Schädelbasisfraktur mit Beteiligung des Hörorgans ist die Pyramidenlängsfraktur. Sie ist häufiger als die Querfraktur und entsteht als Berstungsbruch bei Gewalteinwirkung von der Seite. Die Frakturlinie verläuft am vorderen Rand der Pyramide, durchsetzt das Dach der Paukenhöhle und setzt sich bis in den Warzenfortsatz oder die Schläfenschuppe fort (Abb. 11-1). Die Labyrinthkapsel wird in der Regel ausgespart, dagegen ist des Öfteren der äußere Gehörgang miteinbezogen. Es kommt in der Regel zur Trommelfellzerreißung und eventuell zur Stufenbildung im Gehörgang.
Die typischen Symptome sind Blutung aus dem Gehörgang, eventuell Liquorfluss, Schallleitungsschwerhörigkeit, Hämatotympanon, eventuell Gehörknöchelchenluxation. Das Innenohr kann in verschiedenem Ausmaß betroffen sein. Primäre Ertaubungen sind selten. In 20 % der Fälle kommt es zur Fazialislähmung durch Quetschung oder Zerreißung des Nervs (Frühlähmung) oder sekundär nach Tagen durch Blutung oder Ödem im Nervenkanal bzw. durch Mastoiditis (Spätlähmung). In der Regel besteht kein Vestibularisausfall.
Bei späterer Beurteilung sind eine Stufenbildung im Trommelfellrahmen hinten oben und Narben am Gehörgangsdach und am Trommelfell verlässliche Zeichen einer stattgefundenen Pyramidenlängsfraktur.

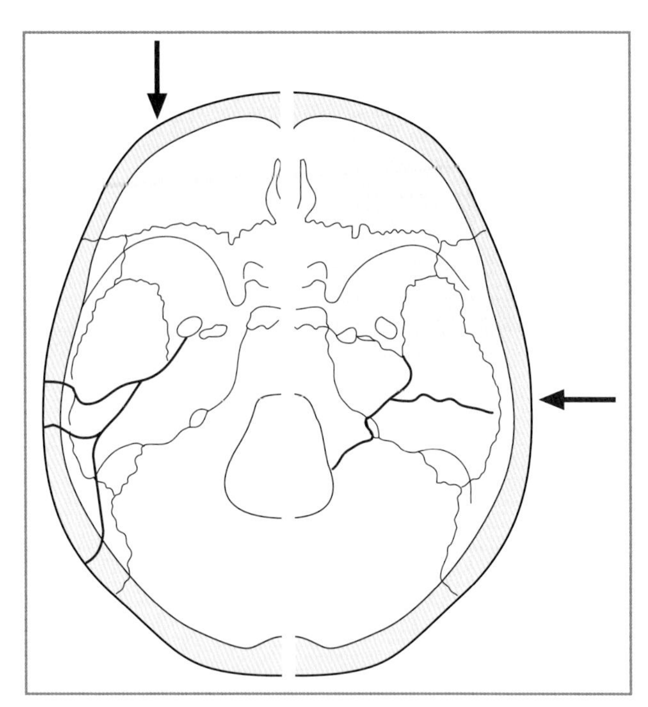

Abb. 11-1 Laterobasale Frakturen. Rechts: Pyramidenquerfraktur. Links: Pyramidenlängsfraktur. Pfeile: Gewalteinwirkung.

Therapie

Akutbehandlung: Als Erstes erfolgt eine sterile Abdeckung des Ohrs und die Gabe eines liquorgängigen Antibiotikums, z. B. Cotrimoxazol (Cotrim 960, 2 × 2 Tbl./d; Eusaprim®, 2 × 2 Tbl./d). Eine Liquorrhoe kommt meist innerhalb von 4–5 Tagen zum Stillstand und bedarf dann keiner operativen Intervention.
Bei anhaltendem Liquorfluss (länger als 4–5 d) sind eine Mastoidektomie und ein plastischer Duraverschluss (Abb. 11-2) indiziert.
Bei Frühneurotmesis des N. facialis (nicht bei Neurapraxie) erfolgt die operative Versorgung des N. facialis, gegebenenfalls sind eine Fazialisplastik (s. Kap. 14.2, Meth. 14.2-3, S. 228) sowie eine Fazialisbegleittherapie (s. Kap. 14.2, Meth. 14.2-1, S. 224) indiziert.
Fazialisspätlähmung: Prinzipiell erbringt hier eine operative Dekompression keinen Vorteil. Im Falle eines Hämatoms oder einer Mastoiditis sollte jedoch im Zweifelsfalle einem operativen Vorgehen Rechnung getragen werden. Es sollte eine Fazialisbegleittherapie (s. Kap. 14.2, Meth. 14.2-1, S. 224) eingeleitet und abgewartet werden, evtl. Cortison-Schema nach Stennert (s. Kap. 14.2, Tab. 14.2-4, S. 224).
Bei reizloser Neurapraxie sollte eine Fazialisbegleittherapie (s. Kap. 14.2, Meth. 14.2-1, S. 224) eingeleitet und abgewartet werden.
Bei Übergang in Neurotmesis (selten) oder bei **Mastoiditis** erfolgen eine Mastoidektomie und Dekompression des Nervs.
Bei Frühmeningitis ist bei Diagnosestellung eine Mastoidektomie mit Duraabdeckung indiziert.

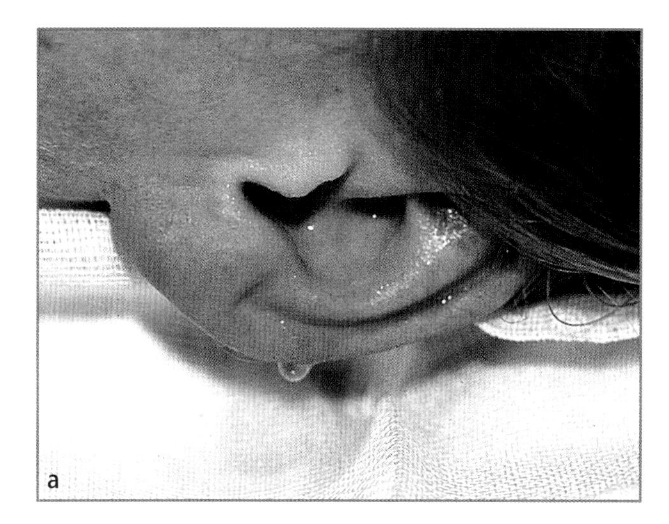

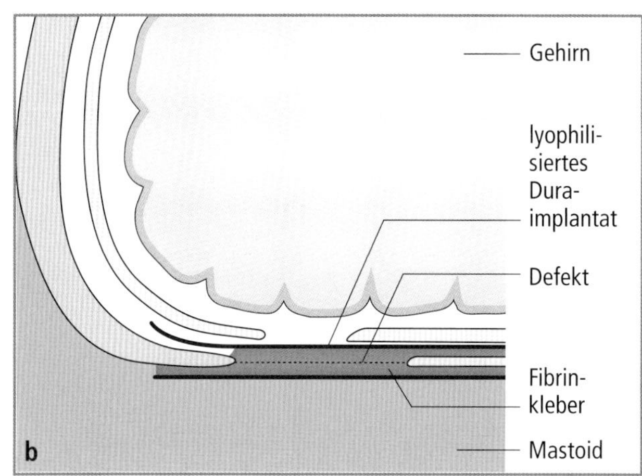

Abb. 11-2 a Liquorfluss. **b** Mikrochirurgischer Verschluss eines Duradefektes zur mittleren Schädelgruppe. Transmastoidales Vorgehen. Lyophilisierte Dura oder Fascia lata wird zwischen Dura und Knochen geschoben. Ein zweites Stück lyophilisierte Dura oder Faszie wird mit Fibrinkleber vom Mastoid her aufgeklebt.

Prognose

Bei unkomplizierten Frakturen ist die Prognose gut. Eine erhebliche Gefahr besteht in der Möglichkeit einer aufsteigenden direkten Frühmeningitis oder einer Labyrinthitis, ausgehend von infizierten Mittelohrräumen. Des Weiteren können Dauerschäden (s. u.) und Spätkomplikationen (s. u.) auftreten.

Dauerschäden

Es können eine Innenohrschwerhörigkeit mit eventueller Neigung zur Progredienz, eine Schallleitungsschwerhörigkeit, eine Fazialisparese oder eine Defektheilung des N. facialis (Lähmung) verbleiben.

Therapie

Bei bleibender Fazialisparese s. Meth. 14.2-1, S. 224.

Bei Innenohrschwerhörigkeit ggf. Hörgeräte (S. 126; implantierbar, S. 130).
Bei bleibender Schallleitungsschwerhörigkeit durch Narbenbildung oder Luxation der Gehörknöchelchen ist eine Tympanoplastik nach 6 Monaten erforderlich (S. 96).

Ohrspätkomplikationen

Übergang in eine chronische Otitis media oder in eine chronische Mastoiditis, eventuell mit traumatischem Cholesteatom. Die früher sehr gefürchteten Folgekrankheiten Spätmeningitis, Epiduralabszess und Hirnabszess sind heute selten.

Therapie

Bei chronischer Otitis media: Tympanoplastik nach 6 Monaten (S. 96).
Bei chronischer Mastoiditis oder **Cholesteatom:** Mastoidektomie bzw. Radikaloperation mit Tympanoplastik bei Diagnosestellung (S. 98).
Bei Meningitis: Mastoidrevision und Duraabdeckung im Intervall.
Bei Epidural- und Hirnabszess s. Kap. 8, Abschn. Otogene Komplikationen, S. 101.

Felsenbeinquerfraktur, laterobasale Querfraktur, otobasale Querfraktur

Die Pyramidenquerfraktur ist 20-mal seltener als die Längsfraktur. Sie entsteht als Berstungsbruch bei Gewalteinwirkung von dorsal, seltener von frontal. Der Bruchspalt geht als innerer Querbruch lateral des Porus acusticus internus quer durch das Labyrinth (s. Abb. 11-1). Dadurch kommt es sofort zu einem partiellen oder völligen Ausfall der kochleären und vestibulären Funktionen. Das Trommelfell bleibt intakt, doch tritt meist ein Hämatotympanon auf. Der N. facialis ist in etwa 50 % der Fälle gelähmt. Es kann zur Liquoransammlung in der Pauke und zum Liquorabfluss über die Tube aus der Nase kommen (Liquornachweis durch β-Trace-Proteinbestimmung).
Wichtige diagnostische Maßnahmen sind die Röntgenaufnahme nach Stenvers oder häufiger die Computertomographie (CT). Radiologisch sind Querfrakturen im CT fast immer zu erkennen. Sie bleiben auch oft nach Jahren noch nachweisbar.
Typische Symptome der frischen Verletzung sind Innenohrschwerhörigkeit oder Taubheit des betroffenen Ohres, Spontannystagmus zur gesunden Seite bei thermischer Unerregbarkeit, Hämatotympanon und eventuell Fazialislähmung.

Therapie

Akutbehandlung: Wie bei der Felsenbeinlängsfraktur (s. o.).

Bei einer Innenohrschwerhörigkeit zusätzliche Soforttherapie wie beim Hörsturz (S. 117).
Bei Vestibularisausfall: Krankengymnastische Übungsbehandlung mit Anleitung (s. Kap. 9.2, Meth. 9.2-1, S. 150) und/oder Selbstübungen zur zentralen Kompensation (s. Kap. 9.2, Patienteninformation „Selbsttraining Unter-/Übererregbarkeit", S. 150), sobald der Allgemeinzustand es zulässt.

Prognose

Ein Ausfall des Innenohrs ist irreversibel. Die anfänglich massiven Symptome des akuten Vestibularisausfalls verschwinden jedoch allmählich durch zentrale Ausgleichsvorgänge. Die zentralen Kompensationsvorgänge sind altersabhängig, Jugendliche sind oft schon nach Wochen, Erwachsene bis 50 Jahre innerhalb 6 Monaten praktisch beschwerdefrei, während Patienten, die älter als 50 Jahre sind, den Labyrinthausfall unter Umständen nie mehr ganz ausgleichen können. Ansonsten Prognose wie bei Felsenbeinlängsfraktur (s. o.).
Bei chronischer beidseitiger Innenohrschwerhörigkeit bzw. einseitiger Schwerhörigkeit und kontralateraler Ertaubung: Ggf. Hörgeräte (konventionell, S. 126; implantierbar, S. 130).
Bei Gehörlosigkeit: Cochlear-Implant (S. 131).

Posttraumatischer Schwindel

Posttraumatische peripher-vestibuläre Störungen treten häufig nach einer Commotio labyrinthi oder nach laterobasallaterobasalen Frakturen auf. Diese können als Biegungs- und Berstungsbrüche zu Felsenbeinlängs-, Felsenbeinquer- und komplexen Frakturen führen. Posttraumatische vertebragene Hör- und Gleichgewichtsstörungen und HWS-Schleudertrauma kommen auch nach Halswirbelsäulenverletzungen vor. Weitere Einzelheiten, auch zu Therapie und Prognose, s. Kap. 9.2, Abschn. Gleichgewichtsstörungen nach Schädeltrauma, S. 163, und Kap. 12, Abschn. Posttraumatische vertebragene Hör- und Gleichgewichtsstörungen, HWS-Syndrom, S. 181.

12 Vertebrolabyrinthäre Erkrankungen

K. Hörmann und E. Biesinger

Basiläre Impression

Bei der basilären Impression besteht kongenital ein Hochstand des Atlas und des Dens axis. Dadurch kommt es im Bereich des Foramen occipitale magnum zu einer mehr oder weniger ausgeprägten Stenose des Hirnstammgebietes. Diese Veränderungen gehen häufig mit einer langsam progredienten sensorischen Schwerhörigkeit in Verbindung mit Schwindel einher.

Therapie

Krankengymnastische Behandlung (Rp. Krankengymnastik mit Eisanwendung, eventuell manuelle Extension; s. Meth. 12-1, S. 182), welche zum Ziel hat, durch geeignete Übungen und eine Verbesserung der statischen Voraussetzungen der Halswirbelsäule eine Entlastung der Kopfgelenke zu erreichen.

Eine **operative Therapie** kann **nur unter großem Vorbehalt** empfohlen werden. Es besteht z. B. die Möglichkeit der transoralen Densresektion bzw. die subforaminale Dekompression mit Laminektomie des Arcus dorsalis des Atlas ohne Eröffnung der Dura durch den Neurochirurgen.

Klippel-Feil-Syndrom

Beim Klippel-Feil-Syndrom bestehen typischerweise Blockwirbelbildungen im Bereich der Halswirbelsäule, meist zwischen C 2/C 3. Das Krankheitsbild geht mit hochgradigem angeborenem oder zunehmendem Hörverlust einher. In manchen Fällen besteht eine beidseitige Ertaubung.

Therapie

Eine therapeutische Beeinflussung des Hörvermögens durch Operation an der Halswirbelsäule oder physikalische Therapie besteht nicht. In der Regel ist eine wiederholte krankengymnastische Behandlung zur Linderung der rezidivierenden vertebragenen Beschwerden an der Halswirbelsäule notwendig.

Zervikale Uncarthrosen mit Kompression der Arteria vertebralis, Vertebralisstenose

Degenerative Veränderungen, welche sich im Bereich des Processus uncinatus an der Halswirbelsäule abspielen, können im ungünstigsten Fall zu einer Stenosierung der A. vertebralis führen. Klinische Relevanz erlangen die resultierenden Stenosen dieser Arterie jedoch nur, wenn der Blutfluss im kontralateralen Gefäß ebenfalls vermindert ist (Stenosen, Aplasien oder Dysplasien, Arteriosklerose). In diesen Fällen ist der auftretende, gelegentlich von Kopfbewegungen abhängige Schwindel das Leitsymptom. Ein Teil der Patienten weist jedoch ebenfalls eine sensorische Schwerhörigkeit und Tinnitus auf.

Therapie

Bei nachgewiesener vertebrobasilärer Insuffizienz kann eine operative Beseitigung der Stenosen durch den Neurochirurgen (z. B. nach der Methode Kehr/Jung) durchgeführt werden.

Kontraindiziert ist bei manifester Vertebralinsuffizienz die forcierte krankengymnastische Behandlung, aber insbesondere eine chiropraktische Manipulation.

Prognose

Die Operation einer manifesten vertebrobasilären Insuffizienz auf der Basis von Uncarthrosen führt häufig zu einer Beseitigung oder Besserung des Schwindels. In einigen Fällen bessert sich auch das Ohrgeräusch.

Drop attacks. Eine klinisch wirksame Stenose der A. vertebralis führt gelegentlich zu Drop attacks, d. h. zum plötzlichen Zusammenbrechen der Patienten, hervorgerufen durch bestimmte Halswirbelsäulenbewegungen.

Therapie

Die Entscheidung zum operativen Eingriff muss mit dem Neurologen und Neurochirurgen abgesprochen werden. Als medikamentöse Behandlung ist allenfalls die Verordnung von Antikoagulanzien in Absprache mit dem Internisten und Neurologen zu erwägen.

Vertebrovestibuläre Störungen, vertebragener Schwindel

Vertebragene Gleichgewichtsstörungen entstehen durch eine zentrale Vestibularisstörung (Hirnstamm; s. Kap. 13.3, S. 188) und eine kombinierte zentral-periphere Vestibularisstörung in Verbindung mit funktionellen Störungen der Propriorezeptoren der Muskulatur der oberen Halswirbelsäule. Alleinige Propriorezeptorenstörungen sind ebenfalls möglich. Schwindel durch vertebragene Schädigung des Labyrinths ohne zentrale Mitbeteiligung oder ohne Propriozeptorenstörungen ist nicht dokumentiert.

Die vertebragene Gleichgewichtsstörung ist häufig ein sekundendauernder „Schwindel", welcher gelegentlich durch bestimmte Kopfstellungen auslösbar oder zu beeinflussen ist. Dabei wechselt der „Schwindel" oft seinen Charakter und auch die auslösende Kopfstellung wird verschiedenartig beschrieben. Wichtigste Differenzialdiagnose ist der benigne paroxysmale Lagerungsschwindel (s. Kap. 9.2, Abschn. Kupulolithiasis, benigner paroxysmaler Lagerungsschwindel, S. 145), bei dem die auslösende Kopf- bzw. Lagestellung stets die reproduzierbar gleiche ist.

Als Schwindelform beschreiben die Patienten häufiger einen kurz dauernden Schwank-, seltener einen Drehschwindel.

Häufig wird über kurzfristige Benommenheitsgefühle und auch Schwindel beim Blick nach hinten oben berichtet. Bei einzelnen Kranken mit Menière-Syndrom (s. Kap. 9.3, Abschn. Morbus Menière und HWS-Syndrom, S. 159, 161) lässt sich zusätzlich ein HWS-Syndrom finden (Tab. 12-1).

Therapie

Empfohlen werden Krankengymnastik und Eisauflagen. Falls ein speziell ausgebildeter Arzt zur Verfügung steht, kann eine manualtherapeutische Manipulation funktionsgestörter Gelenke versucht werden. Die kurzzeitige Anwendung von Zervikalstützen, z. B. für 2×4 h/d, kann nützlich sein (s. Meth. 12-1, S. 182).

Vertebrokochleäre Störungen

Für die Existenz einer vertebrokochleären Funktionsstörung bietet die besondere Form des plötzlichen Hörverlustes, welche als „akustischer Unfall" (vertebroakustischer Unfall; s. Kap. 9.1, Abschn. Kochleäre Schwerhörigkeit, S. 121) bezeichnet wird, gute Argumente. Dabei tritt ein akuter Hörverlust auf, während der Patient gleichzeitig einem mäßig starken Lärm ausgesetzt ist und eine Fehlbelastung der Halswirbelsäule besteht.

Verschiedene Untersucher haben bei einzelnen Hörsturz- und Tinnituspatienten sowohl radiologisch als auch durch die Palpation der Gelenkbeweglichkeit zwischen den einzelnen Wirbelsäulengelenken (hauptsächlich im Bereich der Kopfgelenke, d. h. zwischen Okziput und Axis) eine Häufung funktioneller Störungen festgestellt. Bei einzelnen Kranken mit Menière-Syndrom (s. Kap. 9.3, Abschn. Morbus Menière und HWS-Syndrom, S. 159, 161) lässt sich ein zusätzliches HWS-Syndrom feststellen.

Therapie

Bei nachweisbaren HWS-Funktionsstörungen sowie beim sogenannten „vertebroakustischen Unfall" werden nachweisbare Störungen der Gelenkbeweglichkeit und Muskelverspannungen krankengymnastisch behandelt (z. B. Krankengymnastik mit Eisanwendung, manuelle Extension). Steht ein in manueller Therapie ausgebildeter und erfahrener Arzt zur Verfügung, können die funktionellen Störungen durch chirotherapeutische Manipulationen beseitigt werden (s. Meth. 12-1, S. 182).

Prognose

Eine direkte Beeinflussung des Hörvermögens und des Tinnitus durch die Behandlung der Halswirbelsäule ist bisher nicht nachgewiesen. Die konservative Behandlung der Halswirbelsäule beim Hörsturz ist als eine die Heilung unterstützende Maßnahme anzusehen.

Tab. 12-1 Vertebragen beeinflusste Krankheitsbilder und Symptome in der Hals-Nasen-Ohren-Heilkunde.

- Schwindel
- Morbus Menière
- Tinnitus
- Hörstörungen
- neuralgiforme Beschwerden und Kopfschmerzen
- Globusgefühl

Posttraumatische vertebragene Hör- und Gleichgewichtsstörungen, HWS-Schleudertrauma

Hör- und Gleichgewichtsstörungen kommen auch nach Halswirbelsäulenverletzungen vor. Im typischen Fall kommt es zur Innenohrschwerhörigkeit und zu vestibulären Symptomen unmittelbar nach dem Trauma oder innerhalb von 48 Stunden (die Annahme eines Intervalls von bis zu 3 Monaten ist wissenschaftlich nicht haltbar). Häufige Begleitsymptome sind Kopfschmerzen, Schlafstörungen, Konzentrationsschwäche und Brachialgien.

Therapie

Operation: Bei entsprechendem morphologischem Befund an der knöchernen HWS, an den Zwischenwirbelscheiben oder am Bandapparat sind gegebenenfalls operative Interventionen durch Orthopäden oder Neurochirurgen indiziert. Die Behandlung des HWS-Traumas erfolgt durch den Orthopäden.

Bei Hörstörung: Zur Behandlung der akuten Hörstörung erfolgt eine Behandlung wie beim Hörsturz (s. Kap. 9.1, Abschn. Kochleäre Schwerhörigkeit, S. 117).

Physikalische Maßnahmen (s. Meth. 12-1, S. 182) sind abhängig vom orthopädischen Befund. Empfohlen werden Krankengymnastik, im akuten Fall Kälteapplikation in Form von Eiskrawatte, bei chronischem Verlauf auch Wärmeapplikation mit Fangopackungen, Rotlicht oder Kurzwelle. Das Tragen von Zervikalstützen (Schanz-Krawatte) wird bei ligamentärer bzw. muskulärer Insuffizienz verordnet. Zu berücksichtigen ist jedoch, dass schon nach sehr kurzer Zeit des Tragens einer Halskrawatte Symptome wie beispielsweise Unsicherheitsgefühl, Kopfschmerz oder Ohrgeräusche auftreten können.

Prognose

Nicht selten sind Verläufe mit jahre- und jahrzehntelang anhaltenden Beschwerden und nur kurzfristigem Ansprechen auf die Therapie zu beobachten.

Meth. 12-1 Konservative Therapie an der Halswirbelsäule

Betrachtet man die nervale Versorgung im Kopf-Hals-Bereich, fällt auf, dass „typische" orthopädische Krankheitsbilder erst ab dem 4. Halswirbelsegment und tiefer entstehen. Chronische Fehlbelastung der oberen drei Halswirbelsäulensegmente kann zum Auftreten von Symptomenkomplexen führen, welche den Patienten veranlassen, zu einem Hals-Nasen-Ohren-Arzt zu gehen (s. Tab. 12-1). Das Ziel jeder Therapie chronischer vertebragener Störungen mit Dysfunktion der kleinen Wirbelgelenke (Hypermobilität oder Hypomobilität) ist die Wiederherstellung einer normalen Funktion dieser Gelenke. Es besteht die Möglichkeit einer Therapie durch Krankengymnastik und, wenn ein speziell ausgebildeter Arzt zur Verfügung steht, der manualtherapeutischen Behandlung einzelner Gelenke.

Besonderer Abklärung durch den Orthopäden bedürfen alle Krankheitsbilder mit rheumatischer Genese (z. B. PCP) sowie sämtliche akuten HWS- und posttraumatischen Beschwerden.

Krankengymnastik

Neben einer mobilisierenden Behandlung hypomobiler Gelenke und einer stabilisierenden Behandlung hypermobiler Gelenke muss bei der krankengymnastischen Therapie die Korrektur vorhandener Haltungsfehler durchgeführt werden. Hierzu gehören insbesondere die Analyse und gegebenenfalls die Korrektur der Körperhaltung am Arbeitsplatz.

Die wichtigsten Grundsätze sind:

1. **Erstellung eines funktionellen Befundes** unter der Beurteilung der statischen Befunde (Gesamtstatik des Patienten).
2. **Korrektur der statischen Dysbalancen** mit Übungen, die zu Hause durchgeführt werden sollen.
3. **Übungsbehandlung** mit aktiven isometrischen und isotonischen Übungen.
4. **Manuelle und gezielte Dehnung** verkürzter Muskeln: An der Halswirbelsäule eignet sich zur Entlastung der kleinen Wirbelgelenke und Muskeln die Anwendung der manuellen Extension. Diese soll nach genauer Analyse des Funktionszustandes der Halswirbelsäule durchgeführt werden. Durch die gezielte manuelle Anwendung einer Extension können im Gegensatz zur ungezielten Anwendung mithilfe der Glisson-Schlinge einzelne hypermobile Segmente gesondert entlastet werden.
5. **Mobilisation funktionsgestörter Segmente,** Stabilisation hypermobiler Segmente durch gezieltes Training der dort stabilisierenden Muskulatur.
6. **Zurückhaltung mit klassischer Massage** an der Halswirbelsäule. Eine Massage sollte nur gezielt und in Verbindung mit aktiver Muskelarbeit durchgeführt werden. Die reine Massage an der Halswirbelsäule beseitigt weder Funktionsstörungen noch korrigiert sie vorhandene Haltungsfehler! Bei vertebragenen Gleichgewichtsstörungen kommt es durch die mechanische Reizung der in der Muskulatur und in den Sehnen befindlichen Propriorezeptoren sehr oft zu einer Verschlechterung des Krankheitsbildes.
7. **Eisbehandlung** während der Übungsbehandlung. Die Eisbehandlung sorgt für eine maximale Durchblutung der Muskulatur, aber nur dann, wenn die Eispackung während der aktiven Muskelanspannung aufgelegt wird. Die Eisbehandlung wirkt vasokonstriktiv und damit schädlich, wenn die Eispackung am passiv liegenden Patienten aufgelegt und liegengelassen wird.

Auf einer schriftlichen Verordnung von Krankengymnastik muss die Art der anzuwendenden physikalischen Maßnahmen und die exakte Lokalisation der Funktionsstörungen bzw. degenerativen Veränderungen genannt werden. Eine Verordnung von Krankengymnastik lautet z. B.: „6 × Krankengymnastik mit Eisanwendung – Diagnose: Verdacht auf vertebragenen Tinnitus bei Funktionsstörung der Segmente C 2–C 4, degenerative Veränderungen C 5/C 6."

Manuelle Therapie

Die gezielte Manipulation eines Gelenks an der Wirbelsäule erfolgt bei funktionsgestörten Gelenken durch einen in der manuellen Medizin ausgebildeten Arzt. Dieser wird nach eingehender Untersuchung die Indikation bzw. Kontraindikation hierzu stellen.

Prognose

Die Wiederherstellung eines normalen Gelenkspiels durch eine Manipulation führt häufig zu einer prompten Besserung des durch die Funktionsstörung ausgelösten Krankheitsbildes.

Begleitmaßnahmen

Medikamentös: Bei starken Muskelverspannungen können Relaxanzien, wie z. B. Diazepam (z. B. Valium®, 5–10 mg/d), verabreicht werden.

Entzündungshemmend und schmerzstillend wirken Antirheumatika wie Indometacin (z. B. Indo-CT 25 mg/-50 mg, 50–150 mg/d in 3–4 Einzeldosen) oder Diclofenac (z. B. Diclofenac-ratiopharm® oder Voltaren® 50, 2- bis 3-mal 1 Tbl./d). Bei länger andauernder Therapie sollte zusätzlich ein Magenschutz (z. B. OMEP® 20 mg, Nexium®) verabreicht werden.

Physikalisch: Neben kurzzeitigen Eisauflagen wirken hyperämisierend Einreibungen mit z. B. Marament, Rheumasan, Applikation von Thermazetwatte, Fango-Moor-Auflagen, Rotlicht.

Passiv-stützend: Zervikalstützen (z. B. Zervikalstütze nach Henske®).

Infiltrationen: Mit Lokalanästhetika (z. B. Xylocain® 1 %) gezielt an betroffene Muskelansätze und Ligamente.

Alle Begleitmaßnahmen können im Einzelfall erforderlich sein.

13 Erkrankungen von Nervus vestibulocochlearis und zentralem Hör- und Gleichgewichtssystem

13.1 Nervus vestibulocochlearis

Akustikusneurinom

P. Ambrosch und H.-P. Zenner

Das Akustikusneurinom ist ein gutartiges Schwannom des N. vestibulocochlearis, zumeist von der Pars superior der Pars vestibularis des Nervs ausgehend (Abb. 13.1-1).

Therapie

Vollständige Tumorentfernung, welche je nach Lokalisation und Größe oto- und/oder neurochirurgisch vorgenommen wird. Intrameatale Tumoren und aus dem inneren Gehörgang ca. 1–2 cm herausragende Tumoren werden transtemporal oder (seltener) translabyrinthär otochirurgisch entfernt. Extrameatale, größere Tumoren werden über neurochirurgische Zugänge (z. B. retrosigmoidal) erreicht. Große Tumoren, welche z. B. den Fundus des inneren Gehörgangs erreichen oder in das Innenohr einbrechen, werden gemeinsam vom Ohr- und Neurochirurgen operiert.
Bestrahlung: Bei Tumoren bis zu einer Größe von 3 cm kann alternativ zur chirurgischen Therapie auch eine Radiotherapie („Gamma-knife") durchgeführt werden.
Wait-and-scan: In Abhängigkeit von Ausdehnung, Alter, Symptomatik und Allgemeinzustand des Patienten kann eine abwartende Haltung vertretbar sein. Dies gilt nur für intrakanalikuläre Tumoren, die den inneren Gehörgang nicht verlassen haben und zu keiner progredienten Hörstörung führen. 1- bis 2-mal/Jahr müssen ein MRT und eine audiologische Diagnostik durchgeführt werden. Bei Zunahme des Hörverlustes und/oder sichtbarem Wachstum erfolgt eine Operation.

Prognose

Ohne Therapie muss mit einem langsam progredienten Wachstum des Tumors bis in den Kleinhirnbrückenwinkel gerechnet werden. Es führt zur Verdrängung und zu Funktionsverlust des N. vestibulocochlearis (Schwerhörigkeit, Ertaubung, Tinnitus, Schwindel), des N. facialis (Fazialisparese) sowie des Hirnstamms und des Kleinhirns (Hirnstamm-und-Kleinhirn-Symptomatik) und schließlich zum letalen Ausgang.
Bei rechtzeitiger Operation ist die Prognose bei kleineren und mittleren Tumoren gut. In vielen Fällen kann die Hör- und Fazialisfunktion erhalten werden.
Gamma-knife: Mit Spätertaubungen ist zu rechnen.
Wait-and-scan: 1- bis 2-mal jährlich müssen ein MRT und eine audiologische Diagnostik durchgeführt werden, um eine eventuelle OP-Indikation nicht zu verfehlen. Ansonsten ist die Prognose wie die ohne Therapie.

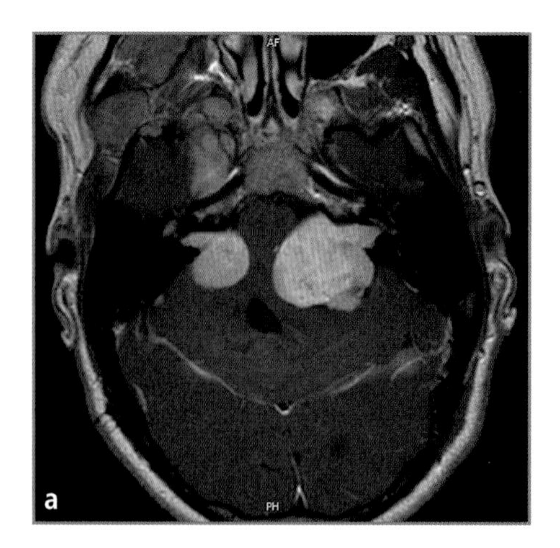

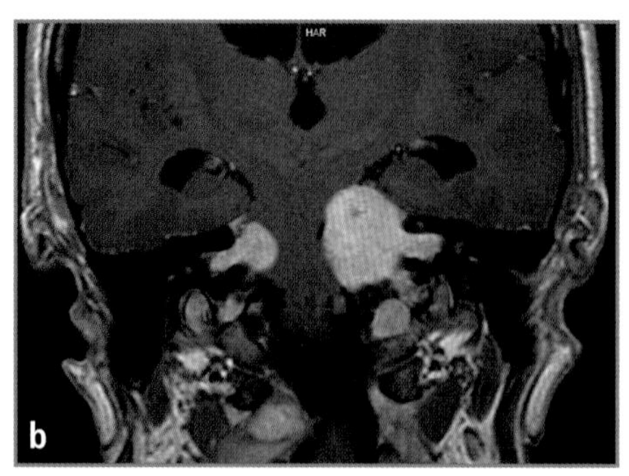

Abb. 13.1-1 Akustikusneurinom. **a** AKN bds. ax; **b** AKN bds. cor.

Neurofibromatose Typ I (Morbus Recklinghausen)

M. Pfister

Die **Neurofibromatose Typ I (NF I)**, auch Morbus Recklinghausen genannt, ist eine vererbte Erkrankung, die vor allem Haut und Nervensystem betrifft. Typische Veränderungen an der Haut sind mehrere Café-au-lait-Flecken sowie Neurofibrome. Im zentralen Nervensystem treten gehäuft Tumoren verschiedener Lokalisationen auf. Patienten können minderbegabt sein und an epileptischen Anfällen leiden. Des Weiteren sind regelmäßig die Augen und Knochen mitbetroffen.
Die autosomal-dominant vererbte Neurofibromatose wird durch eine Veränderung im NF-I-Gen auf Chromosom 17 hervorgerufen, welches normalerweise hemmend auf die Zellteilung Einfluss nimmt. In der Hälfte der Fälle wird davon ausgegangen, dass eine Neumutation zu den Veränderungen im Erbgut führt. Es kommt daher zu überschießender Gewebsvermehrung und damit zu den typischen Veränderungen. Die Diagnose wird meist anhand des klinischen Bildes bereits in der Kindheit gestellt.
Man schätzt etwa 30–40 Erkrankte auf 100 000 Einwohner. Tabelle 13.1-1 gibt die diagnostischen Kriterien für die Neu-

Tab. 13.1-1 Diagnostische Kriterien bei NF I (zwei oder mehrere zutreffende Kriterien).

- 6 Café-au-lait-Flecken (vor Pubertät größer als 5 mm, danach größer als 15 mm)
- axilläre oder inguinale Pigmentierung
- zwei oder mehr Neurofibrome oder
- ein plexiformes Neurofibrom
- ein Verwandter ersten Grades mit Neurofibromatose Typ I
- zwei oder mehr Lisch-Knötchen
- Knochenläsionen

rofibromatose Typ I gemäß der NIH Consensus Development Conference von 1987 an.

Therapie

Prinzipiell wie bei NF II (s. u.). Da es sich bei der Neurofibromatose Recklinghausen um eine genetische Erkrankung handelt, ist eine Therapie, welche die Ursache beseitigt, nicht möglich.

Neurofibromatose Typ II

Die **Neurofibromatose Typ II (NF II)** ist eine autosomal-dominant vererbte Erkrankung. Ihr Hauptmerkmal ist das Vorkommen von gutartigen Hirntumoren, die sich symmetrisch im Bereich beider Gleichgewichtsnerven entwickeln. Die meisten Patienten mit dieser Erkrankung leiden auch an Veränderungen der Augen. Ursache der NF II sind Mutationen des NF-II-Gens – Merlin oder Schwannomin – auf Chromosom 22. Bei etwa der Hälfte der Patienten liegt eine Neumutation vor. Die Inzidenz beträgt 1: 35 000. Das klinische Erscheinungsbild ist vielfältig. Das Kern- oder Kardinalsymptom der Erkrankung sind die beidseitigen gutartigen Tumoren der Gleichgewichtsnerven (sog. bilaterale Vestibularisschwannome). Durch dieses Symptom ist die Krankheit definiert. Als diagnostische Kriterien für die Neurofibromatose Typ II gelten:

- der Nachweis von bilateralen Vestibularisschwannomen mittels bildgebender Verfahren;
- ein Verwandter ersten Grades mit einer NF II und einem einseitigen Vestibularisschwannom oder zwei der folgenden Entitäten: Neurofibrom, Meningeom, Gliom, Schwannom, posteriore subkapsuläre lentikuläre Linsentrübung;
- einseitiges Vestibularisschwannom und zwei der folgenden Entitäten: Neurofibrom, Meningeom, Gliom, Schwannom, posteriore subkapsuläre lentikuläre Linsentrübung;
- multiple Meningeome und einseitiges vestibuläres Schwannom oder zwei der folgenden Entitäten: Schwannom, Gliom, Neurofibrom.

Therapie

Da die NF II genetisch bedingt ist, ist eine Heilung nicht möglich. Die Behandlung besteht in der Entfernung von

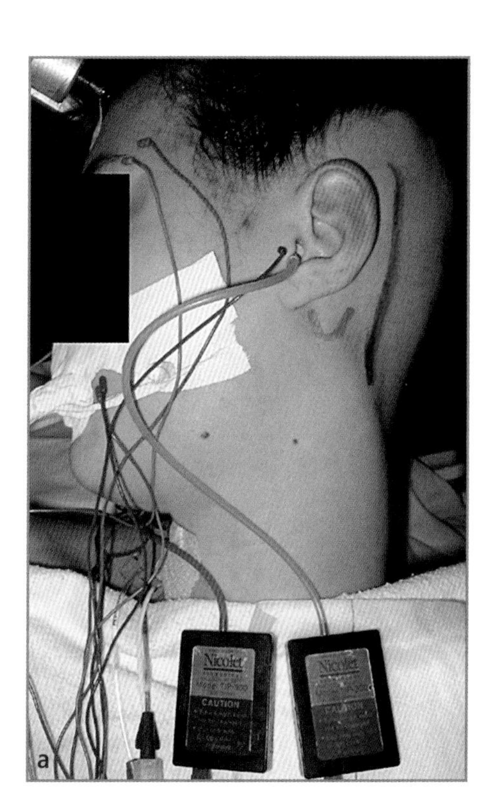

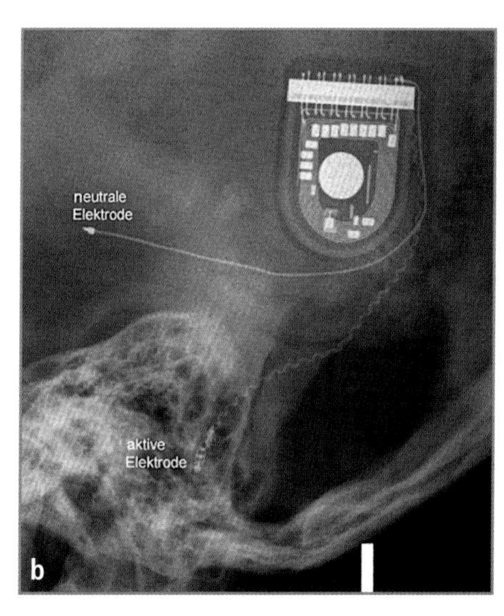

Abb. 13.1-2 Hirnstamm-Implantat. **a** Intraoperatives Neuromonitoring. **b** Postoperative, radiologische Lagekontrolle.

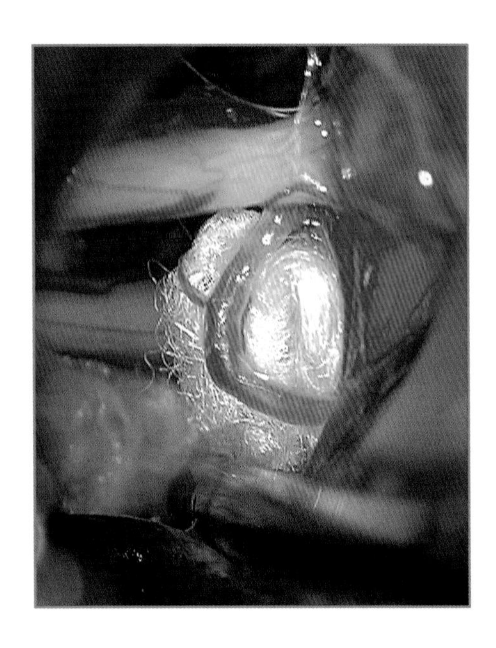

Abb. 13.1-3 Dekomprimierte ACAI-Schlinge.

Tumoren im Bereich des Gehirns und Rückenmarks sowie operativer Eingriffe im Bereich der Augen und der betroffenen Hirnnerven. Häufig ist der Progress der Erkrankung jedoch so gering, dass eine abwartende Haltung eingenommen wird.

Bei Gehörlosigkeit: Implantation eines Hirnstammimplantates (Hirnstamm-Variante eines Cochlearimplantats) (Abb. 13.1-2).

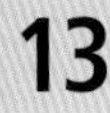

Fazialisneurinom

P. Ambrosch und H.-P. Zenner

Die seltenen gutartigen Schwannome (Neurinome) des N. facialis konnen im inneren Gehörgang, im tympanalen oder auch mastoidalen Abschnitt des Felsenbeins auftreten.

Therapie

Bei Lokalisation im inneren Gehörgang bzw. Kleinhirnbrückenwinkel wie beim Akustikusneurinom.

Arteria-cerebelli-anterior-inferior-Schlinge (ACAI-Schlinge)

Das Gefäß kann je nach anatomischer Lage im inneren Gehörgang auf den N. vestibulocochlearis und/oder den N. facialis drücken und zu Hörstörung, Schwindel und Fazialislähmung oder Reizung (z. B. Fazialistic) führen (Abb. 13.1-3). Differenzialdiagnostisch ist das Krankheitsbild von einem Morbus Menière häufig schwer abzugrenzen. Sehr selten.

Therapie

Bei Schwindel und Hörverlust: Transtemporale Dekompression.

Bei Fazialistic: BOTOX® (s. Kap. 14.2, Abschn. Fazialisspasmus, S. 227) oder transtemporale Dekompression.

13.2 Zentrales Hörsystem

M. Ptok

Zentrale Hörstörungen mit Nachweis organischer Ursachen

Neben den Innenohrstrukturen und dem N. cochlearis können auch Teile des zentralen Hörsystems geschädigt sein. Pathologisch-anatomisch handelt es sich um Schädigungen, die oberhalb des 1. Neurons, d.h. zwischen Kochleariskern und auditivem Kortex des Temporallappens lokalisiert sind (Abb. 13.2-1), z. B. verursacht durch traumatische Geburtsschäden, perinatale Asphyxie, postikterische Enzephalopathie oder Meningoenzephalitiden. Vereinzelt wurde auch über ein familiär gehäuftes Vorkommen berichtet. Auch Schädeltraumata (s. u.), Enzephalitiden oder Hirninfarkte können eine zentrale Hörstörung verursachen.
Als Sonderform ist die auditorische Neuropathie (gelegentlich auch perisynaptische Neuropathie, Synaptopathie, auditorische Synchronisationsstörung oder Dyssynchronie genannt) zu werten (Einzelheiten S. 142).
Die (päd-)audiologische Untersuchung ermittelt das Ausmaß der Funktionsbeeinträchtigung des Hörens und Verstehens, weitere fachärztliche Untersuchungen diagnostizieren das Ausmaß der gegebenenfalls resultierenden psycholinguistischen und neurokognitiven Defizite bzw. der Kommunikationsbeeinträchtigung. Die Diagnose einer zentralen Hörstörung wird gestützt durch den Nachweis der ursächlichen organischen Schädigung (z. B. NMR) (Tab. 13.2-1).

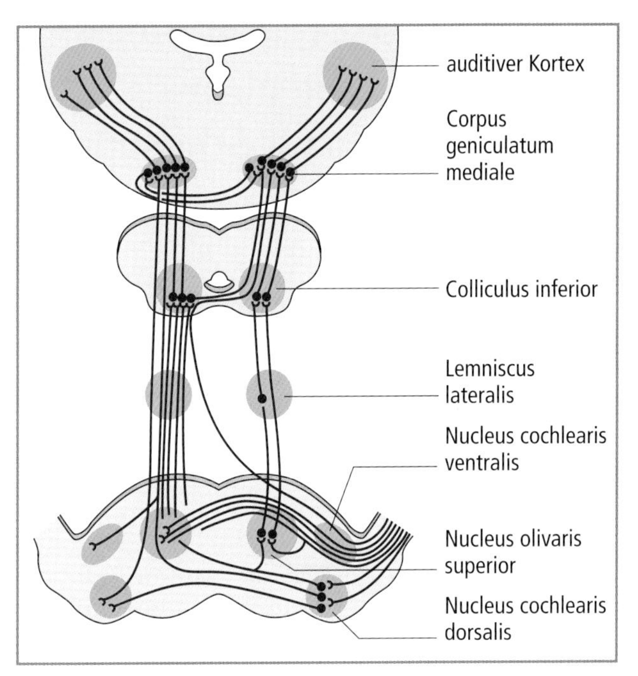

Abb. 13.2-1 Zentrale Hörbahn.

Tab. 13.2-1 Diagnostikprogramm bei Verdacht auf eine zentrale Hörstörung.

- Anamnese, gegebenenfalls unter Verwendung des von der DGPP vorgeschlagenen Fragebogens zu auditiven Verarbeitungs- und Wahrnehmungsstörungen (www.dgpp.de)
- körperliche Untersuchung, insbesondere Ohrmikroskopie
- schwellenaudiometrische Untersuchungen
- eingehende objektive Untersuchung des Hörvermögens (Elektrokochleographie, Ableitung akustisch evozierter Hirnstammpotenziale und kortikaler Spätpotenziale, evozierte otoakustische Emissionen, Stapediusreflexaudiometrie)
- spezielle subjektive audiologische und psychometrische Untersuchungen des zentralen Hörsystems zur Zeit-, Intensitäts- und Frequenzauflösung sowie zur binauralen Interaktion
- nützlich sind ggf. zusätzlich Untersuchungen zu expressiven und rezeptiven Sprachkompetenzen sowie Untersuchungen der neurokognitiven Fähigkeiten

Therapie

Wie bei zentralen Störungen ohne organische Ursachen (s. u.). Falls möglich zusätzlich Therapie der Grunderkrankung.

Zentrale Hörstörungen ohne Nachweis organischer Ursachen

Von der zentralen Hörstörung zu differenzieren ist die auditive Verarbeitungs- und Wahrnehmungsstörung, bei der gleiche oder ähnliche Funktionsdefizite vorliegen können, eine organische Schädigung aber (derzeit noch) nicht nachgewiesen werden kann. Ebenfalls zu differenzieren sind reine Defizite sprachgebundener Prozesse wie beispielsweise Störungen der phonologischen Bewusstheit oder Lernstörungen.

Therapie

Therapeutisch sollte in erster Linie eine Behebung bzw. Milderung des zugrunde liegenden Defizits angestrebt werden. Ist dies nicht oder nicht ausreichend möglich, kommen je nach Funktionsdefizit oder Folgedefiziten Maßnahmen zur Verbesserung der akustischen Signale (Hörgerät, FM-Anlagen etc.; s. Kap. 9, S. 128), Übungstherapien zur besseren Ausnutzung der akustischen Signale (sog. auditorisches Training) oder kompensatorische, hier linguistische, metalinguistische und metakognitive Übungsverfahren zum Einsatz.
Bei Kindern sollte, gegebenenfalls auch bei regelrechtem Schwellengehör, aber z. B. deutlich verzögerter Sprachentwicklung oder deutlich reduziertem Sprachverständnis, die Eingliederung in eine Schwerhörigenschule bzw. Gehörlosenschule in Betracht gezogen werden.

13.3 Zentrales Gleichgewichtssystem und nichtlabyrinthärer Schwindel

A. Dietz

Erkrankungen im Bereich des zentralen vestibulären Systems und mit diesen einhergehende Schwindelbeschwerden erfordern in jedem Fall eine komplexe neurootologische, zum Teil auch eine zusätzliche neurologische Diagnostik.
Prinzipiell handelt es sich bei zentral-vestibulären Schwindelbeschwerden um Veränderungen bzw. Affektionen im Bereich der vestibulären Bahnen, der Vestibulariskerngebiete oder des Vestibulozerebellums, des Thalamus und des parietotemporalen Kortex. Ursächlich kommen vaskuläre Veränderungen, spezielle Stimulationsmuster (Kinetosen), Tumoren, entzündlich degenerative Veränderungen, Stoffwechselstörungen und epileptiforme Erkrankungen in Betracht.
Schwindel wird darüber hinaus als erlebtes Ereignis im Rahmen psychiatrischer Erkrankungen beschrieben und nach Ausschluss organischer Korrelate als „psychogener Schwindel" in der Literatur geführt.
Die Abgrenzung des psychogenen Schwindels von organisch verursachtem Schwindel kann sehr komplex bis nahezu unmöglich erscheinen. Typischerweise wird der psychogene Schwindel klinisch als unbestimmt, wechselnd in Art, Schwere und Dauer, Flüchtigkeit der Erscheinungen, als Drehschwindel ohne Spontannystagmen, Dauerschwindel ohne Ataxie und einhergehend mit psychischen Störungen beschrieben.

13

Vaskulärer zentraler Schwindel

Die Symptome des vaskulären zentralen Schwindels können sehr unterschiedlich sein und entweder durch Schwindelbeschwerden in Kombination mit nur bei ZNS-Läsionen auftretenden Nystagmusformen (Down-beat- oder Upbeat-Nystagmus) oder durch Schwindel als untergeordnetes Symptom eines komplexen klinischen Syndroms (beispielsweise Wallenberg-Syndrom: häufig Thrombose der A. inferior posterior cerebelli mit Infarkt der dorsolateralen Medulla oblongata; Symptome: Horner-Syndrom, Gaumensegelparese, Dysarthrophonie, Singultus, dissoziierte Sensibilitätsstörung, Hemiataxie) gekennzeichnet sein.
Der unspezifische Begriff der „vertebrobasilären Insuffizienz" wird heute weitgehend nicht mehr benutzt.
Zu den Symptomen eines vaskulären zentralen Schwindels gehören:

- arterielle Stenosen und Verschlüsse im Bereich der A. vertebralis, der A. basilaris sowie der A. cerebri posterior,
- spontane oder traumatische Gefäßdissektionen,
- hypertensive Krisen,
- Angiome, arterielle oder arteriovenöse Fehlbildungen,
- Gefäßerkrankungen (Arteriitis, fibromuskuläre Dysplasie, Kollagenosen, Neurolues),
- traumatische HWS-Läsion,
- neurovaskuläre Engpasssyndrome (Subclavian-steal-Phänomen),
- Migräne, insbesondere Basilarismigräne,
- kranio-zervikale Dysplasie,
- Scalenus-anterior-Syndrom.

Therapie
Behandlung des Grundleidens.

Arteria-basilaris-Insuffizienz-Syndrom, Wallenberg-Syndrom, Hirnstammischämie/-infarkt, Drop attacks

H.-P. Zenner und D. Bless-Martenson

Eine passagere Minderdurchblutung des Hirnstamms, speziell der Vestibulariskerne, führt ebenfalls zu einer Schwindelsymptomatik. Die Beteiligung weiterer Hirnnervenkerne kann zusätzliche neurologische Ausfälle verursachen (s. u.).
Ursächlich wird vermutet, dass Stenosen oder Verschlüsse der A. vertebralis bzw. A. basilaris zugrunde liegen, die insbesondere in Kombination mit Kreislaufdysregulationen oder HWS-Veränderungen und mangelnden Kompensationsmöglichkeiten über Anastomosen zum Karotisstromgebiet eine Mangeldurchblutung des Hirnstamms bedingen. Isolierte Abgangsstenosen der A. vertebralis oder alleinige HWS-Veränderungen lösen praktisch nie Symptome aus! Eine seltene, aber therapeutisch bedeutsame Ursache der Hirnstammischämie ist das Subclavian-steal-Syndrom, bei dem eine Okklusion der A. subclavia proximal des Abgangs der A. vertebralis vorliegt.
Die Hirnstammischämie ist durch eine vielseitige Symptomatik gekennzeichnet. Der Anfallsschwindel als häufigstes Symptom kann sowohl drehend als auch schwankend empfunden werden. Die Schwindelepisoden dauern Sekunden bis Minuten und gehen charakteristischerweise mit einer beidseitigen Visusstörung oder Augenmotilitätsstörungen einher. Auch Übelkeit und Erbrechen können auftreten. Zusätzlich werden hinterkopfbetonte Kopfschmerzen, Hörstörungen mit Tinnitus, Schluck- und Sprechstörungen, amnestische Episoden oder Sensibilitätsstörungen in unterschiedlicher Kombination beklagt. Möglich sind auch „Drop attacks", ein plötzliches Hinstürzen ohne Bewusst-

seinsverlust. Die Provozierbarkeit der Symptome durch Kopfbewegungen ist möglich, wird jedoch in ihrer diagnostischen Bedeutung häufig überschätzt. Beim klassischen Wallenberg-Syndrom kommt es kontralateral zu einer dissoziierten Empfindungsstörung (gestörte Temperatur- und Schmerzempfindung bei erhaltenem Berührungsempfinden).

Therapie

Arzneimitteltherapie: Die Therapie wird vom Neurologen durchgeführt. Bei rezidivierenden ischämischen Episoden stehen durchblutungsfördernde Mittel wie Calciumantagonisten (z. B. Nimotop®, 3 × 1 Tbl.) oder Thrombozytenaggregationshemmer (z. B. Aspirin® N 100 mg, 1 × 1 Tbl.) im Vordergrund.

Chiropraktik: Vorsicht mit chiropraktischen Maßnahmen! Bei unsachgemäßer Durchführung und entsprechender Vorschädigung der A. vertebralis kann es hierdurch zum Hirnstamminfarkt kommen.

Bei zervikalen Uncarthrosen: Bei nachgewiesener vertebrobasilärer Insuffizienz kann eine operative Beseitigung der Stenosen durch den Neurochirurgen durchgeführt werden (Details s. Kap. 12, Abschn. Zervikale Uncarthrosen mit Kompression der A. vertebralis, Vertebralisstenose, S. 180).

Bei HWS-Bewegungen mit Drop attacks: Als medikamentöse Behandlung ist allenfalls die Verordnung von Antikoagulanzien in Absprache mit dem Internisten und Neurologen zu erwägen. Die Entscheidung zum operativen Eingriff muss mit dem Neurologen und Neurochirurgen abgesprochen werden (Details s. Kap. 12, Abschn. Zervikale Uncarthrosen mit Kompression der A. vertebralis, Vertebralisstenose, S. 180).

Bei vertebragenem Schwindel: Empfohlen werden Krankengymnastik und Eisauflagen (Details s. Kap. 12, Abschn. Vertebrovestibuläre Störungen, vertebragener Schwindel, S. 180, und Meth. 12-1, S. 182).

Hirnstamminfarkte aufgrund von akuten embolischen Gefäßverschlüssen können allenfalls in den ersten Stunden einer Lysetherapie zugeführt werden. Diese ist bei arteriosklerotischen Verschlüssen in der Regel nicht indiziert. Meist erfolgt eine konservative Behandlung mit hämorheologischen Maßnahmen.

Patienten mit einem **Kleinhirninfarkt** müssen intensiv überwacht werden, da es zu einer Einklemmung des Hirnstammes kommen kann!

Prognose

Bei vollständigen Verschlüssen von Ästen der A. vertebralis bzw. basilaris kommt es nicht selten zu einem Hirninfarkt, dessen Symptomatik entweder innerhalb von 48 Stunden zunehmen oder sofort in voller Ausprägung vorhanden sein kann. Je nach Lokalisation des Gefäßverschlusses resultieren unterschiedliche klinische Syndrome, die aufgrund der Variabilität der Gefäßversorgung des Hirnstamms selten in klassischer Form auftreten. Bei der Schwindelabklärung ist insbesondere ein Verschluss der A. inferior posterior cerebelli bedeutsam, der mit intensiven vestibulären Symptomen einhergeht. Plötzlich einsetzender, heftiger Drehschwindel mit Übelkeit, Erbrechen und ausgeprägter Gangataxie kennzeichnen den **Kleinhirninfarkt**. Begleitend finden sich häufig eine Vagusparese mit akuter Schluckstörung und Heiserkeit und ein ipsilaterales Horner-Syndrom.

Schwere Hirnstamminfarkte führen fast immer zu Bewusstseinsstörungen.

Chronische idiopathische kalorische Übererregbarkeit

Durch die kalorische Untersuchung des Gleichgewichtsfunktionssystems mit kalorischer Übererregbarkeit und/oder Nystagmusrichtungsüberwiegen kann gezeigt werden, dass eine dauerhafte Übererregbarkeit entstanden ist. Hierfür lässt sich in Einzelfällen eine zentrale Ursache finden. Nicht selten bleibt die Symptomatik idiopathisch.

Therapie

Zentrale Ursache: Neurologische Therapie.

Idiopathisch: Indiziert sind folgende Maßnahmen: Counseling Aktive Habituation (s. Kap. 9.2, Patienteninformation „Counseling Aktive Habituation“, S. 148), angeleitetes Habituationstraining (s. Kap. 9.2, Meth. 9.2-1, S. 150) und Selbsttraining (s. Kap. 9.2, Patienteninformation „Selbsttraining Unter-/Übererregbarkeit“, S. 150). Eine Habituation der überschießenden Reaktion des Gleichgewichtsfunktionssystems kann zur Kompensation des Schwindels führen, selbst wenn Medikamente nicht helfen.

Okulärer Schwindel

Ein intaktes Gleichgewichtssystem beruht auf der störungsfreien Koordination aller aus dem vestibulären, propriozeptiven und optischen System eingehenden Informationen. Störungen des optischen Systems führen zu einer Erschwerung der Orientierung im Raum, wodurch diffuse Schwindelsensationen hervorgerufen werden können. Abweichungen der Seheindrücke beider Augen können bis zu einem gewissen Grad durch zentrale Fusion ausgeglichen werden. Bei groben Differenzen kommt es jedoch zu klinischen Symptomen.

Häufig treten die Beschwerden nach erstmaliger oder veränderter Brillenkorrektur aufgrund größerer Brechkraftunterschiede beider Augen oder eines Astigmatismus auf. Störungen der binokularen Zusammenarbeit werden durch Augenmuskelparesen oder mechanische Störungen der Okulomotorik hervorgerufen. Ursächlich ist hier an Traumen, Tumoren, vaskuläre Prozesse (Arteriosklerose, Diabetes) und entzündliche Prozesse (Myositis, multiple Sklerose) oder die im Rahmen eines Morbus Basedow auftretende endokrine Orbitopathie zu denken. Die sogenannte internukleäre Ophthalmoplegie resultiert aus einer zentralen Läsion (Fasciculus longitudinalis medialis) und stellt eines der Kardinalsymptome einer multiplen Sklerose dar. Sie manifestiert sich als Störung der konjugierten horizontalen Blickbewegungen.

Die Symptome okulärer Funktionsstörungen sind anamnestisch gelegentlich schwer zu erfassen. Die oft diffusen, vom Patienten als Schwindel bezeichneten Beschwerden resultieren letztlich aus einer Verunsicherung der Orientierung im Raum.

Verschwommenes Sehen, Tränen oder Brennen der Augen, Unsicherheitsgefühl, Kopfschmerzen und Übelkeit können zum Teil zusätzlich angegeben werden. Bei Störungen der binokulären Zusammenarbeit verschwinden die Beschwerden nach dem Abdecken eines Auges.

Die Wahrnehmung von Doppelbildern kann insbesondere bei Augenmuskelparesen durch entsprechende Kopfzwanghaltungen vermieden werden. Die internukleäre Ophthalmoplegie führt zu verschwommenem Sehen und Scheinbewegungen der Umwelt.

Therapie

Empfohlen wird das Counseling Okulärer Schwindel (s. Meth. 13.3-1). Die weitere Therapie ist in aller Regel dem Augenarzt vorbehalten. Grunderkrankungen (Diabetes, Morbus Basedow etc.) müssen interdisziplinär angegangen werden.

Meth. 13.3-1 Counseling Okulärer Schwindel

Gleichgewicht und Orientierung im Raum werden durch den ständigen Informationsaustausch zwischen Gleichgewichtssystem, Augen und Lagesinn aufrechterhalten. Bei Ausfall eines dieser Systeme resultieren Schwindelbeschwerden. Bei Augenerkrankungen ist dieses Schwindelgefühl meist auf eine Verunsicherung der Orientierung im Raum zurückzuführen.

Nicht selten treten derartige Beschwerden erstmals nach der Verordnung einer neuen Brille zur Korrektur von Brechkraftstörungen oder Hornhautverkrümmungen auf. Das Gehirn ist hier nicht in der Lage, den veränderten Seheindruck richtig zu verarbeiten.

Typischerweise treten die Beschwerden vor allem beim Lesen oder ähnlichen Tätigkeiten auf und sind häufig von Kopfschmerzen, Übelkeit und Tränen oder Brennen der Augen begleitet. Auch Störungen der Augenbeweglichkeit, z.B. durch Lähmungen eines Augenmuskels ausgelöst, verursachen Beschwerden, die sich beim Blick in die Zugrichtung des gelähmten Muskels verstärken.

Gelegentlich werden auch Doppelbilder wahrgenommen. Diese verschwinden nach Abdecken eines Auges.

Höhenschwindel

Symptome des Höhenschwindels sind vermehrtes Schwanken und Unsicherheitsgefühl an exponierten Standorten. Das optische System, speziell sein für die räumliche Wahrnehmung zuständiger Anteil, ist an der Haltungsregulation beteiligt. Im optischen Blickfeld werden Gegenstände des Nahbereichs (vor allem der waagerechte Boden im Vordergrund), die sich im oberen Anteil der Netzhaut abbilden, stärker bewertet als Gegenstände des Hintergrundes. Stehen wir an exponierten Plätzen, z.B. auf einer Bergspitze oder einem Turm, dann fehlt der Vordergrund (der waagerechte Boden). Wir schwanken verstärkt. Dieser Effekt tritt bei **allen** (ungeübten) Menschen auf. Sehr unterschiedlich ist aber die psychische Verarbeitung des vermehrten Schwankens. Die Palette reicht von Angst bis zur Mutdemonstration.

Therapie

Angeleitete Übungen und Selbstübungen unter Wegfall der Horizontalen. Dies kann unter Begleitung des Arztes bzw. Physiotherapeuten an einer schiefen Ebene (schräger Rasen), später beim Treppenabsteigen durchgeführt werden, wobei der Blick nicht nach unten gerichtet ist, sondern waagerecht bleibt.

Bewegungskrankheit, Kinetose

A. Dietz

Häufigste Unterformen dieser durch einen Sinneskonflikt hervorgerufenen gesundheitlichen Störungen sind **Seekrankheit, Flugkrankheit, Autoreisekrankheit** und **Simulatorkrankheit**. Eine seltene Unterform ist die **Raumfahrtkrankheit**. Bei einer Kinetose treten sechs charakteristische Symptome in einer typischen Reihenfolge auf (Tab. 13.3-1). Kinetosen äußern sich anfänglich durch Kopfschmerzen, Müdigkeiten (häufiges Gähnen), Appetitlosigkeit und Antriebsschwäche. Folgen sind Übelkeit, Erbrechen bis hin zu ausgeprägtem Krankheitsgefühl. In seltenen Fällen kann eine Kinetose tödlich sein, wenn der Patient unter Herz-Kreislauf-Krankheiten leidet. Grundlage der Kinetosen ist ein intersensorischer Konflikt zwischen zwei

Tab. 13.3-1 Symptome der Kinetose in der Reihenfolge des Entstehens.

1. Blässe
2. Müdigkeit (Gähnen)
3. Magendruck
4. Schweißausbruch
5. Übelkeit
6. Erbrechen

oder mehreren konkurrierenden Sinneseindrücken. Somit handelt es sich nicht um einen zentral-vestibulären Schwindel, der jedoch aufgrund der speziellen zentralen Verschaltung der Sinnessysteme hier besprochen wird.
Die individuelle Empfindlichkeit schwankt stark. Kinder bis etwa zum 2. Lebensjahr und Personen ohne Labyrinthfunktion sind resistent, während Frauen anfälliger sind als Männer. Bei 80 % der Kinder im 8. Lebensjahr muss mit dem Auftreten einer Reisekrankheit gerechnet werden.

Therapie

Empfohlen werden das Counseling bei Kinetose (Meth. 13.3-2) und ein Habituations-Selbsttraining (s. Kap. 9.2, Patienteninformation „Selbsttraining Unter-/Übererregbarkeit", S. 150).
Bei Symptombeginn: Verabreicht werden können Superpep® Reise Kaugummi-Dragees (bis zu 7 × 1 Drg./d, Kinder von 6–12 Jahren bis zu 4 Drg./d), Vertigoheel® (Normaldosis: 2 × 1 Tbl./d, Akutdosis: 8 × ½ Tbl./d), Vitamin B_6-ratiopharm® (1 × 1 Tbl./d) oder Zintona®-Kapseln (2 Kps. alle 4 Std.) – jeweils bereits beim ersten Symptom.
Vor Reiseantritt werden Parasympatholytika empfohlen (z. B. Scopoderm TTS® Transdermales Pflaster). 4–6 Std. vor Reiseantritt retroaurikulär appliziert, wirken sie bis zu 72 h. Bei Kindern bis zu 10 Jahren sowie in der Schwangerschaft und Stillzeit ist jedoch davon abzuraten (bzw. die Indikation genau zu prüfen), ebenso bei bestehender Bradykardie.
Zur Gruppe der Antiemetika, die ebenfalls verabreicht werden können, zählt Dimenhydrinat (z. B. Vomex A®, oral oder als Zäpfchen; Erwachsenen-/Kinder-Suppositorien). Eine Gabe bis zu 3 × tgl. ist möglich, die Dosiserhöhung über 100–150 mg für Erwachsene pro Einzelverabreichung führt nach Wood zu keiner wesentlichen Besserung der Kinetose, jedoch zu beträchtlicher Zunahme der Nebenwirkungen. Bei leichten Fällen sind Superpep® Reise Kaugummi-Dragees für Erwachsene (bis zu 7 × tgl.) eine Alternative. Die als klassische Antiemetika geltenden Antihistaminika und Strukturverwandte wie Meclozin (z. B. Postadoxin® N, 1–2 Tbl./d) können gegebenenfalls einzeln oder bei schweren Fällen in Kombination mit einem Neuroleptikum (z. B. Atosil®, 1- bis 3-mal 1–2 Drg. à 25 mg) verabreicht werden.
Für Erwachsene kommt insbesondere bei Magen-Darm-Beschwerden wegen relativ geringer Nebenwirkungsraten auch Metoclopramid (z. B. Paspertin®, MCP® Tabletten, Suppositorien, Kapseln, Saft oder Zäpfchen in einer Dosierung von 3- bis 4-mal 10 mg/d) in Betracht. Hierbei ist zu beachten, dass eine gleichzeitige Antihistaminika-Gabe unterbleibt.
Wegen der spezifischen Reisesituation, der individuellen Reaktionen und der variierenden Nebenwirkungsraten müssen gelegentlich verschiedene Medikamente erprobt werden. In keinem Fall dürfen die sich durch die Nebenwirkungen ergebenden Einschränkungen bei verantwortlichen Tätigkeiten auf See, in der Luft oder im Bodenverkehr außer Acht gelassen werden.
Kontraindiziert: Sedierende Antiemetika sind wegen der Störung einer Adaptation nicht empfehlenswert.

Prognose

Die Empfindlichkeit gegenüber einer Kinetose ist individuell sehr unterschiedlich und kann sich mit zunehmendem Alter sowohl positiv als auch negativ ändern. In der Regel nimmt die Empfindlichkeit ab. Psychische Faktoren spielen eine wichtige Rolle.
Eine Habituation ist bei längeren Reizsituationen, z. B. Seereise, nach ca. 3 Tagen zu erwarten (zentrale Kompensation).

Meth. 13.3-2 Counseling bei Kinetose
Grundsätzlich ist eine zentrale Adaptation möglich. Daher kann ein wohldosiertes „Training" absolviert werden, beispielsweise küstennahe kurze Segelreisen vor einem größeren Segeltörn. Die Reise sollte in gut ausgeruhtem Zustand angetreten werden. Alkohol ist zu meiden.
Bei **Auto- oder Schiffsreisen** sollte der Horizont in Fahrtrichtung fixiert werden bzw. die Fahrbahn einsehbar sein (ein Mitfahren ist sinnvoll). Wenn eine visuelle Kontrolle der Fahrzeugbewegung nicht möglich ist, sollten die Augen geschlossen sein.
Visuelle Entkoppelung (beispielsweise durch Kartenlesen auf der Rückbank), unnötige Kopfbewegungen, Angst und unangenehme Gerüche sind zu vermeiden.

Schädel-Hirn-Traumata

Unter Schädel-Hirn-Trauma versteht man die Verletzung des Schädels mit Hirnbeteiligung. Die Einteilung erfolgt in **drei Schweregrade**, die sich an der Dauer der Bewusstlosigkeit, der Rückbildung der Symptome und den Spätfolgen orientieren:

- **Grad I:** Commotio cerebri (keine Bewusstlosigkeit, lediglich retrograde Amnesie und Übelkeit, Ausheilung nach 5 Tagen);
- **Grad II:** Contusio cerebri (Bewusstlosigkeit, ggf. Spätfolgen);
- **Grad III:** Compressio cerebri (Bewusstlosigkeit mehr als 24 Std., oft bleibende Schäden).

Bei Grad II und Grad III können chronische Schwindelbeschwerden resultieren.
Weitere Details zu Schädel-Hirn-Traumata s. Kap. 11 u. 14.1, Abschn. Verletzungen (S. 176, 206).

Therapie

Bei Labyrinthausfall s. S. 148.
Bei kalorischer Übererregbarkeit s. S. 189.

Hirntumoren

Während die Mittel- und Kleinhirntumoren erst im späteren Verlauf bei zunehmendem Druck auf den kaudalen Hirnstamm deutlich vestibuläre Symptome hervorrufen, sind Schwindelgefühle ein konstantes Frühsymptom bei Raumforderungen im Hirnstammbereich, d.h. in der Region der Pons, der Medulla oblongata und des 4. Ventrikels. Zu unterscheiden sind Kleinhirntumoren, Mittelhirntumoren, bulbopontine Tumoren und die Syringobulbie. Hierbei ist neben den Schwindelbeschwerden auf fokal-neurologische Symptome zu achten, die von allgemeinen Hirndrucksymptomen abzugrenzen sind. Charakteristisch für Kleinhirnraumforderungen sind Symptome wie Rumpf-, Stand-, Gang- und Extremitätenataxie, Hyper- und Dysmetrie, Dysdiadochokinese oder oft unerschöpflicher, regelmäßig richtungswechselnder Lagenystagmus.
Typischerweise zeigen Mittelhirntumoren kombinierte Konvergenz- und Blickparesen, gekreuzte Hirnstammsymptomatik und nur sporadische, asystematische Schwindelsensationen. Dagegen bieten bulbopontine Tumoren oft systematischen Schwindel in Form eines Lageschwindels mit Dreh- und Fallneigung zur Herdseite. Der Blickrichtungsnystagmus gilt als geradezu charakteristisch. Bei der Syringobulbie werden Schwindelsymptome gelegentlich und in geringgradiger Ausprägung angegeben.
Auf die einzelne histologische Differenzierung der Tumoren wird an dieser Stelle verzichtet und auf die neurochirurgische bzw. neurologische Literatur verwiesen. Die Besonderheiten des Akustikusneurinoms werden an anderer Stelle besprochen (s. Kap. 13.1, S. 184).

13

Therapie

Bei Akustikusneurinom: Indiziert sind eine vollständige Tumorentfernung, Bestrahlung bzw. Wait-and-scan (Details s. Kap. 13.1, S. 184).
Ansonsten erfolgt eine neurologische bzw. neurochirurgische Therapie.

Entzündliche und degenerative Veränderungen des Gehirns

Unter entzündliche und degenerative Veränderungen des Gehirns fallen Heredoataxien, nichterbliche degenerative Ataxien, Meningoenzephalitis, Encephalomyelitis disseminata, Kleinhirnabszesse, spezifische Entzündungen sowie Syringomyelie, Kleinhirnatrophien, die funikuläre Myelose und die erworbenen symptomatischen Ataxien, wie beispielsweise die alkoholische Kleinhirndegeneration. Schließlich müssen an dieser Stelle degenerative Erkrankungen der Basalganglien, wie der ideopathische Morbus Parkinson sowie das Parkinson-Syndrom Erwähnung finden. Schwindel bzw. posturale Instabilität mit Fallneigung treten erst im späten Krankheitsverlauf auf. Bei der Tabes dorsalis (Neurolues im Quartärstadium) steht die Ataxie im Vordergrund.
Aufgrund der Häufigkeit und im Anfangsstadium schwer zu stellenden Diagnose der Encephalomyelitis disseminata (Prävalenz ca. 100 : 100 000 Einwohner in Mitteleuropa) sei darauf verwiesen, dass der Beginn häufig mit einem eher diffusen Schwindelgefühl einhergeht. Aufgrund des kombinierten Befalls mehrerer Funktionssysteme sind systematische Schwindelsymptome eine Seltenheit.

Therapie

Neurologisch, neurochirurgisch.

Stoffwechselstörungen

Bei den Stoffwechselstörungen werden Hypo- und Hyperthyreose, Morbus Addison, Morbus Cushing, primärer Hyperaldosteronismus, Phäochromozytom, Niereninsuffizienz und Urämie subsumiert.

Therapie

Internistische Behandlung der Grunderkrankung.

Hirnorganische Anfallsleiden

Läsionen im Temporallappen nahe den vestibulären Projektionen vom ventrobasalen Thalamus zum Kortex können zu einer vestibulären Epilepsie führen.
Hierzu gehören vertiginöse Attacken, kurz anhaltende Dreh- und Fallschwindelzustände, selten Nystagmen, häufig Übelkeit und Erbrechen, kombiniert mit akustischen Sensationen (Differenzialdiagnose: Morbus Menière), Absencen und psychomotorische Temporalanfälle.

Therapie

Neurologisch: Langsam einschleichende antikonvulsive Medikation, z.B. mit Valproinsäure (Orfiril®, initial 5–10 mg/kg KG/d; ggf. alle 4–7 Tage um 5 mg/kg KG erhöhen, bei Jugendlichen und Erwachsenen bis auf 1200–2000 mg/d) oder Carbamazepin (Tegretal®, 600–1200 mg/d). Der therapeutische Serumspiegel für Valproinsäure liegt bei 60–120 µg/ml, für Carbamazepin bei 5–8 µg/ml. Bei Dauerbehandlung sind Blutbild und Leberfunktion regelmäßig zu kontrollieren.

14 Erkrankungen von Gesicht, Mittelgesicht und Rhinobasis

14.1 Gesichtsweichteile, Mittelgesicht, Rhinobasis und Orbita

Entzündungen, Orbitopathien

P. K. Plinkert und U. Lask

Gesichtserysipel

Die Erreger (β-hämolysierende Streptokokken der Gruppe A) treten durch kleinste Eintrittspforten in die Haut ein. Nach kurzer Inkubationszeit können Schüttelfrost und hohes Fieber auftreten (nicht obligat). Man findet ein scharf begrenztes Erythem der Nase und eventuell der Wangen mit zungenförmigen Ausläufern (Schmetterlingsform). Lymphstauungen schließen sich an.

Therapie

Antibiotische Behandlung mit Penicillin G (z.B. Penicillin „Grünenthal", 2- bis 3-mal 10 Mio. E/d) für 10 Tage.
Bei Penicillin-Allergie: Indiziert ist Erythromycin (z.B. Erythromycin-Wolff® Granulat, 3 × 500 mg/d oral, oder Erythrocin® i.v., Erwachsene: 2000 mg/d bis 4 × 1000 mg/d parenteral). Antiseptische Umschläge (z.B. Octenisept®; Rivanol® 1:1000–2000) wirken lokal schmerzlindernd. Falls die Eintrittspforte sichtbar ist, z.B. Rhagaden im Bereich des Nasenvorhofs, kann die Ätzung mit Argentum-nitricum-Lösung 5 % erfolgen.

Prognose

Gut, wenige Stunden nach der ersten suffizienten Penicillingabe besteht keine Ansteckungsgefahr mehr für frisch operierte Mitpatienten.

Lupus vulgaris (Tuberkulose der Gesichtshaut)

Als primäre Effloreszenz zeigt sich (zumeist zuerst an der Nase) ein flach in der Haut liegendes tuberkulöses Granulom von roter bis brauner Farbe, welches auf Glasspateldruck „apfelgeleeartig" erscheint. Mit einer Sonde bricht man leicht in diese Knötchen ein.
Der **Krankheitsverdacht** ist bereits **meldepflichtig**!

Therapie

Isoniazid, Isozid®, 3–8 mg/kg KG/d; eine Monotherapie ist häufig noch ausreichend.
Bei Nasennekrosen: Zur Vermeidung von Narbenbildung können Krankheitsherde exzidiert und anschließend plastisch gedeckt werden; *alternativ* kommt eine Nasenepithese in Verbindung mit einer Brille oder eine knochenverankerte Epithese in Betracht.

Prognose

Ohne tuberkulostatische Therapie bilden sich Nekrosen, anschließend Narben. Durch die Zerstörung des darunterliegenden Knorpels entsteht an der Nase eine Stenose des Naseneingangs, das knorpelige Nasengerüst sinkt ein. Karzinomatöse Entartung (Lupuskarzinom) ist möglich.

Stirnbeinosteomyelitis

Bei der Stirnbeinosteomyelitis handelt es sich um eine lebensgefährliche Infektion der Diploeschicht der Kalotte, meist durch direkte Ausbreitung des entzündlichen Geschehens von einer Sinusitis frontalis. Weitere Details, auch zu Therapie und Prognose, s. Kap. 14.4, Abschn. Komplikationen bei Nasennebenhöhlenentzündungen, sinugene Komplikationen, S. 282.

Orbitale Komplikation bei Sinusitis

Eine Ausbreitung des Entzündungsgeschehens auf Strukturen der Orbita zählt zu den häufigsten Komplikationen einer Sinusitis purulenta. Meistens geht die orbitale Komplikation von einer Ethmoiditis oder Sinusitis frontalis aus. Das Behandlungskonzept richtet sich nach dem Stadium des entzündlichen Geschehens. Weitere Details, auch zu Therapie und Prognose, s. Kap. 14.4, Abschn. Komplikationen bei Nasennebenhöhlenentzündungen, sinugene Komplikationen, S. 282.

Apex-orbitae-Syndrom, Orbitaspitzen-Syndrom

Das Orbitaspitzen-Syndrom tritt im Rahmen von Infektionen (Orbitaspitzenabszess), Tumoren und Traumata des Retrobulbärraumes und/oder der Nasennebenhöhlen auf. Aus der engen topographischen Beziehung der Gefäße und Hirnnerven II–VI in der Orbitaspitze ergibt sich die klinische Symptomatik:

- sensorische Störungen (N. opticus: Sehverlust),
- motorische Störungen (N. oculomotorius, N. trochlearis, N. abducens: Doppelbilder, Ptosis),
- sensible Störungen (N. ophthalmicus: Hypästhesie).

Ferner ist aufgrund der Volumenzunahme (Verdrängung) meist ein Exophthalmus zu beobachten.

Therapie

Das Vorgehen beim Apex-orbitae-Syndrom ist abhängig von der zugrunde liegenden Ursache.

Tab. 14.1-1 Initiale Antibiotikatherapie bei Meningoenzephalitis (ohne Erregernachweis) (nach Empfehlungen der Deutschen Gesellschaft für Neurologie [DGN] zur Behandlung der bakteriellen Meningitis).

Altersgruppe	Empfohlenes Antibiotikaregime
Neugeborene	Cefotaxim plus Ampicillin[1]
Kleinkinder und Kinder	Cephalosporin der 3. Generation[2, 3]
Erwachsene	
• gesund, keine Abwehrschwäche, ambulant erworben („Community-acquired")	Cephalosporin der 3. Generation[2] plus Ampicillin[4]
• nosokomial	Vancomycin plus Meropenem oder Vancomycin plus Ceftazidim[5]
• abwehrgeschwächte, ältere Patienten	Cephalosporin der 3. Generation plus Ampicillin[6]

[1] Zusätzlich kann ein Aminoglykosid – insbesondere bei schwerstkranken Patienten – eingesetzt werden.
[2] Zum Beispiel Cefotaxim oder Ceftriaxon.
[3] Laut Empfehlungen der Deutschen Gesellschaft für Pädiatrische Infektiologie.
[4] In Regionen mit einem hohen Anteil penicillinresistenter Pneumokokken (z. B. Frankreich, Spanien, Ungarn, Australien, Neuguinea, Südafrika und in einzelnen Gebieten in Amerika) muss in der Initialtherapie eine Kombinationsbehandlung wie z. B. Ceftriaxon plus Vancomycin oder Ceftriaxon plus Rifampicin durchgeführt werden.
[5] Oder Vancomycin plus Cefepim; einheitliche Empfehlungen liegen in der Literatur nicht vor. Bei nachgewiesener Staphylokokken-Ventrikulitis stellt die intraventrikuläre Vancomycin-Gabe eine wichtige Therapieoption dar.
[6] In Regionen mit einem hohen Anteil penicillinresistenter Pneumokokken muss in der Initialtherapie eine Kombinationsbehandlung wie z. B. Ceftriaxon plus Ampicillin plus Vancomycin oder Ceftriaxon plus Ampicillin plus Rifampicin durchgeführt werden.

Bei retroorbitalen Tumoren wird die Therapieplanung durch den Ophthalmologen vorgenommen.
Diagnostische Hilfe durch den HNO-Arzt: Falls retroorbital die einzige Tumorlokalisation vorliegt, erfolgt die Histologiegewinnung über einen individuellen, meist endoskopischen mikroskopischen Zugangsweg, der entsprechend der Computer- und Kernspintomographie festzulegen ist.
Bei Frakturen erfolgt die sofortige Hinzuziehung des Ophthalmologen und die gemeinsame Klärung, ob eine Indikation zur HNO-ärztlichen oder neurochirurgischen Dekompression vorliegt. Falls die Dekompression von kranial indiziert ist (selten), erfolgt sie über eine Kraniotomie durch den Neurochirurgen. In der Regel wird die Operation über einen endonasal mikroskopisch/endoskopisch kontrollierten Zugang durchgeführt. *Alternativ* kann ein Zugang von außen (z. B. Killian-Schnitt) transethmoidal indiziert sein. Der Eingriff sollte möglichst innerhalb von 6 Stunden durchgeführt werden. Anästhesiologische Nüchternheitsgrenzen können nicht eingehalten werden!
Bei Orbitaspitzenabszess (extrem selten) muss mit endokraniellen Komplikationen (Hirnabszess, Kavernosusthrombose) gerechnet werden. Die erforderliche Abszessdrainage kann in speziellen Ausnahmefällen nur unter Opferung des Auges erfolgen (den Patienten präoperativ aufklären!). In diesem Falle Exenteratio orbitae, breite Drainage nach außen und hoch dosierte antibiotische Abdeckung.
Antibiotikaschutz: Zunächst erfolgt die Gabe von z. B. Cephalosporinen (Claforan®, 2- bis 3-mal 2 g/d, oder Rocephin®, 1 × 2 g/d) in Kombination mit einem Aminoglykosid, z. B. Tobramycin (Gernebcin®, 3 × 40 mg/d bis 3 × 80 mg/d, Dosierung nach Serumspiegel) plus Metronidazol (z. B. Clont®, 1,5–2 g/d).
Alternativ als Reserveantibiotikum: Indiziert ist die Gabe von Imipenem (ZIENAM®, 3- bis 4-mal 0,5–1 g/d) bei Lebensgefahr. Eine Umstellung erfolgt nach Vorliegen des Antibiogramms.
Bei Meningoenzephalitis: Siehe Tab. 14.1-1. Nach Erhalt des Antibiogramms ggf. Umstellung. Vor Gabe des Antibiotikums 10 mg Dexamethason (Fortecortin®) i. v., anschließend 10 mg Dexamethason i. v. alle 6 Stunden für 4 Tage; Magenschutz (Pantozol®), Low-dose-Heparinisierung.

Prognose

Bei retroorbitalen Tumoren: Prognose abhängig von der jeweiligen Histologie.
Bei Frakturen: Wiederherstellung des Sehvermögens möglich, Prognose in dieser Hinsicht jedoch zweifelhaft.
Bei echtem Orbitaspitzenabszess: Prognose schlecht, Lebensgefahr!

Endokrine Orbitopathie mit Visusverlust (sog. „maligner" Exophthalmus)

Die Gefahren einer endokrinen Orbitopathie bestehen in progredienter Visusminderung und Gesichtsfeldausfällen durch Kompression des N. opticus, Funktionsstörungen der äußeren Augenmuskeln und mangelhaftem Lidschluss mit

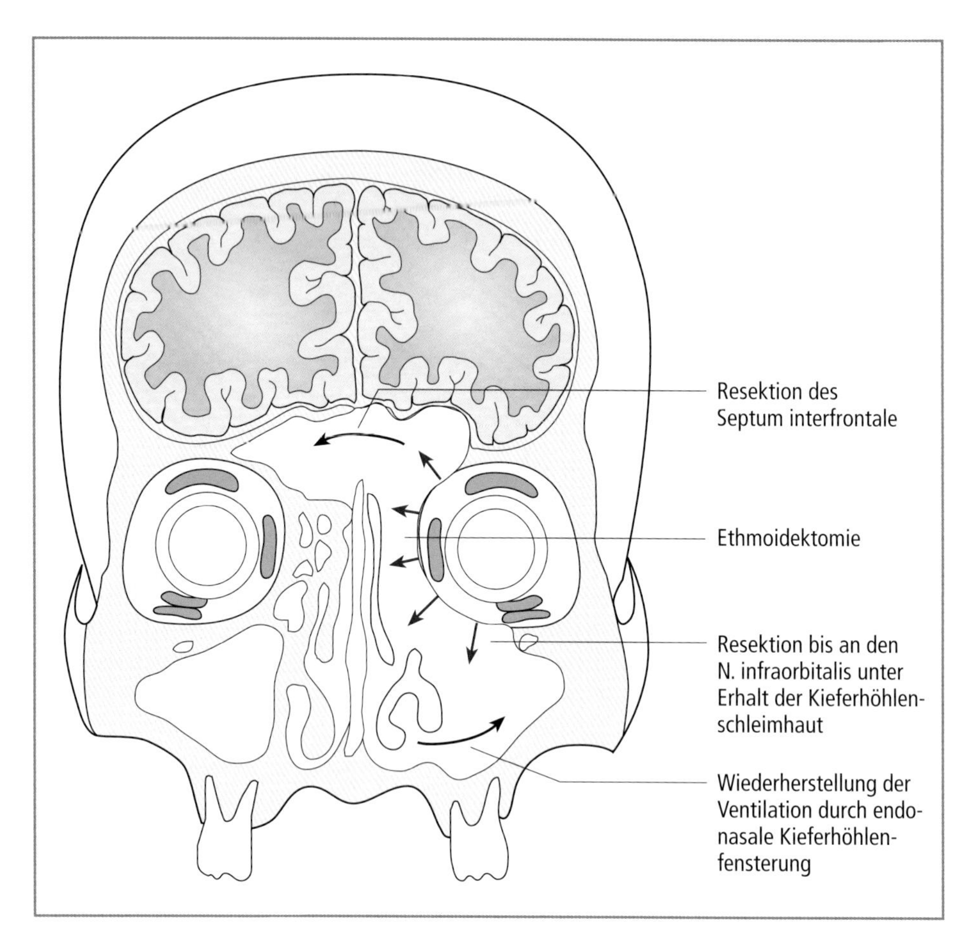

Abb. 14.1-1 Orbitadekompression nach Richter-Buschmann bei endokriner Orbitopathie. Blaue Pfeile: Ausdehnung des Orbitainhaltes. Schwarze Pfeile: Belüftung von Stirn- bzw. Kieferhöhle.

der Gefahr einer Hornhautschädigung. Bei einem Versagen der konservativen Behandlung ergibt sich die durch den Ophthalmologen bei akutem Visusverlust zu stellende Indikation zur rhinochirurgischen Orbitadekompression gegebenenfalls mit gleichzeitiger ophthalmologischer Schielkorrektur (Abb. 14.1-1).

Therapie

Operative Orbitadekompression (z.B. nach Richter-Buschmann) durch den HNO-Chirurgen, gegebenenfalls mit gleichzeitiger Schielkorrektur durch den Ophthalmologen. Das Operationsprinzip besteht in einer massiven Erweiterung des Orbitatrichters, indem man z.B. nach einer Ethmoidektomie einen Teil der knöchernen Begrenzung der Augenhöhle (Boden der Stirnhöhle, Os lacrimale, Lamina papyracea, Orbitaboden medial des N. infraorbitalis) reseziert. Die Periorbita wird eröffnet, sodass orbitales Fettgewebe in die leeren Ethmoidräume expandieren kann. Die anschließende Dauerdrainage von Stirn- und Kieferhöhle erfolgt z.B. durch Mediandrainage der Stirnhöhle bzw. eine endonasale Kieferhöhlenfensterung. Eine gleichzeitige ophthalmologische Verlagerung eines Augenmuskelansatzes (Vermeidung von postoperativem Schielen) ist nicht selten indiziert.

Prognose

Bei rechtzeitig durchgeführter Operation kommt es nach der Entlastung meist zu einer auffälligen Besserung des Visus und Erweiterung des Gesichtsfeldes innerhalb weniger Tage. Nur selten werden postoperativ Doppelbilder und Sensibilitätsstörungen im Versorgungsgebiet der Nn. supra- et infraorbitalis beobachtet.

Tumoren

Benigne Tumoren und Pseudotumoren

H.-G. Kempf

Hämangiom, vaskuläre Malformationen, Lymphangiom

Hämangiome

Hämangiome treten postnatal in den ersten Lebenswochen auf und zeigen eine spontane Involution, die meist vor dem 13. Lebensjahr abgeschlossen ist.

Therapie

Häufig kann die **spontane Involution** abgewartet werden. Ansonsten erfolgt die Behandlung mit einer interstitiellen Lasertherapie (Nd-YAG-Laser) oder Steroiden (z. B. Prednison). IFN-α_{2a} ist in ausgewählten Fällen stark proliferierender Hämangiome indiziert.
Eine **operative Therapie** ist nach Embolisation bei funktionellen Störungen oder unbefriedigendem Erfolg vorausgegangener Therapieformen angezeigt.

Vaskuläre Malformationen und Lymphangiom

Differenziert werden Hochfluss- und Niederflussläsionen (rötlich bis bläulich, arteriell, arteriovenöse, venöse Shunts) von den Lymphangiomen. Vaskuläre Malformationen sind bei Geburt vorhanden und weisen in der Regel eine dem Wachstum des Kindes proportionale Größenzunahme auf.

Therapie

Hochfluss-Malformation: Embolisation, bei solitären Fisteln gegebenenfalls Ballon- oder Spiralokklusion, anschließend gegebenenfalls operative Exstirpation.
Niederfluss-Malformation: Interstitielle Lasertherapie (Nd-YAG-Laser), operative Exstirpation, gegebenenfalls Sklerosierung, gefolgt von Operation.
Lymphangiom: Operative Entfernung unter Schonung der umgebenden Strukturen, Sklerosierung oder interstitielle Lasertherapie.

Keratoakanthom, Keratoma senile

Diese Veränderungen finden sich häufig an lichtexponierten Stellen, auch multipel auftretend, als deutlich über dem Hautniveau erhabene Tumoren.

Therapie

Exzision, gegebenenfalls plastische Deckung. Das entnommene Gewebe muss zum Ausschluss eines Karzinoms histologisch untersucht werden.

Prognose

Während sich das Keratoakanthom primär gutartig verhält, gilt das Keratoma senile als Präkanzerose. Bei Nichtbehandlung entwickelt sich aus dem Keratoma senile in 20–25 % der Fälle ein spinozelluläres Karzinom.

Maligne Tumoren

F. Bootz

Basalzellkarzinom (Basaliom)

Das Basalzellkarzinom gehört zu den typischen malignen Hauttumoren bei Patienten höheren Alters (50.–80. Lebensjahr). Es wächst lokal destruierend und kann gegebenenfalls selbst den benachbarten Knochen oder Knorpel angreifen. Eine Metastasierung kommt beim echten Basalzellkarzinom nicht vor (Tab. 14.1-2). In seltenen Fällen tritt der Übergang in ein Plattenepithelkarzinom auf (s. Kap. 14.3, Tab. 14.3-12, Tab. 14.3-13, S. 252). Dann kann allerdings eine Metastasierung auftreten. 80–90 % der Basalzellkarzinome kommen in den oberen beiden Gesichtsdritteln vor, davon etwa 30 % an der Nase.

Tab. 14.1-2 Therapeutisches Vorgehen bei Basalzellkarzinomen (BZK) im Gesicht.

a) Das operative Verfahren mit lückenloser Schnittrandhistologie stellt das Standardvorgehen in der Behandlung von Basalzellkarzinomen dar
• Exzision mit großem Sicherheitsabstand, zuvor eventuell bei klinisch nicht eindeutigem Befund Gewebeprobe • vorübergehende Defektdeckung mit Epigard® • histologische Kontrolle des Randschnitts auf Tumorfreiheit • Rekonstruktion bei Tumorfreiheit der Ränder, ansonsten Nachresektion und später Rekonstruktion
b) Die Palette der weiteren Therapiemodalitäten ist groß, sollte aber nur dann Anwendung finden, wenn operative Maßnahmen nicht mehr zur Verfügung stehen
• Strahlentherapie als Alternative zur konventionellen Exzision; auch bei primärer Inoperabilität sowie nach inkompletter chirurgischer Entfernung (R1, R2); kontraindiziert bei Basalzellnävussyndrom • Kryotherapie: kleinere oberflächliche Tumoren, insbesondere an den Augenlidern; auch bei Patienten höheren Alters, wenn eine Operation eine größere Belastung für den Patienten darstellt • „Chemochirurgie" nach Schreus: superfizielle BZK jeder Größe und kleine noduläre BZK • lokale Chemotherapie mit 5-Fluorouracil ausschließlich bei BZK und bei Basalzellnävussyndrom • photodynamische Therapie ausschließlich bei superfiziellen BZK und bei Basalzellnävussyndrom • immunologische Therapien wie Imiquimod ausschließlich bei superfiziellen BZK und bei Basalzellnävussyndrom

Therapie

Operativ: Bei der Erstbehandlung (schon zur Diagnosestellung) ist die Exzision mit großer Sicherheitszone im Gesunden mit lückenloser Schnittrandhistologie die Therapie der Wahl. Dabei ist zu beachten, dass das Tumorwachstum in der Tiefe oft über die klinisch sichtbare Veränderung an der Hautoberfläche hinausreicht. Falls nach Entfernung des Tumors kein primärer Wundverschluss möglich ist, wird der Defekt zunächst nicht plastisch gedeckt. Eine vorübergehende Defektdeckung erfolgt für 1–2 Wochen mit Kunststofffolien (Epigard®). Die plastische Rekonstruktion wird nach Erhalt des histologischen Befundes meist mit lokalen Verschiebe- oder Schwenklappen (s. Kap. 14.3, Abschn. Plas-

Tab. 14.1-3 TNM-Klassifikation des malignen Melanoms der Haut.[1]

pT – Primärtumor	
pTX	Primärtumor kann nicht beurteilt werden
pT0	kein Primärtumor
pTis	Melanoma in situ (Clark-Level I): atypische Melanozytenhyperplasie, schwere Melanozytendysplasie, keine invasive maligne Läsion
pT1	Tumor 1 mm oder weniger dick
pT1 a	Clark-Level II oder III, ohne Ulzeration
pT1 b	Clark-Level IV oder V oder mit Ulzeration
pT2	Tumor mehr als 1 mm, aber nicht mehr als 2 mm dick
pT2 a	ohne Ulzeration
pT2 b	mit Ulzeration
pT3	Tumor mehr als 2 mm, aber nicht mehr als 4 mm dick
pT3 a	ohne Ulzeration
pT3 b	mit Ulzeration
pT4	Tumor mehr als 4 mm dick
pT4 a	ohne Ulzeration
pT4 b	mit Ulzeration
Regionäre Lymphknoten	
N1	1 regionärer Lymphknoten
N1 a	1 regionärer Lymphknoten, mikroskopisch
N1 b	1 regionärer Lymphknoten, makroskopisch
N2	2–3 regionäre Lymphknoten oder Satelliten/In-transit-Metastase(n) ohne Lymphknotenmetastasen
N2 a	2–3 regionäre Lymphknoten, mikroskopisch
N2 b	2–3 regionäre Lymphknoten, makroskopisch
N2 c	Satelliten oder In-transit-Metastasen ohne Lymphknotenmetastasen
N3	> 4 regionäre Lymphknoten; verbackene Lymphknoten; Satelliten/In-transit-Metastasen mit regionären Lymphknotenmetastasen

[1] Die Ausbreitung des Tumors wird nach der Exzision klassifiziert (pT).

tische Nasenchirurgie, S. 256) durchgeführt, wenn sämtliche Schnittränder histologisch sicher tumorfrei sind. Befindet sich der Defekt im Bereich des Nasenflügels, so kann ein sogenanntes „composite graft" von der Ohrmuschel eingesetzt werden (s. Kap. 14.3, Abschn. Plastische Nasenchirurgie, S. 259). Basalzellkarzinome des Unterlidrandes sowie des medialen Augenwinkels können bei alten Patienten kryochirurgisch oder mit anderen nicht operativen Verfahren (s. Tab. 14.1-2b) behandelt werden, um ein Ektropium und Verletzungen der Tränenwege zu vermeiden. Allerdings besteht bei diesen Verfahren keine Möglichkeit der histologischen Kontrolle.

Wegen der Gefahr radiogener Karzinome werden nur beim älteren Patienten Basalzellkarzinome mit kleinem Durchmesser (weniger als 2 cm), wenn eine operative Entfernung in Lokalanästhesie nicht möglich ist und in anatomisch schwierigen Regionen bestrahlt. *Alternativ* können auch andere nicht operative Verfahren zum Einsatz kommen (s. Tab. 14.1-2b)

Rezidive, die nach primär operativer Entfernung entstanden sind, sollten möglichst erneut operativ entfernt werden mit nachfolgender plastischer Defektdeckung. Nur wenn eine komplette operative Entfernung nicht möglich ist, sollte eine Bestrahlung durchgeführt oder andere nicht operative Maßnahmen ergriffen werden (s. Tab. 14.1-2b).

Prognose

Ohne Operation ist die Prognose ungünstig. Da der Tumor langsam wächst und nicht metastasiert, kann sich der Krankheitsverlauf sehr lange hinziehen. Wird ein Basalzellkarzinom bestrahlt, so kann man bei kleinen Tumoren zunächst eine Remission erreichen. Jedoch muss bei jungen Patienten nach vielen Jahren mit der Entstehung eines radiogenen Karzinoms gerechnet werden.

Nach Operation ist die Prognose günstig, falls der Tumor so weit entfernt werden konnte, dass alle Ränder und der Grund frei von Basalzellkarzinomgewebe sind. Im fortgeschrittenen Stadium können selbst nach ausgedehnter operativer Resektion Rezidive auftreten.

Malignes Melanom der Haut

Das maligne Melanom ist ein bösartiger Tumor, der vom melanozytären Zellsystem ausgeht und sich ganz überwiegend an der Haut manifestiert. Selten kommt das Melanom auch an Schleimhäuten vor. Das Melanom ist zumeist stark pigmentiert, aber auch amelanotische Formen treten auf. Im Verhältnis zur Tumormasse besteht eine frühe Tendenz zur Metastasierung und damit eine ungünstige Prognose. Das maligne Melanom ist etwa für 90 % der Mortalität an Hautkrebs verantwortlich.

Die Melanom-Inzidenz nimmt in der weißen Bevölkerung weltweit zu, insbesondere bei stark sonnenexponierten hellhäutigen Bevölkerungsgruppen. In Mitteleuropa beträgt die Inzidenz 10–12 Fälle pro 100 000 Einwohner und Jahr.

Individuen mit hoher Nävuszahl und Träger von Melanomvorläufern (sog. dysplastische Nävi, kongenitale Nävi) sind hier besonders gefährdet. Neben konstitutionellen Faktoren spielt unter den exogenen Einflussgrößen die UV-Belastung – vor allem bis zum 20. Lebensjahr – eine zentrale Rolle.

Klinisch und histologisch lassen sich die folgenden verschiedenen Melanomtypen voneinander unterscheiden:

- Das **superfiziell spreitende Melanom** (SSM) beginnt mit einer intraepidermalen horizontalen Ausbreitungsphase zunächst als Fleck, entwickelt sich dann invasiv flach erhaben, häufig mit farblicher Vielfalt, hellen Regressionszonen und sekundär knotigen Anteilen. Histologisch charakteristisch ist ein pagetoides Muster der intraepidermalen Tumorkomponente im Randbereich.
- Das **noduläre Melanom** imponiert hingegen als primär knotiger, exophytischer, überwiegend schwarzbrauner, häufig erosiv-blutiger Tumor, dem eine initiale horizontale Wachstumsphase und damit die Möglichkeit zur Frühdiagnose fehlt.
- Das **Lentigo-maligna-Melanom** entsteht oft erst nach vielen Jahren aus einer Lentigo maligna (In-situ-Melanom) nahezu ausschließlich im Gesichtsbereich älterer Patienten.

Das maligne Melanom kann sowohl primär lymphogen als auch primär hämatogen metastasieren. Etwa zwei Drittel aller Erstmetastasierungen sind zunächst auf das regionäre Lymphabflussgebiet beschränkt.

Eine regionäre Metastasierung kann manifest werden mit

- Satelliten-Metastasen (bis 2 cm um den Primärtumor) sowie mit lokalen Rezidiven nach Entfernung des Primärtumors mit ungenügendem Sicherheitsabstand,
- In-transit-Metastasen (in der Haut bis zur ersten Lymphknoten-Station) und mit
- regionären Lymphknotenmetastasen.

Für die Klassifikation des malignen Melanoms werden die melanomspezifische TNM-Klassifikation (Tab. 14.1-3) und die Stadieneinteilung zugrunde gelegt.

Therapie

Operative Therapie mit kurativer Zielsetzung: Bei gesicherter Melanomdiagnose ist die Therapie im klinischen Stadium I primär operativ. Die Wahl des Sicherheitsabstandes der Exzision gestaltet sich variabel in Abhängigkeit vom Metastasierungsrisiko. Bei Patienten mit dünnen Melanomen sind ausgedehnte Eingriffe nicht notwendig und bei Patienten mit dicken Primärtumoren bleibt ein radikales operatives Vorgehen ebenfalls ohne Einfluss auf das Risiko der Fernmetastasierung. Allerdings ist ein zu kleiner Abstand möglicherweise mit dem Risiko von vermehrten Lokalrezidiven verbunden. Diesem Umstand trägt eine abgestufte Exzisionsstrategie Rechnung, die in Tabelle 14.1-4 zusammengefasst ist.

Beim **Lentigo-maligna-Melanom** und in akraler Lokalisation kann die mikrografische Chirurgie im Paraffinschnitt-Verfahren mit reduziertem Sicherheitsabstand angewandt werden. Bei Patienten mit Lentigo maligna im Gesicht kann eine Radiotherapie alternativ zur Operation eingesetzt werden.

Operative Therapie zur Metastasenkontrolle: Eine Wächterlymphknotenbiopsie („Sentinel node“) sollte ab einer Tumordicke von 1,0 mm nach Breslow durchgeführt werden. Bei Vorliegen weiterer ungünstiger Prognoseparameter (Clark-Level IV/V, Ulzeration des Primärtumors, regressives Melanom) kann auch bei geringeren Tumordicken eine Wächterlymphknotenbiopsie erwogen werden. Bei Tumoren im Gesicht kann das Lymphknoten-Staging bei Melanomen mit einer Tumordicke ab 1,0 mm in Abhängigkeit von der Lage des Tumors auch mittels selektiver Neck dissection und/oder Parotidektomie erfolgen.

Tab. 14.1-4 Sicherheitsabstand der Ränder bei der Resektion von Melanomen im Gesichtsbereich.

Tumordicke nach Breslow	Sicherheitsabstand
in situ	0,5 cm
bis 2 mm	1 cm
> 2 mm	2 cm

Zusätzlich wird ab einer vertikalen Eindringtiefe von 1 mm die Durchführung einer WLKB (Wächterlymphknoten-Biopsie, sog. Sentinel-Lymphknoten) empfohlen.

Bei **fehlendem Nachweis einer Mikrometastasierung** im Wächterlymphknoten sind keine weiteren operativen Maßnahmen an der regionalen Lymphknotenstation indiziert.

Bei **Nachweis einer Mikrometastasierung** im Wächterlymphknoten ist eine Ausräumung der entsprechenden Lymphknotenstation (radikale Lymphadenektomie) zu empfehlen.

Bei **Satelliten- und/oder In-transit-Metastasen** erfolgt die operative Entfernung möglichst aller Filiae im Gesunden.

Bei **regionären Lymphknotenmetastasen** ist eine radikale Lymphadenektomie (bzw. modifiziert radikale Neck dissection) indiziert. Kann damit eine lokoregionäre Tumorfreiheit nicht erreicht werden oder ist der Eingriff nicht zumutbar, wird zusätzlich eine fraktionierte Radiatio empfohlen.

Adjuvante Therapie: Interferon-α ist die erste Substanz in der adjuvanten Therapie des malignen Melanoms, die in prospektiv randomisierten Studien zu einem signifikanten Vorteil für die Behandelten geführt hat. Eine adjuvante Therapie mit Interferon-α sollte daher allen Patienten mit erhöhtem Metastasierungsrisiko angeboten werden, soweit keine Kontraindikationen bestehen.

Bei ausgedehntem und generalisiertem Melanom: Prinzipielle Indikationen zur systemischen Chemotherapie/Chemoimmuntherapie sind inoperable Rezidivtumoren, inoperable regionäre Metastasen sowie Fernmetastasen (Stadium IV). Da die Behandlungen überwiegend unter palliativen Gesichtspunkten erfolgen, sind die therapeutischen Bemühungen im Hinblick auf die Erhaltung der Lebensqualität kritisch zu würdigen. Folgende Substanzen kommen als Monotherapie zum Einsatz: Dacarbazin, Temozolomid, Fotemustin, Vindesin, Interferon-α und Interleukin-2.

Bei regionären Lymphknotenmetastasen: In diesem Fall wird bei Inoperabilität bzw. einer Operation non in sano

Tab. 14.1-5 Tumornachsorge über einen Zeitraum von 10 Jahren.

Stadium/ Tumordicke	Körperliche Untersuchung		Lymphknotensonographie (Farbdoppler)	Serumparameter[1]	Bildgebung[2]
	1.–5. Jahr	6.–10. Jahr	1.–5. Jahr	1.–5. Jahr	1.–5. Jahr
I, ≤ 1 mm	6-monatl.	12-monatl.	keine	keine	keine[3]
I + II, > 1 mm	3-monatl.	6- bis 12-monatl.	6-monatl.	6-monatl.	keine
III[4]	3-monatl.	6-monatl.	3- bis 6-monatl.	3- bis 6-monatl.	6-monatl.
IV	individuell				

[1] Laktatdehydrogenase, alkalische Phosphatase, Protein S100-β.
[2] Abdomen-Sonographie, Röntgen-Thorax oder CT/MRT/PET.
[3] Bei Durchführung adjuvanter Therapien alle 6–12 Monate.
[4] Das neue AJCC-Stadium IIC sollte wie Stadium III behandelt werden, da die Prognose vergleichbar ist.

(R1-Resektion) im Allgemeinen die Indikation zur Strahlentherapie der befallenen Regionen gestellt. Es werden Einzeldosen zwischen 1,8 und 2,0 Gy bei einer Gesamtzielvolumendosis zwischen 50 und 54 Gy empfohlen.
Schmerzbehandlung: Wenn Schmerzen im Vordergrund stehen, muss eine ausreichende Analgesie (s. Kap. 2.2, Abschn. Medikamentöse Schmerztherapie nach Stufenplan, S. 25) erfolgen. Ferner sollte eine Aufklärung über die unheilbare Erkrankung des Patienten je nach seiner individuellen Aufnahmefähigkeit angestrebt werden (s. Kap. 3.1, Abschn. Gesprächsführung mit inkurablen Tumorpatienten, S. 34). Ärztlicher Beistand ist sowohl ärztlich-psychologisch (s. Kap. 4, Abschn. Psychische und soziale Rehabilitation sowie Reintegration, S. 55) als auch medizinisch bis zum Tode notwendig.
Tumornachsorge: Die Tumornachsorge ist stadienabhängig und wird über 10 Jahre durchgeführt (Tab. 14.1-5).

Prognose

Ca. 90 % aller malignen Melanome kommen derzeit als Primärtumor ohne erkennbare Metastasierung zur ersten Diagnose. Die tumorspezifische 10-Jahres-Überlebensrate im Gesamtkollektiv beträgt ca. 75–80 %. Die wichtigsten prognostischen Faktoren beim primären malignen Melanom ohne Metastasen sind folgende:

- die vertikale Tumordicke nach Breslow am histologischen Präparat,
- das Vorhandensein einer histologisch erkennbaren Ulzeration und
- der Invasionslevel nach Clark.

Die 5-Jahres-Überlebensrate verschlechtert sich drastisch von Level I bis Level V. Nach der klinischen Stadieneinteilung beträgt die 5-Jahres-Überlebensrate beim malignen Melanom (MM) im Stadium I 75–80 %, beim MM-Stadium II 13 % und beim MM-Stadium III 0 %. Ferner hängt sie vom Zeitpunkt der Diagnose und vom Metastasierungsverhalten des Melanoms ab.

Ohne chirurgische Therapie ist die Prognose schlecht. So wird nach alleiniger Strahlentherapie eine Überlebenszeit von durchschnittlich 9 Monaten, bei operativer Therapie von 31 Monaten und bei kombinierter operativer und radiologischer Behandlung von 43 Monaten angegeben.

Retrobulbäres leukämisches Infiltrat

Ein Exophthalmus (ein- oder doppelseitig) kann Ausdruck einer retrobulbären leukämischen Infiltration bei akuter oder auch chronischer Leukämie sein. Die exakte Diagnosesicherung erfolgt durch Blutbild und Knochenmarkzytologie. Bei Monosymptomatik wird eine Probebiopsie durch einen HNO-Chirurgen durchgeführt.

Therapie

Zytostatikatherapie nach einem genau festgelegten Zeitplan durch den Hämatoonkologen, gegebenenfalls mit ZNS-Bestrahlung zur Prophylaxe bzw. Therapie einer begleitenden Meningeosis leucaemica.

Verletzungen, thermische Schäden

P. Ambrosch und F.-X. Brunner

Gesichtsweichteilverletzungen

Gesichtsweichteilverletzungen treten als Abschürfungen, Rissquetschwunden, bei Verkehrsunfällen zum Teil mit Sekuritglassplittereinsprengung, seltener als Ablederungen, Defektwunden oder Verbrennungen auf.

Therapie

Operative Wundversorgung: Für Subkutannähte im Gesicht eignet sich Vicryl® der Fadenstärke 3 × 0 bis 4 × 0, für Hautnähte monofiles, nichtresorbierbares, atraumatisches

Nahtmaterial der Fadenstärke 4 × 0 bis 5 × 0 (z.B. Prolene®). Eine Exzision der Wundränder, selbst bei infizierten Gesichtswunden, erfolgt stets äußerst sparsam, um eine spätere narbige Verziehung der Gesichtshaut zu vermeiden, gegebenenfalls wird nach 12 Monaten eine sekundäre Narbenkorrektur durchgeführt.
Schmutzeinsprengungen: Diese können mit physiologischer Kochsalzlösung oder Wasserstoffsuperoxidlösung 3 % ausgewaschen werden. Tiefere Schmutzeinsprengungen werden mit sterilen Bürsten entfernt. Sekuritglassplitter werden gegebenenfalls unter Bildwandlerkontrolle entfernt.
Verletzungen des äußeren Auges: In diesen Fällen müssen Tarsusverletzungen und Verletzungen der Lidkanten besonders berücksichtigt werden. Zur Vermeidung eines späteren Ektropiums muss eine schichtweise Rekonstruktion von Muskulatur, Tarsus, Lidkante und Lidhaut erfolgen. Verletzungen des unteren Tränenganges müssen in jedem Fall über einem Silikonröhrchen rekonstruiert werden, wobei eine enge Kooperation mit dem Ophthalmologen gesucht werden sollte. Sonstige Lidverletzungen werden mit nichtresorbierbaren Fäden der Stärke 6 × 0 versorgt. Wenn innerhalb einer Tagesfrist eine Verlegung in eine Klinik mit lidplastischer Erfahrung möglich ist, sollte dies erfolgen, wobei man dann auf Situationsnähte verzichten kann.
Fazialisverletzung: Bei tiefen Wunden in der Regio parotidea und direkt unterhalb des Unterkieferwinkels kann es zu einer direkten Verletzung des N. facialis mit entsprechender Lähmung kommen. In diesen Fällen ist die Wunde sorgfältig zu explorieren und gegebenenfalls zu erweitern, damit eine mikrochirurgische Naht der Nervenstümpfe (Fadenstärke 10 × 0 oder 11 × 0) erfolgen kann. Sofern die durchtrennten Nervenstümpfe über eine größere Strecke gequetscht sind, empfiehlt sich die mikrochirurgische Interposition eines Transplantates aus dem N. auricularis magnus oder N. suralis (weitere Möglichkeiten s. Kap. 14.2, Meth. 14.2-3, S. 228). Nur in seltenen Fällen kommt es hinsichtlich der Fazialisfunktion zu einer vollkommenen Restitutio ad integrum. Häufiger treten Defektheilungen auf, insbesondere der Stirnmimik (s. Kap. 14.2, Meth. 14.2-3, S. 228).
Tiefe Verletzungen der Ohrspeicheldrüse: Bei Verletzungen dieser Art und besonders bei infizierter Wunde und Mitverletzung des Ausführungsganges kann es zu Speichelfisteln kommen. In den ersten 3 Tagen nach der Verletzung ist eine Wundrevision und mikrochirurgische Versorgung des Ausführungsganges oft erfolgreich. Der Heilungsverlauf kann durch eine Sekretionshemmung der Drüse mittels intraparotidealer Injektion von Botulinumtoxin (BOTOX®) unterstützt werden. Bei Persistenz der Fistel kommt als Ultima Ratio eine Parotidektomie infrage.
Perforierende Verletzungen zum Naseninneren oder zur Mundhöhle: Hier ist eine sorgfältige mehrschichtige Wundversorgung von innen nach außen angezeigt. Die Schleimhaut in der Mundhöhle kann mit Monocryl® genäht werden. Zunächst werden die Wundränder im Mundwinkel und am Übergang vom Lippenrot zum Lippenweiß readaptiert. Danach erfolgt die Naht der Muskulatur oder des Subkutangewebes mit z.B. Vicryl® und schließlich, als letzte Schicht, die Hautnaht. Für die Naht der Nasenschleimhaut eignet sich Monocryl® der Fadenstärke 4 × 0.
Sofern ausgedehnte knöcherne Mitverletzungen oder ein Polytrauma vorliegen, kann je nach örtlicher Situation vom Erstbehandler auch auf eine definitive Wundversorgung verzichtet werden, allerdings müssen blutende Gefäße ligiert und klaffende Wundränder durch Situationsnähte adaptiert werden. Eine definitive adäquate Weichteilversorgung sollte jedoch innerhalb von 12 Stunden nach der Verletzung angestrebt werden.

Prognose

Bei **Wundverläufen in den Relaxed-Skin-Tension-Lines** (RST-Linien) oder zumindest parallel zu diesen und sorgfältiger Nahttechnik ist nach einem Jahr eine Abheilung mit einer blassen, unauffälligen und kaum sichtbaren Narbe zu erwarten. Mit der Ausbildung auffälliger Narben muss man bei mehrfach gezackten und gequetschten Wundrändern, bei Wundverlauf im Winkel von 90° zu den RST-Linien, bei Sekuritglassplittereinsprengungen und bei nicht adäquater Wundversorgung rechnen.
Wenn eine Narbe, anstatt nach einigen Wochen abzublassen, rot und dicker wird, besteht die Gefahr der **Narbenhypertrophie** oder **Keloidbildung**. Eine Keloidbildung im Gesicht ist äußerst selten. Gelegentlich treten Keloide an der Ohrmuschel, retroaurikulär und am Hals auf, insbesondere nach großflächigen, tief greifenden Schürfungen und Brandverletzungen. Die Neigung zur Keloidbildung ist bei Kindern stärker ausgeprägt als bei Erwachsenen, ebenso bei dunkelhäutigen Menschen (s. Meth. 14.1-2, S. 221).

Therapie

Bei Narben: Plastische Narbenkorrektur (s. Abschn. Plastische Gesichtschirurgie, S. 213) nach 9–12 Monaten.
Bei Keloid s. Meth. 14.1-2, S. 221.

Isolierte Siebbeinfraktur

Bei isolierter Frakturierung der Siebbeinzellen kann neben einem Monokel- oder Brillenhämatom ein Hautemphysem der Lider auftreten. Eine Beteiligung der Schädelbasis muss computertomographisch ausgeschlossen werden.

Therapie

Schnäuzverbot für eine Woche, abschwellende Nasentropfen (z.B. Otriven® 0,1 %, 4 × 3 Tr./d); antibiotische Abdeckung: Cotrimoxazol (z.B. Cotrimoxazol AL/-forte, Eusaprim® forte, 2 × 2 Tbl./d) oder Clindamycin (z.B. Sobelin® 300 mg, 3 × 1 Tbl./d).

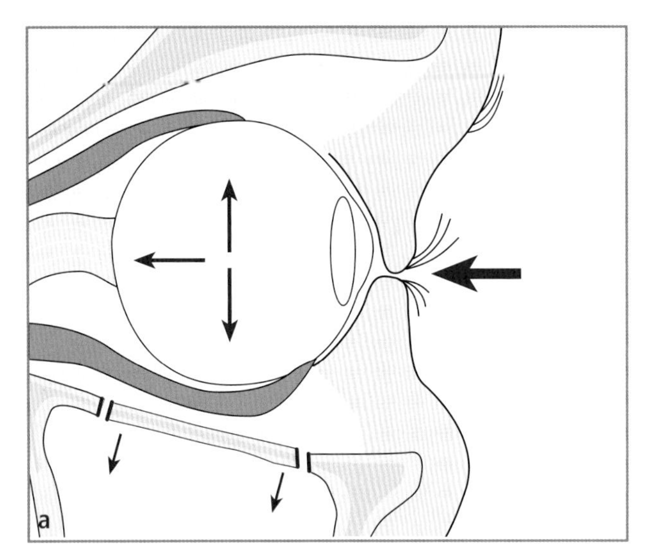

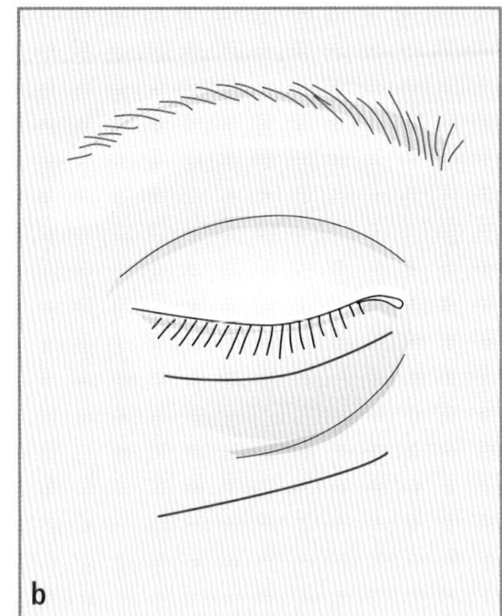

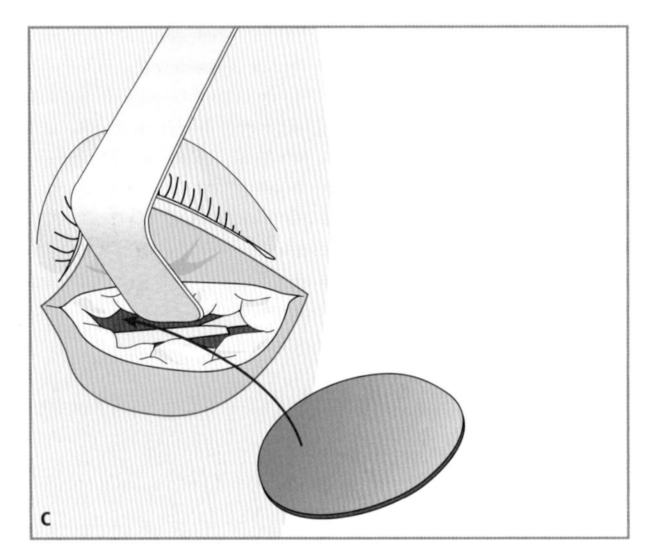

Abb. 14.1-2 Blow-out-Fraktur des Orbitabodens. **a** Entstehungsmechanismus. **b** Schnittführungen. **c** Abdeckung des Orbitabodens mit PDS-Folie, die auch perforiert werden kann, um das Ablaufen von Sekret und Blut zu gewährleisten, nach Reposition des prolabierten Orbitainhaltes.

Prognose

Da beim Schnäuzen über einen möglichen Frakturspalt in der Lamina papyracea Luft in die Orbita gedrückt werden kann, besteht die Möglichkeit der Keiminvasion in die Orbita. Die Folge kann eine orbitale Komplikation (s. Kap. 14.4, Abschn. Komplikationen bei Nasennebenhöhlenentzündungen, sinugene Komplikationen, S. 282) sein.

Orbitabodenfraktur

Die Orbitabodenfraktur kann isoliert als Blow-out-Fraktur (Abb. 14.1-2) auftreten, wobei der Bulbus auf direkte Gewalteinwirkung nach hinten und unten ausweicht und der Orbitaboden an seiner dünnsten Stelle frakturiert. Sofern eine Gewalteinwirkung in Richtung auf den knöchernen Infraorbitalrand zustande kommt, tritt eine Kombination von Orbitabodenfraktur mit Frakturierung des knöchernen Infraorbitalrandes auf.

Symptome sind eine Stufenbildung am knöchernen Infraorbitalrand, eine Motilitätseinschränkung des Bulbus beim Blick nach oben mit Auftreten von Doppelbildern und zum Teil Sensibilitätsstörungen im Versorgungsgebiet des N. infraorbitalis. Häufig ist die Orbitabodenfraktur mit einer Jochbeinfraktur (s. u.) kombiniert.

Therapie

Bei Muskeleinklemmung/Sensibilitätsausfall: Operative Rekonstruktion des Orbitabodens (Abb. 14.1-2). Präoperativ sollte in jedem Fall ein detaillierter ophthalmologischer Befund vorliegen. Sofern es Hinweise für Muskeleinklemmungen gibt (Traktionstest) oder das Computertomogramm Knochensplitter im Verlauf des Canalis infraorbitalis oder Foramen infraorbitale zeigt, die für die Sensibilitätsstörungen des N. infraorbitalis verantwortlich sein können, ist eine operative Intervention innerhalb des ersten Tages nach dem Trauma angezeigt.

Liegen **keine gravierenden Funktionsausfälle** vor und zeigt sich bereits in den ersten Tagen eine manifeste Rückbildungstendenz der Sensibilitätsstörungen, kann das Abklingen einer Lidschwellung abgewartet werden (unterstützend: Solu-Decortin®, 250 mg/d für 3 Tage). Die operative Versorgung sollte jedoch nach Möglichkeit innerhalb einer Woche erfolgen. Nach der Reposition von in die Kieferhöhle prolabierten Orbitainhaltes kann der Orbitaboden mit PDS-Folie, konservierter Fascia lata oder bei ausgedehnten Defekten mit Titanmesh rekonstruiert werden. Lose Knochenfragmente müssen zuvor entfernt werden.

Bei narbeninduzierten Dauerstörungen der Bulbusmotilität: Sofern andere Ursachen ausgeschlossen sind (mittels CT, MRT), kann auch in diesen Fällen, zumindest innerhalb der ersten drei Monate nach dem Unfall, eine operative Revision in Zusammenarbeit mit einem Ophthalmologen indiziert sein. Nach Spaltung der Periorbita und Anschlingen des M. rectus inferior kann versucht werden, gezielt die narbigen Verwachsungen zu lösen.

Bei postoperativem Enophthalmus mit Doppelbildern: Hier erfolgt eine sekundäre Implantation von Septum- oder Ohrknorpel.

Prognose

Durch Einklemmung von Orbitafettgewebe und Muskulatur in den Frakturspalt kann es **ohne Operation** zum Enophthalmus und der bleibenden narbigen Bewegungseinschränkung des Bulbus kommen, die die Bulbusmotilität vor allen Dingen beim Blick nach oben hemmt und entsprechende Doppelbilder verursacht. Bei fehlender Dekompression des N. infraorbitalis verbleiben Sensibilitätsstörungen im Wangenbereich häufig auf Dauer. Nicht selten entwickeln sich auch Parästhesien, während das Auftreten einer echten posttraumatischen Trigeminusneuralgie eher die Ausnahme darstellt.

In seltenen Fällen kommt es auch nach einer Orbitabodenrekonstruktion zu **narbigen Verwachsungen** mit Bulbusmotilitätsstörungen.

Ein Enophthalmus mit Doppelbildern kann durch eine funktionelle Insuffizienz der Orbitabodenrekonstruktion entstehen.

Jochbeinfraktur

Frakturen des Jochbeins entstehen durch direkte seitliche Gewalteinwirkungen auf das Gesicht. Die Dislokation des Jochbeins kann nach hinten, unten und medial erfolgen. Der knöcherne Infraorbitalrand über dem Foramen infraorbitale zeigt in über 90 % der Fälle eine Frakturlinie. Hier lässt sich häufig auch eine Stufe palpieren, während im Bereich der Sutura zygomaticofrontalis oft nur eine Infrakturierung auftritt und das ganze Jochbeinfragment nur leicht Richtung Kieferhöhle eingestaucht ist. Frakturen mit geringer Dislokation können klinisch zunächst übersehen werden, da die rasch eintretende Schwellung und die periorbitale Hämatombildung eine Palpation erschweren. Das Unterlid schwillt häufig stark an, fast immer tritt auch ein subkonjunktivales Hämatom auf, das Auge kann nicht mehr aktiv geöffnet werden. Bei einer Verlagerung des frakturierten Orbitabodens nach unten kann der Bulbus absinken und durch Einklemmung des M. rectus inferior kann es ebenso wie bei einer isolierten Orbitabodenfraktur zu Doppelbildern kommen. In gleicher Weise kommt es aufgrund der Lage des Frakturspaltes im Bereich des Canalis infraorbitalis zu einer Sensibilitätsstörung im Versorgungsgebiet des N. infraorbitalis. Bei extremen Impressionen des Jochbeinkörpers oder Frakturen des Jochbogens treten durch neuromuskuläre Fehlsteuerungen und seltener durch rein mechanisch knöcherne Behinderungen vereinzelt Einschränkungen der Mundöffnung auf. Vom seitlichen oberen Mundvorhof aus lässt sich am Jochbeinpfeiler auch bei geringer Dislokation des Fragmentes eine Stufe tasten.

Röntgenologisch ist die Diagnose am besten mit einer koronaren und axialen Nasennebenhöhlen-CT zu sichern. Dabei sind sowohl die Frakturlinien im Bereich des Jochbeinpfeilers und des Infraorbitalrandes als auch des Orbitabodens meist gut zu erkennen.

Therapie

Operative Reposition und osteosynthetische Fixation: Reposition und Fixation in anatomisch korrekter Position sind innerhalb von 24 Stunden indiziert (Abb. 14.1-3). Sofern ein massives Hämatom ohne weitere Komplikation vorliegt, kann zunächst 3–4 Tage gewartet werden. Bei Schwellung: Solu-Decortin®, 250 mg/d für 3 Tage.

Die Frakturlinien lassen sich am besten über einen Infraorbitalrandschnitt und einen Schnitt über der Sutura zygomaticofrontalis darstellen. Die Reposition des Jochbeins geschieht durch Zug am Jochbeinkörper mittels eines Einzinkerhakens (Abb. 14.1-3a). Die anschließende Osteosynthese mit Miniplatten (Abb. 14.1-3b) hat gegenüber der Drahtosteosynthese den Vorteil der dreidimensional stabilen Verankerung. Zur Versorgung des Orbitabodens s.o. Das Osteosynthesematerial kann nach knöcherner Konsolidierung, in der Regel nach einem halben Jahr, wieder entfernt werden. Sofern es nicht stört, kann man es bei älteren Patienten immer belassen. Gleiches gilt für Titanplatten.

Verzögernde Narkoseprobleme, Schädel-Hirn-Trauma oder Polytrauma: In diesen Fällen sollte der Eingriff in der Regel innerhalb von 8 Tagen erfolgen (Ausnahmen s. u.).

Läsion des N. infraorbitalis und einklemmungsbedingte Doppelbilder: Eine Frühversorgung innerhalb von 24 Stunden ist indiziert. Einzelheiten s. o., Abschn. Orbitabodenfraktur.

Beeinträchtigung der Mundöffnung: Hier sollte die operative Versorgung möglichst ohne Aufschub innerhalb von 24 Stunden erfolgen, da sich Narben in der Kaumuskulatur relativ schnell ausbilden und sich bleibende neuromuskuläre Dysfunktionen mit Einschränkung der Mundöffnung

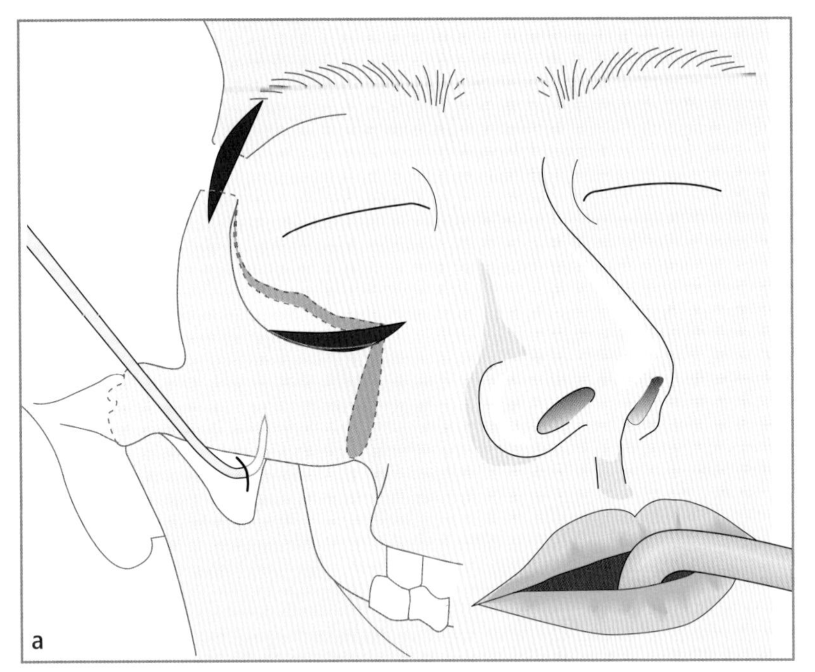

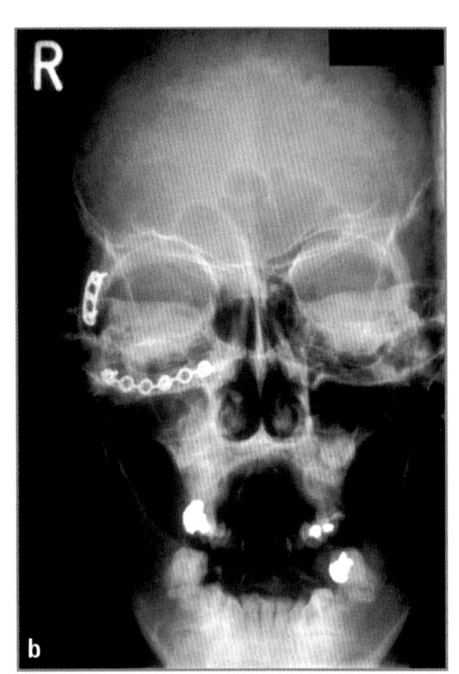

Abb. 14.1-3 Jochbeinfraktur. **a** Darstellung über Infraorbitalrandschnitt und über Schnitt über der Sutura zygomaticofrontalis. Reposition des dislozierten Jochbeins mit dem Einzinkerhaken. **b** Postoperative Röntgenübersichtsaufnahme des Schädels. Das Osteosynthesematerial ist rechtsseitig leicht zu identifizieren.

und Probleme seitens des Kiefergelenkes mit konsekutiver Kiefergelenksarthropathie ergeben können.

Erblindung: Kompliziert wird die Situation durch das Auftreten eines retrobulbären Hämatoms, das durch Abdrosselung der Zentralarterie zu Visusstörungen führen kann. Die Beurteilung des Augenhintergrundes und der Augenmotilität durch einen Ophthalmologen ist deshalb bei jeder Jochbeinfraktur angezeigt. Bei hämatombedingter Visusverschlechterung und drohendem Visusverlust ist eine Entlastung der Orbita durch eine sofortige laterale Kanthotomie erforderlich. Zur weiteren Entlastung der Orbita kann eine endonasale Ethmoidektomie und Orbitadekompression durchgeführt werden. Nach Konsolidierung der Situation, in der Regel nach einigen Tagen, heilt der Schnitt ohne weitere Wundversorgung. Sofern von ophthalmologischer Seite keine Bedenken mehr bestehen, kann dann auch die endgültige Versorgung der Jochbeinfraktur erfolgen.

Prognose

Die operative Versorgung einer Jochbeinfraktur sollte nach Möglichkeit nicht länger als 8 Tage aufgeschoben werden, da die Reposition sonst zunehmend schwieriger wird. Die klinische Erfahrung zeigt, dass nach 3 Wochen eine so starke Fixation in Fehlstellung vorliegt, dass die Reposition mit dem Einzinkerhaken erst nach einer Osteotomie mit dem Meißel oder der Stichsäge möglich ist. In Fehlstellung ausgeheilte Jochbeinfrakturen sind gekennzeichnet durch eine Gesichtsasymmetrie mit Abflachung der Wange, Bulbustiefstand, Enophthalmus und in der Regel auch durch funktionelle Probleme wie Doppelbilder, Sensibilitätsstörungen, Parästhesien sowie Okklusionsstörungen. Die operative Spätkorrektur ist in diesen Fällen weit schwieriger als die Versorgung der frischen Verletzung.

Mittelgesichtsfrakturen, Rhinobasisfrakturen, kombinierte Mittelgesichts-Rhinobasis-Frakturen

Für die Entstehung von Mittelgesichts- und Rhinobasisfrakturen sind in erster Linie Mechanismen direkter Gewalteinwirkung von Bedeutung. Verkehrsunfälle sind die häufigste Ursache. Mittelgesichts- und Rhinobasisfrakturen sind in der Hälfte der Fälle miteinander kombiniert.

Mittelgesichtsfrakturen

Die frontale Gewalteinwirkung kann zu Kieferfrakturen führen, die teilweise den von Le Fort beschriebenen Typen (Abb. 14.1-4) entsprechen, sie kann aber auch als zentrale Mittelgesichtsfraktur in Erscheinung treten. Die wesentlichen Kriterien der Mittelgesichtsfrakturen vom Typ Le Fort I, Le Fort II und Le Fort III sind Störungen der Okklusion und insbesondere ein frontal offener Biss, der durch Abrutschen des Oberkiefers nach hinten und unten zustande kommt. Keine Okklusionsstörung tritt bei isolierten zentralen Mittelgesichtstrümmerfrakturen auf, bei denen die hauptsächliche Gewalteinwirkung von frontal auf die Glabella trifft. Als eine für das Operationsmanagement (s.u.) wichtige Einteilung hat sich die Unterscheidung des Mittelgesichts in den interorbitalen Raum und das übrige Mittelgesicht bewährt. Der interorbitale Raum umfasst Siebbein, Nase, mediale Orbitawände und kaudale Stirn.

Rhinobasisfrakturen

Etwa 50 % aller Mittelgesichtsfrakturen sind mit einer Fraktur der vorderen Schädelbasis kombiniert. Die variantenreichen Erscheinungsformen der frontobasalen, besser rhinobasalen Frakturen wurden von Escher klassifiziert:

- Beim **Escher-Typ I** handelt es sich um frontale Trümmerfrakturen, die in der Regel vom Neuro- und Rhinochirurgen gemeinsam zu versorgen sind.
- Der **Escher-Typ II** wird als lokalisierte Fraktur bezeichnet. Es handelt sich meist um kleine Frakturen, oft Mikrofissuren und Durarisse. Prädilektionsstellen sind Lamina cribrosa, Crista galli, hinteres Siebbein und Keilbeindach.
- Die tiefe rhinobasale Fraktur, die im Allgemeinen mit einer Le-Fort-III-Fraktur kombiniert ist, mit Gesichtsschädelabriss wird als **Escher-Typ III** klassifiziert. Durch die Impression und Abscherung des Gesichtsschädels nach hinten kommt es häufig gleichzeitig zur Trümmerfraktur der Rhinobasis, insbesondere des Siebbeindachs.
- Als **Escher-Typ IV** klassifiziert werden die frontoorbitalen Rhinobasisfrakturen. Der Frakturspalt verläuft hier aus der lateralen Frontalregion in das Orbitadach. Die klinische Diagnostik kann insbesondere dadurch häufig erschwert sein, dass Durarisse und ein Hirnprolaps infolge der Tamponade durch den Orbitainhalt primär nicht unbedingt zu erkennen sind.

Diagnostische Hinweise

Bei der Diagnostik von Gesichtsschädel- und auch Schädelbasisfrakturen haben klinische Gesichtspunkte und bildgebende Verfahren in etwa die gleiche Wertigkeit. Hämatome und Okklusionsstörungen weisen auf Mittelgesichtsfrakturen (insbesondere Kieferfrakturen) hin, ebenso Sensibilitätsstörungen im Versorgungsgebiet des N. trigeminus. Blutungen aus Mund und Nase und Brillenhämatome können sich bei Siebbein-, Mittelgesichts- und Rhinobasisfrakturen ergeben. Ein eindeutiger Hinweis für eine Rhinobasisfraktur ist die Rhinoliquorrhö. Je nach Lage der Durazerreißung und der Körperhaltung des Verletzten kann der Liquor aus der Nase oder auch in den Nasenrachen abfließen. Es sollte eine verlässliche Liquordiagnostik vorgenommen werden. Als solche erscheint derzeit der immunelektrophoretische Nachweis des liquorspezifischen β-Trace-Proteins, seltener des β_2-Transferrins. Im Notfall kann ein diagnostischer Versuch des Glucosenachweises mit Glucose-Stix, z.B. Glucostix®, unternommen werden, dessen Aussagekraft durch die Beimengung von Blut jedoch eingeschränkt wird. Bei frischen Verletzungen kann sich Luft, die über eine Durazerreißung nach intrakraniell gelangt, auf den CT-Aufnahmen darstellen. Sie ist ein eindeutiger Hinweis auf eine Schädelbasisverletzung. Offene Schädel-Hirn-Verletzungen mit Austritt von Hirnmasse sind einfach zu diagnostizieren, beim gedeckten Schädel-Hirn-Trauma kann der Nachweis der rhinobasalen Fraktur jedoch schwierig sein. In der Regel zeigt das CT in herkömmlicher axialer Schichtung oder besser zusätzlich in koronarer Schichtung das Ausmaß der knöchernen Zertrümmerungen und auch weiterer Traumafolgen (s. Kap. 14.4, Abb. 14.4-8, S. 277).

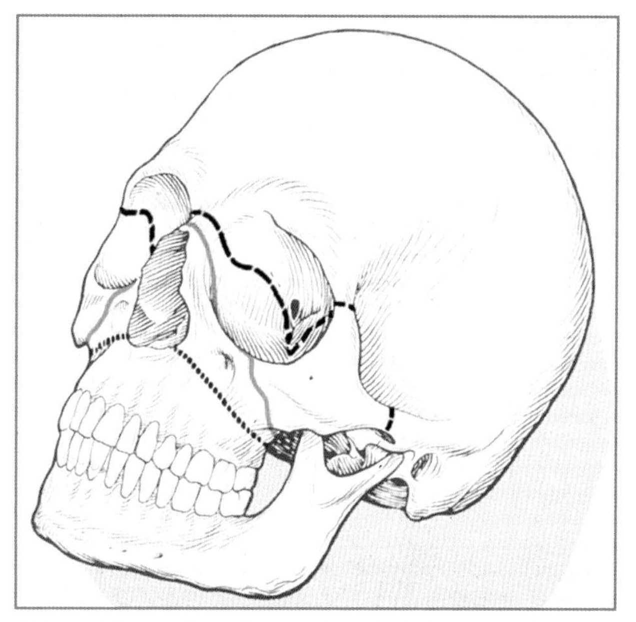

Abb. 14.1-4 Einteilung der Mittelgesichtsfrakturen nach Le Fort. Blaue Linie: Le Fort I. Rote Linie: Le Fort II. Schwarze Linie: Le Fort III.

Therapie

Therapiemanagement:

- **Sofortoperation:** Eine absolute sofortige Operationsindikation (Zugang s. Abb. 14.1-5) besteht bei ausgedehnten frischen Weichteilverletzungen mit Rhinobasisfraktur, bei Dura- und Hirnverletzungen und anhaltend starkem Liquorfluss, bei Eindringen von Fremdkörpern, z.B. durch Pfählungs- oder Schussverletzungen, und bei traumatisch bedingter Kompression des N. opticus. Eine Kompression des Sehnervs oder eine direkte Verletzung durch Frakturen und Knochensplitterabsprengungen im Orbitatrichter und im knöchernen Kanal des N. opticus können zu einer rasch zunehmenden Sehverschlechterung und zur Erblindung führen. In diesen Fällen ist eine operative Dekompression des Sehnervs so zügig wie möglich angezeigt. Eingriffe jenseits der 12-Stunden-Frist haben keine Erfolgsaussicht. Präoperativ ist von augenärztlicher Seite der Ort der Sehnervenschädigung zu lokalisieren und über die Indikation zur Dekompression zu entscheiden. Sind Frakturen am Dach des Optikuskanals vorhanden, ist die Dekompression mittels Kra-

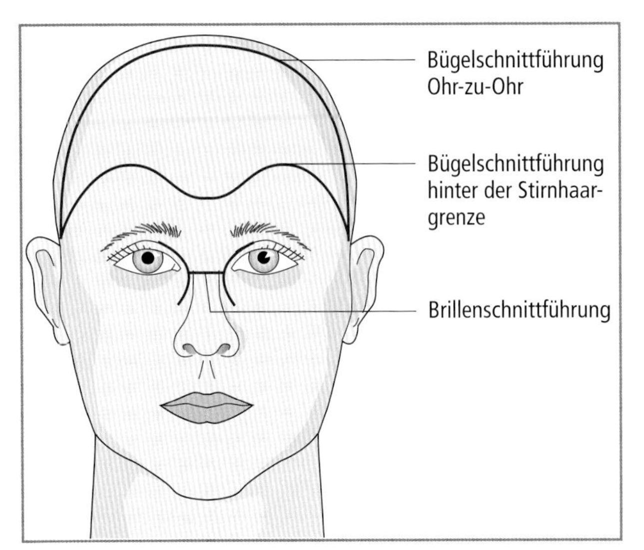

Abb. 14.1-5 Transfaziale operative Zugangswege zur Rhinobasis. Die Brillenschnittführung findet häufig Anwendung, wenn bereits Weichteilverletzungen vorliegen, die dann zum Teil in diese Schnittführung integriert werden können. Die Bügelschnittführungen hinter der Stirnhaargrenze oder Ohr-zu-Ohr bieten den Vorteil, dass sich keine Narben im Gesicht ergeben.

niotomie durch den Neurochirurgen indiziert. Ansonsten erfolgt der Zugang von rhinologischer Seite durch das Siebbein von medial und unten (s. Abb. 14.1-5). Zur Entlastung des Nervs wird die gesamte mediale Zirkumferenz des knöchernen Optikuskanals mit Diamantbohrern und Stanzen freigelegt und außerdem die Periorbita im Orbitatrichter geschlitzt.

- **Antibiose:** Zusätzlich erfolgt eine antibiotische Abdeckung mit dem Cephalosporin der 3. Generation (z. B. Claforan®, 3- bis 6-mal 2 g/d, oder Rocephin®, 1 × 2–4 g/d) plus Ampicillin.
- **Aufgeschobene Dringlichkeit:** Eine operative Versorgung mit zeitlichem Aufschub kann bei Patienten **ohne Weichteilverletzungen** erfolgen, denen aufgrund anästhesiologischer und neurochirurgischer Vorbehalte eine längere Narkose nicht zuzumuten ist. Bei gesicherter Rhinobasisfraktur erfolgt zunächst eine antibiotische Behandlung mit einem liquorgängigen Antibiotikum (z. B. mit einem Cephalosporin der 3. Generation wie Claforan®, 3- bis 6-mal 2 g/d, oder Rocephin®, 1 × 2–4 g/d plus Ampicillin i. v.), ansonsten eine antibiotische Behandlung mit Cotrimoxazol (z. B. Cotrim-forte-ratiopharm®; Eusaprim® forte, 2 × 1 Tbl./d), zusätzlich abschwellende Nasentropfen (z. B. Otriven®, 4 × 3 Tr./d). Innerhalb von 2 bis 3 Wochen sollten alle Patienten mit **Le-Fort-Frakturen und beeinträchtigenden Okklusionsstörungen** versorgt werden. Bei längerem Zuwarten besteht in diesen Fällen die Gefahr des Einwachsens von Bindegewebe in die Frakturspalten. Ist dieser Prozess in größerem Ausmaß in Gang gekommen, besteht die Gefahr, dass trotz später erfolgter, anatomisch korrekter Reposition und Fixation keine knöcherne Ausheilung mehr zustande kommt und eine Oberkieferpseudarthrose mit Restmobilität und entsprechender Beeinträchtigung des Kauvermögens resultiert. Sofern keine wesentliche Dislokation des Oberkiefers vorhanden ist, kann die Versorgung der **isolierten Rhinobasisfrakturen**, wenn es die Allgemeinsituation des Patienten erfordert, durchaus 6–8 Wochen aufgeschoben werden. Wenn bei entsprechenden Problemfällen nach anfänglichem Sistieren erneut eine starke Rhinoliquorrhö auftritt oder es zu einer aszendierenden Infektion kommt, ist erneut der Zeitpunkt des operativen Eingreifens zu diskutieren und gegebenenfalls eine rasche Versorgung der Rhinobasis durchzuführen. Bei **kombinierten Rhinobasis-Gesichtsschädel-Frakturen** wird der Operationszeitpunkt in der Regel durch die jeweilige Gesichtsschädelfraktur bestimmt.

Operationsmanagement:

- **Innen-nach-außen-Prinzip:** Was das operative Konzept anbelangt, hat sich die Operationsplanung von innen nach außen bewährt. Falls eine Rhinobasisfraktur (= innen) vorliegt, wird diese zuerst versorgt (I), dann (II) der interorbitale Raum und (III) zuletzt das übrige Mittelgesicht (= außen). Rhinobasis und interorbitaler Raum werden vom Rhinochirurgen, das übrige Mittelgesicht vom Kieferchirurgen operiert. Bei Einsatz der heute zur Verfügung stehenden technischen Möglichkeiten, bei guter Zusammenarbeit und entsprechender Operationsplanung durch die Vertreter der einzelnen Fachdisziplinen lassen sich ungünstige Ergebnisse auch in schwierigen Situationen vermeiden. Nach Möglichkeit sollte präoperativ ein koronares CT vorliegen und anhand des klinischen und radiologischen Befundes von neurochirurgischer, rhinochirurgischer, ophthalmologischer und kieferchirurgischer Seite unter Berücksichtigung der Allgemeinsituation die Operationsplanung vorgenommen werden.

Spezielle Therapie:

- **Rhinobasis:** Es wird zunächst die Rhinobasis behandelt. Trümmer- und Splitterfrakturen der oberen Nasennebenhöhlen mit Defekten der Stirnhöhlenvorderwand, des Siebbein- und Keilbeinhöhlendaches sind in jedem Fall operativ zu behandeln. Auch wenn keine äußeren Verletzungen vorhanden sind, so liegen doch Schleimhautverletzungen in der Nase und in den Nebenhöhlen vor, sodass man auch von indirekt offenen Verletzungen spricht. Die Gefahr einer aufsteigenden Infektion, selbst ohne sichere Duraverletzung (Gefahr der Durchwanderungsmeningitis), macht eine operative Sanierung und Abdichtung der Rhinobasis erforderlich. Diese erfolgt von rhinochirurgischer Seite in der Regel durch Unterlegen mit autologer Fascia lata, konservierter Fascia lata, Faszie vom M. temporalis, mittels frontal oder temporal gestielter Muskelperiostlappen oder durch das Einbrin-

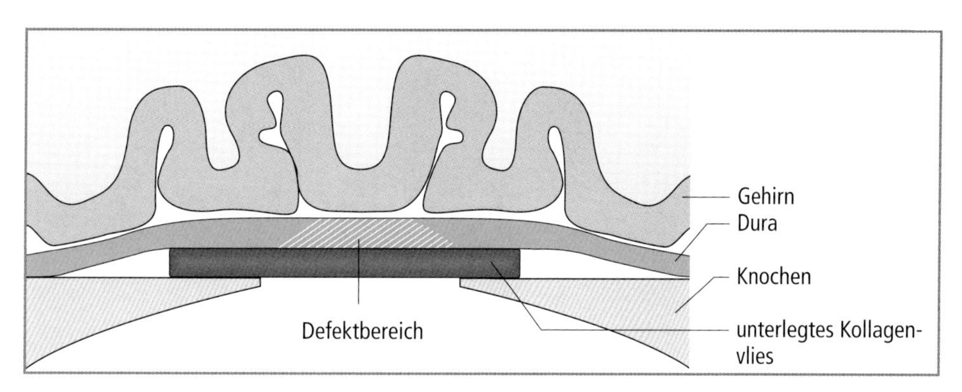

Abb. 14.1-6 Duraplastik bei extradural-rhinochirurgischem Vorgehen. Schematische Darstellung: Der knöcherne Defekt wird mit einem Implantat (z.B. Kollagenvlies, Tachosil®) oder einem Transplantat (z.B. autologe Fascia lata) unterlegt, welches mit Fibrinkleber (Tissucol®-Kit) fixiert wird.

gen eines mit Fibrinkleber beschichteten Kollagenvlieses (TachoSil®). Eine zusätzliche Fixation der autologen Transplantate mit Humanfibrinkleber hat sich bewährt (Abb. 14.1-6). Nach Entfernung von Knochensplittern wird die Dura mit Stanzen oder Fräsen unter dem Mikroskop bis ins Gesunde freigelegt. Danach wird die harte Hirnhaut mit einem Elevatorium von den Knochenrändern abgeschoben und damit ein Spalt als Bett für die Transplantataufnahme geschaffen. Das Transplantat wird überall unter den Knochen geschoben und schließt damit den Duradefekt dicht ab. Die Abdichtung von Defekten im Bereich der Keilbeinhöhle ist schwieriger, jedoch sind auch hier bewährte Techniken (z.B. nach Kley) über den extraduralen rhinochirurgischen Zugang möglich (s. Abb. 14.1-5). Als Zugangsweg zur Rhinobasis bietet der Bügelschnitt im Vergleich zur konventionellen Brillenschnittführung (s. Abb. 14.1-5) eine bessere Übersicht. Bei ausgedehnten Weichteilverletzungen erübrigen sich gegebenenfalls Schnittführungen.

- **Interorbitaler Raum:** Frakturen und Verletzungen zwischen den Orbitae (interorbitaler Raum: Siebbein, Nase, mediale Orbitawände, kaudale Stirn) können notwendigerweise erst nach einer eventuell erforderlichen Rhinobasisrevision versorgt werden. Die umgekehrte Reihenfolge würde den Zugangsweg zur Rhinobasis versperren. Das Siebbein wird enttrümmert, Siebbein und Stirnhöhle werden zur Nase drainiert. Um der Ausbildung einer knöchernen Sattel- oder Breitnase und ebenso ungünstigen Resultaten mit knöchernem oder bindegewebigem Telecanthus mit „dish face" vorzubeugen, empfiehlt sich eine anatomisch exakte Rekonstruktion, die nur durch primär osteoplastisches Vorgehen mittels Mini- oder Mikroplattenosteosynthese erreicht werden kann. Durch die Plattenosteosynthese wird eine Sofortstabilisation mit sicherer medialer Abstützung des Oberkiefers am Stirnbein erreicht, die den unvermeidlichen Redislokationskräften einer anschließenden kieferchirurgischen Versorgung des übrigen Mittelgesichts (s.u.) und der Kaumuskulatur entgegenwirkt. Abbildung 14.1-7 zeigt die durchschnittliche Knochendicke verschiedener Areale des zentralen und lateralen Mittelgesichts und die klinische Relevanz für die Verschraubung frakturierter Fragmente, wozu Beispiele in Abbildung 14.1-8 aufgeführt werden. Insbesondere in den Arealen a_1, b_1, b_3, b_4, c_2, d_1, d_2, e_1, g_1 und h_1 ist der Knochen in der Regel dick genug, um eine stabile Verankerung mit Schrauben von 5 bis 7 mm Länge zu gewährleisten. Die Entfernung des Osteosynthesematerials kann 6 Monate nach der Primär-

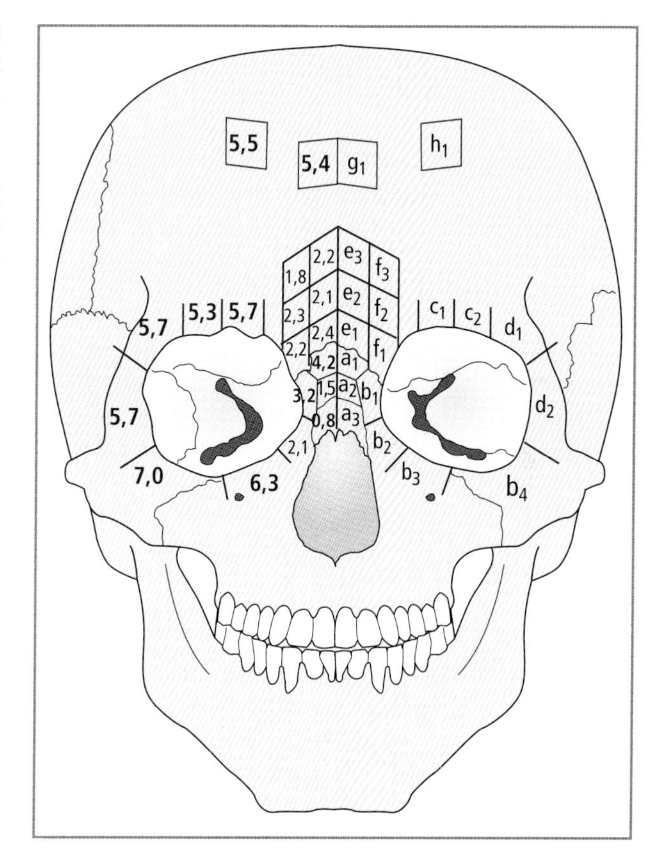

Abb. 14.1-7 Dicke des Knochens links (in mm) in verschiedenen Arealen des Gesichtsskeletts und der frontalen Schädelkalotte mit klinischer Relevanz für die Minimalplattenosteosynthese. Insbesondere in den grau hervorgehobenen Bezirken ist in der Regel eine stabile Verankerung von Schrauben mit 5–7 mm Länge möglich. In den Arealen a_1, b_1, b_3, b_4, c_2, d_1, d_2, e_1, g_1 und h_1 ist der Knochen meist ausreichend dick, um Osteosyntheseschrauben anzubringen.

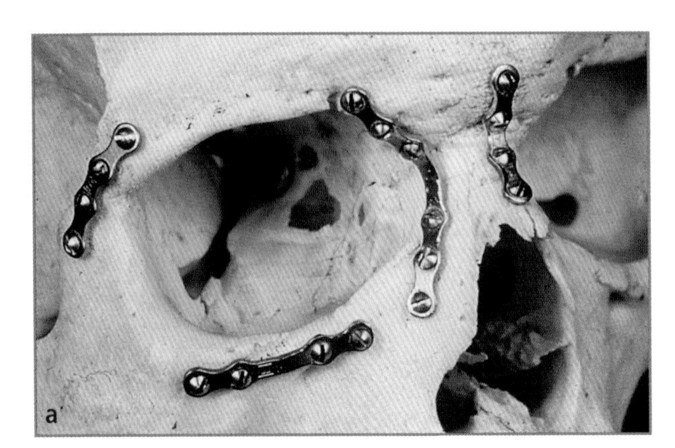

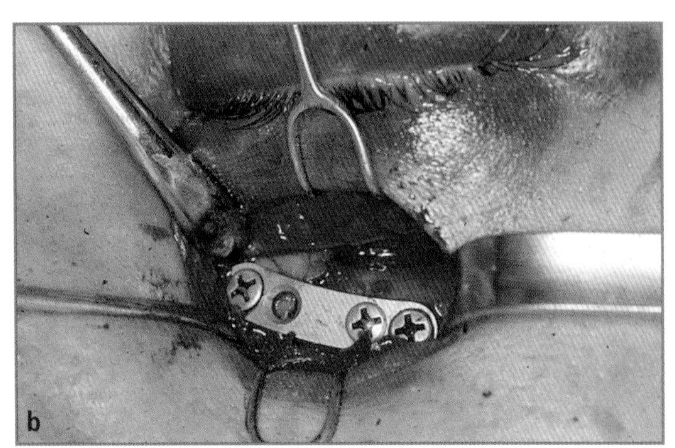

Abb. 14.1-8 **a** Miniplattenosteosynthese am Beispiel der Verplattung einer Orbitarandfraktur (s. auch Abb. 14.1-7). **b** Versorgung einer Orbitarandfraktur mit einer Miniosteosyntheseplatte.

versorgung vorgenommen werden, um späteren entzündlichen Komplikationen vorzubeugen, insbesondere dann, wenn Schraubenkontakt zu den Nasennebenhöhlen besteht. Kleinere Titanplatten können verbleiben. Zur Vermeidung einer späteren Mukozelenbildung und damit auch späterer entzündlicher Komplikationen ist die gleichzeitige Anlage eines epithelisierten weiten Zugangs von der Stirnhöhle zum Siebbein und zur Nase notwendig. Dieser neu zu schaffende Drainagekanal kann bei engen Verhältnissen durch Resektion von Teilen der mittleren Nasenmuschel weiter gestaltet werden. Daneben hat sich die partielle Epithelisierung des Zugangs zur Stirnhöhle durch Schleimhautläppchen aus der Nachbarschaft bewährt.

- **Übriges Mittelgesicht:** Nach der Rekonstruktion und Stabilisation des interorbitalen Raumes oder Stirn-Nasen-Pfeilers erfolgt die Osteosynthese der übrigen Mittelgesichtsfrakturen in Zusammenarbeit mit dem Kieferchirurgen. Dabei muss der Kieferchirurg unvermeidbare Zugkräfte auf den interorbitalen Raum ausüben, die ohne vorherige Versorgung des interorbitalen Raumes zu einer Knochendislokation mit „dish face" und den damit verbundenen Komplikationen (s. u.) führen können.
- **Nachsorge nach Mittelgesichtsfrakturen:** Sehr wichtig sind in den ersten Wochen und Monaten häufige Kontrolluntersuchungen. Schleimige Beläge müssen abgesaugt, Granulationsgewebe sollte gegebenenfalls unter endoskopischer Kontrolle abgetragen werden. Die Patienten müssen angehalten werden, diese Maßnahmen durch mehrfach tägliche Nasenspülungen (EMSER-Salz®, Applikation mittels Nasendusche) zu unterstützen. Bei über längere Zeit persistierenden Schwellungszuständen sind vor dem Absaugen abschwellende Einlagen zu applizieren. Vom Patienten sollten abschwellende Nasentropfen und Nasenspray mehrmals täglich in Kopfhängelage angewandt werden. Auch bei unkompliziertem Verlauf empfiehlt es sich, in den ersten 3 Jahren routinemäßig halbjährliche Kontrollen der Nase und der Nebenhöhlenausführungsgänge durchzuführen.
- **Bei Zelenbildung:** Je nach klinischem und radiologischem Befund rasche (Mukozele), gegebenenfalls sofortige (Pyozele) operative Revision (s. Kap. 14.4, Abschn. Komplikationen bei Nasennebenhöhlenentzündungen, sinugene Komplikationen, S. 282).
- **Bei Meningitis:** Hoch dosiert liquorgängige Antibiotika, operative Revision und Abdichtung der Schädelbasis (s. Kap. 14.4, Abschn. Komplikationen bei Nasennebenhöhlenentzündungen, sinugene Komplikationen, S. 282).
- **Bei Hirnabszessen:** In Absprache und Zusammenarbeit mit dem Neurochirurgen kommt in der Regel die operative Freilegung, Drainage und Spülbehandlung in Betracht. In einigen Fällen dürfte beim rhinogenen Frontalhirnabszess eine zunächst abwartende Haltung und spätere Enukleation des Abszesses in der Abszesskapsel durch den Neurochirurgen infrage kommen. Auch wenn so vorgegangen wird, sind eine suffiziente Abdeckung der Schädelbasis und eine Sanierung der Nebenhöhlen erforderlich (weitere Einzelheiten s. Kap. 14.4, Abschn. Komplikationen bei Nasennebenhöhlenentzündungen, sinugene Komplikationen, S. 282).

Prognose

Mittelgesichtsfrakturen: Bei massiven Zertrümmerungen des interorbitalen Raumes und des übrigen Mittelgesichts mit primären oder sekundären, entzündlich oder resorptiv bedingten knöchernen Substanzverlusten kann es zu ungünstigen ästhetischen Ergebnissen kommen. In Fehlstellung konsolidierte zentrale und laterale Mittelgesichtsfrakturen führen zu schwer korrigierbaren Beeinträchtigungen im Sinne eines „dish face". Diese auch als „Schüsselgesicht" bezeichnete Entstellung imponiert als Abflachung und Verbreiterung der knöchernen Nasenwurzel und der Glabella in Kombination mit zurückliegendem und nach oben gekipptem Oberkiefer und knöchernem Telecanthus. Ein „dish face" verlegt die Drainage der Nasennebenhöhlen zur

14

Nase, wodurch Muko- oder Pyozelen entstehen können. Ohne adäquate Operationstechnik und interdisziplinäre Operationsplanung sind auch Okklusionsstörungen möglich.

Bei schweren Mittelgesichtsverletzungen kann es primär durch Schleimhautzerreißungen, Durchblutungsstörungen und Hämatome und sekundär durch länger liegende Tamponaden zu erheblichen Schädigungen der Nasen- und Nebenhöhlenschleimhaut kommen. Funktionell hochwertiges Flimmerepithel wird durch Narbengewebe oder bestenfalls durch minderwertige Schleimhaut ersetzt. Der Reinigungsmechanismus der Nase wird häufig in Mitleidenschaft gezogen, Schleimretention begünstigt rezidivierende Rhinitiden und Sinusitiden.

Nebenhöhlenbeteiligung: Grundsätzlich können sich nach einem Nebenhöhlentrauma auch nach Jahren und Jahrzehnten, vorwiegend in der Stirnhöhle und im Siebbeinbereich, seltener in der Kieferhöhle und in der Keilbeinhöhle, Muko- oder Pyozelen entwickeln. Diese Gefahr ist auch nach ordnungsgemäßer operativer Versorgung gegeben und der Patient sollte vor der Entlassung darüber aufgeklärt werden. Insbesondere bei einem „dish face" ist dieses Risiko groß.

Rhinobasisfrakturen: Die Möglichkeit, dass es durch den Eingriff zu einer Beeinträchtigung oder zum Verlust des Geruchssinns kommt, ist gegeben. Häufiger ist jedoch der Verlust des Geruchssinns eine direkte Folge des Traumas. Nach Möglichkeit sollte vor dem Eingriff eine Riechprüfung durchgeführt werden.

Endokranielle Spätkomplikationen: Nicht selten entwickeln sich auch noch Jahre nach unerkannter oder unbehandelter Rhinobasisfraktur rhinogene endokranielle Komplikationen (Meningitis, Enzephalitis, Hirnsabszess), während diese Komplikationen nach ordnungsgemäßer operativer Versorgung extrem selten auftreten. Seit Einführung der Fibrinklebung ergeben sich normalerweise keine Probleme mehr beim Verschluss der Dura und der Rhinobasis.

Das Risiko für das Zustandekommen einer aszendierenden Infektion und einer Meningitis ist nach extradural-rhinochirurgischer Versorgung relativ gering.

Die Symptomatik von rhinogenen Hirnabszessen ist häufig zunächst uncharakteristisch (subfebrile Temperaturen, Kopfschmerz, Abgeschlagenheit). Alarmierende Symptome fortgeschrittener Erkrankung sind zunehmender Kopfschmerz, Klopfempfindlichkeit der Schädelkalotte, gestörtes Sensorium, Hirnnervenausfälle (I, III, IV), motorische Unruhe, Krämpfe, Stauungspapille und Koma.

Verbrennungen

Bei den Verbrennungen sind örtlich begrenzte Verbrennungen, unterteilt in die Grade I–III, von ausgedehnten Verbrennungen zu unterscheiden.

Therapie

Bei örtlich begrenzten Verbrennungen: Als Erstes erfolgt eine Lokaltherapie und die Säuberung der Wunde mit antiseptischen Lösungen. Sämtliche Behandlungsmethoden haben zum Ziel, einen möglichst raschen Wundverschluss zu erreichen.

- **I. Grad:** Bei Verbrennungen ersten Grades sollte die Wunde zusätzlich mit einem sterilen Verband abgedeckt werden.
- **II. Grad:** Bei zweitgradigen Verbrennungen erfolgt keine Stichinzision der Blasen. Vielmehr schützt die intakte Hautdecke vor einer möglichen Sekundärinfektion.
- **III. Grad:** Bei drittgradigen Verbrennungen einer begrenzten Fläche wird ein trockener steriler Verband angelegt und die endgültige Demarkation abgewartet (nichtinfizierte Nekrosen nicht abtragen, eine Teilerholung ist möglich).

Eine temporäre Wundabdeckung mit homologer Haut in vitro, kultiviertem Hautersatz oder künstlichem Hautersatz aus Kollagen- und Aminoglykanvliesen ist möglich. Nach Abschluss der Wundheilung hat es sich bewährt, Kompressionsverbände nach Maß anzufertigen, die bis zu 18 Monate nach dem Unfall getragen werden sollten, um auf diese Weise einen günstigen Einfluss auf die Narben zu erreichen.

Antibiose: Zusätzlich erfolgt eine Antibiotikatherapie mit Clindamycin (Sobelin®, 600–2400 mg/d).

Bei ausgedehnten Verbrennungen: In diesen Fällen muss die Verlegung in ein Zentrum für Brandverletzte veranlasst werden. In Deutschland gibt es zurzeit ca. 180 Spezialbetten für Brandverletzte, die regional auf einzelne Zentren verteilt sind. Diese verfügen über die baulichen, apparativen und personellen Voraussetzungen sowohl auf ärztlichem als auch auf pflegerischem und medizintechnischem Gebiet, um eine optimale Versorgung auch schwer verbrannter Patienten zu gewährleisten. Die funktionellen Ergebnisse bestätigen die Vorteile der Versorgung in diesen Zentren gerade für mittelschwer verletzte Patienten.

Plastische Gesichtschirurgie

S. Preyer und E. Biesinger

Ektropium

Infolge eines Narbenzuges oder Tonusverlusts und Erschlaffung des M. orbicularis oculi (Ectropium senile) kommt es zu einem Absinken und zu einer Auswärtskantung des Unterlidrandes.

Therapie

Operative Verkürzung des Unterlides durch Keilexzision mit Hautverschiebung.

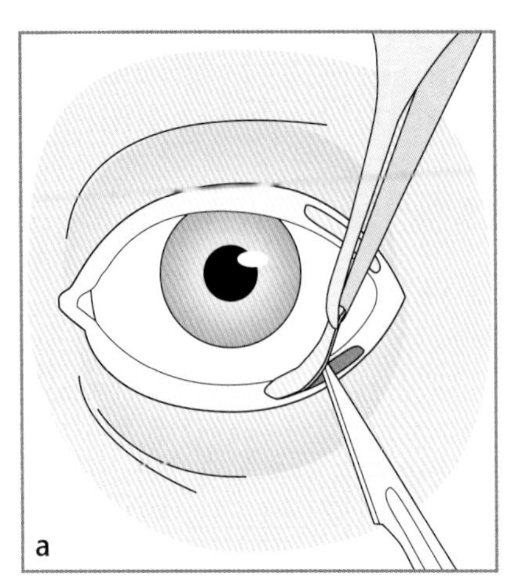

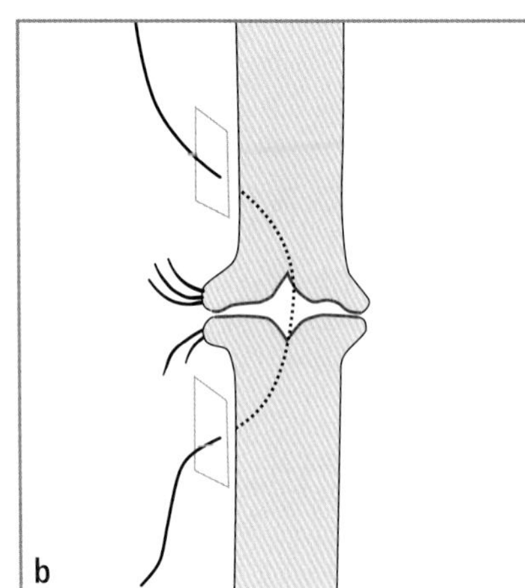

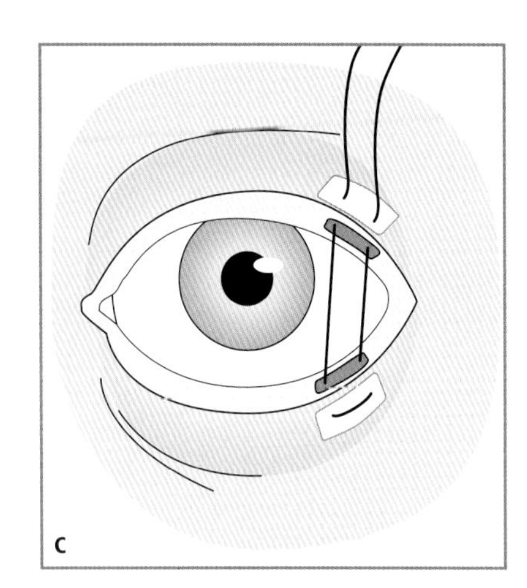

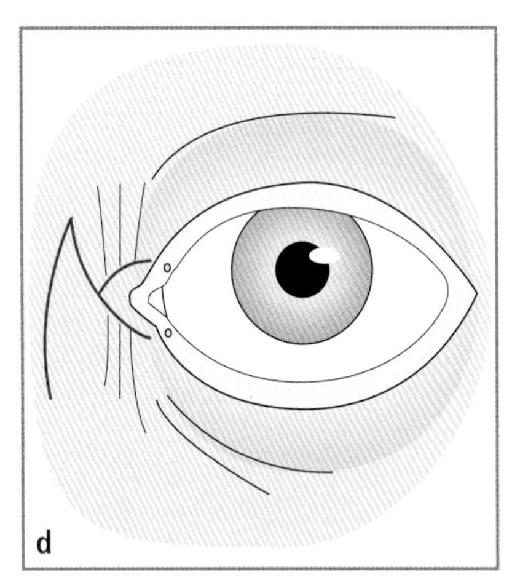

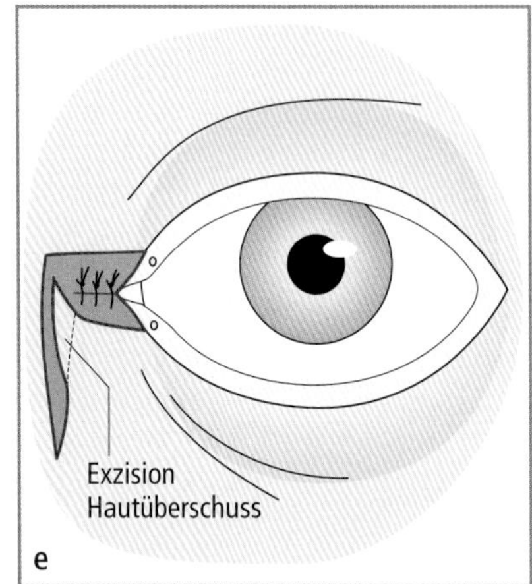

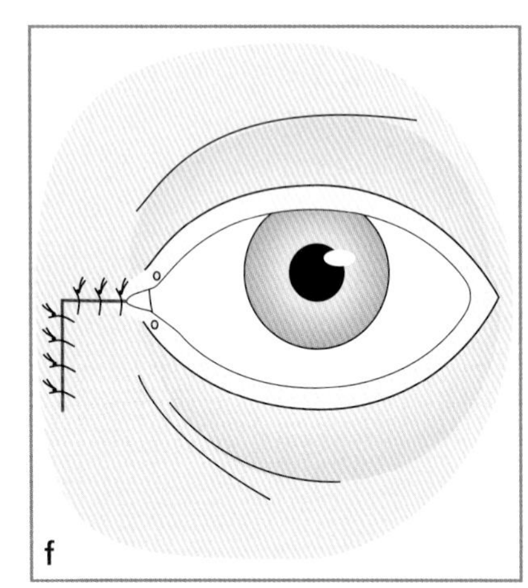

Abb. 14.1-9 Tarsorrhaphie und mediale Kanthoplastik. **a** Desepithelisierung des Tarsus von Ober- und Unterlid im lateralen Augenwinkel. **b** Durchgreifende Naht. **c** Verknotung über z. B. Silikonplättchen, Faden wird nach 14 Tagen gezogen. **d** Die Inzision beginnt an den Lidkanten, 2 mm medial des Tränenpünktchens, und wird nach nasal und leicht kranial geführt. Zusätzlich vertikale Inzision nach kaudal von ca. 10 mm. **e** Naht der hinteren Schnittränder mit 7,0 Vicryl®. **f** Der dreieckförmige Hautlappen wird soweit nach kranial gezogen, bis das untere Tränenpünktchen in seine normale Position kommt. Der Hautüberschuss wird reseziert und die Wunde mit 7,0 monofilem Faden verschlossen.

14

Exenteratio orbitae (Totalverlust des Bulbus)

Bei Totalverlust des Bulbus wird Ersatz durch eine Bulbusprothese geschaffen. Gelegentlich ist die plastische Deckung des Wundgrundes durch den HNO-Arzt gefordert.

Therapie

Operation und Prothese: Meist kann bei der Exenteratio orbitae der Wundgrund durch lokale Verschiebelappen, Spalt- oder Vollhaut gedeckt werden. Unter die intakte Haut können knochenverankerte Magneten für die Fixierung der Epithese implantiert werden. Die prothetische Versorgung mit einer Bulbusprothese, knochenverankerten Epithese oder am Brillengestell fixierten Epithese erfolgt in Zusammenarbeit mit Augenärzten und Epithetikern.

Bei Absinken der Bulbusprothese erfolgt eine Stützung bzw. Verstärkung des Orbitabodens mittels z. B. lyophilisierter Dura, um die Bulbusprothese anzuheben. Alternativ bietet sich eine knochenverankerte Epithese an.

Bei großen Defekten zur Stirnhöhle, zum Siebbein oder zur Kieferhöhle kann ein freier, vaskulär gestielter Lappen, z. B. vom Unterarm, implantiert werden. Gegebenenfalls ist auch eine Tarsorrhaphie indiziert, um der Bulbusprothese einen besseren Halt nach außen zu geben.

Prognose

Die Bulbusprothese kann bei fehlendem Orbitaboden absinken oder in der Orbita zu wenig Halt finden.

Ectropium paralyticum bei Fazialisparese, Lagophthalmus

Infolge einer schlaffen Lähmung des M. orbicularis oculi kommt es zum unvollständigen Augenschluss (Lagophthalmus).
Aufgrund der klaffenden Lidspalte und der gestörten Tränensekretion besteht die Gefahr der Austrocknung des Hornhautepithels.

■ Therapie
Implantation von Goldgewichten oder Platinketten in das Oberlid, gegebenenfalls in Kombination mit einer Unterlid-Blepharoplastik und einem Augenbrauenlift beider Seiten. Tarsorrhaphie. Desepithelisierung an Ober- und Unterlid des lateralen Augenwinkels und Zusammennähen der desepithelisierten Teile zur Verkleinerung der Lidspalte (Abb. 14.1-9a–c). *Alternativ* und kosmetisch günstiger ist die mediale Kanthoplastik (Abb. 14.1-9d–f).

Ptosis

Eine Ptosis kann kongenital auftreten oder traumatisch entstehen. Es kommt zu einem Absinken des Oberlides.

■ Therapie
Operativ durch subkutane Raffung der Oberlidweichteile einschließlich des M. levator palpebrae.

Chronisches Lymphödem von Ober- und Unterlid

Bei Lymphabflussstörungen nach Bestrahlung oder Tumorchirurgie kann es zu einer bleibenden Schwellung des Ober- und Unterlides kommen.

■ Therapie
Blepharoplastik durch parallel zu den Lidrändern verlaufende Schnittführung und Exzision von Haut, Binde- und Fettgewebe.

Kraniofaziale Dysplasien

Kraniofaziale Dysplasien können nicht nur teilweise erhebliche Entstellungen, sondern auch eine Hemmung des Wachstums von Gehirn, Orbita, Nase und Schädelbasis zur Folge haben.

■ Therapie
Operativ in speziellen Zentren durch gemeinsames rhinochirurgisches, kieferchirurgisches und neurochirurgisches Vorgehen.

Lippen-Kiefer-Gaumen-Spalte

Mit einer Häufigkeit von ca. 1 : 500 gehören die Lippen-Kiefer-Gaumen-Spalten zu den häufigsten angeborenen Missbildungen. Weitere Details, u. a. auch zu Therapie und Prognose, s. Kap. 14.5, Abschn. Missbildungen, S. 314.

Plastische Nasenoperationen

Defekte der äußeren Nase entstehen durch Unfälle, Tumoroperationen und Missbildungen. Formveränderungen der Nase, methodische Hinweise zur Septorhinoplastik und plastische Operationen bei Nasendefekten werden ausführlich in Kap. 14.3, Abschn. Plastische Nasenchirurgie, S. 256, beschrieben.

Plastische Ohrmuscheloperationen

Die Variationsbreite des äußeren Ohrs in Bezug auf Stellung und Form ist außerordentlich groß. Sie reicht vom völligen Fehlen der Ohrmuschel (Anotie) über verschiedene Grade der Missbildungen der Ohrmuscheln (Grad I bis Grad III). Ohrmuschelmissbildungen werden ausführlich in Kap. 7, Abschn. Missbildungen, S. 83, beschrieben. Details zur rekonstruktiven Ohrmuschelchirurgie finden sich in Kap. 7, Meth. 7-1, S. 80.

Plastische Lippenoperationen

Lippen- und Lippenrotdefekte treten bei Missbildungen durch Unfall und nach Tumoroperationen auf. Plastische Lippenoperationen werden ausführlich in Kap. 14.5, Abschn. Tumoren, Meth. 14.5-1, S. 306, behandelt.

Gesichtsnarben

Verlaufen Narben in den Relaxed-Skin-Tension-Lines (Abb. 14.1-10), ist das Ergebnis kosmetisch befriedigend (strichförmige, kaum sichtbare Narben). Quer zu diesen Entspannungslinien des Gesichts verlaufende Narben werden durch Spannung auseinandergezogen, es bilden sich hässliche Narben.

■ Therapie
Narbenkorrektur: Um Narben weniger auffällig zu machen, werden sie durch eine W-Plastik oder durch die sogenannte Broken-Line-Technik aufgelöst (Abb. 14.1-11). Kontrakte Narben sowie Narben, welche quer zu den Relaxed-Skin-Tension-Lines stehen, werden mit der Z-Plastik korrigiert (Abb. 14.1-12). Die Z-Plastik führt zu einem Längengewinn in Bezug auf den gemeinsamen Schenkel des Z

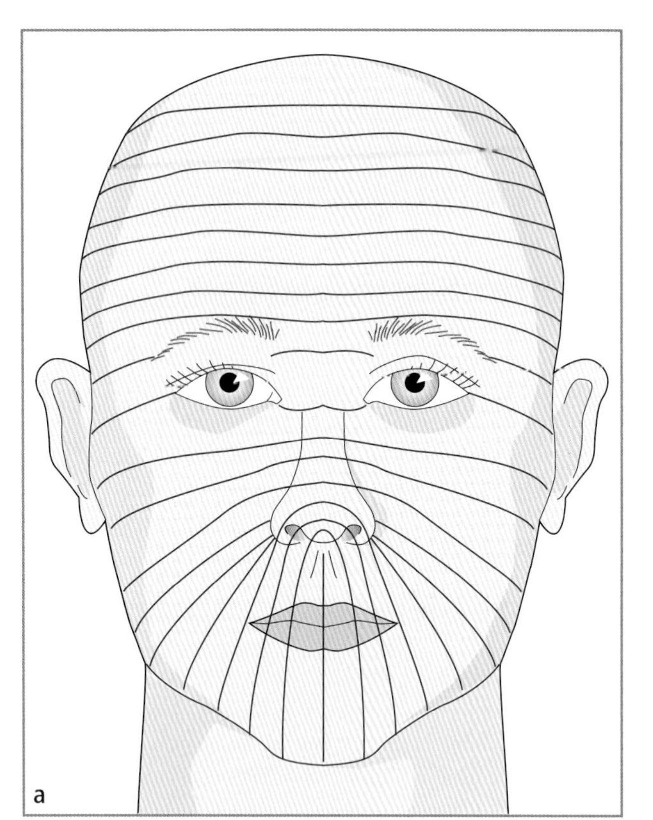

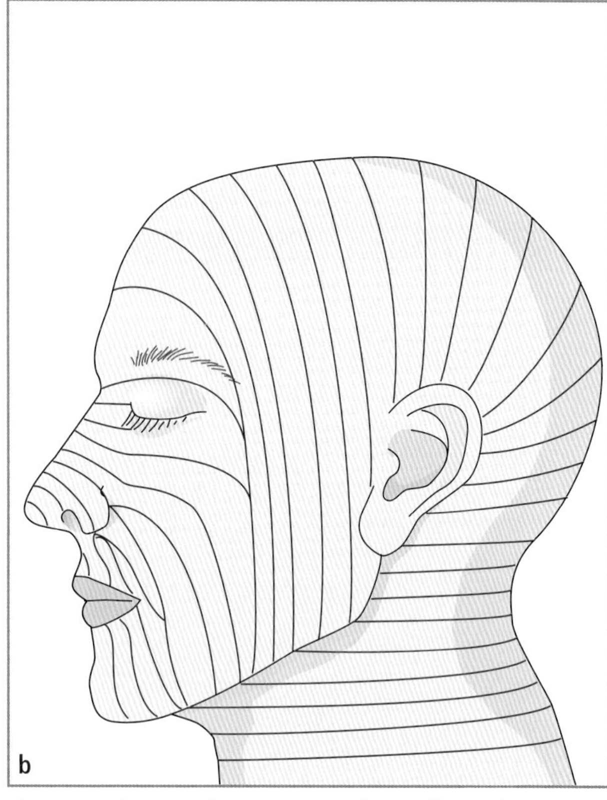

Abb. 14.1-10 Relaxed-Skin-Tension-Lines. **a** Frontalsicht. **b** Seitenansicht. Für ein kosmetisch günstiges Ergebnis sollten Schnittführung und Narben idealerweise in den muskelbedingten Spannungslinien der Haut verlaufen.

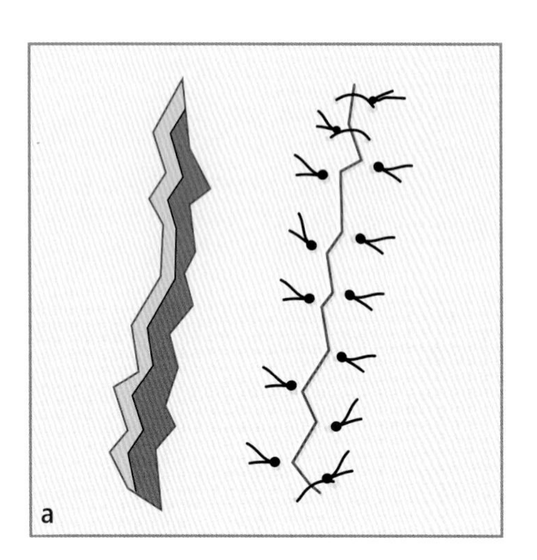

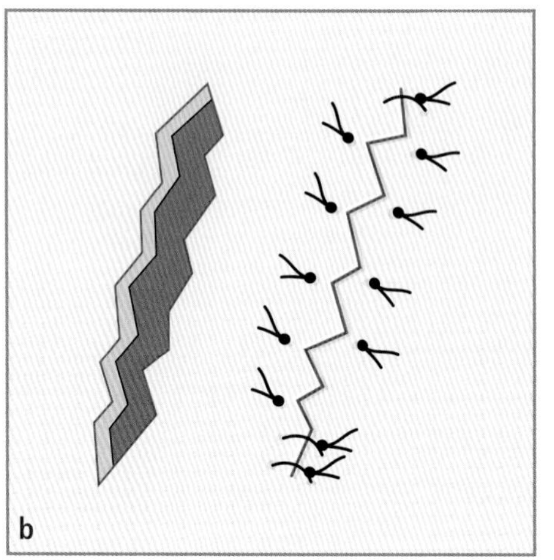

Abb. 14.1-11 Auflösung einer Narbe. **a** Broken-line-Technik. **b** W-Plastik.

(kontrakte Narbe), zum anderen ändert die Z-Plastik die Richtung der Narben.

Multiple, kleine Narben mit unästhetischen Erhabenheiten (beispielsweise nach Sekuritglassplitterverletzungen) können auch abgeschliffen werden. Narbenkorrekturen erfolgen etwa 12 Monate nach der ursächlichen Verletzung.

Keloide

Die Bildung von Keloiden zeichnet sich bereits postoperativ ab, wenn die Narbe nicht weich und blass wird, sondern sich rötet und verdickt. Dabei können Juckreiz und Berührungsempfindlichkeit auftreten. Die Neigung zu Keloiden besteht insbesondere bei Kindern und bei Patienten schwarzafrikanischer Abstammung. Details zur Therapie s. Meth. 14.1-2, S. 221.

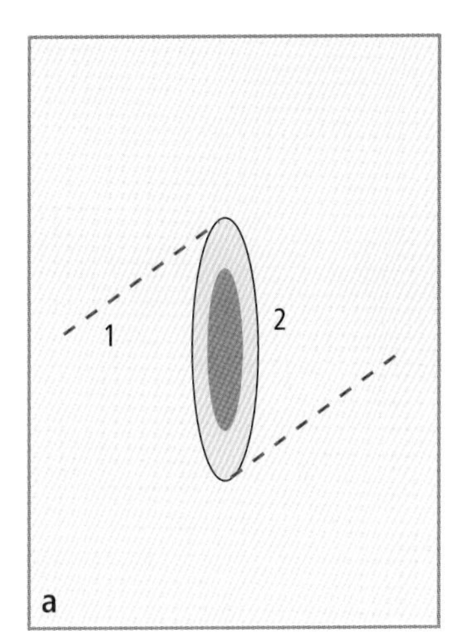

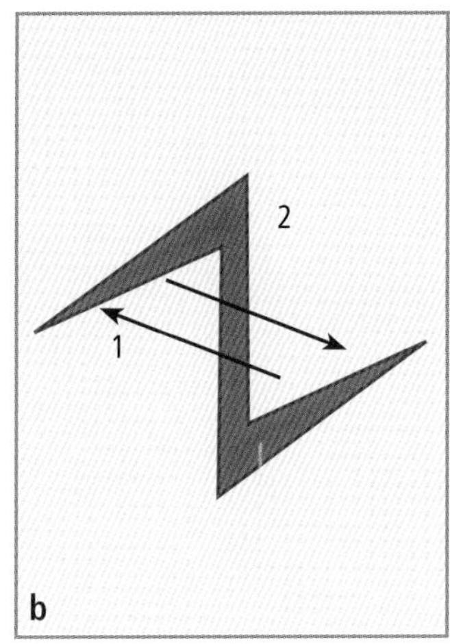

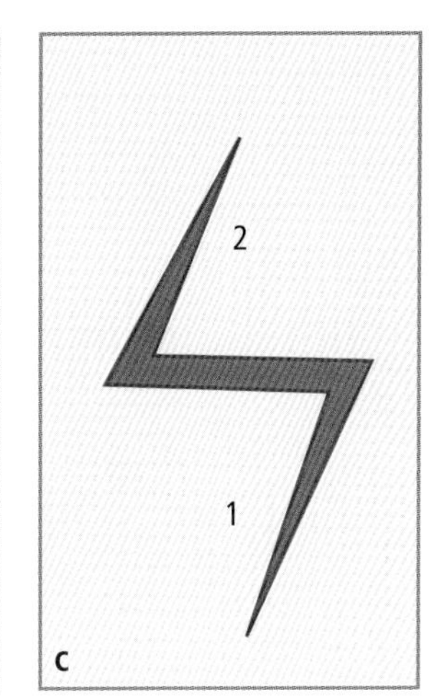

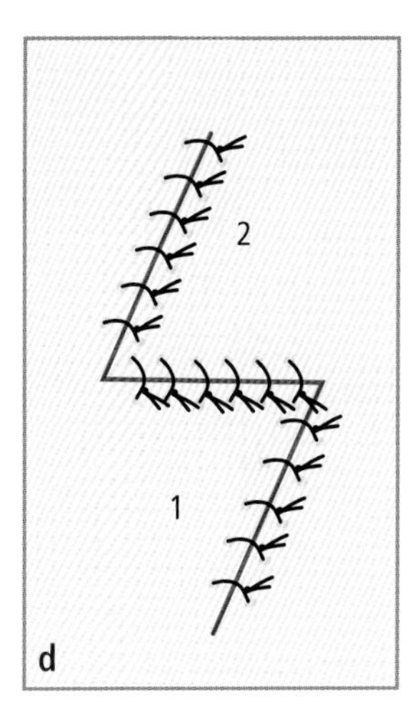

Abb. 14.1-12 Narbenkorrektur mittels Z-Plastik. **a** Ellipsenförmige Tumorexzision und Planung der Z-Plastik. **b** Die Dreiecke 1 und 2 werden gegeneinander getauscht. **c** Durch die Verschiebung von 1 und 2 gegeneinander resultiert ein Z mit 90° rotiertem langem Schenkel. **d** Ergebnis nach Naht.

Gesichtsdefekte, Gesichtsrekonstruktionen

Nach operativen Eingriffen mit resultierenden Defekten (Tumor-Resektion) bzw. nach Traumata oder entzündlichen Defekten des Gesichtes ist eine plastische Rekonstruktion unter Berücksichtigung ästhetischer Gesichtspunkte notwendig. Das operative Vorgehen hängt in entscheidender Weise von der Art und Lokalisation des Defektes ab. In der Regel sind die aufgetretenen Defekte oder Narben durch lokale Haut- oder Weichteillappen zu decken bzw. zu korrigieren (s. Meth. 14.1-1).

Abb. 14.1-13 Die ästhetischen Einheiten nach Converse.

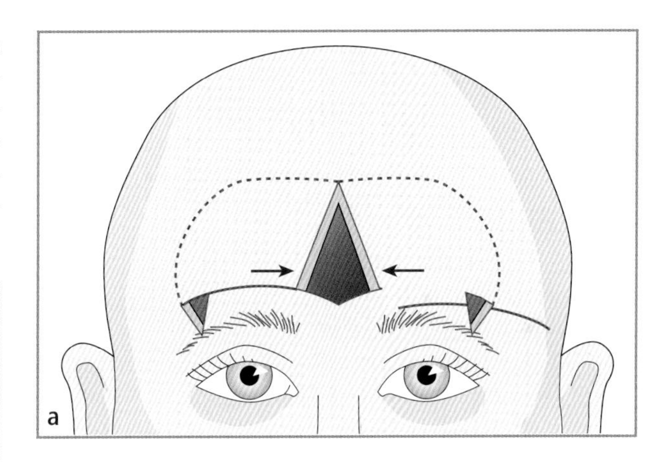

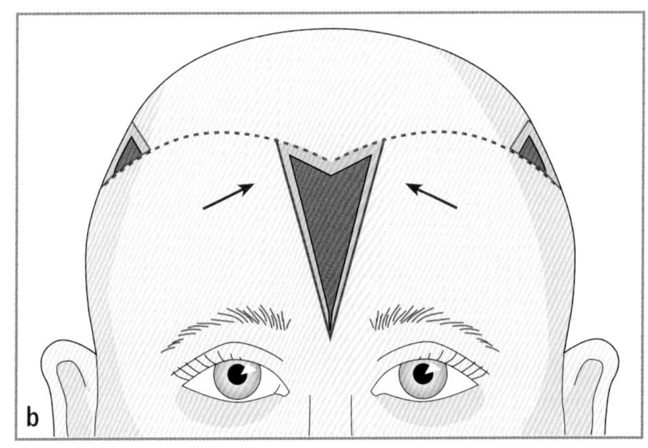

Abb. 14.1-14 Verschluss dreiecksförmiger Defekte an der Stirn durch Mobilisation der Stirnhaut, sog. A-T-Lappen. **a** Dreieckbasis an der Nasenwurzel mit Burow-Dreiecken temporal. **b** Dreieckbasis Haargrenze mit Burow-Dreiecken in den Haaren.

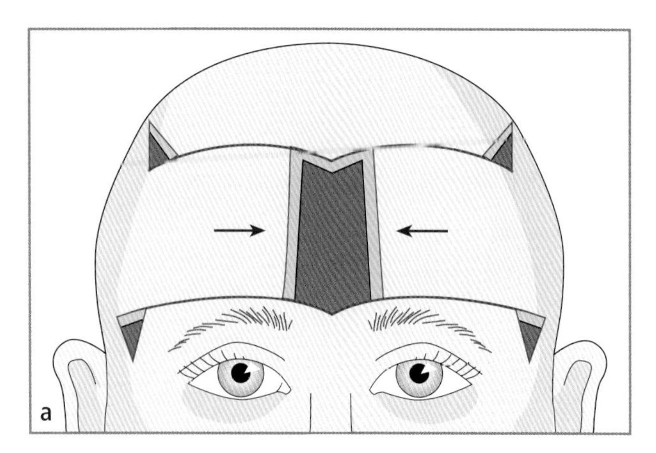

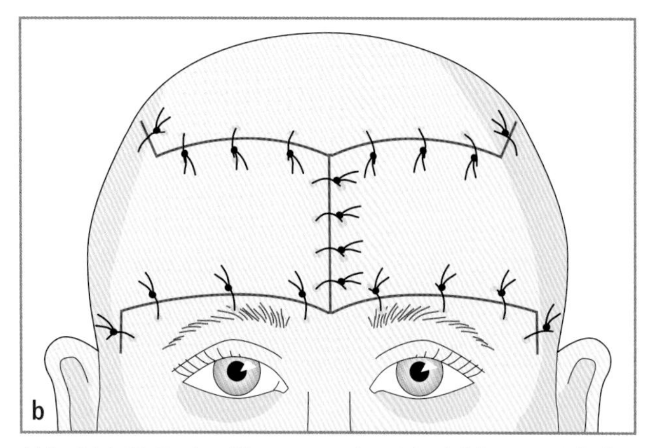

Abb. 14.1-15 Rechteckiger zentraler Stirndefekt. **a** Einfacher Verschiebelappen der gesamten Stirnhaut mit lateral gelegenen Burow-Dreiecken. **b** Naht.

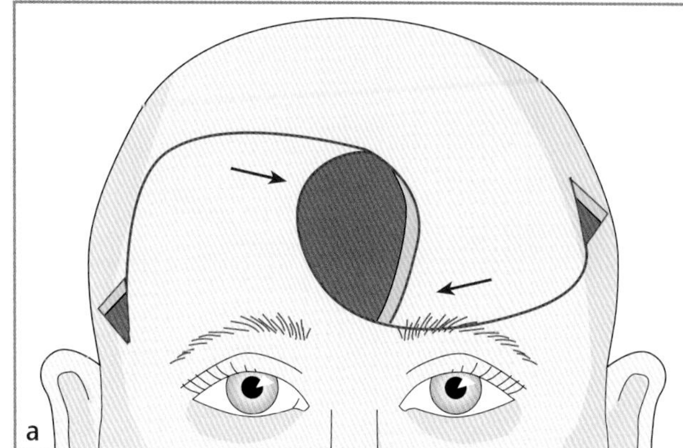

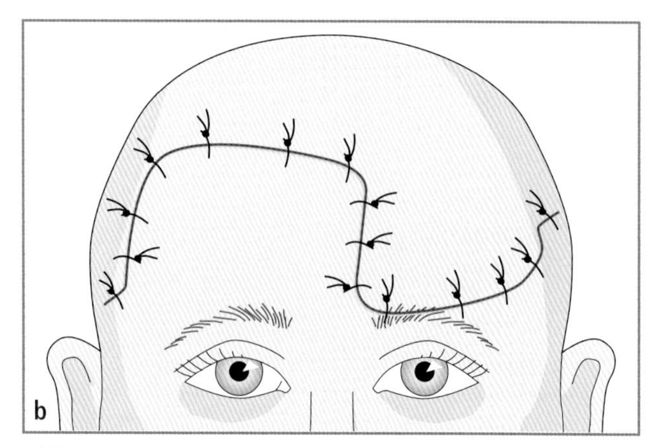

Abb. 14.1-16 Deckung ovalärer Defekte der Stirn. **a** Kombination aus zwei gegenläufig gestielten Rotations- und Verschiebelappen aus der Stirnhaut. **b** Naht.

Die Schnittführung im Gesicht orientiert sich an den sogenannten Relaxed-Skin-Tension-Lines, das heißt, dass die resultierenden Narben später in diesen durch die darunterliegende Muskulatur bedingten Spannungslinien liegen (s. Abb. 14.1-10). Darüber hinaus müssen bei der Rekonstruktion die ästhetischen Einheiten (nach Converse) möglichst eingehalten werden, um ein gutes kosmetisches Resultat zu erzielen (Abb. 14.1-13).

Als Nahtmaterial empfiehlt sich für die Haut ein monofiler Faden der Stärke 5,0–7,0 (z. B. Prolene®) mit einer atraumatischen Nadel. Für die subkutanen Nähte empfiehlt sich ein pseudomonofiler Faden (z. B. Vicryl®) der Stärke 5,0–3,0 mit FS2-Nadeln.

Meth. 14.1-1 Operatives Vorgehen bei Stirn- und Schläfendefekten, Wangen- und Liddefekten sowie Nasen-, Lippen- und Ohrmuscheldefekten

Stirn- und Schläfendefekte:

- **Zentrale Stirn:** Defekte bis zu 2 cm können durch Mobilisation des Weichteilgewebes verschlossen werden.
- **Defekte an der Haargrenze** werden durch A-T-Lappen verschlossen (Abb. 14.1-14).

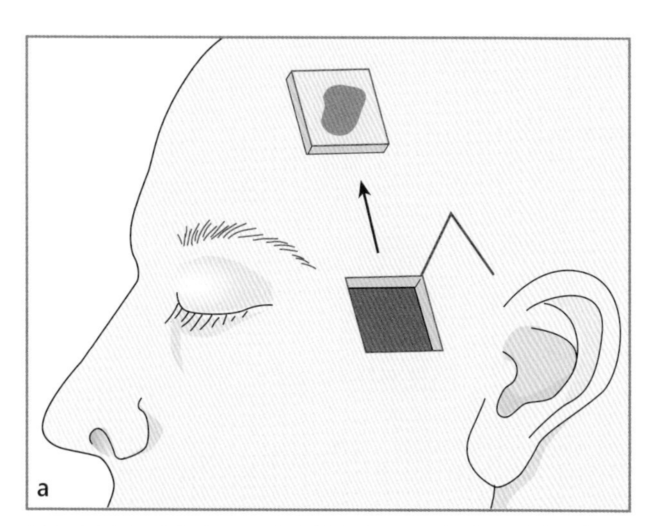

Abb. 14.1-17 Prinzip der Defektdeckung mit einem Rhomboidlappen. **a** Rhombusförmige Tumorresektion; Umschneiden eines dreieckigen Lappens.

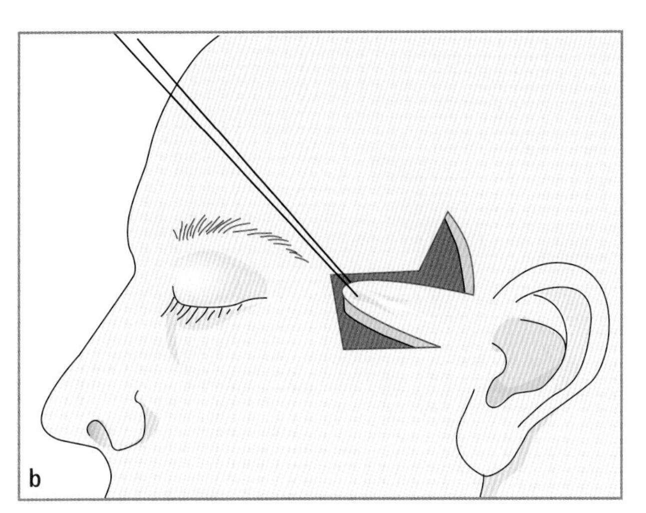

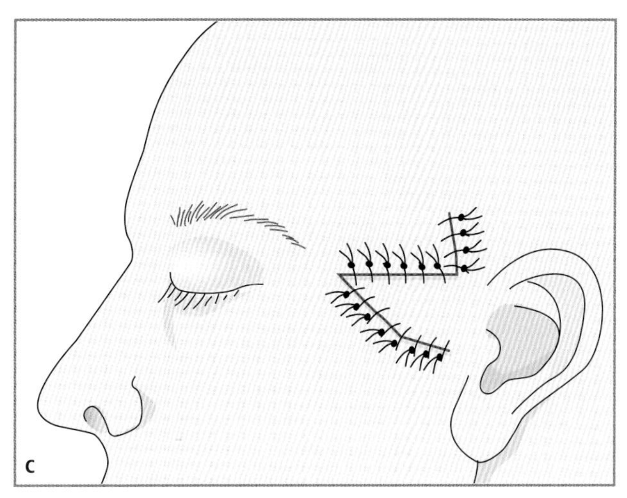

Abb. 14.1-17 **b** Mobilisation der Defektumgebung und Einschwenken in den Defekt. **c** Naht mit primärem Wundverschluss des Lappenhebedefektes.

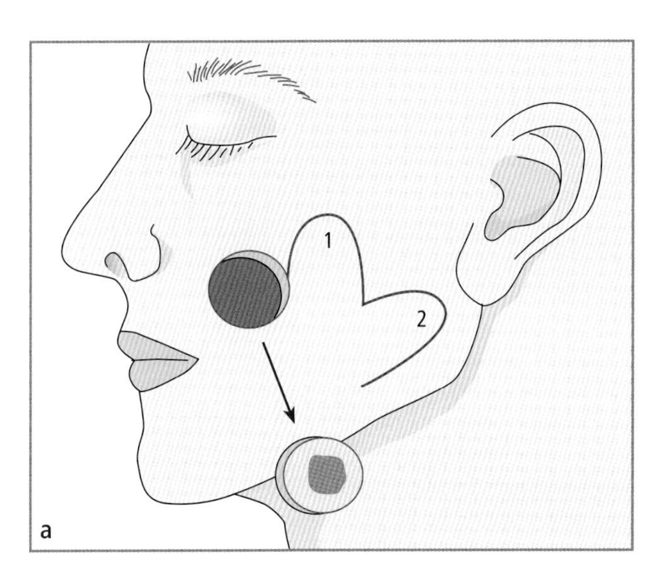

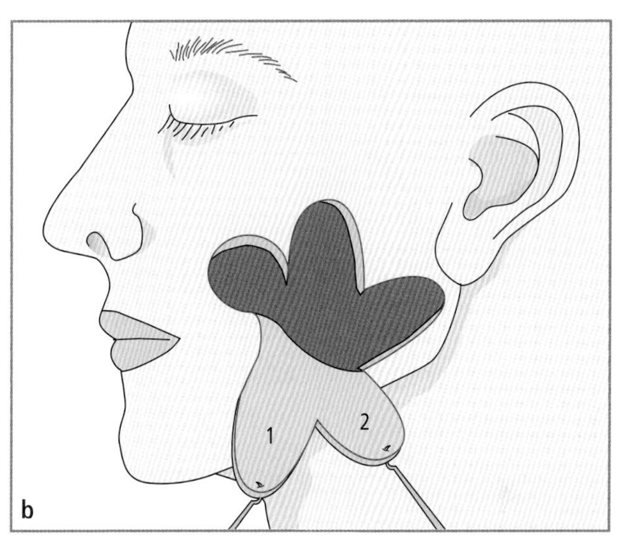

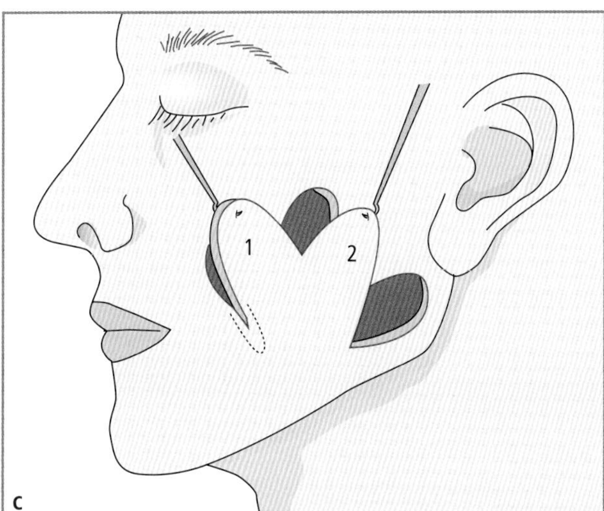

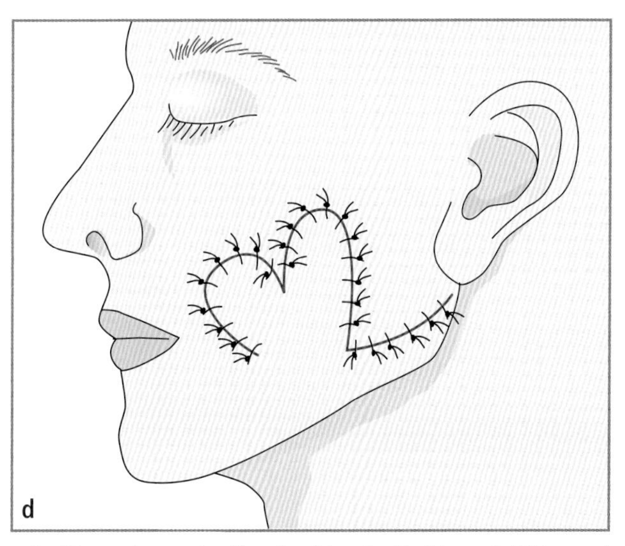

Abb. 14.1-18 Defektabdeckung im Wangenbereich mit Bilobed-Flap. **a** Ovaläres oder rundes Umschneiden des Exzidates. **b** Bilden und Mobilisieren der beiden Lappen, wobei 1 größer als 2 ist. **c** Einschlagen von 1 in den Defekt und 2 in den Hebedefekt von 1. **d** Naht, Hebedefekt von 2 wird primär verschlossen.

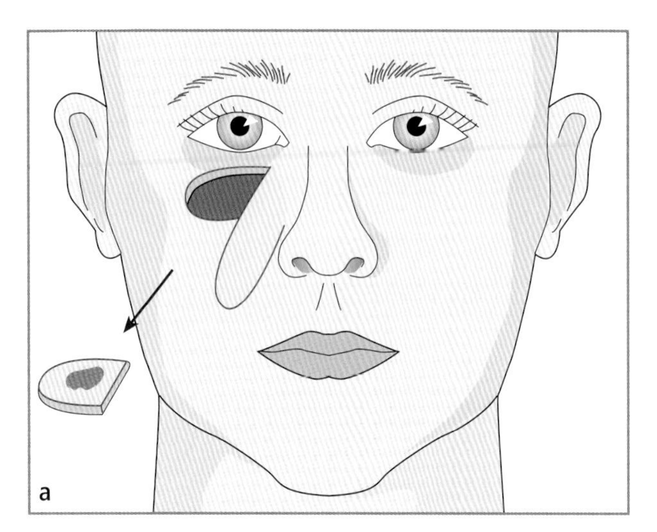

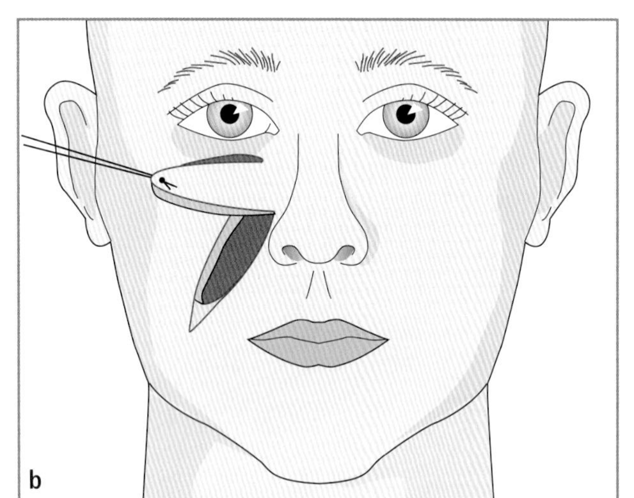

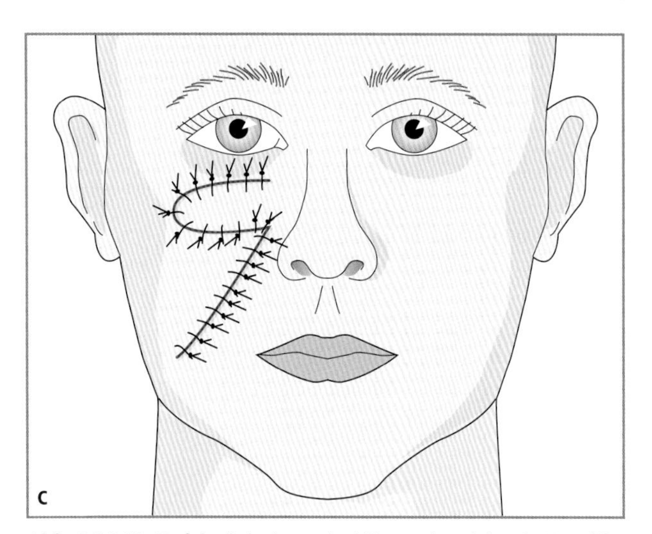

Abb. 14.1-19 Defektabdeckung im Wangenbereich mit Verschiebelappen aus der Nasolabialfalte. **a** Entfernung eines Tumors, Umschneidung des Lappens. **b** Einschwenken in den Defekt. **c** Primärer Verschluss des Hebedefektes im Verlauf der Nasolabialfalte.

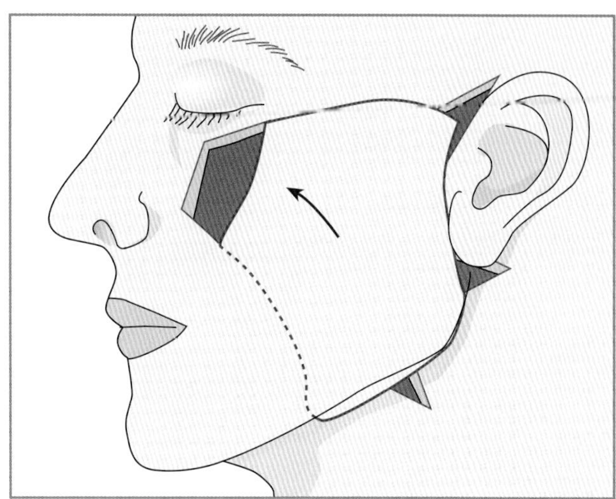

Abb. 14.1-20 Wangenrotationslappen nach Esser. Schnittführung unter Beachtung der Relaxed-Skin-Tension-Lines. Zur Vermeidung von „Hundeohren" Exzision von Burow-Dreiecken im Kieferwinkel und temporal.

- **Bei dreiecksförmigen Defekten** wird die Basis des Dreiecks unter Beachtung der Relaxed-Skin-Tension-Lines bis in die Temporalregion verlängert. Am Ende dieser Schnittführung wird durch Exzision eines Burow-Dreiecks die Bildung eines sogenannten „Hundeohres" vermieden (Abb. 14.1-14).
- **Große mediane Defekte** werden durch bilaterale U-Verschiebelappen mit Exzision entlang der Augenbraue und an der Haargrenze unter Anwendung von Burow-Dreiecken gedeckt (Abb. 14.1-15). Es empfiehlt sich gegebenenfalls als Vorbereitung die Implantation von Expandern jeweils in die laterale Stirnregion.
- **Total- und Subtotaldefekte** der Stirn können bei intaktem Knochen und bis auf Hautniveau gewachsenen Granulationen sekundär mit Spalthaut gedeckt werden. Das ästhetische Ergebnis ist allerdings unschön (Abb. 14.1-16).
- **Laterale Stirn und Schläfe:** Defekte im Bereich der lateralen Stirn und temporal werden durch einen Rhomboidlappen (Abb. 14.1-17), medial oder lateral gestielten Bilobed-Lappen oder an der Haargrenze mit einem A-T-Lappen geschlossen.

Wangen- und Liddefekte:

- **Defekte im lateralen Wangenbereich und präaurikulär:** Bilobed-Flap (Abb. 14.1-18) oder Rhomboidlappen oder Wangenverschiebelappen (Abb. 14.1-19).
- **Subtotaler Wangendefekt:** Rekonstruktion mit mikrovaskulär zu anastomosierendem Lappen (z. B. vom Unterarm oder vom M. latissimus dorsi bei Fehlen der darunterliegenden knöchernen Strukturen), weniger günstig sind myokutane Insellappen (z. B. des M. pectoralis major) oder der Deltopektorallappen.

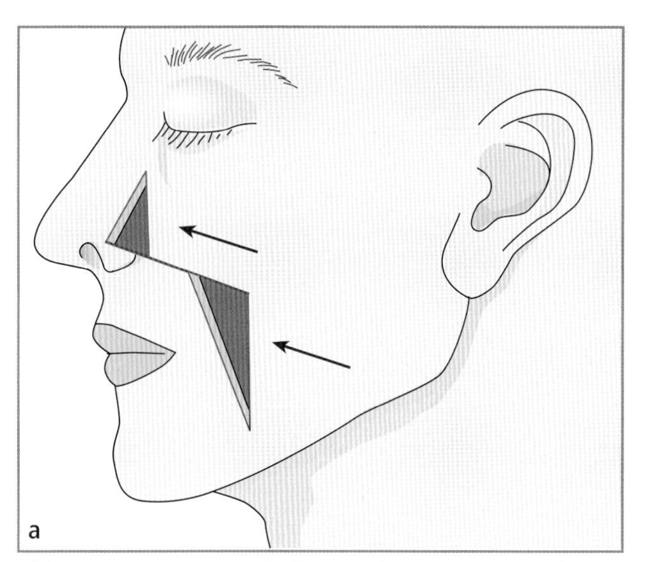

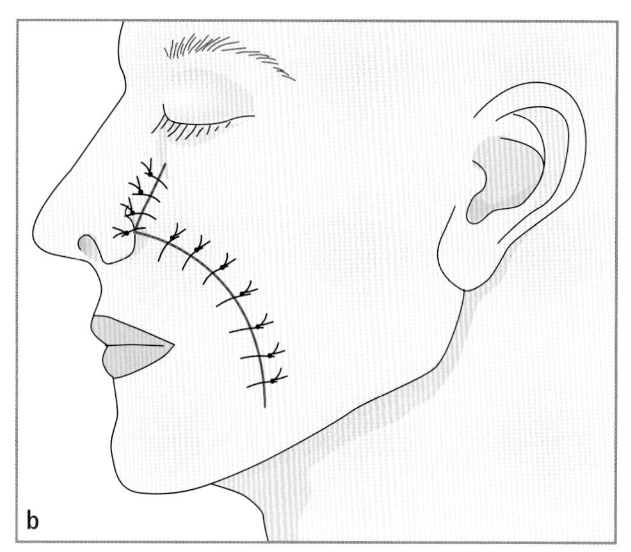

Abb. 14.1-21 Lappenverschiebung nach Burow. **a** Hautdefekt am Nasenabhang. Exzision eines Burow-Dreiecks in der Nasolabialfalte und Mobilisation der Wangenhaut. **b** Verschiebung des Lappens nach ventral und Naht.

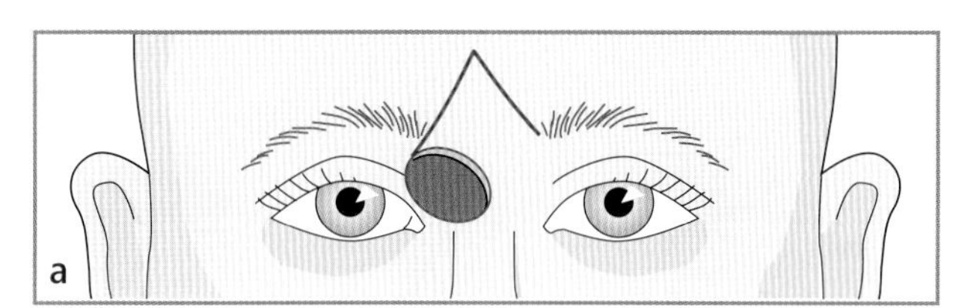

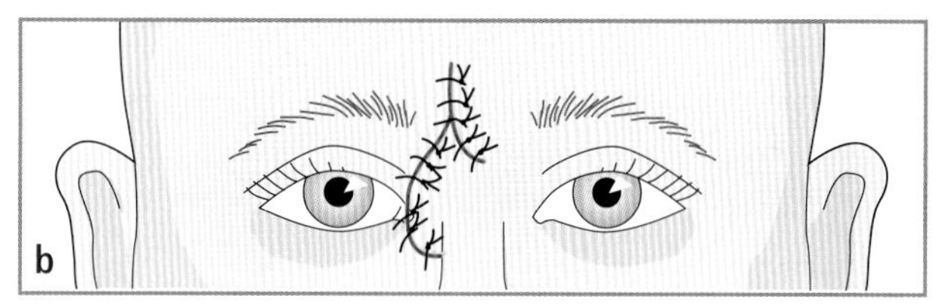

Abb. 14.1-22 Modifizierte VY-Plastik aus der Glabella. **a** Defekt Nasenwurzel, Übergang medialer Augenwinkel; V-förmige Hautinzision und Mobilisation der Haut an der Glabella. **b** Rotation und Verschiebung der Haut in den Defekt, Y-förmiger Wundverschluss.

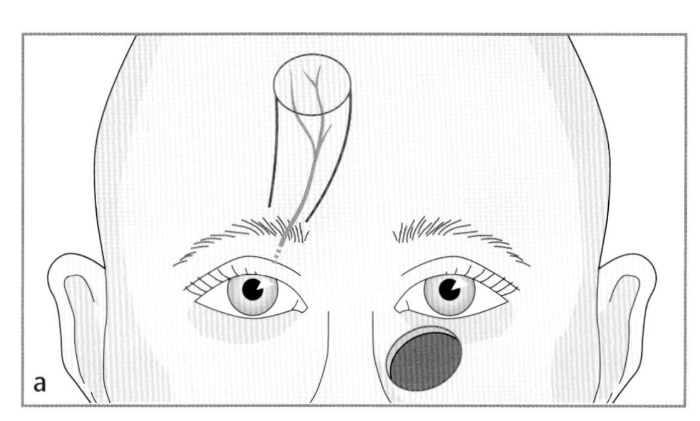

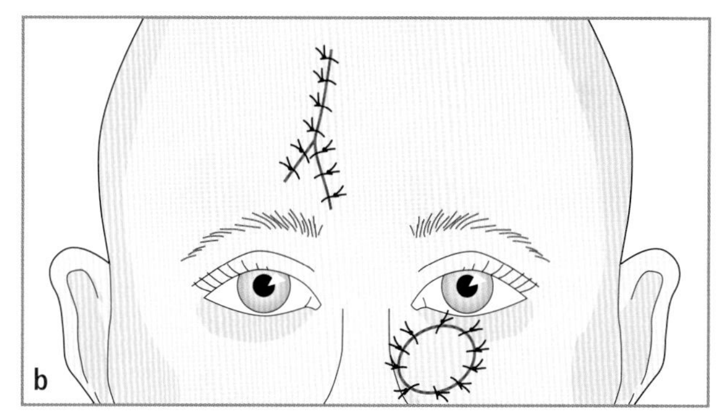

Abb. 14.1-23 **a** Der paramediane Stirnlappen wird von der A. supratrochlearis versorgt. Der Entnahmedefekt wird durch einen Verschiebelappen an der Haargrenze verschlossen. **b** Der versorgende Stiel kann nach 6 Wochen abgetrennt werden.

- **Mediane Wangendefekte:** Wangenrotationslappen nach Esser (Abb. 14.1-20) oder Lappenverschiebung nach Burow (Abb. 14.1-21).
- **Defekte im Bereich des medialen Lidwinkels:** Modifizierte VY-Plastik aus der Glabella (Abb. 14.1-22) oder paramedianer Stirnlappen (Abb. 14.1-23).
- **Unterliddefekt:** Lateral gestielter Transpositionslappen vom Oberlid (Abb. 14.1-24). Ektropium (s. o.). Blepharoplastik.

Nasen-, Lippen- und Ohrmuscheldefekte:

- **Nasendefekte:** s. Kap. 14.3, Abschn. Plastische Nasenchirurgie, S. 256.
- **Lippendefekte:** s. Kap. 14.5, Meth. 14.5-1, S. 306.
- **Ohrmuscheldefekte:** s. Kap. 7, Meth. 7-1, S. 80.

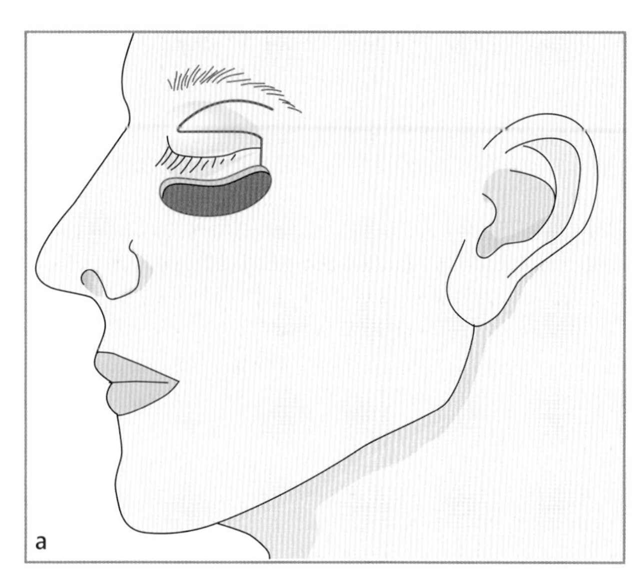

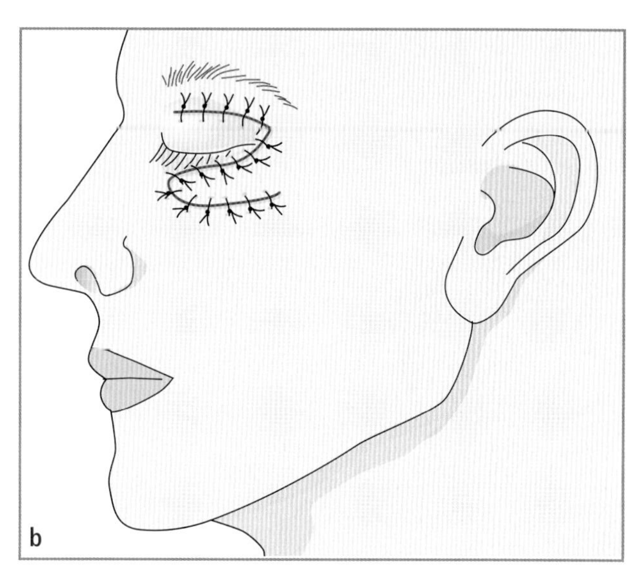

Abb. 14.1-24 Lateral gestielter Transpositionslappen zur Defektdeckung in der Unterlidregion. **a** Für den Verschluss des Unterliddefektes wird ein Transpositionslappen aus dem praktisch immer vorhandenen Hautüberschuss aus der Oberlidregion gewonnen. Gegebenenfalls ist zeitgleich eine Blepharoplastik des Gegenauges notwendig. **b** Naht mit primärem Wundverschluss des Hebedefektes am Oberlid.

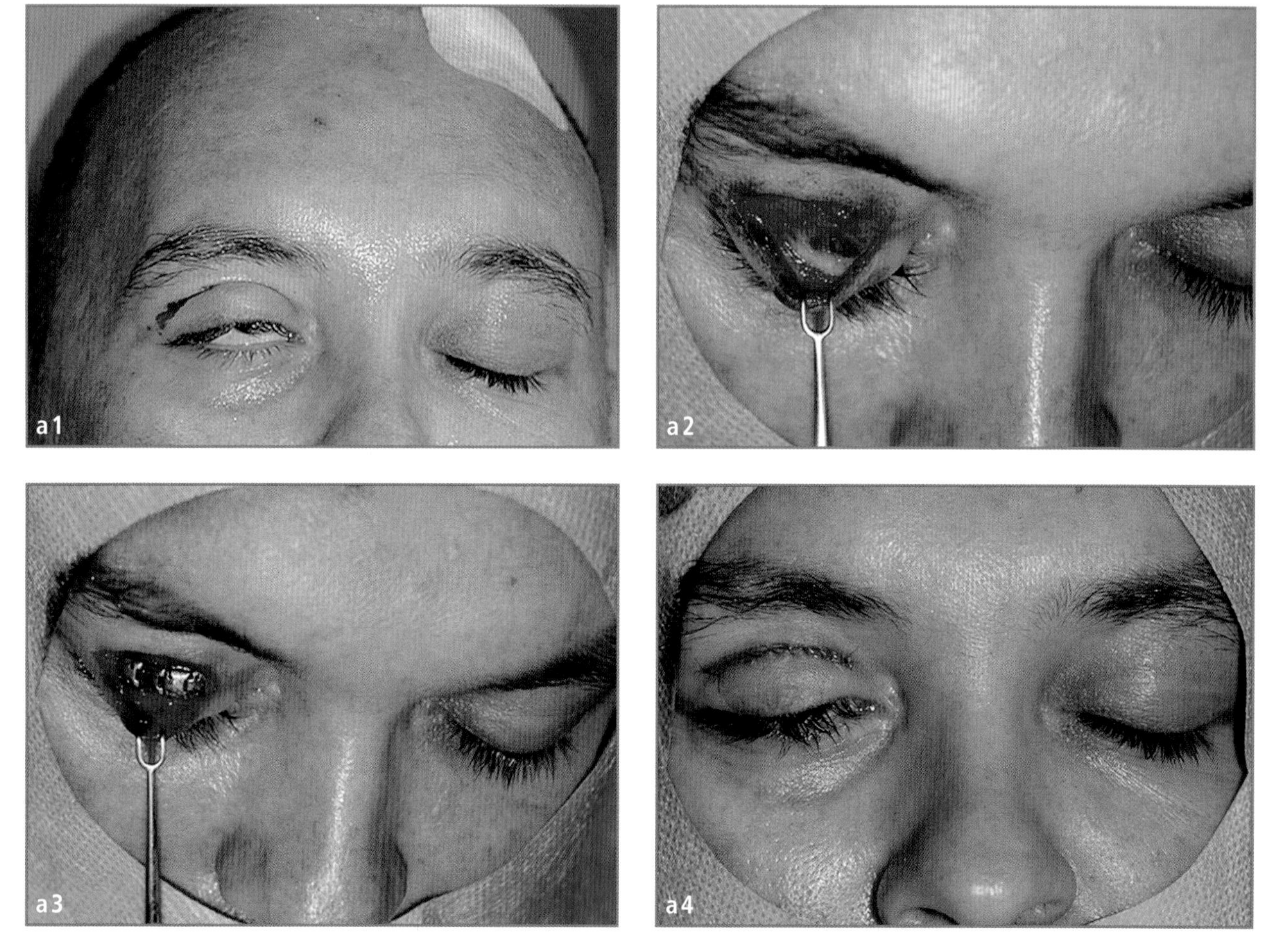

Abb. 14.1-25 **a** Lidloading. (1) Bellsches Phänomen bei Parese des Orbicularis-oculi-Reflexes rechts. Schnitt ca. 1 cm oberhalb der Lidkante des Oberlides. (2) Darstellung des Tarsus. (3) Implantation des Platinkettengewichts und Fixierung auf dem Tarsus mit nicht resorbierbarem monofilem Fadenmaterial der Stärke 6–0. (4) Fortlaufende Naht des Schnittes am Oberlid.

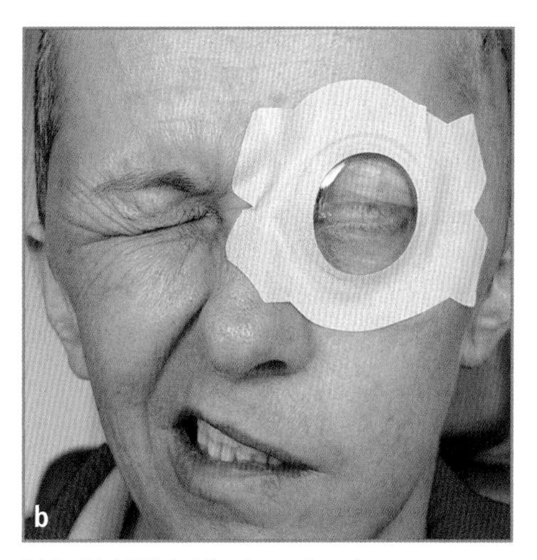

Abb. 14.1-25 b Uhrglasverband.

Meth. 14.1-2 Nachbehandlung nach plastischen Operationen

Verband: Insbesondere bei ausgedehnten Unterminierungen der Wundränder muss der Verband helfen, ein Hämatom zu vermeiden. Ein Pflasterverband (z. B. Steri-Strip®), welcher quer zu den Wundrändern appliziert wird, führt zu einer Adaptation und Einebnung der Wundränder. Gegebenenfalls kann lokal ein Druckverband zur Vermeidung eines Hämatoms angelegt werden (z. B. Tupfer unter Elastoplast®, Hansapor®). Die Nahtlinie soll frei von Blutkoageln gehalten werden. Tägliche Verbandskontrolle (Abb. 14.1-25).

Fadenentfernung: Im Prinzip müssen Fäden so früh wie möglich entfernt werden, der Zeitpunkt der Fadenentfernung hängt jedoch vom Grad der Spannung, von ▼

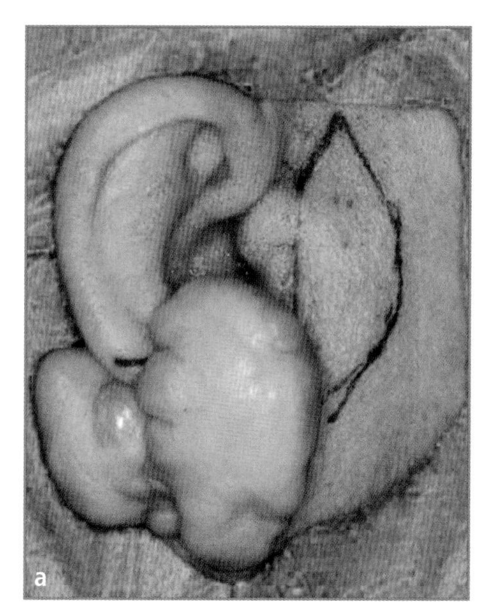

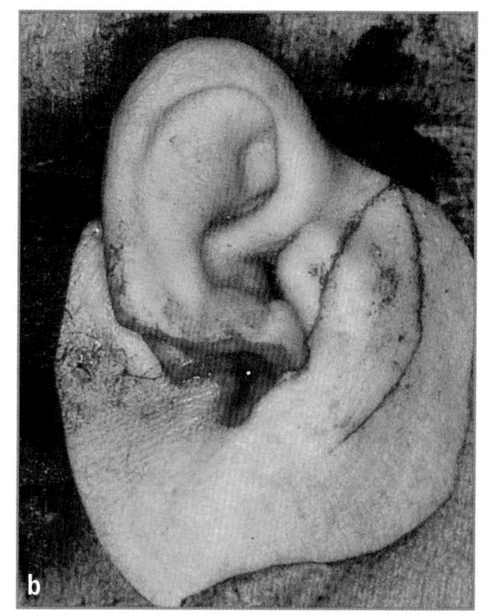

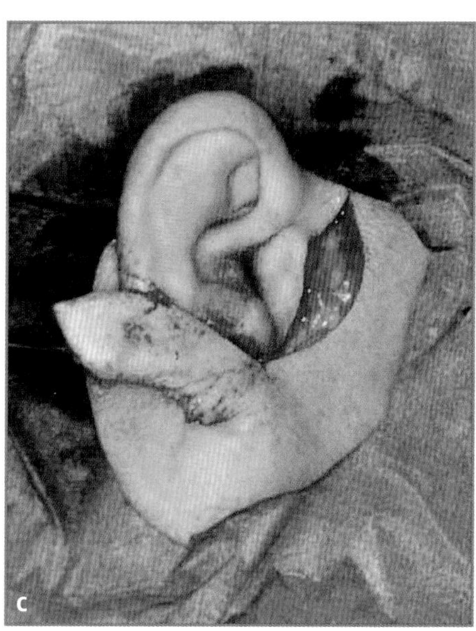

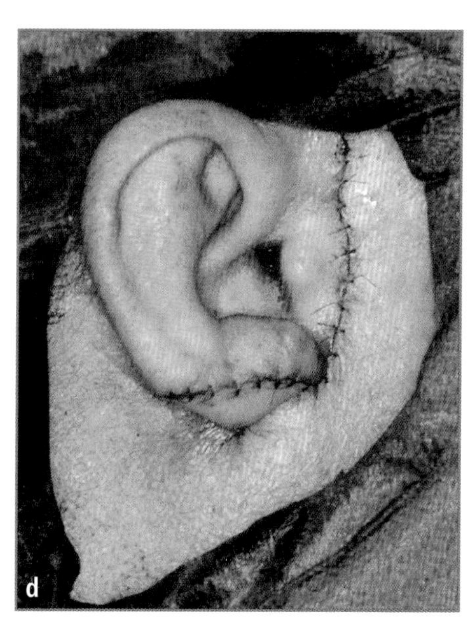

Abb. 14.1-26 Ohrmuschelkeloid. **a** Präoperativer Befund mit OP-Planung. **b** Z. n. Keloidresektion: Anlage eines Rotationslappens. **c** Hebung und Rotation des Lappens. **d** Wundverschluss.

der Region und dem Wundheilungsverlauf ab. Im Allgemeinen wird im Gesicht der 5.–7. Tag, am Hals der 8. Tag abgewartet, um die Fäden zu entfernen.

Nachbehandlung von Narben: Etwa 2 Tage nach Entfernen der Fäden kann die Narbe mit einer pflegenden Salbe (z. B. Contractubex®) 2 × 10 min täglich massiert werden. Bei Neigung zu Narbenhypertrophie kann für 14 Tage Corticoid-haltige Salbe (z. B. Volon® A) appliziert werden.

Keloide: Bei bekannter Neigung zu Keloidbildung (präoperativ alte Verletzungsnarben kontrollieren!) (Abb. 14.1-26) sofort postoperativ, bzw. sobald Verdacht auf beginnende Keloidbildung besteht, Unterspritzen der Narbe mit Cortison-Kristall-Suspension (Delphicort® 25 Kristallsuspension oder Volon® A-Kristallsuspension, evtl. auch α-Interferon oder γ-Interferon). Falls möglich, zusätzlich lokaler Druck (Kompressionsverband, 20–30 mmHg), evtl. auch eine postoperative Radiatio (1000–1600 cGy). Die Cortison-Injektionen können anfangs wöchentlich, später 1 × pro Monat über ein Jahr fortgeführt werden. Wenn die Narbe weiß wird und auf das Niveau der umgebenden Haut abgeflacht ist, kann die Behandlung beendet werden. Gelegentlich bleiben unschöne Narben zurück.

Bei manifestem Keloid: Frühestens nach 12 Monaten (Ausnahme funktionsbeeinträchtigende Narben) intraläsionale Exzision unter plastisch operativen Gesichtspunkten (Z-Plastik, W-Plastik, Verbleib eines schmalen Narbensaums lateral) nach 6 Monaten und intraoperativ bereits Beginn der Cortison-Kristall-Suspensions-Injektionen. Fortführung der Behandlung wie oben beschrieben. Möglich ist auch eine zusätzliche Keloidbestrahlung mit ionisierenden Strahlen nach Entfernung des Keloids. Dieser Vorgehensweise unterlegen ist eine Keloidbestrahlung (1000–1600 cGy) innerhalb von 6 Monaten nach Entstehung des Keloids ohne operative Exzision. Eine eingeschränkte Erfolgsquote hat die Kryotherapie (2 × 15–20 s Einfrieren pro Sitzung, alle 4–6 Wochen eine Sitzung). Eine Druckbehandlung mit Kompressionsverbänden (20–30 mmHg) kann an Stirn und Schläfe angewandt werden.

14.2 Nervus facialis

Idiopathische periphere Fazialisparese (Bell'sche Parese)

M. Schrader

Bei der idiopathischen peripheren Fazialisparese handelt es sich um eine Mononeuritis cranialis, oft im Rahmen einer Herpes-simplex- oder anderer neuropathischer Virusinfektionen. Nicht selten diskutierte Mikrozirkulationsstörungen sind in der Regel nicht diagnostizierbar. Gelegentlich ist auch eine Mitbeteiligung anderer Hirnnerven festzustellen.

Die Inzidenz der idiopathischen peripheren Fazialisparese beträgt 20 : 100 000 pro Jahr. Im Rahmen der Entzündung kommt es zu einer ödematösen Schwellung, welche zu einer Kompression des Nervs im engen Knochenkanal führt. Anfänglich besteht die Schädigung in einer Neuropraxie, sie kann über eine Demyelinisation zur Axonotmesis oder in seltenen Fällen bis zur Neurotmesis fortschreiten (Tab. 14.2-1 bis 14.2-3).

Tab. 14.2-1 Einteilung der Fazialisparese.

Grad I	normale symmetrische Funktion in allen Regionen
Grad II	leichte motorische Schwäche, nur sichtbar bei genauer Inspektion; vollständiger Lidschluss mit minimaler Anstrengung, geringe Asymmetrie bei ausdrucksvoller Gestik
Grad III	deutliche einseitige motorische Schwäche, vollständiger Lidschluss mit Anstrengung, Asymmetrie der Mundbewegung bei maximaler Intention, geringe Synkinesie
Grad IV	deutliche Asymmetrie der mimischen Muskulatur, inkompletter Lidschluss, deutliche Mundasymmetrie bei maximaler Anstrengung, deutliche Synkinesie und Massenbewegung
Grad V	kaum nachweisbare Bewegung der mimischen Muskulatur, geringe Bewegung des Mundwinkels, keine Synkinesie oder Massenbewegung
Grad VI	keine Bewegung der mimischen Muskulatur; Verlust des Muskeltonus, keine Synkinesie

Tab. 14.2-2 Schema zur Bewertung des klinischen Paresegrades nach Fazialislähmungen (nach Stennert).[1]

Ruhetonus		**Pathologische Befunde**	
Lidspaltendifferenz		3 mm und mehr	☐
Ektropium		ja	☐
Nasolabialfalte verstrichen (sofern auf gesunder Seite ausgebildet)		ja	☐
Mundwinkeltiefstand		3 mm und mehr	☐
Motilität			
Stirnrunzeln (Faltenbildung bzw. Heben der Augenbraue) [> 50 %]		nicht möglich	☐
Restlidspalt	in Schlafhaltung	ja	☐
	bei maximaler Innervation	ja	☐
Zähnezeigen	Eckzahn oben und unten	nicht sichtbar	☐
	2. Schneidezahn oben in ganzer Breite	nicht sichtbar	☐
Mundspitzen (Abstandsverkürzung Philtrum – Mundwinkel gegenüber der gesunden Seite)		< 50 %	☐
			Parese-Index

[1] Das Schema setzt sich aus 10 Beurteilungskriterien zusammen. Es soll jede Frage durch Ankreuzen beantwortet werden. Die Summe der Kreuze, die einen pathologischen Befund kennzeichnen, ergibt den Parese-Index.

Tab. 14.2-3 Schema zur Beurteilung der Defektheilungszustände nach Fazialislähmungen (nach Stennert).[1]

		nein	ja
Synkinesien zwischen	☐ Stirn ☐ Auge ☐ Nasolabialfalte ☐ Mundwinkel ☐ Kinn mehr als 3 Regionen		
Spasmus	vorhanden		
	stark vorhanden		
	den Patienten störend		
Tränensekretion	unter 30 %		
	unter 30 % bei Restlidspalt		
	0 %		
Kontrakturen			
Krokodilstränen			
	Defektheilungs-Index		

[1] Die einzelnen Parameter sind entsprechend ihrer funktionellen und kosmetischen Bedeutung unterschiedlich bewertet. Der Defektheilungs-Index setzt sich wie der Parese-Index zusammen und lässt lediglich Ja-Nein-Entscheidungen zu. Sie sind in systematischer Reihenfolge von oben nach unten einzeln zu beantworten.

Tab. 14.2-4 Infusionsschema analog zu Stennert.

	Prednisolon vor Infusion (in mg; i. v. bis Tag 3, dann oral)	Pentoxifyllin (in mg) i. v.	Pentoxifyllin (in mg) oral	Trägerlösung (z. B. phys. NaCl; in ml)
1.–3. Tag	250 i. v.	300	800	500
4.–6. Tag	200	300	800	500
7.–9. Tag	150	300	800	500
10. Tag	100	300	800	500
11.–12. Tag	100			
13.–15. Tag	50			
16.–18. Tag	25			
19.–21. Tag	12,5			

Durchführung

- 500 ml NaCl + 15 ml (300 mg) Pentoxifyllin (Trental®)
- Laufzeit jew. ca. 4 Std.
- 4 und 8 Std. nach Infusion jew. 400 mg Pentoxifyllin (Trental®) oral

Zur Infektionsprophylaxe eignen sich Tetracycline (z. B. Doxycyclin).
Regelmäßige Kontrolle der Blutzuckerwerte und Elektrolyte vor allem während der ersten Behandlungstage.
Magenschutz (z. B. OMEP® 20 mg, 1 Tbl./d) während der Cortisongabe.

14

Therapie

Behandlungsprinzip: Therapie der Wahl ist eine systemische Cortisontherapie. Zusätzlich erfolgt je nach Zustand der Lähmung eine Fazialisbegleittherapie einschl. einer krankengymnastischen Übungsbehandlung (s. Meth. 14.2-1).

Bei **inkompletter Parese** hat sich das modifizierte Cortisonschema von Adour und Hetzler bewährt: Prednison 1 mg/kg KG/d über 5 Tage; bleibt die Parese inkomplett, Ausschleichen innerhalb von 5 Tagen. Diese Therapie sollte zwischen dem 1. und 3. Tag, spätestens vor dem 10. Tag nach Parese begonnen werden.

Bei **kompletter Parese** (selten) ist häufig die stationäre Behandlung angezeigt. In diesem Fall sollte eine initiale hoch dosierte Therapie mit 100–1000 mg Prednisolon/d (z. B. Solu-Decortin® H) für 3 Tage verordnet werden, sofern keine Kontraindikation besteht. Anschließend folgt die Gabe von Steroiden nach dem Schema von Stennert (Tab. 14.2-4).

Prognose

Die Prognose der inkompletten Parese ist ausgezeichnet. Bei kompletter Parese kommt es unbehandelt bei 50–60 % der Patienten zu einer vollständigen Rückbildung, bei 40 % zu einer unvollständigen Erholung der Funktion.

Meth. 14.2-1 Begleittherapie bei Fazialisparesen

Unabhängig von der kausalen Behandlung der Fazialislähmung ist immer eine symptomatische Behandlung der Augen zum Schutze vor Austrocknung der Kornea (Ulkusgefahr) bei inkomplettem Lidschluss notwendig. Nachts empfiehlt sich das Anlegen eines Uhrglasverbandes, tagsüber kann eine Brille mit Seitenschutz getragen werden. Gleichzeitig sollten für die Nacht eine Augensalbe (z. B. Bepanthen® Augensalbe) und tagsüber künstliche Tränen (z. B. Vidisic®) rezeptiert werden.

Bei möglicher Restitution ist zusätzlich ein Fazialisübungsprogramm (s. Meth. 14.2-2, S. 227) zu empfehlen. Einerseits wird dadurch eine eventuelle Restfunktion des N. facialis erhalten, andererseits wird durch den zentralen Aktivitätsanstoß die Regeneration des Nervs dadurch beschleunigt.

Bei einer Dauerparese mit inkomplettem Lidschluss können plastisch-operative Hilfsmaßnahmen (s. Meth. 14.2-3, S. 228, z. B. Tarsorrhaphie) indiziert sein.

Mit einer Steroidbehandlung ist in 80–90 % der Fälle eine vollständige Heilung mit zum Teil auch schnellerer Rückbildung zu erzielen.

Herpes zoster facialis

Therapie

Wie beim Zoster oticus (s. Kap. 7, Abschn. Entzündungen, S. 73). Zusätzlich Fazialisbegleittherapie (s. Meth. 14.2-1, S. 224).

Prognose

Hartnäckige Neuralgien sind möglich.

Borreliose (Lyme disease)

B. P. Weber

Bei der Borreliose handelt sich um eine von Zecken übertragene und durch das Bakterium *Borrelia burgdorferi* ausgelöste Multisystemerkrankung, die sich klinisch extrem variantenreich, unter anderem mit einer Fazialisparese, manifestieren kann. Klassischerweise wird die Symptomatik in 3 Stadien eingeteilt; leider gibt es aber andersartige Verlaufsformen, sodass eine sorgfältige Abklärung mittels Serologie, Western-Blotting-Methode, PCR etc. erfolgen sollte, um die oft gravierenden Folgen dieser außerordentlich variantenreichen Erkrankung zu vermeiden:

- **Stadium 1 (frühes lokalisiertes Stadium):** Erythema migrans oft > 5 cm (in ca. 30 % der Fälle Auftreten von grippeartigen Allgemeinsymptomen).
- **Stadium 2 (frühes disseminiertes Stadium):** Peripher- und zentralnervöse sowie kardiologische Manifestationen (Meningitis, Radikulitis, Hirnnervenausfälle – außer dem N. olfactorius sind alle Hirnnerven potenziell befallen, am häufigsten der N. facialis, eine beidseitige Fazialisparese beim Kind ist fast pathognomonisch, Karditis in bis zu 4 % der Fälle), benignes Lympozytom, rheumatologische Beschwerden.
- **Stadium 3 (spätes oder chronisches Stadium):** Arthritis, Akrodermatitis chronica atrophicans, chronische Neuroborreliose einschließlich Hirnnervenausfälle, Blasenstörungen, kognitive Defizite, chronisch axonale Polyneuropathie. Tinnitus und Gleichgewichtsstörungen sind beobachtet worden.

Therapie

Therapieprinzip: Bei gesicherter Diagnose werden Antibiotikum, Applikationsart und Therapiedauer an das Stadium angepasst. Zusätzlich ist eine Fazialisbegleittherapie indiziert (s. Meth. 14.2-1, S. 224). Die intravenöse Therapie ist bei ZNS-Befall und Karditis mit AV-Block III. Grades indiziert.

Stadium 1

Primär: Doxycyclin (2 × 100 mg p. o. für 10 d), Amoxicillin (3 × 500 mg p. o. für 14–21 d).

Sekundär: Cefuroxim-CT (2 × 500 mg p. o. für 14–21 d), Azithromycin-CT (1 × 500 mg p. o. für 7–10 d), Clarithromycin-CT (2 × 500 mg p. o. für 14–21 d). Doxycycline sind während der Schwangerschaft kontraindiziert, Makrolide sind nur bei Allergien und Unverträglichkeiten schlechter wirksame Ersatzmedikamente. Da bei Kindern Doxycyclin erst nach dem 8. Lebensjahr eingesetzt werden sollte, ist dort Amoxicillin das Mittel der ersten Wahl.

Stadium 2

- **Bei Akrodermatitis chronica atrophicans:**

Primär: Doxycyclin (2 × 100 mg p. o. für 10 d), Amoxicillin (3 × 500 mg p. o. für 14–21 d).

Sekundär: Cefuroxim-CT (2 × 500 mg p. o. für 14–21 d), Azithromycin-CT (1 × 500 mg p. o. für 7–10 d), Clarithromycin-CT (2 × 500 mg p. o. für 14–21 d).

- **Bei Arthritis:** Doxycyclin (2 × 100 mg p. o. für 30–60 d) oder Amoxicillin (3 × 500 mg 30–60 d).
- **Bei isolierter Fazialisparese:** Doxycyclin (2 × 100 mg p. o. für 21 d) oder Ceftriaxon (1 × 2 g i. v. für 14–21 d). Zusätzlich ist eine Fazialisbegleittherapie indiziert (s. Meth. 14.2-1).
- **Karditis mit AV-Block III. Grades:** Ceftriaxon (1 × 2 g i. v. für 28 d).

Stadium 3

- **Neuroborreliose einschließlich periphere Neuropathie:** Ceftriaxon (1 × 2 g i. v. für 21 Tage), Penicillin (6 × 3–4 Mio. IE i. v. für 28 Tage), Cefotaxim (1–2 g i. v. alle 12 Std. für 21 Tage).
- **Bei Arthritis:** Doxycyclin (2 × 100 mg p. o. für 30–60 d) oder Amoxicillin (3 × 500 mg für 30–60 d).
- **Persistierende Arthritis:** Laut verschiedenen Experten sollen die Patienten nach zwei optimalen Behandlungsdurchgängen keine weitere Antibiose erhalten, einzelne Patienten profitieren aber dennoch davon.

Prognose

Auch nach optimaler Therapie kommt es immer wieder zu verzögertem Abklingen der Beschwerden. Etwa 10–30 % der Patienten haben nach 3 Monaten noch eine gewisse Restsymptomatik. Der Therapieerfolg nach Neuroborreliose kann erst nach 6 Monaten abgeschätzt werden. Je früher eine angemessene Therapie einsetzt, desto kleiner ist die Wahrscheinlichkeit für das Auftreten von Spätkomplikationen.

Auch stark protrahierte Therapieerfolge werden beobachtet. Daher ist das Verschwinden der Symptome oftmals kein „einfaches" Mittel, einen Therapieerfolg zu überwachen. Reinfektionen sind möglich, da keine Immunität nach überwundener Infektion vorliegt.

Prophylaxe

Da die Erregerübertragung über den Gastrointestinaltrakt der Zecken erfolgt, ist ein sofortiges Entfernen in jedem Falle anzuraten.

Fazialisparese bei akuter oder chronischer Otitis media sowie bei Mastoiditis

M. Schrader

Die Krankheitsbilder akute bzw. chronische Otitis media, Mastoiditis und Cholesteatom einschließlich der Therapie sind in Kap. 8, Abschn. Entzündungen, S. 90, beschrieben. Zusätzlich erfolgt eine Fazialisbegleittherapie (s. Meth. 14.2-1, S. 224).

Prognose

Abhängig von der Grunderkrankung.

Fazialisneurinome

H.-G. Kempf

Die seltenen, gutartigen Schwannome (Neurinome) des N. facialis können im inneren Gehörgang, im tympanalen oder auch mastoidalen Abschnitt des Felsenbeins auftreten.

Therapie

Operative Behandlung über eine Mastoidektomie (s. Kap. 8, Abschn. Entzündungen, S. 94), bei Lokalisation im inneren Gehörgang über einen transtemporalen Zugang. Rekonstruktion der Nervenkontinuität durch Interposition und/oder Rerouting (s. Meth. 14.2-3, S. 228). Bei Fazialisparese zusätzlich Fazialisbegleittherapie (s. Meth. 14.2-1, S. 224).

Prognose

Bei fehlender Rekonstruktionsmöglichkeit komplette Fazialisparese. Prognose der Rekonstruktion s. Abschn. Idiopathische periphere Fazialisparese (Bell'sche Parese), S. 223.

Traumatische Fazialisparese

Details, auch zur Therapie, s. Meth. 14.2-3, S. 228, und Kap. 14.1, Abschn. Verletzungen, thermische Schäden, S. 203.

Iatrogene Fazialisparesen

M. Schrader

Iatrogene Fazialisparesen können nach Operationen des Mittelohrs (Tympanoplastik, Stapesoperation), des inneren Gehörgangs (Entfernung eines Akustikusneurinoms, Kleinhirnbrückenwinkel), der Glandula parotis oder der Glandula submandibularis sowie des äußeren Mundbodens auftreten. Möglich sind Sofort- und Spätlähmungen, die komplett oder inkomplett sein können, verbunden mit Neuropraxie, Axonotmesis oder Neurotmesis.

Therapie

Komplette Sofortlähmung nach geplanter Durchtrennung: Es erfolgt keine weitere operative Intervention, sondern zunächst die Begleittherapie des Auges (s. Meth. 14.2-1, S. 224). Wurde keine Fazialisrekonstruktion durchgeführt, so folgen nach ca. 3–6 Monaten operative Hilfsmaßnahmen (s. Meth. 14.2-3, S. 228). Wurde eine Fazialisrekonstruktion durchgeführt, so wird das funktionelle Ergebnis 12–18 Monate nach Operation abgewartet. In dieser Zeit ist eine Fazialisbegleittherapie indiziert (s. Meth. 14.2-1). Ist das Ergebnis nach dieser Zeit unbefriedigend, so folgen wiederholt operative Hilfsmaßnahmen.

Komplette Sofortlähmung, aber der operative Situs schließt eine Durchtrennung aus und/oder es besteht eine Neuropraxie: Modifiziertes Stennert-Schema (s. Tab. 14.2-4, S. 224) und Fazialisbegleittherapie (s. Meth. 14.2-1) mit Verlaufsbeobachtung. Nur bei Übergang in eine Neurotmesis (> 90 % Axonotmesis) operative Revision.

Komplette Sofortlähmung, eine Durchtrennung des Nervs ist möglich und/oder es besteht eine Neurotmesis: Revisionsoperation, gegebenenfalls Rekonstruktion (s. Meth. 14.2-3, S. 228) und Fazialisbegleittherapie (s. Meth. 14.2-1).

Inkomplette Sofortparese, Spätparese: Bei einer inkompletten Sofortparese oder bei einer Spätparese ist davon auszugehen, dass der Nerv nicht vollständig durchtrennt ist. Es erfolgt zunächst keine operative Revision, neben der Fazialisbegleittherapie (s. Meth. 14.2-1) ist eine engmaschige Beobachtung des Verlaufs mit elektromyographischen Kontrollen ausreichend. Kommt es zu einer Neurotmesis (sehr selten), ist eine operative Revision indiziert. Zumeist zeigt die Elektromyographie jedoch eine Neuropraxie, sodass mit einer spontanen Besserung zu rechnen ist.

Prognose

Bei Sofortparese ohne Kontinuitätsunterbrechung sowie bei Spätparese ist die Prognose sehr gut. In der Regel tritt eine spontane Wiederherstellung der Fazialisfunktion auf.

Fazialisspasmus

Im Rahmen von Defektheilungen (Synkinesien) oder durch eine Gefäßschlinge im inneren Gehörgang, aber auch spontan (hemifazialer Spasmus) kann es zu einem Fazialisspasmus kommen.

Therapie

Symptomatische Therapie durch wiederholte BOTOX®-Injektionen: Es erfolgt die subkutane Injektion von initial 1,25 µg BOTOX® (1 E) pro Injektionsstelle. Eine Wirkung tritt nach 3–5 Tagen ein und hält 2–5 Monate an. Danach ist eine erneute Injektion indiziert. **Cave:** Ein Injektionsintervall von 10–12 Wochen sollte nicht unterschritten werden. Bei wiederholten Injektionen ist die Steigerung bis 6,25 µg BOTOX® (5 E) möglich.

Bei Gefäßschlinge: Die BOTOX®-Therapie ist sehr erfolgreich, sodass bei einer Gefäßschlinge mit hemifazialem Spasmus eine kausale Therapie (mikrochirurgische Gefäßdekompression) in der Regel nicht erforderlich ist.

Meth. 14.2-2 Übungsprogramme zur Behandlung bei Fazialisparese (E. Biesinger)

Bei Lähmungen des Gesichtsnervs wird ein **aktives Übungsprogramm** durchgeführt, wenn mit einer Wiederkehr der Funktion zu rechnen ist.

Sinn der Übungsbehandlung ist es, dem Patienten das Körpergefühl für die einzelnen Funktionen zu erhalten, bei wiederkehrender Funktion des Nervs den Heilungsprozess zu beschleunigen und Atrophien der mimischen Muskulatur zu beseitigen bzw. aufzuhalten. Die Bewahrung des Körpergefühls für die normale Bewegung der einzelnen Muskelgruppen ist von Bedeutung, um Fehleinsprossungen des Nervs bei der Regeneration zu verhindern. Die Übungen werden deshalb gezielt und individuell für die jeweilige Funktion durchgeführt, Massenbewegungen müssen vermieden werden. Der Patient kann die beschriebenen Übungen in der Regel selbstständig durchführen. Sinnvollerweise werden sie jedoch am Anfang und im Verlauf durch eine Krankengymnastin eingeübt und kontrolliert.

Hilfsmittel

Folgende Hilfsmittel werden je nach Bedarf von Patient bzw. Krankengymnastin benötigt:

- **Spiegel:** Zur Selbstkontrolle werden die Übungen stets in sitzender Position vor dem Spiegel durchgeführt.
- **Eiswürfel:** Kurzzeitiges Ausstreichen der Haut über den zu übenden Muskelgruppen während der Übungsbehandlung führt zu einer stärkeren Bewusstmachung (Fazilitation) des Körperabschnittes für den Patienten, zu einer Mehrdurchblutung der Muskulatur und zu einer Stimulation der afferenten und efferenten Neurone.
- **Elektrostimulator:** Die früher oft durchgeführte elektrische Reihung des gelähmten Gesichtsnervs ist obsolet, da die Gesichtsmuskulatur nicht zu einer isometrischen Kontraktion fähig ist. Zusätzlich haben Untersuchungen gezeigt, dass bei einem denervierten Muskel eine Elektrotherapie das Auswachsen von Neuronen an die motorische Endplatte behindert und weder die Atrophie der Muskulatur aufgehalten werden kann, noch die Erholungszeit des Nervs beschleunigt wird.

Bei klinisch schlaffer, kompletter Parese, Neuropraxie und Axonotmesis im EMG

- **Therapie (Patient):** Mithilfe der Krankengymnastin (Rp.: „Krankengymnastik auf neurophysiologischer Grundlage mit Eisanwendung"), später alleine, führt der Patient **vor dem Spiegel** sitzend aus:
  - Stimulation der Haut über den zu übenden Muskelgruppen mit kurzzeitigen **Eiswürfelmassagen,** dabei Mitüben der kontralateralen intakten Muskeln;
  - zwischen den Übungen werden immer wieder **Entspannungsphasen** eingelegt: mit leichtem Ausstreichen der Hautpartien über dem gelähmten Muskel gegen die Schwerkraft und mit sanftem Ausstreichen des gelähmten Oberlides nach unten zum Schluss des Auges.
- **Therapie (Krankengymnast):** Der Krankengymnast führt den Patienten in die o. g. Übungen ein, bis dieser sie beherrscht. Zusätzlich erfolgen:
  - sanfte Gesichtsmassagen zur Entspannung während und nach der Übungsbehandlung.

Bei wiederkehrender Funktion des Nervs, bei inkompletter Parese

- **Therapie:** 1- bis 2-mal unter krankengymnastischer Anleitung, dann später zu Hause alleine, werden **vor dem Spiegel** sitzend aktive Übungen der Muskulatur durchgeführt. Zur Vermeidung von Fehleinsprossungen darf mit den einzelnen Muskelgruppen nur kurzzeitig geübt werden, bei nachlassender Funktion während des Übens werden Pausen eingelegt. Während der Übungen Stimulierung der Hautpartien über der zu übenden Muskulatur mit Eiswürfeln, nach der Übungsbehandlung und in Pausen sanftes Ausstreichen der Hautpartien über den geübten Muskelgruppen mit dem Finger entgegen der Schwerkraft. Durch den Krankengymnasten erfolgt eine Gesichtsmassage entgegen der Schwerkraft. Die einzelnen Übungen werden in entspannter Haltung durchgeführt, die Entspannungsphase nach der Anspannung wird dem Patienten sowohl für die zu übende als auch für die kontralaterale Seite bewusst gemacht. Die jeweilige Anspannung wird 3 Sekunden gehalten, danach erfolgt die Entspannung – auch der kontralateralen Seite.

Stirnparese

- Stirn hochziehen,
- Augenbrauen runzeln,
- Stirn 5-mal hintereinander schnell nach oben ziehen und fallen lassen,

- Augenbrauen 5-mal hintereinander schnell runzeln und entspannen.

Augenlidparese

- Augenlider bewusst entspannt fallen lassen und öffnen,
- Augenlider aktiv schließen,
- Augenlider schnell 5-mal hintereinander schließen und öffnen (Augenklimpern),
- Lidspalte weiter und enger machen,
- Augen schließen – einen kleinen Spalt öffnen und wieder schließen.

Nase-Wangen-Parese

- Nasenflügel aufblähen (feinen Duft einriechen),
- Nasenflügel eng machen,
- Nasenflügel schnell hintereinander weiter und enger machen.

Mundparese

- Mund spitzen mit geschlossenen Lippen,
- Mund spitzen mit geöffneten Lippen,
- Oberlippe über die Unterlippe schürzen,
- Unterlippe über die Oberlippe schürzen,
- Backen ansaugen (Hasenmäulchen) und wenn möglich Ober- und Unterlippe dabei auf- und zumachen.

Buchstabenübungen

- zunächst ein großes „A" formen, dann ein großes „O" formen, dabei darauf achten, dass der Mund weit offen ist, dann die Lippen zum kleinen „O" zusammenziehen; nachfolgend 5- bis 10-maliger Wechsel vom „O" zum „A" und umgekehrt;
- „E" formen, dann „I" formen, dann 5- bis 10-maliger Wechsel vom „E" zum „I" und umgekehrt;
- „U" formen und anschließend 5- bis 10-maliger Wechsel vom „O" zum „U" und dann vom „A" zum „O" und zum „U" und umgekehrt, 5- bis 10-mal hintereinander;
- weiches „B" formen, dann 5- bis 10-mal hintereinander „B's" vom Pianissimo bis zum Forte formen;
- hartes „P" formen, anschließend 5- bis 10-mal hintereinander „P's" vom Pianissimo bis zum Forte formen;
- „F" formen, anschließend 5- bis 10-mal „F's" vom Pianissimo bis zum Forte formen;
- 10-mal hintereinander „M" und „N" in lebhaftem Rhythmus;
- „S" formen und anschließend in lebhaftem Rhythmus 10- bis 15-mal „S's" hintereinander vom Pianissimo bis zum Forte formen;
- betontes „Y" 10-mal hintereinander.

Praktische Übungen

- mit Strohhalm trinken,
- Eis am Stiel lutschen,
- Luftballons aufblasen.

Die Übungen der jeweiligen gelähmten Gesichtsabschnitte werden gezielt und isoliert durchgeführt: Nach jeder Übungsabfolge legt sich der Patient hin und entspannt bewusst die Gesichtsmuskulatur. Nach einer krankengymnastischen Übungsbehandlung erfolgt die Gesichtsmassage unter sanftem Ausstreichen der Hautpartien über den Gesichtsmuskeln entgegen der Schwerkraft. Das nicht schlussfähige Augenlid wird sanft passiv über dem Auge geschlossen.

Die Übungsabfolge wird 2-mal täglich durchgeführt, unter krankengymnastischer Anleitung 1- bis 2-mal wöchentlich.

Meth. 14.2-3 Plastisch-rekonstruktive Chirurgie bei Fazialisparese (H.-P. Zenner)

Kontinuität des Nervs ist erhalten: Beispiele sind traumatische Hämatome.

Therapie bei Neuropraxie: Keine operative Therapie.

Therapie bei Axonotmesis: Mastoidale, tympanale oder ganglionäre Dekompression des Nervs, sehr selten am Nervenstamm in der Fissura stylomastoidea. Der Ort der **Dekompression** ergibt sich aus der Topodiagnostik der Fazialisparese.

Kontinuitätsunterbrechung ohne Substanzdefekt: Beispiele sind Verletzungen durch Fraktur, Einstich, Schuss oder Schnitt.

Therapie: Mikrochirurgische **End-zu-End-Naht** möglichst innerhalb von 48 Stunden.

Die Anastomose geschieht mittels Perineuralnaht im Bereich der Fazialisäste bzw. mit einer faszikulären Naht am Fazialisstamm unter gleichzeitiger Resektion eines Teils des Epineurinoms. Falls eine Naht operationstechnisch nicht möglich ist (z.B. im Kleinhirnbrückenwinkel), kann Fibrinkleber (TISSUCOL®-Kit) verwendet werden (umstritten). Die Anastomose sollte möglichst innerhalb von 48 Stunden, in jedem Fall vor Einsetzen der muskulären Endplattendegeneration (6–12 Monate nach Denervation) ausgeführt werden. Bei Weichteilverletzungen von Gesicht oder Parotis wird die End-zu-End-Anastomose gleichzeitig mit der Wundversorgung durchgeführt. Eine Zweitoperation zur Fazialisversorgung im Gesicht nach Primärversorgung der Wunde ist deutlich erschwert.

Kontinuitätsunterbrechung mit Substanzdefekt: Sie entsteht selten traumatisch, häufiger als Folge einer Tumorresektion.

Therapie: Mikrochirurgische Implantation eines **freien Nerventransplantates** aus dem N. auricularis magnus oder N. suralis oder (nur bei kurzstreckigem Defekt) **Rerouting** mit Auslösung der verletzten Nervenendigungen aus ihrem gewundenen Verlauf und anschließender spannungsfreier End-zu-End-Anastomose. Eine weitere Möglichkeit ist die Anastomose mit einem ipsilateralen Hirnnerven: Der distale Fazialisstumpf wird mit dem N. hypoglossus oder N. accessorius anastomosiert. Die **Hypoglossus-Fazialis-Anastomose** ist der Akzessorius-Fazialis-Anastomose überlegen. Über die Art der Rekonstruktion kann teilweise erst intraoperativ entschieden werden (Abb. 14.2-1).

14

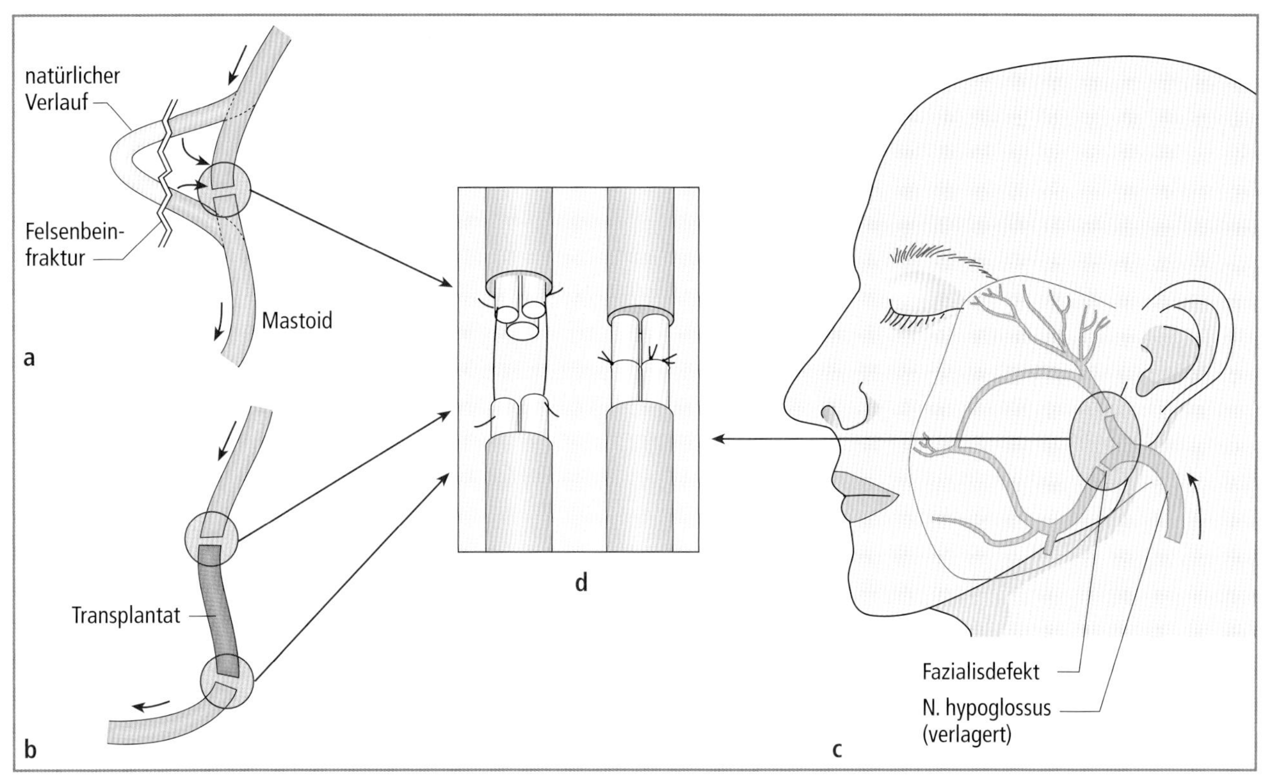

Abb. 14.2-1 Mikrochirurgische Fazialisrekonstruktion. **a** Rerouting mit Fazialisverlagerung bei intratemporalem Ausfall des N. facialis (z. B. traumatisch). **b** Nerventransplantation (z. B. N. auricularis magnus) zur Interposition zwischen zwei Fazialisenden im Mastoid (z. B. posttraumatisch). **c** Hypoglossus-Fazialis-Anastomose nach Fazialisresektion mit Diversifizierung nach Mielke-Stennert (z. B. bei Tumoren). **d** Perineuralnaht einzelner Faszikel mit Entfernung des Epineuriums.

Isolierte Lähmung einzelner Äste
Therapie: Cross-Face-Anastomose. Einzelne periphere Fazialisäste im Gesichtsbereich werden unter der Haut mit dem korrespondierenden Ast der Gegenseite durch Transplantate aus dem N. suralis oder dem N. auricularis magnus verbunden. Bei Lähmung aller drei Äste sind die anderen Techniken überlegen. Eine Kombination mehrerer Techniken kann zweckmäßig sein.
Komplette Dauerparese: Bei einer Endplattendegeneration und Muskelinaktivitätsatrophie 6–12 Monate nach einer Denervation sind Nervenersatzplastiken und konservative Maßnahmen zur Verbesserung der Lähmung aussichtslos. Die Entstehungsursache spielt nach dieser Zeit keine Rolle mehr.
Therapie: Fazialisbegleittherapie (s. Meth. 14.2-1, S. 224) als Dauertherapie. Eine Anfeuchtung des Auges durch die natürliche Tränensekretion kann aber auch durch eine laterale Kanthoplastik oder eine **Tarsorrhaphie** (s. Abb. 14.1-9, S. 212) gelingen. Die Tarsorrhaphie des nichtschließenden Auges führt zur Verkleinerung der Lidöffnung, wodurch eine bessere Anfeuchtung der Cornea entsteht. Alternativ: Implantation von Gold- bzw. Platingewichten oder Magneten, evtl. in Kombination mit einer Unterlid-Blepharoplastik (s. Kap. 14.1, Abschn. Plastische Gesichtschirurgie, S. 213). Bei Ausfall des Mundastes kann zusätzlich eine **Mundwinkelplastik** oder **Mundwinkelzügelplastik** zur Anhebung des Mundwinkels durchgeführt werden. Sie verbessert die Symmetrie des Gesichts und verringert das Herauslaufen von Flüssigkeit aus dem Mund beim Essen und Trinken.
Tarsorrhaphie und Mundwinkelplastik sind kleine plastische Eingriffe, die in Lokalanästhesie durchgeführt werden.

14.3 Nase

Entzündungen, Rhinopathien

Nasenekzem, Naseneingangsekzem

P. K. Plinkert und U. Lask

Das Kontaktekzem der Nase befällt ausschließlich die Haut der äußeren Nase und des Nasenvorhofs und verschont die Schleimhaut. Ursache sind toxische, allergische und pseudoallergische Reaktionen auf Nasensalben, -tropfen, Sprays, Parfüms, auch auf in Papiertaschentüchern enthaltenes Menthol.

Therapie

Das auslösende Agens sollte vermieden und die Haut durch indifferente Schüttelmixturen (Rp. 14.3-1a und 14.3-1b) beruhigt werden. Nach Abheilung benötigt die Haut mehrere Wochen zur Regeneration, um wieder voll belastbar zu sein (z. B. für eine Brille).

Rp. 14.3-1a Schüttelmixtur bei trockenem Ekzem

Zinc. oxyd., Talc. Venet., Glycerol, Aq. dest. aa ad 50,0 – M.D.S. Nach Umschütteln mehrfach aufstreichen.

Rp. 14.3-1b Schüttelmixtur bei chronischem Ekzem

Pasta Zinci 50,0, ggf. mit Zusatz von Ichthyol 2,0–4,0.

Rhinitis sicca anterior

Bei der Rhinitis sicca anterior handelt es sich um eine relativ häufige, chronische Erkrankung der vorderen Septumabschnitte mit multifaktorieller Genese. Die Patienten klagen über Trockenheitsgefühl der Nase, Juckreiz, Krustenbildung oder Nasenbluten. Eine begleitende Septumperforation wird häufig nicht bemerkt, kann jedoch zu störenden Atemgeräuschen, Krustenbildung und wiederholtem Nasenbluten Anlass geben.

Therapie

Salbenbehandlung zum Aufweichen der Borken (z. B. Bepanthen®-Nasensalbe).

Follikulitis des Naseneingangs, Nasenfurunkel

Follikulitiden sind oberflächliche, Furunkel tiefe Entzündungen der Haarfollikel oder Talgdrüsen der Haut, meist durch Staphylococcus aureus ausgelöst. Da nur die behaarte Haut Anhangsgebilde besitzt, wird die Schleimhaut geschont. Bevorzugt sind die Nasenspitze und der Nasenvorhof betroffen. Man findet eine zunehmende Rötung und Schwellung der Nasenspitze, in manchen Fällen Nasenflügel und Oberlippe einbeziehend, sowie Fieber und Schmerzen.

Therapie

Nasenfurunkel nicht inzidieren und nicht ausdrücken, Gefahr der Keimverschleppung (s. u.)! Flüssige oder breiige Kost durch den Strohhalm. Sprechverbot, Hände des Patienten weg vom Furunkel!

Bei umschriebener Erkrankung: Hier ist die Applikation Antibiotika-haltiger Salben indiziert, z. B. Nebacetin®, „Zugsalbe", Ilon® Abszess-Salbe, Ichthyol-Salbe (Rp. 14.3-2).

Bei ausgedehnterem Befund: Es erfolgt eine antibiotische Behandlung mit z. B. Flucloxacillin (z. B. Staphylex® 500 mg Kapseln, 3 × 1 Kps./d bis 3 × 2 Kps./d, entspr. 3 × 500 mg/d bis 3 × 1000 mg/d). *Alternativ*: Clindamycin, Cotrimoxazol, (bei Erwachsenen) Aminopenicillin plus β-Lactamase-Inhibitor. Empfohlen wird die Heparinisierung zur Prophylaxe einer Thrombophlebitis der V. angularis (z. B. Clexane 20 mg [1–0-0], Fragmin® P [1–0-0]).

Bei Follikulitis: Es kann eine Lokalbehandlung mit Chlortetracyclin-Salbe (z. B. Aureomycin®) und die zusätzliche Lokalbehandlung mit Umschlägen, z. B. Rivanol®-Lösung 0,1 % oder Octenisept-Lösung, erfolgen. Bei fortgeschrittener Entzündung wird die Anwendung von Ichthyol purum (s. Rp. 14.3-2) oder Ilon®-Abszess-Salbe zur Förderung des Durchbruchs empfohlen. Eine Wärmeanwendung ist kontraindiziert!

Bei Thrombophlebitis der V. angularis: Bei Rötung und Druckschmerzhaftigkeit im medialen Augenwinkel (Hinweis auf Thrombophlebitis der V. angularis) sind eine Klinikeinweisung und die operative Unterbindung der V. angularis indiziert.

Bei Kavernosusthrombose s. Kap. 14.4, Abschn. Komplikationen bei Nasennebenhöhlenentzündungen, sinugene Komplikationen, S. 285.

Prognose

Da die Venen von Nase und Oberlippe über die V. angularis im Augenwinkel und die V. ophthalmica mit dem Sinus cavernosus in Verbindung stehen, können durch Erregerverschleppung eine Thrombophlebitis und Kavernosusthrombose entstehen.

Bei Thrombophlebitis der V. angularis: Bei rechtzeitiger Unterbindung der V. angularis gute Prognose. Bei Kavernosusthrombose ist ein letaler Ausgang möglich.

Rp. 14.3-2 Ichthyol-Salbe

Ichthyol pur.
ad man. med.

Rhinitis acuta

Der banale Schnupfen wird durch aerogene Infektion der Schleimhäute des Nasen- und Rachenraumes mit Rhinoviren hervorgerufen, von denen es zahlreiche unterschiedliche Typen gibt. Dies erklärt die nur kurz dauernde Immunität und die häufig wiederkehrenden Schnupfenepisoden im Leben. Auch zahlreiche andere Viren verursachen einen Schnupfen.
Bei Kindern und Kleinkindern kann die Virusinfektion eine ernste Allgemeinerkrankung sein, wobei Rachenmandeln und Rachenschleimhaut mitbetroffen sein können. Zusätzliche Schwellung sowohl zervikaler als auch abdomineller Lymphknoten unter dem Symptombild einer Appendizitis (Pseudoappendizitis) ist möglich. Isolierte Nebenhöhlenentzündungen kommen bei noch unvollständiger Pneumatisation selten vor.
Auch können die beim Kleinkind sehr engen Choanae durch Entzündung zuschwellen oder durch Sekret verlegt werden, sodass fälschlicherweise an eine Choanalatresie gedacht wird.

Therapie

Eine kausale Behandlung der Virusinfektion ist nicht möglich. Ziel der Behandlung ist die Verbesserung der Luftdurchgängigkeit der Nase, Verminderung der Sekretion und Abschwellung der Nebenhöhlenostien. Lokal wirksame α-Sympathomimetika, z.B. Privin®, Otriven®, Nasivin®, können 4- bis 6-mal tgl., bei Kindern vom 2. bis 6. Lebensjahr z.B. Otriven® 0,05 %, bei Säuglingen z.B. Otriven® 0,025 %, angewendet werden. *Alternativ* wird Ephedrin (s. Rp. 14.3-3) empfohlen.
Eine unterstützende, die Schleimhaut austrocknende Maßnahme ist die Inhalation mit Kamillenextrakten (z.B. Kamillosan®) oder ätherischen Ölen (z.B. Koburg-Tropfen; s. Rp. 14.3-4).
Günstig wirken bei Kindern Einreibungen mit ätherischen Ölen (z.B. Pinimenthol®-Erkältungssalbe oder Wick VapoRub®-Erkältungssalbe) durch die reflektorische Beeinflussung der unteren Atemwege sowie durch die milde Inhalationswirkung auf die oberen Abschnitte des Respirationstraktes. Darüber hinaus hat sich die Gabe von Cineol (z.B. Soledum®-Kapseln oder Balsam-Lösung) bewährt.
Bei Kindern ist das Ausschnäuzen der Nase zu vermeiden, um nicht eine Keimverschleppung in die Mittelohrräume zu begünstigen (Nasensekret hochziehen!).
Eine systemische Antibiotikabehandlung ist bei reinem Virusinfekt sinnlos. Kommt es zu einer bakteriellen Superinfektion (meist nach 3–5 d), kann eine Antibiose jedoch erforderlich werden.

Rp. 14.3-3 Ephedrin

Ephedrin. hydrochlor.	0,2–0,6
Sol. Natr. chlor. isoton.	ad 20,0
S. Nasentropfen	

Rp. 14.3-4 Tropfen nach Koburg

Ol. Eucalypti	
Ol. Menthae pip	
Ol. Terebinthinae	aa 1,0
Spiritus 90 %	ad 10,0
10 Tropfen auf 1 l Wasser;	
zum Inhalieren	

Prognose

Gut. Ohne abschwellende Nasentropfen erhöhtes Risiko einer nachfolgenden purulenten Sinusitis (s. Kap. 14.4, Abschn. Entzündungen, S. 269) mit orbitaler Komplikation (s. Kap. 14.4, Abschn. Komplikationen bei Nasennebenhöhlenentzündungen, sinugene Komplikationen, S. 282) und weiteren Problemen. Auch ein Paukenerguss kann entstehen.

Bakterielle Rhinitis chronica

Bei monatelang bestehenden bakteriellen oder bakteriell superinfizierten Entzündungszuständen der Schleimhaut mit schleimigem bis eitrigem Sekret, manchmal beginnend krustiger Volumenzunahme der Nasenmuscheln, Hyperämie und Ödem spricht man von Stockschnupfen oder (verkürzt) von der chronischen Rhinitis. Eine respiratorische Anosmie ist möglich. Die Mundatmung führt zu chronischer Entzündung von Pharynx, Larynx und Bronchien. Bei nahezu jeder obstruktiven Erkrankung der Nase, des Nasenrachenraums und der Nasennebenhöhlen kann eine chronische Rhinitis als Begleitsymptom auftreten.

Therapie

Kausale Therapie: Es ist zu klären, ob eine anatomische Störung der Luftpassage oder eine chronische Sinusitis vorliegt (z.B. okkulte Ethmoiditis [s. Kap. 14.4, Abschn. Entzündungen, S. 277], sehr häufige Ursache, CT erforderlich!). Ist dies der Fall, so werden gegebenenfalls eine Septumdeviation (s. Abschn. Septumpathologien, S. 248), Polypen (s. Kap. 14.4, Abschn. Entzündungen, S. 280), eine chronische Ethmoiditis (s. Kap. 14.4, Abschn. Entzündungen, S. 276), Kieferhöhlenzysten (s. Kap. 14.4, Abschn. Entzündungen, S. 274), eine Nasenmuschelhyperplasie (s. Abschn. Septumpathologien, S. 248) oder Adenoide (s. Kap. 16, Abschn. Hyperplasien, S. 332) operativ angegangen. Fremdkörper (bei Kindern häufig) werden entfernt.
Symptomatische Therapie: Ist eine nähere Abklärung der Genese nicht möglich oder reicht die Kausaltherapie nicht aus, so liegt das Schwergewicht der Behandlung zunächst auf der symptomatischen Lokaltherapie.
Bei **schleimigem bzw. eitrigem Sekret** wird empfohlen, für 3 Wochen ein α-Sympathomimetikum (z.B. Otriven®, 4 × 3 Tr./d), Kamilleninhalation (1 × tgl.) sowie ein Sekretolytikum (z.B. Sinupret®, 3 × 2 Drg./d) zu verabreichen.
Bei **Krustenbildung** sollten für 3 Wochen Nasenduschen mit Salzlösung (z.B. Emser Sole®, 1- bis 2-mal tgl.) durch-

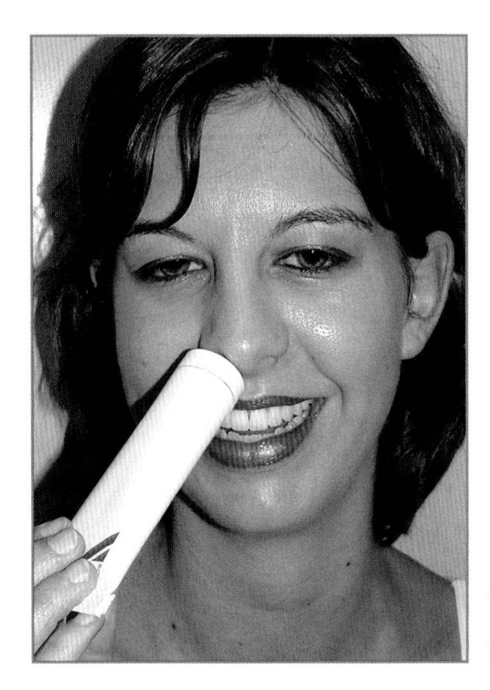

Abb. 14.3-1 Bepanthen-Salbenplombe.

geführt werden. Alternativ: Bepanthen®-Salbe, 1 × 5 ml/d je Nasenseite (große 50-ml-Tube verordnen).

Nachbehandlung: Ist die Sekretion klar oder wässrig geworden und ist die Schleimhaut feucht und ohne Krusten, kann eine monatelange Anschlussbehandlung wie bei der vasomotorischen Rhinitis (s. u.) durchgeführt werden.

Bleibt die **Nase trocken,** werden Emser Sole®, Bepanthen®-Salbe, Iod-Turipol oder Nasenemulsion mit Glucose (Rp. 14.3-5) einzeln oder im Wechsel verabreicht.

Rp. 14.3-5 Nasenemulsion mit Glucose

Aqua conserv.	10,0 g
Glucose	5,0 g
Eucerin anhydr.	20,0 g
Menthol	0,01 g
Neutralöl	64,7 g
Soja Lecithin (enthält GVO)	0,2 g

MDS Nasenemulsion mit Pipette
Vor Gebrauch schütteln!
Nicht unter 15 °C lagern!

Rhinitis atrophicans, Ozäna

Diese ätiologisch unklare Erkrankung führt durch Atrophie von Nasenskelett und Nasenschleimhaut mit Degeneration der Schleimdrüsen und sensiblen Nervenfasern zu abnorm weiten Nasenhöhlen. Diese werden häufig durch grünlich gelbe fötide Krusten ausgekleidet, nach deren Ablösung die Schleimhaut leicht blutet. Da auch das Riechepithel atrophiert, nimmt der Patient seinen eigenen Geruch („aasig stinkendes" Nasensekret) nicht wahr. Er kann jedoch für seine Umgebung eine erhebliche Belastung sein.

Die Schleimhautveränderungen können zusätzlich auch den Nasopharynx betreffen. Hier findet man gelegentlich auch Borken, ebenso im Larynx. Der Mesopharynx zeigt häufig nur eine ausgesprochene Trockenheit der Schleimhaut.

Therapie

Rhinitis atrophicans: Zur Verlangsamung der Borkenbildung empfiehlt sich die Spülung der Nase mit Kochsalzlösung, z. B. Emser Sole®. Subjektiv günstig wirkt die lokale Anwendung von Bepanthen®-Salbe (große Tube 50,0 verordnen, davon bis zu 5 ml tgl. in jede Nasenhöhle) (Abb. 14.3-1) oder Nasenemulsion mit Glucose (s. Rp. 14.3-5). Bei Einblasungen oder Spülungen mit Glucoselösung kann deren günstiger osmotischer Effekt ausgenutzt werden, wobei die Konzentration der Glucose nicht über 25 % liegen sollte. Ebenfalls möglich: Glucoseapplikation mit dem Pulverbläser nach Kabierske. Der Aufenthalt in salzhaltiger, feuchter Luft (Seeluft, Solebad) und Schlafen bei offenem Fenster haben sich bewährt. Die regelmäßige Abtragung der Borken durch den HNO-Arzt unter endoskopischer Sicht, gegebenenfalls nach Aufweichen mit Bepanthen®-Salbe (ca. 5 ml Salbe mit Spritze für 24 h in jede Nasenhaupthöhle), ist erforderlich.

Ozäna: Bei Ozäna kann operativ die zu weite Nasenhöhle durch Unterfüttern der Nasenschleimhaut mit auto- oder homologem Knorpel oder Knochen oder aber auch durch Medianverlagerung der lateralen Nasenwände (Abb. 14.3-2) verengt werden. In verzweifelten Fällen wird der beidseitige Verschluss des Naseneingangs für ein Jahr durchgeführt.

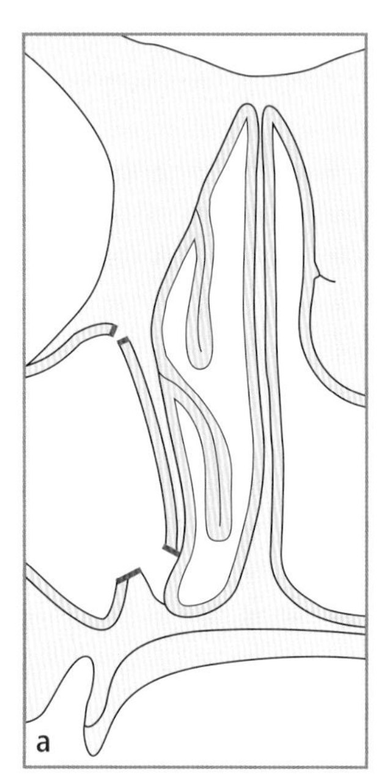

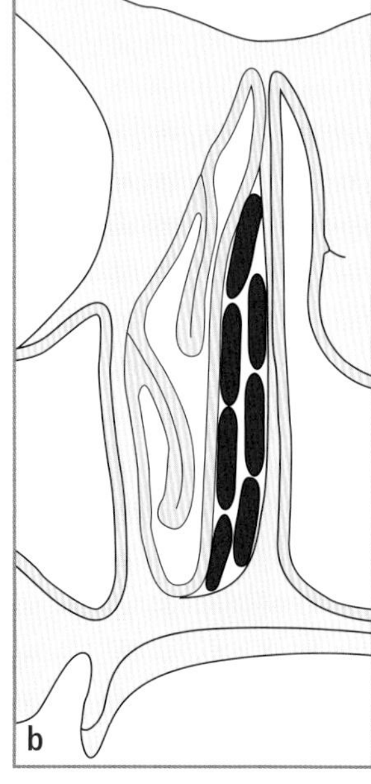

Abb. 14.3-2 Operationen bei Rhinitis atrophicans. **a** Medianverlagerung der lateralen Nasenwand nach Lautenschläger. **b** Submuköse Implantation von Knorpelstückchen in das Septum.

Kontraindiziert sind Vasokonstriktoren: also keine abschwellenden Nasentropfen, keine Corticoide. Unerwünscht austrocknend wirken zentral beheizte Räume und trockenheißes Klima.

Prognose
Schlecht.

Rosazea, Rhinophym

Die Rosazea ist eine Krankheit unbekannter Ätiologie, die meist im 4. und 5. Lebensjahrzehnt beginnt. Man findet eine Rötung des Gesichts, bevorzugt der Nase, der Wangen, des Kinns und der Stirn mit Teleangiektasien und schubweisem Auftreten von Ödemen, Papeln und Pusteln. Gefürchtet ist die Beteiligung des Auges.
Nahezu ausschließlich bei Männern findet man eine Wucherung der Talgdrüsen an der Nase, auch ohne weitere Symptome der Rosazea. Diese Sonderform wird Rhinophym genannt.

Therapie
Rosazea im akuten Zustand: Empfohlen werden feuchte Umschläge, Kamillendampf, warme Waschungen oder Schüttelmixturen mit Ichthyol (s. Rp. 14.3-6).
Rosazea in schweren Fällen: Verabreicht werden Metronidazol (z.B. Metrogel®, Metrocreme-Creme). Auch werden Tetracycline (z.B. Tetracyclin Wolff® 500 mg Hartkapseln, 3 × 1 Hartkps./d für 3 Wo.) zusätzlich angewandt, da sie fettspaltende Enzyme hemmen und so die freien Fettsäuren an der Hautoberfläche reduzieren.
Eine lokale Cortisongabe ist kontraindiziert (Rosazea-Induktion)!
Bei Rhinophym: Die Behandlung eines entstellenden Rhinophyms ist plastisch-operativ (Abb. 14.3-3). Es wird operativ abgeschält (Dermashaving oder mittels Laser) oder zunächst grob mit der Skalpellklinge planiert und anschließend mit hochtourigen Schleifklingen fein modelliert (Dermabrasion). Zusätzlich werden Tetracycline (z.B. Tetracyclin Wolff® 500 mg Hartkapseln, 3 × 1 Hartkps./d für 3 Wo.) angewandt.

Prognose
Bei Rosazea: Nach längerer Dauer stark erweiterte Follikelöffnungen mit Talgretention und nach jahrelangem Verlauf durch Bindegewebs- und Talgdrüsenhyperplasien Entwicklung von Verdickungen, die zum entstellenden Rhinophym führen.
Bei Rhinophym: Der Heilungsverlauf ist gut, da von den Talgdrüsenresten rasch neues Epithel gebildet wird.

Rp. 14.3-6 Schüttelmixtur mit Ichthyol
Ichthyol 0,5, Vaselin, Lanolin aa. ad 20,0 M. f.
Ungt.-S. abends auftragen

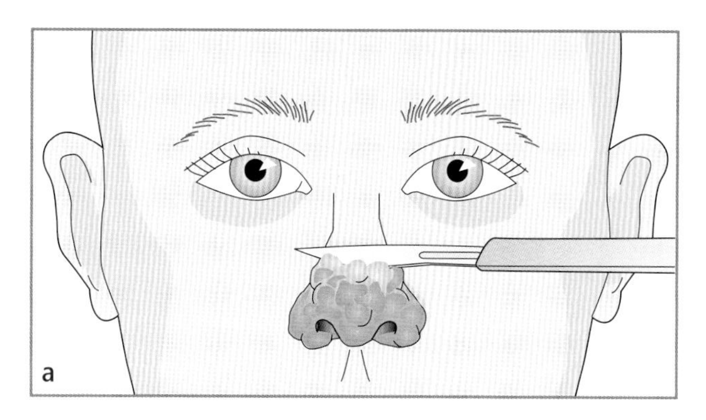

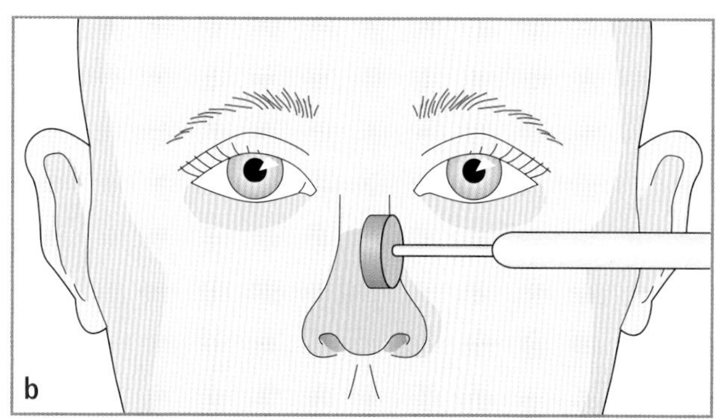

Abb. 14.3-3 Entfernung eines Rhinophyms. **a** Das Rhinophym wird an seiner Basis mit einem Skalpell abgetragen. **b** Danach können Reste mit einer hochtourigen Fräse abgeschliffen werden.

Lues der Nase

Die durch Treponema pallidum verursachte Infektionskrankheit beginnt (bei nasaler Manifestation) mit ihrem ersten Stadium 3 Wochen nach der Infektion als Primäraffekt an der äußeren Nase oder im Nasenvorhof. Dort zeigt sich ein zerfallendes Knötchen, aus dem sich häufig ein Ulkus mit lackartigem Grund und derbem Randwall entwickelt. Im Tertiärstadium sind die Schleimhaut und die Haut des Nasenrückens und der Nasenwurzel von Gummen infiltriert. Bei nekrotischer Einschmelzung kommt es zur Abstoßung der befallenen Skelettanteile; nach Defektheilungen kommt es zu breiten, narbigen Verwachsungen, zu großen Septumperforationen und zu Perforationen des Nasenbodens zur Mundhöhle hin mit der Folge verstümmelnder Verformung des Nasenäußeren.

Therapie
Als Mittel der Wahl gilt Benzathinpenicillin (1 × 2,4 Mio. IE i. m.) oder Clemizolpenicillin G (1,2 Mio. IE/d i. m. über 15 Tage).
Bei Penicillinallergie: Doxycyclin (2 × 100 mg/d für 21–28 Tage), *alternativ* Erythromycin (4 × 500 mg/d für 28 Tage).

Bei Sexualkontakten innerhalb eines Zeitraums von 90 Tagen vor Diagnosestellung: Mitbehandlung des Partners.
Weitere Details s. Kap. 8, Abschn. Spezifische Entzündungen, S. 105.
Zusätzlich erfolgt die **Lokalbehandlung** zur Nasenpflege **mit Spülungen:** Kamillenextrakte oder isotone bzw. hypertone Kochsalzlösung (z. B. Emser Sole®).

Lepra der Nase

Man teilt diese chronische Infektionskrankheit in unterschiedliche Formen ein: tuberkuloide, lepromatöse und Mischform. Allen Formen gemeinsam ist die Infektion mit Mycobacterium leprae, welches dem Tuberkelbakterium sehr ähnlich ist. Zunächst kommt es zur Verstopfung der Nase mit serösem Ausfluss, zusätzlich ist häufiges Nasenbluten ein wegweisendes Symptom. Später treten grobknotige Verdickungen auf, die den Nasenvorhof, die Nasenflügel, die Nasenmuscheln und vorderen Septumanteile befallen. Nach Erweichung kommt es zur ausgedehnten Geschwürsbildung mit nachfolgender Einschmelzung der vorderen Septumteile. Der Befall der lateralen Nasenwand führt zu Deformierungen der Nasenpyramide, sie wird dick und flach.

Therapie

Indiziert sind Langzeitsulfonamide und Tuberkulostatika (Resistenzentwicklung).
Bei Lepra lepromatosa (bakterienreiche Form) und Borderline-Patienten empfiehlt die WHO über 2 Jahre: 1. Rifampicin 600 mg 1 ×/Mo.; 2. Clofazimin 300 mg 1 ×/Mo. sowie zusätzlich 50 mg/24 h; 3. Dapson, Dosis in monatlichen Abständen erhöhen, man beginnt im 1. Monat mit 25 mg 1 ×/Mo., im 2. Monat mit 25 mg 2 ×/Wo. bis zur Dosis 100 mg/24 h.
Bei Lepra tuberculoides (bakterienarme Form) über 12 Monate: 1. Rifampicin 600 mg 1 ×/Mo.; 2. Dapson (s. o.).
Zur Korrektur von Defekten plastisch-rekonstruktiver Operationen s. Abschn. Plastische Nasenchirurgie, S. 256.

Rhinosklerom

Diese bevorzugt in Osteuropa, Asien und Amerika endemische Krankheit der Nasenschleimhaut wird durch ein eng mit Streptococcus pneumoniae verwandtes Bakterium, durch Klebsiella rhinoscleromatis, ausgelöst. Zunächst liegt eine chronische, borkenbildende Rhinitis vor, der Geruchssinn ist nicht beeinträchtigt. Dann kommt es zu flächenhaften, höckrigen Infiltraten, welche sich schließlich vergrößern, das Nasenlumen verlegen und die Nasenwände auseinanderdrängen (Tapirnase). Ausbreitung in Richtung der Choanae und des Tracheobronchialbaums ist möglich.

Therapie

Indiziert ist eine antibiotische Behandlung mit Streptomycin, Chloramphenicol oder Tetracyclin in Abhängigkeit vom Antibiogramm.

Sarkoidose der Nase (Morbus Boeck)

Die Organsarkoidose kann isoliert die Haut und Schleimhaut der Nase befallen. Es bilden sich leicht erhabene, konsistente bläulich rote bis bräunliche Knötchen, welche zu größeren solitären Knoten zusammenwachsen oder sich als Lupus pernio ausbreiten. Greifen die granulomatösen Veränderungen auf die Schleimhaut über, so werden häufig auch die Nasennebenhöhlen befallen. Die Läsionen sind in der borkig belegten, trockenen Schleimhaut des Septums, des Nasenbodens und der unteren Muscheln lokalisiert.

Therapie

Die Behandlung erfolgt durch den Internisten mit Corticosteroiden, eventuell auch mit Zytostatika. Auch Chloroquin (Resochin®) wird niedrig dosiert angewandt. Eine Spontanheilung ist möglich.

Prognose

Die frühzeitige Diagnose ist wichtig, da nur ein rascher Therapiebeginn den weiteren Verlauf günstig beeinflusst. Auch ein generalisierender Organbefall kann vorliegen.

Morbus Wegener

H.-G. Kempf

Beim Morbus Wegener handelt es sich um eine nekrotisierende granulomatöse Vaskulitis, die den oberen und unteren Respirationstrakt, die Haut, Gelenke und Nieren betreffen kann. Ätiologisch liegt eine Autoimmunerkrankung zugrunde.
Die Patienten leiden unter einer Behinderung der Nasenatmung mit Borken- und Sekretbildung, nach Ausbildung von Nekrosen sinkt der Nasenrücken ein, eine Sattelnase entsteht. Eine Beteiligung des Mittelohrs kann Erstsymptom sein, ebenso eine granulomatöse Laryngitis oder eine pulmonale Mitbeteiligung. Erkrankung von Haut, Schleimhaut und Nieren zeigt die Generalisation der Wegenerschen Granulomatose an. Serologische Diagnosesicherung durch die Bestimmung antizytoplasmatischer Antikörper (cANCA), auch als Verlaufsparameter geeignet.

Therapie

Nach möglichst frühzeitiger Diagnosestellung wird kombiniert mit Prednisolon 2 mg/kg KG/d und Cyclophosphamid (Endoxan®) 2 mg/kg KG/d in Zusammenarbeit mit dem Internisten behandelt. Alternativ kann Azathioprin verab-

reicht werden, bei „limited disease" und niedrigem ANCA-Titer ist eine Cotrimoxazol-Langzeit-Therapie möglich. Zusätzlich sollte die Nasenpflege wie bei der Rhinitis atrophicans (s. o.) durchgeführt werden.
Bei narbigen Stenosen (Nase, Subglottis): Es erfolgt gegebenenfalls eine laserchirurgische Resektion.
Bei Cholesteatomentwicklung: Es wird eine Tympanoplastik empfohlen.

Prognose

Unter sachgerechter immunsuppressiver Therapie kann eine Generalisation häufig verhindert und der Krankheitsverlauf über Jahre protrahiert werden. Heilungen sind möglich.

Nasale Hyperreaktivität (Hyperreaktivitätssyndrom)

P. K. Plinkert und U. Lask

Die nasale Hyperreaktivität ist dadurch charakterisiert, dass alltägliche exogene unspezifische Stimuli bereits zu Niesreiz, Rhinorrhö und nasaler Obstruktion führen, wobei dieselben Stimuli beim Gesunden nur nach massiver Exposition eine Reaktion der nasalen Schleimhaut hervorrufen. Die Symptomatik kann auch endogen ausgelöst werden.
Arzneimittel sowie mechanische, inhalative, endogen-neurovegetative und hormonale Faktoren kommen als unspezifische Auslöser in Betracht. Ursächlich werden Störungen der neuralen und mediatorvermittelten Regulation der Nasenschleimhaut diskutiert, an welchen die parasympathischen Nerven der Nase und/oder eine wechselnde Zahl biochemischer Mediatoren beteiligt sind. Stehen neurale Störungen im Vordergrund, spricht man auch von Hyperreflexie.
Ein Hyperreaktivitätssyndrom kann sich auch einem IgE-vermittelten allergischen Prozess (s. u.) aufpfropfen. In diesem Falle ist das atopische Allergen Wegbereiter der Hyperreaktivität. Dies kann zur Folge haben, dass trotz Absetzens des spezifischen Allergens die klinische Symptomatik beim Patienten persistiert.
Entsprechend der vorherrschenden klinischen Symptomatik wird das Syndrom in eine sekretorische und vasomotorische Variante unterteilt.
Wichtige Krankheitsbilder mit nasaler Hyperreaktivität sind vasomotorische Rhinitis, allergische Rhinitis, NARE-Syndrom (non-allergisches rhinitisches eosinophiles Syndrom), nasale Mastozytose und Analgetika-Pseudoallergie.

Vasomotorische Rhinopathie (Vasomotorische Rhinitis)

Die mit einer Behinderung der Nasenatmung sowie wässriger Nasensekretion einhergehende Erkrankung tritt meist zwischen dem 25. und 55. Lebensjahr erstmals auf. Pathophysiologisch handelt es sich um ein Hyperreaktivitätssyndrom der Nasenschleimhaut (s. o.). Eine Rolle spielt die Freisetzung von Mediatoren, der jedoch keine immunologischen Faktoren zugrunde liegen. Auslösende exogene Faktoren sind mechanische Irritation, Stäube, Temperaturwechsel, Rauch, Medikamente (Kontrazeptiva!) sowie trockene Luft. Auch der Langzeitgebrauch abschwellender Nasentropfen stört die Schleimhautfunktion (Rhinitis medicamentosa, toxische Rhinitis). Daneben gibt es endogene Ursachen wie Störungen des autonomen Nervensystems, der Schilddrüse und Nebennieren. Bei Frauen können auch hormonelle Umstellungen während der Gravidität (Schwangerschaftsrhinopathie) oder Menopause zu Beschwerden führen.

Therapie

Die Therapie hat das Ziel, die pathologische Freisetzung von Mediatoren zu vermeiden.
Bei exogenen Beschwerden: Karenz. So sollten toxisch wirksame α-Sympathomimetika (abschwellende Nasentropfen) oder pseudoallergisch wirksame Medikamente (s. Tab. 14.3-8, S. 241) abgesetzt sowie Gase, Dämpfe und Stäube gemieden werden.
Bei der endogenen Form: Es erfolgt die Behandlung einer eventuell vorhandenen Grundkrankheit.
Sind Karenz bzw. Therapie einer Grundkrankheit nicht möglich oder unzureichend, ist folgende medikamentöse Behandlung indiziert:

- **Bei einer Obstruktion:** Es werden lokal Corticoide verabreicht (z. B. Nasonex®, 1 × tgl. zwei Sprühstöße in jede Nasenhaupthöhle, Flutide® Nasal, 1 × tgl.). Bei Versagen der Therapie wird Dinatriumcromoglycat (Cromoglicinsäure, Lomupren®, 4 × 1 Sprühstoß/d) oder ein topisches Antihistaminikum (Azelastin, Allergodil®, 2 × 1 Sprühstoß/d) empfohlen. Steht die Rhinorrhö im Vordergrund, kann auch Ipratropiumbromid (Atrovent®, 4 × 1 Sprühstoß/d in die Nase) versucht werden. Bei Insuffizienz der lokalen Therapie werden zusätzlich Antihistaminika (z. B. Zaditen®, Cetirizin-CT, Lisino®) angewandt.
- **In schweren Fällen:** Karenz und Sequenzialtherapie mit oder ohne systemische Corticoid- und Antihistaminika-Gabe (s. Tab. 14.3-5, S. 239). Besonders bei der durch Abusus abschwellender Nasentropfen verursachten Form der Erkrankung wird durch die Sequenzialtherapie die Zahl der α-Rezeptoren in der Nasenschleimhaut wieder erhöht.

Bei Muschelhyperplasie: Hier ist eine Muschelkaustik oder Conchotomie zur Volumenreduktion der entsprechenden Concha als adjuvante Therapie unmittelbar vor der Arzneimitteltherapie zweckmäßig.

Allergische Rhinitis

Bei einer allergischen Rhinitis handelt es sich um eine genetisch determinierte IgE-Immunopathie, bei der über den „priming effect" eine zusätzliche unspezifische Hyperreaktivität der Nasenschleimhaut (s.o.) beteiligt sein kann. Klinisch wird die allergische Rhinitis in eine saisonale, eine perenniale sowie eine kombinierte Form eingeteilt (Abb. 14.3-4).

Saisonale Beschwerden werden durch Allergene ausgelöst, welche nur zu bestimmten Zeiten des Jahres auftreten (Tab. 14.3-1), am häufigsten ausgelöst durch Pollenallergene von Gräsern, Kräutern, Bäumen, aber auch durch Allergene bestimmter Schimmelpilzsporen.

Perenniale Beschwerden werden durch Allergene verursacht, denen der Patient das ganze Jahr über ausgesetzt ist und die mehrheitlich aerogen und in seltenen Fällen enteral aufgenommen werden. Klassische perenniale aerogene Allergenquellen sind Hausstaubmilben, Epithelien und Sekrete von Haustieren sowie bestimmte Schimmelpilze.

Bei fehlender oder unzureichender Therapie kommt es zur Exazerbation der allergischen Erkrankung mit Zunahme

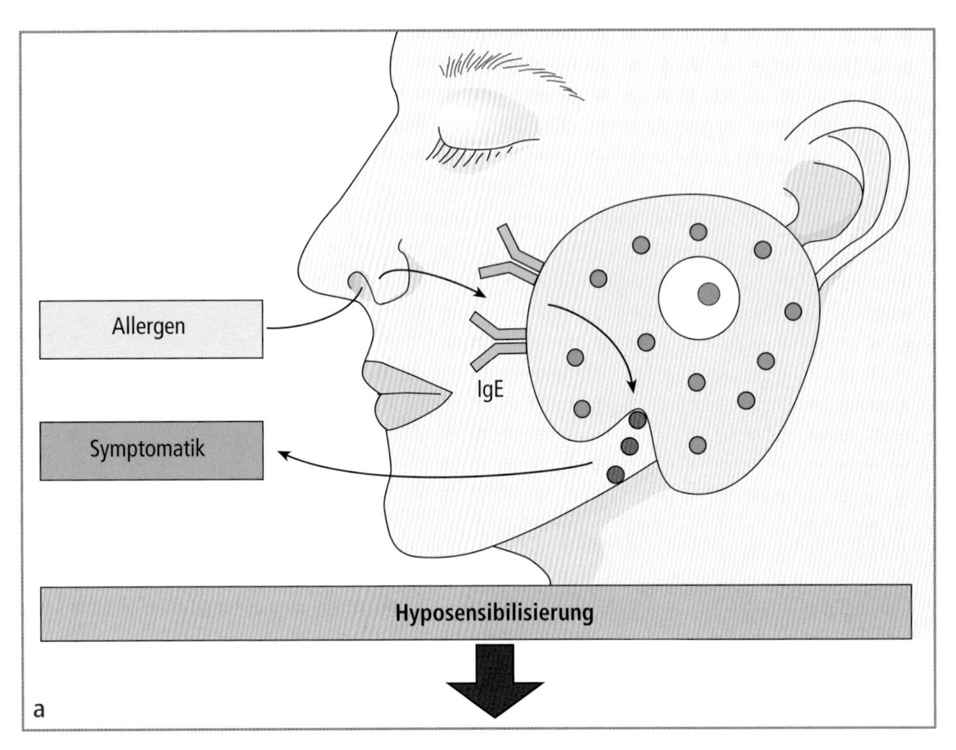

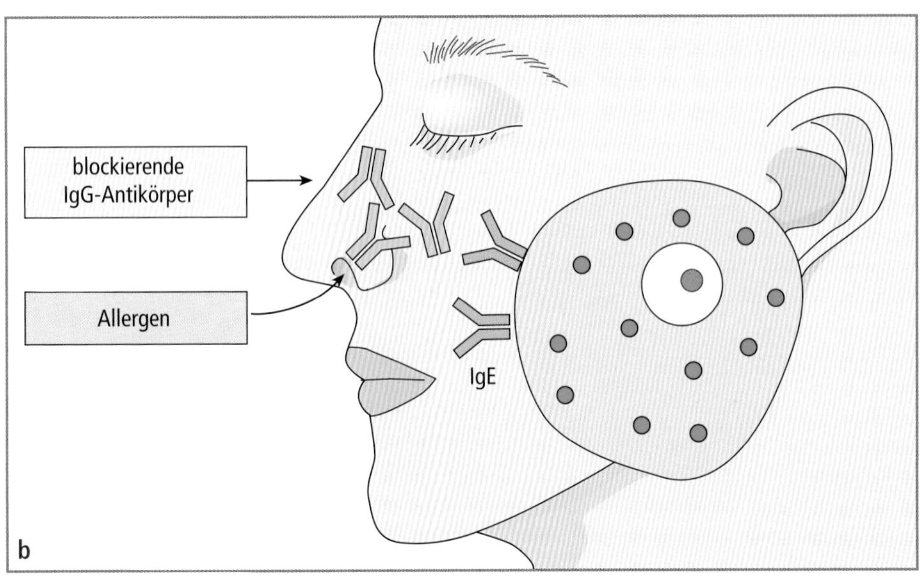

Abb. 14.3-4 Wirkungsprinzip der Hyposensibilisierung.
a Beim nicht behandelten Allergiker bindet das Allergen an korrespondierende, an Mastzellen gebundene IgE-Antikörper, wodurch die Mastzellen intrazelluläre Mediatoren (blau) freisetzen (rot).
b Durch die Hyposensibilisierung kommt es zur Bildung von blockierenden IgG-Antikörpern. Dabei neutralisieren die in der Nasenschleimhaut in der Überzahl vorkommenden Antikörper das Allergen, bevor es mit einem mastzellgebundenen IgE-Antikörper reagieren kann. Die Mediatoren (blau) bleiben in der Mastzelle.

Tab. 14.3-1 Blühkalender wichtiger Pflanzen, die Allergenquelle sein können.

Allergenquelle	Feb.	März	April	Mai	Juni	Juli	Aug.	Sept.
Haselnuss (Corylus)	■	■	■					
Weide (Salix)	□	■	■					
Ulme (Ulmus)	□	■	■	□				
Pappel (Populus)		■	■	□	□			
Birke (Betula)		□	■	■				
Buche (Fagus)			■	■				
Falsche Akazie (Robinia pseudacacia)			■	■				
Segge (Carex)			□	■	■	□		
Wiesenfuchsschwanz (Alopecurus pratensis)			□	■	■	□	□	□
Ried-, Schein-, Sauergräser (Cyperaceen)			□	■	■	□	□	□
Ruchgras (Anthoxantum odoratum)			□	■	■	■	□	
Roggen (Secale cereale)				■	■	□	□	
Wiesenrispengras (Poa pratensis)				■	■	□	□	□
Trespe (Bromus)				■	■	□	□	□
Goldhafer (Trisetum flavescens)				■	■	□	□	□
Schwingel (Festuca)				■	■	■	■	
Spitzwegerich (Plantago lanceolata)				■	■	■	■	□
Kammgras (Cynosurus cristatus)				□	■	■	□	□
Lieschgras (Phleum pratense)				□	■	■	□	□
Lolch (Lolium-Arten)				□	■	■	□	
Rohrglanzgras (Phalaris arundiacea)				□	■	■	□	
Liguster (Ligustrum vulgare)				□	■	■	□	
Glatthafer (Arrhenaterum elatius)				□	■	■	■	□
Honiggras (Holcus)				□	■	■	■	□
Weizen (Triticum vulgare)					■	□		
Holunder (Sambucus nigra)					■	■		
Linde (Tilia)					■	■		
Mais (Zea Mays)					□	■	□	□
Goldrute (Solidago-Arten)						□	■	■

■ Hauptblüte; □ Vor- und Nachblüte.

der Sensibilisierung des Patienten gegenüber den die Beschwerden auslösenden Allergenen, Verbreiterung des Allergenspektrums und Organausbreitung (Etagenwechsel → Asthma bronchiale).

Therapie

Kausale Therapie (Tab. 14.3-2)

- **Karenz:** Wenn möglich vollständige Allergenkarenz. Diese bestmögliche Form der Behandlung eignet sich fast nur bei monovalenten Sensibilisierungen gegenüber beruflichen und tierischen Allergenen. Eine *Teilkarenz* wird als Umgebungssanierung, z. B. bei Hausstaubmil-

Tab. 14.3-2 Therapie bei allergischer Rhinitis.[1]

Kausal
• Karenz • Teilkarenz • Immuntherapie (Hyposensibilisierung)
Symptomatisch
• DNCG • lokale Cortisontherapie, lokale Antihistaminika • syst. Antihistaminika • Operationen

[1] Die Therapieformen sind hierarchisch entsprechend ihrer Bedeutung angeordnet.

Tab. 14.3-3 Teilkarenz gegen Milben.[1]

Nahrung (Hautschuppen) beseitigen
• Waschen von Bettzeug (auch Polsterbezüge, Vorhänge) einschl. Kissen (bei 60° waschbar oder bei 30°, milbentötenden Waschmittelzusatz verwenden), Möbeln und Matratzen (waschbar oder abwaschbar mit milbentötendem Zusatz), Allergocover®-Bettbezüge, Matratzen- und Kissenbezüge
Luftfeuchtigkeit senken
• Lüften von Zimmer und Bett • relative Luftfeuchtigkeit auf 40–50 % senken (für Milben liegt die ideale Luftfeuchtigkeit bei 70–80 %)
Temperatur senken
• Schlafzimmertemperatur konstant unter 20 °C (z. B. 15 °C) • Bett lüften
Milbe und Faeces beseitigen
• Waschen (s. o.) • Staubbeseitigung (Zimmergestaltung muss dies technisch umfassend ermöglichen, keine Staubfänger)
Zimmergestaltung
• waschbar statt nicht waschbar • Kunststoff statt Naturfasern • reinigungsfreundlich statt Staubfänger • glatte Fußböden statt Teppichboden
Putzen
• feucht wischen, nicht Staubsaugen • keine Wäsche im Wohnbereich zum Trocknen aufhängen

[1] Ziel ist es, ungünstige Lebensbedingungen für die Milbe zu gestalten. Milben leben von Hautschuppen und haben ideale Lebensbedingungen bei einer Temperatur von mehr als 20 °C und einer relativen Luftfeuchte von 70–80 %. Eigentliches Allergen ist der Milbenkot.

ben zur Reduktion der Allergenquellen, durchgeführt. Zur Bestimmung der Umgebungsbelastung mit Hausstaubmilben steht der „Acarex-Test" zur Verfügung, der die Guanin-haltigen Exkremente nachweist. Die anschließende Vernichtung der Hausstaubmilben ist mit Benzylbenzoat (Acarosan®-Schaum oder Feuchtpulver für Oberflächen, Acaril®-Waschmittel für Wäsche, Vorhänge etc.) möglich. Die einmalige jährliche Behandlung von Matratzen, Polstermöbeln und Teppichen führt zur Reduktion der Milbenpopulation und somit der Allergenkonzentration, wobei der Sanierungserfolg mit dem „Acarex-Test" in 3-monatigen Abständen überprüft und gegebenenfalls nachbehandelt werden kann. Weiterhin können die Lebensbedingungen der Milben so verändert werden, dass deren Überleben erschwert wird (Tab. 14.3-3), d. h. alte Matratzen sind durch neue, bei 60 °C waschbare zu ersetzen, „Staubfänger" wie dicke Teppiche sollten beseitigt und stattdessen Kunststoff- oder Parkettböden gewählt werden. Gardinen brauchen nicht entfernt zu werden, da sich dort nur wenige menschliche und tierische Hautschuppen als Hauptnahrungsquelle für die Hausstaubmilben finden. Beim Neukauf von Polstermöbeln ist glatten (Kunst-)Lederbezügen der Vorzug zu geben, da die Milben sie nicht durchdringen und damit die Polstermaterialien nicht erreichen können. Ältere und feuchte Häuser sind für den Milbenbefall begünstigt. Neue, zentralbeheizte Schlafräume mit Temperaturen von 15–18 °C und relativer Feuchte unter 50 % sind vorzuziehen. Da sich die Milben von der Hautschuppe ernähren, ist das Umkleiden im Bad, nicht im Schlafzimmer empfohlen.

- **Hyposensibilisierung:** Zur kausalen Behandlung zählt auch die Immuntherapie (Tab. 14.3-4) mit Allergenextrakten, insbesondere bei Pollen. Bei der Hyposensibilisierungsbehandlung werden dem Patienten ein bis drei unterschiedliche krankheitsauslösende Allergene in langsam ansteigender Konzentration in regelmäßigen Zeitabständen appliziert, sodass der Patient auf natürliche Exposition schwächer reagiert.
  Klassische Hyposensibilisierung: Hyposensibilisierungsextrakte werden heute meist als Semidepotextrakte, adsorbiert an Aluminiumhydroxid, subkutan verabreicht. Die notwendige mündliche Aufklärung des Patienten unterstützt man durch ein Merkblatt. Die Behandlung saisonaler Allergien beginnt präsaisonal, wobei eine

Tab. 14.3-4 Grundregeln der Hyposensibilisierung.

- 1–2, in Ausnahmefällen höchstens 3–5 Allergene im Therapieextrakt
- erreichte Enddosis entscheidend
- keine Dosissteigerung bei Nebenwirkungen
- Dosisreduktion bei Fortsetzungsbehandlung
- inkompatible Allergene nicht in einen Extrakt

Tab. 14.3-5 Indikationen zur antiallergischen Arzneimitteltherapie.

Indikationen zur Kurzzeitmedikation	Medikation
• zur Prophylaxe bei saisonaler Allergie	DNCG[3] bis Expositionsende plus evtl. syst. Antihistaminikum[4, 5]
• akute Manifestation bei unvermeidbarer Exposition	abschwellende Nasentropfen[1] (für 8 d) plus Cortisonderivat oder Antihistaminikum lokal[2]
• Diagnostik nicht abgeschlossen	abhängig von Akuität
• bedrohliche allergische Sofortreaktionen	Adrenalin i. v. plus Antihistaminikum i. v. plus Cortison (1 g) i. v. plus organspezifische Maßnahmen[6]
Indikation zur Langzeitmedikation	**Medikation**
• Insuffizienz der Kausaltherapie	DNCG[3] und/oder Antihistaminika[4, 5] (bei Versagen: Mometason [Nasonex®], in Ausnahmefällen Sequenzialtherapie)

[1] Otriven®, Nasivin®.
[2] Tiovalon®, Beconase®, Nasonex®, Pulmicort® Topinasal®, Allergodil®.
[3] Lomupren®.
[4] Zaditen®, Lisino®.
[5] Tavegil®.
[6] Zum Beispiel Berotec®-Spray (bei Asthma-bronchiale-Anfall), Volumensubstitution (bei anaphylaktischem Schock).

möglichst hohe Enddosis unmittelbar vor Beginn der natürlichen Allergenexposition erreicht werden sollte. Dies wird während zwei folgenden Wintern wiederholt. Die ebenfalls mögliche kosaisonale Weiterführung über 3 Jahre mit reduzierter Allergendosis bleibt dem sehr Erfahrenen vorbehalten. Perenniale Allergien, z. B. Hausstaubmilbenallergie, werden perennial hyposensibilisiert (selten!), wobei zusätzlich eine Teilkarenz eingehalten werden sollte.

Kurzzeithyposensibilisierung: Indiziert sind zugelassene subkutane Präparate, deren Gabe ca. 4 Wochen vor Beginn der Saison begonnen wird.

Sublinguale Hyposensibilisierung: Für Kinder geeignet (z. B. SLIT One Tropfen, kann Symptome reduzieren), da Injektionen entfallen.

Orale Hyposensibilisierung: Beispielsweise GRAZAX® bei Gräserpollenallergie.

Symptomatische Therapie

- **Arzneimitteltherapie:** Die Arzneimitteltherapie der allergischen Rhinitis (Tab. 14.3-5) wird nach insuffizienter oder bei nicht möglicher oder nicht ausreichender kausaler Behandlung eingeleitet. Die Medikamente hemmen Synthese, Freisetzung oder Bindung biochemischer Mediatoren, wirken also in der biochemischen Phase nach der allergischen Sofortreaktion.
  Bei akut auftretenden Krankheitserscheinungen werden initial für 8 Tage abschwellende Nasentropfen sowie zusätzlich für die Dauer der Beschwerden ein topisch wirksames Cortisonderivat, z. B. Mometason (Nasonex®, 2 × 1 Sprühstoß, Flutide® Nasal, 1 × 1 Sprühstoß) oder ein topisches Antihistaminikum (Azelastin, Allergodil®, 2 × 1 Sprühstoß/d) verordnet.
  Bei bekannter saisonaler Allergie sollte ca. 14 Tage vor Beginn der Allergiesaison mit protektiven Substanzen wie DNCG (z. B. Intal® oder Lomupren®, 4 × 1 Sprühstoß/d in jede Nasenseite) oder mit Antihistaminika (z. B. topisch: Azelastin, Allergodil®, 2 × 1 Sprühstoß/d; systemisch: Lisino®, 1- bis 2-mal 1 Tbl./d) behandelt werden. Bei Versagen oder unzureichender Wirkung kann zusätzlich Mometason (z. B. Nasonex®, Flutide® Nasal) verordnet werden.
- **Operative Zusatztherapie:** Pathologisch-anatomische Veränderungen der Nase (Septumdeviation, Muschelhyperplasie, Polypen) können die allergisch bedingte Behinderung der Atmung verschlimmern. Deren operative Beseitigung kann wesentlich zum Behandlungserfolg beitragen.
  Notfalltherapie bei Anaphylaxie s. Kap. 1.3, Abschn. Anaphylaktischer und anaphylaktoider Schock, S. 8.

Meth. 14.3-1 Klassische Hyposensibilisierung

Die Gabe der Allergenextrakte erfolgt bei den meisten Präparaten in 7- bis 14-tägigen Abständen in aufsteigender Dosierung. Die Injektion wird subkutan durch den Arzt an der Streckseite des Oberarms etwa eine Handbreit oberhalb des Olekranons nach Aspiration in zwei Ebenen durchgeführt, wobei eine intravasale Injektion unbedingt vermieden werden muss. Im Anschluss an die Injektion folgt eine 30-minütige Nachbeobachtungsphase im Hinblick auf Lokal- und Allgemeinreaktionen, die gegebenenfalls zu behandeln sind (Tab. 14.3-6). Die Möglichkeit zur Behandlung eines allergischen Schocks sollte gegeben sein.

Vor jeder neuen Injektion ist eine Zwischenanamnese zur Erfassung von Kontraindikationen (Tab. 14.3-7) zu erheben und der Patient nach der Verträglichkeit der vorangegangenen Spritze sowie akuten Infekten zu fragen. Akute eitrige oder fieberhafte Infekte erfordern den Verzicht auf die Injektion.

Therapie mit Anti-Immunoglobulin-E-Antikörpern (Anti-IgE-Antikörper) (L. Klimek)

- **Bei persistierender IgE-vermittelter saisonaler und perennialer allergischer Rhinitis:** Behandlungsversuch mit Omalizumab.
- **Bei IgE-vermittelter (Typ I) nasaler Allergie mit schwergradiger bronchialer Beteiligung:** Zusatztherapie mit Omalizumab.
- **Bei hochgradig sensibilisierten Patienten, bei polysensibilisierten Patienten oder Typ-I-vermittelten Nahrungsmittelallergien:** Behandlungsversuch mit Omalizumab in Kombination mit spezifischer Immuntherapie.
- **Funktionsweise:** Omalizumab ist ein rekombinanter, aus DNA abgeleiteter, humanisierter monoklonaler Antikörper, der selektiv an das menschliche Immunglobulin E (IgE) bindet und so dessen Bindung an den hochaffinen FcεRI-Rezeptor verhindert, wodurch die Menge an freiem IgE reduziert wird. Dieses steht somit zur Bindung auf Mastzellen und Basophilen nicht mehr zur Verfügung und das Auslösen der allergischen Kaskade unterbleibt.
  IgE-Antikörper binden bei allergischen Reaktionen an den hochaffinen IgE-Rezeptor (FcεRI) auf Mastzellen. Mastzellen und Basophile exprimieren beide den FcεRI-Rezeptor. Die Expression von FcεRI auf Basophilen korreliert gut mit den Serum-IgE-Spiegeln. Es konnte nun gezeigt werden, dass die FcεRI-Expression auf zirkulierenden Basophilen signifikant um 99 % reduziert werden kann, wenn die Serumspiegel von IgE über eine 90-tägige Therapiephase mit Omalizumab gesenkt werden.
- **Prognose:** In großen Phase-III-Studien konnte die Wirksamkeit von Omalizumab bei der saisonalen und perennialen Rhinitis allergica hinsichtlich einer Symptomreduktion und Verbesserung der Lebensqualität nachgewiesen werden.
  Bei Asthma bronchiale zeigte Omalizumab gute Ergebnisse hinsichtlich einer Reduktion der Symptomatik, des Medikamentenverbrauchs und der asthmaassoziierten Lebensqualität, insbesondere auch bei Stadium-4-Asthmatikern nach Kriterien der Global Initiative for Asthma (GINA). Die Vermeidung schwerwiegender Asthmaexazerbationen hat sich als ein wesentlicher Pluspunkt der Anti-IgE-Behandlung bei schwergradigem Asthma bronchiale herauskristallisiert. Hierbei konnten sowohl die Asthmaexazerbationsrate als auch die Anzahl an Notfallbehandlungen um ca. 40–50 % reduziert werden. Daher wurde in Deutschland die Anwendung von Omalizumab als „Add-on-Therapie“ für diese Patientengruppe als aktuell gültige Zulassungsindikation gewählt.

14

Prognose

Bei korrekter Durchführung sind bei der saisonalen Rhinitis Therapieerfolge in 60–90 % der Fälle zu erzielen.

Eosinophile Rhinitis, NARES

Die unter dem non-allergischen rhinitischen eosinophilen Syndrom (NARES) leidenden Patienten klagen infolge nasaler Hyperreaktivität (s.o.) wechselnd über wässrige Nasensekretion und eventuell über Obstruktion (besonders im Falle von Polypen). Anfallsartige Niesattacken sind möglich. Bei der histologischen Untersuchung des Nasensekrets und der Schleimhaut fällt eine ausgeprägte Eosinophilie auf. Serologisch lassen sich keine pathologischen IgE-Antikörper finden, Prick-Testungen mit den üblichen Inhalationsallergenen sind meist negativ oder, falls positiv, ohne klinischen Bezug. Auch Nasenpolypen zeigen häufiger eine Gewebseosinophilie. Unklar ist, ob eine nasale Eosinophilie bei Analgetika-Pseudoallergie (s.u.) eine Unterform des NARE-Syndroms ist.

Tab. 14.3-6 Nebenwirkungen der Hyposensibilisierung.

- übersteigerte Lokalreaktion
- milde Allgemeinreaktion
- starke Allgemeinreaktion
- anaphylaktischer Schock

Vorsorge: griffbereite Schockapotheke, Intubationsmöglichkeit

Tab. 14.3-7 Wichtigste Kontraindikationen gegen Dosissteigerung.[1]

- übersteigerte Lokalreaktion
- Allgemeinreaktion
- Injektionsintervall zu lang
- Zunahme der natürlichen Allergenexposition
- interkurrente Erkrankung:
  - Infekte
  - schwere Entzündungen
  - Immunerkrankungen
  - Kontraindikationen gegen Immuntherapie
- neue Allergenextraktflasche

[1] Die Kontraindikationen gegen eine Dosissteigerung während einer Hyposensibilisierungstherapie werden durch eine regelmäßige, sorgfältige Zwischenanamnese vor jeder Injektion erkannt. Je nach Situation wird die Dosis nicht weiter gesteigert, sondern gesenkt oder die Behandlung wird unterbrochen.

Therapie

Die eosinophile Rhinitis spricht gut auf topische Cortisonderivate an (Mometason, Nasonex®, 1 × 2 Sprühstöße/d pro Nasenseite; Fluticason, Flutide® Nasal, 1 × 1 Sprühstoß/d; Beclometason, Beconase®, 4 × 1 Sprühstoß/d; Tixocortol, Tiovalon®, 2 × 1 Sprühstoß/d; Budesonid, Pulmicort® Topinasal®, 2 × 1 Sprühstoß/d), sodass sich sehr kleine eosinophile Polypen unter dieser Therapie verkleinern können. Auch Ketotifen (Zaditen®, 2 × 1 Kps./d) kann versuchsweise verabreicht werden, wobei diese Therapie mindestens 4 Wochen über das Sistieren aller Symptome hinaus fortgeführt werden sollte.
Da der Mastzellstabilisator Dinatriumcromoglycat (DNCG) kaum Wirkung zeigt, ist die Vermutung gerechtfertigt, dass die Gewebseosinophilie nicht mastzellabhängig ist. Bei sonstigen Polypen sind eine Polypektomie aus der Nase und befallenen Nasennebenhöhlen sowie eine Sequenzialtherapie zur Nachbehandlung indiziert (s. Kap. 14.4, Abschn. Entzündungen, S. 280).

Nasale Mastozytose

Die Symptomatik der nasalen Mastozytose besteht als Ausdruck nasaler Hyperreaktivität aus Rhinorrhö und nasaler Obstruktion. Niesanfälle sind eher die Ausnahme. In seltenen Fällen können Halbseitenkopfschmerzen (Bing-Horton-Syndrom) auftreten, wobei die akuten Symptome insbesondere durch Histaminliberatoren wie Alkohol, bestimmte Medikamente oder physikalische Noxen wie Farben, Parfüm oder kalte trockene Luft ausgelöst werden. Im Gegensatz zur eosinophilen Rhinitis können diese Beschwerden bereits im Kindesalter auftreten.
Augensymptome treten im Rahmen der Conjunctivitis gigantopapillaris auf und haben ihre Ursache in einer Unverträglichkeit gegenüber Kontaktlinsen. Histologisch findet sich eine starke Vermehrung der Mastzellen in der Nasenschleimhaut.

Therapie

Die symptomatische Behandlung kann mit einem topischen Antihistaminikum (Azelastin, Allergodil®, 2 × 1 Sprühstoß/d) oder DNCG (z. B. Lomupren®, 4 × 1 Drg./d) erfolgen. Weiterhin sollten Histaminliberatoren wie Tomaten, Käse, Alkohol ebenso wie physikalische, chemische und thermische Irritationen gemieden werden.

Pseudoallergische Rhinitis, Analgetika-Pseudoallergie (sog. Analgetikaintoleranz), Asthma-Trias

Pseudoallergien der Nasenschleimhaut zeigen das klinische Bild einer Allergie. Es handelt sich um nasale Hyperreaktivitäten (daher Symptome wie eine Allergie) unterschiedlicher Genese, die auf einen exogenen Stimulus (scheinbares Allergen) manifest werden. Ein immunologischer, an eine Sensibilisierung gebundener Reaktionsablauf fehlt allerdings, sodass tatsächlich keine Allergie vorliegt. Bei einer Acetylsalicylsäure-Pseudoallergie ist beispielsweise eine Hemmung der Cyclooxygenase mit nachfolgender Verschiebung des Gleichgewichts der Prostaglandinsynthese und der Leukotriene ursächlich.

Tab. 14.3-8 Pharmaka, die anaphylaktoide pseudoallergische Reaktionen auslösen können.

- nichtsteroidale Analgetika (z. B. Acetylsalicylsäure)
- Lokalanästhetika (z. B. Procain, Lidocain, Tetracain)
- Barbiturate (z. B. Thiopental, Thiobutabarbital)
- Opiate (z. B. Morphin, Fentanyl, Droperidol)
- i. v. Anästhetika (z. B. Propanidid, Ketamin, Althesin)
- Muskelrelaxanzien (z. B. Succinylcholin, Pancuronium)
- kolloidale Volumenersatzmittel (z. B. Dextrane, Hydroxyethylstärke, Humanalbumin)
- Röntgenkontrastmittel (z. B. Amidotrizoesäure, Iotalaminsäure)
- Antibiotika (z. B. Penicillin, Polymyxin)

Pseudoallergische Reaktionen folgen häufig auf die Gabe nichtsteroidaler Analgetika, Lokalanästhetika, Anästhetika und Muskelrelaxanzien, von Röntgenkontrastmitteln, Fluorescein, Plasmaproteinen und Antibiotika (Tab. 14.3-8). Besteht eine Eosinophilie, handelt es sich möglicherweise um ein NARE-Syndrom (s. o.).
Asthma-Trias: Bei Patienten mit Nasenpolypen und Asthma bronchiale liegen in 30–40 % der Fälle pseudoallergische Reaktionen auf nichtsteroidale Analgetika oder den Lebensmittelfarbstoff Tartrazin vor. Auch eine Reaktion in Form von Urtikaria oder Angio-Ödemen (s. a. Quincke-Ödem des Kehlkopfes, Kap. 17, Abschn. Entzündungen, Laryngopathien, S. 371) ist möglich.

Therapie

Karenz: Alle möglicherweise eine Pseudoallergie auslösenden Medikamente sollten gemieden werden. Bei Aspirin-Pseudoallergie kann beispielsweise versucht werden, Acetylsalicylsäure durch Paracetamol (z. B. Paracetamol-CT 500) zu ersetzen. Da Patienten mit Analgetika-Pseudoallergie gehäuft auch auf Lokalanästhetika, Narkotika und Kontrastmittel reagieren, ist vor Operationen eine Medikamententestung durch den Dermatologen, eventuell zusätzlich mit Histaminfreisetzungstest und RAST, zu empfehlen, um so gefährdende Medikamente meiden zu können. Das Testergebnis bietet jedoch keinen sicheren Schutz vor Komplikationen.
Präoperativ kann eine H_1- und H_2-Rezeptorblockade mit Antihistaminika (Clemastin, Tavegil®, und Cimetidin, Tagamet®, Cetirizin HEXAL®) durchgeführt werden. Diese

Tab. 14.3-9 Ursachen des Nasenblutens.

Lokale Ursachen
• Verletzungen („Mikrotrauma" am Locus Kiesselbachi, Nasenbein-, Nasenscheidewandfraktur, Mittelgesichts-, Rhinobasisfraktur • Spontanblutung Locus Kiesselbachi, Morbus Osler • Rhinitis sicca anterior • Septumperforation • Fremdkörper, Rhinolith • benigne und maligne Tumoren (z. B. juveniles Nasenrachenfibrom, Adenokarzinom, Leukose) • blutender Septumpolyp (teleangiektatisches Granulom) • konstitutionelle Faktoren
Systemische Ursachen
• Infektionskrankheiten (z. B. Masern, Grippe) • Gefäß- und Kreislaufkrankheiten (z. B. Arteriosklerose, arterielle Hypertonie, Morbus Osler-Rendu-Weber) • endokrine Ursachen (z. B. Phäochromozytom, Schwangerschaft) • hämatologische Erkrankungen: – Thrombopathien (z. B. Morbus Werlhof) – Koagulopathien (z. B. Faktor-VIII-Mangel) – Vasopathien (z. B. Purpura Schoenlein-Henoch, Morbus Osler-Rendu-Weber) • Stoffwechselstörungen (z. B. Urämie)

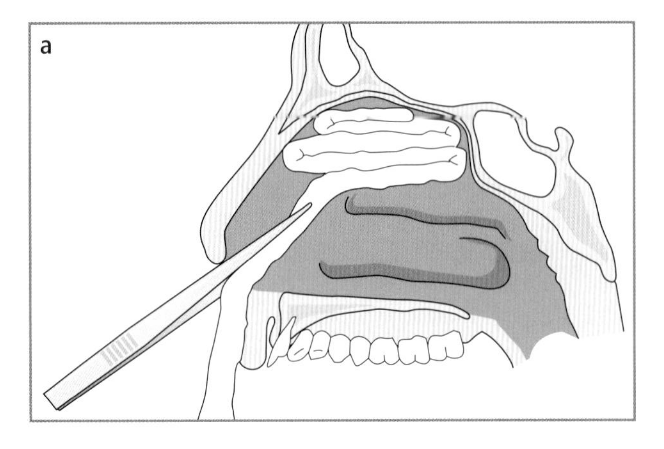

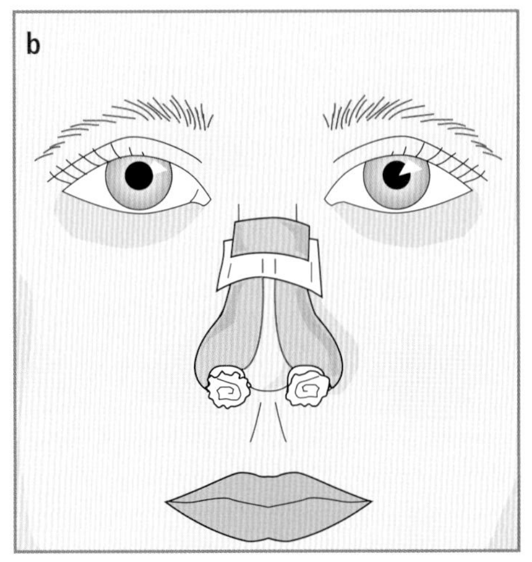

Abb. 14.3-5 Vordere Nasentamponade. **a** Einlegen einer vorderen Nasentamponade aus Salbenstreifen schichtweise. **b** Die Enden sind mit Fäden (rot) armiert und auf dem Nasenrücken fixiert.

Vorsorge ist insbesondere bei Kranken mit Asthma-Trias zu empfehlen, da diese wegen Polyposis der Nase und der Nasennebenhöhlen (s. Kap. 14.4, Abschn. Entzündungen, S. 280) operiert werden müssen.

Nasenbluten (Epistaxis)

P. K. Plinkert

Nasenbluten ist keineswegs immer ein harmloses Ereignis. Es kann als sogenanntes „unstillbares" Nasenbluten zu lebensbedrohlichen Zuständen führen und ist dann nur durch ein rasches Eingreifen zu beherrschen. Unterschieden werden lokale Blutungsquellen (Läsionen am Locus Kiesselbachi, gutartige Tumoren, z. B. juveniles Nasenrachenfibrom, Malignome, Traumata, Rhinitis sicca anterior, Septumperforation) und systemische Blutungsursachen (arterielle Hypertonie, Arteriosklerose, hämorrhagische Diathese, Morbus Osler, Leberinsuffizienz, Markumarisierung, Infektionskrankheiten; s. Tab. 14.3-9).

Therapie

Erstmaßnahmen: Indiziert ist die Kompression des Locus Kiesselbachi bds. durch Zusammendrücken der Nasenflügel mit Daumen und Zeigefinger für 5 Minuten. Der Kopf ist nach vorn geneigt. Das Blut lässt man zum Mund heraustropfen, damit es nicht verschluckt wird.

Bei leichten Blutungen: Man bringt einen Wattebausch, getränkt mit Privin® (1 : 1000)/Pantocain® (2 %), in die Nasenhaupthöhle ein. Die herbeigeführte Vasokonstriktion führt in vielen Fällen bereits zu einer Blutstillung. Nach 5 Minuten wird der Wattebausch entfernt. Die Oberflächenanästhesie dient gleichzeitig der Vorbereitung weiterer Lokalmaßnahmen. Steht die Blutung, so muss die Ursache abgeklärt und behandelt werden. Besteht keine spezifisch zu behandelnde Ursache, so sollte der Patient die Nasenschleimhaut für 1–2 Wochen mit Privin-haltiger Nasenemulsion (s. Rp. 14.3-5, S. 232, und Rp. 14.3-7, S. 245), 4 × ½ Pipette/d, pflegen.

Steht die Blutung nicht oder nur fraglich: Es kann bei einer Blutung aus dem Locus Kiesselbachi eine gezielte Elektrokoagulation durchgeführt werden. Steht eine Elektrokoagulation nicht zur Verfügung, erfolgt eine lokale Verätzung mit Silbernitrat (5–15 %). Zu beachten ist, dass eine

Verätzung niemals beidseits an korrespondierenden Stellen des Septums in einer Sitzung erfolgen sollte. Zu groß ist hierbei die Gefahr einer Septumperforation, die wiederum Ausgangspunkt einer Blutung sein kann. Ferner sollte niemals Eisenchlorid-haltige, sogenannte blutstillende Watte verwendet werden. Diese führt zu ausgedehnten, flächenförmigen Verätzungen mit konsekutiver Narbenbildung und Perforationsgefahr.

Bei schwerer Blutung oder wenn die Blutung durch die bisherigen Maßnahmen nicht zum Versiegen gebracht werden konnte: Es wird eine beidseitige, vordere Nasentamponade mit einem Salbenstreifen (1 m × 1 cm) gelegt (Abb. 14.3-5). Der Salbenstreifen wird mäanderförmig von hinten nach vorn oder von oben nach unten in die Nasenhöhle eingelegt. Als Widerlager sollte die kontralaterale Seite gleichermaßen tamponiert werden, auch wenn sie nicht blutet. Die Tamponade ist außen an der Nase zu fixieren, um eine Aspiration zu vermeiden. Alternativ können auch mit Salbe versehene Fingerlingstamponaden eingebracht werden.

Bei **persistierender Blutung** aus den dorsalen Abschnitten der Nase ist zusätzlich zur vorderen Nasentamponade noch eine hintere Nasentamponade erforderlich. Hierzu wird beidseits je ein Doppelballonkatheter (z.B. Xomed Epistat®; Pneumatischer Nasentubus [nach Masing] Rüsch®) von vorn durch die Nasenhaupthöhlen bis zum Nasopharynx eingeschoben und aufgeblasen (vor Einführen prüfen, ob Ballons aufblasbar und dicht sind!) (Abb. 14.3-6). Wegen der Gefahr z. T. beträchtlicher Schleimhautschäden sollten die Doppelballonkatheter nach spätestens 4–5 Tagen entfernt werden.

Führt die **Ballontamponade nicht zur Blutstillung** oder liegt eine **extrem starke Blutung** vor (z.B. bei einer Mittelgesichts-Rhinobasisfraktur; s. Kap. 14.1, Abschn. Verletzungen, thermische Schäden, S. 206), so muss eine Bellocq-Tamponade (in Narkose) eingeführt werden (Abb. 14.3-7). Da das Einbringen dieser Tamponade für den Patienten sehr belastend ist, sollte sie möglichst nicht in Lokalanästhesie, sondern in Narkose gelegt werden. Der Gaze- oder Schaumstofftampon der Bellocq-Tamponade sollte etwa die Größe des Daumenendgliedes des Patienten haben und wird transoral in den Epipharynx eingeführt. Er wird durch zwei transnasale Fäden, die vor dem Nasensteg (Kompresse zum Schutz vorher auf Nasensteg) verknüpft werden, gesichert. Hierbei sollte darauf geachtet werden, dass die Fäden keinesfalls an der Columella oder am Nasenflügel einschneiden, da es hierdurch zu Nekrosen, Superinfektionen und unschönen Narben kommen kann. Ein dritter Faden wird transoral belassen (mit Pflaster auf Wange befestigen) und erleichtert die spätere Entfernung der Tamponade (s. Abb. 14.3-7d).

Führen die **Tamponaden zu einer Blutstillung,** so werden sie routinemäßig 4 Tage belassen. In dieser Zeit wird nach den möglichen extranasalen Blutungsursachen (s. Tab. 14.3-9) gefahndet. Zusätzlich erfolgt eine Antibiotikaprophylaxe mit Cotrimoxazol (z.B. Cotrim-forte-ratiopharm®, 2 × 1 Tbl./d; Eusaprim® forte, 2 × 1 Tbl./d) oder alternativ mit Clindamycin (Sobelin® 300, 3- bis 4-mal 1 Hartkps./d). Wird die Tamponade nach 4 Tagen gezogen, so wird die Ursachendiagnostik weitergeführt, indem vor allem endoskopiert wird. Als lokale Nachbehandlung der Schleimhaut ist Nasenemulsion mit Privin® (Rp. 14.3-7, S. 245; 4 × ½ Pipette/d) für 3 Wochen zu empfehlen. Daran kann sich eine 3- bis 4-wöchige Therapie mit Glucose-Nasenemulsion (s. Rp. 14.3-5, S. 232; 2 × ½ Pipette/d) anschließen.

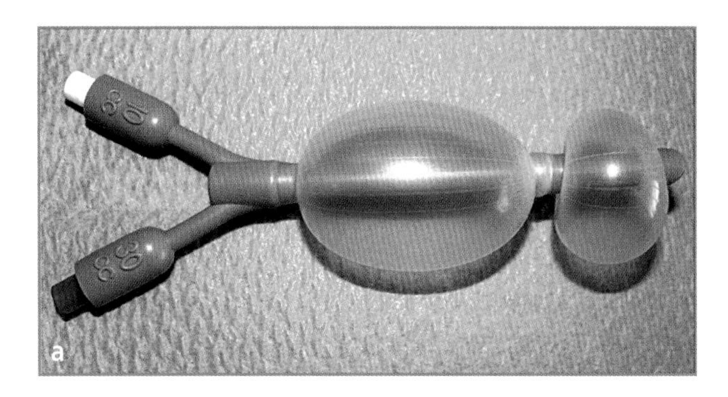

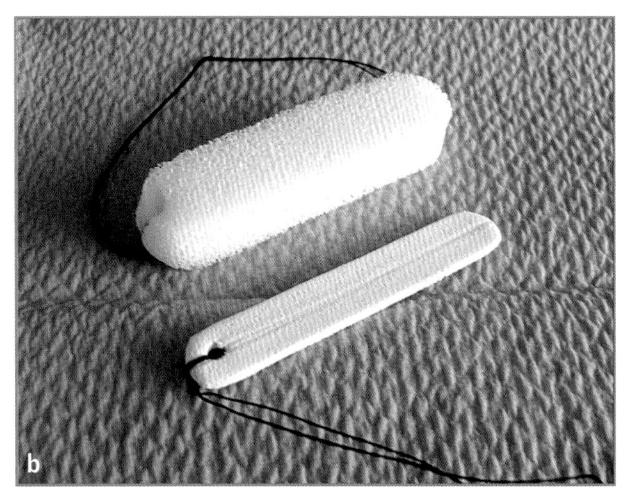

Abb. 14.3-6 **a** Aufblasbare Nasentamponade. **b** Merocel-Tamponade.

Bei Sekundärinfektion am Naseneingang: Der Haltefaden wird gelockert und es erfolgt eine Lokalbehandlung mit Antibiotika-haltiger Salbe (z.B. Aureomycin® Salbe).

Prognose

Bei adäquater Therapie gut. Sekundär kann es durch die Tamponade zu einer Sinusitis (s. Kap. 14.4, Abschn. Entzündungen, S. 269) und/oder einem Paukenerguss (s. Kap. 8, Abschn. Tubenventilationsstörungen, S. 88) kommen.

Cave: Der Haltefaden kann an Columella oder Nasenflügel einschneiden!

Prophylaxe

Bei einer Bellocq-Tamponade sollte vor dem Verknoten der transnasal ausgeleiteten Haltefäden eine kleine Kompresse schützend vor die Columella gelegt werden.

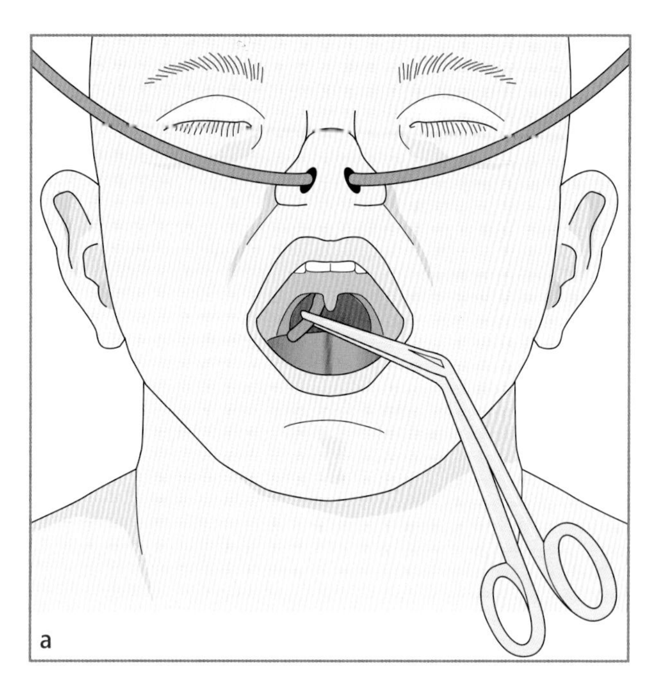

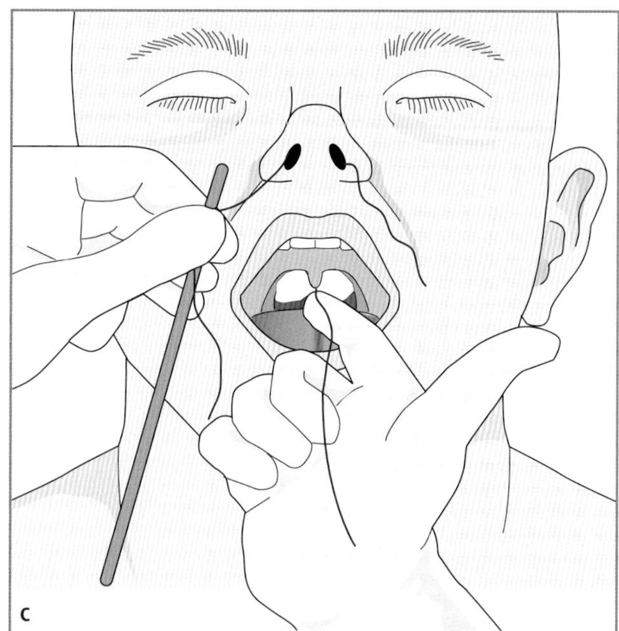

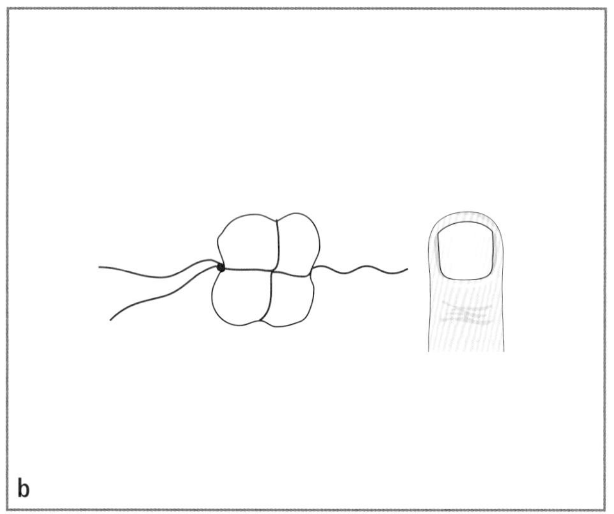

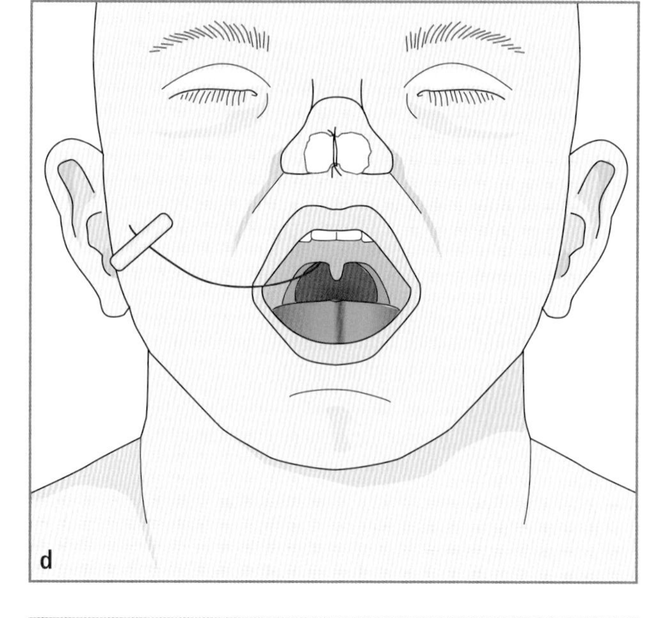

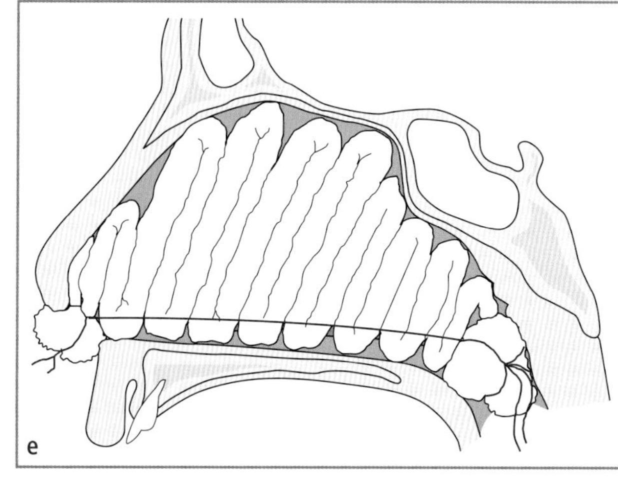

Abb. 14.3-7 Nasentamponade nach Bellocq. **a** Flexible Gummischläuche (z. B. Absaugkatheter) werden durch den unteren Nasengang in den Nasopharynx und von dort in den Oropharynx geschoben. Das Ende wird mit einer Zange gefasst und aus dem Mund geführt. **b** Herstellung der Tamponade. Dabei wird die eine Seite der daumenendgliedgroßen Tamponade (mit Patientendaumen vergleichen) mit zwei Fäden und die andere mit einem Faden armiert. **c** Die beiden Fäden der Tamponade werden jeweils an das Ende eines aus dem Nasopharynx ragenden Gummischlauchs geknüpft. Durch Zug an den Gummischläuchen wird die Tamponade in den Nasopharynx verlagert und mit dem Zeigefinger in die korrekte Position gebracht. **d** Die beiden nasalen Fäden werden vor dem Nasensteg über einem Tupfer verknüpft. Zum leichteren Entfernen wird der dritte Faden von der Tamponade zum Mund herausgeführt und mit Pflaster an der Wange fixiert. **e** Ansicht der Tamponade nach Bellocq in ihrer endgültigen Lage, mit einer zusätzlichen vorderen Nasentamponade aus Salbenstreifen, im medianen Sagittalschnitt.

Rp. 14.3-7 Nasenemulsion mit Naphazolin

Otriven	10,0 g
Glucose	5,0 g
Eucerin anhydr.	20,0 g
Menthol	0,1 g
Neutralöl	64,7 g
Soja Lecithin (enthält GVO)	0,2 g

MDS Nasenemulsion mit Pipette
Vor Gebrauch schütteln!
Nicht unter 15 °C lagern!

Unstillbares Nasenbluten

Führen auch Bellocq-Nasentamponaden nicht zum Blutungsstillstand, so liegt ein sogenanntes „unstillbares" Nasenbluten vor (Abb. 14.3-8).

Therapie

Gefäßunterbindung, Embolisation: Die unterschiedliche arterielle Versorgung der einzelnen Nasenabschnitte über das Stromgebiet der Carotis interna oder externa erfordert die Lokalisation der Blutungsquelle in der Nasenhaupthöh-

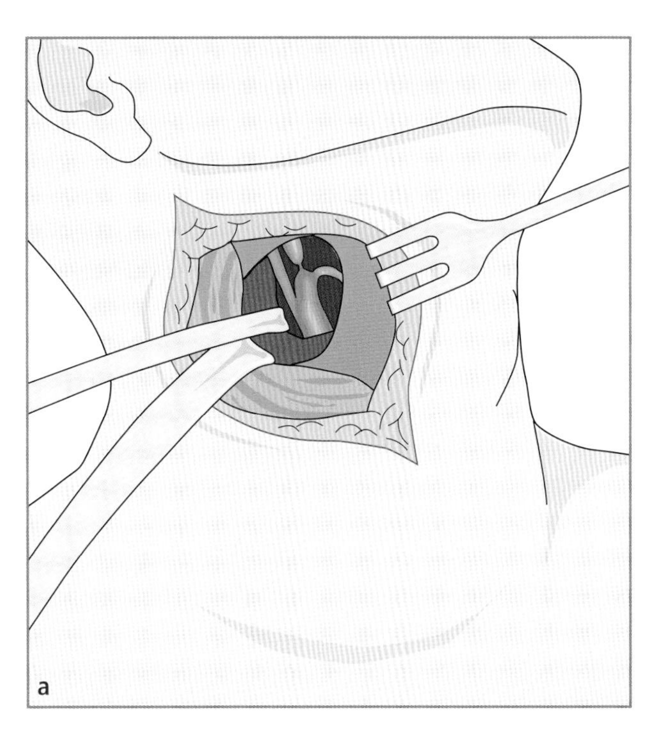

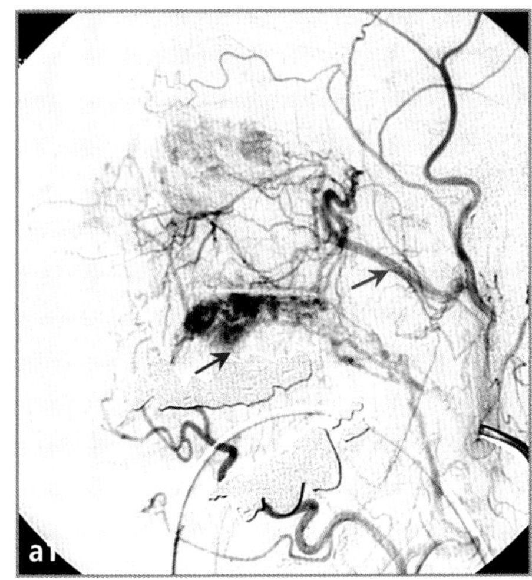

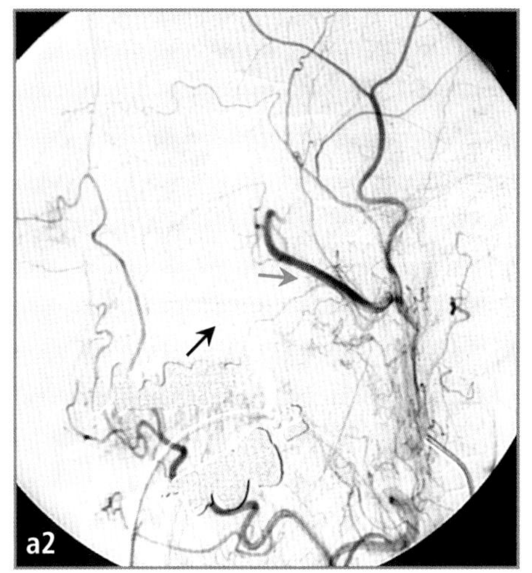

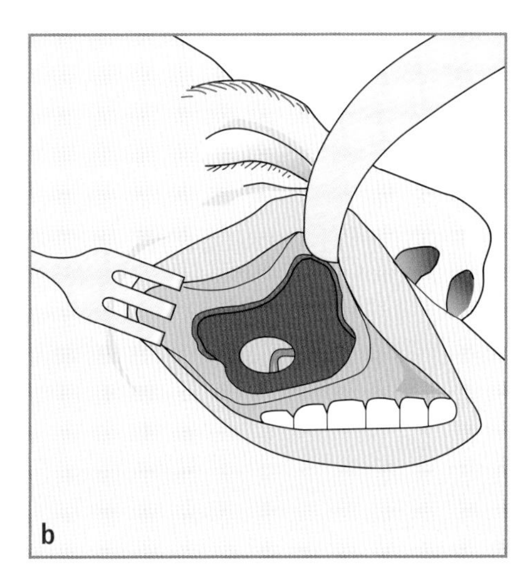

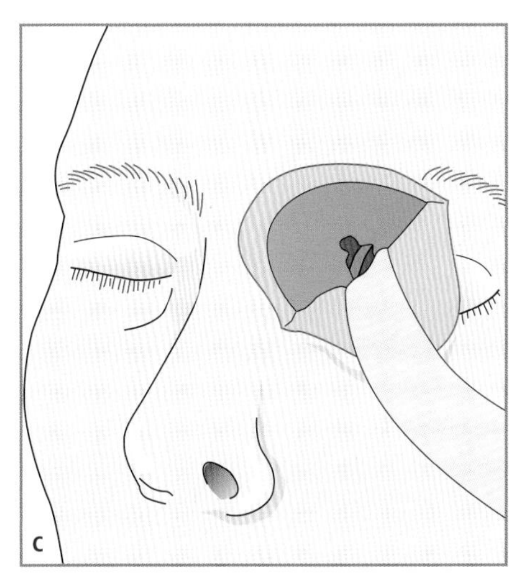

Abb. 14.3-8 Unstillbares Nasenbluten. **a** Ligatur der A. carotis externa distal des Abgangs der A. thyreoidea superior; (1) ACE prä Embol (roter Pfeil: A. maxillaris interna prä Embol; blauer Pfeil: noch darstellbares Kapillargeflecht); (2) ACE post Embol (grüner Pfeil: A. maxillaris interna post Embol; schwarzer Pfeil: nicht mehr durchblutetes Kapillargeflecht post Embol). **b** Unterbindung der A. maxillaris in der Fossa pterygopalatina. **c** Clippen der A. ethmoidalis.

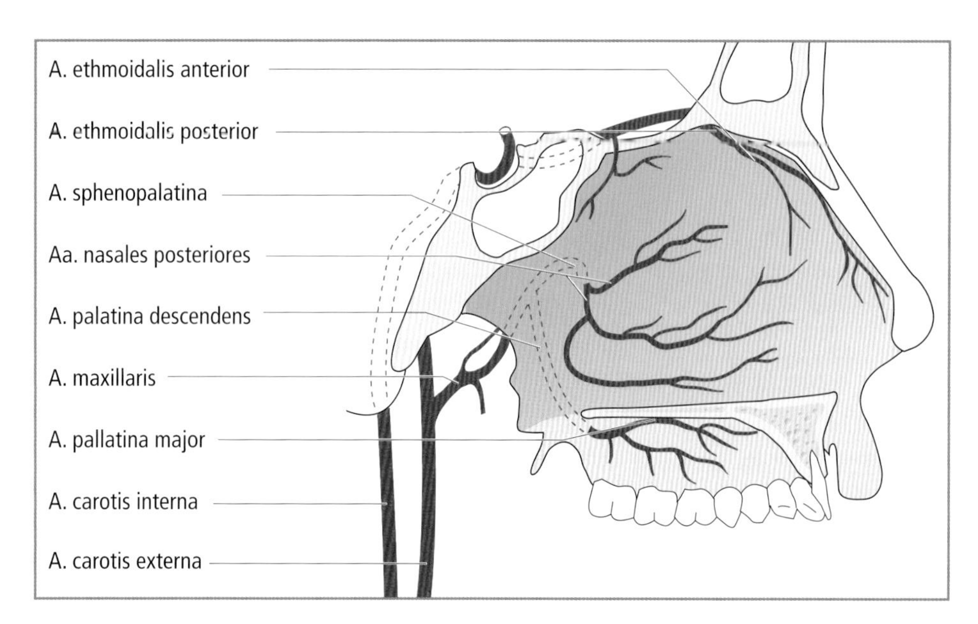

Abb. 14.3-9 Blutversorgung der lateralen Nasenwand über das Stromgebiet der A. carotis externa (kaudal) und interna (kranial).

le. Die mittlere Muschel wird von zahlreichen Autoren als Trennungslinie dieser beiden Systeme angegeben (Abb. 14.3-9). Bei Epistaxis im Versorgungsbereich der A. carotis externa (unterhalb der mittleren Muschel) ist die Koagulation der Arteria sphenopalatina durchzuführen. Bei persistierender Blutung kann eine Unterbindung der A. maxillaris nahe am Blutungsort oder der A. carotis externa oberhalb des Abgangs der A. thyreoidea superior erfolgen (s. Abb. 14.3-8). Alternativ zur Gefäßunterbindung kann auch eine interventionelle Angiographie mit Embolisation durchgeführt werden.
Blutungen kranial der mittleren Muschel, also aus dem Versorgungsgebiet der Aa. ethmoidales aus dem Carotis-interna-Stromgebiet werden durch Unterbindung oder Clippung der Aa. ethmoidales vor ihrem Eintritt in das Siebbeinzellsystem an der medialen Orbitawand gestillt (s. Abb. 14.3-8).
Bei Morbus Osler: Behandlungsversuch mittels flächiger Argon-Plasma-Koagulation mit anschließender Instillation von Bepanthen® Salbe, 5 ml/d für 14 Tage; ggf. wiederholen.

Prognose

Eine exakte Lokalisation der Blutungsquelle vorausgesetzt, erweist sich die Gefäßunterbindung als sehr wirksame Maßnahme. In Ausnahmefällen kann es jedoch durch reichliche arterielle Kollateralen auch nach erfolgter Gefäßligatur zu einer persistierenden Blutung kommen, sodass gegebenenfalls weitere Gefäßunterbindungen erforderlich werden.

Ursachen des Nasenblutens

Wichtige Ursachen des Nasenblutens sind in Tabelle 14.3-9 (S. 242) dargestellt. Sie müssen während der Zeitdauer der Nasentamponade (z. B. Hypertonie, Gerinnungsstörungen) bzw. nach Entfernung der Nasentamponaden (z. B. Tumoren, Endoskopie, ggf. CT) abgeklärt werden.

Therapie

Indiziert ist die Behandlung der lokalen und symptomatischen Ursache. Bei Hypertonie und Gerinnungsstörung sollte die Behandlung vor Entfernung der Tamponade (also innerhalb von 3 bis 4 d) den Blutdruck gesenkt bzw. die Gerinnung verbessert haben.

Riechstörungen, Hyposmie, Anosmie

Einer Riechstörung können zahlreiche entzündliche, toxische, tumoröse oder traumatische Ursachen in der Peripherie oder entlang der Riechbahn zugrunde liegen. Das Behandlungskonzept richtet sich nach der jeweiligen Grundkrankheit (Tab. 14.3-10, Tab. 14.3-11).

Mechanische Verlegung der Nasenluftpassage (konduktorische Riechstörung)

Therapie

Bei Septumdeviation: Septumkorrektur nach Cottle (s. Abschn. Septumpathologien, S. 248).
Bei Schwellung der Nasenschleimhaut: Behandlung der Grunderkrankung (z. B. Infektion, Allergie, Hyperreaktivität), ansonsten Nasenmuschelkaustik oder Conchotomie (s. Abschn. Septumpathologien, S. 248).
Bei Polyposis nasi: Endonasale Nasennebenhöhlensanierung und konservative Nachbehandlung (s. Kap. 14.4, Abschn. Entzündungen, S. 280).
Bei Concha bullosa: Endoskopische oder mikroskopische Resektion der lateralen Wand der mittleren Muschel und

Tab. 14.3-10 Terminologie zu quantitativen und qualitativen Veränderungen des Riechvermögens (nach: Hüttenbrink KB et al. Riechstörungen. In: Ganzer U, Arnold W [Hrsg]. AWMF-Leitlinie HNO. 2004).

Riechstörung (Dysosmie)	Definition
Quantitativ	
Hyperosmie	Überempfindlichkeit
Normosmie	normale Empfindlichkeit
Hyposmie	verminderte Empfindlichkeit
Anosmie (funktionelle Anosmie, spezifische Anosmie)	• komplette Anosmie: vollständiger Verlust des Riechvermögens; kein Restriechvermögen nachweisbar • funktionelle Anosmie/Ageusie: sehr deutliche Einschränkung des Riechvermögens, beinhaltet sowohl den kompletten Verlust als auch das Vorhandensein einer geringen Restwahrnehmung • partielle Anosmie: im Vergleich zur Allgemeinbevölkerung deutlich verminderte Sensibilität gegenüber einem bestimmten Duftstoff/einer Duftstoffgruppe ohne pathologische Bedeutung
Qualitativ	
Parosmie	veränderte Wahrnehmung von Gerüchen in Gegenwart einer Reizquelle
Phantosmie	Wahrnehmung von Gerüchen in Abwesenheit einer Reizquelle
Pseudosmie	fantasievolle Umdeutung eines Geruchseindrucks unter dem Einfluss starker Affekte; Krankheitswert nur im Zusammenhang mit psychiatrischer Erkrankung (Syn.: Geruchsillusion)
olfaktorische Intoleranz	übersteigerte subjektive Empfindlichkeit gegenüber Duftstoffen bei normaler olfaktorischer Sensitivität

Tab. 14.3-11 Sinunasale Ursachen einer Riechstörung (meist Interaktion zwischen chronisch entzündlichen bzw. konduktorischen Prozessen der Nase und ihrer Nebenhöhlen und der Riechleistung) (nach: Hüttenbrink KB et al. Riechstörungen. In: Ganzer U, Arnold W [Hrsg]. AWMF-Leitlinie HNO. 2004).

Entzündlich	Nicht entzündlich
• infektiös: Auftreten der Störung im Rahmen von chronischen bzw. chronisch-rezidivierenden Infektionen der Nase oder der Nasennebenhöhlen • nicht infektiös: Auftreten der Riechstörung während einer nicht infektiösen Entzündung, welche im Rahmen von Allergien, der hyperplastischen Rhinosinusitis mit Nasenpolypen, irritativ-toxisch oder postinfektiös auftreten kann (insbesondere bei Patienten mit vorbestehenden chronischen Entzündungsreaktionen in den oberen Atemwegen)	• anatomisch: besondere anatomische Gegebenheiten (z. B. intranasale Raumforderungen, Stenosen, Septumdeviationen, totale Laryngektomie) sind mögliche Ursachen der Riechstörung • kongestiv: nicht entzündliche, jedoch auch nicht anatomisch bedingte Schwellungszustände, die eine Veränderung der Riechleistung bedingen (z. B. nasale Hyperreaktivität im Rahmen einer Arzneimittelnebenwirkung, nerval-reflektorisch bedingte Kongestionen)

des Processus uncinatus (s. Kap. 14.4, Abschn. Entzündungen, S. 279).

Bei gut- und bösartigen Tumoren s. Kap. 14.4, Abschn. Tumoren, S. 286.

Störungen des Riechepithels (sensorische Riechstörung)

Therapie

Bei akuter viraler oder idiopathischer Riechstörung: Cortison in absteigender Dosierung (z. B. nach dem Stennert-Schema, Kap. 14.2, Tab. 14.2-4, S. 224) und α-Liponsäure (duralipon®, 600 mg/d).

Bei chronischer viraler oder idiopathischer Riechstörung: Versuch einer Corticoidtherapie für 2–3 Wochen in absteigender Dosis, z. B. nach dem Therapieschema nach Stennert (s. Kap. 14.2, Tab. 14.2-4, S. 224), Versuch einer Akupunktur.

Bei Rhinitis atrophicans und Ozäna: Mehrmals täglich Pflege der Nasenschleimhaut mit Salzspülungen, Salzinhalationen, Nasenemulsionen und öligen Nasentropfen, gegebenenfalls operative Verengung der Nasenhaupthöhlen (s. Abschn. Entzündungen, Rhinopathien, S. 230).

Bei endokrinen Störungen (Diabetes mellitus, Hypothyreose etc.): Behandlung des Grundleidens in Kooperation mit dem Internisten.
Bei toxischer Schädigung: Meiden der Noxe. **Cave:** Lösungsmittel, Lacke, Selenwasserstoff, Kampfgase, Benzolsäure etc. können bereits bei einmaliger Exposition eine Anosmie hervorrufen!
Bei medikamentös induzierten Störungen (Cumarine, z.B. Marcumar®; Thiamazol, z.B. Favistan®; Penicillamin, z.B. Metalcaptase®; Aminoglykosid-Antibiotika, z.B. Neomycin, Streptomycin; Phenothiazine, z.B. Neurocil®; trizyklische Antidepressiva; z.B. Tofranil®): Medikamentenanamnese(!), falls möglich Umstellung der Medikation.
Bei betagten Patienten: Vorstellung beim Neurologen/Psychiater zum Ausschluss eines Morbus Alzheimer.

Zentrale Riechstörungen

Therapie

Bei Tumoren (Olfaktoriusmeningeom, Sellatumor etc.): Operative Behandlung durch den Neurochirurgen.
Bei Rhinobasisfrakturen: In der Regel operative Versorgung der Verletzung durch den traumatologisch erfahrenen HNO-Arzt. Bei Abscherung der Fila olfactoria, z.B. auch schon bei einem stumpfen Trauma (Coup/Contrecoup), ist eine irreversible Schädigung möglich.
Bei Infektionen (Meningitis, Lues etc.): Behandlung in Kooperation mit dem Neurologen.
Häufig kommt es auch zur Anosmie nach einem **viralen Infekt**. In diesen Fällen kann ein Therapieversuch mit Cortison erfolgen (z.B. Infusionstherapie nach dem Stennert-Schema, Kap. 14.2, Tab. 14.2-4, S. 224).

Riechstörungen bei psychiatrischen Erkrankungen

Nach Ausschluss organischer Ursachen psychiatrische Exploration.

Prognose

Abhängig vom Grundleiden.

Septumpathologien

W. Gstöttner und E. Biesinger

Septumdeviation

Das Leitsymptom der Septumdeviation ist die behinderte Nasenatmung. Das knorpelige und/oder knöcherne Nasenseptum kann aus der Mediansagittalebene abweichen. Diese unterschiedlichen Formveränderungen der Nasenscheidewand werden nach ihrer Lage in den entsprechenden Regionen des Septums (I–V) eingeteilt. So kann in der Regio I die kaudale Kante des Septums luxiert oder zu lang sein. In den Regiones II (Nasenklappenregion) und III (Höhe der Nasenmuschelköpfe) können Septumverdickungen oder Septumverbiegungen, in Regio IV aufsteigende knöcherne Leisten und in Regio V ein Vomersporn vorhanden sein. Nicht alle Septumdeviationen besitzen Krankheitswert. Häufig kommt es jedoch bei ausgeprägten Septumdeviationen zur Störung der Nebenhöhlenventilation und zum Auftreten von häufigen Rhinitiden und Sinusitiden bzw. Kopfschmerzen. Die verstärkte Mundatmung kann zu chronischer Rhinopharyngitis und Schnarchen führen. Ebenso kann eine klinisch wirksame Septumdeviation Ursache für eine Tubenventilationsstörung (s. Kap. 8, Abschn. Tubenventilationsstörungen, S. 88) mit allen Folgen für das erkrankte Ohr sein. Häufig geht die Nasenseptumdeviation mit einer Nasenmuschelhyperplasie einher, welche ihrerseits zu einer zusätzlichen Beeinträchtigung der Nasenatmung führt.

Therapie

Plastische Nasenscheidewandkorrektur nach Cottle (Abb. 14.3-10): Unter Schonung der Septumschleimhaut wird nach doppelseitiger oberer und gegebenenfalls unterer Tunnelung der Knorpel und Knochen der Regiones I–V begradigt. Resektionen werden dabei nur sehr zurückhaltend durchgeführt, unter Umständen muss Knorpel in den Regiones I und II ersetzt werden, um Deformierungen vorzubeugen. Bei voluminösen Nasenmuscheln muss die Nasenscheidewandkorrektur meist mit einer Verkleinerung der Nasenmuscheln (Conchotomie, Turbinoplastik) kombiniert

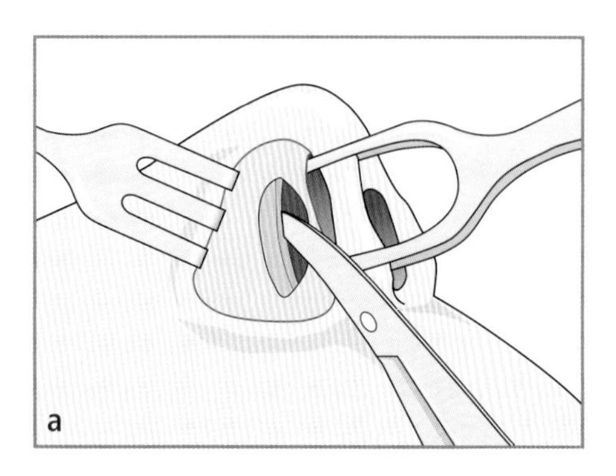

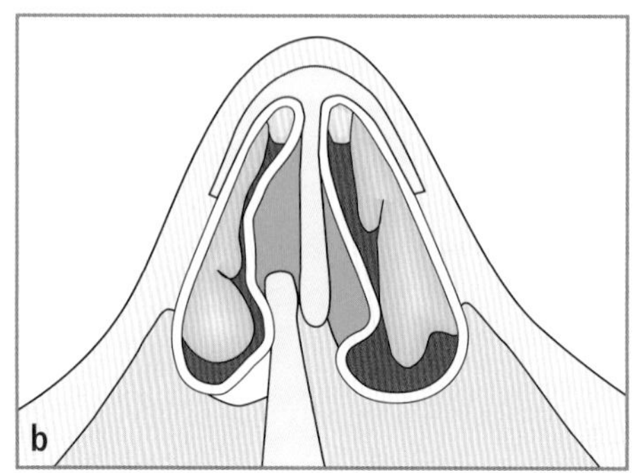

Abb. 14.3-10 Septumplastik nach Cottle. **a** Über einen Nasenvorhofschnitt (Hemitransfixionsschnitt) hinter der Septumvorderkante wird der Septumknorpel dargestellt. **b** Nach Bildung eines subperichondralen Schleimhauttunnels können die deviierten Knorpelanteile korrigiert werden.

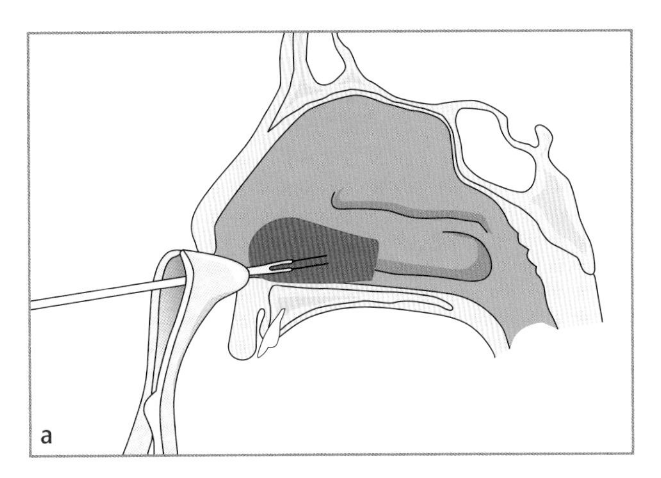

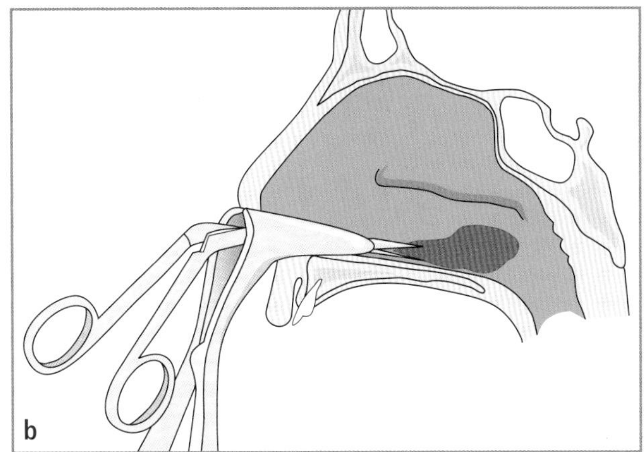

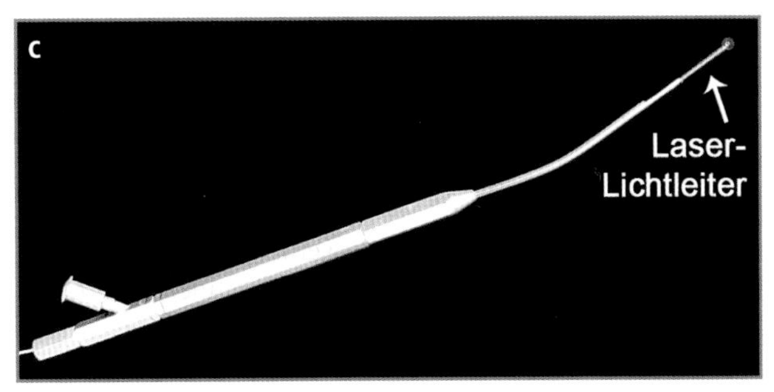

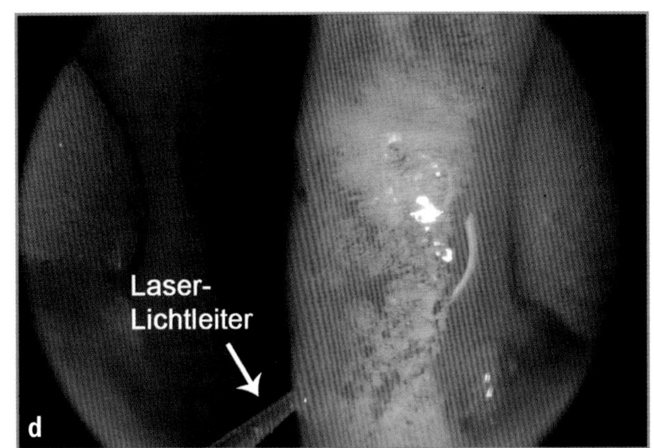

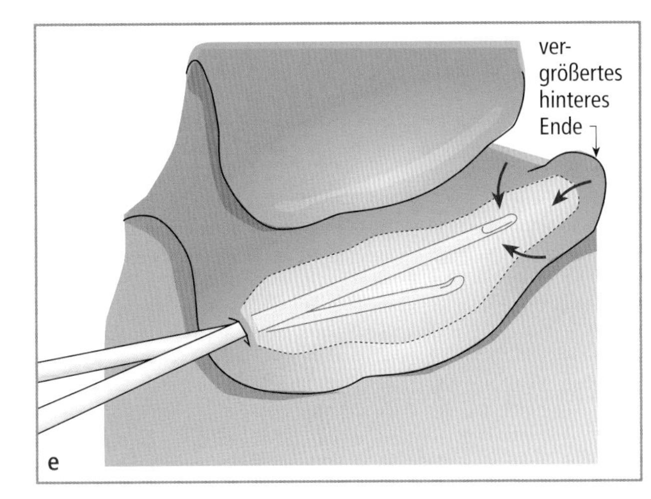

Abb. 14.3-11 Verkleinerung der unteren Nasenmuschel. **a** Muschelkaustik (submuköse Hochfrequenz[HF]-Elektrokoagulation). **b** Conchotomie des hinteren Nasenmuschelendes. Es wird das hintere Ende der unteren Nasenmuschel mit einer Schlinge (nicht gezeigt) oder z.B. einem abgewinkelten Blakesly oder einer Schere reseziert. Beim vorderen Ende der unteren Muschel wird zur Verkleinerung eine submuköse HF-Elektrokoagulation der Schwellkörper durchgeführt. **c** Lichtträger für Nd-YAG-Laser. **d** Submuköse Einführung des Lichtträgers in den Schwellkörper der unteren Muschel. **e** Shaver-Conchotomie.

14

werden (Abb. 14.3-11). Dabei wird unter Zuhilfenahme von Nd-YAG-Laser, CO_2-Laser oder Hochfrequenzkaustik eine Verkleinerung beider unterer Nasenmuscheln durchgeführt. In jedem Fall muss dabei die Entstehung einer „zu weiten" Nase vermieden werden, da ansonsten mit einer zähen Schleim- und vermehrten Krustenbildung zu rechnen ist. Um Synechien zu vermeiden, ist es zweckmäßig, das Septum postoperativ für 7–10 Tage mit Silikonsplints zu stützen. 1–2 Tage postoperativ soll die Nase mit Gummifingerlingstamponaden austamponiert bleiben, um einem Septumhämatom vorzubeugen (Abb. 14.3-12). Peri- und postoperativ, bis zur Entfernung der Nasenschienen, kann eine Antibiotikaprophylaxe, z.B. mit Cefuroxim®, 2 × 2 g, alternativ Cotrimoxazol oder Clindamycin (Sobelin®), durchgeführt werden. Nach Entfernung von Schienen und Tamponaden werden regelmäßig Nasenduschen (z.B. Rhinomer®) und Absaugungen durchgeführt.

Prognose

Durch die operative Korrektur des Septums (s. Patienteninformation „Septumoperation") und die Verkleinerung der unteren Nasenmuscheln (s. Patienteninformation „Nasenmuscheloperation") gelingt fast immer eine Verbesserung der Nasenatmung. In einzelnen Fällen kann innerhalb

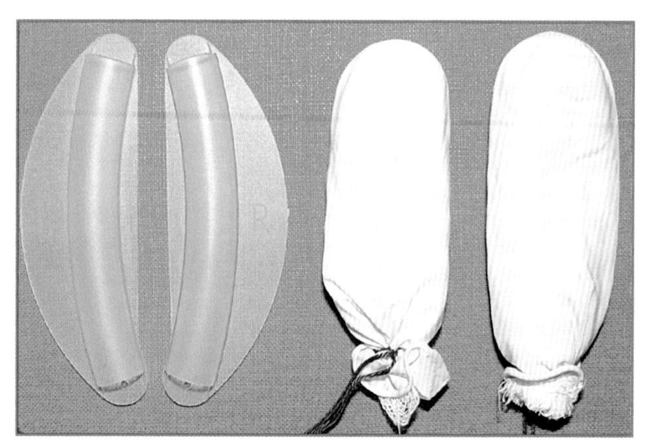

Abb. 14.3-12 Hilfsmittel in der Septumchirurgie. **Links:** Doyle Luftwegtamponade mit integrierten Atemröhrchen (z. B. Fa. Xomed, Dietzenbach). **Rechts:** Gummifingerlingstamponade, jeweils zur mechanischen Stützung des operierten Septums.

der nächsten 6–12 Monate der in der Medianlinie eingestellte Knorpel wieder zu einer Seite abweichen. Es resultiert dann eine erneute, meist schwächer ausgeprägte Septumdeviation.
Bei anhaltender Behinderung der Nasenatmung kann es zu Schnarchen und Schlafstörungen kommen und es kann sich ein Schlafapnoe-Syndrom entwickeln (s. Kap. 16, Abschn. Obstruktives Schlafapnoe-Syndrom, Ronchopathie, schlafbezogene Atemstörung, S. 354). Das Schlafapnoe-Syndrom führt zu ernsthaften Schlafstörungen, Leistungsabfall und Beeinträchtigung der Lungen- und Herzfunktion.

@ Patienteninformation „Septumoperation"
Von einem Schnitt im Naseninnern werden die verbogenen Teile der Nasenscheidewand freigelegt, überschüssige Knorpel- und Knochenanteile entfernt, andere gerade gerichtet. Schwere, durch Unfall bedingte Knorpelzertrümmerungen sowie früher erfolgte Operationen an der Nasenscheidewand erschweren den Eingriff. Selten entsteht durch die Operation ein Loch in der Nasenscheidewand, das nur ausnahmsweise Beschwerden verursacht.
Normalerweise entstehen bei der Nasenscheidewandoperation keine Veränderungen der äußeren Nasenform. Bei schwierigen Nasenscheidewandplastiken kann es aber manchmal zu einer Knorpeleinsenkung mit Einsattelung des Nasenrückens kommen, die sofort, oder wenn sie später auftritt, in einer zweiten Operation wieder ausgeglichen werden kann. In äußerst seltenen Fällen kann es durch die Injektion bestimmter Medikamente in die Nasenschleimhaut durch einen Reflex zu einer Minderdurchblutung des Auges und damit zu einer Sehstörung bis hin zur Erblindung kommen.

@ Patienteninformation „Nasenmuscheloperation"
Im Allgemeinen führt die Behinderung der Nasenatmung bei einer Nasenscheidewandverbiegung zu einer erheblichen Vergrößerung der unteren Nasenmuscheln. Aus diesem Grunde wird bei der Mehrzahl aller Patienten, die zu einer Nasenscheidewandoperation kommen, ein kleiner Zusatzeingriff erforderlich sein. Dieser dient der Verkleinerung der angeschwollenen unteren Nasenmuscheln. Einerseits wird dabei der Kopf der unteren Muschel in seiner Tiefe leicht koaguliert und andererseits werden die vergrößerten hinteren Enden der unteren Nasenmuscheln abgetragen. Dieser Eingriff wird in derselben Sitzung wie die Nasenscheidewandoperation durchgeführt.

Septumhämatom, Septumabszess

Infolge eines Traumas oder nach Nasenscheidewandoperationen kommt es zu einer Einblutung zwischen Schleimhaut/Perichondrium und Septumknorpel (subperichondrales Hämatom). Durch das Hämatom wird die Schleimhaut vom Knorpel abgehoben. Oft bildet sich Granulationsgewebe. Das Septumhämatom kann sich infizieren, dies führt zum Septumabszess. Neben einer behinderten Nasenatmung führt ein Septumabszess zu Fieber, Rötung des Nasenrückens und Auftreten starker Schmerzen. Ein Septumabszess kann frühzeitig eine Einschmelzung der knorpeligen Septumanteile und so eine Sattelnase zur Folge haben.

Therapie

Bei Septumhämatom: Hemitransfixionsschnitt, Ablassen des Hämatoms, gegebenenfalls kleine Gummilasche, anschließend Einlage einer Nasentamponade, Antibiotikaschutz mit Cefuroxim (z. B. Cefuroxim Sandoz®, 2 × 1 g i. v.), Trimethoprim (z. B. Eusaprim® forte, 2 × 1 Tbl./d) oder Clindamycin (z. B. Sobelin® 300, 3- bis 4-mal 1 Kps./d).
Bei Septumabszess: Indiziert sind die Abszessöffnung, eine Abstrichentnahme und eine Nasentamponade (Salbenstreifentamponade). Die antibiotische Therapie erfolgt nach Antibiogramm zunächst mit Cefuroxim oder Clindamycin.
Bei entzündlicher Beteiligung der V. angularis: Unterbindung der Vene im medialen Augenwinkel.
Bei Meningitis: Hier ist eine operative Abszessentlastung, kombiniert mit einer hoch dosierten antibiotischen Therapie, indiziert, begleitend können Sekretolytika gegeben werden (s. Kap. 14.4, Abschn. Komplikationen bei Nasennebenhöhlenentzündungen, sinugene Komplikationen, S. 284).
Bei Sinus-cavernosus-Thrombose: In diesem Fall sind hoch dosierte Antibiose, Heparinisierung und gegebenenfalls Abszesssanierung in den Nasennebenhöhlen bzw. intrakraniell angezeigt (s. Kap. 14.4, Abschn. Komplikationen bei Nasennebenhöhlenentzündungen, sinugene Komplikationen, S. 285).

Prognose

Bei operativer Versorgung ist die Prognose gut.

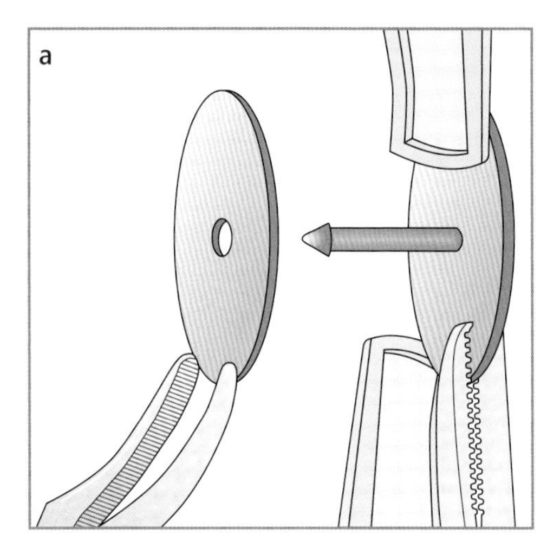

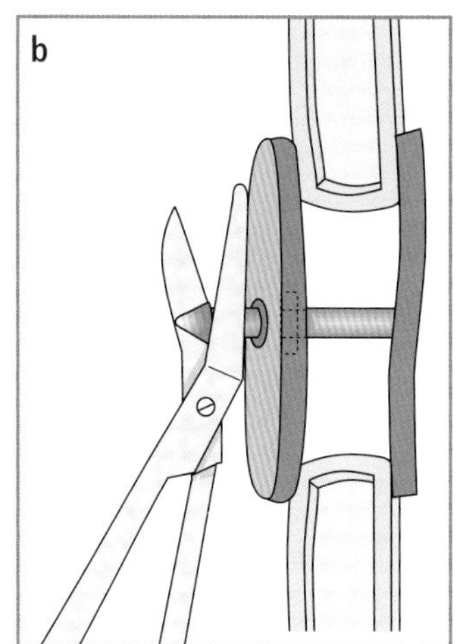

Abb. 14.3-13 Zweiteiliger Silikon-Obturator (z. B. Xomed®) zum prothetischen Verschluss einer Septumperforation.
a Durchführung der Verankerung für das Gegenstück durch die Perforation.
b Überstülpen der Silikonplatte und Kürzen der Verankerung.

Cave: Bei einem **nicht operierten Septumabszess** besteht die Gefahr der Einschmelzung von Knorpelgewebe mit resultierender Sattelnase und eines fortlaufenden Infektes über die V. angularis auf die Hirnhäute (Meningitis) und/oder den Sinus cavernosus (Sinus-cavernosus-Thrombose).

Septumperforation

Bei der Septumperforation kommt es zu einer offenen Kommunikation beider Nasenhaupthöhlen durch eine Öffnung im knorpeligen und/oder knöchernen Septum. Meist ist die Septumperforation Folge eines Traumas, einer Septumoperation, einer chronischen Nasenmanipulation (z. B. mit Kokain-Schnupfen oder einer chronischen Rhinitis). Häufig ist die Septumperforation symptomlos. Bei kleinen Perforationen kann es zum Auftreten eines pfeifenden Geräusches beim Ein- und Ausatmen kommen. Gelegentlich kommt es zu leichtem Nasenbluten mit Krustenbildung.

Therapie

Bei symptomlosen Perforationen: Eine plastische Deckung der Perforation ist nicht nötig.
Bei leichten Beschwerden (Krustenbildung, Nasenbluten): Es kann oft eine Besserung durch tägliche Nasenduschen, z. B. mit Rhinomer®-Lösung, oder Nasenemulsionen mit Glucose (s. Rp. 14.3-5, S. 232) erreicht werden.
Bei stärkeren Beschwerden: Hier ist die plastische Deckung der Perforation indiziert. Diese erfolgt je nach Größe bei kleinen bis mittelgroßen Perforationen (< 15 mm) mit Verschiebelappen der Septumschleimhaut. Zwischen die beiden Lappen wird ein Knorpelspan eingesetzt. Bei mittelgroßen Septumperforationen bis 20 mm erfolgt der Perforationsverschluss mittels eines Vestibulumconchalappens. Bei größeren Perforationen (> 20 mm Durchmesser) können gegebenenfalls ein Kunststoffobturator (Silikonplatte Xomed®) zum Verschluss der Perforation eingesetzt werden. In manchen Fällen bringt bereits die Einlage des Obturators zufriedenstellende Ergebnisse (Abb. 14.3-13).

Prognose

Der operative Septumperforationsverschluss ist durch eine hohe Rezidiv-Perforationsrate gekennzeichnet. Diese treten vor allem bei großen Perforationen häufig auf.

Tumoren

Benigne Tumoren und Pseudotumoren

H.-G. Kempf

Lipome, Fibrome, Histiozytome, Angiofibrome, Nävuszellnävi

Diese gutartigen Tumoren der äußeren Nase können in jedem Lebensalter auftreten.

Therapie

Lokale Exzision, gegebenenfalls plastische Deckung durch lokalen Schwenklappen (s. Abschn. Plastische Nasenchirurgie, S. 256). Eine histologische Untersuchung des Exzisates folgt zur Diagnosesicherung.

Prognose

Eine Malignisierung der primär gutartigen Tumoren ist ungewöhnlich. Rezidive beruhen auf einer unvollständigen Entfernung.

Neurogene Tumoren der äußeren Nase, Gliome

Nasengliome werden als Teil bzw. Überbleibsel einer Meningoenzephalozele angesehen, sie werden häufig schon im Kleinkindesalter manifest (äußerlich nicht selten als Hypertelorismus zu bemerken). Die Bildgebung mittels CT und MRT ist erforderlich.

Therapie

Operative Entfernung, gegebenenfalls in Kooperation mit dem Neurochirurgen. Eine Diagnosestellung ist nur histologisch möglich!

Prognose

Bei verbleibendem Tumoranteil besteht die Gefahr einer Liquorfistel und aufsteigender Meningitis. Gegebenenfalls ist ein zweizeitiger Eingriff erforderlich.

Nasenzysten, Nasenfisteln

Epidermoid- oder Dermoidzysten bzw. Nasenfisteln sind dysontogenetische Fehlbildungen und können median oder lateral an der Nase liegen. Zum Teil sind eine oder mehrere Fistelöffnungen nachweisbar. Eine intrakranielle Beteiligung ist möglich.

Therapie

Vollständige operative Entfernung unter plastisch-operativen Gesichtspunkten (s. Abschn. Plastische Nasenchirurgie, S. 256).

Rhinophym

Das Rhinophym ist eine Sonderform der Rosazea mit knolliger, blauroter Pseudotumorbildung durch massive Hypertrophie der Talgdrüsen der Nasenhaut. Es tritt häufiger bei Alkoholikern auf (s. Abschn. Entzündungen, Rhinopathien, S. 233).

Therapie

Indiziert ist eine operative Reduktion der überschüssigen Gewebsanteile, entweder mit Skalpell oder CO_2-Laser. Eine spontane Reepithelisierung kann abgewartet werden.

Maligne Tumoren

F. Bootz

Plattenepithelkarzinom (spinozelluläres Karzinom) der äußeren Nase und des Gesichtes

Das Plattenepithelkarzinom der Epidermis weist histopathologisch mehrere eigenständige Formen auf (Tab. 14.3-12, Tab. 14.3-13). Diese basieren auf unterschiedlichen Differenzierungsmustern, die in der aktuellen histologischen Klassifizierung der WHO wie folgt aufgeführt werden:

- spindelzelliges Plattenepithelkarzinom der Haut (aggressives Verhalten),

Tab. 14.3-12 TNM-Klassifikation bei Plattenepithelkarzinomen der Haut.

TNM-Klassifikation	Tumormerkmale
TX	Primärtumor[1] kann nicht beurteilt werden
T0	kein Anhalt für Primärtumor
Tis	Carcinoma in situ[2]
T1	Tumor 2 cm oder weniger in größter Ausdehnung[3]
T2	Tumor mehr als 2 cm, nicht mehr als 5 cm in größter Ausdehnung
T3	Tumor mehr als 5 cm in größter Ausdehnung
T4	Tumor infiltriert tiefe extradermale Strukturen wie Knorpel, Skelettmuskel oder Knochen
NX	regionäre Lymphknoten können nicht beurteilt werden
N0	keine regionären Lymphknotenmetastasen
N1	regionäre Lymphknotenmetastasen
MX	das Vorliegen von Fernmetastasen kann nicht beurteilt werden
M0	keine Fernmetastasen
M1	Fernmetastasen

[1] Im Falle multipler simultaner Tumoren wird der Tumor mit der höchsten T-Kategorie klassifiziert und die Anzahl abgrenzbarer Tumoren in Klammern angegeben, z. B. T2.

[2] Tis (Carcinoma in situ): Eine Metastasierung des In-situ-Karzinoms ist ausgeschlossen.

[3] T1–T4 (invasives Plattenepithelkarzinom): Der Tumor hat die Fähigkeit zur lokalen Gewebsdestruktion von Muskulatur, Knorpel und Knochen sowie zur Metastasierung. Erstere wird in der T4-Klassifikation berücksichtigt. Diese rein klinische Klassifizierung gibt nur einen ungefähren Anhalt für das Risiko, eine Metastasierung zu entwickeln.

Tab. 14.3-13 Stadieneinteilung von Plattenepithelkarzinomen (UICC 2002).

Stadium	Primärtumor	Lymphknoten	Fernmetastasen
0	Tis	N0	M0
I	T1	N0	M0
II	T2 T3	N0 N0	M0 M0
III	T4 jedes T	N0 N1	M0 M0
IV	jedes T	jedes N	M1

- akantholytisches (pseudoglanduläres) Plattenepithelkarzinom der Haut,
- verruköses Plattenepithelkarzinom der Haut (prognostisch günstig),
- Plattenepithelkarzinom mit Hornbildung,
- lymphoepitheliomartiges Plattenepithelkarzinom der Haut.

Vom invasiven Plattenepithelkarzinom muss das Keratoakanthom abgegrenzt werden, das histologische Ähnlichkeiten aufweist, aber einen eher gutartigen Verlauf nimmt. Es zeigt schnelles Wachstum und kann in Einzelfällen spontan regredieren.

In Mitteleuropa wurde für das Plattenepithelkarzinom eine Inzidenz von ca. 20–30 Neuerkrankungen pro 100 000 Einwohner in den 1990er Jahren ermittelt. Es tritt zu 90 % im Gesicht auf. Das Durchschnittsalter liegt derzeit bei 70 Jahren. Männer sind häufiger betroffen als Frauen. Eine Metastasierung entwickelt sich fast immer primär lymphogen lokoregionär. Metastasierungen treten nur bei etwa 5 % der Tumorpatienten auf. Die 5-Jahres-Überlebensrate bei Metastasierung liegt bei 25–50 %.

Risikofaktoren für das Entstehen von Plattenepithelkarzinomen sind aktinische Keratosen, höheres Alter, die kumulative Sonnenexposition und helle Pigmentierung. Ein Plattenepithelkarzinom kann auf dem Boden bereits vorbestehender Hautveränderungen, wie Verbrennungsnarben, chronische Fistulationen oder Röntgenhaut, entstehen.

Das Plattenepithelkarzinom wächst infiltrierend, destruierend und kann lymphohämatogen metastasieren. Es handelt sich um den zweithäufigsten Tumor der äußeren Nasenregion und des Gesichtes. Der Tumor zeigt meist ein rasches Wachstum, das bald zu leicht blutenden Ulzerationen mit Kraterrandbildung führt. Eine frühzeitige lymphogene Metastasierung kann auftreten. Eine Fernmetastasierung ist selten.

Therapie

Operation und Rekonstruktion: Primär ist eine möglichst vollständige und radikale operative Entfernung mit topografisch orientierter histopathologischer Schnittrandkontrolle (histographische/mikrographische Chirurgie) zu empfehlen, bei Lymphknotenbefall mit Neck dissection. Die Wächterlymphknotenidentifizierung und Biopsie („Sentinel-node"-Technik) können teilweise zur Ausbreitungsdiagnostik mit durchgeführt werden. Die operative Therapie ist abhängig vom Tumorstadium (TNM). Sind Fernmetastasen aufgetreten, so sollte von einer Operation abgesehen werden, ebenso bei großen fixierten Lymphknotenmetastasen (N3) und bei ausgedehnten Primärtumoren (T4). Bei kleinen Tumoren der Kategorie T1 kann der Defekt mit Nahlappenplastiken von der Nasolabial- oder der Stirnregion verschlossen werden (s. Abschn. Plastische Nasenchirurgie, S. 256). Große Wangen- und Gesichtsdefekte werden mithilfe eines freien mikrovaskularisierten Unterarmlappens oder eines Pectoralis-major-Insellappens gedeckt (Abb. 14.3-14, Abb. 14.3-15). Die Defektdeckung darf erst nach histologisch gesicherter Tumorentfernung im Gesunden vorgenommen werden.

Bei ausgedehnten Tumoren mit Beteiligung des Nasengerüstes und Übergang in die innere Nase ist meist die totale Amputation der Nase erforderlich. Auch in solchen Fällen sollte nicht sofort rekonstruiert werden. Der Patient wird vorübergehend mit einer Epithese versorgt. Bei totaler Nasenamputation sollte eine Rekonstruktion erst nach Rezidivfreiheit (2 Jahre) zum Beispiel mit einem Stirn-Skalp-Lappen nach Converse oder seltener mit einem mikrovaskulären Unterarmlappen erfolgen oder es kann eine definitive Versorgung mit einer knochenverankerten Epithese vorgenommen werden. Bei Tumorausdehnung ab Kategorie T3 und bei Metastasierung ist eine postoperative Bestrahlung empfehlenswert.

Palliative Therapie: Besondere klinische Situationen (Feldkanzerisierung, fortgeschrittenes Tumorstadium und schlechter Allgemeinzustand des Patienten) erlauben auch den Einsatz operativer und destruktiver Verfahren ohne histologische Kontrolle bei allen makroskopisch sichtbaren Läsionen. Hierzu gehören die Kürettage mit Elektrodesikkation, die Kryotherapie, die photodynamische Therapie, Lasertherapien und die Flachexzision.

In solchen Fällen (außer Feldkanzerisierung) sollte auch die primäre Bestrahlung, eventuell in Kombination mit Chemo- bzw. Immuntherapie, in Erwägung gezogen werden. Lokal können Bleomycin-getränkte Kompressen (Bleomycin, 2 × 1 Amp./d) auf das Tumorgebiet aufgelegt oder Zytostatikahaltige Salben, z. B. mit 5-Fluorouracil, aufgetragen werden. Bei Fötor aus einem zerfallenden Tumor kann Clindamycin (z. B. Sobelin®, 3 × 300 mg/d oral) oder Metronidazol (z. B. Metronidazol AL 400, 3 × 1 Tbl./d i. v.) verabreicht werden.

Bei fortgeschrittenen inkurablen Karzinomen: Da in vielen Fällen Schmerzen im Vordergrund stehen, muss eine ausreichende Analgesie erfolgen (s. Kap. 2.2, Abschn. Medikamentöse Schmerztherapie nach Stufenplan, S. 25). Bei Fötor s. Kap. 2.2, Abschn. Koanalgetika, S. 30. Ferner sollte eine Aufklärung über die unheilbare Erkrankung des Patienten je nach seiner individuellen Aufnahmefähigkeit angestrebt werden (s. Kap. 3.1, Abschn. Gesprächsführung mit inkurablen Tumorpatienten, S. 34). Ärztlicher Beistand ist sowohl ärztlich-psychologisch (s. Kap. 4, Abschn. Psychische und soziale Rehabilitation sowie Reintegration, S. 55) als auch medizinisch bis zum Tode notwendig.

Prognose

Die histologisch messbare Tumordicke und den histologischen Tumortyp (z. B. desmoplastisches Plattenepithelkarzinom) sind wichtige Prognoseparameter. Durch sie ist eine bessere Schätzung des Metastasierungsrisikos möglich. Eine Verschlechterung der Prognose wird bei immunsupprimierten Patienten nach Organtransplantation oder nach hoch dosierter Chemotherapie beobachtet. Auch Lokalrezidive werden als prognostisch schlechtes Zeichen eingestuft.

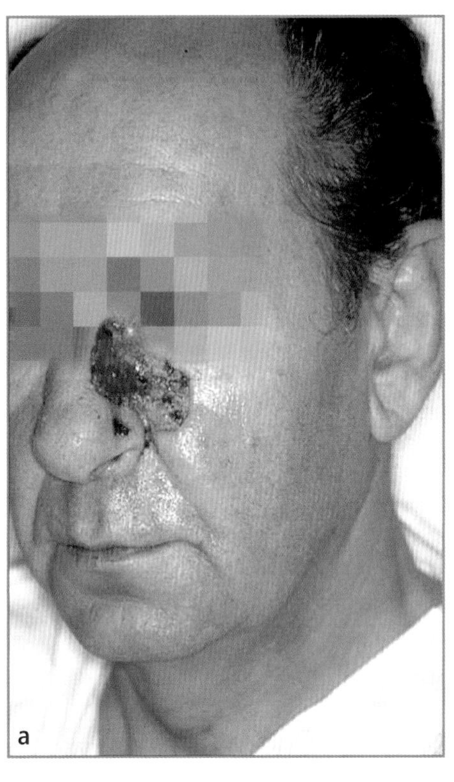

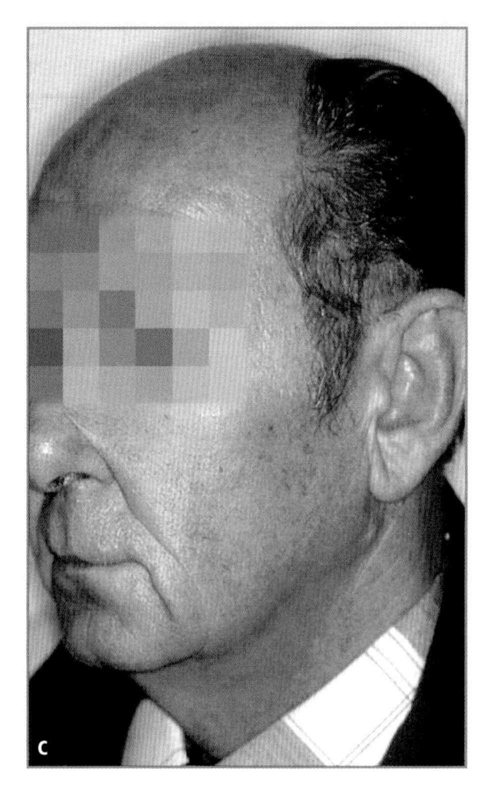

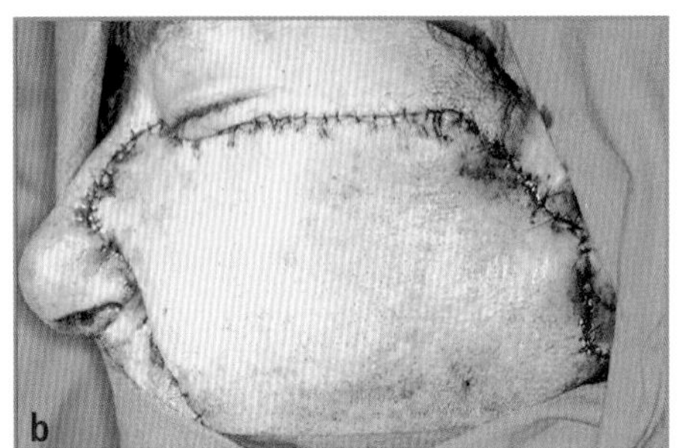

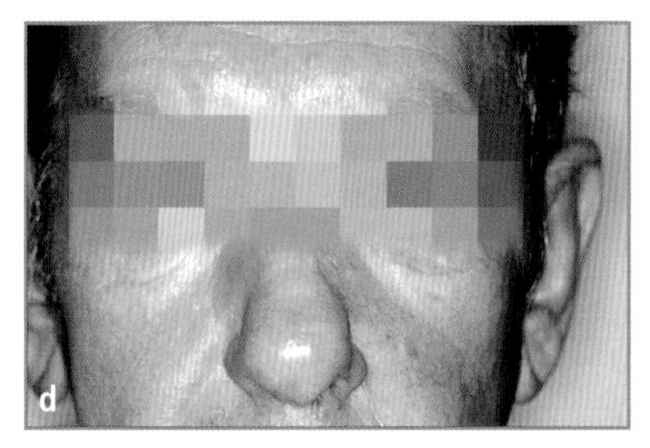

Abb. 14.3-14 a–d Operative Behandlung eines spinozellulären Karzinoms des Nasenabhangs und Rekonstruktion mit einem Wangenrotationslappen.

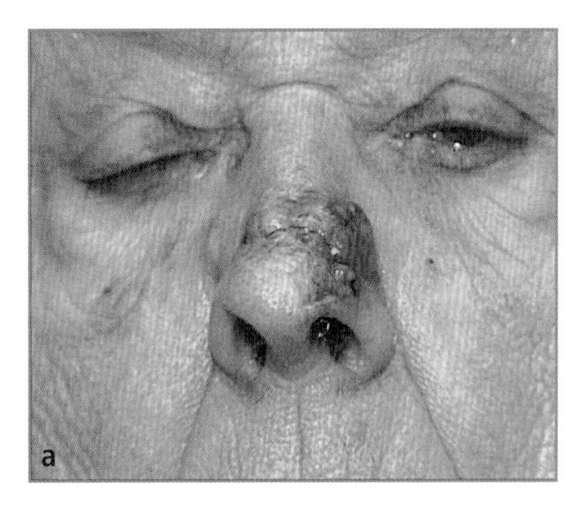

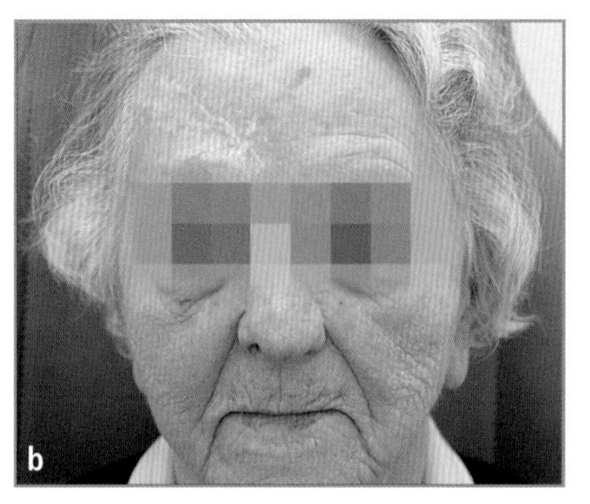

Abb. 14.3-15 a, b Operative Behandlung eines Basalzellkarzinoms der Nase und Rekonstruktion mit einem Stirnlappen.

Bestehen lokale Lymphknotenmetastasen, verschlechtert sich die Prognose. Ohne Operation, mit alleiniger Bestrahlung, beträgt die 5-Jahres-Überlebensrate bei T1-Tumoren 56 %, bei T2-Tumoren 24 % und bei T3- und T4-Tumoren mit Metastasen 0 %.

Leukämische Infiltrate der äußeren Nase, Chlorom

Die Lokalmanifestation einer myeloischen oder lymphatischen Leukämie kann vor allem im Kindesalter im Gesicht und an der Nase auftreten und wird als Chlorom bezeichnet. Aber auch bei Erwachsenen können tumoröse leukämische Infiltrate im Gesichtsbereich entstehen.

Therapie
Diese wird vom Internisten bzw. Pädiater durchgeführt.

Olfaktoriusneurom (Ästhesioneurom)
Olfaktoriusneurome werden in Neuroepitheliome, Neurozytome und Neuroblastome unterteilt. Sie gehen von den Sinneszellen der Regio olfactoria aus. 3–5 % aller Nasentumoren sind Olfaktoriusneurome. Das Olfaktoriusneuroblastom (Ästhesioneuroblastom) ist ein besonders geringgradig differenzierter Tumor. Er ist wegen seines Wachstumsverhaltens als hoch maligne einzustufen. Häufig kommt es zu einer Destruktion der Lamina cribrosa bzw. zu einem Befall des Siebbeins.

Therapie
Diese Tumoren sollten **operativ behandelt** und anschließend **bestrahlt** werden. Das operative Vorgehen muss radikal sein, in vielen Fällen mit Entfernung der Lamina cribrosa, des Siebbeins, z. T. sogar des gesamten Orbitainhaltes. Auch bei endokranieller Beteiligung kann je nach Tumorausdehnung noch ein neuro- bzw. rhinochirurgischer Eingriff möglich sein. Wird jedoch die Dura vom Tumor durchsetzt, ist ein solches Vorgehen meist nicht mehr indiziert.

Prognose
Die Prognose ist vor allem bei jüngeren Patienten und Kindern ungünstig. Die 5-Jahres-Überlebensrate liegt deutlich unter 50 %. Bei einer endokraniellen Beteiligung verschlechtert sich die Prognose weiter.

Verletzungen

P. Ambrosch und F.-X. Brunner

Nasenbeinfraktur

Nasenbeinfrakturen kommen in der Regel durch stumpfe Gewalteinwirkung (Fall, Stoß, Aufprall) zustande. Es kommt zur Schwellung infolge des Hämatoms und zum Schiefstand oder Einsinken der äußeren Nase, wobei Letzteres anfangs oft noch durch die Schwellung verdeckt sein kann. Äußerlich können Platz- oder Risswunden entstehen. Durch Einrisse im Naseninneren kann es zu heftigen Blutungen aus der Nasenschleimhaut kommen. Sofern das knöcherne oder knorpelige Nasenseptum frakturiert ist, kann durch ein Septumhämatom, das als kissenartige pralle Schwellung des Septums imponiert, die Nasenatmung völlig blockiert werden. Die Diagnose kann durch das seitliche Röntgenbild der Nase gesichert werden.

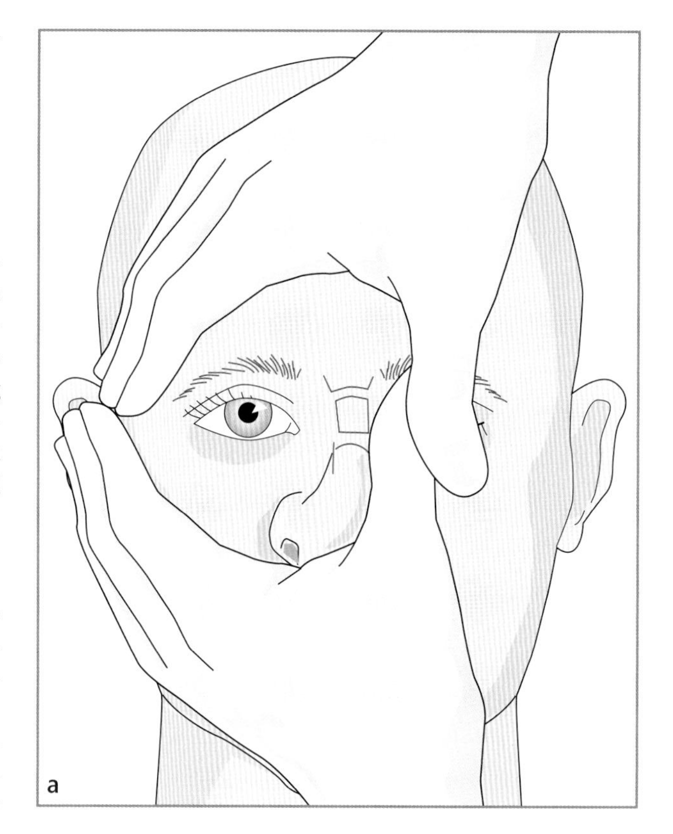

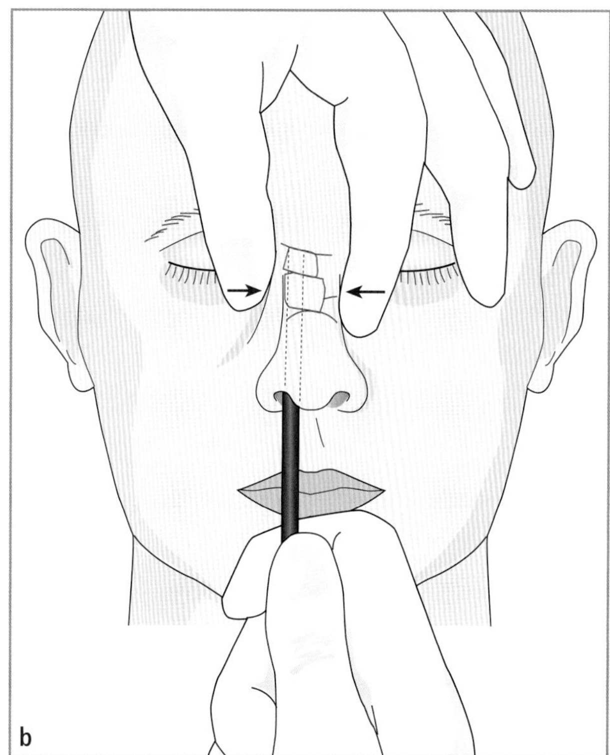

Abb. 14.3-16 Nasenbeinreposition. **a** Manuelle Reposition bei nichtimprimierter Nasenbeinfraktur. **b** Reposition imprimierter Fragmente mit dem Elevatorium.

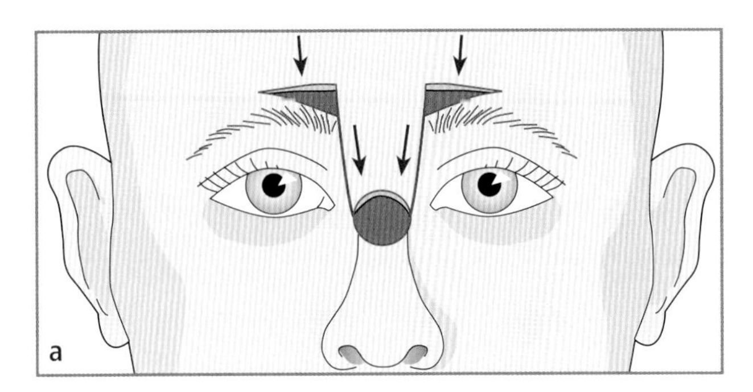

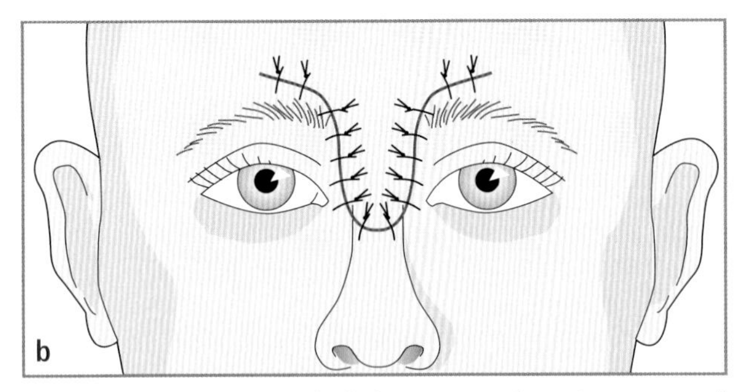

Abb. 14.3-17 Der U-Verschiebelappen aus der Stirn. **a** Frontal gestielter Lappen. **b** Verschiebung des Lappen nach kaudal in den Defekt.

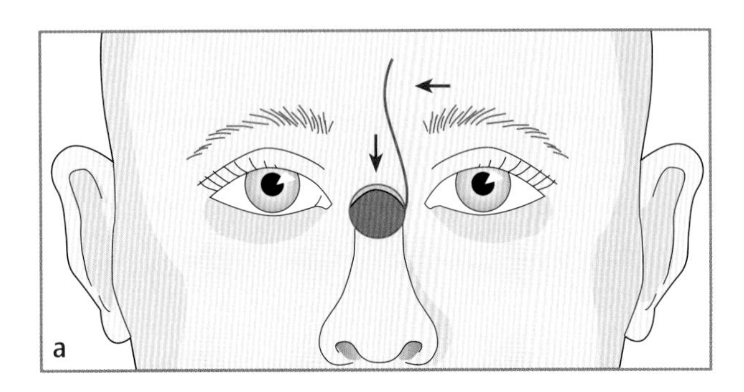

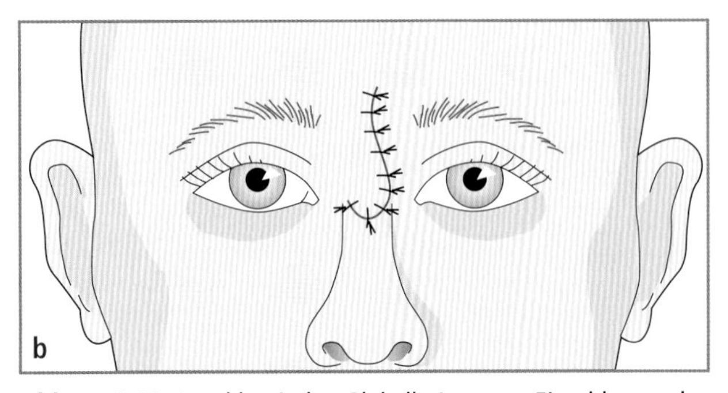

Abb. 14.3-18 Der klassische Glabella-Lappen: Einschlagen des aus dem Glabellabereich gewonnenen Gewebes in den Defekt. **a** Bildung eines V-förmigen Lappens. **b** Einschwenken des V-Lappens in den Defekt und Y-förmiger Wundverschluss.

Therapie

Reposition: Therapeutisch kommt eine Reposition (Abb. 14.3-16) durch manuellen Druck und (bei Absinken des Nasenbeins) eine Aufrichtung der Fragmente mit einem Elevatorium vom Naseninneren her in Betracht. Üblicherweise erfolgt eine innere Schienung der Nase durch eine Tamponade für 3–4 Tage und eine äußere Schienung durch einen Gipsverband für 1 Woche. Innerhalb der ersten Tage gelingen diese Repositionsmaßnahmen in der Regel problemlos. Bei massiven Schwellungen wartet man allerdings 3–5 Tage ab. Zwischenzeitlich sind abschwellende Maßnahmen wie Otriven®-Nasentropfen (3- bis 4-mal tgl.) und Kühlung von außen (cool-packs, feuchtkalte Umschläge) sowie eine antibiotische Abdeckung erforderlich.

Septumhämatome: Sie müssen inzidiert und die Schleimhaut wieder antamponiert werden (s. Abschn. Septumpathologien, S. 250). Zunächst erfolgt eine antibiotische Abdeckung mit Cotrimoxazol (z. B. Cotrim 960, 2 × 1 Tbl./d; **cave:** erst ab dem 13. Lebensjahr), mit Clindamycin (z. B. Sobelin® 300, 3- bis 4-mal 1 Kps./d) oder mit Augmentan® (Tbl., Tabs, Saft), 2 × 1 Tbl./d.

Septumfrakturen: Bei diesen ist nach der Reposition oft eine Schienung mit Silikonschienen nützlich.

Prognose

Nach **Reposition und exakter Schienung:** Gelegentlich verbleibende Deviationen des knöchernen oder knorpeligen Nasengerüsts können eine Behinderung der Nasenatmung verursachen. Es sollte dann zur Septorhinoplastik oder Septumplastik nach 9–12 Monaten geraten werden.

Bei **unbehandeltem Septumhämatom:** Hier besteht die Gefahr der Infektion und Abszessbildung (s. Abschn. Septumpathologien, S. 250), im Gefolge derer es zu Knorpelnekrosen und zur späteren Ausbildung einer Sattelnase kommen kann (s. u.).

Nasenfremdkörper

Therapie

Vorgehensweise wie bei Ohrfremdkörpern (S. 81), allerdings endoskopisch.

Plastische Nasenchirurgie

Nasendefekte

S. Preyer

Defekte der äußeren Nase entstehen durch Unfälle, Tumoroperationen und Missbildungen.

Therapie

Plastische Operationen

- **Glabella, Nasenpyramide:** U-Verschiebelappen aus der Stirn mit Exzision von Burowschen Dreiecken oberhalb

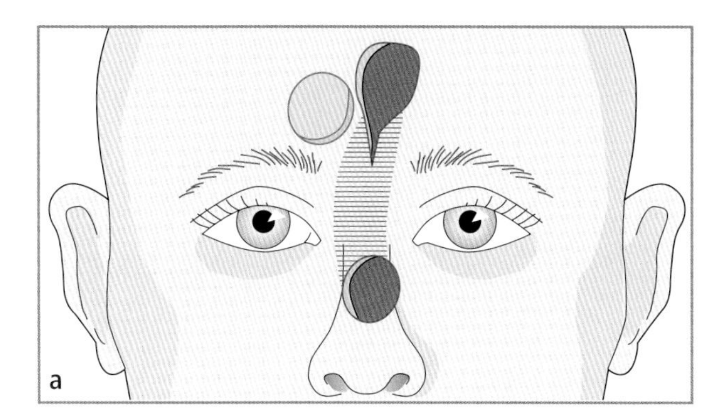

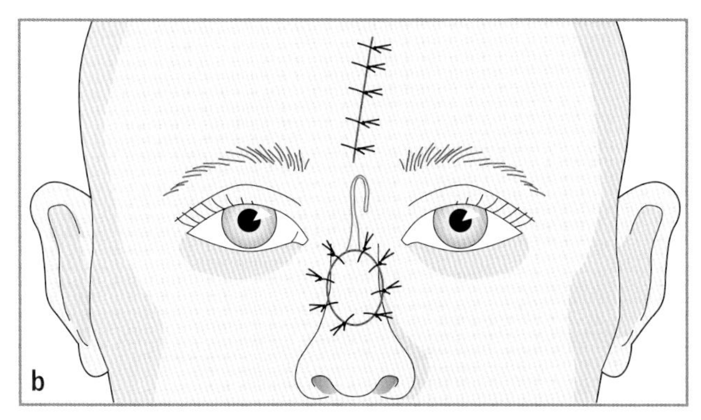

Abb. 14.3-19 Der paramediane Insellappen aus der Stirn. **a** Umschneiden des Lappens, kaudaler Bindegewebsgefäßstiel (A. supratrochlearis) bleibt erhalten. Unterminieren der Haut zwischen Defekt und Entnahmestelle des Lappens. **b** Durch einen subkutanen Tunnel wird der Lappen mit dem Bindegewebsgefäßstiel nach unten geschlagen und in den Defekt eingenäht. Primärer Verschluss des Hebedefektes.

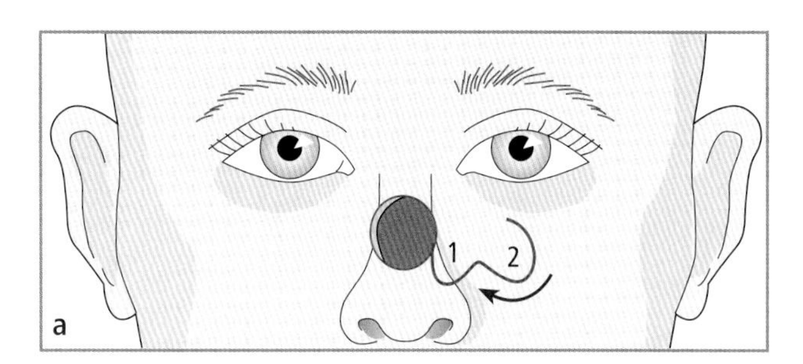

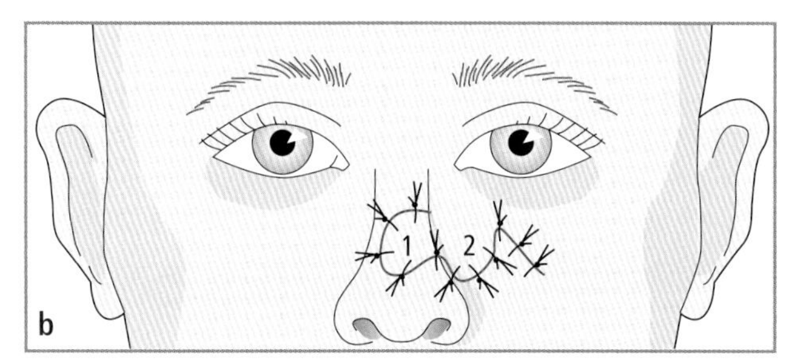

Abb. 14.3-20 Kranial gestielter Bilobed-Flap zur Defektdeckung am Nasenrücken. **a** Planung des Bilobed-Flap, sodass 2 kleiner 1. **b** Der Hebedefekt von 2 wird primär verschlossen. Die Narbe sollte an der Grenze und in Verlaufsrichtung der ästhetischen Einheit Nase verlaufen.

der Augenbrauen (Abb. 14.3-17). Bei größeren Defekten Glabella-/Stirnlappen (Abb. 14.3-18), Gleit- oder Insellappen (Abb. 14.3-19).

- **Nasenrücken:** Bilobed-Flap (Abb. 14.3-20). Bei Defekten im Bereich des mittleren Nasenrückens ist infolge des geringen subkutanen Binde- und Fettgewebes eine primäre Naht meist nicht möglich.
- **Nasenflügeldefekt:** Bilobed-Flap oder Transpositionslappen von der Nasolabialfalte (Abb. 14.3-21). Mehrschichtiger Nasenflügeldefekt s. u.
- **Nasenspitzenhaut:** Bilobed-Flap unter Einbezug der Nasolabialfalte (Abb. 14.3-22) oder Deckung mit einem an der Stirn gestielten Lappen (Rieger) (Abb. 14.3-23).
- **Mehrschichtiger Nasenflügeldefekt:** Bei Defekt bis 1 × 1 cm Composite-Graft aus der Ohrmuschel als freies Transplantat (Abb. 14.3-24). Das Transplantat wird als Keilexzision aus der Helix entnommen und der dort entstandene Defekt primär verschlossen (s. Abb. 7-2 u. 7-3, S. 77). Bei größeren Defekten erfolgt die Rekonstruktion mit einem Nasolabiallappen (Nelaton) (Abb. 14.3-25).
- **Totaler oder subtotaler Nasendefekt:** Rekonstruktion der Nase mit Skalplappen nach Converse. Alternativ stehen freie mikrovaskuläre Transplantate, z. B. der freie Radialislappen, als Innenauskleidung der rekonstruierten Nase in Kombination mit einem Stirnlappen als äußere Abdeckung (nach vorheriger Gewebeexpansion) zur Verfügung.

Formveränderungen der Nase

W. L. Mang und I. Mertz

Höckernase

Bei der Höckernase besteht eine Betonung des Nasenrückens gegenüber der Nasenspitze mit Ausbildung eines Höckers im Bereich der knöchernen und der knorpeligen Nasenanteile. Ist dabei die Nasenspitze abgesunken, handelt es sich um eine Hakennase. Ist die Nase dabei insgesamt zu groß, handelt es sich um eine Rhinomegalie (Höcker-Langnase). Fast immer ist eine Höckernase vergesellschaftet mit einer ausgeprägten Deviation des Septums (sog. Spannungsseptum).

Das durch die Höckernase geprägte Profil des Gesichts wird gelegentlich durch eine ungünstige Proportion des Unterkiefers zum Oberkiefer verstärkt: Bei der Progenie stehen Kinn und Unterkieferzähne vor, bei der Retrogenie oder Mikrogenie steht der Unterkiefer zurück oder ist relativ klein, es entsteht das Bild eines fliehenden Kinns.

Therapie

Septorhinoplastik (Meth. 14.3-2, S. 260): Nicht selten erfolgt zusätzlich zur Verbesserung der Nasenspitzenprojektion eine Nasenspitzenplastik (s. u.).

14

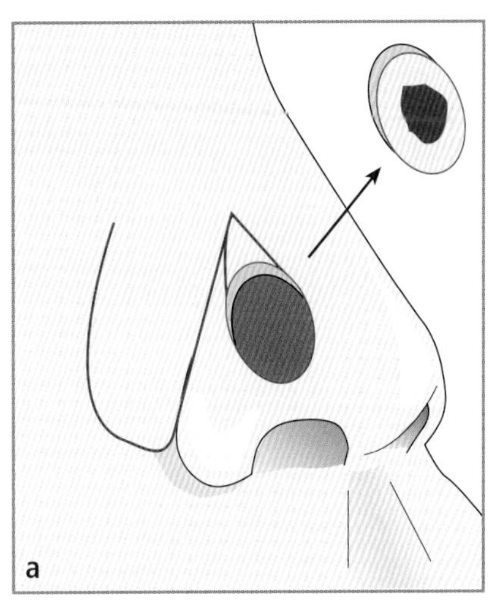

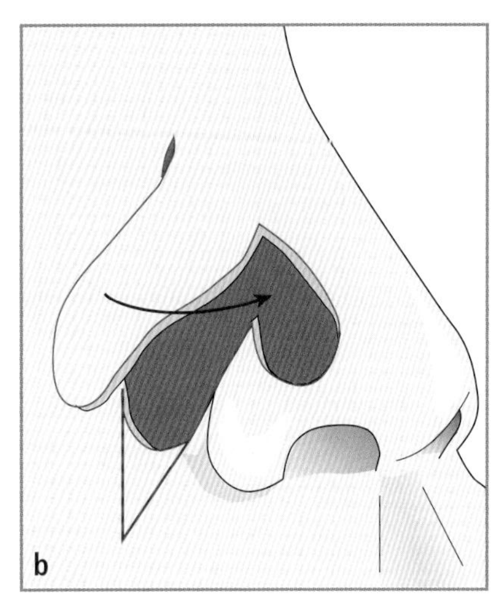

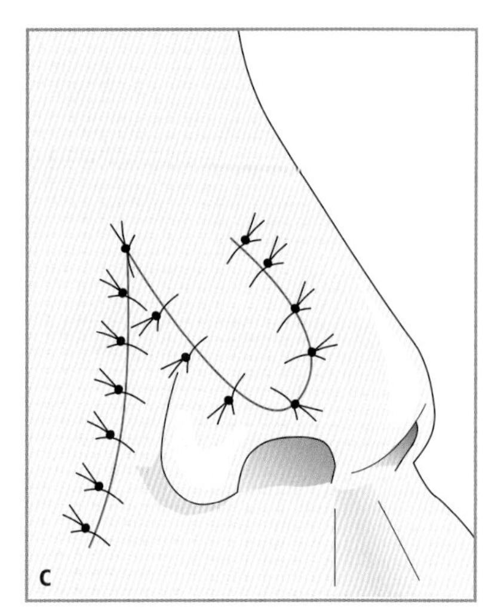

Abb. 14.3-21 Transpositionslappen von der Nasolabialfalte. **a** Defekt und der zu bildende Lappen aus der Nasolabialfalte. **b** Bilden des Lappens und Einschlagen in den Defekt. **c** Naht.

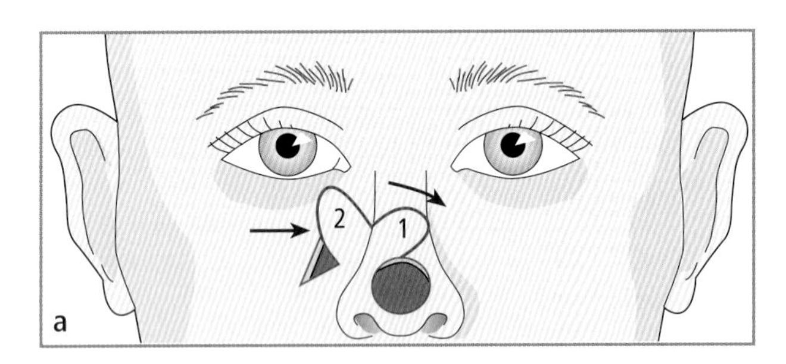

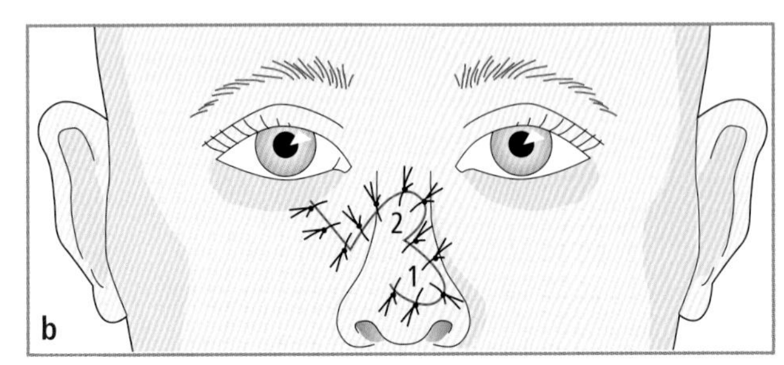

Abb. 14.3-22 Kaudal gestielter Bilobed-Flap zur Defektdeckung an der Nasenspitze. **a** Planung des Lappens, sodass 1 größer 2. **b** Primärer Wundverschluss des Hebedefektes von 2.

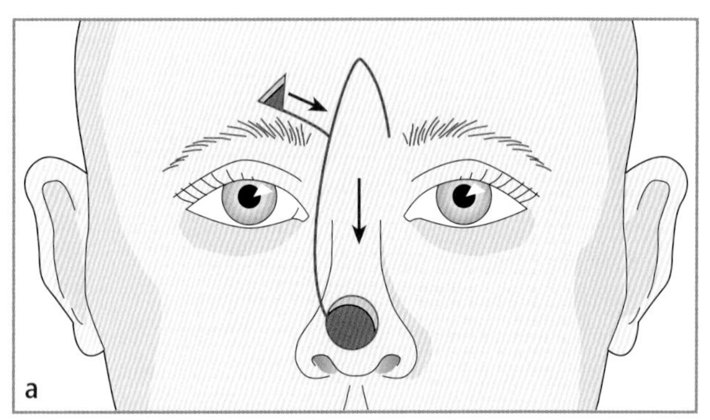

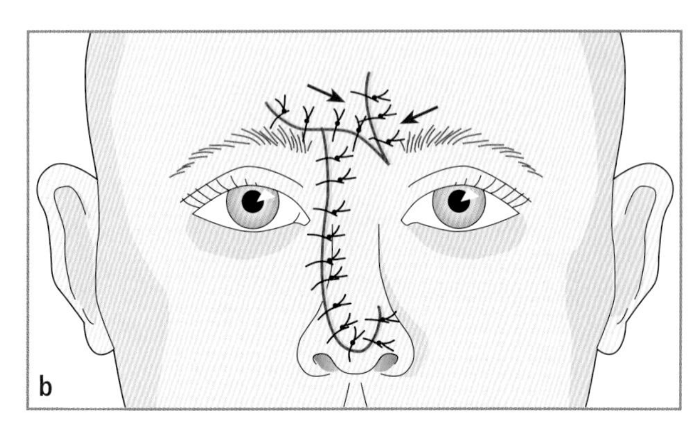

Abb. 14.3-23 Deckung mit einem an der Stirn gebildeten Gleit-Lappen (Rieger). **a** Umschneiden des seitlich breit gestielten Lappens. **b** Verschiebung des Lappens nach kaudal im Sinne einer V-Y-Plastik. Der Entnahmedefekt an der Stirn wird primär verschlossen.

Bei Dysgnathien: Es erfolgt eine Mentoplastik. Die Mikrogenie wird korrigiert durch Implantation von autologem Material (z. B. Rippenknorpel oder auch Silikon auf das Kinn über eine Schnittführung im Vestibulum oris an der Unterlippe [Augmentationsplastik]).
Bei Progenie: Hier ist eine kieferchirurgische Operation erforderlich.
Nachbehandlung s. S. 260.

Sattelnase

Bei der Sattelnase ist der Nasenrücken bei zu starker Projektion der Nasenspitze eingesunken. Diese Deformität kann kongenital sein, entsteht aber auch häufig durch Nasentraumata während der Kindheit, gelegentlich durch entzündliche Erkrankungen (Lues, Tbc) oder auch iatrogen durch zu ausgedehnte Resektionen am Nasenrücken. Ist die Sattelung ausgeprägt, besteht oft eine erhebliche Beeinträchtigung der Nasenatmung.

14

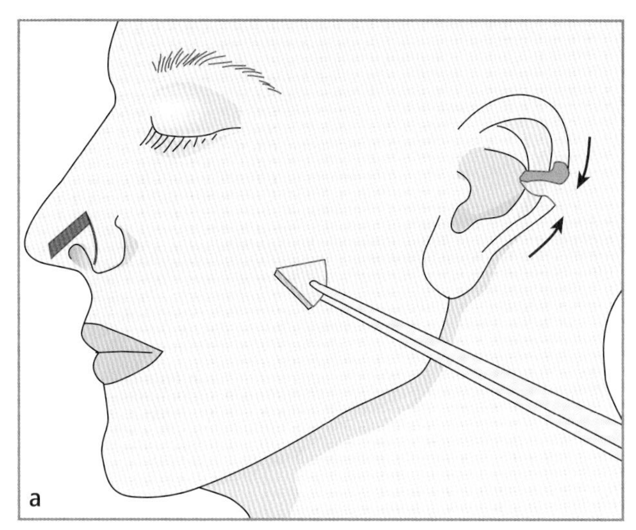

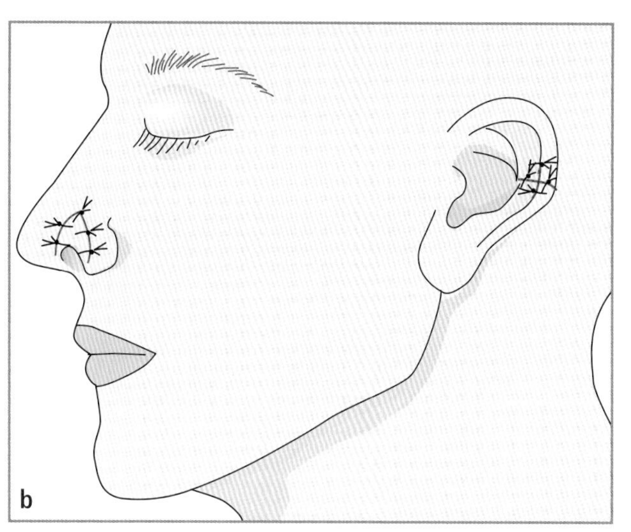

Abb. 14.3-24 Defektdeckung eines mehrschichtigen Nasenflügeldefektes durch ein Composite-Graft (Haut-Knorpel-Haut) aus der Ohrmuschel. **a** Ein dreieckförmiges Segment < 1,5 cm wird aus der Ohrmuschel entnommen und in den Nasenflügeldefekt eingenäht. **b** Der Hebedefekt wird primär verschlossen.

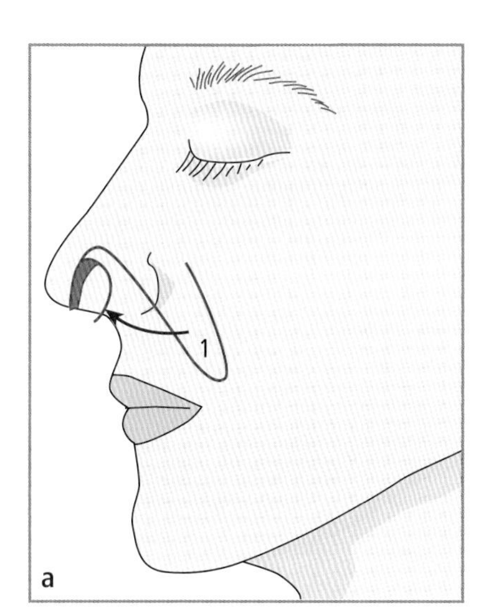

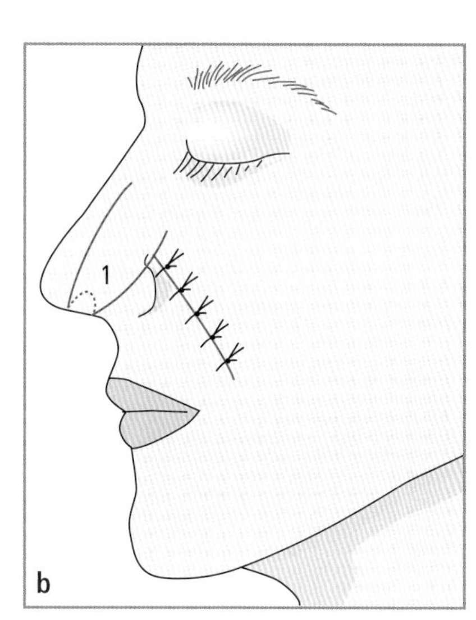

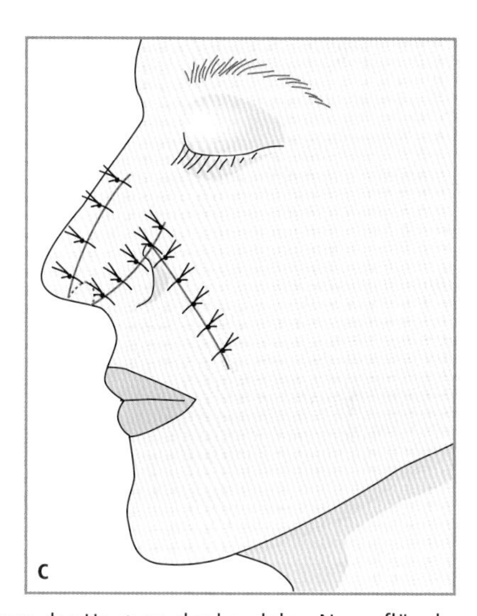

Abb. 14.3-25 Defektdeckung eines mehrschichtigen Nasenflügeldefektes > 1,5 cm durch einen Nasolabiallappen (Nelaton). **a** Der zu hebende Lappen (1) wird in die Nasolabialfalte gelegt und bleibt kranial gestielt. **b** Einschwenken des Lappens (1) in den Defekt und Umschlagen der Haut an der kaudalen Nasenflügelkante. **c** Naht, wobei der Verschluss des Hebedefektes präzise dem Verlauf der Nasolabialfalte entsprechen sollte.

■ Therapie

Septorhinoplastik: Die Korrektur der Sattelnase geschieht durch Unterfütterung des Nasenrückens mittels autologem Material (z.B. Rippenknorpel, Conchaknorpel). Gerade bei dieser Korrektur ist der Operateur herausgefordert, funktionelle und ästhetische Gesichtspunkte zu vereinen.
Nachbehandlung s. S. 260.

Schiefnase

Eine Schiefnase ist in manchen Fällen angeboren, oft jedoch traumatisch entstanden. Meist ist das knorpelige Septum mitbetroffen, sodass eine erhebliche Einschränkung der Nasenatmung besteht.

■ Therapie

Septorhinoplastik, Nachbehandlung s. S. 260.

Nasenspitzenveränderungen, Nasenflügelveränderungen

Die häufigsten Nasenspitzenveränderungen entstehen im Bereich der Nasenflügelknorpel. Sind diese zu weich und zu klein ausgebildet, kann neben der beeinträchtigten Ästhetik

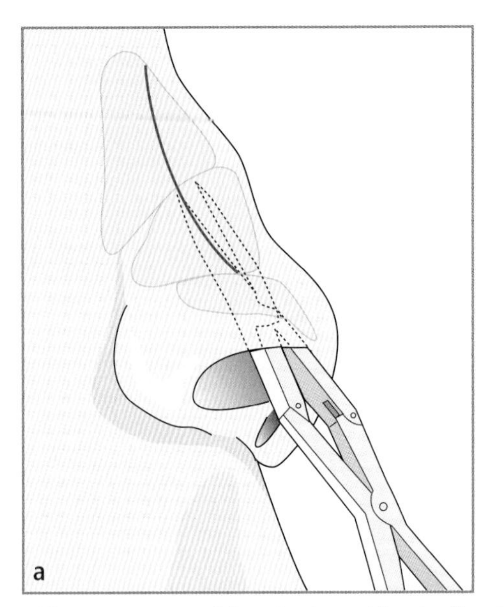

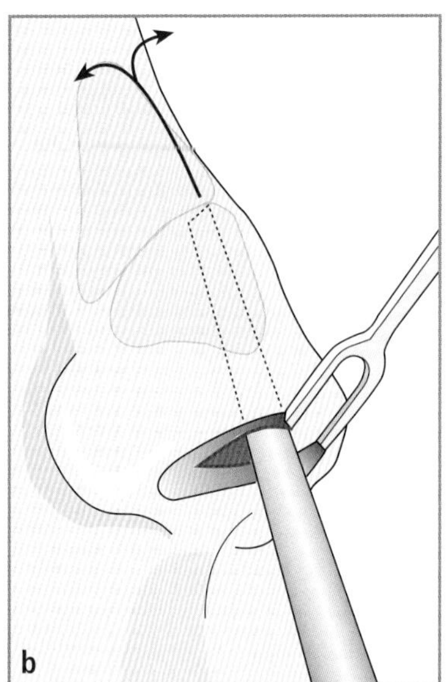

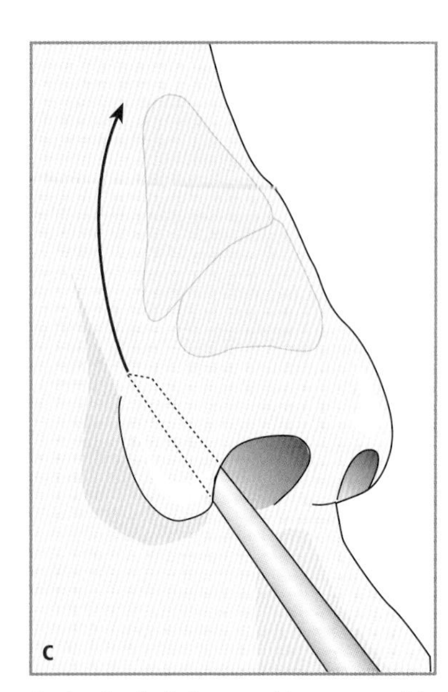

Abb. 14.3-26 Grundzüge der Septorhinoplastik. **a** Durchführung der Korrekturen am Nasenrücken (z. B. Abtragen eines Höckers). **b** Mediane Osteotomien der knöchernen Nasenpyramide. **c** Laterale Osteotomien an der Basis der knöchernen Nasenpyramide beidseits durch einen subkutanen Tunnel. Anschließend Einstellung der Nasenpyramide.

eine Behinderung der Nasenatmung durch das Ansaugen der Nasenflügel bei der Inspiration entstehen. Zu große Nasenflügelknorpel blähen die Nasenspitze zur Seite auf und es resultiert eine Knollennase.

Therapie

Nasenspitzenplastik: Die operative Korrektur der Nasenflügelknorpel lässt sich durch eine intranasale Schnittführung mit anschließender Luxation und Korrektur der Nasenflügelknorpel durchführen.

Bei stark ansaugbaren Nasenflügeln kann eine Nasenflügelverstärkung mittels Ohrmuschelknorpel erfolgen.

Bei stark hängender Nasenspitze kann ein Ohrknorpel oder ein Rippenknorpeltransplantat (z. B. „L-Span") hinter der Columella die Nasenspitze anheben.

Prognose

Die Endergebnisse der Nasenspitzenoperationen und Nasenflügeloperationen sind frühestens nach einem halben Jahr zu erwarten.

@ Patienteninformation „Rhinoplastik"

Da die fehlerhafte Form der Nase fast bei jedem Patienten anders ist und verschiedene Ursachen haben kann, lässt sich das genaue operative Vorgehen oft erst während des Eingriffs bestimmen. Dazu müssen ein oder mehrere Schnitte in die Nase, eventuell an der Kante der Nasenflügel angelegt werden. Die Formung der Nase geschieht durch Schnitte im knöchernen und knorpeligen Gerüst der Nase. Äußerlich sichtbare Narben entstehen dadurch nicht. Nach der Operation muss jedoch mit der Schwellung der Augenlider, eventuell mit ausgedehnten Blutergüssen um die Augen gerechnet werden. Diese Operationsfolgen sind nach 10–14 Tagen nicht mehr sichtbar. Wie bei allen plastischen Operationen kann der Operateur keine Garantie für das kosmetische Ergebnis übernehmen. Eine sehr seltene Komplikation ist eine eitrige Entzündung des Nasenknorpels, die das Ergebnis der Operation beeinträchtigen kann. Durch Abrutschen von abgetrennten Knochenteilen der knöchernen Nase aus der bei der Operation eingestellten Lage kann ebenfalls das Operationsergebnis ungünstig beeinflusst werden. Um solche und andere Komplikationen möglichst zu vermeiden, werden nach der Operation Penicillin oder ähnliche Medikamente verabreicht und die Nase durch Gipsverband und Nasentamponade geschient.

Nach Entfernung der Tamponade und des Gipses nach ca. 14 Tagen ist das endgültige kosmetische Ergebnis noch nicht erreicht. Es kann noch Wochen dauern, bis die durch die Operation hervorgerufene Schwellung vollständig abgeklungen ist.

Da zumeist eine funktionelle Septorhinoplastik geplant ist, erfolgt fast immer eine zusätzliche Aufklärung über Septum- und Nasenmuschel-Operation (s. Patienteninformationen „Septumoperation" und „Nasenmuscheloperation", S. 250).

Meth. 14.3-2 Septorhinoplastik (W. L. Mang und K. Ledermann)

Plastische Operationen an der Nase gehören zu den schwierigsten Eingriffen in der plastischen Chirurgie (Abb. 14.3-26 u. 14.3-27). Da „nicht alles machbar ist", sollten zu hohe Erwartungen des Patienten besprochen und revidiert werden.

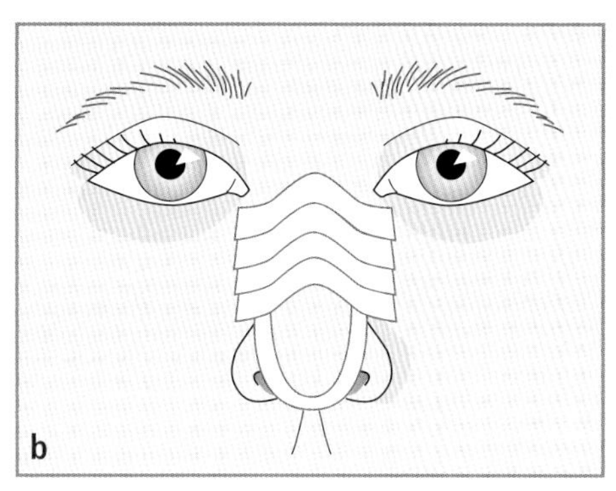

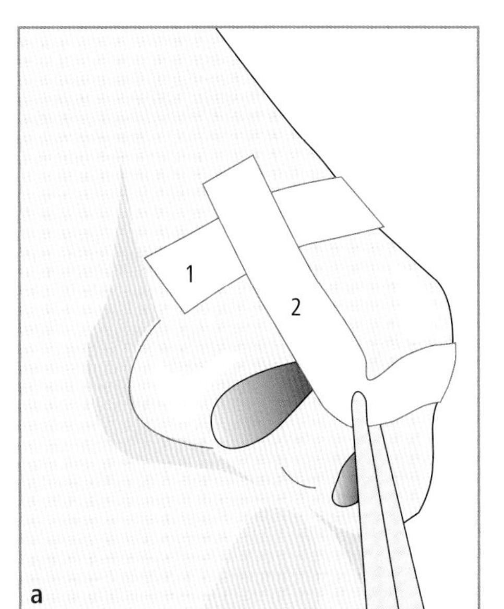

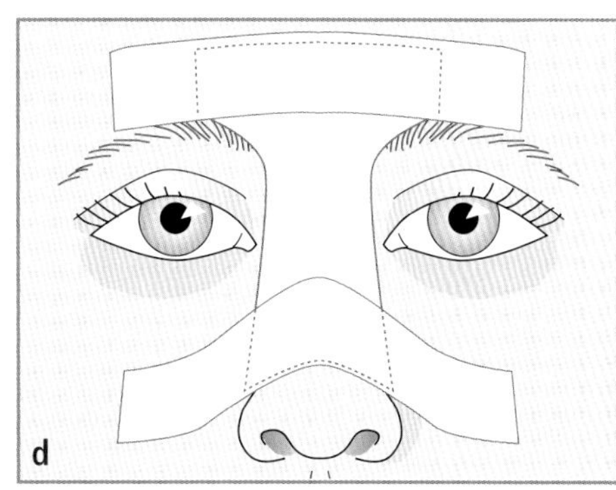

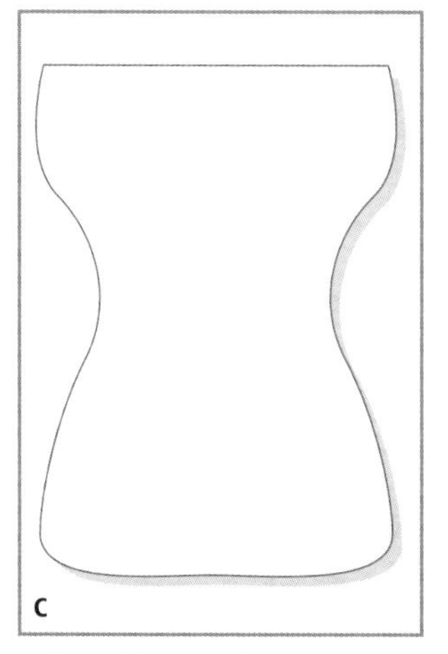

Abb. 14.3-27 Anlage eines Nasengipses. **a** Pflaster-Verband im Bereich der Nasenspitze. **b** Pflaster-Verband am Nasenrücken. **c** Ausschneiden des Gipses (5–6 Lagen) in T-Form. **d** Auflage des Gipses auf den Pflaster-Verband und Modellieren des Nasengipses über der Nase. Fixation mit Pflasterstreifen.

Nasenkorrekturen werden in der Regel in Vollnarkose ausgeführt, lediglich Nasenspitzenkorrekturen können auch in Lokalanästhesie operiert werden. Die Nasentamponade wird nach 24 Stunden entfernt, der Gipsverband bleibt insgesamt 12 Tage. Nach 14 Tagen sind in der Regel kaum noch Schwellungen oder Hämatome sichtbar, sodass der Patient wieder seinen beruflichen und privaten Interessen nachgehen kann.

Bei Mädchen können ab dem 14. Lebensjahr, bei Jungen ab dem 16. Lebensjahr, also nach dem Abschluss des Knochenwachstums, Korrekturen an der äußeren Nase vorgenommen werden.

Die meisten Nasenkorrekturen werden durchgeführt, weil der Patient wegen unfallbedingter oder angeborener Nasendeformitäten ein besseres Aussehen wünscht. Andererseits können auch berufliche Gründe im Vordergrund stehen, z.B. bei Fotomodellen, Managern oder Schauspielern. Für die anzustrebende äußere Gesichtsform wurden 6 Typen für unsere gegenwärtige Auffassung von einem sogenannten „schönen Gesicht" ausgewählt (Abb. 14.3-28).

Die moderne operative Zielsetzung bei den Rhinoplastiken besteht darin, funktionsverbessernd, zumindest aber funktionserhaltend zu operieren. Das heißt, es nützt nichts, wenn der Patient zwar eine „schöne Nase" bekommt, sich durch die Operation die Nasenatmung jedoch verschlechtert. Die Beeinflussung der Nasenatmung durch die äußere Form zeigen die Abbildungen 14.3-29 und 14.3-30. Bei extrem veränderten Nasolabialwinkeln (hängende Nasenspitze, Himmelfahrtsnase) kommt es zu einer negativen Beeinflussung der Strömungsverhältnisse und damit zu einer behinderten Nasenatmung. Deshalb sollte die Nasenspitze nicht zu hoch positioniert werden. Dies entspricht auch nicht dem heutigen ästhetischen Wunschbild.

Auch das Gesichtsprofil muss in die präoperativen Überlegungen des Rhinochirurgen einfließen. Bei vorstehendem oder fliehendem Kinn muss eine Profilplastik konzipiert werden. Dazu bedarf es einer exakten Operationsplanung mit dem Patienten unter Berücksichtigung kieferchirurgischer Aspekte.

Ziel der Nasenoperation ist eine Harmonisierung der Gesichtszüge, ohne die Wesensmerkmale oder Charakterzüge des einzelnen Individuums zu verändern. Dies setzt eine große Erfahrung des Operateurs voraus, sodass den Patienten keine sogenannte „Einheitsnase" verpasst wird.

Nur der Nasenchirurg mit großer Erfahrung kann beurteilen, ob zusätzlich eine Kinn- bzw. Wangenkorrektur notwendig ist, um eine optimale Harmonisierung des Gesichtsprofils zu erreichen.

Präoperative Maßnahmen: Den Erfolg einer Behandlung und ihre Risikofreiheit kann kein seriöser Arzt garantieren. Die Risiken sind jedoch dank der Fortschritte

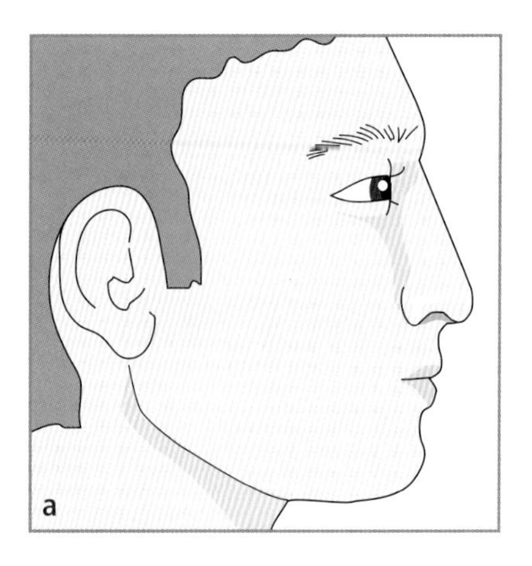

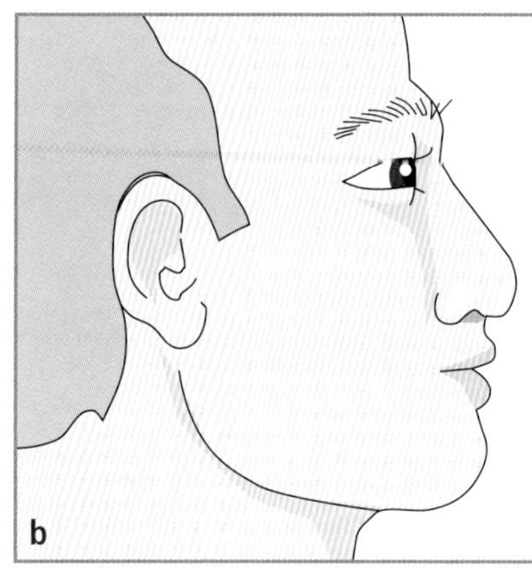

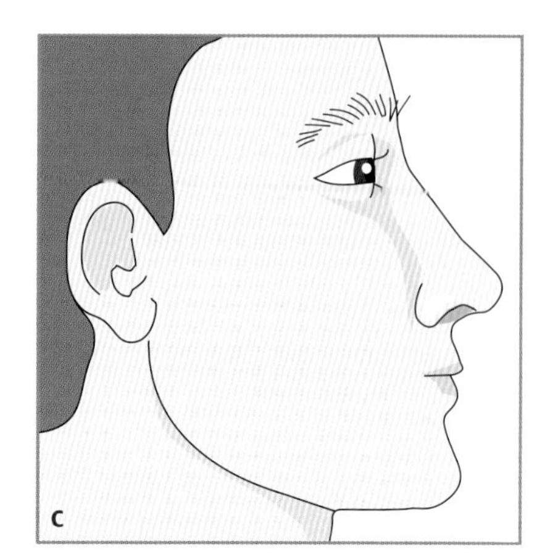

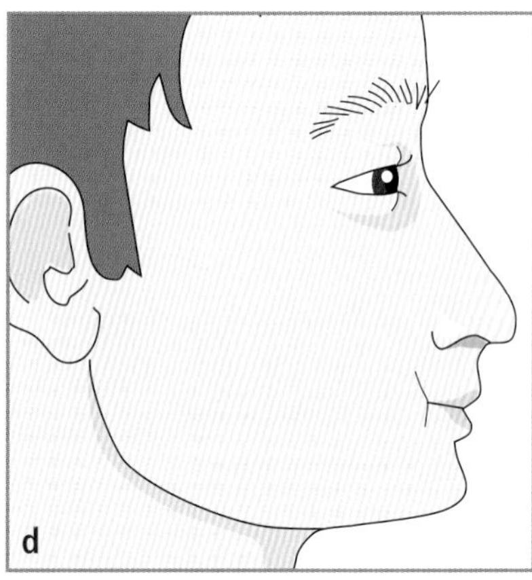

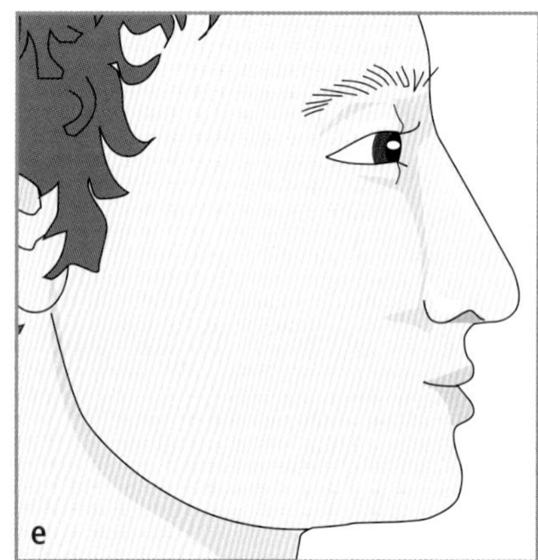

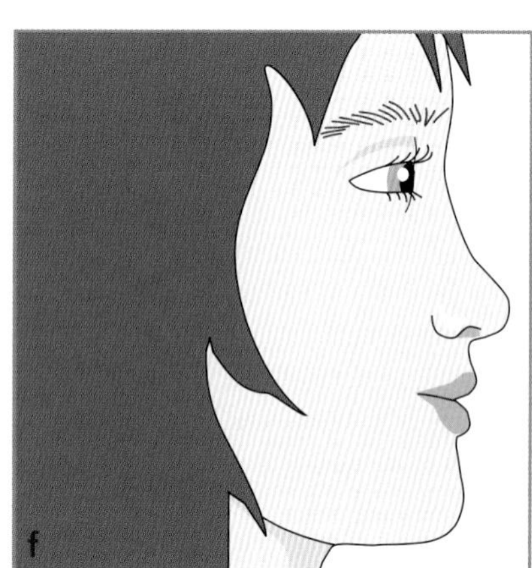

Abb. 14.3-28 Gegenwärtige Auffassung von einem sogenannten schönen Gesicht. **a** Klassischer griechischer Frauentyp. **b** Klassischer griechischer Männertyp. **c** Altertümlicher griechischer Typ. **d** Jugendlicher ägyptischer Typ. **e** Ägyptischer Erwachsenentyp. **f** Gotischer Typ.

der Medizin vergleichsweise relativ gering. Das Merkblatt zum Aufklärungsgespräch (Patienteninformation „Rhinoplastik" oder Patientenaufklärung des proCompliance Verlages) muss dem Patienten zur genauen Durchsicht vorgelegt und mit ihm erörtert werden. Eigene Bemerkungen sollen zusätzlich hier fixiert werden. Die präoperative Fotodokumentation in mindestens vier Ebenen sowie ein sogenannter „Nasenstatus" (Rhinomanometrie z. B. mit Provokation, Röntgen in zwei Ebenen, vordere und hintere Rhinoskopie, Nasenendoskopie, Geruchs- und Geschmackstest, evtl. Prick-Test) sind weitere unabdingbare Voraussetzungen für eine erfolgreiche Rhinochirurgie. Funktionelle Defizite können verifiziert und in die operative Planung und Durchführung einbezogen werden. Operationen am Septum, den Conchae sowie den Nasennebenhöhlen könnten im gleichen Eingriff durchgeführt werden.

Operationstechnik bei der Höcker-Langnase (häufigste Deformität bei kosmetischen Nasenkorrekturen):

Die Schnittführung erfolgt im Naseninneren (Abb. 14.3-31). Über den intrakartilaginären Schnitt wird die Nasenrückenhaut abgehoben (Décollement) und der Nasenspitzenbereich dargestellt.

Eine präzise Anhebung der Nasenspitze und somit eine Vergrößerung des Nasolabialwinkels gelingt nicht allein durch die Höckerabtragung (Abb. 14.3-32) und Kürzung der Septumvorderkante (Abb. 14.3-33), entscheidend ist die Rotation des Flügelknorpels nach kranial.

Dies gelingt am besten durch die Luxationsmethode, da hiermit neben der exakten Knorpelentfernung im distalen Flügelknorpelbereich eine komplette Entfernung des Zwischenfettgewebes sowie eine Mobilisierung und Rotation des verbliebenen Flügelknorpels nach kranial am besten gelingt (Abb. 14.3-34).

Um ein späteres Absinken der Nasenspitze zu vermeiden, wird der Nasendom durch eine Transfixionsnaht in Position gehalten und zusätzlich der M. depressor nasi durchtrennt.

Nach der Spitzenkorrektur und Ausmodellierung von Flügel- und Dreiecksknorpel wird das knöcherne und knorpelige Nasengerüst durch allseitige und komplette Osteotomien (medial, paramedian, transversal und basal) vollständig mobilisiert.

Das entstandene „open roof" kann verschlossen werden. Die Nase ist nun begradigt, verschmälert und verkürzt. Überschüssige Knochen- und Knorpelstrukturen im Be-

Abb. 14.3-29 **a** Normales Nasenprofil. **b** Höcker-Langnase. **c** Sattelnase. **d** Schiefnase.

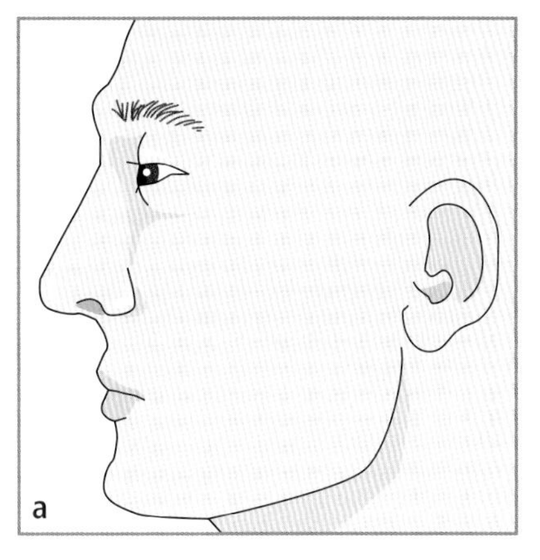

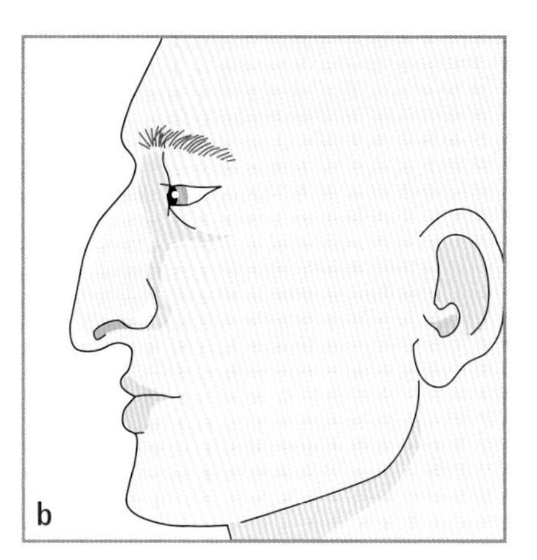

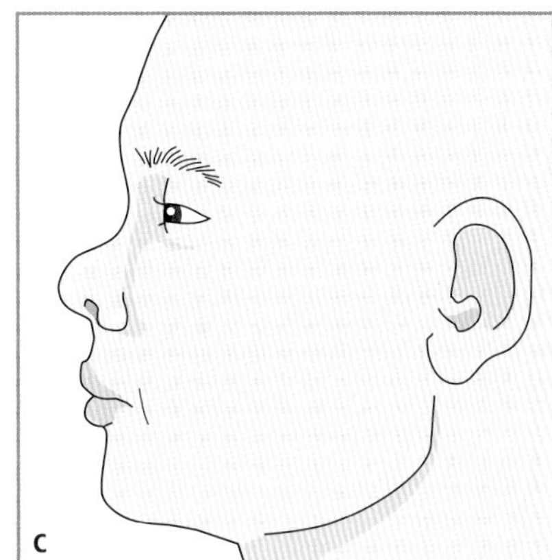

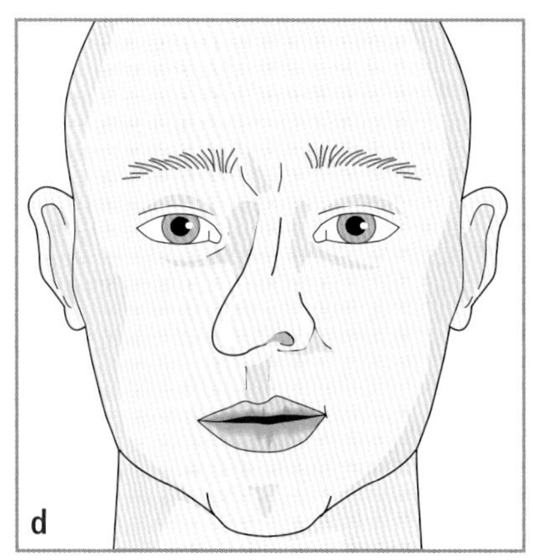

Abb. 14.3-30 Beeinflussung der Nasenatmung durch die äußere Nasenform. Vor allem bei extrem verändertem Nasolabialwinkel (hängende Columella) kommt es zu einer negativen Veränderung der Strömungsverhältnisse im Naseninneren.

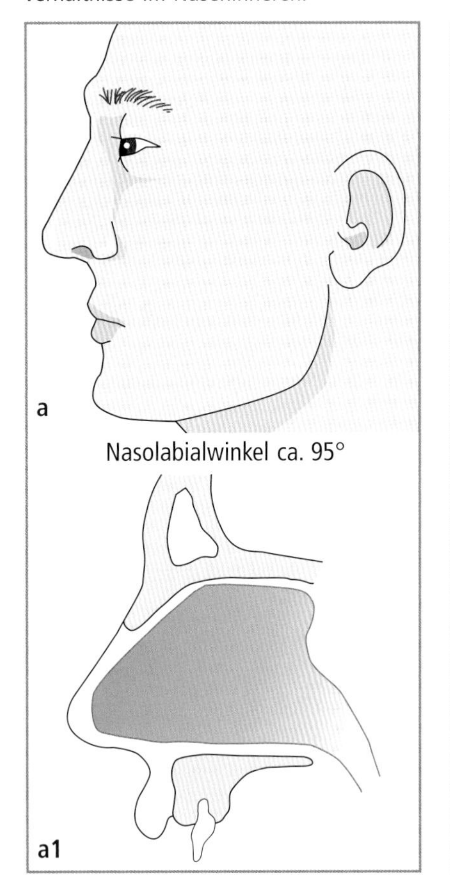

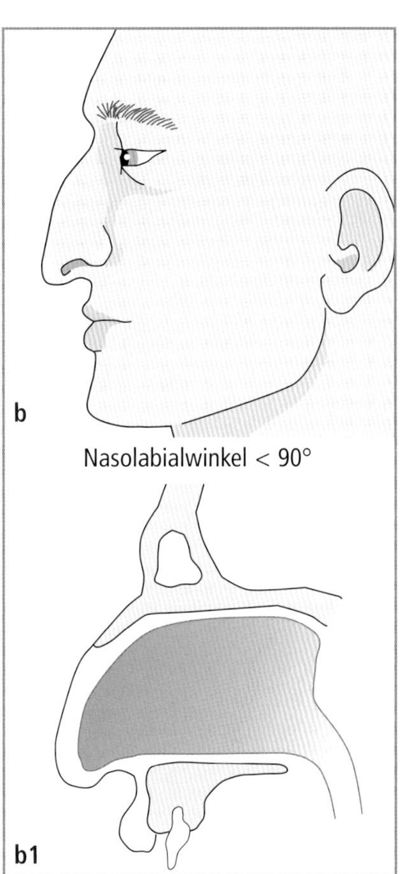

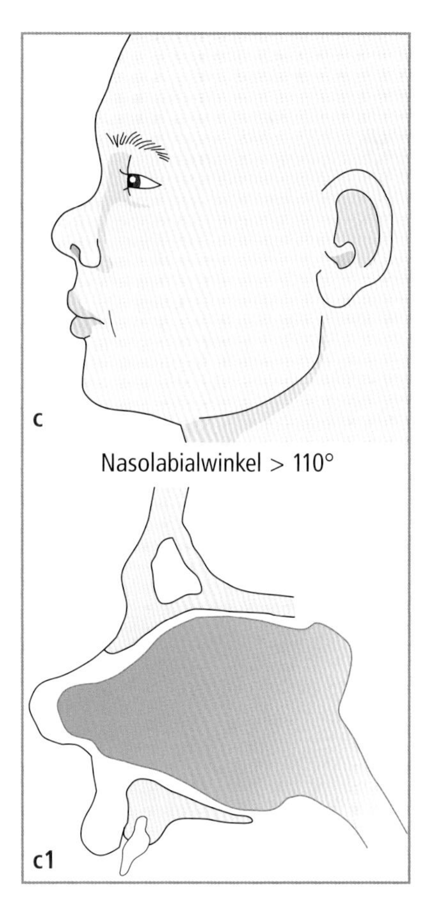

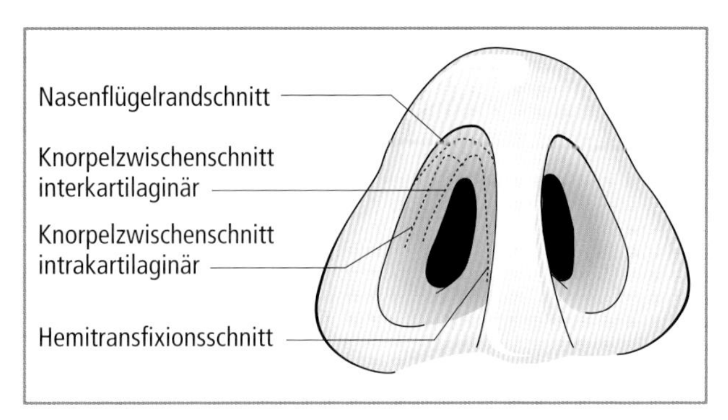

Abb. 14.3-31 Innere Naseninzisionen. Knorpelzwischenschnitt interkartilaginär: Schnitt zwischen dem Flügel- und dem Dreiecksknorpel. Zugang zum Dreiecksknorpel und Décollement des Nasenrückens. Eversion der lateralen Schenkel des Flügelknorpels. Knorpelzwischenschnitt intrakartilaginär: Schnitt durch den lateralen Schenkel des Flügelknorpels. Gleiche Indikation wie bei der interkartilaginären Inzision, lässt jedoch eine größere Verkürzung der Nasenspitze zu. Hemitransfixionsschnitt: Einseitiger Schnitt im membranösen Septum. Er erlaubt den Zugang zum Septum, zum Nasenrücken, zur Spina nasalis anterior und zum Nasenboden. Transfixion: Vollständige Durchtrennung des membranösen Septums. Gleiche Indikation wie bei der Hemitransfixion. Nasenflügelrandschnitt: Schnitt entlang der kaudalen Kante des Flügelknorpels. Darstellung des Flügelknorpels. Dadurch ist die Luxation des Flügelknorpels möglich und die Nasenspitzenposition mittels der Domnaht mit 4/0 Vicryl (Butterfly-Technik).

reich des Nasenrückens werden mit der Raspel geglättet. Anschließend kann man durch Knorpelreimplantationen aus der Septum-, Flügel- und Dreiecksknorpelregion über separate Inzisionen im Columella- und Spitzenbereich individuelle Modellierungen erreichen.

Bei nicht bestehenden Okklusionsbeschwerden kann bei vorstehendem Kinn eine Reduktion desselben über einen kleinen submentalen Schnitt oder von enoral problemlos durchgeführt werden. Nach Abpräparation des subkutanen Gewebes sowie des Periosts erfolgt die entsprechende Abschleifung des überstehenden Knochens. Ebenfalls kann bei gering fliehendem Kinn der abgetragene Nasenhöcker in den Kinnbereich transplantiert werden. Über einen enoralen Schnitt wird das Periost über dem Kinn freipräpariert und der resezierte knöcherne Nasenhöcker unter Benutzung von Fibrinkleber implantiert (Abb. 14.3-35 a, b).

Abschließend werden die Schleimhautschnitte vernäht bzw. geklebt, eine Nasentamponade sowie ein Pflaster-/Gipsverband angelegt (Abb. 14.3-36).

Postoperative Verhaltensmaßnahmen: 7 Tage nach einem Naseneingriff sollte weich gegessen werden und möglichst wenig Mimik erfolgen, damit es zu einer guten Ausheilung der knorpeligen und knöchernen Strukturen kommt.

Wie erwähnt, wird der Gips nach 7 Tagen gewechselt und nach 12 Tagen komplett abgenommen. Nach 12 Ta-

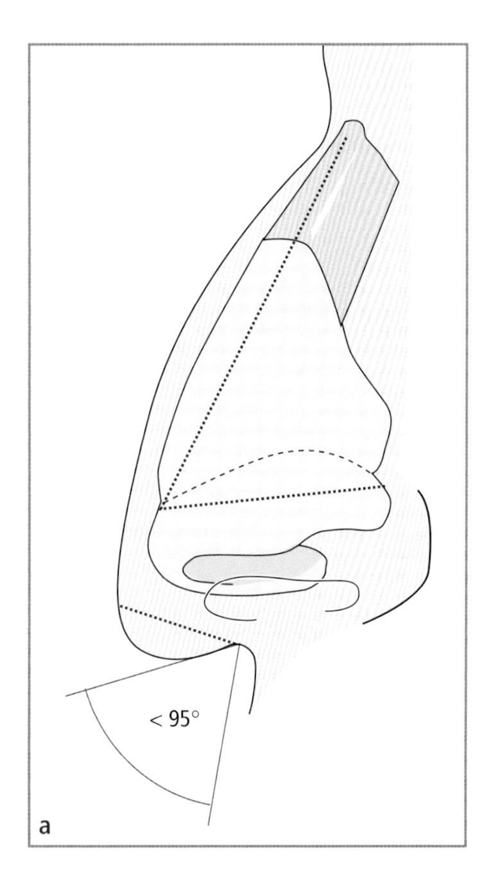

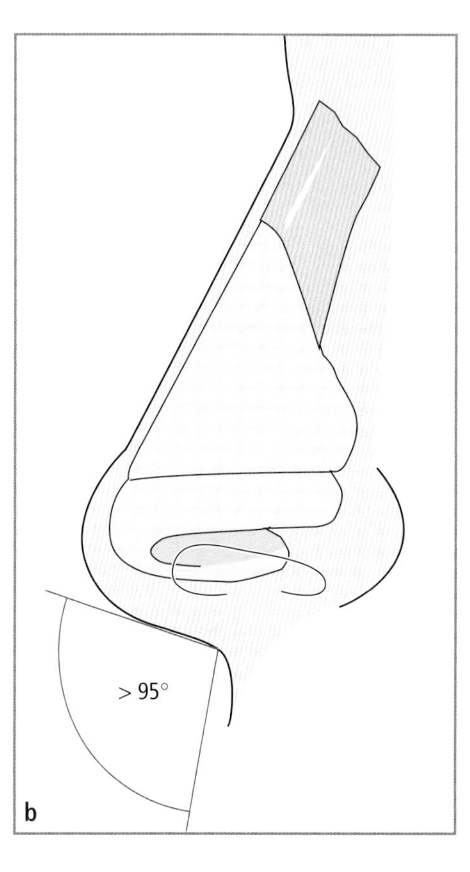

Abb. 14.3-32 Reduktion der Höcker-Langnase. **a** Anheben der Nasenspitze durch Resektion von Knorpel- und Knochenüberschuss am Septum und am Oberrand des lateralen Flügelknorpels (Nasolabialwinkel wird etwa 100°). **b** Je nach Ausmaß der Dicke und Länge der Nase Resektion von Dreiecksknorpel (Cave: Nasenklappe). Spitzenkorrektur durch Eversionsmethode oder bei dicker Nasenspitze Luxationsmethode mit Domnaht. Meist ist bei primären SRP keine extranasale Technik notwendig.

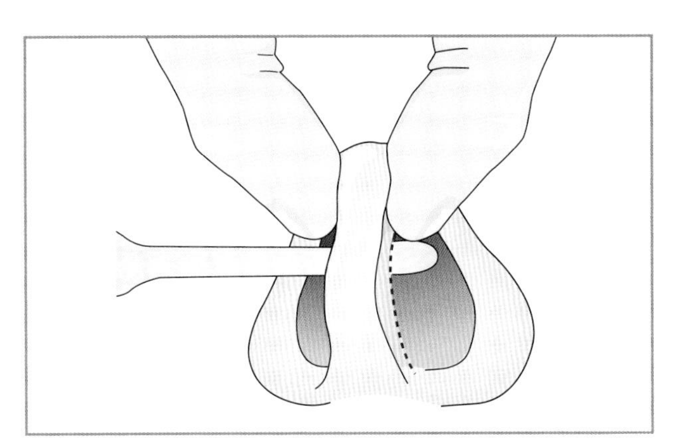

Abb. 14.3-33 Transfixion in der Verlängerung des inter- bzw. intrakartilaginären Knorpelzwischenschnittes. Dabei wird die Columella nach vorne gezogen und von der Septumvorderkante abgetrennt.

gen ist der Patient „gesellschaftsfähig". Ein halbes Jahr ist das Tragen von Brillen zu vermeiden. Ebenfalls sollte keine Hitzeeinwirkung durch Sonne oder Sauna erfolgen, da es dadurch zu Schwellungen und Verfärbungen der Nasenhaut kommen kann. Leichte Gefühlsminderung an Nase und Oberlippe bilden sich zurück, ebenfalls Nasenschleimhautschwellungen und Borkenbildungen, die zunächst die Nasenatmung etwas behindern können.

Nachkorrekturen: Nachkorrekturen, falls nötig, sollten nicht vor Ablauf eines Jahres erfolgen.

Nachsorge: Die Nasentamponade wird 24 Stunden belassen. Der Pflaster-/Gipsverband wird am 7. postoperativen Tag gewechselt und verbleibt insgesamt 12 Tage. Das endgültige Ergebnis kann nach 3–6 Monaten beurteilt werden.

Hinweise: Die Analyse künstlerischer Maßstäbe von einem sogenannten „schönen Gesicht" zeigt den geschichtlichen Wandel von der Auffassung eines schönen Gesichtes. Heutzutage wird von Frauen vornehmlich ein gotischer Nasentyp gewünscht. Männer bevorzugen den klassisch griechischen Nasentyp (s. Abb. 14.3-28).
Natürlich gibt es keine Standardtechnik für Höcker-Langnasen, denn jede Nase bedarf einer eigenen Operationsplanung.
Durch ein ausführliches Gespräch vor der Operation muss mit dem Patienten anhand von Bildern und Zeichnungen die operative Strategie besprochen werden. Hier wird auch festgelegt, welcher Zugang (endonasal, extranasal, interbzw. intrakartilaginärer Schnitt, Eversions- oder Luxationsmethode) gewählt wird. Ebenfalls wird die Wahl des Implantates (Nasenknorpel, Ohrknorpel, Rippenknorpel) bei Sattelnasen oder Dellenbildungen im Nasenrücken- oder Nasenspitzenbereich festgelegt.
Bei Schiefnasen wird darauf hingewiesen, dass es aufgrund der muskulären und bindegewebigen Strukturen sowie der genetisch angelegten Gesichtsasymmetrie immer schwierig ist, Schiefnasen vollständig zu korrigieren. Diesbezüglich muss hier allseitig osteotomiert und überkorrigiert werden. Nur dann kann man langfristig mit einem suffizienten Ergebnis rechnen.
Die Übung und die Erfahrung des Operateurs entscheiden intraoperativ über Knorpelreimplantationen, d.h., resezierte Flügel-, Dreiecks- und Septumknorpel werden immer intraoperativ aufgehoben, sodass Feinmodellierungen im Columella-, Spitzen- und Nasenrückenbereich durch Reimplantationen vorgenommen werden können. Der in Antibiotikalösung gelegte Knorpel wird aufgearbeitet, je nach Bedarf zugeschnitten, gecrasht und mittels Fibrinkleber reimplantiert.

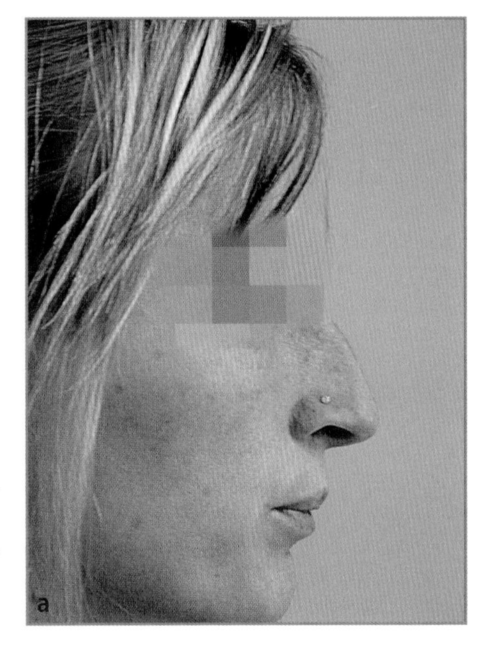

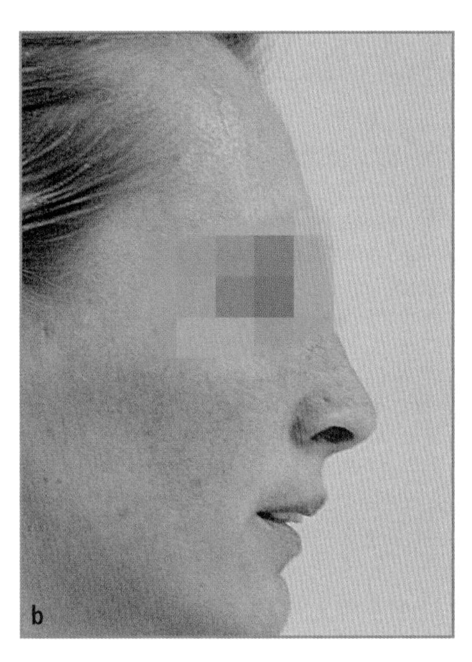

Abb. 14.3-34 Patientin, 29 Jahre, mit Höcker-Langschiefnase und Septumsubluxation. **a** Präoperativ. **b** 6 Monate postoperativ nach endonasaler Luxationstechnik.

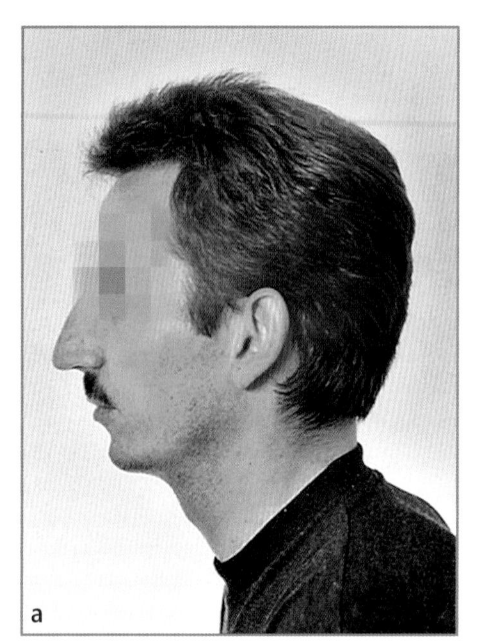

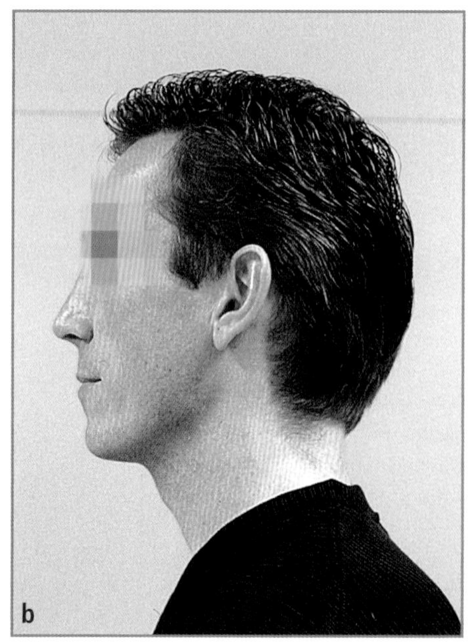

Abb. 14.3-35 Patient, 42 Jahre, mit traumatischer Schiefnase und fliehendem Kinn. **a** Präoperativ. **b** 6 Monate postoperativ nach Profilplastik: SRP mit autologem Knorpel-Nasenspan-Transplantat in das Kinn über oralen Zugang.

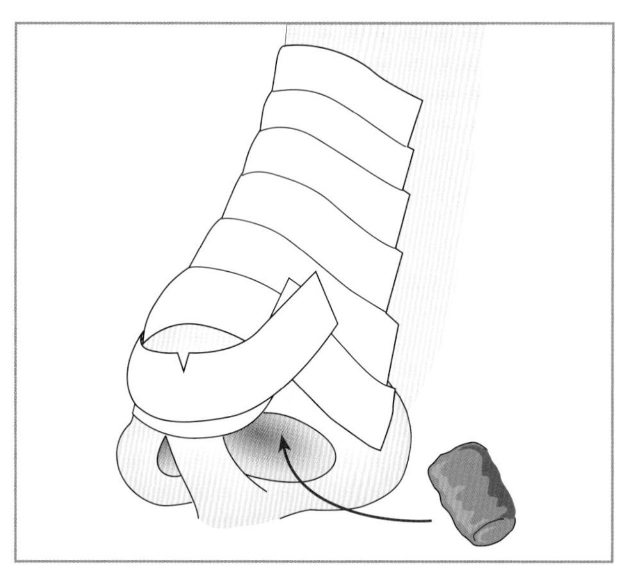

Abb. 14.3-36 Dachziegelartiger Verband mit Steristrip-Streifen und Sofratüll-Nasentamponaden. Die Nasenspitze wird geformt und in Überkorrektur in Schlingform fixiert. Anschließend wird der individuell zugeschnittene Gipsverband aufgelegt und bis zu seinem Festwerden modelliert. Zur besseren Fixierung der Gipsschiene wird thermoplastisches Material („Stenz") als abschließende Kompression angebracht.

Die Wahl des Zugangs, ob endo- oder extranasal (Abb. 14.3-37) und ob eine Flügelrandexzision (Abb. 14.3-38) ausgeführt wird, muss ebenfalls in die präoperative Planung einfließen und besprochen werden.
Häufig wird fast ausschließlich der endonasale Zugang bei primär ästhetischen Rhinoplastiken durchgeführt (Abb. 14.3-39 a, b).

Es ist irrig zu glauben, dass durch die offene Methode und den damit günstigeren anatomischen Überblick bessere Ergebnisse zu erzielen sind. Im Gegenteil: Durch das Aufklappen zerstört man wichtige bindegewebige Stützstrukturen, die dann später zu Narbenbildungen führen können und oft eine schlechte Supratip- und Tip-Projektion verursachen.
Die optimale Platzierung der Nasenspitze gehört mit zu den wichtigsten kosmetischen Forderungen in der ästhetischen Rhinochirurgie. Deshalb verließen die Autoren bei primären Rhinoplastiken den offenen Zugang, da festgestellt wurde, dass die Spitzenprojektierung (Papageiennase) beim offenen Zugang häufig erst nach einem halben Jahr zur Wirkung kommt, sodass endonasal nachkorrigiert werden muss.
Die Schnitte im Bereich der Columella sind in der Regel nicht störend, da sie meist optimal und unsichtbar verheilen. Hier gibt es verschiedene Variationen. Die Autoren bevorzugen bei einer Aufklappung den Treppenstufenquerschnitt an der dünnsten Stelle der Columella. Die **Indikationen für die offene Methode** sind streng begrenzt, sodass die Autoren sie nur bei folgenden Indikationen wählen:

- **Bei Lippen-Kiefer-Gaumenspalten** empfiehlt sich die Aufklappung, da dadurch die Knorpelverschiebungen im Bereich der Flügel- und Dreiecksknorpelareale besser durchgeführt werden können und auch die Domnähte gut zu setzen sind. Ebenso lassen sich Rippenknorpelspäne im Dorsum- und Columellabereich gut platzieren.
- **Bei mehrfach voroperierten Nasen** mit extremen Narbenbildungen bringt die extranasale Technik Vorteile, da die Narbenplatten besser gelöst werden und

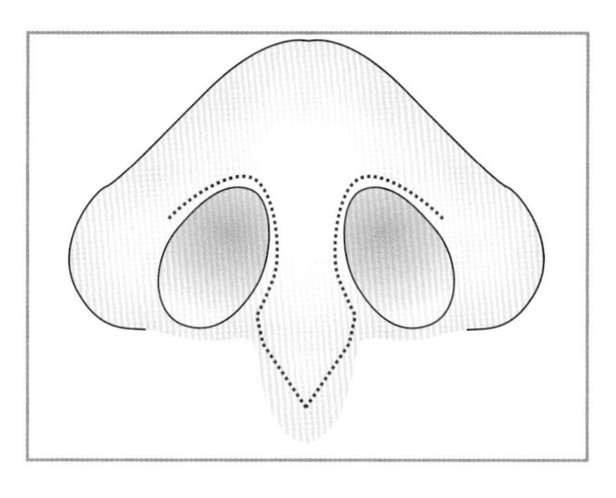
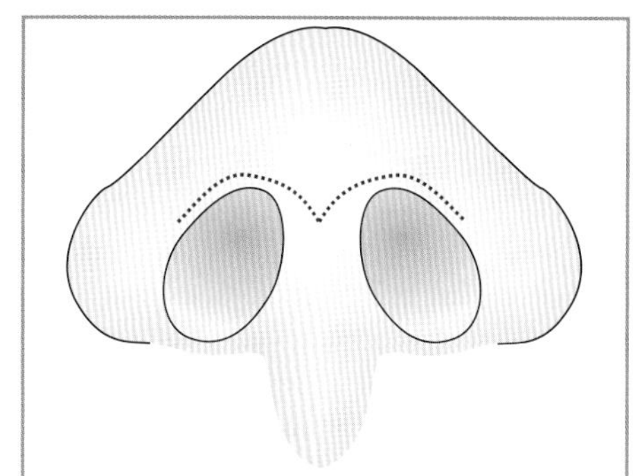
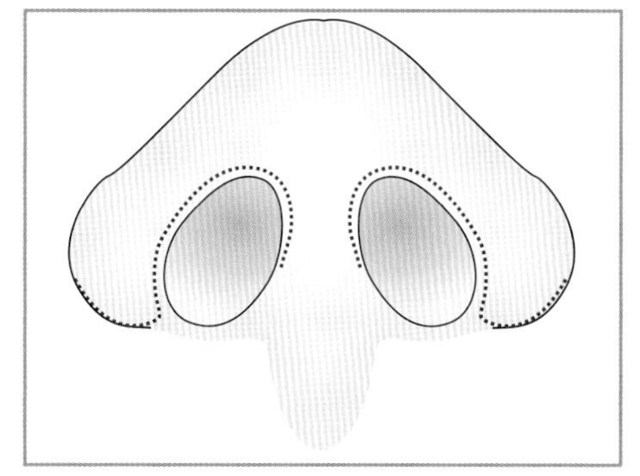
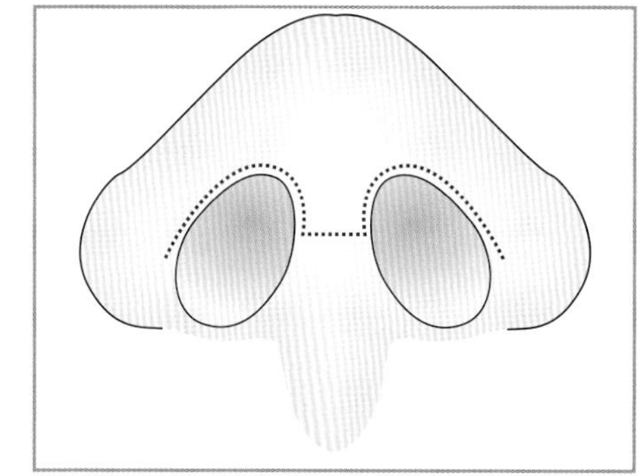

Abb. 14.3-37 Variable Schnittführungen zur offenen Rhinoplastik.

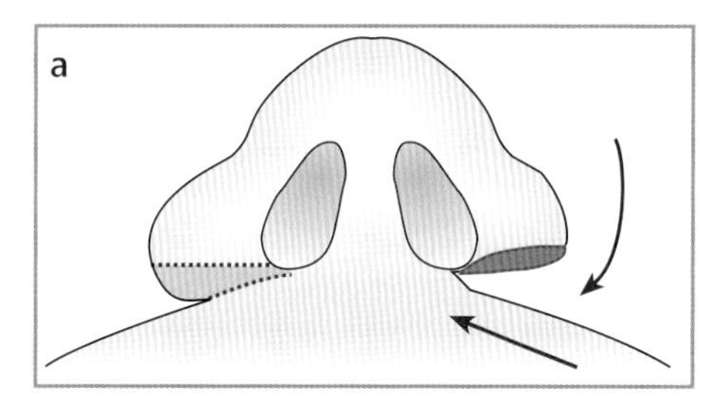

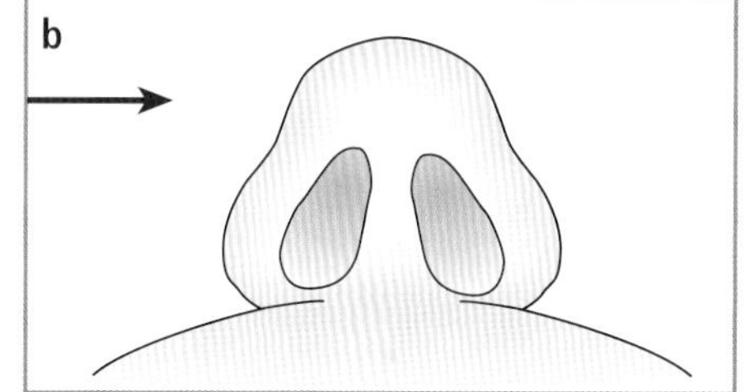

Abb. 14.3-38 Nasenflügelrandexzision. **a** Exzision am kaudalen Rand des Nasenflügels nach präoperativer Anzeichnung. **b** Verschluss mit 5/0 Ethilon.

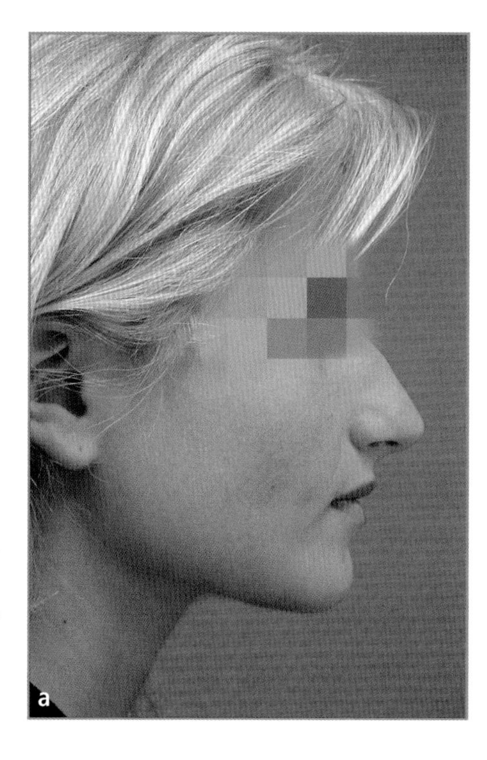

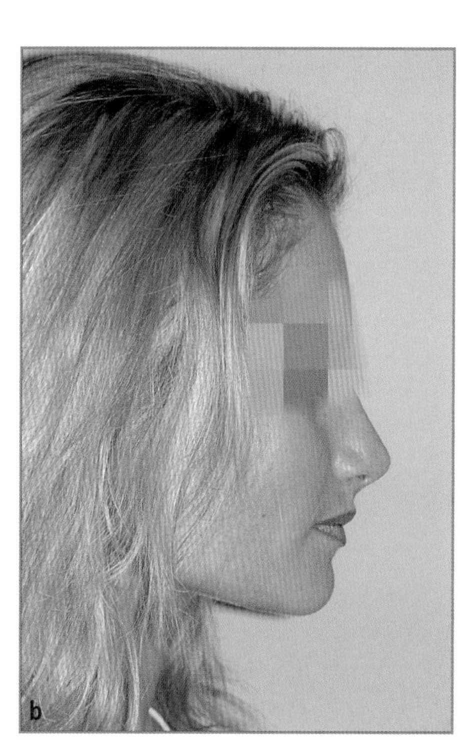

Abb. 14.3-39 Patientin, 23 Jahre, mit Höckerspannungsnase und Atembehinderung. **a** Präoperativ. **b** 6 Monate postoperativ nach Septumkorrektur mit endonasaler Eversionstechnik.

der Patient ohnehin nicht mehr die extrem hohen ästhetischen Ansprüche wie bei Primäroperationen stellen kann. Bei der sogenannten „Black nose" sowie der asiatischen Nasenform haben die Autoren aufgrund der 20-jährigen Erfahrung gesehen, dass die extranasale Methode Vorteile bietet, da man hier am besten einen Rippenknorpelwinkelspan oder auch Silikonwinkelspan implantieren kann. Durch die Implantation eines Winkelspans bekommt man eine suffiziente Erhöhung im Nasenrücken-, Columella- und Spitzenbereich und damit auch eine Verschmälerung und Verfeinerung des gesamten Flügelareals. Zusätzlich empfiehlt es sich hier – wie bei allen Breitnasen – nach vorheriger exakter OP-Planung einen seitlichen Nasenflügelrandschnitt zum Annähern der Flügel durchzuführen (Abb. 14.3-38).

- **Bei der Nasenspitzenverschmälerung** ergibt sich ein Überschuss an Nasenschleimhaut, der seitlich im Dreiecksknorpelbereich – ähnlich wie ein **Burowsches Dreieck** – reseziert werden muss, um optimale Verhältnisse zu erlangen. Nur dann gelingt es auch, den Nasenflügel ästhetisch auszudünnen, zu verschmälern und somit eine optimale Form zu erhalten.

14.4 Nasennebenhöhlen

Entzündungen

P. K. Plinkert und T. Hoppe-Tichy

Akute Sinusitis

Entzündungen des Nasennebenhöhlensystems sind häufig, wobei jeder banale Infekt der Nasenhaupthöhle mit einer Begleitsinusitis assoziiert sein kann. Das Erregerspektrum weist neben Viren, Diplococcus pneumoniae, Haemophilus influenzae, Streptokokken und Staphylokokken seltener Anaerobier und Pilze auf. Je nach Erreger kann die Sinusitis nichtpurulent (katarrhalisch) oder purulent sein. Gemeinsames Merkmal aller Nebenhöhlenentzündungen ist ein zum Teil stechender und pulsierender Schmerz, welcher sich beim Bücken und Anheben schwerer Lasten verstärkt.

Therapie

Die Behandlung besteht immer aus den Maßnahmen I bis III, nur bei eitriger Sinusitis erfolgt zusätzlich eine antibiotische Behandlung (Maßnahme IV).

I. Wiederherstellung von Drainage und Ventilation der betroffenen Nasennebenhöhle: Einfachste Maßnahme ist die lokale Applikation eines α-Sympathomimetikums für 1–3 Wochen (Naphazolin, Tetryzolin oder Xylometazolin, z. B. Otriven®, 4 × 3 Tr./d, Kinder: Otriven® 0,05 %, 4 × 2 Tr./d). Besteht der Verdacht auf eine eitrige Sinusitis und/oder zeigt sich bei der Rhinoskopie eine exzessive Schwellung der Nasenschleimhaut oder liegt bereits eine beginnende orbitale Komplikation (s. Abschn. Komplikationen bei Nasennebenhöhlenentzündungen, sinugene Komplikationen, S. 282) vor, ist es zweckmäßig, 1–5 Tage lang 1- bis 3-mal täglich eine „hohe Einlage" mit α-Sympathomimetika-getränkter Watte (Abb. 14.4-1) in den mittleren Nasengang für 15 Minuten einzuführen. Anschließend kann mit dem Muckschen Saugglas (Abb. 14.4-2) durch Sog gegebenenfalls Eiter abgesaugt werden. Fließt bei weiterhin bestehendem Eiterverdacht dieser nicht ab, sind eine Nebenhöhlenspülung (Kieferhöhle, Stirnhöhle; s. Meth. 14.4-1, S. 270) und/oder Muschelabspreizung (Siebbein; s. Meth. 14.4-1) indiziert.

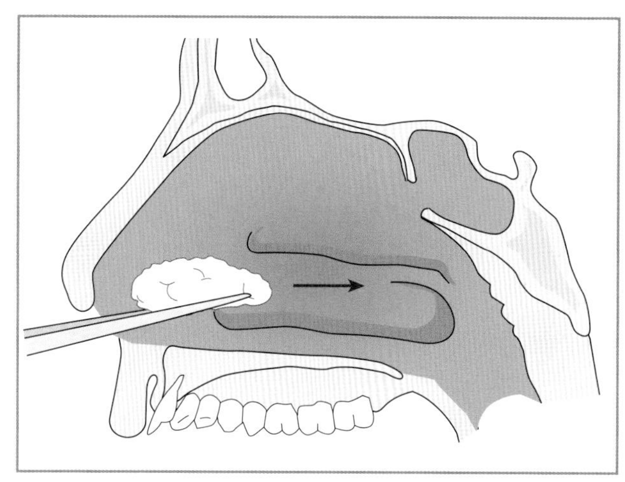

Abb. 14.4-1 „Hohe Einlage". Einführen einer mit einem α-Sympathomimetikum getränkten Watte in den mittleren Nasengang.

II. Sekretolyse: Zähes Sekret, idealer Nährboden für das Bakterienwachstum, kann durch Gabe von Sekretolytika für 1–3 Wochen verflüssigt werden: Acetylcystein (Fluimucil® N 100 mg/-200 mg Granulat tgl.; Kinder von 3 bis 14 Jahren: 3 × 100 mg/d; Erwachsene: 3 × 200 mg/d), Ambroxol (z. B. Mucosolvan®-Hustensaft; Erwachsene: an den ersten 2–3 Tagen 3 × 5 ml/d, anschließend 3 × 5 ml/d). Als Phytotherapeutikum hat sich Sinupret®, 3 × 2 Drg./d, bewährt. Damit diese Medikamente ihre Wirkung entfalten können, muss der Patient viel trinken.

III. Inhalationen: Die Tröpfchengröße bestimmt den Wirkungsort. So erfolgt der Niederschlag bei einer Tröpfchengröße über 10 µm vorwiegend in der Nase und im Rachen, bei 5–10 µm in der Trachea und bei 5 µm im Tracheobronchialsystem. Dies bedeutet, dass schon eine einfache Inhalation mit Wasserdampf (Topf mit heißem Wasser) im Falle einer akuten Sinusitis zu einer subjektiven Linderung der

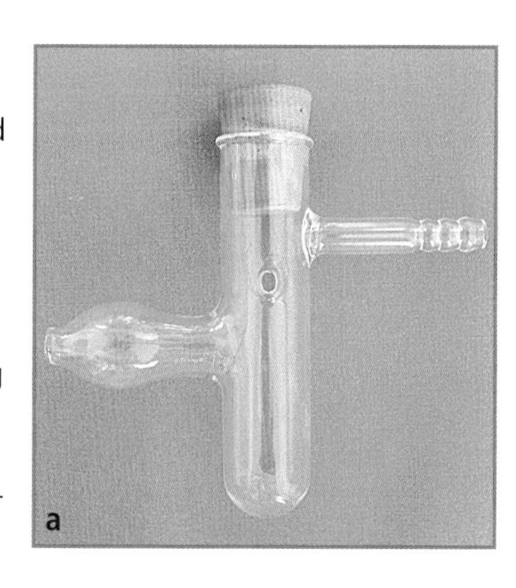

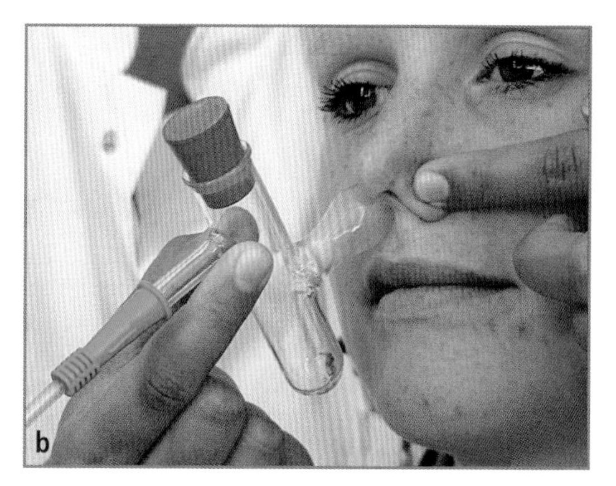

Abb. 14.4-2 Mucksches Saugglas (Karl Hecht, Sondheim). **a** Zum Absaugen von Sekret und Eiter aus dem Nasennebenhöhlensystem. **b** Es wird an einen Sauger angeschlossen, an eine Nasenöffnung gepresst und der Patient sagt mehrfach zur abwechselnden Gaumenschließung und -öffnung „Kuckuck" oder „Tante". Gleichzeitig öffnet und schließt der Arzt die seitliche Öffnung am Glas im Sekundentakt.

Beschwerden führt. Wir empfehlen Wasserdampfinhalationen (1 × tgl. für 1–3 Wo.) mit einem Zusatz an ätherischen Ölen (z. B. „Koburg-Tropfen" [Rp. 14.4-1]) oder Kamille (Kamillosan®). Bei der Inhalation mit Acetylcystein ist wegen der Gefahr eines akuten Bronchospasmus Vorsicht geboten.

IV. Antibiotikatherapie: Nur bei einer purulenten Sinusitis führt man zur Verhinderung gefährlicher Komplikationen (s. Abschn. Komplikationen bei Nasennebenhöhlenentzündungen, sinugene Komplikationen, S. 282) eine systemische Antibiotikatherapie durch (Tab. 14.4-1, S. 271).

Bei leichten Formen: Amoxicillin (z. B. Amoxicillin-ratiopharm® 750; Clamoxyl®) oder Doxycyclin (z. B. Doxy-Wolff® 100, 100–200 mg/d). Alternativ empfehlen wir bei Penicillinallergie: Erythromycin (z. B. Erythromycin-Wolff®, Paediathrocin®-Trockensaft), Cotrimoxazol (z. B. Cotrim-ratiopharm®) und Clindamycin (z. B Sobelin®, Kinder [4 Wo. bis 14. Lj.] tgl. 8–25 mg/kg KG in 3–4 Einzeldosen).

Bei schweren Formen: Amoxicillin plus Clavulansäure (z. B. Augmentan®, 3 × 2,2 g/d). Wenn die Beschwerden über mehr als 10 Tage persistieren, muss gegebenenfalls eine Umstellung der Medikation in Abhängigkeit vom Ergebnis des Antibiogramms erfolgen.

Besonderheiten bei Kindern s. S. 277.

Prognose

Bei adäquater Therapie: Es besteht eine gute Prognose. Rezidive oder eine postakute chronische Sinusitis können bei anatomischen Hindernissen (z. B. Septumdeviation, Muschelhyperplasie, Polyposis) auftreten.

Bei inadäquater Therapie: Es drohen der Übergang in eine postakute chronische Sinusitis (s. S. 274) sowie sinugene orbitale und/oder endokranielle Komplikationen (s. Abschn. Komplikationen bei Nasennebenhöhlenentzündungen, sinugene Komplikationen, S. 282).

Bei Daueranwendung von α-Sympathomimetika (länger als 4 Wo.) besteht die Gefahr der Entwicklung einer Rhinopathia medicamentosa.

Bei Säuglingen und Kleinkindern: Zur Vermeidung einer Intoxikation ist eine Anpassung der α-Sympathomimetika-Dosierung erforderlich.

Rp. 14.4-1 Tropfen nach Koburg

Ol. Eucalypti	
Ol. Menthae pip	
Ol. Terebinthinae	aa 1,0
Spiritus 90 %	ad 10,0
10 Tropfen auf 1 l Wasser;	
zum Inhalieren	

Meth. 14.4-1 Nebenhöhlenspülungen

Die Spülung der **Nasennebenhöhlen** verfolgt zwei Ziele:

- Gewinnung pathologischen Sekrets für bakteriologische, aber auch zytologische Untersuchungen.
- Entfernung des infizierten Schleims oder Eiters mit nachfolgender abschwellender Medikamenteninstillation (z. B. Naphazolin, Xylometazolin).

Kieferhöhle: Der Zugang zur Kieferhöhle erfolgt entweder über das Ostium naturale oder durch Punktion über den unteren Nasengang. Im unteren Nasengang wird nach Lokalanästhesie und Abschwellung (Privin® 1 : 1000/Pantocain 2 %, nach 15 min zusätzlich Xylocain®-Spray) der Nasenschleimhaut die untere Muschel abgespreizt und unterhalb deren Ansatzes etwa in ihrer Mitte mit einer scharfen Nadel (Lichtwitz-v. Eicken) punktiert (Abb. 14.4-3). Der geübte HNO-Operateur hingegen bevorzugt den Zugang über das Ostium naturale (zur Lokalanästhesie 3 × hohe Einlage mit Lokalanästhetikum im mittleren Nasengang), der für den Kranken schonender ist. Die Kieferhöhlenspülung wird zumeist einmal, gelegentlich mehrfach in den folgenden Tagen durchgeführt (Abb. 14.4-3).

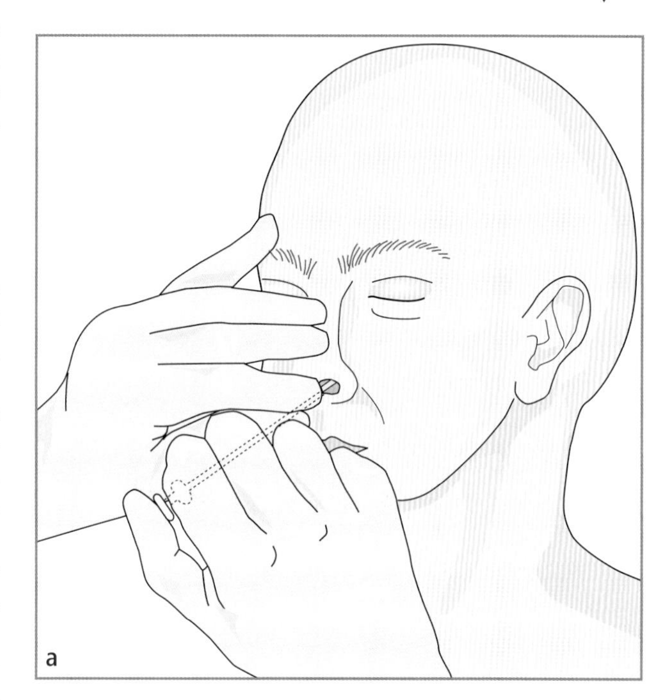

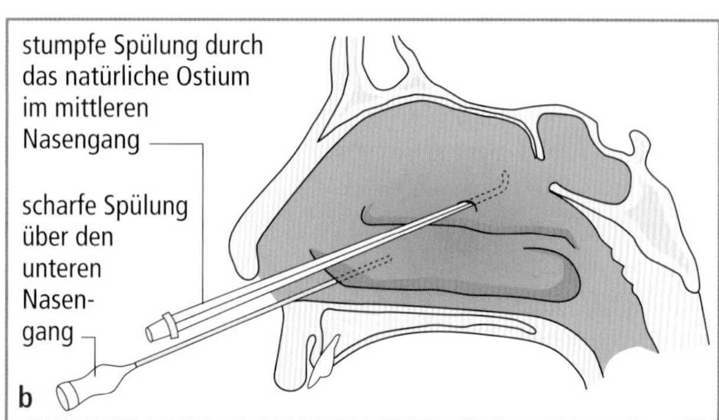

Abb. 14.4-3 **a** Scharfe Spülung der Kieferhöhle. Nach Oberflächenanästhesie erfolgt die Punktion der Kieferhöhle über den unteren Nasengang. **b** Zugangswege für die Kieferhöhlenspülung.

Tab. 14.4-1 Antibiotikatherapie Nase und Nasennebenhöhlen (nach: Federspil P et al. Antibiotikatherapie der Infektionen an Kopf und Hals. In: Ganzer U, Arnold W [Hrsg]. AWMF-Leitlinie HNO. 2004).

Diagnose	Häufigste Erreger	Mikrobiologische Diagnostik	Therapeutische Mittel der Wahl	Alternativen
Sinusitis purulenta acuta	• Streptococcus pneumoniae • Haemophilus influenzae • Moraxella catarrhalis • Staphylococcus aureus • Streptococcus pyogenes	bei Hospitalinfektion erforderlich	• Amoxicillin *Bemerkung*: ggf. Kieferhöhlenspülung **schwere Formen (Risikofaktoren):** • Aminopenicillin + Betalaktamaseninhibitor • Cephalosporin 2, Cefotaxim **nosokomiale Sinusitis:** • z. B. Piperacillin + Tazobactam	• Aminopenicillin + Betalaktamaseninhibitor • Oralcephalosporin 2 • Makrolid, Ketolid • Cotrimoxazol • Clindamycin • Doxycyclin • Cephalosporin 3 a • Moxifloxacin, Gatifloxacin, Levofloxacin, Ciprofloxacin
Sinusitis chronica	• Staphylococcus aureus • Streptococcus pneumoniae • Haemophilus influenzae • Streptokokken • Enterobacteriaceae • Pseudomonas aeruginosa • Anaerobier sehr selten Pilze	wenn repräsentative Materialgewinnung möglich	• Aminopenicillin + Betalaktamaseninhibitor • Cephalosporin 2 *Bemerkung*: ggf. Indikation zur Operation	• Clindamycin • Cotrimoxazol • Fluorchinolon • Doxycyclin • Piperacillin + Tazobactam • Piperacillin + Sulbactam
Orbitale Sinusitiskomplikationen	• Staphylococcus aureus • Streptococcus pneumoniae • Haemophilus influenzae • Moraxella catarrhalis • Klebsiella pneumoniae • Pseudomonas aeruginosa • Anaerobier	erforderlich, ggf. Blutkultur bei Phlegmone, Abszess, Sepsis	• Aminopenicillin + Betalaktamaseninhibitor i. v. • Cefotaxim, Ceftriaxon ± Metronidazol • Piperacillin + Tazobactam • Ceftazidim + Clindamycin • Imipenem *Bemerkung*: ggf. Operation	**bei schwersten Formen:** • Kombination mit Aminoglykosid oder Fluorchinolon
Stirnbeinosteomyelitis	• Staphylococcus aureus • Streptococcus pneumoniae • Haemophilus influenzae • Pseudomonas aeruginosa	erforderlich (ggf. mit Blutkultur)	• Aminopenicillin + Betalaktamaseninhibitor • Isoxazolylpenicillin ± Cephalosporin 2 • Clindamycin (bei Pseudomonas: Ciprofloxacin) *Bemerkung*: Indikation zur Operation; Therapiedauer mindestens 4 Wochen, ggf. Tc-Szintigraphie	**bei schwersten Formen:** • Kombination mit Aminoglykosid oder Fluorchinolon (Piperacillin, Ceftazidim, Cefepim, Levofloxacin)
• Odontogene Sinusitis maxillaris • Odontogene Osteomyelitis (Mittelgesicht, Unterkiefer)	• Streptococcus intermedius • Streptococcus constellatus, meist kombiniert mit Anaerobiern (Peptostreptokokken, Fusobakterien, Prevotellaarten)	nur bei Zweifel an klinischer Diagnose und bei kompliziertem Verlauf	• Penicillin V/-G (± Metronidazol) • Aminopenicillin + Betalaktamaseninhibitor • Clindamycin *Bemerkung*: in der Regel chirurgische Beseitigung der odontogenen Ursache bzw. Osteomyelitis	
Nasenfurunkel	• Staphylococcus aureus	nur bei schweren Formen	• antiseptische oder antibiotische Lokaltherapie **schwere Formen:** • Isoxazolylpenicillin • Cephalosporin 1 *Bemerkung*: ggf. Stichinzision	• Clindamycin • Cotrimoxazol (bei Erwachsenen) • Aminopenicillin + Betalaktamaseninhibitor

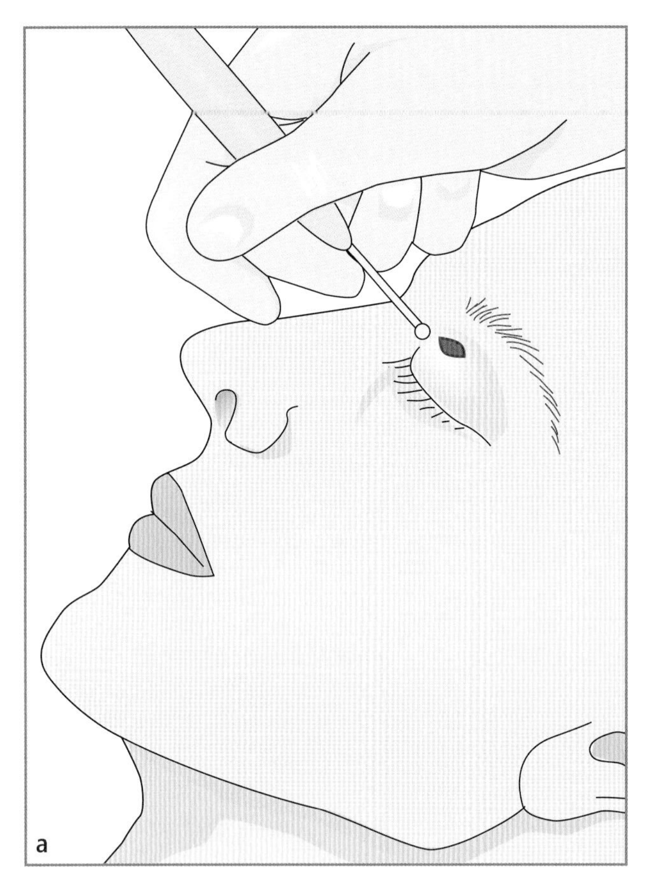

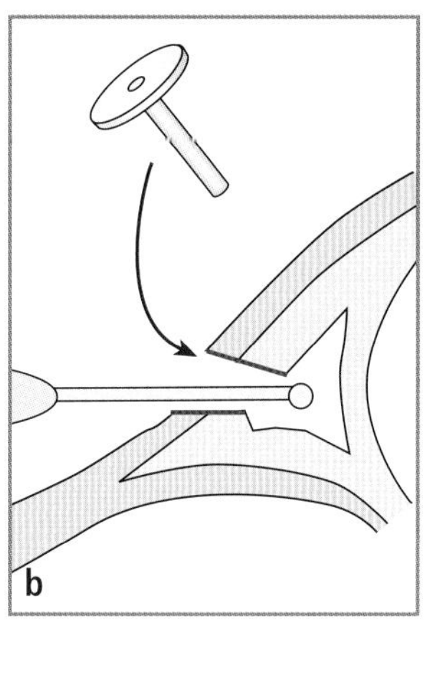

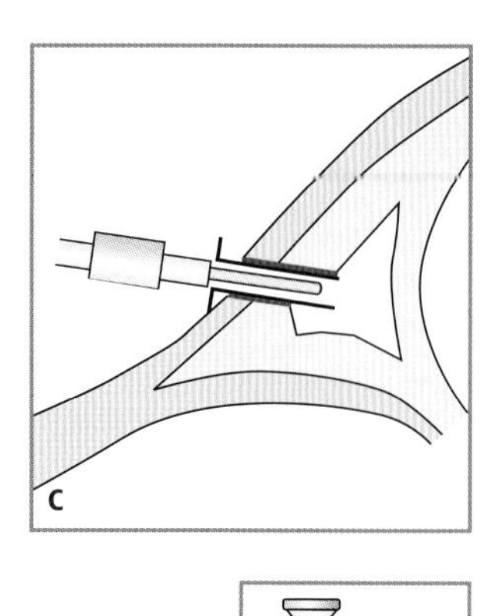

Abb. 14.4-4 Becksche Bohrung der Stirnhöhle. **a** Hautinzision am Stirnhöhlenboden und Aufbohren des Stirnhöhlenbodens. **b** Einsetzen eines Spülröhrchens. **c** Spülung. **d** In das Spülröhrchen können Spritze oder Verschlussmandrin eingeführt werden.

Stirnhöhle: Die Sondierung der Stirnhöhle über den Ductus nasofrontalis gelingt aus anatomischen Gründen nur selten. Ferner besteht dabei die Gefahr einer Läsion des Ausführungsganges mit konsekutiver Narbenstriktur. Eine Spülung des Sinus frontalis erfolgt somit bevorzugt durch eine Eröffnung der Stirnhöhlenvorderwand (Kümmel-Beck). Hierzu wird nach Hautinzision 1 cm lateral der Medianen und 1 cm oberhalb des Orbitarandes ein Bohrloch (Becksche Bohrung, Abb. 14.4-4) in der Vorderwand angelegt, das Sekret abgesaugt und ein spezielles Drainageröhrchen (Metall- bzw. Kunststoffröhrchen) eingesetzt. Vor einer Beckschen Bohrung ist eine Bildgebung des Schädels notwendig, um die räumliche Ausdehnung der Nebenhöhlen zu erfahren. Über das Drainageröhrchen wird täglich 1- bis 2-mal die Stirnhöhle gespült (z. B. mit Privin® 1:1000), bis die Drainage zur Nase durchgängig ist.

Siebbein: Das Siebbeinlabyrinth ist einer direkten Spülbehandlung nicht zugänglich. Pathologisches Sekret kann jedoch nicht selten nach Abspreizen der mittleren Muschel (Medialverlagerung) entfernt werden. Diese Vorgehensweise kann mit einer hohen Einlage (Spitztupfer oder Watte, getränkt mit Privin® 1:1000) und dem Sog des Muckschen Saugglases kombiniert werden (Abb. 14.4-2).

Barosinusitis, Aerosinusitis, Sinus-Barotrauma

Es handelt sich um akute und chronische Entzündungen der Nasennebenhöhlen, hervorgerufen durch eine Druckdifferenz zwischen der Nasennebenhöhle und der Atmosphäre. Meist sind Tauchsportler, Flieger und Fallschirmspringer betroffen. Ursächliche Faktoren können Nasenmuschelhyperplasie, Septumdeviation, Polyposis nasi oder allergische Rhinosinusitis sein. Die Folge sind stechende Schmerzen im Bereich der betroffenen Nebenhöhle, wie bei einer akuten Sinusitis.

■ Therapie

Vorübergehend α-Sympathomimetika: Naphazolin, Tetryzolin oder Xylometazolin (z. B. Otriven®-Nasentropfen 0,1 %). Anschließend Beseitigung der ursächlichen Faktoren.
Bei Nasenmuschelhyperplasie: Muschelkaustik oder Con-

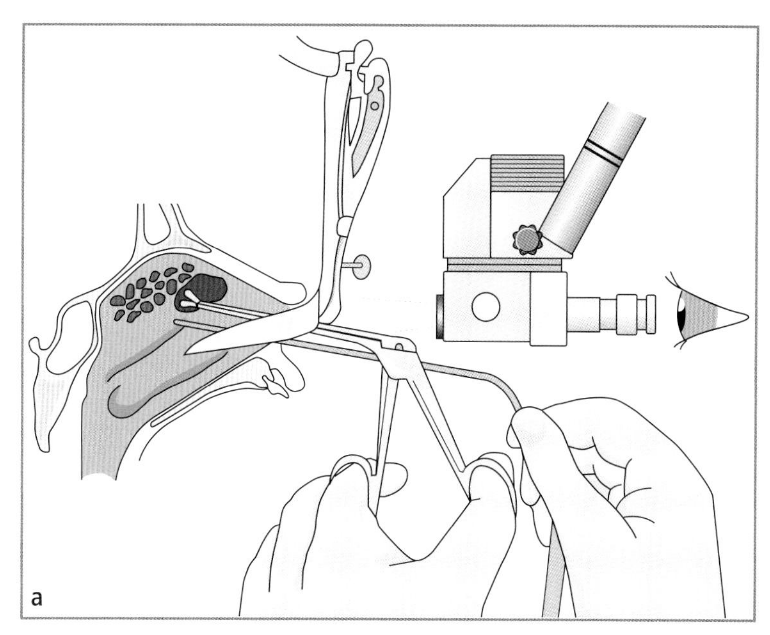

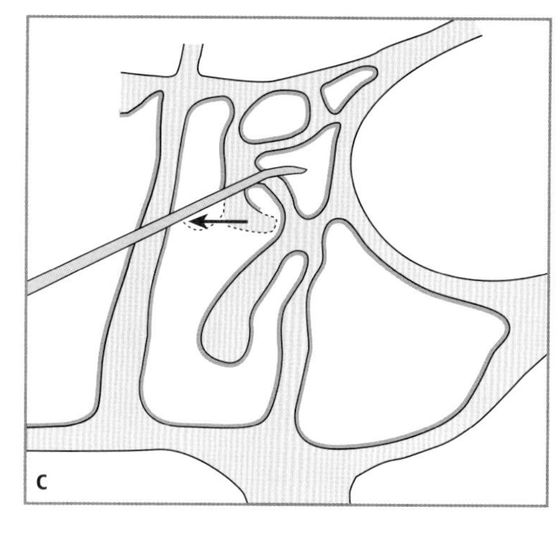

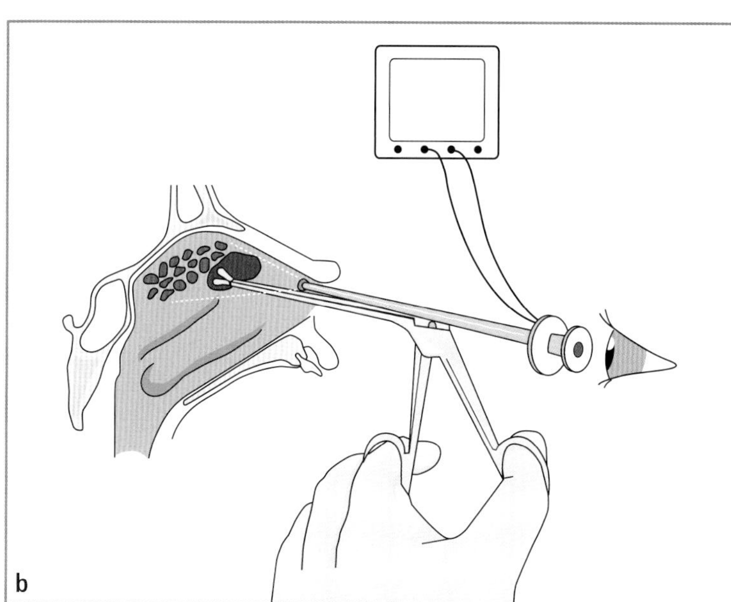

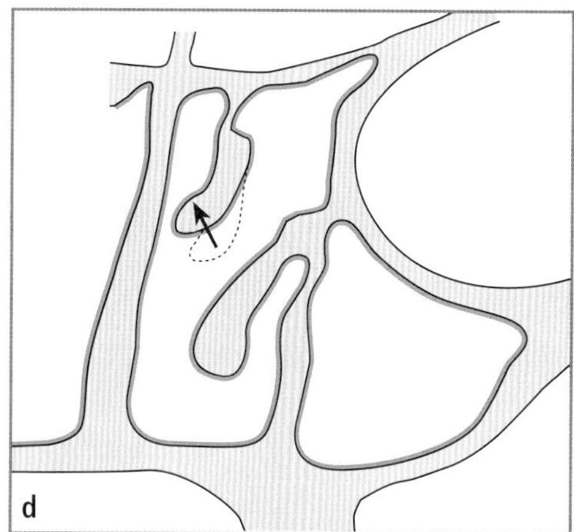

Abb. 14.4-5 Endonasale Operation der linken Siebbeinzellen und des Infundibulums der linken Stirnbeinhöhle unter **a** mikroskopischer oder **b** endoskopischer Sicht zumeist als minimal invasive Chirurgie. **c** Medialverlagerung der mittleren Muschel und Resektion des Processus uncinatus. **d** Selektive Ausräumung der erkrankten Siebbeinzellen (nach Messerklinger u. Stammberger).

chotomie (s. Kap. 14.3, Abschn. Septumpathologien, S. 249).
Bei Septumdeviation: Septumoperation nach Cottle (s. Kap. 14.3, Abschn. Septumpathologien, S. 248).
Bei anatomischen Engstellen im Bereich des mittleren Nasenganges: Die Engstellen sind endonasal-endoskopisch oder mikrochirurgisch (s. Abb. 14.4-5) zu sanieren (operatives Vorgehen abhängig vom computertomographischen und endoskopischen Befund).
Bei Polyposis nasi: (I) Präoperative Vorsorge, kombinierte (II) operative und (III) konservative Nachbehandlung (s. S. 280).
Bei allergischer Rhinosinusitis: Allergen(teil)karenz, Hyposensibilisierung, gegebenenfalls Behandlung mit Antihistaminika, DNCG etc. (Einzelheiten s. Kap. 14.3, Abschn. Entzündungen, Rhinopathien, S. 236).

Prognose

Gut, falls prädisponierende Faktoren beseitigt werden.

Badesinusitis

Bei der Badesinusitis spielen pathogenetisch die bakterielle Verunreinigung des Wassers, der Unterdruck in den Nasenhaupt- und Nasennebenhöhlen beim Tauchen sowie die Abkühlung der Schleimhaut eine zentrale Rolle.

Therapie

Im Mittelpunkt stehen die Verbesserung der Ventilation und Drainage der Nasennebenhöhlen durch Vasokonstringenzien. α-Sympathomimetika: Naphazolin, Tetryzolin oder

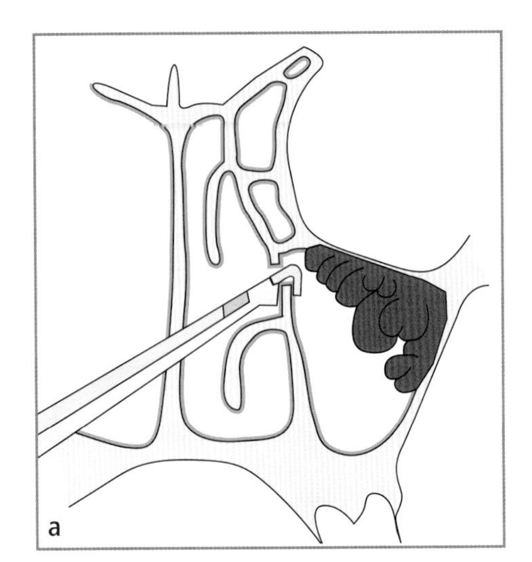

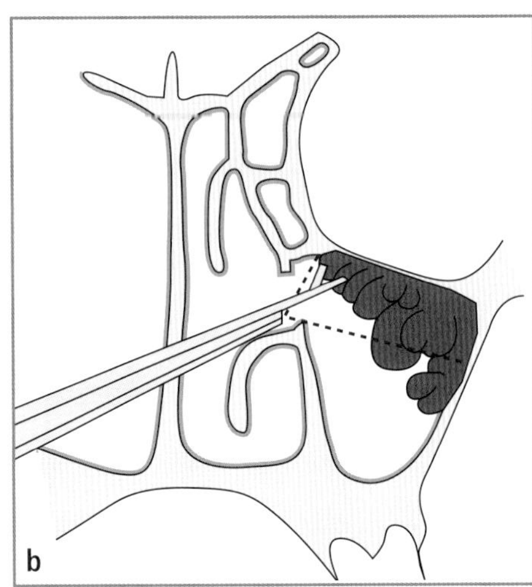

Abb. 14.4-6 Kieferhöhlenoperation. **a, b** Endoskopische Operation als minimal invasive Chirurgie: Anlegen eines Fensters im mittleren Nasengang (a), Inspektion und Entfernung der erkrankten Schleimhaut unter endoskopischer Sicht (b). **c** Konventioneller Zugang über die faziale Kieferhöhlenwand.

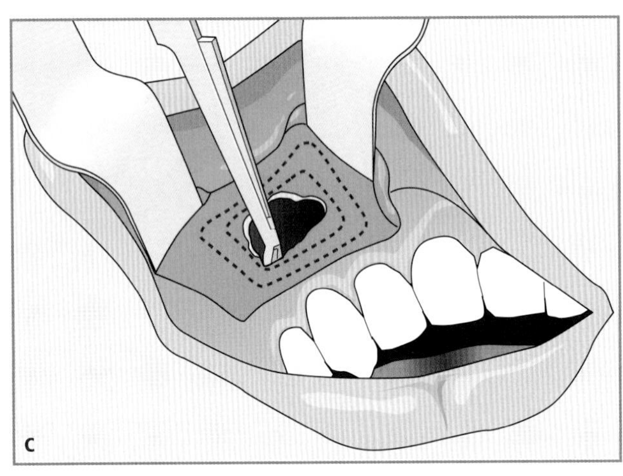

Xylometazolin (z. B. Otriven® Nasentropfen 0,1 %). Weitere Einzelheiten s. akute Sinusitis, S. 269.

Prognose

Gut.

Chronische Sinusitis

Bei manifester chronischer Sinusitis oder wenn eine akute Nasennebenhöhlenentzündung durch intensive konservative Maßnahmen einschließlich wiederholter hoher Einlagen und/oder Spülungen nicht zur vollständigen Ausheilung kommt (postakute chronische Sinusitis), ergibt sich die Indikation zur operativen Sanierung der betroffenen Nebenhöhle und/oder zur Beseitigung eines anatomischen Passagehindernisses in der Nase.

Therapie

Bei Beteiligung der Kieferhöhle: Indiziert ist eine Verbesserung der Ventilation und Drainage durch endoskopische oder mikrochirurgische Resektion des Processus uncinatus und Erweiterung des Ostium naturale (Engstellenchirurgie oder „minimal invasive surgery", Abb. 14.4-5 u. Abb. 14.4-6). Meist reicht die Korrektur der Belüftung und des Sekretabflusses aus, um die nachgeschaltete Nebenhöhle auf Dauer auszuheilen.

Nachbehandlung s. S. 277. Bei alleinigem Befall der Kieferhöhle muss bei etwa 10 % der Entzündungen von einer dentogenen Ursache ausgegangen werden. Häufig ist nach Zahnsanierung die endonasale Sanierung der Kieferhöhle durch „minimal invasive surgery" möglich.

Bei Befall der Stirnhöhle: Empfohlen wird eine endonasale endoskopische oder mikrochirurgische Erweiterung des Recessus frontalis als Engstellenchirurgie („minimal invasive surgery"). Ist das Lumen einer weit nach lateral ausladenden Stirnhöhle komplett durch das Entzündungsgeschehen erfasst, erfolgt eine osteoplastische Stirnhöhlenoperation; nur in Ausnahmefällen sollte eine extranasale Eröffnung und Drainage über einen Killian-Schnitt erfolgen (Abb. 14.4-7). Weitere Details s. Patienteninformation „Stirnhöhlenoperation". Nachbehandlung s. S. 277.

Bei isoliertem Befall der Keilbeinhöhle: Es erfolgt die endoskopische oder mikroskopische Eröffnung der Keilbeinhöhlenvorderwand.

Bei Mitbeteiligung der Siebbeinzellen: Hier ist eine endonasale endoskopische oder mikrochirurgische Ethmoidektomie (s. Abb. 14.4-5) erforderlich (s. Patienteninformationen „Endonasale Siebbeinoperation" und „Extranasale Siebbeinoperation"). Ist eine Septumderivation ein Operationshindernis, muss diese korrigiert werden. Nachbehandlung s. S. 277.

Bei Befall von Siebbeinzellen: Es erfolgt eine endonasale endoskopische oder mikrochirurgische Ausräumung nur der betroffenen Siebbeinabschnitte als „minimal invasive surgery" (s. Abb. 14.4-5; Patienteninformationen „Endonasale Siebbeinoperation" und „Extranasale Siebbeinoperation"). Nachbehandlung s. S. 277.

Bei gleichzeitiger Septumdeviation und/oder Muschelhyperplasie: Hier ist die zusätzliche operative Korrektur indiziert (s. Kap. 14.3, Abschn. Septumpathologien, S. 248).

Bei chronischer Rhinitis s. u.

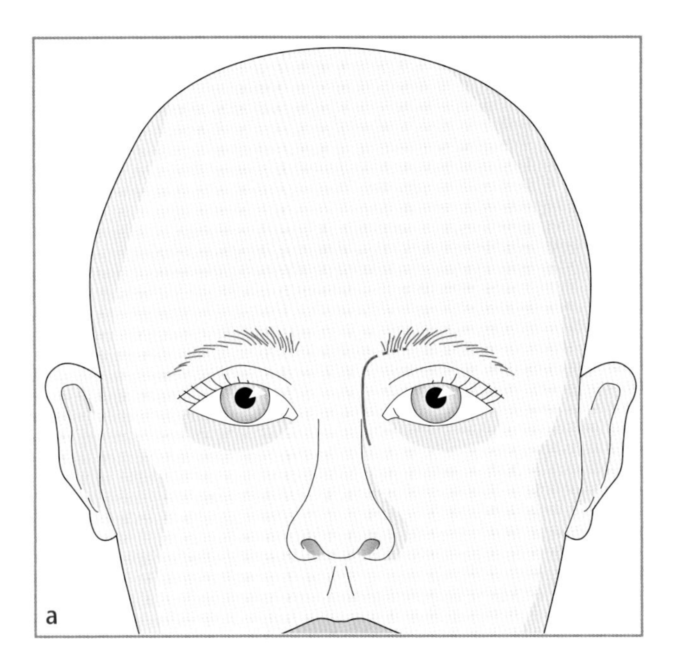
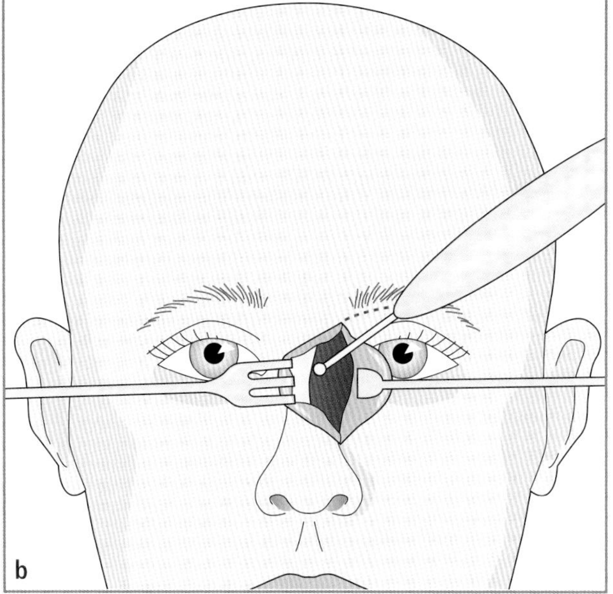
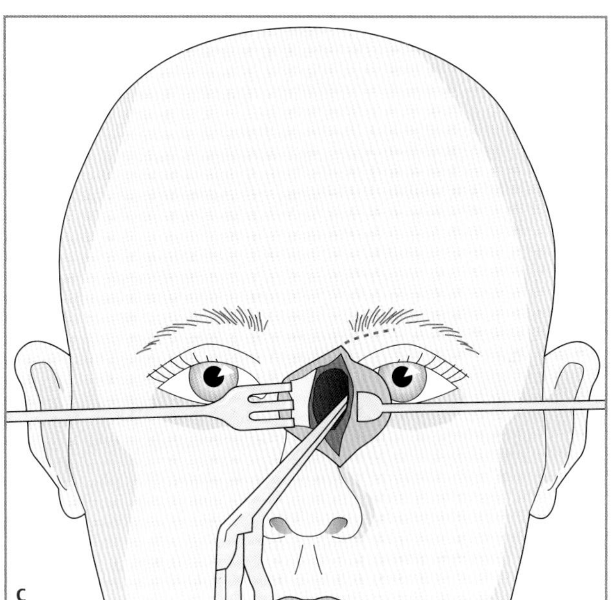

Abb. 14.4-7 Extranasale Siebbein-, Keilbeinhöhlen- und Stirnhöhlenoperation. **a** Schnittführung nach Kilian. **b** Nach Auslösen des Tränensacks Eröffnung des vorderen Siebbeins. **c** Ausräumung des Siebbeinzellsystems und ggf. der Keilbeinhöhle. Bei voller Ausnutzung der Schnittführung (gestrichelte Linie) ist auch die Stirnhöhlenoperation möglich.

Bei Kindern s. u.
Nachbehandlung s. u.

Prognose

Gut, jedoch sind Rezidive trotz operativer Therapie möglich. Ohne Operation können orbitale und/oder endokranielle Komplikationen drohen (s. Abschn. Komplikationen bei Nasennebenhöhlenentzündungen, sinugene Komplikationen, S. 282).

@ Patienteninformation „Stirnhöhlenoperation"

Bei der sogenannten osteoplastischen Stirnhöhlenoperation erfolgt eine Eröffnung der Haut in einer Stirnfalte oder alternativ als Ohr-zu-Ohr-Schnitt „unsichtbar" in den Haaren. Die Stirnhöhlenvorderwand wird vorübergehend entfernt und am Ende der Operation wieder eingesetzt. In Ausnahmefällen erfolgt die Stirnhöhlenoperation über einen bogenförmigen Schnitt unterhalb oder in der Augenbraue sowie am seitlichen Nasenrand. Teile der Stirnhöhlenwand müssen bei diesem Zugang entfernt werden.

Unabhängig von dem jeweiligen Zugangsweg, den Sie bitte mit Ihrem Operateur besprechen, wird die kranke Schleimhaut entfernt und eventuell Eiteransammlungen beseitigt. Anschließend stellt man eine breite Verbindung zwischen Stirnhöhle und Nase her, damit die Wundabsonderung und bei späteren Erkältungen das Sekret abfließen können. Nach der Operation werden Stirnhöhle und Nasenhöhle meist für einige Tage ausgestopft, sodass Sie durch den Mund atmen müssen. Oft kommt es zu einer harmlosen Schwellung der Stirn, der Augenlider und der Wange, die sich in wenigen Tagen zurückbildet. Ebenfalls besteht ein eventuell aufgetretener Bluterguss nur vorübergehend. Die Wundabsonderung kann mehrere Wochen (4–6 Wo.) anhalten. Bei manchen Patienten kommt es zu einer vorübergehenden oder bleibenden Empfindungslosigkeit der Stirnhaut. In seltenen Fällen fordern ernste Entzündungen die Wegnahme der gesamten Stirnhöhlenvorderwand. Die dann bestehende Eindellung kann in einer nachfolgenden Operation behoben werden. Eine Beeinträchtigung des Riechvermögens ist in ebenfalls seltenen Fällen möglich. Da direkt an das Operationsgebiet Augenmuskeln angrenzen, können nach der Operation Störungen in diesem Bereich auftreten, die sich im Doppeltsehen ausdrücken, in der Regel aber nur vorübergehend sind.

@ Patienteninformation „Endonasale Siebbeinoperation"
Bei der Siebbeinoperation durch die Nase werden die am schwersten erkrankten Partien dieses Knochens mit der entzündlich veränderten Schleimhaut durch den sogenannten mittleren Nasengang ausgeräumt. Desgleichen entfernt man alle Polypen, die man über diesen Zugangsweg erreichen kann. Zu Ihrer Sicherheit wird ein Operationsmikroskop oder ein vergrößerndes Endoskop als optische Hilfe bei der Operation verwendet. Nach der Operation bleibt eine innere Verbindung zwischen Siebbein und Nase, damit die Wundabsonderung und bei späteren Erkältungen das Sekret abfließen können. Nach der Operation werden Siebbein und Nase meist für einen oder mehrere Tage ausgestopft. Sie müssen für diese kurze Zeitspanne durch den Mund atmen. Gelegentlich tritt eine harmlose Schwellung der Lider auf, welche sich in kurzer Zeit zurückbildet. Manchmal kann eine verkrümmte Nasenscheidewand die Operation behindern. Die Nasenscheidewand muss dann begradigt werden.
Erfahrungsgemäß können nach diesen Eingriffen in nicht voraussehbaren Zeiträumen wiederum Polypen auftreten, sodass eine Wiederholung der Operation notwendig wird. In ganz seltenen Fällen kann es zu einer Verletzung der Schädelbasis und zum Abfluss von Hirnwasser kommen. Dies wird in den meisten Fällen sofort erkannt, sodass eine unmittelbare endoskopische Abdichtung vorgenommen werden kann. An der Seitenwand der Keilbeinhöhle, welche bei dieser Operation mit eröffnet wird, oder durch das Siebbein selbst läuft der Sehnerv. In der Scheide dieses Nervs kann sich, als sehr seltene Komplikation, eine Blutung entwickeln, welche möglicherweise die Erblindung des betroffenen Auges nach sich ziehen kann. Da direkt an das Operationsgebiet Augenmuskeln angrenzen, können nach der Operation Störungen in diesem Bereich auftreten, die sich im Doppeltsehen ausdrücken, in der Regel aber nur vorübergehend sind.

@ Patienteninformation „Extranasale Siebbeinoperation"
Bei der Operation des Siebbeines wird ein bogenförmiger Schnitt unterhalb der Augenbraue sowie am seitlichen Nasenrücken gelegt.
Teile der Nasenwurzel müssen entfernt werden (später nicht sichtbar), um die kranke Schleimhaut dieses Knochens und eventuell Eiteransammlungen zu beseitigen. Anschließend stellt man eine Verbindung zwischen Siebbein und Nase her, damit die Wundabsonderung und bei späteren Erkältungen das Sekret abfließen können. Nach der Operation werden Siebbein und Nasenhöhle meist für einige Tage ausgestopft, sodass Sie durch den Mund atmen müssen. Oft kommt es zu einer harmlosen Schwellung der Augenlider, der Stirn und der Wange, die sich in wenigen Tagen zurückbildet. Gleichermaßen besteht ein eventuell aufgetretener Bluterguss nur vorübergehend. Die Wundabsonderung kann mehrere Wochen anhalten. Bei manchen Patienten kann eine vorübergehende oder bleibende Empfindungslosigkeit der Stirnhaut auftreten. Eine Verletzung der Schädelbasis mit Abfluss von Hirnwasser kann in seltenen Fällen vorkommen. Eine Abdichtung wird sofort vorgenommen, sodass es üblicherweise zu einer folgenlosen Abheilung kommt. An der Seitenwand der Keilbeinhöhle, welche bei dieser Operation gelegentlich mit eröffnet werden muss, oder durch das Siebbein selbst läuft der Sehnerv. In der Scheide dieses Nervs kann sich, als extrem seltene Komplikation, eine Blutung entwickeln, welche möglicherweise die Erblindung des betroffenen Auges nach sich ziehen kann. Eine Beeinträchtigung des Riechvermögens ist in ebenfalls seltenen Fällen möglich. Da direkt an das Operationsgebiet Augenmuskeln angrenzen, können nach der Operation Störungen in diesem Bereich auftreten, die sich im Doppeltsehen ausdrücken, in der Regel aber nur vorübergehend sind.

Chronische Sinusitis bei chronischen Rhinitiden

Bei einer chronischen Sinusitis wird das Hauptsymptom, die behinderte Nasenatmung, durch eine Volumenzunahme der Schleimhaut infolge Ödems, Hyperämie oder echter Gewebsvermehrung verursacht. Zahlreiche exogene Faktoren (Staub, Tabakrauch, gewerbliche Gifte, Medikamente etc.) und endogene Faktoren (Adenoide, endokrine Ursachen, Nasenrachentumoren etc.) führen zu chronischen Entzündungen der Nasenschleimhaut. In der Folge tritt häufig eine Mitreaktion der Nebenhöhlenschleimhaut auf (Einzelheiten s. chronische Rhinitis und nasale Hyperreaktivität, Kap. 14.3, Abschn. Entzündungen, Rhinopathien, S. 235).

Therapie

Um die sekundäre Entzündung der Nasennebenhöhlen erfolgreich zu beseitigen, muss vor allem die zugrunde liegende Rhinitis chronica behandelt werden. Ist eine operative

Therapie der chronischen Rhinitis indiziert (z. B. begleitende Septumoperation), dann ist eine gleichzeitige operative Mitsanierung der erkrankten Nasennebenhöhlen, wenn möglich als „minimal invasive surgery", zweckmäßig.

Nasennebenhöhlenentzündung des Kindes (Kinder-Sinusitis)

Die Kinder-Sinusitis ist von der altersabhängigen Pneumatisation der Nebenhöhlen (isolierte Entzündungen der Kieferhöhle ab dem 4., der Stirnhöhle ab dem 6. und der Keilbeinhöhle ab dem 10. Lebensjahr) abhängig. Prädisponierende Faktoren mit entscheidender pathogenetischer Bedeutung sind die Adenoide und die Nasenmuschelhyperplasie. Ferner können eine Choanalatresie und das juvenile Nasenrachenfibrom zugrunde liegen. Während akute Nasennebenhöhlenentzündungen wie bei Erwachsenen mit einer ausgeprägten Symptomatik einhergehen, sind die Symptome der chronischen Entzündung oft sehr diskret. „Okkulte" Verlaufsformen gehen meist von einer Ethmoiditis aus. In diesen Fällen stehen Allgemeinsymptome (Husten, unklare Temperaturerhöhungen, Bauchschmerzen, Nachlassen der schulischen Leistungen etc.) im Vordergrund.

Therapie

Die Nebenhöhlen selbst werden zunächst konservativ behandelt (s. o.), zusätzlich erfolgt jedoch die operative Beseitigung prädisponierender Faktoren.

Bei Rachenmandelhyperplasie: Adenotomie (s. Kap. 16, Abschn. Hyperplasien, S. 332).

Bei Nasenmuschelhyperplasie: Nasenmuschelkaustik.

Bei juvenilem Nasenrachenfibrom s. Kap. 16, Abschn. Tumoren, S. 358.

Bei Polyposis: (I) Präoperative Vorsorge, kombinierte (II) operative und (III) konservative Nachbehandlung (s. S. 280).

Prognose

Unbehandelt oder bei inadäquater Therapie kommt es zu Appetitlosigkeit, Gedeihstörungen, Sekundärerkrankungen im Bereich des Gastrointestinaltraktes, der Nieren sowie der Bronchien und der Lunge (s. sinubronchiales Syndrom, S. 279). Entwicklungsstörungen und Nachlassen der schulischen Leistungen sind die Folge.

Okkulte Ethmoiditis, chronische Ethmoiditis

Typisch ist die Klage, ein banaler Schnupfen dauere länger als üblich oder er trete häufiger auf. Oft ist auch nur ein einzelnes Symptom zu beobachten. Beispielsweise werden von den Patienten lediglich frontal betonte Cephalgien oder rezidivierende Pharyngitiden angegeben. Meist erkennt man bei der Rhinoscopia anterior und der Übersichtsaufnahme des Nasennebenhöhlensystems im okzipitodentalen Strahlengang keinen wesentlichen pathologischen Befund. Die Nasenendoskopie mit Hopkins-Optiken sowie die Computertomographie (koronare Schichtung nach Zinreich) lassen jedoch in diesen Situationen oft diskrete Entzündungsherde im mittleren Nasengang (z. B. Schwellung im Bereich des Processus uncinatus) bzw. im vorderen Siebbein erkennen. Die Diagnose wird im CT nach Zinreich gestellt (Abb. 14.4-8).

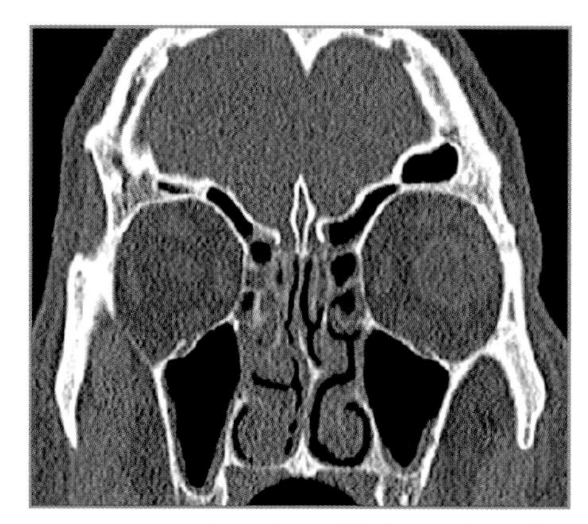

Abb. 14.4-8 Computertomographie einer okkulten Ethmoiditis in koronarer Schnittebene (nach Zinreich).

Therapie

Operativ: Ziel der Behandlung ist die Wiederherstellung einer ausreichenden Belüftung und Drainage auch der nachgeschalteten Nasennebenhöhlen. Computertomographisch nachgewiesene Foci und Polypen werden gezielt endonasal-endoskopisch oder endonasal-mikroskopisch entfernt. Das Ausmaß der jeweiligen Operation richtet sich somit nach dem endoskopisch und insbesondere computertomographisch gesicherten Befund (sog. „minimal invasive surgery", Engstellenchirurgie; s. Abb. 14.4-5, S. 273): Resektion des Processus uncinatus, Ausräumung der betroffenen Siebbeinzellen und Erweiterung der Ostien miterkrankter Nebenhöhlen. Hopkins-Endoskope mit einem Blickwinkel von 0 bis 120 Grad oder das Operationsmikroskop erlauben einen guten Überblick über das Operationsgebiet. Orbitale und endokranielle Operationskomplikationen lassen sich hierdurch auf ein Minimum reduzieren (s. Patienteninformationen „Endonasale Siebbeinoperation" und „Extranasale Siebbeinoperation", S. 276). Ist eine Septumdeviation ein Operationshindernis, muss diese zusätzlich korrigiert werden.

Nachbehandlung: Wesentlicher Bestandteil der endonasalen Nebenhöhlenchirurgie ist die Nachbehandlung. Intraoperativ eingelegte Tamponaden werden am 1.–4. Tag post operationem entfernt. Anschließend ist die Wundhöhle sorgfältig von Wundsekret und Krusten zu befreien und durch Instillation einer Cortison-/Antibiotika-haltigen Salbe (z. B. Messerklinger-Salbe, Rp. 8-1, S. 98, Decoderm® tri-

Creme) und Nasenemulsion (s. Rp. 14.4-4 Nasenemulsion mit α-Sympathomimetikum) mithilfe eines Wattetrillers zu pflegen. Reinigung und Salbeninstillation sollten 2–3 Wochen lang regelmäßig durch den HNO-Arzt endoskopisch kontrolliert erfolgen, zusätzlich führt der Patient 3 Wochen lang 4-mal tgl. 1/2 Pipette Nasenemulsion mit einem α-Sympathomimetikum (Rp. 4.4-4) in die Nase ein.
Alternativ: Sequenzialtherapie (Tab. 14.4-2), die zusätzlich eine lokale Corticoidtherapie umfasst. Ambulante Nachuntersuchungen/Behandlungen können bis zu 6 Wochen postoperativ zur Krustenentfernung und Salbeninstallation durchgeführt werden.
Nachbehandlung bei Polyposis: (I) Präoperative Vorsorge, kombinierte (II) operative und (III) konservative Nachbehandlung (s. S. 281).

Prognose

Chronisch entzündliche Schleimhauthyperplasien in den nachgeschalteten Nasennebenhöhlen können vollständig ausheilen, wenn die physiologische Belüftung wiederhergestellt wurde.

Rp. 14.4-2 Nasenemulsion mit Cortison

Glucose-Monohydrat	0,5 g
Budesonid	0,0004 g
Menthol	0,01 g
Sojalecithin	0,02 g
Aqua dest.	1,0 g
Eucarin anhydric.	2,0 g
Oleum Neutrale ad	10,0 g

MDS Nasenemulsion mit Pipette
Vor Gebrauch schütteln!
Nicht unter 15 °C lagern!

Rp. 14.4-3 Nasenemulsion mit Glucose

Glucose H_2O	2,5 g
Menthol	0,05 g
Neutralöl ad	50,0 g
Eucerin wasserfrei	10,0 g
Aqua purificata	5,0 g

MDS Nasenemulsion mit Pipette
Vor Gebrauch schütteln!
Nicht unter 15 °C lagern!

Rp. 14.4-4 Nasenemulsion mit α-Sympathomimetikum

Glucose-Monohydrat	2,5 g
Menthol	0,05 g
Otriven 0,1 %	5,0 g
Eucerin anhydric.	10,0 g
Neutralöl ad	50,0 g

MDS Nasenemulsion mit Pipette
Vor Gebrauch schütteln!
Nicht unter 15 °C lagern!

Tab. 14.4-2 Sequenzialtherapie: Schema nach Zenner.

1. Woche	• 2 × tgl. Nasenemulsion mit α-Sympathomimetikum (s. Rp. 14.4-4), 15/23 Uhr • 1 × tgl. Cortison-haltige Nasenemulsion (s. Rp. 14.4-2), 8 Uhr • in schweren Fällen zusätzlich systemisch[1] • Cortison plus Antihistaminikum (z. B. Betnesol® WL, 1 × 2 Tbl., plus 1 × 1 Tbl. Lisino®)
2. Woche	• 1 × tgl. Nasenemulsion mit α-Sympathomimetikum (s. Rp. 14.4-4), 23 Uhr • 2 × tgl. Cortison-haltige Nasenemulsion (s. Rp. 14.4-2), 8/15 Uhr • ggf. Betnesol® WL, 1 × 1 Tbl. plus 1 × 1 Tbl. Lisino®
3. Woche	• 3 × tgl. Cortison-haltige Nasenemulsion (s. Rp. 14.4-2), 8/15/23 Uhr • ggf. Betnesol® WL, 1 × 1/2 Tbl., plus 1 × 1 Tbl. Lisino®
anschließend über 3 Monate Tiovalon-Spray oder Beconase/d, Beconase® Aquosum (4 × 1 Sprühstoß/d über 4 Wo., danach reduziert in Abhängigkeit vom Lokalbefund)	

[1] Systemische Therapie nur bei massiver Polyposis oder bei Rezidivpolyposis.

Mykosen der Nasennebenhöhlen

Prädisponiert sind Patienten mit einer reduzierten Abwehrlage: Diabetiker, Patienten mit Malignomen, HIV-Infizierte, Patienten nach Radiatio und/oder Zytostatikatherapie, nach Antibiotikatherapie und nach Behandlung mit Corticosteroiden. Aspergillus fumigatus wird am häufigsten beobachtet, gefolgt von Mucor, Candida albicans, Cladosporium und Penicillium. NNH-Mykosen treten aber auch geografisch gehäuft auf (z. B. in Österreich).

Therapie

Die Behandlung erfolgt operativ und antimykotisch. Eine Verbesserung der Ventilation und damit die Beseitigung des feuchtwarmen Milieus entzieht den Pilzen ihre Lebensgrundlage.
Leichte Formen: Empfohlen werden die endonasale Eröffnung (mit Endoskop oder Operationsmikroskop) und Ausräumung des Siebbeinzellsystems mit Erweiterung der Ostien der nachgeschalteten großen Nebenhöhlen (Einzelheiten s. o., „Engstellen"-Chirurgie) sowie eine lokale antimykotische Behandlung (z. B. Biofanal®-Salbe), Naftifin (z. B. Exoderil®), Amphotericin B (z. B Ampho-Moronal® Suspension).
Schwere Formen: Ausgedehntere Mykosen mit vollständiger Verlegung des Kieferhöhlenlumens erfordern gelegentlich einen Zugang über den Mundvorhof (s. Abb. 14.4-6, S. 274);

bei Befall der Stirnhöhle können eine osteoplastische Stirnhöhlenoperation und in Ausnahmefällen die extranasale Eröffnung über einen Killian-Schnitt erforderlich sein (s. Abb. 14.4-7, S. 275).
Systemische antimykotische Behandlung: Bei alleiniger Candida-albicans-Infektion Fluconazol (z. B. Diflucan®); bei Candida- oder Aspergillus-Infektionen Voriconazol (z. B. VFEND, < 40 kg 200 mg/d; > 40 kg 400 mg/d; Erhaltungsdosis: 2 × 200 mg oral, 2 × 4 mg/kg/d i. v.) oder Itraconazol (z. B. Sempera®, 100–200 mg/d).

Prognose
Bei kombinierter operativer und antimykotischer Therapie gut. Ohne Behandlung sind Knochendestruktion, Osteomyelitis, Meningitis und Sinusthrombosen möglich.

Sinubronchiales Syndrom

Enge anatomische und funktionelle Zusammenhänge zwischen den oberen und unteren Luftwegen führen dazu, dass Erkrankungen der Nase und des Nasennebenhöhlensystems sekundär deszendierend Reaktionen in den tieferen Abschnitten der Bronchien und Lunge nach sich ziehen können (Etagenwechsel). Auch eine aszendierende Erkrankung ist möglich („bronchorhinogener Mechanismus“).

Therapie
Einzelheiten s. chronische Sinusitis, S. 274, Kinder-Sinusitis, S. 277, allergische Rhinitis, S. 236, Polyposis nasi, S. 280.

Mukoviszidose (zystische Fibrose)

Die Mukoviszidose ist eine der häufigsten autosomal-rezessiv vererbten Erkrankungen des Kindesalters mit einer Dysfunktion der Schleim produzierenden exokrinen Drüsen. Das visköse Sekret verstopft die Ausführungsgänge und führt sekundär zu bindegewebigem Umbau und zystischer Degeneration. Es resultieren intestinale Symptome (Durchfälle, Gedeihstörungen) und pulmonale Symptome (Bronchopneumonie, Emphysem, Cor pulmonale). Typisch sind die Absonderung eines zähen, gelblichen Nasensekretes, eine chronische Pansinusitis sowie eine Polyposis nasi et sinuum in 10–15 % der Fälle. Eine Polyposis nasi bei Kindern unter 10 Jahren ist verdächtig auf eine Mukoviszidose (Mukoviszidose-Screening empfehlenswert).

Therapie
Eine kausale Therapie gibt es nicht. In Einzelfällen ist eventuell eine Lungentransplantation erforderlich. Die lebenslange, symptomatische Behandlung (hochkalorische, eiweiß- und kohlenhydratreiche Diät, Kochsalzzufuhr, Substitution von Pankreasenzymen, Physiotherapie, Mukolytika) erfolgt durch den Pädiater. Kontraindiziert sind Corticosteroide, Antihistaminika und Antitussiva.
Bei **chronischer Rhinitis** steht zunächst die konservative Behandlung im Vordergrund (s. Kap. 14.3, Abschn. Entzündungen, Rhinopathien, S. 231).
Bei **rezidivierenden Beschwerden und Auftreten von sinugenen Komplikationen** wird die operative Sanierung der Nasennebenhöhlen erforderlich (s. Abschn. Komplikationen bei Nasennebenhöhlenentzündungen, sinugene Komplikationen, S. 282).
Bei **Polyposis** s. u.

Prognose
Die Prognose wird weitgehend durch die pulmonalen Komplikationen bestimmt. Bei konsequenter Behandlung kann die Lebenserwartung deutlich gesteigert werden (ca. 80 % der Kinder erreichen heute das Erwachsenenalter). Nach dem Gesetz gelten diese Kinder als Schwerbehinderte.

Kartagener-Trias

Das Kartagener-Syndrom ist gekennzeichnet durch ein gemeinsames Vorkommen von Nasen- und Nasennebenhöhlenentzündungen (Sinusitis, Polyposis nasi et sinuum), Bronchiektasen und Situs inversus viscerum (meist auch Dextrokardie). Positive Zwillingsbefunde weisen auf eine erbliche Genese hin. Ätiologisch ist bei dieser Erkrankung eine Dyskinesie der Zilien („Syndrom der immotilen Zilien“) nachzuweisen.

Therapie
Bei chronischer Rhinitis s. Kap. 14.3, Abschn. Entzündungen, Rhinopathien, S. 231.
Bei Polyposis nasi et sinuum: Die Indikation zur operativen Sanierung ist gegeben, Einzelheiten zum operativen Vorgehen s. o. Die Behandlung der pulmonalen Symptome sollte zum frühestmöglichen Zeitpunkt durch den Pädiater erfolgen, um Bronchiektasen und weitere pulmonale Komplikationen zu vermeiden.

Prognose
Bei inadäquater Therapie des sinugenen Entzündungsherdes resultieren deszendierende Exazerbationen der pulmonalen Symptome.

Concha bullosa

Eine behinderte Nasenatmung, Druck- und Völlegefühl im medialen Augenwinkel können Symptome einer Concha bullosa sein. Bei der klinischen Untersuchung fällt eine aufgetriebene mittlere Muschel auf. Röntgenologisch (koronares CT, konventionelle ap-Schichtung) ist eine Pneumatisa-

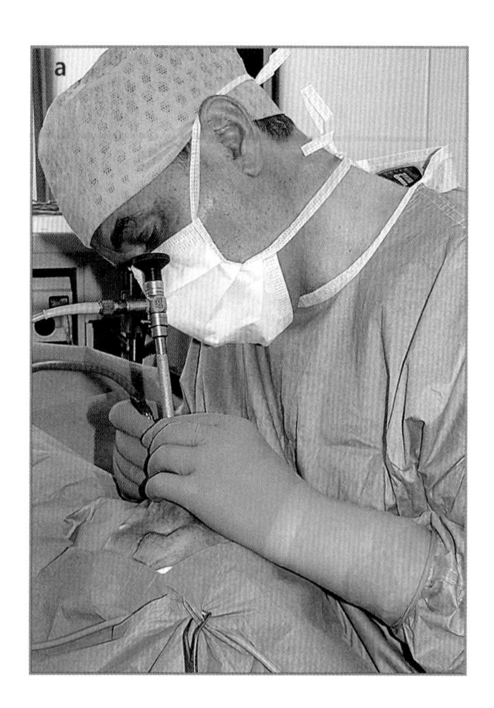

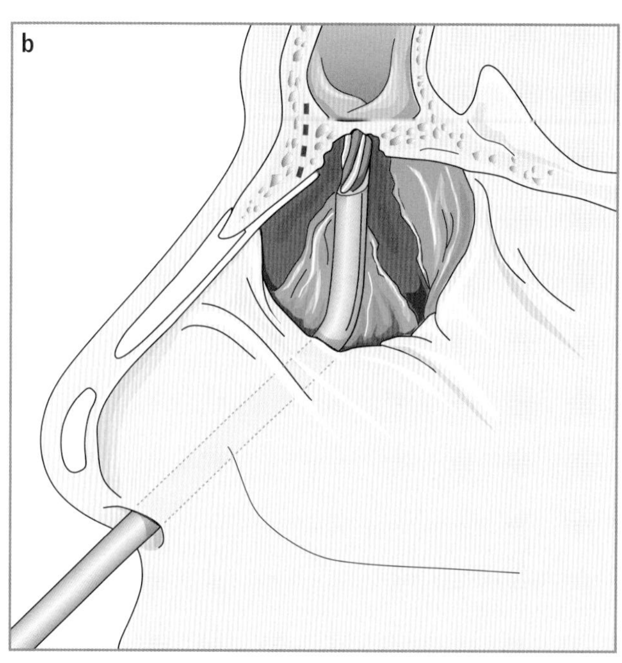

Abb. 14.4-9
a Endoskopische NNH-OP.
b NNH-Shaver zur endoskopischen Eröffnung der Stirnhöhle.

tion der mittleren Muschel zu erkennen. Diese kann zu einer Abschottung und Entzündung der nachgeschalteten Nasennebenhöhlen führen.

Therapie

Endoskopische oder mikroskopische Resektion der lateralen Wand der mittleren Muschel und des Processus uncinatus. Die Nachbehandlung entspricht der bei okkulter Sinusitis ethmoidalis beschriebenen Vorgehensweise (s. S. 277).

Prognose

Gut.

Polyposis nasi, Polyposis paranasalis

Nasenpolypen kommen fast immer aus den Nasennebenhöhlen, mehrheitlich aus dem Siebbein. Die genaue Diagnose wird mit dem CT nach Zinreich gestellt. Zunehmende Behinderung der Nasenatmung, herabgesetztes Riechvermögen und Kopfschmerzen sind Kardinalsymptome einer Polyposis nasi. Eine allergische Genese kann nur in einer Minderzahl der Fälle bestätigt werden. Weiterhin kommen zur Entstehung konstitutionelle Faktoren, hormonelle Dysregulationen sowie angeborene Erkrankungen (Kartagener-Syndrom oder Mukoviszidose, s. o.) in Betracht. Ätiologisch können außerdem ein NARES oder eine Pseudoallergie zugrunde liegen (s. Kap. 14.3, Abschn. Entzündungen, Rhinopathien, S. 240).

Glasige, gestielt oder breitbasig aufsitzende, weiße oder rötliche Polypen finden sich bevorzugt im mittleren und/ oder oberen Nasengang. Eine Sonderstellung nimmt der Choanalpolyp ein, der nahezu immer als isolierter, gestielter Polyp aus der Kieferhöhle stammt und in den Nasenrachenraum reicht. Dort führt er zur partiellen oder vollständigen Verlegung des Lumens.

Therapie

Präoperative Vorsorge: Bei allergischer Genese kann die alleinige chirurgische Behandlung keinen ausreichenden und lang dauernden Erfolg bringen. Vielmehr sollte eine eventuell zugrunde liegende Allergie präoperativ aufgeklärt und bei positivem Befund postoperativ einer gezielten antiallergischen Behandlung zugeführt werden. Ist eine Allergenkarenz möglich, wird sie bereits präoperativ umgesetzt. Falls eine pseudoallergische Ursache der Nasenpolypen vorliegt, muss zusätzlich eine Karenz des auslösenden Agens angestrebt sowie eine besondere Operationsvorsorge zur Vermeidung intraoperativer pseudoallergischer Komplikationen getroffen werden (s. Prognose). Auch bei Asthma-Trias ist diese besondere präoperative Vorsorge (s. Prognose) zu treffen, um intraoperative Komplikationen zu vermeiden. Weitere Einzelheiten s. Kap. 14.3, Abschn. Entzündungen, Rhinopathien, S. 241.

Operation: In den meisten Fällen endonasal-endoskopisch oder -mikrochirurgisch wie bei chronischer Sinusitis (s. S. 273 ff.; Abb. 14.4-5 bis 14.4-9), ggf. einschließlich Septumkorrektur.

Bei vollständig polypös verlegter Stirnhöhle, bei Rezidivoperationen und fehlender mittlerer Muschel (fehlende Landmarke) kann eine osteoplastische Stirnhöhlenoperation oder ein extranasaler Zugangsweg über Killian-Schnitt erforderlich werden (s. Abb. 14.4-7; Patienteninformation „Stirnhöhlenoperation", S. 275).

Wegen ihrer Operationskomplikationen (orbital und/ oder endokraniell) sind makroskopisch-endonasale Techniken obsolet.

Nachbehandlung: Intraoperativ eingelegte Tamponaden werden zwischen dem 1. und 4. Tag post operationem entfernt. Anschließend muss die Wundhöhle sorgfältig von Wundsekret und Krusten befreit werden und die ärztliche Instillation einer Cortison-/Antibiotika-haltigen Salbe (z. B. Messerklinger-Salbe, Rp. 8-1, S. 98, Decoderm® tri-Creme) in die Operationshöhle erfolgen. Reinigung und Salbeninstillation sollten regelmäßig erfolgen, zusätzlich führt der Patient nach Tamponadenentfernung 3 Wochen lang 3 × tgl. $^{1}/_{2}$ Pipette Nasenemulsion mit α-Sympathomimetikum (Rp. 14.4-4, S. 278) bzw. Cortison (Rp. 14.4-2, S. 278) nach einem festen Schema in die Nase ein (Sequenzialtherapie ohne systemische Therapie s. Tab. 14.4-2, S. 278). Ab der 4. Woche p. op. erfolgt eine Lokalbehandlung mit Cortisonsprays (z. B. Nasonex®, 1 × 2 Sprühstöße/Seite/Tag; Tiovalon Susp., 2 × 1 Sprühstoß/Tag; Beconase®, 4 × 1 Sprühstoß/Tag; Flutide® Nasal, 1 × 1 Sprühstoß/Tag). Bis zu 4 Wochen postoperativ erfolgen ambulante endoskopische Nachuntersuchungen/Behandlungen, bei denen erneut Krusten entfernt und Salbe instilliert werden. Die Nachbehandlung wird 3–12 Monate lang mit Kontrollen in 3-monatigen Abständen durchgeführt. Bei **Asthma-Trias und Pseudoallergie** sind Besonderheiten zu beachten (s. Prognose).
Bei **ausgeprägter Polyposis oder bei Rezidivpolyposis** wird die 3-wöchige Sequenzialtherapie durch die absteigende systemische Dosierung von Cortison (z. B. Betnesol® WL) und einem Antihistaminikum (z. B. Lisino®, Teldane®) ergänzt (s. Tab. 14.4-2, S. 278).

Prognose

Ohne Therapie kann die gestörte Ventilation und Drainage zu schwerwiegenden sinugenen Komplikationen (orbitale und/oder endokranielle Komplikationen s. Abschn. Komplikationen bei Nasennebenhöhlenentzündungen, sinugene Komplikationen, S. 282) führen. Folgen der behinderten Nasenatmung s. Kap. 14.3, Abschn. Septumpathologien, S. 248.
Bei alleiniger nasaler Abtragung der Polypen mit der Schlinge kommt es nahezu immer zum Rezidiv, weshalb dieser Methode wenig Bedeutung zukommt.
Nach endonasaler Nebenhöhlensanierung mit konsequenter langer Nachbehandlung ist die Prognose gut, Rezidive sind jedoch möglich. Ohne Nachbehandlung ist die Rezidivquote hoch. In Einzelfällen kann es postoperativ durch Vernarbungen zu einem Sekretstau und möglicherweise zu einer Muko- oder Pyozele (s. Abschn. Komplikationen bei Nasennebenhöhlenentzündungen, sinugene Komplikationen, S. 282) kommen.
Bei Asthma-Trias/Pseudoallergie (s. Kap. 14.3, Abschn. Entzündungen, Rhinopathien, S. 241): Falls eine pseudoallergische Ursache der Polyposis vorliegt, muss gehäuft mit Unverträglichkeitsreaktionen auf Arzneimittel, insbesondere Röntgenkontrastmittel, Lokalanästhetika, Anästhetika, Muskelrelaxanzien und Acetylsalicylsäure gerechnet werden. Diese Substanzen können anaphylaktoide Reaktionen induzieren, welche sich klinisch nicht von einer echten Anaphylaxie unterscheiden.
Patienten mit einer Pseudoallergie auf Analgetika („Analgetikaintoleranz", „Aspirinintoleranz") zeigen ferner häufig eine charakteristische Trias (sog. „Asthma-Trias"): eosinophile Polyposis nasi, Asthma bronchiale und Überempfindlichkeit auf Analgetika. Diese Patientengruppe ist bei einer Operation in erhöhtem Maße gefährdet, auf Lokalanästhetika, Anästhetika und die Prämedikation mit einer pseudoallergischen Sofortreaktion vom Typ des anaphylaktischen Schocks zu reagieren.
Um die Gefahren intraoperativer Zwischenfälle zu minimieren, muss eine präoperative Austestung der für die Operation und Nachsorge erforderlichen Medikamente sowie eine besondere Vorsorge erfolgen, die in Kap. 14.3, Abschn. Entzündungen, Rhinopathien, S. 230, dargestellt ist. Die Patienten müssen über die zu vermeidenden Arzneimittel aufgeklärt werden. Intraoperativ und in der Nachsorge ist eine Beschränkung auf negativ getestete Arzneimittel indiziert.

Woakes-Syndrom

Polyposis nasi, abnorm visköses Nasensekret, Bronchitis und Bronchiektasen, Deformationen des knöchernen Nasengerüstes und Hypertelorismus charakterisieren dieses vermutlich erbliche Leiden.

Therapie

Eine endonasale operative Sanierung des Siebbeinlabyrinthes mit Polypektomie ist indiziert (s. Patienteninformation „Endonasale Siebbeinoperation", S. 276). Aufgrund der begleitenden Sekretion eines abnorm viskösen Nasensekretes ist eine Langzeitbehandlung mit Acetylcystein (z. B. Fluimucil® N 200 mg Granulat) erforderlich.

Zysten der Nasennebenhöhlen

Zysten der Nasennebenhöhlen kommen vorwiegend in der Kieferhöhle, jedoch auch im Mundvorhof und Vestibulum nasi vor. Unterschieden werden Schleimretentionszysten, dysontogenetische und dentogene Zysten. Bei dentogenen Zysten kann es sich um radikuläre (von der Zahnwurzel ausgehende) und follikuläre (von verlagerten Zahnkeimen ausgehende) Zysten handeln.

Therapie

Bei isolierten Zysten: Endoskopische Zystensprengung und vollständige Abtragung; z. B. bei Kieferhöhlenzysten: Eingehen mit einem Trokar in der Fossa canina, Endoskopie der Kieferhöhle mit Hopkins-Optiken und unter Sicht Abtragung der Zyste („minimal invasive surgery").
Bei dentogenen Zysten: Zahnärztlich-kieferchirurgische Behandlung.

Prognose
Gut, bei Persistenz jedoch Empyemgefahr.

Komplikationen bei Nasennebenhöhlenentzündungen, sinugene Komplikationen

P. K. Plinkert

Mukozele, Pyozele

Aus der Verlegung des Ausführungsganges einer Nasennebenhöhle resultiert eine Sekretretention. Der steigende Innendruck führt zu einer konzentrischen Expansion und einem langsamen Umbau der knöchernen Begrenzung in eine fibröse Kapsel (Mukozele). Der Inhalt der Mukozele kann sich leicht entzünden (Pyozele).

Therapie
Indiziert ist eine **operative Ausräumung** der betroffenen Nebenhöhle mit breiter Drainage zur Nase. In den meisten Fällen ist eine endonasal endoskopische oder mikroskopische Sanierung möglich. In Ausnahmefällen kann aus Gründen der Übersichtlichkeit eine extranasale Eröffnung über einen Killian-Schnitt oder eine osteoplastische Stirnhöhlenoperation erforderlich werden (Abb. 14.4-7; Patienteninformation „Stirnhöhlenoperation", S. 275). Es folgt eine systemische Antibiotikatherapie mit Cotrimoxazol (z.B. Cotrim-ratiopharm®, Eusaprim®, 2 × 2 Tbl./d), alternativ kann Amoxicillin plus Clavulansäure (z.B. Augmentan®, 2 × 1 Tbl./d) verordnet werden. In Abhängigkeit vom Ergebnis des intraoperativ gewonnenen Abstrichs erfolgt eventuell eine Umstellung der Medikation. Die Einzelheiten der Behandlungsstrategie richten sich nach der zugrunde liegenden Ursache (Trauma, Polyposis nasi et sinuum, Zustand nach Voroperation etc.). Eine intensive Nachbehandlung (Einzelheiten s. Abschn. Entzündungen, S. 277) ist zwingend erforderlich.

Prognose
Gut. Wurde keine ausreichend breite Drainage zur Nasenhaupthöhle angelegt, besteht die Gefahr eines Rezidivs.

Sinugene orbitale Komplikationen

Eine Ausbreitung des Entzündungsgeschehens auf Strukturen der Orbita (Abb. 14.4-10) zählt zu den häufigsten Komplikationen einer Sinusitis purulenta. Meistens geht die orbitale Komplikation von einer Ethmoiditis oder Sinusitis frontalis aus. Das Behandlungskonzept richtet sich nach dem Stadium des entzündlichen Geschehens.

Orbitaödem
Der Übertritt von Toxinen und Bakterien über Knochenkanäle in die Nachbarschaft führt zu einem begleitenden Lidödem. Hierbei ist entscheidend, dass der Entzündungsprozess noch nicht zu einer leukozytären Infiltration und Destruktion des Knochens geführt hat. Klinisch bestehen keine Chemosis, keine Protrusio bulbi und keine Störung der Bulbusmotilität (s. Abb. 14.4-10).

Therapie
Wiederherstellung der Drainage: Nach CT-Kontrolle genügt zur Ausheilung in den meisten Fällen eine intensive konservative Therapie unter stationärer Verlaufskontrolle. Zur Abschwellung und damit einer konservativen Wiederherstellung der Drainage erfolgen 3 × tgl. „hohe Einlagen" (Watte, getränkt mit Privin® 1:1000/Pantocain 2 %) für 15 min in den mittleren Nasengang (s. Abb. 14.4-1, S. 269). Anschließend kann mit dem Muckschen Saugglas Eiter abgesaugt werden (s. Abb. 14.4-2, S. 269). Ist der mittlere Nasengang nicht zugänglich, kann eine Abspreizung der mittleren Muschel durchgeführt werden. Fließt weiterhin kein Eiter ab, ist eine Spülung (Becksche Bohrung, Kieferhöhlenspülung; s. Meth. 14.4-1, S. 269) indiziert.
Systemische Antibiotikatherapie: Amoxicillin plus Clavulansäure (z.B. Augmentan®, 3 × 2,2 g/d). Alternativ: Cotrimoxazol oder Ciprofloxacin (z.B. Ciprobay®, 2 × 400 mg/d i.v.). Nach Erhalt des Antibiogramms gegebenenfalls Umstellung auf ein anderes Antibiotikum.
Sekretolytika zur Verminderung der Viskosität des Sekrets: Acetylcystein (z.B. Fluimucil® N Granulat, Erwachsene 3 × 200 mg/d, Kinder 3 × 100 mg/d) oder Ambroxol (z.B. Mucosolvan®, Erwachsene an den ersten 2–3 Tagen 3–5 ml/d). Damit Sekretolytika ihre volle Wirkung entfalten können, ist auf eine reichliche Flüssigkeitszufuhr zu achten.
Inhalationen mit ätherischen Ölen wirken unterstützend (z.B. Koburg-Tropfen, Rp. 14.4-1, S. 270; Kamille, z.B. Kamillosan®).

Prognose
Bei intensiver konservativer Therapie und Herstellung der Sinusdrainage gute Prognose. Bei alleiniger Antibiotikatherapie drohen subperiostaler Abszess und/oder Orbitalphlegmone.

Periostitis
Bei Progression mit Durchtritt durch die knöcherne Orbitawand reicht das Entzündungsgeschehen bis an das Periost der Orbita heran. Klinisch lässt sich dieses Stadium vom alleinigen kollateralen Orbitaödem durch eine zusätzliche, umschriebene Druckdolenz des Knochens abgrenzen. Zudem ist eine Chemosis häufig. Entscheidende Indikation für ein konservatives Vorgehen ist, dass die Motilität und Stellung des Augapfels noch normal sind (evtl. Augenlider mit Lidhaken öffnen!).

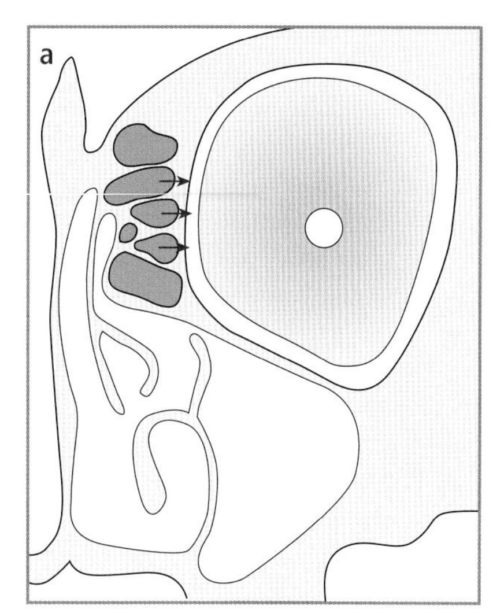

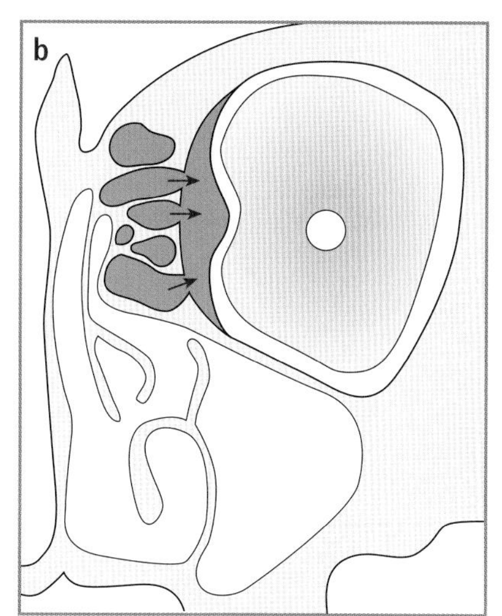

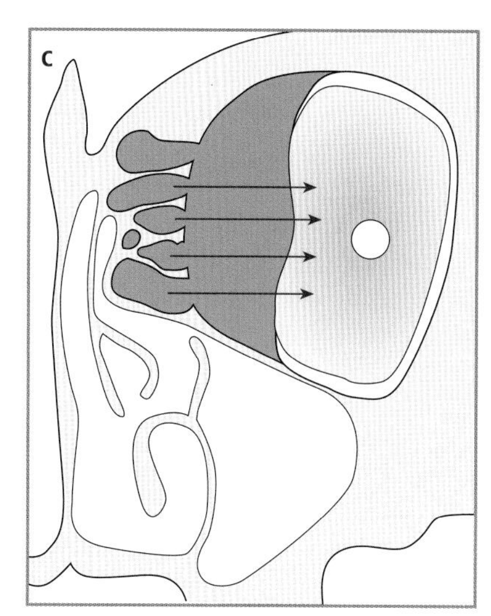

Abb. 14.4-10 Die wichtigsten orbitalen Komplikationen bei Sinusitis ethmoidalis purulenta links. **a** Orbitale Periostitis. Therapie: Wiederherstellung der Drainage durch „hohe Einlagen" und Absaugen von Eiter mit dem Muckschen Saugglas. Systemische Antibiotikatherapie (z. B. Amoxicillin plus Clavulansäure). Sekretolytika und Inhalationen. **b** Subperiostaler Abszess. Therapie: Operative, extranasale Nasennebenhöhlensanierung. Intravenöse Antibiotikatherapie mit Amoxicillin plus Clavulansäure. **c** Orbitalphlegmone. Therapie: In Kooperation mit den Ophthalmologen ist die sofortige und breite Eröffnung mit Drainage der verantwortlichen Nasennebenhöhle durchzuführen. Hoch dosierte Antibiotikatherapie mit Amoxicillin plus Clavulansäure in Kombination mit Tobramycin.

Therapie

Stationäre Verlaufskontrolle. Konservative Behandlung wie bei Orbitaödem, je nach zugrunde liegender Sinusitis ggf. Muschelabspreizung, Kieferhöhlenspülung oder Becksche Bohrung (s. Meth. 14.4-1, S. 270). Antibiotikatherapie s. o.

Prognose

Bei intensiver konservativer Behandlung mit Herstellung der Sinusdrainage zur Nase ist die Prognose gut. Beschränkt sich die Therapie auf eine Antibiotikatherapie, drohen subperiostaler Abszess und Orbitalphlegmone.

Subperiostaler Abszess, intraorbitaler Abszess

Das Periost auf der orbitalen Seite setzt einem weiteren Fortschreiten der Entzündung zunächst einen Widerstand entgegen. Aufgrund der lockeren Verbindung der Periorbita zur knöchernen Orbitawand kommt es leicht zu einer Eiteransammlung unter dem Periost und als deren Folge zur Verdrängung des Bulbus meist nach kaudal und lateral (subperiostaler Abszess). Eine Einschränkung der Bulbusmotilität kann sichtbar werden, eine Chemosis ist häufig. Die Ausbreitung nach ventral kann zusätzlich zu einem Lidabszess führen (s. Abb. 14.4-10).

Bei Durchbruch des Abszesses in die Orbita unter Ausbildung einer Abszesskapsel: intraorbitaler Abszess mit deutlicher Motilitätseinschränkung zumeist des M. rectus medialis, massive Chemosis, z. B. Bulbusverlagerung.

Therapie

Operativ: Je nach Lokalisation der ursächlichen Sinusitis (CT indiziert!) wird eine endonasale Stirnhöhlen-Siebbein- bzw. Kieferhöhlenoperation durchgeführt. Die Lamina papyracea wird reseziert, sodass der Eiter zwischen Periost und Lamina papyracea abfließen kann. Bis zur Operation: Vorgehen wie bei Periostitis.

Begleitende intravenöse Antibiotikagabe: Amoxicillin plus Clavulansäure (z. B. Augmentan®, 3 × 2,2 g/d), alternativ Cotrimoxazol (z. B. Cotrim, 2 × 480 mg/d i. v.) oder Ciprofloxacin (Ciprobay®, 2 × 400 mg/d i. v.). Nach Erhalt des Antibiogramms ggf. Umstellung auf ein anderes Antibiotikum.

Prognose

Eine ausschließlich antibiotische Therapie reicht bei Verdrängung des Bulbus oder Motilitätsstörung nicht aus. Ohne Drainage über den mittleren Nasengang in die Nasenhaupthöhle kann die spontane Eröffnung des Abszesses in die Orbita zu einer Orbitalphlegmone oder einem Apexorbitae-Syndrom (Visusverlust, Ptosis, Exophthalmus, Doppelbilder; s. Kap. 14.1, Abschn. Entzündungen, Orbitopathien, S. 196) mit Lebensgefahr führen.

Orbitalphlegmone

Bei der Orbitalphlegmone besteht eine unmittelbare Gefährdung des Auges. Zusätzlich zu den Zeichen des subperiostalen Abszesses fällt die stets vorhandene, nahezu komplette Motilitätsstörung des Bulbus mit Doppelbildern auf. In Einzelfällen kommt es zu kompletter Immobilität des Bulbus. Eine Papillenschwellung ist möglich (s. Abb. 14.4-10).

Therapie

Operativ: Unter interdisziplinärer Zusammenarbeit mit den Ophthalmologen ist von HNO-ärztlicher Seite die sofortige und breite Eröffnung der verantwortlichen Nasennebenhöhle mit Drainage zur Nase und gegebenenfalls nach außen vorzunehmen. Anästhesiologische Nüchternheitsgrenzen können nicht eingehalten werden.

Begleitende hoch dosierte Antibiotikatherapie: Amoxicillin plus Clavulansäure (z. B. Augmentan®, 3 × 2,2 g/d) in Kombination mit Metronidazol (Clont®). Alternativ: Cefotaxim (z. B. Claforan®, 2- bis 3-mal 2 g/d) plus Ampicillin, ggf. kombiniert mit Metronidazol (z. B. Clont®). Nach Erhalt des Antibiogramms gegebenenfalls Umstellung auf eine andere Antibiotikakombination. Die weitere gleichzeitig durchzuführende konservative Behandlung folgt hierbei den bei akuter Sinusitis dargestellten Grundprinzipien (s. Abschn. Entzündungen, S. 269).

Prognose

Bei sofortiger operativer Intervention und hoch dosierter Antibiotikagabe kann in der Regel das Sehvermögen erhalten werden. Bei unzureichender bzw. verspäteter Therapie drohen der Verlust des Auges und das Apex-orbitae-Syndrom (s. Kap. 14.1, Abschn. S. 196) mit Lebensgefahr.

Sinugene Meningitis

Als Erreger einer sinugenen Meningitis kommen überwiegend Streptokokken, Pneumokokken, Haemophilus influenzae und Staphylokokken in Betracht. Sehr häufig vollzieht sich die Überleitung der Entzündung über einen alten traumatischen Defekt in der Schädelbasis, der nach dem Unfall nicht adäquat operativ versorgt wurde (s. Kap. 14.1, Abschn. Verletzungen, thermische Schäden, S. 209).

Therapie

Operation: Einigkeit besteht darüber, dass die Ausgangsnebenhöhle operativ saniert und zur Nase drainiert werden muss, ein Schädelbasisdefekt muss geschlossen werden. Jedoch wird der Zeitpunkt der Operation kontrovers diskutiert. Befürwortet werden sollte bei bestehender eitriger Sinusitis oder einer Mukopyozele als Ursache eine frühzeitige Operation, sobald der Allgemeinzustand des Patienten einen Eingriff gestattet, um einer weiteren Überleitung von Bakterien und Toxinen entgegenzuwirken. Ansonsten sollte die Operation der Nasennebenhöhle und gegebenenfalls der Rhinobasis im postmeningitischen Intervall durchgeführt werden.

Bis zur Operation erfolgt eine konservative Therapie:
Hoch dosierte Antibiotikagabe: Cefotaxim (z. B. Claforan®, 2- bis 3-mal 2 g/d), kombiniert mit Ampicillin. Nach Erhalt des Antibiogramms gegebenenfalls Umstellung der Medikation.

Hohe Einlagen: 3 × tgl. (Watte getränkt mit Privin® 1 : 1000 und Pantocain 2 %, s. Abb. 14.4-1, für 15 min in den mittleren Nasengang). Anschließend kann mit dem Muckschen Saugglas Eiter abgesaugt werden (s. Abschn. Entzündungen, S. 269). Ist der mittlere Nasengang nicht zugänglich, kann eine Abspreizung der mittleren Muschel durchgeführt werden. Kann kein Eiterabfluss aus Kiefer- oder Stirnhöhle erzielt werden: Kieferhöhlenspülung bzw. Becksche Bohrung (s. Meth. 14.4-1, S. 270).

Gabe von Sekretolytika: Acetylcystein (z. B. Fluimucil® N Granulat, Erwachsene 3 × 200 mg/d, Kinder 3 × 100 mg/d) oder Ambroxol (z. B. Mucosolvan®, Erwachsene an den ersten 2–3 Tagen 3 × 10 ml/d, anschließend 3 × 5 ml/d). Auf reichliche Flüssigkeitszufuhr ist zu achten.

Inhalationen mit ätherischen Ölen (z. B. Koburg-Tropfen, Rp. 14.4-1, S. 270; Kamille, z. B. Kamillosan®).

Prognose

Bei rechtzeitig durchgeführter Nasennebenhöhlenoperation und Antibiogramm-gerechter Antibiotikatherapie meist gut.

Sinugenes Epiduralempyem, Pachymeningitis externa

Ausgangspunkt (CT-Kontrolle) sind überwiegend Entzündungsherde im Sinus frontalis.

Therapie

Dem Infektionsweg folgend muss meist eine **Stirnhöhlenoperation** unter Wegnahme der Hinterwand erfolgen. Der epidural gelegene Abszess besitzt häufig eine größere Ausdehnung als die Destruktion in der Stirnhöhlenhinterwand, von der der Abszess seinen Ausgang nimmt. Die Operation muss unter einer hoch dosierten, parenteralen antibiotischen Abschirmung erfolgen: Cefotaxim (z. B. Claforan®, 2- bis 3-mal 2 g/d), kombiniert mit Metronidazol (z. B. Clont®, 1,5–2 g/d). Nach Erhalt des Antibiogramms gegebenenfalls Umstellung der Medikation.

Prognose

Bei rechtzeitig erfolgter Operation und gezielter antibiotischer Behandlung ist die Prognose gut. Neurologische und neuropsychiatrische Residualsymptome sind möglich.

Sinugener Subduralabszess, sinugene Pachymeningitis interna purulenta, sinugener Hirnabszess

Durch die Fortleitung der Entzündung über die knöcherne Begrenzung und die Dura mater können sich ein sinugener Subduralabszess, in manchen Fällen auch ein Hirnabszess entwickeln. Auch eine hämatogene Ausbreitung ist möglich.

Therapie

Operativ: Die Behandlung ist immer operativ und verfolgt zwei Ziele:

- HNO-ärztliche Sanierung der Ausgangsnebenhöhle und
- neurochirurgische Abszessdrainage oder Exstirpation.

Ein kombiniert neurochirurgisch/HNO-ärztliches Vorgehen in einer Sitzung sollte angestrebt werden (z.B. über einen Ohr-zu-Ohr-Schnitt, Bügelschnitt). Lässt der Allgemeinzustand des Patienten dies jedoch nicht zu, ist ein individuell geplantes zweizeitiges Vorgehen indiziert.
Antibiotische Begleittherapie: Zusätzlich erfolgt eine antibiotische Abdeckung mit Cefotaxim (z.B. Claforan®, 2- bis 3-mal 2 g/d), kombiniert mit Ampicillin. Nach Erhalt des Antibiogramms gegebenenfalls Umstellung der Medikation.

Prognose

Trotz kombinierter operativer und antibiotischer Therapie muss mit einer Mortalität von ca. 30 % gerechnet werden.

Sinugene Sinus-cavernosus-Thrombose, rhinogene Sinus-cavernosus-Thrombose

Die Entstehung durch direkte Überleitung einer sinu- oder rhinogenen Entzündung auf den Sinus cavernosus, jedoch auch eine fortgeleitete Thrombophlebitis von Oberlippen- und Nasenfurunkel, Septumabszess oder Orbitalphlegmone ist möglich.

Therapie

Antibiose: In der Behandlung der sinugenen Kavernosusthrombose steht die hoch dosierte, parenterale Antibiotikatherapie im Mittelpunkt: Cefotaxim (z.B. Claforan®, 2- bis 3-mal 2 g/d), kombiniert mit Ampicillin. Nach Erhalt des Antibiogramms gegebenenfalls Umstellung der Medikation.
Heparinisierung: Gleichzeitig erfolgt eine Heparinisierung, um einer weiteren Thrombenapposition entgegenzuwirken. Eine Low-dose-Heparinisierung (z.B. Calciparin®, 3 × 5000 IE/d) ist fast immer möglich. Die Zweckmäßigkeit einer Vollheparinisierung ist aufgrund der Seltenheit des Krankheitsbildes ungeklärt. Trifft man eine entsprechende Entscheidung, wird man in Analogie zu Thrombosen anderer Lokalisation die Vollheparinisierung vornehmen.
Erfolg versprechend erscheint diese Behandlung insbesondere bei einer beginnenden Thrombose zu sein. Zu Beginn einer Vollheparinisierung werden 3000–5000 IE Heparin im Bolus intravenös injiziert. Anschließend werden 1000–1200 IE/h über einen Perfusor zugeführt, weitere Dosissteigerungen um 100–200 IE/h erfolgen jeweils im Abstand von 6 bis 8 Stunden, bis eine Verdopplung der PTT erreicht ist. Die individuelle Heparindosierung schwankt sehr stark.
Nasennebenhöhlenoperation: Bei einer akuten purulenten Sinusitis als Ursache wird die erkrankte Nasennebenhöhle breit operativ drainiert.
Intrakranielle Operation: In Einzelfällen ist auch eine neurochirurgische Operation am Sinus indiziert.

Prognose

Quo ad vitam sehr ernst. Überlebt der Patient, ist in einem hohen Prozentsatz der Fälle mit Defektheilungen zu rechnen.

Osteomyelitis der flachen Schädelknochen

Bei einer Osteomyelitis der flachen Schädelknochen handelt es sich um eine lebensgefährliche Infektion der Diploeschicht der Kalotte, meist durch direkte Ausbreitung des entzündlichen Geschehens von einer Sinusitis frontalis verursacht.

Therapie

Operation: Diese lebensbedrohliche Komplikation einer purulenten Sinusitis erfordert ein sofortiges rhinochirurgisches Eingreifen von außen. Die Ausgangsnebenhöhle (fast immer eine Stirnhöhle) wird operativ breit zur Nase drainiert. Grundsätzlich muss zudem die Tabula externa des gesamten befallenen Knochens bis weit ins Gesunde reseziert werden (Dekortikation). Der Zugang erfolgt daher über einen Ohr-zu-Ohr-Schnitt (Bügelschnitt; Abb. 14.4-11). Darüber hinaus wird in einem Abstand von 1 bis 2 cm um den Entzündungsherd herum eine zirkuläre Rinne („Waldbrandprinzip") in die gesunde Tabula externa gefräst. Verklebungen mit dem darüberliegenden Gewebe bilden auf diese Weise eine Barriere vor einer weiteren Ausbreitung der Entzündung (s. Abb. 14.4-11).
Begleitantibiose: Besteht die Verdachtsdiagnose einer Osteomyelitis, sollte man sofort, nach der Entnahme von aerob/anaeroben Blutkulturen und einem Abstrich vom Ursprungsherd, mit einer hoch dosierten i.v. Antibiotikatherapie (z.B. Augmentan®, 3 × 2,2 g/d i.v., oder Clindamycin, z.B. Sobelin®, 600–2400 mg/d) beginnen. Alternativ kann auch eine Therapie mit Carbapenem (z.B. ZIENAM® 500, 3 × tgl. i.v.) erfolgen. Eine Umstellung ergibt sich gegebenenfalls nach Erhalt des Antibiogramms. Die Rezidivgefahr erklärt sich durch die schlechte Diffusion des Antibiotikums in den Knochen, weshalb die Behandlung auch nach Symptomfreiheit (ab ca. 14 Tage p. op.) mehrere Wochen mit Flucloxacillin (z.B. Staphylex®, 3 g/d; Kinder 100 mg/kg KG/d) oder Augmentan, 2 × 1 Tbl./d, oder als Reserveantibiotikum Clindamycin (z.B. Sobelin®, 3- bis 4-mal 300 mg/d) für weitere 2–3 Wochen durchgeführt werden sollte.

Prognose

Hat der Entzündungsprozess auf die Diploeschicht übergegriffen, kann sich die Infektion wegen fehlender anatomischer Barrieren rasch in alle Richtungen ausbreiten. Ferner

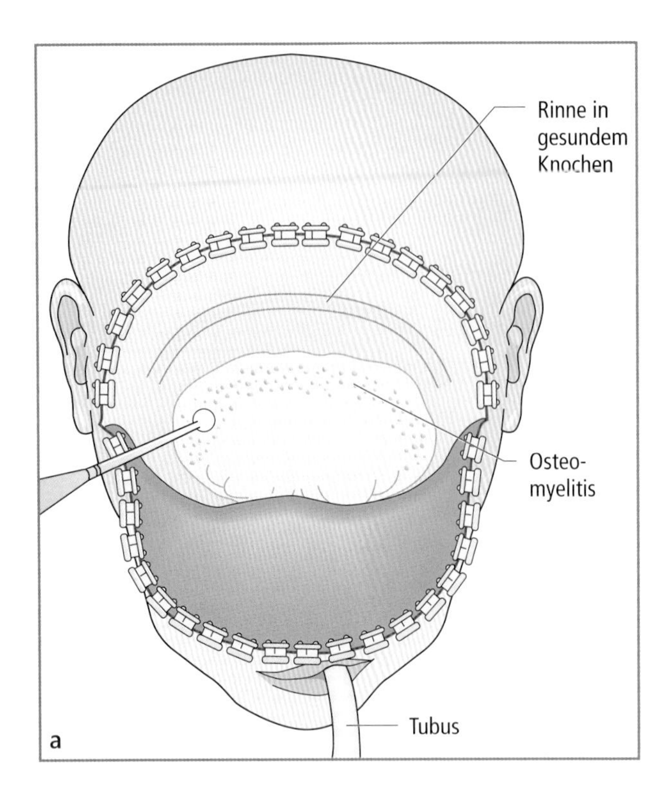

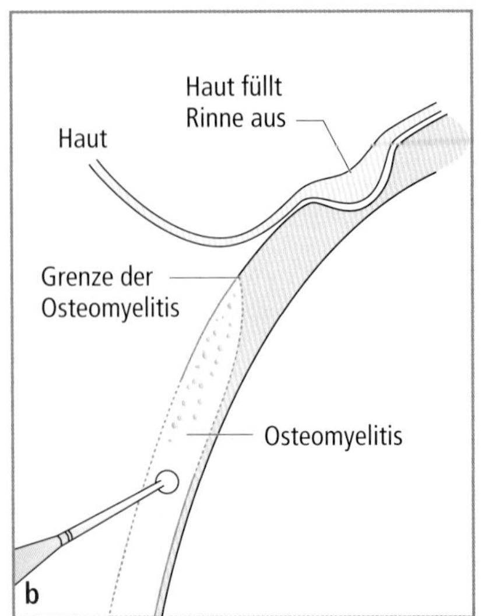

Abb. 14.4-11 Operative Sanierung einer Stirnbeinosteomyelitis, Zugang über Bügelschnitt (Ohr zu Ohr). **a** Resektion des befallenen Knochens (Dekortikation) sowie Anlage einer zusätzlichen Rinne im Gesunden um den Entzündungsherd als Barriere vor weiterer Ausbreitung („Waldbrandprinzip"). **b** Darstellung im Profil.

kann die Entzündung von der Diploeschicht aus an zahlreichen Stellen nach intra- und extrakraniell durchbrechen. Lebensgefahr!

Sinugene Oberkieferosteomyelitis

Bei einer eitrigen Kieferhöhlenentzündung kann der Entzündungsprozess die Vorderwand durchbrechen und zu einer Oberkieferosteomyelitis führen, einhergehend mit Rötung und Schwellung der Wange. Ferner bestehen starke Gesichtsschmerzen. Weitere Entstehungsmechanismen (dentogen, hämatogen, traumatisch, radiogen, bei Immundefekten) sind auszuschließen.

Therapie

Entfernung des erkrankten Knochens vom Mundvorhof aus, mit Sanierung der Ursprungsnebenhöhle und Schaffung einer breiten Drainage zur Nase.

Begleitantibiose: Besteht die Verdachtsdiagnose einer Osteomyelitis, sollte man sofort, nach der Entnahme von aerob/anaeroben Blutkulturen und einem Abstrich vom Ursprungsherd, mit einer hoch dosierten i. v. Antibiotikatherapie (z. B. Augmentan®, 3 × 2,2 g/d i. v., oder Clindamycin, z. B. Sobelin®, 600–2400 mg/d) beginnen. Alternativ kann auch eine Therapie mit Carbapenem (z. B. ZIENAM® 500, 3 × tgl. i. v.) erfolgen. Eine Umstellung ergibt sich gegebenenfalls nach Erhalt des Antibiogramms. Die Rezidivgefahr erklärt sich durch die schlechte Diffusion des Antibiotikums in den Knochen, weshalb die Behandlung auch nach Symptomfreiheit (ab ca. 14 Tage p. op.) mehrere Wochen mit Flucloxacillin (z. B. Staphylex®, 3 g/d; Kinder 100 mg/kg KG/d) oder Augmentan, 2 × 1 Tbl./d, oder als Reserveantibiotikum Clindamycin (z. B. Sobelin®, 3- bis 4-mal 300 mg/d) für weitere 2–3 Wochen durchgeführt werden sollte.

Prognose

Bei adäquater operativ-antibiotischer Behandlung gut.

Tumoren

Benigne Tumoren und Pseudotumoren

H.-G. Kempf

Paraffingranulom

Beim Paraffingranulom handelt es sich um einen Pseudotumor durch eine Fremdkörperreaktion, verursacht durch Paraffininjektionen.

Therapie

Nach lokaler Exzision muss sich gegebenenfalls eine plastische Deckung anschließen.

Prophylaxe

Vermeidung der Injektion paraffinhaltiger Medikamente.

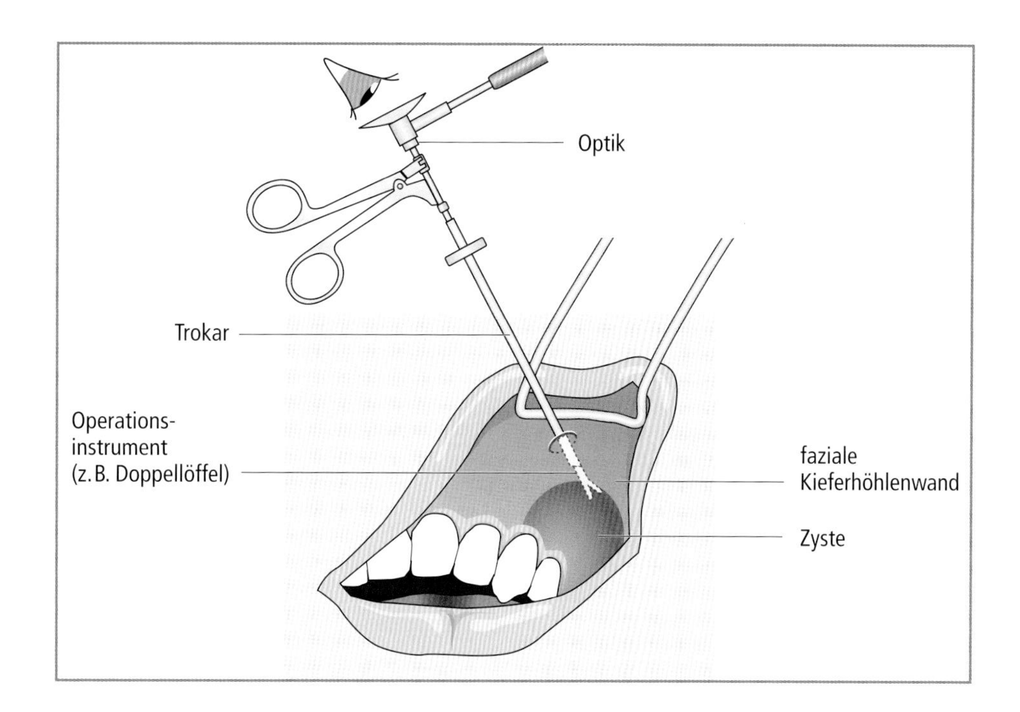

Abb. 14.4-12 Technik der antroskopischen minimal invasiven Chirurgie vom Mundvorhof aus.

Sarkoidose (Morbus Boeck)

Granulome der Sarkoidose können zu einer Pseudotumorbildung im Bereich der Nasenhaut, der Nasenhöhle und der Nasennebenhöhlen (s. Kap. 14.3, Abschn. Entzündungen, Rhinopathien, S. 234) führen.

Therapie

Histologische Sicherung durch Exzisionsbiopsie, gegebenenfalls endonasalen NNH-Eingriff. Es muss eine stadiengerechte internistische Allgemeinbehandlung erfolgen.

Osteom

Das Osteom ist eine gutartige Knochenneubildung, die am häufigsten in der Stirnhöhle zu finden ist und in der Regel keinen Krankheitswert besitzt (Zufallsbefund).

Therapie

Indiziert ist die Beobachtung durch Röntgenkontrollen in 1- bis 2-jährigen Abständen. Bei zu erwartenden Beschwerden, wie z. B. bei Verlegung des Infundibulums, sollte das Osteom operativ entfernt werden.

Chondrom, Fibrom, Papillom, Rhabdomyom, Neurinom, Gliom, Teratom

Diese von den verschiedenen Basiszellen der Gewebematrix ausgehenden gutartigen Tumoren können in der Nasenhaupthöhle und den angrenzenden Nasennebenhöhlen auftreten. Meist handelt es sich um Zufallsbefunde, aber auch Begleitsymptome wie behinderte Nasenatmung, Epistaxis oder rezidivierende Sinusitiden können zur Diagnosestellung führen.

Therapie

Eine operative Entfernung sollte zur Artdiagnostik angestrebt werden. Dies kann je nach Lage und Ausdehnung des Prozesses endonasal (endoskopisch oder mikroskopisch) oder extranasal erfolgen. Ein extranasaler Zugangsweg ist bei schwieriger Lokalisation (z. B. Siebbeindach, Stirnhöhle) zur besseren Übersicht und Schonung wichtiger Strukturen (N. opticus, Riechplatte) angezeigt. Bei sicher gutartigen Veränderungen sollten entstellende Eingriffe vermieden werden.

Prognose

Quo ad vitam gut. Als Operationsfolge sind Störungen der Nasenventilation, Borkenbildung und Riechstörungen zu beachten.

Meningozele, Meningoenzephalozele

Häufig handelt es sich um einen Zufallsbefund dieser als „Polypen" verkannten Wucherung im mittleren Nasengang. Äußerlich weist nicht selten ein Hypertelorismus auf dieses Krankheitsbild. Präoperative Bildgebung mittels CT und MRT.

Therapie

Möglichst keine Probeexzision; entsprechend dem CT-Befund rhinochirurgischer oder kombinierter rhino- bzw. neurochirurgischer Eingriff.

Prognose

Bei fachgerechter Versorgung gut; Gefahr der aufsteigenden Meningitis bei Liquorrhoe.

Tab. 14.4-3 T-Klassifikation für Plattenepithelkarzinome von Nase und Nebenhöhlen.

Anatomische Bezirke und Unterbezirke	
1.	**Nasenhöhle (C30.0)** • Septum • Nasenboden • laterale Wand • Vestibulum
2.	**Kieferhöhle (C31.0)**
3.	**Siebbeinzellen (C31.1)** • links • rechts
TNM: Klinische Klassifikation	
T – Primärtumor	
TX	Primärtumor kann nicht beurteilt werden
T0	kein Anhalt für Primärtumor
Tis	Carcinoma in situ
Kieferhöhle	
T1	Tumor auf die antrale Schleimhaut begrenzt ohne Arrosion oder Destruktion des Knochens
T2	Tumor mit Arrosion oder Destruktion des Knochens (ausgenommen die posteriore Wand) einschließlich Ausdehnung auf harten Gaumen und/oder mittleren Nasengang
T3	Tumor infiltriert eine oder mehrere der folgenden Strukturen: Knochen der dorsalen Wand der Kieferhöhle, Subkutangewebe, Boden oder mediale Wand der Orbita, Fossa pterygopalatina, Sinus ethmoidalis
T4a	Tumor infiltriert eine oder mehrere der folgenden Strukturen: Inhalt der vorderen Orbita, Wangenhaut, Processus pterygoideus, Fossa infratemporalis, Lamina cribrosa, Siebbeinzellen, Stirnhöhle
T4b	Tumor infiltriert eine oder mehrere der folgenden Strukturen: Orbitaspitze, Dura, Gehirn, mittlere Schädelgrube, Hirnnerven, ausgenommen den maxillären Ast des N. trigeminus V2, Nasopharynx, Clivus
Nasenhöhle und Siebbeinzellen	
T1	Tumor auf einen Unterbezirk der Nasenhöhle oder Siebbeinzellen beschränkt, mit oder ohne Arrosion des Knochens
T2	Tumor in zwei Unterbezirken eines Bezirkes oder Ausbreitung auf einen Nachbarbezirk innerhalb des Nasen-Siebbeinzellen-Areals, mit oder ohne Arrosion des Knochens
T3	Tumor breitet sich in die mediale Orbita oder den Orbitaboden aus oder in Kieferhöhle, harten Gaumen oder Lamina cribrosa
T4a	Tumor infiltriert eine oder mehrere der folgenden Strukturen: Inhalt der vorderen Orbita, Haut von Nase oder Wange, minimale Ausbreitung in vordere Schädelgrube, Processus pterygoideus, Keilbeinhöhle oder Stirnhöhle
T4b	Tumor infiltriert eine oder mehrere der folgenden Strukturen: Orbitaspitze, Dura, Gehirn, mittlere Schädelgrube, Hirnnerven, ausgenommen den maxillären Ast des N. trigeminus V2, Nasopharynx, Clivus

Kieferhöhlenzysten

Bei Kieferhöhlenzysten handelt es sich um gutartige Schleimhautzysten, die im Rahmen einer rezidivierenden Sinusitis maxillaris, aber auch dentogen (basale Zysten) und idiopathisch entstehen können. Zusätzlich sind häufig Schleimhautschwellungen im vorderen Siebbeinbereich zu beobachten (CT-Befund beachten).

Therapie

Bei isolierten Zysten: Zystensprengung bzw. Entfernung endoskopisch z. B. mittels Antroskopie (Abb. 14.4-12); gegebenenfalls gleichzeitig endoskopische oder mikrochirurgische Sanierung des Siebbeins (s. Meth. 14.4-1, S. 270).
Dentogene Zysten: Zuerst zahnmedizinische Sanierung, dann z. B. endoskopische Entfernung.
Bei gleichzeitiger okkulter Ethmoiditis: Infundibulotomie (s. Abschn. Entzündungen, S. 277) und Zystenentfernung endonasal.

Prognose

Bei unvollständiger Entfernung oder unterlassener Sanierung benachbarter Nebenhöhlen oder erkrankter Zähne sind Rezidive möglich. Ohne Therapie kann es zu rezidivierenden Empyemen und Neuralgien kommen.

Maligne Tumoren

F. Bootz

Plattenepithelkarzinom, Adenokarzinom und adenoidzystisches Karzinom der inneren Nase und der Nasennebenhöhlen

Maligne Nasen- und Nasennebenhöhlentumoren sind im Vergleich zu vielen malignen Tumoren anderer Lokalisation selten. Ihre Häufigkeit liegt unter 1 % (T-Klassifikation; Tab. 14.4-3). Die häufigsten Karzinome der Nase und der Nebenhöhlen sind das Plattenepithelkarzinom (57 %), das adenoidzystische Karzinom und das Adenokarzinom.
Die Lokalisation eines Malignoms im Nasennebenhöhlenbereich kann nach einer Einteilung des oberen Gesichtsschädels in drei Ebenen nach Sébileau (Abb. 14.4-13) unterschieden werden. Sie ist neben der T-Klassifikation ein wichtiges Kriterium für Therapie und Prognose.
Da die Geschwülste des inneren Nasenbereichs und der Nebenhöhlen lange Zeit klinisch stumm bleiben, ist die Frühdiagnose erschwert. Einseitige Behinderung der Nasenatmung und chronischer einseitiger Schnupfen, blutiges Nasensekret, fötide Sekretion und Sensibilitätsstörungen im Bereich des N. trigeminus sind Verdachtssymptome.

Therapie

Operation: Die chirurgische Primärtumorentfernung ist bei allen operablen Tumoren der Tumorkategorien T1 bis

T3, sogar in manchen Fällen von Tumoren der Kategorie T4 (wenn keine entstellenden oder behindernden Folgen auftreten) die Therapie der Wahl. An operativen Methoden stehen neben der lokalen Tumorexzision in einer der drei Ebenen nach Sébileau (Abb. 14.4-13) folgende weitere Eingriffe zur Verfügung:

- Exenteratio orbitae,
- partielle Oberkieferresektion,
- Oberkiefertotalresektion,
- Oberkieferresektion und Exenteratio orbitae,
- ausgedehnte Resektion am Schädel und/oder an der Schädelbasis zusammen mit Oberkieferresektion und Exenteratio orbitae.

Vor dem operativen Eingriff muss ein Kieferorthopäde zur Anpassung einer durch die partielle Oberkieferresektion notwendig werdenden Prothese konsiliarisch hinzugezogen werden.

Der Zugangsweg kann transfazial, über ein „Midfacial degloving" oder kombiniert transfronal/transzervikal erfolgen.

Beim Midfacial degloving erfolgt die Schnittführung im Mundvorhof und im Bereich des Vestibulum nasi beidseits. Nach Lösen der Weichteile und Exposition der Kieferhöhlenvorderwand können diese nach kranial verlagert werden. Man gewinnt dadurch eine gute Exposition der Kieferhöhle und der Nasenhaupthöhle. Nach osteoplastischer Kieferhöhleneröffnung können der Nasopharynx und die Fossa pterygopalatina exploriert werden. Hat der Tumor zu einer Weichteilinfiltration geführt, ist die Indikation zum Midfacial degloving überschritten.

Bein transfazialen Vorgehen erfolgt die Schnittführung meist entlang der lateralen Nasenwand (laterale Rhinotomie) und des oberen Orbitarandes, wobei sie nach kaudal bis zur Oberlippe verlängert werden kann und die dadurch mögliche Wangenaufklappung mehr Übersichtlichkeit schafft. Tumoren, die sich im Stirnhöhlen- oder Frontobasisbereich befinden bzw. eine endokranielle Ausdehnung besitzen, werden zusätzlich meist in Kooperation mit dem Neurochirurgen über einen Bügelschnitt exponiert (transfrontaler Zugang).

In vielen Fällen ist nach ausgedehnten Eingriffen eine plastische Rekonstruktion erforderlich, die vorzugsweise mit mikrovaskulären Transplantaten, wie z. B. dem Latissimus-Lappen, vorgenommen werden. Eine Neck dissection ist nur bei manifesten Lymphknotenmetastasen notwendig.

Nachbestrahlung: Alle Tumorkategorien $\geq$ T2. Histologisch nachgewiesene Lymphknotenmetastasierung N1–N3, unabhängig von der T-Kategorie.

Tumor non in sano reseziert (R1, R2), wenn keine Nachresektion möglich ist.

Begleitmaßnahmen: In Abhängigkeit von der Ausdehnung der Tumoroperation sind spezielle Zahnprothesen und Epithesen (z. B. Augenepithese) einzusetzen.

Bei Tumorausdehnung in den Bereich des Nasopharynx bzw. der Tubenwülste kann ein Serotympanon auftreten, das durch die Einlage von Paukenröhrchen behandelt werden sollte.

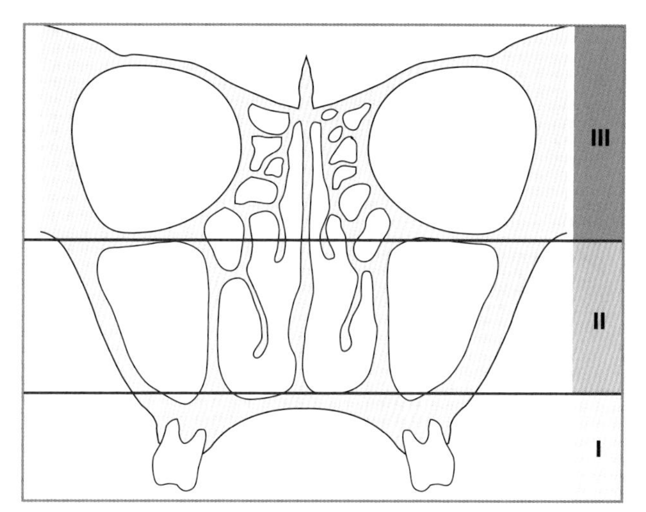

Abb. 14.4-13 Lokalisationsebenen I–III nach Sébileau für Nasen- und Nebenhöhlentumoren.

Palliativtherapie: Bei inoperablen Tumoren (z. B. bei ausgedehnter Infiltration des Endokraniums) und bei nicht operablen Patienten kann die Strahlentherapie, gegebenenfalls mit adjuvanter Chemotherapie, als einzige Behandlung durchgeführt werden. Die alleinige Chemotherapie stellt keine kurative Therapie dar. Sie kann adjuvant zur Strahlentherapie bei nicht operablen Tumoren erfolgen oder als Palliativtherapie bei Rezidivtumoren (s. Kap. 3.2, Abschn. Chemotherapie, S. 44). Kommt es zur Obliteration der Nasenhaupthöhle durch den Tumor, so kann aus palliativen Gründen (zur Verbesserung der Nasenatmung) der Tumor vor der Bestrahlung partiell entfernt werden.

Bei fortgeschrittenen, inkurablen Karzinomen: Da in vielen Fällen unter den Symptomen, die durch das fortgeschrittene Tumorleiden ausgelöst werden, die Schmerzen im Vordergrund stehen, muss eine ausreichende analgetische Behandlung erfolgen (s. Kap. 2.2, Abschn. Medikamentöse Schmerztherapie nach Stufenplan, S. 25). Bei Fötor s. Kap. 2.2, Abschn. Koanalgetika, S. 30. Ferner sollte eine Aufklärung über die unheilbare Erkrankung des Patienten je nach seiner individuellen Aufnahmefähigkeit angestrebt werden (s. Kap. 3.1, Abschn. Gesprächsführung mit inkurablen Tumorpatienten, S. 34). Ärztlicher Beistand ist sowohl ärztlich-psychologisch (s. Kap. 4, Abschn. Psychische und soziale Rehabilitation sowie Reintegration, S. 55) als auch medizinisch bis zum Tode notwendig.

Prognose

Die Prognose ist **abhängig von der Tumorlokalisation.** Es werden nach Sébileau drei Etagen unterschieden (s. Abb. 14.4-13), wobei sich die Prognose von Etage I nach Etage III verschlechtert. Tumoren der Nasenhöhle haben eine bessere Prognose als solche der Nasennebenhöhlen.

Die 5-Jahres-Überlebensrate bei Nasen- und Nebenhöhlentumoren liegt zwischen 30 und 40 %.
Starke, oft therapieresistente Kopfschmerzen, Kopfdruck, Gesichtsschwellung, Behinderung der Augenbewegung, Protrusio bulbi, Verwolbung im Bereich des Alveolarfortsatzes sind Zeichen des fortgeschrittenen, meist in die Nachbarschaft eingedrungenen Tumors (Dura, Orbita, Mundvorhof).
Regionäre Metastasen im Halsbereich und Fernmetastasen in Lunge, Leber, Hirn und Skelett können auftreten und verschlechtern die Prognose.

Melanom der Schleimhaut (Mund, Nase, NNH)

Schleimhautmelanome sind selten, werden jedoch regelmäßig vom HNO-Arzt entdeckt.

Therapie

Die Exstirpation erfolgt weit im Gesunden. Eine Probeexzision sollte vermieden werden. Die Therapie orientiert sich ansonsten an der des Hautmelanoms (s. Kap. 14.1, Abschn. Tumoren, S. 200).

Maligne Lymphome

Therapie

Wie bei malignen Lymphomen anderer Lokalisation (s. Kap. 14.5, Abschn. Tumoren, S. 310).

Rhabdomyosarkom

Rhabdomyosarkome sind hoch maligne Weichteiltumoren mesenchymaler Herkunft. Sie treten vorwiegend im Kindesalter auf und machen 4 % aller soliden malignen Tumoren im Kopf-Hals-Bereich aus. Das Rhabdomyosarkom kann sowohl in der Nase als auch in den Nebenhöhlen auftreten. An Symptomen werden neben einer schmerzlosen Schwellung behinderte Nasenatmung, Kopfschmerzen und Hirnnervenausfälle angegeben.

Therapie

Die Therapie kindlicher Rhabdomyosarkome ist sehr individuell und besteht aus kinderonkologischer Chemotherapie und aus funktionserhaltender, nicht verstümmelnder und nicht notwendigerweise radikaler Operation sowie eventueller Nachbestrahlung.
Weitere Einzelheiten, auch zur Prognose, s. Kap. 22, Abschn. Tumoren, S. 449.

14.5 Mund

Herpes simplex labialis

B. Wollenberg und H.-P. Zenner

Eine Reaktivierung des inkorporierten Virusgenoms führt zum Auftreten der bläschenbildenden Erkrankung an der Lippe. Kausal wird z.B. eine akute Immunsuppression vermutet, die durch eine Vielzahl von Faktoren ausgelöst sein kann (z.B. hormonelle Umstellung, aktinisch durch Sonne, akuter Infekt).

Therapie

Vioform-Lotio (Rp. 7-3, S. 73), virustatische Cremes (Zovirax®), Sonnenschutzcreme mit hohem Lichtschutzfaktor.

Prognose

Gute Remission, nicht selten Rezidive.

Herpes simplex, Stomatitis herpetiformis

Bei einem Herpes simplex bzw. einer Stomatitis herpetiformis sieht man multifokale Bläschen, zum Teil auch Ulzerationen zumeist im Gaumen- und Wangenschleimhautbereich.

Therapie

Eine Kausaltherapie ist nicht bekannt. Die Mundpflege mit einem Antiseptikum (Gentianaviolett-Lösung 1 %, Hexoral®) zur Vermeidung von bakteriellen Superinfektionen ist zu empfehlen. Cortison ist kontraindiziert.

Prognose

Gut, sehr selten entwickelt sich eine Herpessepsis oder eine Herpesenzephalitis.

Herpes zoster

Die Radikuloneuritis mit der Bildung charakteristischer Bläschen entsteht durch Reaktivierung des neurotropen Virusgenoms (Varicella-Zoster-Virus). Aus der Genese folgt die typische segmentale Anordnung im Versorgungsbereich der durch Nerven definierter Dermatome (s.a. Zoster oticus, Kap. 7, Abschn. Entzündungen, S. 73).

Therapie

Systemische Behandlung mit Aciclovir-Infusionen, Aciclovir (Aciclovir-ratiopharm®) 5 mg/kg KG alle 8 Stunden für 5 Tage. Zusätzlich Zovirax® Creme, besser Vioform-Lotio (Rp. 7-3, S. 73), lokal. Cortison ist kontraindiziert.

Tab. 14.5-1 Dosierung von Amphotericin B bei systemischer Gabe.

1.	**Testdosis**: 1 mg Amphotericin B in 200 ml 5 % Glucose (Infusionsdauer 1–2 h)
2.	**nach Testdosis**: 10 mg Amphotericin B (Infusionsdauer 3–4 h)
3.	**bei lebensbedrohlichen Infektionen (nach Gabe von 1. + 2.) am gleichen Tag**: 0,3–0,5 mg/kg KG Dosissteigerung bis zu einer maximalen Gesamttagesdosis von 1 mg/kg KG
4.	**bei nicht akuten Infektionen**: Gabe von 2. und Steigerung der Dosis um 10 mg jeden Tag. Gabe von Amphotericin B jeden 2. Tag nach Erreichen der Tagesdosis von 0,8 mg/kg KG
5.	**Kreatinin > 2 mg/dl**: Dosisreduktion oder alternierende Gabe. Amphotericin B bei Hämodialyse: nicht dialysabel, Zusatzdosis nicht erforderlich

Prognose

In der Regel gut. Eine narbige Abheilung mit wochen- und monatelanger Schmerzpersistenz ist möglich (Therapie s. Kap. 7, Abschn. Entzündungen, S. 73). Die Aciclovir-Therapie sollte die seltene Entzündungsausbreitung entlang der beteiligten Hirnnerven (Vagus, Glossopharyngeus, Fazialis) bis zum Zentralnervensystem mit Ausbildung einer Enzephalitis verhindern.

Mundmykose, Candidiasis, Mundsoor

Mundmykose, Candidiasis, Mundsoor sind durch abwischbare weißliche Herde und Membranen auf der Schleimhaut gekennzeichnet. Sie werden durch Candida albicans (Candidiasis, Mundsoor) induziert und gehäuft bei Abwehrschwäche, längerer Antibiotikagabe (Intensivstation), nach Zytostatikatherapie, Corticosteroiden, Ovulationshemmern oder einer Strahlentherapie beobachtet.

Therapie

Lokale antimykotische Therapie: Nystatin (Moronal®-Suspension, 4- bis 6-mal tgl. Mundspülung), Amphotericin B (Ampho-Moronal® Suspension, 4 × 1 ml/d) oder Clotrimazol (Canesten®-Lösung, -Spray oder -Gel). Zusätzlich Betaisodona® Mundspülung (4- bis 6-mal tgl. im Wechsel mit Antimykotikum). Bei größerer Ausdehnung sowie Gefahr des Kehlkopf- und Bronchialbefalls müssen zusätzlich systemische Antimykotika gegeben werden.

Systemische antimykotische Therapie: Bei Candida albicans: Ketoconazol (Nizoral®, 200 mg/d oral). Bei Candida albicans und/oder Aspergillus: Amphotericin B (Dosierung s. Tab. 14.5-1). Die systemische Behandlung wird in ausreichender Dosierung über mehrere Wochen fortgeführt (wochentliche Kontrollabstriche, Candidatiter). Zusätzlich erfolgt eine antiseptische Mundpflege und Spülung durch den Patienten oder Reinigung des Mundes durch Pflegepersonal, z. B. mittels Hexoral-Tupfern.

Prognose

Die Prognose ist gut, sobald ein guter Allgemeinzustand des Patienten wiederhergestellt werden kann. Möglich sind aber auch eine Ausbreitung zum Kehlkopf und zu den Bronchien, im Ösophagus-Magen-Darm-Trakt sowie eine hämatogene Generalisierung.

Tuberkulose

Schleimhautlupus oder exsudativ ulzerierende Schleimhauttuberkulose sind fast immer als Mitbeteiligung einer zumeist pulmonalen Tuberkulose zu beobachten. Läsionen entstehen durch Verschleppung von Tuberkelbakterien über den Auswurf oder hämatogen.

Therapie

Tuberkulostatisch durch Pulmonologen. Bei destruierendem Lupus eventuell später plastische Rekonstruktion (z. B. des Gaumens; s. Abb. 14.5-1, S. 306).

Lues (Syphilis)

Effloreszenzen aller Stadien können auch im Mund auftreten.

Therapie

Penicillin-Kur durch Venerologen.

AIDS

Das durch das „human immunodeficiency virus" (HIV) induzierte, erworbene Immundefektsyndrom AIDS (acquired immunodeficiency syndrome) ist endemisch verbreitet. Die meisten AIDS-Patienten leiden zu Beginn oder im Verlauf der Erkrankung an Veränderungen im Kopf-Hals-Bereich. Weitere Details, auch zu Therapie und Prognose, s. Kap. 22, Abschn. AIDS und AIDS-assoziierte Erkrankungen im HNO-Bereich, S. 438.

Mundbodenabszess

Bei einem Mundbodenabszess handelt es sich um eine bakteriell induzierte Schwellung, Rötung oder Überwärmung des Mundbodens mit Einschränkung der Zungenbeweglichkeit, eventuell auch der Mundöffnung. Daneben stehen Fieber und ein schlechter Allgemeinzustand im Vordergrund.

Therapie

Abszessspaltung: Dazu wird 2-mal täglich eine palpatorische und sonographische Kontrolle auf Einschmelzung vorgenommen. Bei Einschmelzung erfolgen die Punktion und Abszessspaltung entlang der liegenden Punktionskanüle (zumeist von außen). Falls eine Sialadenose und/oder Speichelsteine die Ursache sind, werden eine Submandibulektomie und/oder eine Gangschlitzung im Intervall durchgeführt (s. Kap. 14.6, Abschn. Entzündungen, S. 318). Bei dentogener Ursache erfolgt eine Herdsanierung durch den Zahnarzt.

Antibiotische Behandlung: Cefotaxim (z. B. Claforan®, 2 × 1–2 g/d) oder Flucloxacillin (z. B. Staphylex®, 3 × 1 g/d) oder Amoxicillin plus Clavulansäure (z. B. Augmentan®, 3- bis 4-mal 2,2 g/d). Bei Umstellung auf orale Therapie: Augmentan®, 2 × 1 Tbl./d, Staphylex®, 3 × 1 g/d.

Bei Penicillin-Allergie: Erythromycin – teilweise Resistenz von Staphylokokken – (z. B. EryHEXAL®-Granulat, 2- bis 3-mal 1 Btl. bis zu 2 × 2 Btl.; für Kinder z. B. EryHEXAL® Saft, 30–50 mg/kg KG/d), Clindamycin (Sobelin®, 3- bis 4-mal 300 mg/d).

Bei Verdacht auf Anaerobierinfektion: Zusätzlich Metronidazol (z. B. Clont®, 1,5–2 g/d).

Nach Erhalt des Antibiogramms gegebenenfalls Umstellung der Medikation.

Begleittherapie: Warme Enelbin®-Umschläge, breiige Kost, eventuell Nährsonde.

Bei Halsabszess, Thrombophlebitis, Mediastinitis s. Kap. 20, Abschn. Entzündungen der Halsweichteile, S. 423.

Bei Begleitödem des Kehlkopfes s. Kap. 16, Abschn. Tonsillogene Komplikationen, S. 344.

Prognose

Bei adäquater Therapie einschließlich Abszessspaltung gute Prognose. Falls trotz Einschmelzung keine Abszessspaltung durchgeführt wird, Lebensgefahr durch phlegmonöse Ausbreitung. Halsabszess, Mediastinitis, Thrombophlebitis der V. jugularis und Sepsis. Ein Begleitödem des Kehlkopfeingangs mit Atemnot ist möglich.

Zungenabszess

Bei einem Zungenabszess sieht und tastet man eine Schwellung und Rötung. Es besteht Schmerzhaftigkeit und Einschränkung der Beweglichkeit der Zunge.

Therapie

Abszessspaltung: Dazu wird die Zunge 2-mal täglich auf Abszesseinschmelzung abgetastet, falls möglich Sonographie. Bei Einschmelzung ist eine Abszessspaltung entlang einer liegenden Punktionskanüle zwingend indiziert. Gleichzeitig erfolgen eine Abstrichentnahme und gegebenenfalls die Umstellung der antibiotischen Behandlung.

Breitbandantibiotikum: Zunächst i.v. Cefotaxim (z.B. Claforan®, 2×1–2 g/d i.v.) oder Flucloxacillin (z.B. Staphylex®, 3×1 g/d i.v.) oder Amoxicillin plus Clavulansäure (z.B. Augmentan®, 3- bis 4-mal 2,2 g/d i.v.). Bei Umstellung auf orale Therapie: Augmentan®, 2×1 Tbl./d, Staphylex®, 3×1 g/d.

Bei Penicillin-Allergie: Erythromycin – teilweise Resistenz von Staphylokokken – (z.B. EryHEXAL® Granulat, 2- bis 3-mal 1 Btl. bis zu 2×2 Btl./d; für Kinder z.B. EryHEXAL® Saft, 30–50 mg/kg KG/d).

Bei Verdacht auf Anaerobierinfektion: Zusätzlich Metronidazol (z.B. Clont®, 1,5–2 g/d).

Nach Erhalt des Antibiogramms gegebenenfalls Umstellung der Medikation.

Prognose

Bei adäquater Therapie einschließlich Abszessspaltung gut. Falls trotz Einschmelzung keine Abszessspaltung durchgeführt wird, besteht Lebensgefahr durch Entstehung von Mundbodenphlegmonen (s.u.), Halsabszess, Thrombophlebitis der V. jugularis interna mit Sepsis oder Mediastinitis (s. Kap. 20, Abschn. Entzündungen der Halsweichteile, S. 423). Ein Begleitödem des Kehlkopfes mit Atemnot ist möglich (s. Kap. 16, Abschn. Tonsillogene Komplikationen, S. 344).

Mundbodenphlegmone, Angina Ludovici

Eine Mundbodenphlegmone ist eine lebensgefährliche Komplikation eines Mundboden- oder Zungenabszesses.

Therapie

Operation: Sofortige breite Eröffnung von außen, Einführen eines oder mehrerer Drainagerohre zur mehrtägigen postoperativen Spülung mit Desinfektionsmittel (z.B. Rivanol®, H_2O_2 3 %).

Antibiotische Therapie: Cephalosporin (z.B. Claforan®, 3- bis 6-mal 2 g/d, oder Rocephin®, 1×1–2 g/d) oder ein Aminopenicillin plus Betalaktamaseninhibitor (z.B. Augmentan®, 3×1,2–2,2 g/d i.v.), ggf. in Kombination mit einem Aminoglykosid, z.B. Tobramycin (Gernebcin®, 3×40–80 mg/d, Dosierung nach Serumspiegel). *Alternativ*: Clindamycin (z.B. Sobelin®, 0,6–1,8 g/d in 3–4 Einzeldosen) plus Metronidazol (z.B. Metronidazol i.v. Braun, 0,5 g alle 6–8 h), ggf. zusätzlich in Kombination mit einem Aminoglykosid.

Als Reserveantibiotikum: Imipenem (ZIENAM®, 3- bis 4-mal 0,5–1 g/d) bei Lebensgefahr.

Nach Erhalt des Antibiogramms gegebenenfalls Umstellung der Medikation.

Bei einem Begleitödem von Pharynx und Kehlkopf mit bedrohlicher Atemnot und Zyanose: Micronephrin-Spray oder Privin® in den Kehlkopf sprühen, anschließend Micronephrin-Vernebler. Cortison 1 g i.v. (z.B. Solu-Decortin® H) (nicht mehr indiziert, wenn Phlegmone den Mundboden überschreitet. Falls nicht möglich oder ohne Therapieerfolg: Intubation, notfalls Tracheotomie, Intensivpflege.

Nachbehandlung mit Inhalation A (s. Rp. 17-1, S. 371).

Prognose

Gut, wenn die Therapie dazu führt, dass die Phlegmone auf den Mundboden beschränkt bleibt. Akute Lebensgefahr bei Ausbreitung der Phlegmone zum Hals (s. Kap. 20, Abschn. Entzündungen der Halsweichteile, S. 423) und zum Mediastinum.

Aktinomykose des Mundbodens

Eine Aktinomykose des Mundbodens ist gekennzeichnet durch eine auffällig brettharte Infiltration des Mundbodens, z.T. mit Fistelbildung, induziert durch Actinomyces und Begleitbakterien.

Therapie

Akute Aktinomykose: Penicillin G (z.B. Penicillin „Grünenthal“, 2×10 Mio. IE/d) für 3 Wochen; bei Penicillin-Allergie: Tetracycline (z.B. Doxy-Wolff® 100, 2×1 Tbl./d) plus Metronidazol (z.B. Metronidazol AL 400, 3×1 Tbl./d) oder Clindamycin (z.B. Sobelin® 300, 3- bis 4-mal 1 Tbl./d). Therapiedauer mindestens 4 Wochen.

Bei Einschmelzung (durch Begleitbakterien): Abszessspaltung und Drainage. Falls keine Rückbildung trotz Antibiotikagabe: Wechsel des Antibiotikums dem Abstrichergebnis entsprechend.

Begleittherapie: Breiige oder flüssige Kost, gegebenenfalls Nährsonde.

Chronische Aktinomykose: Auch ohne Einschmelzung operative Sanierung nach antibiotischer Vorbehandlung für einige Tage. Anschließend Penicillin G (z.B. Penicillin „Grünenthal“), 2×10 Mio. IE/d i.v. für 4–6 Wochen.

Bei zunehmender Besserung: Umstellung auf orale Therapie mit Penicillin (Isocillin®, Penicillin V-ratiopharm®, 2–5 Mio. IE/d).

Die Penicillinbehandlung kann 2–6 Monate und länger dauern.

In schweren Fällen: Gabe von Amoxicillin mit Clavulansäure (Augmentan®, 3×1,2–2,2 g/d). Bei entsprechendem Abstrichergebnis der Begleitflora eventuell Kombination mit Clindamycin (Sobelin®, 2- bis 4-mal 300–600 mg/d) oder Metronidazol (Clont®, 1,5–2 g/d).

Prognose
Sehr häufig chronischer Verlauf.

Schwarze Haarzunge

Man sieht einen zottigen schwarz-grünen Belag nach länger dauernder Antibiotikatherapie oder bei einer Mykose. Eine deutliche Verschlechterung besteht bei Rauchern und schlechter Mundhygiene.

Therapie
Falls möglich, Absetzen des Antibiotikums.
Bei Mykose: Lokale antimykotische Therapie. Bei **Candida albicans:** Nystatin (Moronal®-Suspension, 4- bis 6-mal tgl. Mundspülung), Miconazol (Daktar®-Mundgel), Amphotericin B (Ampho-Moronal®-Suspension) oder Clotrimazol (Canesten®-Lösung oder Spray oder Gel), zusätzlich Betaisodona®-Mundspülung (4- bis 6-mal tgl. im Wechsel mit Antimykotikum).
Bei schweren Mykosen: Systemische antimykotische Therapie. Bei **Candida albicans:** Ketoconazol (Nizoral®, 200 mg/d oral oder i. v.). Bei Candida albicans und/oder Aspergillus: Amphotericin B (Dosierung s. Tab. 14.5-1, S. 291).
Zur Desquamation der Zunge: Die Lokalapplikation von Acetylsalicylsäure-Tropfen hat sich bewährt (Gaze tränken und auflegen).

Grauweiß belegte Zunge

Man sieht grauweiße Beläge durch Hornschuppen bei einer Gastritis, Enteritis, Stomatitis und bei fieberhaften Infektionen.

Therapie
Behandlung der Grundkrankheit. Lokal kann eine Bepanthen®-Lösung oder ein Munddesinfiziens (Hexoral®) angewendet werden. Falls eine Desquamation der Beläge erwünscht ist, kann Acetylsalicylsäure-Lösung lokal appliziert werden (Gaze tränken und auflegen).

Stomatitis angularis (Perlèche, Mundwinkelrhagade)

Eine Stomatitis angularis ist gekennzeichnet durch Rhagaden mit leichten Blutungen und Schmerzen.

Therapie
Ursachen abklären und beseitigen (z. B. drückende Zahnprothese, Mykosen, reduzierte Abwehrlage, Diabetes mellitus, Eisenmangelanämie, bakterielle Infektion, Lues). Zusätzlich sowie bei ungeklärter Ursache: Ätzung mit Silbernitrat 5–10 %, falls zulässig Corticoid-haltige Salbe (z. B. Volon®-Haftsalbe).

Stomatitis ulcerosa

Eine Stomatitis ulcerosa ist gekennzeichnet durch Rötung, Schwellung, Druckschmerz, später oberflächliche, zum Teil auch tiefe Ulzeration der Mund-, Zungen- und Gingivaschleimhaut. Sie kann bis zum Hypopharynx und Larynx reichen. Im Abstrich sieht man gelegentlich Spirillen und Stäbchen (s. Angina Plaut-Vincenti, Kap. 16, Abschn. Entzündungen, S. 339) oder Pilze.

Therapie
Anleitung zur Mund- und Zahnhygiene: Mundreinigung mit Desinfektionsmitteln (z. B. Gentianaviolett 1 %, Hexoral®) durch eine Pflegekraft oder den Patienten.
Bei positivem bakteriologischem Abstrich: Systemische antibiotische Behandlung entsprechend dem Antibiogramm; vor Erhalt des Antibiogramms: z. B. Amoxicillin (Clamoxyl® 750 mg, 3 × 1 Tbl./d) oder Augmentan®, 2 × 1 Tbl./d, oder Cotrimoxazol (z. B. Cotrim-forte-ratiopharm®, 2 × 1 Tbl./d; Eusaprim® forte, 2 × 1 Tbl./d).
Bei Pilznachweis lokale antimykotische Therapie: Nystatin (Moronal®-Suspension, 4- bis 6-mal tgl. Mundspülung), Miconazol (Daktar®-Mundgel), Amphotericin B (Ampho-Moronal®-Suspension) oder Clotrimazol (Canesten®-Lösung oder Spray oder Gel), zusätzlich Betaisodona®-Mundspülung (4- bis 6-mal tgl. im Wechsel mit Antimykotikum), bei massiver Mykose systemische antimykotische Therapie.
Bei Candida albicans: Ketoconazol (Nizoral®, 200 mg/d oral oder i. v.).
Bei Candida albicans und/oder Aspergillus: Amphotericin B (Dosierung s. Tab. 14.5-1, S. 291).
Bei starken Schmerzen: Pyralvex® Lösung, 30 Minuten vor dem Essen auftragen.

Prognose
Bei adäquater Behandlung gut.

Aphthen, Aphthosis

Aphthen sind gekennzeichnet durch einzelne, wenige Millimeter große, graue, sehr schmerzhafte Ulzera unbekannter Ursache. Sie können habituell-rezidivierend und familiär gehäuft auftreten.

Therapie
Lokale Desinfektion durch Betupfen mit 3 % H_2O_2-Lösung, gegebenenfalls 1- bis 2-mal Ätzung mit Silbernitrat 15–30 %, eventuell in Oberflächenanästhesie (Xylocain® Spray).

Selbstbehandlung durch den Patienten mittels Pyralvex®-Lösung, die mit dem Finger 30 Minuten vor dem Essen auf die Aphthe aufgetragen wird.

Prognose
Eine narbenlose Remission ist innerhalb weniger Tage zu erwarten. Häufige Rezidive sind möglich.

Morbus Behçet

Beim Morbus Behçet handelt sich um eine schubweise verlaufende Aphthosis des Mundes zusammen mit Aphthen des Genitale, mit Augensymptomen, eventuell auch Hörstürzen, Nierenbeteiligung und rheumatischen Beschwerden.

Therapie
Häufig frustran. Versuch der Immunsuppression durch Langzeit-Corticosteroid-Therapie oder Immunsuppressiva (z.B. Imurek®, 2 mg/kg KG/d, BB-Kontrolle!).
Erythrozytenkonzentrate bei Hb-Abfall, Eisengabe bei Eisenmangel.

Pemphigus

Bei einem Pemphigus handelt es sich vermutlich um autoimmuninduzierte, bullöse Effloreszenzen und/oder Erosionen mit Fibrinbelägen.

Therapie
Die Behandlung erfolgt durch oder mit dem Dermatologen. Begonnen wird mit der Verabreichung von Corticoiden: Anfangs Prednisolon (z.B. Solu-Decortin® H, 100–200 mg/d), dann Reduktion bis zur Erhaltungsdosis. Sobald eine Prednisolonwirkung einsetzt, ist die zusätzliche Gabe von Imurek® (100 mg/d) indiziert. Die weitere Dosierung wird in Abhängigkeit vom klinischen Verlauf modifiziert.
Bei **Diabetes mellitus** ist jeweils die Dosisreduzierung zu beachten.

Erythema exsudativum multiforme (Stevens-Johnson-Syndrom)

Das Erythema exsudativum multiforme ist eine fraglich exogen durch Arzneimittel wie Benzodiazepine, Abführmittel, Antibiotika sowie durch Erreger (Bakterien, Viren, Pilze) induzierte, zum Teil sehr ausgedehnte Blasenbildung an Lippe, Mundschleimhaut und Zunge mit schwerer Beeinträchtigung des Allgemeinbefindens, Lymphknotenschwellung und anfangs noch okkulter Augenbeteiligung mit Erblindungsgefahr. Befallen werden überwiegend männliche Jugendliche.

Therapie
Indiziert sind die Gabe von Cortison (z.B. Solu-Decortin® H) hoch dosiert systemisch, die tägliche augenärztliche Kontrolle und gegebenenfalls Mitbehandlung sowie die Verabreichung lokaler Desinfizienzien (z.B. Hexoral®). Die systemische Cortisontherapie wird nach Abklingen der Symptomatik noch über 2–6 Wochen ausschleichend fortgeführt. Eine antibiotische Abdeckung mit Cotrimoxazol (z.B. Cotrim-forte-ratiopharm®, 2 × 1 Tbl./d; Eusaprim® forte, 2 × 1 Tbl./d) wird empfohlen.

Prognose
Möglich ist eine bullös-ulzerierende Mitbeteiligung des Auges. Sie kann bis zur Erblindung führen. Daneben sind eine Beteiligung der Genitalschleimhaut und eine Generalisierung möglich.
Unter konsequenter Cortisontherapie ist eine Remission möglich. Nicht selten treten jedoch Rezidive auf. Bei einem schubweisen Verlauf ist die Prognose sehr ernst (Erblindung!).

Lichen ruber planus

Ein Lichen ruber planus ist gekennzeichnet durch nicht wegwischbare, leukoplakische Knötchen und Wickhamsche Streifen an Wangenschleimhaut, Gingiva und Zunge.

Therapie
Nach Probeexzision zum Ausschluss eines Malignoms können Vitamin A (z.B. Vitamin-A-saar®, 2 × 1 Kps./d) sowie lokal Corticoide (z.B. Volon® A Haftsalbe) gegeben werden.

Allergische und pseudoallergische Glossitis

Die allergische bzw. pseudoallergische Glossitis entsteht exogen durch ein Allergen (Lebensmittel, Arzneimittel) oder pseudoallergisch (Arzneimittel, Monomere von Zahnprothesen und anderen zahnärztlichen Materialien). Auch ein Quincke-Ödem der Zunge ist möglich.

Therapie
Auffinden des krankheitsauslösenden Agens und Karenz.

Unspezifische Glossitis

Uncharakteristische Zeichen einer Glossitis sind Zungenbrennen, Geschmacksstörungen oder umschriebener Papillenverlust (glänzende Lackzunge). Zahlreiche Ursachen sind möglich (z.B. Diabetes mellitus, Magen-Darm-Störungen, Leber- oder Pilzerkrankungen, perniziöse und Eisenmangelanämie, Zahnkanten, Zahnstein, Gebissdruck).

Therapie
Ausschaltung der Ursache. Lokal können Bepanthen®-Lösungen, Kamille-Lösungen oder Volon® A-Haftsalbe angewendet werden.

Glossitis mediana rhombica

Bei einer Glossitis mediana rhombica handelt es sich um eine harmlose Aufwerfung oder Einsenkung in der Mittellinie der Zunge, die rot und papillenfrei (glänzend) ist.

Therapie
Nicht erforderlich.

Exogene Cheilitis (Lippenentzündung)

Bei einer exogenen Cheilitis sind chemische (Rauch), aktinische (Sonne), thermische (Trauma, zu heiße Nahrung) oder röntgenstrahlungsbedingte (Strahlentherapie) Ursachen möglich.

Therapie
Beseitigung der exogenen Ursache (Karenz), bei Radiatio Absprache mit dem Strahlentherapeuten über eine mögliche Strahlenpause.
Lokal: Bepanthen®-Salbe.

Exogene Stomatitis

Metalle (z. B. Quecksilber, Wismut, Blei, Gold) wie auch organische Substanzen (berufliche Exposition) können zu einer toxischen oder pseudoallergischen Stomatitis führen. Arzneimittel (Salicylate, Antibiotika, Sulfonamide, Antidepressiva, Antiepileptika, Kontrazeptiva, Barbiturate) können toxisch, allergisch oder pseudoallergisch eine Schleimhautläsion provozieren. Eine allergische Stomatitis (z. T. mit Quincke-Ödem) ist nach zahlreichen Medikamenten, Dentalmaterialien (z. B. Freisetzung von Monomeren aus Prothesen), Nahrungsmitteln einschließlich Konservierungs- und Farbstoffen sowie Mundpflegemitteln möglich.

Therapie
Eine Karenz sollte angestrebt werden. Vorübergehend kann zusätzlich ein Antihistaminikum (z. B. Lisino®, Zaditen®) oder bei kleinen Läsionen Cortison lokal (z. B. Volon® A-Haftsalbe, 2-mal tgl.) versucht werden.

Xerostomie

Als Xerostomie wird eine trockene Mundschleimhaut und Zungenbrennen durch Ausfall der Speichelproduktion definiert. Ursachen sind in der Regel Schädigungen der Kopfspeicheldrüsen unterschiedlicher Art (s. Kap. 14.6, Abschn. Verletzungen, S. 316). Eine Xerostomie ist nach einer Strahlentherapie besonders ausgeprägt.

Therapie
Behandlung der Grundkrankheit. Zusätzlich **Lokalbehandlung** mit künstlichem Speichel (z. B. Glandosane®) oder 3- bis 4-mal täglich eine Messerspitze Butter im Mund zergehen lassen.
Bei zähem, klebrigem Speichel, zum Teil in Krustenbildung übergehend: Mundspülung mit Salz-Lösungen (z. B. EMSER® Sole echt) oder systemische Gabe von schleimlösenden Medikamenten (z. B. Ambroxol Saft).
Bei Kehlkopf- und Tracheabeteiligung: Behandlung durch Inhalation 1- bis 3-mal täglich mit EMSER® Sole echt (häusliches Inhaliergerät). Größere Krusten entfernen.

Prognose
Neben der Mundtrockenheit kann zäher Schleim mit Krustenbildung auch in Pharynx, Kehlkopf und Trachea auftreten. Erstickungsgefahr!

Strahlenmukositis

Eine Strahlenmukositis ist eine durch Strahlentherapie ausgelöste Rötung, Schwellung und Xerostomie bis hin zur schmerzhaften Epitheliolyse der Mundschleimhaut.

Therapie
Bewährt hat sich die lokale Applikation von Bepanthen®-Lösung. Bei Xerostomie (s. o.) wird zusätzlich künstlicher Speichel (Glandosane®) oder eine Messerspitze Butter, die man mehrmals täglich im Mund zergehen lässt, empfohlen. Bei massiver Epitheliolyse muss man sich mit dem Radioonkologen über eine Bestrahlungspause beraten.

Prognose
Innerhalb von 3 Wochen nach der Bestrahlung ist eine deutliche Besserung zu erwarten. Eine Xerostomie kann verbleiben.

Cheilitis bei Melkersson-Rosenthal-Syndrom

Die Cheilitis beim Symptomenkomplex des Melkersson-Rosenthal-Syndroms ist eine rezidivierende Cheilitis mit Glossitis granulomatosa und Fazialisparese.

Therapie
Eine kausale Therapie ist nicht bekannt. Eine Cortisontherapie nach Schema (s. Meth. 9.1-4, S. 117) ist möglich, jedoch bleibt die Prognose zweifelhaft.

Lingua plicata

Eine Lingua plicata ist durch Spalten im Zungenrücken gekennzeichnet. Sie ist als Einzelsymptom hereditär möglich, kann aber auch Teilsymptom anderer Krankheitsbilder (Melkersson-Rosenthal-Syndrom, Trisomie 21) sein.

■ **Therapie**
Die Zunge muss nicht behandelt werden, gegebenenfalls Therapie der Grundkrankheit.

Lingua geographica

Bei einer Lingua geographica handelt es sich um landkartenartiges, fleckiges Aussehen des Zungenrückens unbekannter Ursache.

■ **Therapie**
Nicht behandlungsbedürftig.

Leukoplakie, Hyperkeratose

Man sieht bei einer Leukoplakie weißliche Flecken oder bei Hyperkeratosen kleine Epithelwucherungen. Es handelt sich dabei um eine Präkanzerose oder ein bereits bestehendes Karzinom (zumeist Carcinoma in situ oder beginnendes Plattenepithelkarzinom). Leukoplakien und Hyperkeratosen können exogen ausgelöst sein durch Zahnkanten, Zahnprothesen, Rauchen (Pfeife), Alkoholismus (Änderung der protektiven Speichelzusammensetzung) sowie eine Lues, einen Lupus erythematodes (LE) oder Lichen ruber planus begleiten. Häufig ist keine Ursache zu eruieren.

■ **Therapie**
Bei den zumeist kleinflächigen Veränderungen erfolgt die Exzision im Gesunden und die histologische Aufarbeitung zum Ausschluss eines Karzinoms. Bei großflächigem Befall muss nach Malignomausschluss (Probeexzision) die Behandlung einer eventuell bekannten Grundkrankheit (Lues, LE, Lichen ruber) erfolgen. Ansonsten kann ein Therapieversuch mit Vitamin A (z. B. Vitamin-A-saar®, 2 × 1 Kps./d) begonnen werden.

Morbus Bowen

Der Morbus Bowen ist eine Erythroplasie mit scharf begrenzten roten Schleimhautherden, die zum Teil leukoplakie- oder papillomartig erscheinen. Es handelt sich hier um eine Präkanzerose oder ein Carcinoma in situ.

■ **Therapie**
Exzision im Gesunden (s. auch Abschn. Tumoren, S. 299).

Plummer-Vinson-Syndrom

Das Plummer-Vinson-Syndrom ist durch eine trockene Zunge und Zungenbrennen mit Schleimhautatrophie, Mundwinkelrhagaden bei Eisenmangel, Eisenverlust (Blutung, Tumor) oder mangelhafter Eisenresorption bei gleichzeitig bestehender hypochromer Anämie gekennzeichnet.

■ **Therapie**
Behandlung der Grundkrankheit.

Hunter-Glossitis

Als Hunter-Glossitis wird eine rot-blau gefleckte Zunge, verbunden mit Zungenbrennen, definiert. Sie tritt vor allem bei perniziöser Anämie auf.

■ **Therapie**
Behandlung der Grundkrankheit.

Pellagra

Eine Pellagra ist eine die Zunge und Mundschleimhaut umfassende Hypästhesie, verbunden mit anfänglicher Rötung und Schwellung, später Atrophie und Furchenbildung. Sie ist durch Nicotinsäureamid-Mangel bedingt.

■ **Therapie**
Nicotinsäureamid (z. B. Nicobion®, 1- bis 3-mal 1/2–1 Tbl./d).

Schmeckstörungen

P. K. Plinkert

Die vier Geschmacksqualitäten süß, sauer, salzig und bitter werden von Rezeptoren im Bereich der Zunge, des Gaumens, der Rachenhinterwand und der Epiglottis wahrgenommen und über Afferenzen der Nn. glossopharyngei, vagi und facialis (Chorda tympani) fortgeleitet, um zentral mit anderen Sinneseindrücken verschaltet zu werden.
Olfaktorisches und gustatorisches System sind eng miteinander verknüpft, sodass Störungen zu wechselseitiger Beeinträchtigung führen (Tab. 14.5-2).

Lokale Läsion der Speichelsekretion und/oder der Geschmacksrezeptoren

Als Ursachen lokaler Läsionen der Speichelsekretion können infrage kommen: Schädigung der Schmeckknospen,

Tab. 14.5-2 Terminologie des Schmeckvermögens (nach: Hüttenbrink KB et al. Schmeckstörungen. In: Ganzer U, Arnold W [Hrsg]. AWMF-Leitlinie HNO. 2004).

Quantitative Schmeckstörungen

- Hypergeusie
  - Überempfindlichkeit im Vergleich zu gesunden, jungen Probanden
- Normogeusie
  - normale Empfindlichkeit
- Hypogeusie
  - verminderte Empfindlichkeit im Vergleich zu gesunden, jungen Probanden
- Ageusie
  - komplette Ageusie: vollständiger Verlust des Schmeckvermögens
  - funktionelle Ageusie: sehr deutliche Einschränkung des Schmeckvermögens, beinhaltet sowohl den kompletten Verlust als auch das Vorhandensein einer geringen Restwahrnehmung
  - partielle Ageusie: Verlust der Empfindlichkeit gegenüber einem bestimmten Schmeckstoff

Qualitative Schmeckstörungen

- Parageusie
  - veränderte Wahrnehmung von Schmeckreizen
- Phantogeusie
  - Wahrnehmung von Schmeckeindrücken in Abwesenheit einer Reizquelle

z. B. postinfektiös, während und nach Strahlentherapie; Diabetes mellitus; M. Sjögren; Medikamentennebenwirkung (z. B. Chlorhexidin, Terbinafin, Penicillamin, Zytostatika); Leber- und Nierenerkrankungen; atrophische Glossitis (perniziöse Anämie); Sialopenie (auch nach Antihypertonika, Antihistaminika, Antidepressiva); Burning-mouth-Syndrom; Hypothyroidismus; Cushing-Syndrom; mangelhafte Mundhygiene.

Therapie

Bei Radiatio: Restitution innerhalb von 6 Monaten möglich, Restschäden häufig, lindernd wirken künstlicher Speichel (z. B. Glandosane®), 1 Messerspitze Butter 3- bis 4-mal täglich im Mund zergehen lassen.

Bei Medikamenteneinnahme: Falls möglich, Umstellung der Medikation, Verzicht auf z. B. D-Penicillamin (Metalcaptase®), Levodopa (Levodopa comp.-CT), Carbamazepin (Tegretal®), Ethambutol (Myambutol®), Munddesinfektionsmittel.

Bei Sjögren-Syndrom: Künstlicher Speichel (z. B. Glandosane®), 1 Messerspitze Butter 3- bis 4-mal täglich im Mund zergehen lassen, Förderung der Speichelsekretion mit Pilocarpin-haltigem Mundwasser (Rp. 14.5-1, S. 291).

Bei Lichen ruber planus: Akute Schübe durch systemische Cortisongaben abfangen. Behandlung in Kooperation mit dem Dermatologen.

Bei Vitamin-B_2- und Zink-Mangel, z. B. durch Medikamente mit Sulfhydrylgruppe (Penicillamin, Captopril, Methimazol): Substitution mit Vitamin-B-Komplex (z. B. Vitamin B_2 10 mg JENAPHARM®) oder Zink (z. B. Zinkorotat®).

Bei endokrinologischen Störungen: Behandlung der Grundkrankheit (z. B. Diabetes mellitus, Schilddrüsendysfunktion, Nebenniereninsuffizienz) in Kooperation mit dem Internisten, Hormonsubstitution.

Idiopathische Schmeckstörung: Zinkgluconat, 140 mg/d für 4 Monate.

Bei bakteriellen, viralen Infektionen und Mykosen der Mundschleimhaut: Einzelheiten s. S. 291.

Bei exogenen Noxen: Meiden der Noxe (z. B. Alkohol, Tabakrauch, Lacke und Lösungsmittel, Verätzungen, Benzin, Benzol, Anilin).

Rp. 14.5-1 Pilocarpin-haltiges Mundwasser

Pilocarpin hydrochlorid.	0,2
Aqua dest.	ad 20,0
S. 3-mal tgl. 10 Tropfen auf 1 Glas Wasser	

Peripher-nervale und zentrale Läsionen

Als Ursachen peripher-nervaler Läsionen können infrage kommen: Läsion der Hirnnerven VII, IX, X, z. B. nach/bei Ohroperationen; Tonsillektomie; Neck dissection; Tumoren; Schädelbasisfrakturen; Karotisdissektion; Neuritiden; neurodegenerative Erkrankungen.

Ursachen zentraler Läsionen können sein: zentralnervöse Störung der Schmeckbahn, z. B. posttraumatisches Anosmie-Ageusie-Syndrom; Hirntumoren; Hirnstammläsionen; neurodegenerativen Erkrankungen; Schläfenlappenepilepsie.

Therapie

Bei Läsionen der Chorda tympani: Gustatorische Störungen durch peripher-nervale Läsionen (beispielsweise bei Cholesteatom, Mittelohr- und Gehörgangskarzinom und nach Ohroperationen, bei Tumoren und Operationen im inneren Gehörgang) lassen sich meist nicht kausal behandeln. Nach einer Durchtrennung der Chorda tympani wird von dem Patienten meist keine Schmeckstörung angegeben, bei der Elektrogustometrie lässt sich die Schädigung jedoch objektivieren. Nur gelegentlich besteht ein metallischer Geschmack (Parageusie). Gustatorische Störungen können darüber hinaus zentral über die kontralaterale Seite kompensiert werden. Somit erübrigt sich häufig eine Behandlung. In sehr seltenen (!) Fällen beobachtet man nach Tonsillektomie Schmeckstörungen.

Bei schwerer Parageusie/Phantogeusie: Lidocain lokal (1–5 Sprühstöße), 2 %iges Lidocaingel auf der Zunge zergehen lassen.

Bei Glossopharyngeusneuralgie s. Kap. 2.1, Abschn. Leitsymptom Kopfschmerz, S. 16.

Bei Herpes zoster: Intravenöse Aciclovir-Therapie (5 mg/kg KG Zovirax® alle 8 h über 5 d) unter stationären Bedingungen.

Bei Tumoren der Schädelbasis, bei zentralen Läsionen: Es steht die Behandlung der jeweiligen Grundkrankheit (z. B. Encephalitis disseminata, senso-gustatorische Formen der fokalen Epilepsie, Zerebralsklerose, Schädel-Hirn-Trauma) im Vordergrund.

Prognose

Abhängig von der Grundkrankheit.

Psychiatrisch bedingte Störungen des Schmeckens

Schmeckstörungen können auch im Rahmen psychiatrischer Krankheitsbilder, beispielsweise einer Schizophrenie, auftreten.

Therapie

Nach Ausschluss organischer Ursachen psychiatrische Exploration.

Tumoren

F. Bootz

Benigne Tumoren von Mundhöhle und Oropharynx

Hämangiome, Lymphangiome

Hämangiome und Lymphangiome sind in der Regel angeboren und betreffen zu 90 % weibliche Patienten. Sie unterscheiden sich im Wachstumsverhalten. Meist ist die Zunge befallen, wobei es zu einer Makroglossie kommen kann.

Therapie

Hämangiom: Da es in den ersten beiden Lebensjahren häufig zu einer Spontanrückbildung kommt, ist eine operative Entfernung vor dem 3. bis 4. Lebensjahr möglichst zu vermeiden. Die Operation kann dann bei verkleinertem Angiom durchgeführt werden, eventuell auch kryo- oder laserchirurgisch. Große kavernöse Hämangiome lassen sich kryo- oder laserchirurgisch kaum behandeln. Bei rapider Größenzunahme muss jedoch bereits im frühen Kindesalter operiert werden, um bleibenden Schäden wie Unterkieferdeformitäten vorzubeugen und die Schluck-, Sprech- und Atemfunktion wiederherzustellen. Eine Strahlentherapie ist wegen eventuell auftretender Wachstumsstörungen und der möglichen Entstehung eines radiogenen Spätkarzinoms nicht angezeigt. Bei rascher Größenzunahme mit und ohne anschließende Kryochirurgie oder Laserchirurgie besteht die Möglichkeit der angiographischen Embolisation der zuführenden Gefäße, was eine Verbesserung der Blutungsneigung für einen befristeten Zeitraum bewirkt.

Lymphangiom: Beim Lymphangiom ist kaum mit einer spontanen Regression zu rechnen, daher wird die Indikation zur Operation frühzeitig gestellt. Eine Exzision speziell im Bereich des Zungenkörpers verhindert bleibende Schädigungen des Kiefers. Eine komplette Entfernung ist oft aufgrund des schlecht abgegrenzten Wachstums nicht möglich. Eine Bestrahlung ist ebenso wie beim Hämangiom kontraindiziert.

Prognose

Hämangiom: In den ersten beiden Lebensjahren kommt es häufig zu einer spontanen Rückbildung. Unterkieferdeformitäten und Zahnentwicklungsstörungen können bei großen Hämangiomen durch Tumordruck auftreten. Ebenso können eine Verlegung der Atemwege, Behinderung der Nahrungsaufnahme und rezidivierende Blutungen (Hämangiom) eine vitale Gefährdung darstellen.

Lymphangiom: Bei ausgedehntem Wachstum muss bereits bei Kleinkindern eine Tracheotomie vorgenommen werden. Oft treten nach der Resektion Rezidive auf. Durch Tumordruck kann es zu bleibenden knöchernen Veränderungen vor allem im Bereich des Unterkiefers kommen, ebenso zu Entwicklungsstörungen der Zähne. Der Tumor kann zur Verlegung der Atemwege und Behinderung der Nahrungsaufnahme führen. Sind die Kinder ausgewachsen, ist kein weiteres Wachstum des Lymphangioms zu erwarten.

Papillom des Mund-Rachen-Raumes

Das Papillom tritt meist im hinteren Drittel des Zungenrückens auf und kann bis zu kirschgroß werden.

Therapie

Operative Entfernung (Ausschluss eines Malignoms).

Prognose

Bei unzureichender Entfernung Gefahr eines Rezidivs. Maligne Entartung bei älteren Patienten möglich.

Orale juvenile Papillomatose, Papillomatose des Erwachsenen

Die Papillomatose tritt meist im Kindesalter auf, bei einem Teil der Patienten peripubertär, und bildet sich zurück. Die Persistenz und das Auftreten im Erwachsenenalter sind möglich. Symptome sind Heiserkeit bis zur Aphonie. Bei ausgedehntem Papillombefall besteht die Gefahr einer Dyspnoe. Weitere Details, auch zu Therapie, Prognose und Prophylaxe, s. Kap. 17, Abschn. Tumoren, S. 380.

Fibrome, Lipome, Myxome, Chondrome und Neurinome

Bei den bindegewebigen gutartigen Tumoren ist die Schleimhaut über dem Tumor meist intakt. Die Diagnosestellung erfolgt durch Probeexzision oder Feinnadelaspirationszytologie.

Therapie

Die Therapie ist **stets operativ**, falls die Tumorgröße und die Wachstumstendenz dies zulassen. Wird bei der histologischen Untersuchung ein Neurinom des Zungenkörpers diagnostiziert, so muss an die seltene multiple endokrine Neoplasie gedacht werden, bei der zur Vermeidung eines C-Zell-Karzinoms eine Thyreoidektomie durchgeführt werden muss.

Prognose

Insgesamt ist die Prognose dieser benignen Tumoren gut, manche neigen zu Rezidiven wie z.B. das Neurinom, vor allem wenn sie nicht in toto, sondern in mehreren Teilen entfernt wurden.

Pleomorphe Adenome des Mundes

Etwa 5 % der pleomorphen Adenome treten in den kleinen Mundspeicheldrüsen auf. Sie wachsen langsam, über Jahre hinweg, wobei auch Wachstumsschübe beobachtet werden können. Es zeigt sich eine schmerzlose Schwellung hinter intakter Schleimhaut. Pleomorphe Adenome können sich auch als parapharyngeale Tumoren entwickeln und sich weit in die Halsweichteile erstrecken.

Therapie

Die Behandlung besteht in der **operativen Entfernung** mit ausreichend breitem Resektionsrand (ca. 1 cm), um Rezidive zu vermeiden. In manchen Fällen, vor allem im Bereich des weichen Gaumens, sind **rekonstruktive Maßnahmen** nach der Tumorentfernung notwendig (s.u.). Auf eine präoperative Probeexzision sollte bei Verdacht auf ein pleomorphes Adenom verzichtet werden, um eine Zellaussaat zu vermeiden. Lediglich eine Feinnadelpunktion ist statthaft. Parapharyngeale pleomorphe Adenome müssen über einen transzervikalen Zugang operiert werden.

Prognose

Bei vollständiger Tumorentfernung gut. Rezidivgefahr, besonders wenn der Tumor nicht in toto, sondern in einzelnen Stücken entnommen wurde.

Zungengrundstruma

Die Zungengrundstruma ist eine Entwicklungsanomalie der Schilddrüse, die bei ihrem Descensus vom Foramen caecum nach kaudal in den Hals entsteht. Es kann sich um eine akzessorische Schilddrüse oder um eine wesentlich häufiger vorkommende totale Ektopie handeln. Bei totaler Ektopie ist das Schilddrüsengewebe hypoplastisch, es entsteht eine klinisch manifeste Hypothyreose. Die Schilddrüsenunterfunktion ist jedoch selten gleich nach der Geburt zu erkennen.

Therapie

Beim Kind: Bei totaler Ektopie muss die Behandlung mit einem Schilddrüsenhormon so früh wie möglich und konsequent durchgeführt werden, um Wachstumsstörungen und die Entwicklung eines Kretinismus zu verhindern. Die optimale Dosis von Levothyroxin-Natrium (z.B. Euthyrox®) richtet sich nach der Körperoberfläche und beträgt in den ersten Lebensmonaten 25–30 µg/d.

Beim Erwachsenen: Die Behandlung muss primär konservativ sein. Durch eine Substitutionstherapie mit Schilddrüsenhormon (Levothyroxin-Natrium, z.B. Euthyrox® oder L-Thyroxin®) kommt es zu einer Suppression von TSH, die Dosierung ist vom TSH-Serumspiegel abhängig. Erst wenn die medikamentöse Behandlung keinen Rückgang der Zungengrundstruma bewirkt und/oder szintigraphisch der Verdacht auf einen kalten Knoten oder ein Malignom besteht, wird die Zungengrundstruma operativ entfernt. Weitere Indikationen zur Operation sind Dysphagie und Atemnot. Die weitere Behandlung wird durch den Internisten durchgeführt.

Prognose

Gut, bei totaler Ektopie beim Kind Entwicklungsstörung (geistig und körperlich), Gefahr der Entstehung eines Myxödems.

Parapharyngeale Tumoren

Mit nur 0,8 % aller Kopf-Hals-Tumoren sind parapharyngeale Raumforderungen sehr selten. Meist klagen die Patienten erst im fortgeschrittenen Stadium über Schluckbeschwerden und bei weiterer Progredienz über Dyspnoe. Sehr selten bestehen bei neurogenen Tumoren Nervenläsionen. Klinisch erkennt man meist eine massive Vorwölbung der Rachenwand bei intakter Schleimhaut. In 50 % der Fälle kommen pleomorphe Adenome (s.o.) vor, gefolgt von neurogenen Tumoren, bei denen das Vagusneurinom der häufigste ist. Bei Kindern können auch Neuroblastome auftreten.

Die Diagnose erfolgt mithilfe der Computer- und der Kernspintomographie. Hier zeigt sich bei neurogenen Tumoren ein typisches Bild in Form der Verlagerung der A. carotis interna nach ventral.

Therapie

Die Therapie besteht in der Regel in einer **operativen Exstirpation** von außen, wobei bei großen Tumoren evtl. eine temporäre laterale Mandibulotomie notwendig ist. Die Exstirpation von Neurinomen führt meist zu einer irreversiblen Schädigung der Nerven, was beim Vagusneurinom Heiserkeit und Schluckbeschwerden zur Folge hat. Schluckbeschwerden können sich durch eine mögliche operative

Schädigung des N. glossopharyngeus verstärken, weswegen die Indikation zur Operation bei älteren Menschen streng zu stellen ist.
Neuroblastome müssen nicht radikal entfernt werden. Die Patienten werden einer Chemo- und Radiotherapie unterzogen.

Prognose

Bei inkompletter Tumorentfernung, insbesondere beim pleomorphen Adenom, ist die Rezidivrate sehr hoch.

Maligne Tumoren von Mundhöhle und Oropharynx

Plattenepithelkarzinome

Alle hyperkeratotischen Bezirke und Leukoplakien sowie nicht rasch abheilende Ulzerationen sind verdächtig auf ein beginnendes malignes Wachstum (s. o.). Anfangs bestehen meist nur geringe subjektive Beschwerden. Mit zunehmender Größe des Tumors kommt es dann zur Induration und Infiltration der Umgebung (Muskulatur, Knochen), begleitet von Schluckbeschwerden, Einschränkung der Mundöffnung und Behinderung der Atmung. Schmerzhaftigkeit tritt zumeist spät bei Befall sensibler Nervenendigungen auf.
Bei den meisten Patienten ist in der Anamnese starker Tabak- und Alkoholkonsum zu eruieren. Beim Mundhöhlenkarzinom (Mundboden und Zungenkörper) ist die Symptomatik zu Beginn oft erstaunlich gering. Malignome des Oropharynx (z. B. Zungengrund und Tonsillen) verursachen früher Beschwerden wie starke Schmerzen (auch ins Ohr ausstrahlend) beim Schlucken und verwaschene kloßige Sprache. Eine einseitige Größenzunahme der Tonsille, Induration des Zungengrundes, Hypoglossusparese (direkte Tumorinfiltration), Kieferklemme, Foetor ex ore, blutig tingiertes Sputum sind typische Zeichen des Oropharynxmalignoms.
Präoperative Vorgehensweise: Bei jeder länger als 3 Wochen bestehenden Schleimhautveränderung (ulzerierte Oberfläche, Farbänderung meist in Form von weißlichen Belägen) muss zum Ausschluss eines Malignoms eine Biopsie entnommen werden. Eine klinische Untersuchung und Endoskopie des Patienten in Narkose sowie eine CT sind notwendig zur Festlegung der genauen Lokalisation und Ausdehnung des Tumors. Besonderer Wert ist auf die Festlegung der Tumorgrenzen zu legen (zur Klassifikation s. Tab. 14.5-3, Tab. 14.5-4).
Zur Bestimmung der Ausdehnung von Halslymphknotenmetastasen bzw. zu deren Ausschluss sollte ein CT, eine MRT oder Sonographie des Halses durchgeführt werden. Außerdem erfolgt die Suche nach Fernmetastasen in Lunge und Leber. Die Panendoskopie erlaubt den Ausschluss eines synchronen Zweitkarzinoms (bis zu 15 % im oberen Aerodigestivtrakt: (Mikro-)Laryngoskopie, Tracheobronchoskopie, Ösophagoskopie, Pharyngoskopie).

Tab. 14.5-3 Klassifikation der Lippen- und Mundbodenkarzinome.

T – Primärtumor	
TX	Primärtumor kann nicht beurteilt werden
T0	kein Anhalt für Primärtumor
Tis	Carcinoma in situ
T1	Tumor 2 cm oder weniger in größter Ausdehnung
T2	Tumor mehr als 2 cm, aber nicht mehr als 4 cm in größter Ausdehnung
T3	Tumor mehr als 4 cm in größter Ausdehnung
T4a[1]	**Lippe:** Tumor infiltriert durch kortikalen Knochen, den N. alveolaris inferior, in Mundhöhlenboden oder in Haut (Kinn oder Nase)
T4a	**Mundhöhle:** Tumor infiltriert durch kortikalen Knochen in äußere Muskulatur der Zunge (M. genioglossus, M. hyoglossus, M. palatoglossus und M. styloglossus), Kieferhöhle oder Gesichtshaut
T4b	**Lippe und Mundhöhe:** Tumor infiltriert Spatium masticatorium, Processus pterygoideus oder Schädelbasis oder umschließt die A. carotis interna
Regionäre Lymphknoten Lippe, Mundboden	
NX	regionäre Lymphknoten können nicht beurteilt werden
N0	keine regionären Lymphknotenmetastasen
N1	Metastase(n) in solitärem ipsilateralem Lymphknoten, 3 cm oder weniger in größter Ausdehnung
N2	Metastase(n) in solitärem ipsilateralem Lymphknoten, mehr als 3 cm, aber nicht mehr als 6 cm in größter Ausdehnung oder in multiplen ipsilateralen Lymphknoten, keiner mehr als 6 cm in größter Ausdehnung oder in bilateralen oder kontralateralen Lymphknoten, keiner mehr als 6 cm in größter Ausdehnung
N2a	Metastase(n) in solitärem ipsilateralem Lymphknoten, mehr als 3 cm, aber nicht mehr als 6 cm in größter Ausdehnung
N2b	Metastasen in multiplen ipsilateralen Lymphknoten, keiner mehr als 6 cm in größter Ausdehnung
N2c	Metastasen in bilateralen oder kontralateralen Lymphknoten, keiner mehr als 6 cm in größter Ausdehnung
N3	Metastase(n) in Lymphknoten, mehr als 6 cm in größter Ausdehnung

[1] Eine nur oberflächliche Erosion des Knochens oder eines Zahnfaches durch einen Primärtumor der Gingiva berechtigt nicht nur Einordnung eines Tumors als T4.

Therapie

Allgemeine Therapierichtlinien:

- **Kuratives Therapieprinzip bei Plattenepithelkarzinomen:** Die Tumorexzision ist bei respektablen Plattenepithelkarzinomen die Therapie der Wahl, in den meisten Fällen schließen sich eine Neck dissection und eine post-

Tab. 14.5-4 Oropharynx.

T – Primärtumor	
TX	Primärtumor kann nicht beurteilt werden
T0	kein Anhalt für Primärtumor
Tis	Carcinoma in situ
Oropharynx	
T1	Tumor 2 cm oder weniger in größter Ausdehnung
T2	Tumor mehr als 2 cm, aber nicht mehr als 4 cm in größter Ausdehnung
T3	Tumor mehr als 4 cm in größter Ausdehnung
T4a	Tumor infiltriert Nachbarstrukturen, wie Larynx, äußere Muskulatur der Zunge (M. genioglossus, M. hyoglossus, M. palatoglossus und M. styloglossus), Lamina medialis des Processus pterygoideus, harten Gaumen und Unterkiefer
T4b	Tumor infiltriert Nachbarstrukturen wie M. pterygoideus lateralis, Lamina lateralis des Processus pterygoideus, Schädelbasis oder umschließt die A. carotis interna
Regionäre Lymphknoten Oropharynx	
NX	regionäre Lymphknoten können nicht beurteilt werden
N0	keine regionären Lymphknotenmetastasen
N1	Metastase(n) in solitärem ipsilateralem Lymphknoten, 3 cm oder weniger in größter Ausdehnung
N2	Metastase(n) in solitärem ipsilateralem Lymphknoten, mehr als 3 cm, aber nicht mehr als 6 cm in größter Ausdehnung oder in multiplen ipsilateralen Lymphknoten, keiner mehr als 6 cm in größter Ausdehnung oder in bilateralen oder kontralateralen Lymphknoten, keiner mehr als 6 cm in größter Ausdehnung
N2a	Metastase(n) in solitärem ipsilateralem Lymphknoten, mehr als 3 cm, aber nicht mehr als 6 cm in größter Ausdehnung
N2b	Metastasen in multiplen ipsilateralen Lymphknoten, keiner mehr als 6 cm in größter Ausdehnung
N2c	Metastasen in bilateralen oder kontralateralen Lymphknoten, keiner mehr als 6 cm in größter Ausdehnung
N3	Metastase(n) in Lymphknoten, mehr als 6 cm in größter Ausdehnung

operative Bestrahlung an. Bei manifesten Lymphknotenmetastasen ist eine Neck dissection auf jeden Fall durchzuführen. Bei histologisch nachgewiesenen Lymphknotenmetastasen sowie bei Primärtumoren in der Medianlinie erfolgt die funktionserhaltende Neck dissection auch der Gegenseite.

- **Bei ausgedehnten nicht resektablen Plattenepithelkarzinomen** bzw. bei nicht operablen Patienten muss primär bestrahlt werden. Die Bestrahlung kann mit einer Chemotherapie kombiniert werden. Die alleinige Chemotherapie sollte als Palliativmaßnahme dem Patienten mit Residual- oder Rezidivtumoren nach Operation und Bestrahlung vorbehalten bleiben (s. Kap. 3.2, Abschn. Chemotherapie, S. 44).
- **Schmerztherapie:** Da in vielen Fällen unter den Symptomen, die durch das fortgeschrittene Tumorleiden ausgelöst werden, die Schmerzen im Vordergrund stehen, muss eine ausreichende analgetische Behandlung erfolgen (s. Kap. 2.2, Abschn. Medikamentöse Schmerztherapie nach Stufenplan, S. 25). Bei Fötor s. Kap. 2.2, Abschn. Koanalgetika, S. 30. Ferner sollte eine Aufklärung über die unheilbare Erkrankung des Patienten je nach seiner individuellen Aufnahmefähigkeit angestrebt werden (s. Kap. 3.1, Abschn. Gesprächsführung mit inkurablen Tumorpatienten, S. 34). Ärztlicher Beistand ist sowohl ärztlich-psychologisch (s. Kap. 4, Abschn. Psychische und soziale Rehabilitation sowie Reintegration, S. 55) als auch medizinisch bis zum Tode notwendig.

Spezielle Therapie der Lippenkarzinome (Tab. 14.5-5):

- **Behandlungsprinzip:** Tumoren der Lippen der Kategorie T1–T3 sowie operable Tumoren (d. h. die Operation führt nicht zu einer wesentlichen Behinderung) der Kategorie T4 werden operiert. Bei kleinen Karzinomen (T1 bis höchstens T2) wird eine Keilexzision mit direktem Wundverschluss durchgeführt. Bei ausgedehnteren Befunden werden verschiedene plastische Rekonstruktionsverfahren (s. Meth. 14.5-1, S. 306) angewandt, z. B. Deckung mithilfe eines Estlander-Lappens oder einer Fries-Plastik. Dazu ist je nach Tumorkategorie (T1–T2) bzw. manifesten Lymphknotenmetastasen (ab N1) eine suprahyoidale Neck dissection oder modifiziert radikale Neck dissection (N2–N3) durchzuführen. Ab der Tumorkategorie T2 und/oder bei manifesten Lymphknotenmetastasen muss eine Bestrahlung angeschlossen werden.

Spezielle Therapie der Zungen- und Mundbodenkarzinome (Tab. 14.5-6):

- **Behandlungsprinzip:** Tumoren der Kategorie T1–T3 werden operativ entfernt, in der Kategorie T4 sind sie fast immer zu ausgedehnt und können deshalb nicht operiert werden. Bei manifesten Lymphknoten muss immer eine radikale oder modifiziert radikale Neck dissection durchgeführt werden. Zusätzlich wird eine funktionelle Neck dissection auf der Gegenseite empfohlen. Eine postoperative Bestrahlung sollte, von einzelnen Ausnahmen abgesehen (T1N0), immer angeschlossen werden.
- **Kleine Karzinome des Zungenkörpers** (T1, 2 cm oder weniger), die meist am Zungenrand lokalisiert sind, werden durch eine transorale partielle Glossektomie mit 2 cm Sicherheitsabstand, Neck dissection (s. o.) und bei nachgewiesnen Lymphknotenmetastasen mit postoperativer Bestrahlung behandelt.
- **Bei ausgedehnten Tumoren des Zungenkörpers** (T2–T3) ist oft eine ausgedehnte partielle Glossektomie mit Resektion des Mundbodens und zum Teil eines Mandibulasegments im Monoblock mit der beidseitigen Neck

Tab. 14.5-5 Therapie des Lippenkarzinoms (nach: Bootz F et al. HNO-Heilkunde, MKG-Chirurgie: Karzinome des oberen Aerodigestivtraktes. In: Ganzer U, Arnold W [Hrsg]. AWMF-Leitlinie Onkologie. 2004).

Chirurgische Therapie	
	Tis – Exzision T1 – Exzision und primäre Wundadaptation, evtl. plastische Rekonstruktion T2 – Tumorresektion und plastische Rekonstruktion T3 – Tumorresektion und plastische Rekonstruktion T4 – Tumorresektion und plastische Rekonstruktion N0 – Vorgehen in Abhängigkeit von pT-Klassifikation (Tumorgröße und Tiefeninvasion) • pT1: Beobachtung • pT2: SND oder Beobachtung • pT3–4: SND oder MRND N1 – SND oder MRND N2 – SND oder MRND, in besonderen Fällen RND N3 – RND, evtl. MRND oder ERND
Radiotherapie	
Primäre Radiotherapie	bei Kontraindikationen gegen eine Operation kann eine primäre, kurativ intendierte Radiotherapie in den Kategorien T1 und T2 in Betracht gezogen werden
Postoperative Radiotherapie	• bei Kontraindikationen gegen eine Operation kann eine primäre, kurativ intendierte Radiotherapie in den Kategorien T1 und T2 in Betracht gezogen werden • Tumor non in sano reseziert (R1, R2), wenn eine Nachresektion nicht möglich ist • Tumoren ≥ T3 • pN2–3, unabhängig von der T-Kategorie • fakultativ: pN1

ERND = erweiterte radikale Neck dissection; MRND = modifiziert radikale Neck dissection; pN = regionäre Lymphknoten; pT = Primärtumor; RND = radikale Neck dissection; SND = selektive Neck dissection.

dissection notwendig. Der durch die Tumorexzision entstandene große Defekt kann z. B. mit einem myokutanen Pectoralis-major-Insellappen oder einem freien mikrovaskulären Unterarmlappen gedeckt werden.

- **Zungengrundkarzinome:** Überschreitet ein Zungengrundkarzinom die Mittellinie am Zungengrund und an der Vallecula nicht und ist zur radikalen Tumorexstirpation keine Laryngektomie notwendig, so wird je nach Tumorausdehnung eine partielle Resektion des Zungengrundes, der lateralen Pharynxwand und eventuell des marginalen Unterkiefers notwendig. Überschreitet der Tumor jedoch die Mittellinie, muss eine subtotale Resektion des Zungengrundes vorgenommen werden, wobei jedoch auf die Durchblutung der Restzunge (A. lingualis) geachtet werden muss. Ist sie nicht gewährleistet, ist die Operationsindikation überschritten und eine primäre Radio-Chemo-Therapie ist angezeigt. Infiltriert der Tumor die Vallecula bzw. die Epiglottis, ist zusätzlich eine supraglottische Kehlkopfteilresektion notwendig. Eine Rekonstruktion mit einem Pectoralis-major-Lappen oder einem mikrovaskulären Unterarmlappen ist in den beiden letztgenannten Fällen zwingend notwendig. Zusätzlich müssen eine beidseitige Neck dissection und eine postoperative Bestrahlung durchgeführt werden.
- **Kleine Karzinome des Mundbodens** (T1, 2 cm oder weniger) werden bei ausreichendem Abstand zur Mandibula transoral mit einem 2 cm breiten Resektionsrand entfernt. Ist das Karzinom nahe der Mandibula lokalisiert, so muss eventuell eine marginale Mandibulektomie mit plastischer Deckung erfolgen. Bei kleinen Karzinomen (T1 N0 M0), kann auf eine Radiatio verzichtet werden. Alle anderen Tumoren müssen postoperativ bestrahlt werden. Eine suprahyoidale Neck dissection muss auf beiden Seiten erfolgen.
- **Große Mundbodenkarzinome** (ab T2) werden in der Regel operativ behandelt. Die Indikation zur Operation ist beim T4-Karzinom meist überschritten. In den meisten Fällen ist eine Rekonstruktion entweder mit einem Pectoralis-major-Lappen oder einem Radialislappen notwendig.
- **Bei Tumoren der Zunge und des Mundbodens** der Kategorie T4 ist allein aufgrund der sehr schlechten Prognose und der zu erwartenden Mutilation die Indikation zur Operation überschritten. Eine palliative Strahlen- und Chemotherapie (s. u.) kann in solchen Fällen angewandt werden.

Spezielle Therapie der Oropharynxkarzinome (Tab. 14.5-7):

Tab. 14.5-6 Therapieverfahren des Mundhöhlenkarzinoms (nach: Bootz F, Howaldt HP. Karzinome des oberen Aerodigestivtraktes. In: Deutsche Krebsgesellschaft e. V. [Hrsg]. Empfehlungen zur Diagnostik und Therapie maligner Erkrankungen. Kurzgefasste interdisziplinäre Leitlinie 2006. München, Wien, New York: Zuckschwerdt 2006).

Chirurgische Therapie	
	Tis – enorale Resektion, ggf. plastische Rekonstruktion T1 – enorale Resektion und ggf. primärer Wundverschluss, im Einzelfall Blockresektion (Zugang transzervikal, Tumorentfernung mit Lymphknoten), plastische Rekonstruktion T2 – enorale Resektion oder Blockresektion, plastische Rekonstruktion T3 – Blockresektion oder enorale Tumorresektion, plastische Rekonstruktion T4 – Blockresektion, plastische Rekonstruktion; in Ausnahmefällen enorale Tumorresektion (Palliativeingriff) N0 – SND oder Beobachtung (abhängig von Lokalisation und Ausdehnung des Primärtumors), in Einzelfällen MRND N1 – SND oder MRND N2 – SND oder MRND, in besonderen Fällen RND N3 – RND, evtl. MRND oder ERND
Radiotherapie	
Primäre Radiotherapie	• alternativ zur Operation kann bei einem T1-Zungenrandkarzinom im dorsalen Abschnitt der mobilen Zunge eine interstitielle Brachytherapie durchgeführt werden • bei klinischem Verdacht auf Lymphknotenmetastasen sowie bei der Kategorie T2 führt die erforderliche Kombination von Brachytherapie und perkutaner Radiotherapie zu höheren Komplikationsraten und soll nur bei Kontraindikationen zur Operation eingesetzt werden • in fortgeschrittenen Tumorstadien (III, IV) kann alternativ eine Radio-Chemo-Therapie erfolgen, wenn eine Operation nicht möglich oder nicht sinnvoll ist
Postoperative Radiotherapie	• Tumor non in sano reseziert (R1, R2), wenn eine Nachresektion nicht möglich ist • Tumoren > pT2, pN2, pN3 (Einschränkungen bei pT4) • im Stadium pT2 cN0 können sowohl eine Radiotherapie als auch eine engmaschige Beobachtung erwogen werden • fakultativ: pN1

ERND = erweiterte radikale Neck dissection; MRND = modifiziert radikale Neck dissection; pN = regionäre Lymphknoten; pT = Primärtumor; RND = radikale Neck dissection; SND = selektive Neck dissection.

Der häufigste maligne Tumor ist das Plattenepithelkarzinom, seltener sind das adenoidzystische Karzinom und das Adenokarzinom.

- **Kleine Karzinome** (T1) an Gaumen, Uvula und der Rachenhinterwand werden lokal exzidiert, der Defekt kann in der Regel primär verschlossen werden. Eine beidseitige funktionelle Neck dissection muss vorgenommen werden, gefolgt von einer Nachbestrahlung. Nur beim soeben beginnenden Karzinom, das meist schon bei der Probeexzision vollständig entfernt wurde, kann auf eine postoperative Bestrahlung verzichtet werden.
- **Größere Karzinome des weichen Gaumens** (T2–T3) werden durch eine subtotale oder vollständige Resektion des weichen Gaumens behandelt. Zur Rekonstruktion und Vermeidung von Schluckstörungen sowie einer Rhinolalia aperta muss der weiche Gaumen rekonstruiert werden, z. B. mit einem freien Unterarmlappen. Sowohl Neck dissection beidseits als auch postoperative Bestrahlung sind notwendig.
- **Kleine Tonsillenkarzinome** (T1, 2 cm oder weniger) können durch einen transoralen Zugang in Form einer Tumortonsillektomie entfernt werden. Eine funktionelle oder modifiziert radikale Neck dissection ipsilateral (bei Metastasen: beidseitige Neck dissection) sowie eine postoperative Bestrahlung sind notwendig.
- **Zungengrundkarzinome** s. o.
- **Ausgedehnte Oropharynxkarzinome** werden durch eine laterale Pharyngotomie selten mit lateraler Unterkieferteilresektion entfernt. Tumoren, die in Richtung Nasopharynx infiltrieren und einen oder beide Tubenwülste erreicht haben, sind in der Regel nicht resektabel. Die Therapie besteht dann in einer primären Radio-(Chemo-)Therapie. Oft dehnen sich die Tumoren auf den weichen Gaumen aus, sodass dieser zum Teil mit reseziert werden muss. Zur Rekonstruktion bietet sich vor allem der mikrovaskularisierte Unterarmlappen (Abb. 14.5-1) an. Durch die Rekonstruktion muss das Entstehen einer Rhinolalia aperta mit Schluckstörungen

Tab. 14.5-7 Therapieverfahren des Oropharynxkarzinoms (nach: Bootz F, Howaldt HP. Karzinome des oberen Aerodigestivtraktes. In: Deutsche Krebsgesellschaft e. V. [Hrsg]. Empfehlungen zur Diagnostik und Therapie maligner Erkrankungen. Kurzgefasste interdisziplinäre Leitlinie 2006. München, Wien, New York: Zuckschwerdt 2006).

Chirurgische Therapie	
	Tis – Exzision T1 – transorale, ausnahmsweise (Zungengrund) transzervikale Resektion, primärer Defektverschluss selten notwendig T2 – transzervikale (laterale Pharyngotomie) oder transorale Resektion, plastische Rekonstruktion T3 – Transzervikale Resektion (laterale Pharyngotomie, evtl. mit temporärer Mandibulotomie), Laryngektomie selten notwendig; plastische Rekonstruktion; Alternative: transorale Resektion T4 – transzervikale Resektion (laterale Pharyngotomie, evtl. mit temporärer Mandibulotomie), Laryngektomie evtl. notwendig (Befall des Zungengrundes); plastische Rekonstruktion; in besonderen Fällen: transorale Resektion N0 – SND, evtl. Beobachtung N1 – SND oder MRND N2 – SND oder MRND, in besonderen Fällen RND N3 – RND, evtl. MRND oder ERND
Radiotherapie	
Primäre Radio-(Chemo-) Therapie	• alternativ zur Operation (bei Vorliegen von Kontraindikationen gegen die Operation) kann für die Stadien I und II (T1 N0 bzw. T2N0) eine primäre alleinige Radiotherapie erwogen werden • in fortgeschrittenen Stadien kann alternativ zu einer Operation eine Radio-Chemo-Therapie durchgeführt werden • Lymphknoten der Klassifikation N3 können in Einzelfällen initial chirurgisch entfernt werden • bei kompletter Remission des Primärtumors kann das Residuum einer Lymphknotenmetastase exstirpiert werden
Postoperative Radiotherapie	• Tumor non in sano reseziert (R1, R2), wenn eine Nachresektion nicht möglich ist • Karzinome von Uvula/Gaumenbogen: pT2–4 • Karzinome von Tonsillen, Zungengrund: pT2–4 • > pN1 • fakultativ: pN0 mit Lymphgefäßinvasion am Primärtumor (nur begrenzt als Indikationsparameter geeignet)

ERND = erweiterte radikale Neck dissection; MRND = modifiziert radikale Neck dissection; pN = regionäre Lymphknoten; pT = Primärtumor; RND = radikale Neck dissection; SND = selektive Neck dissection.

verhindert werden. Sowohl eine Neck dissection als auch eine postoperative Bestrahlung müssen vorgenommen werden.
- **Bei Metastasen** und/oder falls der Primärtumor die Medianlinie erreicht, wird die Neck dissection beidseits durchgeführt.

Prognose

Lippenkarzinom: Das Oberlippenkarzinom hat eine sehr viel ungünstigere Prognose als das Unterlippenkarzinom.
Karzinome der Mundhöhle und des Zungenkörpers: In den Kategorien T1 und T2 ist die Prognose relativ gut, wenn eine kurative Behandlung vorgenommen wurde. Bei Tumoren der Kategorie T3 und bei Knochenbeteiligung wird die Prognose ungünstig. Sind vor der Behandlung bereits regionäre Lymphknotenmetastasen vorhanden, so sinkt die 5-Jahres-Überlebensrate erheblich, und zwar auf unter 20 % für Zungen- und auf unter 10 % für Mundbodenkarzinome.
Oropharynxkarzinome: Die 5-Jahres-Überlebensrate für das Tonsillenkarzinom beträgt bei kurativer Behandlung 40–45 %. Bei Befall des Zungengrundes verschlechtert sie sich auf etwa 20 %, bei bilateraler lymphogener Metastasierung auf etwa 10 %.

Adenoidzystisches Oropharynxkarzinom

Therapie

Frühzeitige **radikale Tumorentfernung**, Neck dissection nur bei manifesten Halslymphknotenmetastasen. Eine Bestrahlung kommt meist nicht infrage.

Prognose

Lokale Rezidive treten häufig auf, auch Jahre nach der Operation. Der Krankheitsverlauf kann sich lange hinziehen.

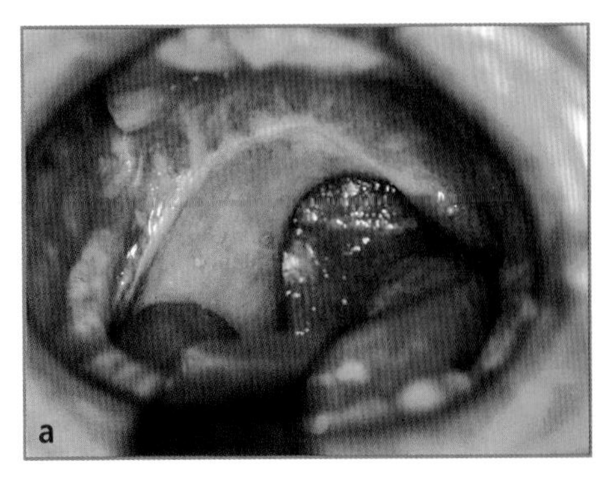

Abb. 14.5-1 a Rekonstruktion des rechten Gaumenbogens und Teile des weichen Gaumens nach Exzision eines Tonsillenkarzinoms mithilfe eines mikrovaskulärreanastomisierten Unterarmlappens. **b** Die Lappenentnahme beginnt mit einer Inzision proximal des auf der Haut eingezeichneten Lappens zur Darstellung des Gefäßstiels. **c** Nachdem der Lappen umschnitten ist, wird er zusammen mit dem Gefäßstiel angehoben.

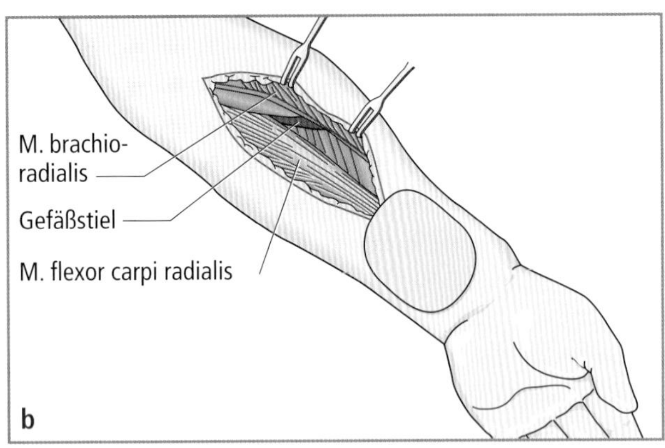

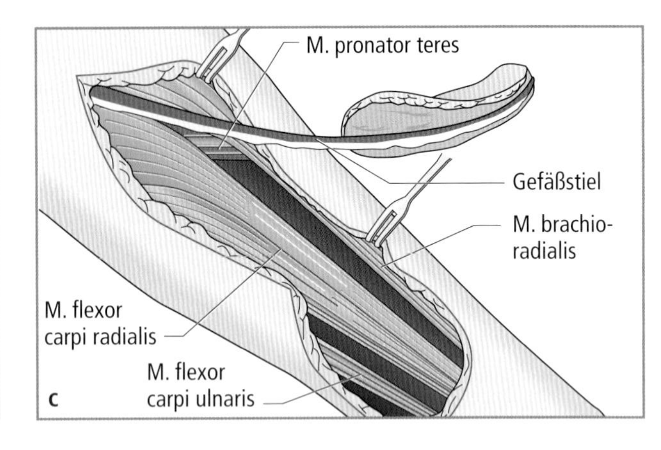

Meth. 14.5-1 Plastische Operationen bei Lippendefekten (E. Biesinger)

Lippen- und Lippenrotdefekte treten bei Missbildungen durch Unfall und nach Tumoroperationen auf.

Kleiner Lippendefekt: Defekte mit einem Substanzverlust bis zu etwa einem Drittel der Unter- oder Oberlippe können im Sinne einer Keilexzision mit primärem Verschluss behandelt werden (Abb. 14.5-2a).

Mittelgroßer Oberlippendefekt: Nasolabiallappen (Abb. 14.5-2b).

Mittelgroßer Unterlippendefekt: Unten gestielter Nasolabiallappen als Transpositionslappen (Abb. 14.5-3).

Größerer lateraler Lippendefekt: Estlander-Lappen (Abb. 14.5-4).

Mundwinkeldefekte, Mundwinkelkontrakturen: Mundwinkelerweiterung und Transpositionslappen des Schleimhautepithels aus dem Vestibulum oris (Abb. 14.5-5).

Größere mediale Defekte der Oberlippe: Abbé-Plastik (Abb. 14.5-6). Die entstehende Brücke zwischen Unter- und Oberlippe wird nach Einheilen des Lappens (ca. 14 Tage später) in zweiter Sitzung durchtrennt.

Größere mediale Defekte der Unterlippe: Einseitige (Abb. 14.5-7) oder beidseitige Estlander-Lappen-Plastik (Abb. 14.5-8).

Lippenrotrekonstruktion: Insel- bzw. Verschiebelappen aus dem Vestibulum oris oder dem Lippenrot (Abb. 14.5-9, Abb. 14.5-10).

Lippen-Kiefer-Gaumen-Spalte s. Abschn. Missbildungen, S. 314.

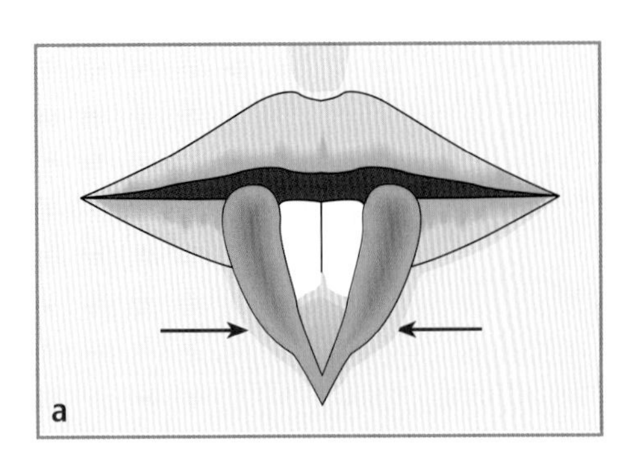

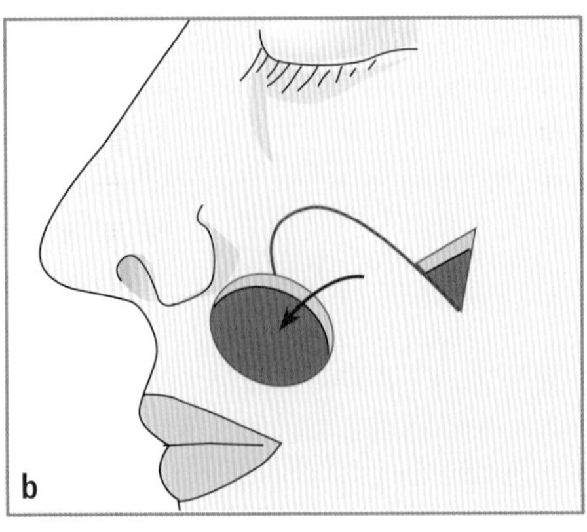

Abb. 14.5-2 a Defektdeckung an der Unterlippe nach Keilexzision mit primärem Verschluss. **b** Defektdeckung an der Oberlippe durch Nasolabiallappen.

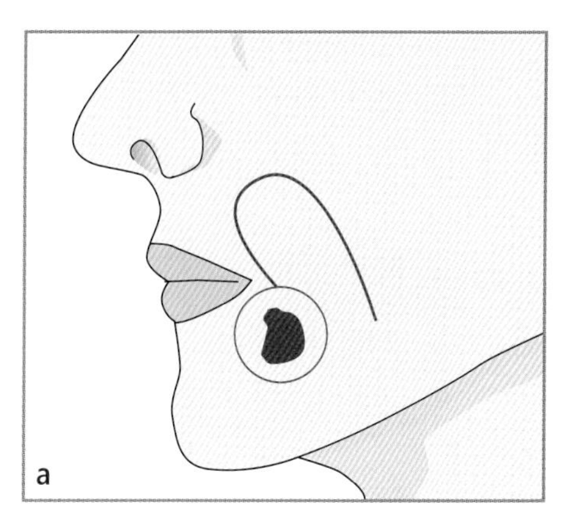

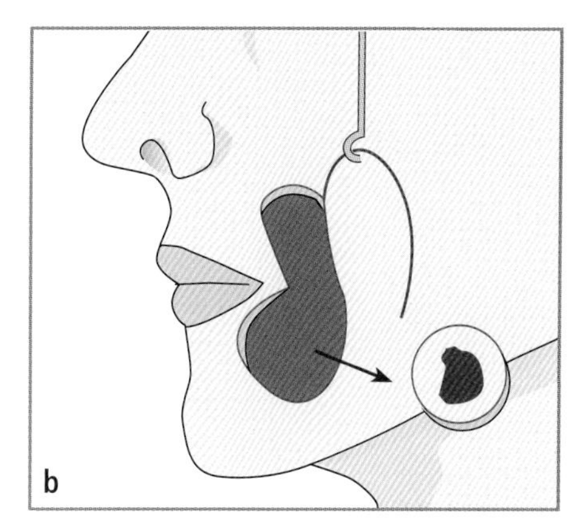

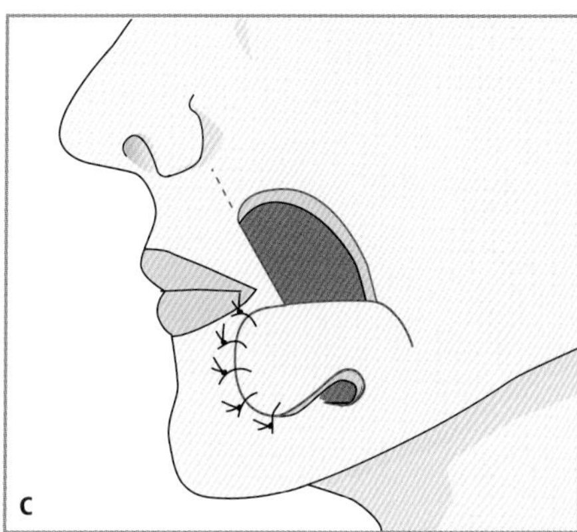

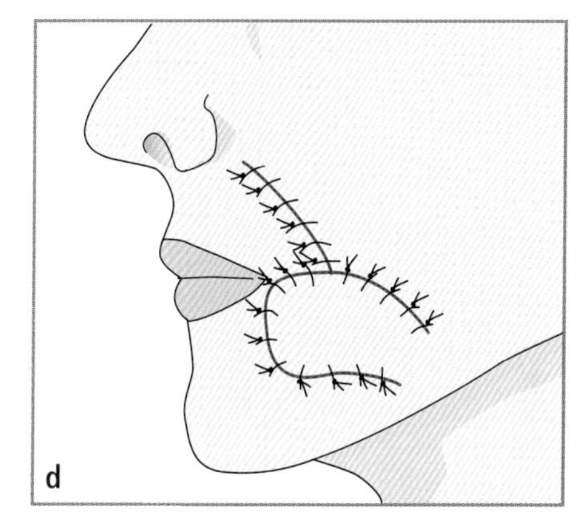

Abb. 14.5-3 Unten gestielter Nasolabiallappen. **a** Skizzierung der Schnittführung. **b** Exzision, Umschneiden des Lappens. **c** Einschlagen des Lappens. **d** Naht.

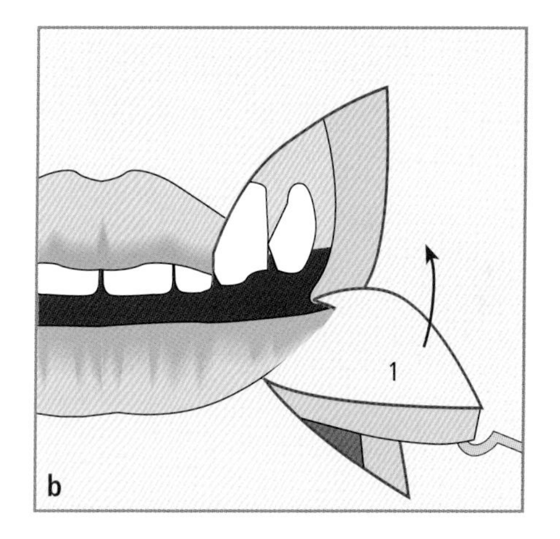

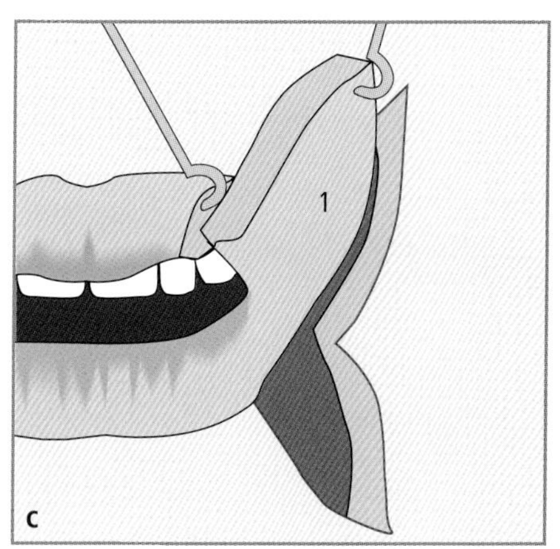

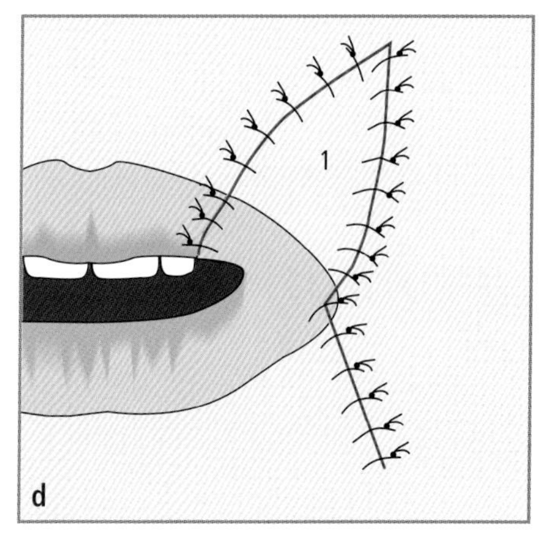

Abb. 14.5-4 Defektdeckung laterale Lippen (Estlander-Lappen). **a** Skizzieren der Schnittführung. **b** Spiegelbildlich wird der Lappen (1) mobilisiert. **c** Hochschlagen des Lappens. **d** Naht.

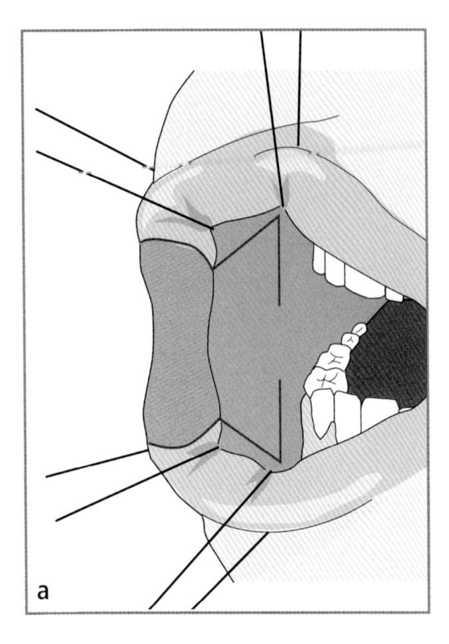

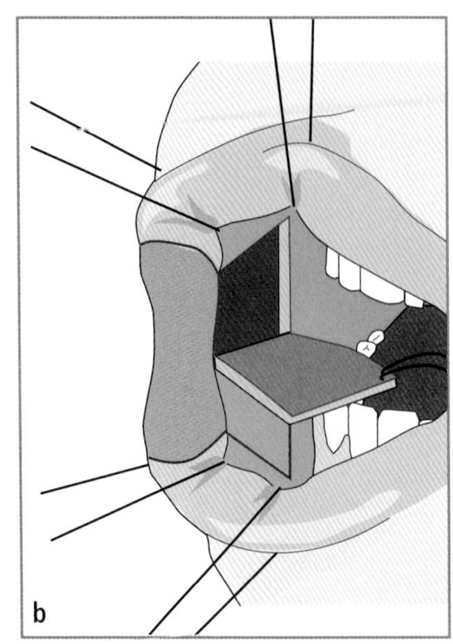

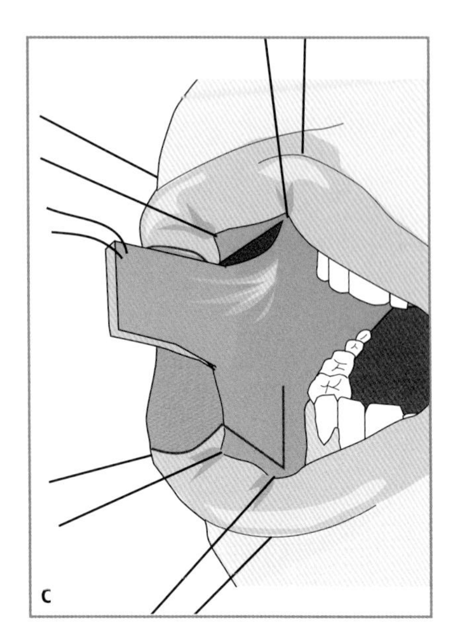

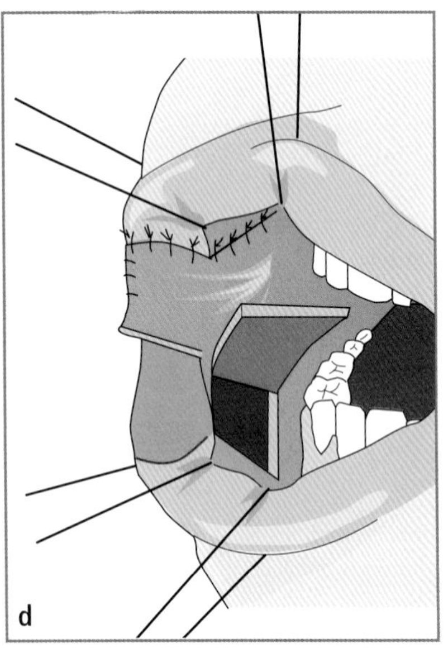

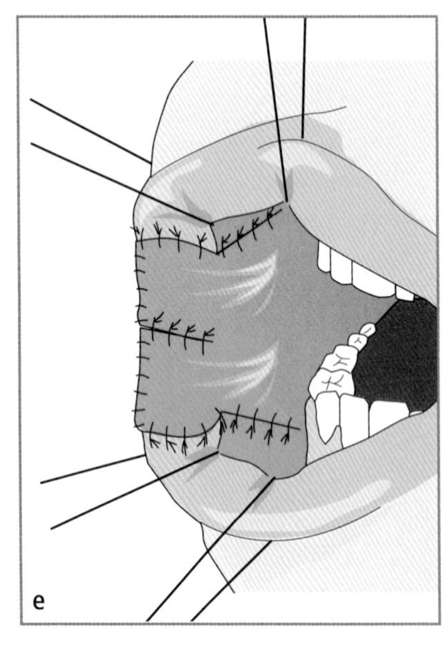

Abb. 14.5-5 Mundwinkelerweiterung und Transpositionslappen des Schleimhautepithels aus dem Vestibulum oris. **a** Neu zu bildender Mundwinkel nach Inzision im Mundwinkel und Markierung der zu bildenden Schleimhautlappen. **b** Umschneiden des oberen Schleimhautlappens. **c** Transposition und Naht des oberen Schleimhautlappens in den Defekt. **d** Umschneiden des unteren Schleimhaulappens. **e** Beide Schleimhaulappen sind in den Defekt transponiert und eingenäht.

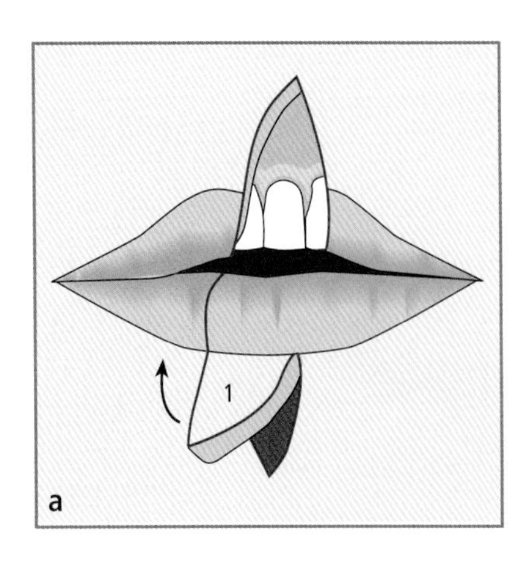

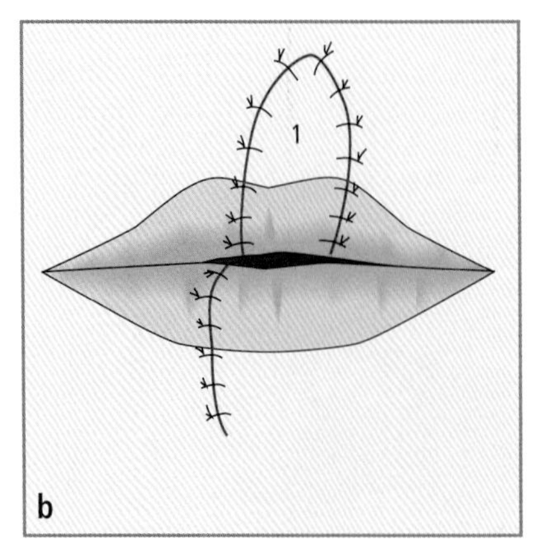

Abb. 14.5-6 Abbé-Plastik. **a** Dem dreiecksförmigen Defekt an der Oberlippe entsprechend wird ein Lappen aus der Unterlippe gebildet (1). **b** Hochschlagen des Lappens und Einnähen in den Defekt (1). Die entstehende Brücke zwischen Unter- und Oberlippe wird nach Einheilen des Lappens (ca. 14 Tage später) in zweiter Sitzung durchtrennt.

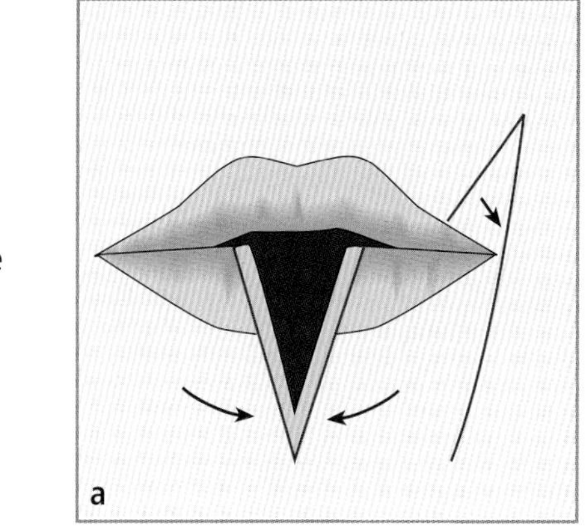

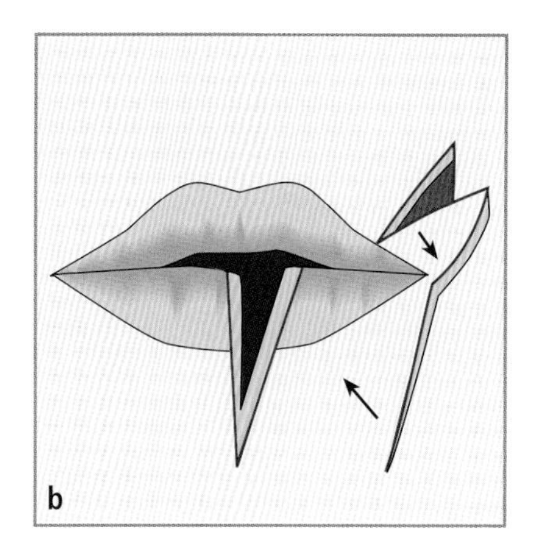

Abb. 14.5-7 Deckung größerer Defekte im Bereich der medialen Unterlippe (einseitige Estlander-Lappen-Plastik). **a** Schnittführung am lateralen Mundwinkel. **b** Mobilisation des lateralen Unterlippenrestes und Einschlagen des nasolabial geformten Lappens.

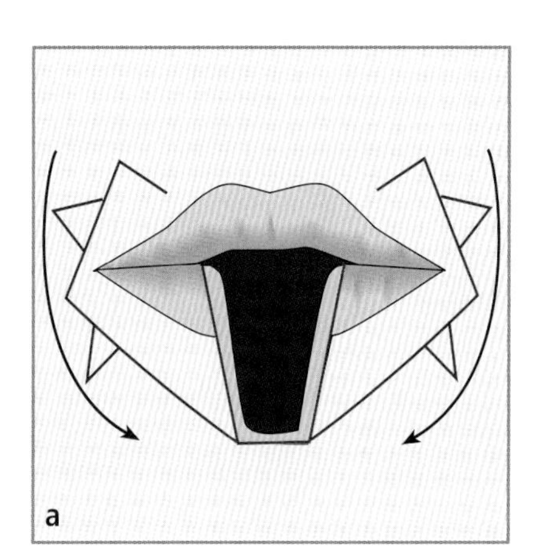

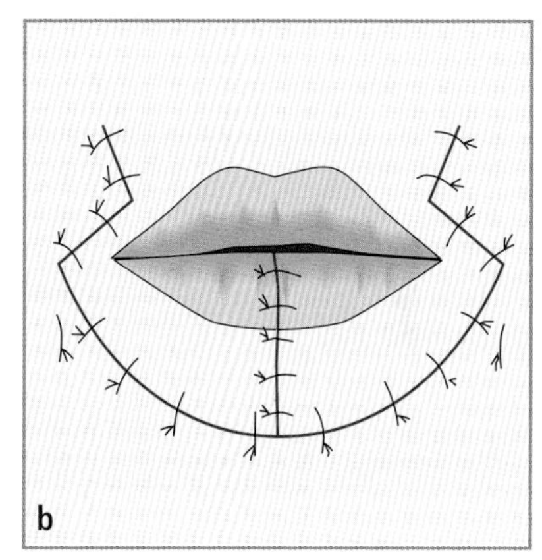

Abb. 14.5-8 Deckung größerer Defekte im Bereich der medialen Unterlippe (beidseitige Estlander-Lappen-Plastik). **a** Schnittführung bei der Unterlippenrekonstruktion nach Grimm und Gillies: Die lateralen Mundwinkel und Teile der lateralen Oberlippe werden als Verschiebelappen nach kaudal eingeschlagen. Burowsche Dreiecke zur Vermeidung von „Hundeohren". **b** Zustand nach Einnaht der Lappen.

Undifferenziertes Oropharynxkarzinom mit lymphoepithelialem Stroma (lymphoepitheliales Karzinom, Schmincke-Tumor)

Die Entstehung dieses Karzinoms im Oropharynx ist ungewöhnlich, der Tumor kann jedoch vom lymphatischen Rachenring ausgehen. Neben der Histologie ist der positive IgA-Antikörper-Titer gegen die EBV-Antigene EA (early antigen) und VCA (virus-capsid-antigen) charakteristisch.

■ Therapie

Operation und/oder Radiatio.

Mund- und Rachensarkome

Weniger als 5 % der Tumoren im Mundhöhlenbereich und Oropharynx sind Sarkome. Sie unterscheiden sich im Hinblick auf Wachstumsverhalten, Verlauf und Behandlung von den Plattenepithelkarzinomen. Häufig treten sie als umschriebene tumoröse Veränderung unter intakter Schleimhaut auf. Sie können relativ früh hämatogen metastasieren. Die häufigsten Tumoren sind das Fibrosarkom, das Rhabdomyosarkom (s. Kap. 22, Abschn. Tumoren, S. 449) und das Chondrosarkom. Das Chondrosarkom zeichnet sich durch ein sehr langsames Wachstumsverhalten aus.

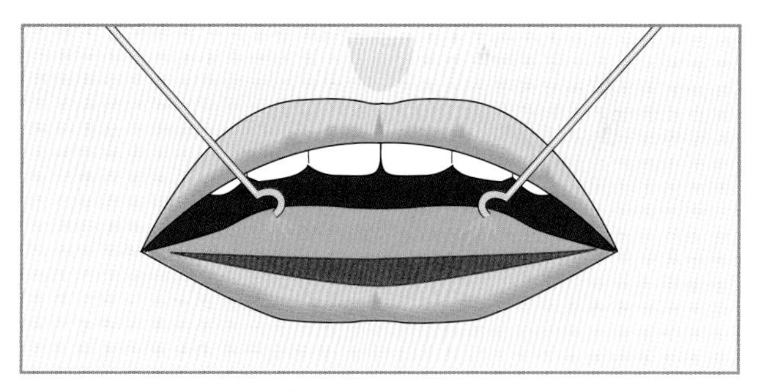

Abb. 14.5-9 Verschiebelappen aus dem Vestibulum oris durch Mobilisation der Schleimhaut aus dem Vestibulum oris.

■ Therapie

Es wird bei Weichteilsarkomen oft primär eine operative Entfernung des Tumors angestrebt, die durch eine Radiatio und gegebenenfalls eine Chemotherapie ergänzt wird. Die Therapie der Sarkome ist je nach Tumorausdehnung und Histologie individuell zu planen. Beispielhaft sind in Kap. 22, Abschn. Tumoren, S. 446, einige Sarkome abgehandelt. Eine Behandlung an großen Zentren ist anzustreben.

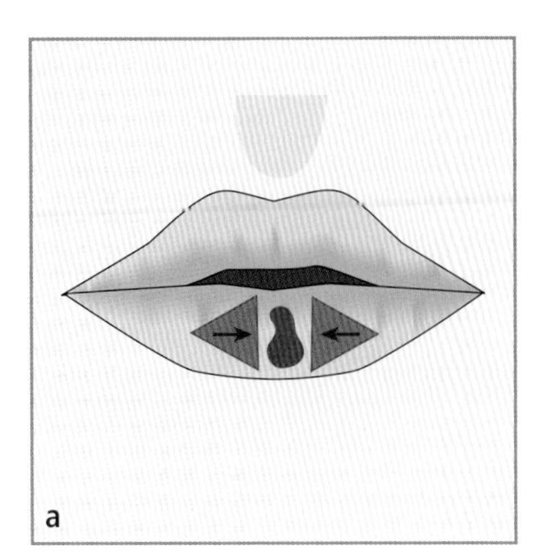

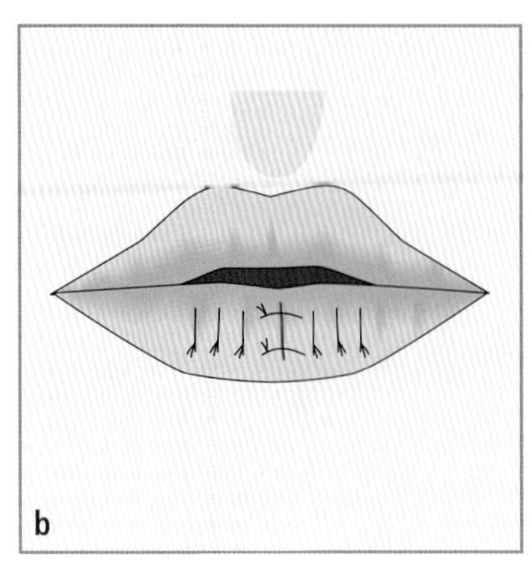

Abb. 14.5-10 Verschiebelappen im Bereich des Lippenrots. **a** Dreieckförmiges Umschneiden der zu mobilisierenden Verschiebelappen. **b** Einnähen in den Defekt und primärer Verschluss der lateral gelegenen Entnahmestellen.

Prognose

Die Prognose fast aller Sarkome, mit Ausnahme des Chondrosarkoms, ist ungünstig. Sie schwankt je nach Ausdehnung und Histologie beträchtlich (s. Kap. 22, Abschn. Tumoren, S. 446).

Maligne Lymphome von Mundhöhle und Pharynx

Hodgkin- sowie Non-Hodgkin-Lymphome sind nicht seltene Tumoren im Pharynx- und Mundhöhlenbereich. Sie befallen hauptsächlich die Tonsille (Tab. 14.5-8, S. 311).

Therapie

Beim Hodgkin- bzw. Non-Hodgkin-Lymphom genügt eine Gewebsprobe zur histologischen Diagnosestellung, bei Manifestation an der Tonsille sollte diese in toto entfernt werden. Wird die histologische Diagnose gestellt, so erfolgt die Behandlung der Hodgkin- und Non-Hodgkin-Lymphome durch den Hämatoonkologen. Dieser führt auch die weiteren Staginguntersuchungen durch. Meist wird eine Bestrahlung bzw. Chemotherapie eingeleitet. Die Entscheidung zur Chemotherapie richtet sich nach dem Stadium und der immunhistologischen Subtypisierung.

Prognose

Die Prognose des Hodgkin-Lymphoms und der meisten Non-Hodgkin-Lymphome ist abhängig vom Stadium (s. Tab. 14.5-8) und der Subtypisierung.

14

Verletzungen, thermische/chemische Schäden

A. Dietz und F.-X. Brunner

Weichteilverletzungen

Häufig kommt es bei Gesichtsschädelfrakturen und bei dislozierten Kieferfrakturen zu einer Mitbeteiligung der Mundhöhlen- und Rachenschleimhaut. Es können Schleimhautzerreißungen mit Blutung, Hämatombildung und Perforationen vom Mund zur Nase hin auftreten.

Therapie

Oberflächliche Schleimhauterosionen: Ähnlich wie bei kleinen Schürfungen der äußeren Haut ist keine spezifische Therapie erforderlich.

Tiefere Wunden: Gegebenenfalls ist eine mehrschichtige Naht durchzuführen. Auch Schleimhautwunden sollten nach Möglichkeit innerhalb von 12 Stunden genäht werden.

Bei starken arteriellen Blutungen: Es ist ein sofortiges Abklemmen des Gefäßes bzw. eine Ligatur angezeigt.

Bei Polytraumatisierten: Sachgemäße Versorgung der Schleimhautverletzungen im Rahmen der Versorgung der übrigen Kopfverletzungen in einer entsprechenden Klinik.

Bei sehr tief greifenden Verletzungen: Zusätzlich postoperative antibiotische Abdeckung. Cotrimoxazol (z. B. Cotrim-forte-ratiopharm®, Eusaprim® forte, 2 × 1 Tbl./d) oder Penicillin mit Betalaktamaseninhibitoren (z. B. Augmentan®, 2 × 1 Tbl./d).

Ausführungsgang der Submandibularisdrüse: Ist er verletzt oder ausgerissen, sollte durch Marsupialisation im hinteren lateralen Bereich des Mundbodens ein neues Stoma angelegt werden. Gelingt die Rekonstruktion des Speichelabflusses nicht, so ist die Exstirpation der Gl. submandibularis angezeigt.

Ausführungsgang der Ohrspeicheldrüse s. Kap. 14.6, Abschn. Verletzungen, S. 323.

Tab. 14.5-8 Stadieneinteilung der Hodgkin- und Non-Hodgkin-Lymphome.

Stadium	Morbus Hodgkin Non-Hodgkin-Lymphome	Substadium
I	• einzelne Lymphknotenregion • lokalisierter Befall eines einzelnen extralymphatischen Organs/Bezirks	I E
II	• 2 oder mehrere Lymphknotenregionen auf gleicher Zwerchfellseite • lokalisierter Befall eines einzelnen extralymphatischen Organs/Bezirks mit seinen regionären Lymphknoten ± andere Lymphknotenregionen auf gleicher Zwerchfellseite	II E
III	• Lymphknotenregionen auf beiden Zwerchfellseiten ± lokalisierter extralymphatischen Organen/Bezirken • Milz • beide	III E III S III E + S
IV	• diffuser Befall extralymphatischer Organe ± regionärer Lymphknotenbefall • isolierter Befall von extralymphatischen Organen und nichtregionären Lymphknoten	
alle Stadien unterteilt	• ohne Gewichtsverlust/Fieber/Schweiß • mit Gewichtsverlust/Fieber/Schweiß	A B

Bissverletzungen

Zungen- und Wangenbissverletzungen kommen häufig bei Kindern vor, wenn sie mit dem Kinn aufschlagen und dabei die Zunge oder die Wangenschleimhaut zwischen die Zähne kommt. Auch bei epileptischen Anfällen sind diese Verletzungen nicht selten.

Therapie

Wundversorgung nach Möglichkeiten innerhalb von 12 Stunden. Es sollte versucht werden, alle Zungenanteile, die noch durchblutet sind, durch sorgfältige Naht zu erhalten.

Pfählungsverletzungen

Ursachen von Pfählungsverletzungen sind in der Regel in den Mund geschobene Gegenstände wie Stricknadeln, Bleistifte und Schraubenzieher, die bei Stürzen oder beim Gestoßenwerden zu Schleimhautverletzungen führen. Am häufigsten sind spielende Kinder betroffen. Verletzungen dieser Art sind meistens oberhalb der Gaumenmandel lokalisiert, weiterhin treten sie am weichen und harten Gaumen auf. Am harten Gaumen resultiert häufiger eine Ablederung der Schleimhaut als eine Perforation.

Therapie

Indiziert sind die Wundversorgung, eine Tetanusprophylaxe und die primäre Wundversorgung. Meist handelt es sich allerdings nur um oberflächliche Bagatellverletzungen, die keiner spezifischen Therapie bedürfen. Wichtig ist die Kontrolle des Verletzungsinstruments auf Vollständigkeit zum Ausschluss verbliebener Fremdkörper. Wenn eine Gaumenmandel verletzungsbedingt weitgehend aus ihrem Bett gelöst ist, ist die Entfernung sinnvoller als ein Wiederannähen.

Perforationen des harten oder weichen Gaumens werden primär verschlossen. Perforationen, die nicht primär zu verschließen sind, können durch lokale Schleimhautschwenklappen oder Schleimhauttranspositionslappen gedeckt werden.

Prognose

Abhängig vom Ausmaß der Verletzungen, bei oberflächlichen und geringfügigen Schleimhautläsionen in der Regel komplikationslose Abheilung in kurzer Zeit.

Spätfolgen von ausgedehnteren Verletzungen: Es kommt gelegentlich zu einer starken Narbenbildung, wodurch die Beweglichkeit der Zunge und auch der Mundöffnung eingeschränkt wird. In diesen Fällen sind operative Korrekturen nach plastisch-chirurgischen Grundsätzen indiziert.

Bei Bissverletzungen: In der Regel komplikationslose Abheilung ohne funktionelle Folgeschäden.

Bei Pfählungsverletzungen: Hier sind für die Beurteilung der Situation Richtung und Tiefe des Eindringens des Gegenstandes wesentlich sowie die Wahrscheinlichkeit des Auftretens einer Infektion. Meist handelt es sich nur um oberflächliche Bagatellverletzungen.

Bei tieferem Eindringen mit einer Stichkanalrichtung nach seitlich oben kann es zu Verletzungen der Hirnnerven IX–XII, der A. carotis interna und der großen Halsvenen kommen. Außerdem besteht die Möglichkeit der Entwicklung von parapharyngealen Phlegmonen bzw. Abszessen. Bei Verdacht auf parapharyngeale Gefäßverletzungen ist eine Angiographie indiziert. Eine sehr seltene, aber absolut lebensbedrohliche Komplikation ist die traumatische Karotisthrombose.

Zahnverletzungen

Durch Sturz, Schlag oder Stoß werden in erster Linie die oberen mittleren Schneidezähne betroffen, in der Häufigkeit folgen dann die unteren mittleren und die oberen seitlichen Schneidezähne. Bei Mittelgesichtsfrakturen treten in etwa 35 % der Fälle Zahnverletzungen auf. Man unterscheidet Zahnfrakturen, bei denen Teile der Krone verloren gehen, Verletzungen der Zahnwurzel oder Zahnpulpa und Zahnluxationen, wobei der Zahn partiell oder vollständig aus der Alveole disloziert wird.

Therapie

Herausgefallene Zähne sofort wieder einsetzen oder in Milch aufbewahren. Die weitere Versorgung von Zahnschäden gehört zum Aufgabengebiet des Zahnarztes bzw. Kieferchirurgen.

Prognose

Eine Zahnschienung kann erfolgreich sein. Häufig festsitzender oder herausnehmbarer prothetischer Zahnersatz ist erforderlich.

Mund- und Pharynxfremdkörper

Bei Fremdkörpern im Mund und Rachenbereich handelt es sich in der Regel um verschluckte Gräten, Nadeln oder Knochensplitter. In den meisten Fällen stecken diese in einer Gaumenmandel, seltener im Zungengrund oder in der Vallecula epiglottica.
Symptome sind der spontan auftretende Schmerz und ein gesteigerter Würgereiz, durch beides ist häufig die direkte Inspektion erschwert. Die Lokalisation des Spontan- und Schluckschmerzes ist vielfach irreführend, denn der Schmerz wird in der Regel tiefer angegeben, als es dem Sitz des Fremdkörpers entspricht. Besonders Gräten können bei der einfachen Spiegeluntersuchung übersehen werden, da sie manchmal so tief einspießen, dass sie kaum noch sichtbar sind. Es empfiehlt sich daher in Oberflächenanästhesie eine indirekte Spiegeluntersuchung unter Zuhilfenahme des Untersuchungsmikroskops oder Lupenendoskops, um den Fremdkörper zu lokalisieren. Des Weiteren kann gelegentlich durch sorgfältige Palpation der Sitz des Fremdkörpers herausgefunden werden. Die Röntgenuntersuchung ist nur bei metallischen Fremdkörpern hilfreich.

Therapie

Enorale Fremdkörperentfernung: Mundhöhlen- und Rachenfremdkörper müssen unter allen Umständen entfernt werden. Eine abwartende Haltung ist nur zulässig, wenn der Schluckschmerz lediglich noch als nachlassender Druck ohne bestimmte Lokalisation angegeben wird, wenn also angenommen werden kann, dass das Corpus alienum von selbst abgegangen ist und nur noch die Schleimhautläsion Schmerzen verursacht.
Bei tief in Richtung auf die Halsgefäße eingespießten Fremdkörpern: Halseröffnung von außen.
Bei einer Wandperforation mit schwerer parapharyngealer Entzündung: Es wird neben hoch dosierter intravenöser antibiotischer Behandlung (Claforan®, 3- bis 6-mal 2 g/d, Gernebcin®, 3 × 40–80 mg/d, Clont®, 1,5–2 g/d, Augmentan®, 3 × 2,2 g/d) ein operatives Vorgehen von außen mit Inzision und Drainage des Spatium parapharyngeum wie bei der tonsillogenen Sepsis notwendig (s. Kap. 16, Abschn. Tonsillogene Komplikationen, S. 344).

Prognose

Bei großer Eindringtiefe und längerer Liegedauer besteht die Gefahr der Infektion mit Abszedierung bzw. Phlegmonenbildung im Mundboden oder im parapharyngealen Raum sowie die Möglichkeit der Gefäß- und Nervenverletzung.
Ist die Pharynxwand durchspießt und eine parapharyngeale Phlegmone entstanden, kann man röntgenologisch eine Verbreiterung des prävertebralen Weichteilschattens feststellen.

Verbrühungen des Mund-Rachen-Raumes

Verbrühungen kommen im Wesentlichen durch kochend heißes Wasser und Wasserdampf vor, wobei bei Letzterem die Verbrühungen in der Regel mehr die unteren Luftwege betreffen. Verbrühungen in der Mundhöhle und im Rachen kommen fast nur bei kleinen Kindern vor, die kochend heiße Flüssigkeiten trinken oder heißen Wasserdampf einatmen. Man muss etwa 2–3 Stunden nach dem Ereignis mit Heiserkeit und Atemnot rechnen, wenn sich die Verbrühung nicht auf die Mundhöhle beschränkt.

Therapie

Bei schweren Verbrühungen ist stationäre Behandlung erforderlich. Schmerzmittel und antibiotische Abdeckung sind in jedem Falle angezeigt, bei Atemnot (2–3 Std. abwarten!) auch Steroide (nach Gewicht). Hochgradiger Stridor zwingt zur Intubation, gegebenenfalls auch zur Tracheotomie.

Prognose

Bei kleinen und oberflächlichen Läsionen: Gut.
Bei größeren und tief greifenden Läsionen: Gefahr der Narbenbildung (Steroidprophylaxe ab 12.–14. Tag; vgl. Ösophagus, Kap. 19, Abschn. Verletzungen, chemische Schäden, S. 417) wie bei Verätzung.
Ein starkes Ödem im Rachen und im Hypopharynx weist darauf hin, dass auch die tieferen Luftwege beeinträchtigt sein können und die Situation ist entsprechend ernst zu be-

14

Tab. 14.5-9 Therapieplan bei Kindern mit Lippen-Kiefer-Gaumen-Spalte.

Postnatal	• Vorstellung in einer Klinik für Zahn-, Mund- und Kieferheilkunde, beim Kieferorthopäden und beim HNO-Arzt
Erste 6 Wochen	• kieferorthopädische Frühversorgung, wenn erforderlich
	• Ohrinspektion mit Kontrolle des Hörvermögens (evtl. BERA), ggf. Einlage von Paukenröhrchen (s. Kap. 8, Abschn. Tubenventilationsstörungen, S. 88)
4.–6. Monat	• operativer Verschluss der Lippenspalte
Ab 1. Lebensjahr	• regelmäßige HNO-ärztliche Kontrolle, bei Paukenerguss evtl. Paukendrainage zum Ausschluss oder zur Behandlung von Paukenerguss, Cholesteatom oder Sprachstörung • regelmäßige kieferorthopädische Kontrolle • Vorstellung beim Phoniater und ggf. Einleitung einer logopädischen Behandlung
Ab 15.–20. Lebensmonat	• operativer Verschluss des weichen Gaumens
Ab dem 2. Lebensjahr	• Überwachung des Zahndurchbruchs, ggf. kieferorthopädisch vorbeugende Maßnahmen, kieferorthopädische Behandlung
Ab dem 3. Lebensjahr	• Beginn der Sprechübungsbehandlung (einschl. Hinweise für Eltern/Betreuer)
5.–6. Lebensjahr	• operativer Verschluss des harten Gaumens, ggf. intensive Sprechübungsbehandlung, sprachverbessernde Operationen
7.–8. Lebensjahr bis ca. 14. Lebensjahr	• Intensivierung und Fortführung der kieferorthopädischen Behandlung/sprecherzieherische Übungsbehandlung
Adoleszenz	• operative Korrektur der Nase und • evtl. Restkorrektur der Oberlippe • ab dem 17. Lebensjahr ggf. operative Korrektur des Kiefer-Gesicht-Skeletts, ergänzende zahnärztlich-prothetische Maßnahmen
Ab Geburt lebenslang	• regelmäßige HNO-ärztliche Kontrolle (evtl. Tympanoplastik) • regelmäßige kieferorthopädische Kontrolle • evtl. operative Korrekturen am Kiefer durch den Kieferchirurgen

werten. Wenn sich die Verbrühung nicht auf die Mundhöhle beschränkt, muss man bis zu 3 Stunden nach dem Ereignis mit Heiserkeit und Atemnot rechnen.

Verätzungen des Mund-Rachen-Raumes

Verätzungen entstehen durch Ingestion von Säuren oder Laugen und ziehen in der Regel fast ausschließlich die Speisewege in Mitleidenschaft. Auf die Mundhöhle beschränkte Verätzungen entstehen, wenn eine versehentlich in den Mund gesogene ätzende Flüssigkeit infolge starker Schmerzreaktion sofort wieder ausgespuckt wurde. Eine stärkere Schleimhautschädigung manifestiert sich durch ein Uvulaödem und Ätzschorfe vorwiegend auf den Gaumenmandeln und dem Gaumensegel. Ein Schluck einer starken Säure oder Lauge (bei Kindern 5–15 cm^3, bei Erwachsenen ca. 20 cm^3) kann bereits Lebensgefahr bedeuten (Schock, Nierenversagen, Magenperforation, Arrosionsblutungen). Einteilungen der Verätzungen des oberen Aerodigestionstraktes s. Kap. 19, Abschn. Verletzungen, chemische Schäden, S. 417.

Therapie

Sofortiges reichliches Nachspülen mit Wasser kann Schlimmeres verhüten. Sofern nicht mit absoluter Sicherheit feststeht, dass kein Ätzmittel geschluckt wurde, ist in allen Fällen, bei denen Ätzspuren in der Mundhöhle und im Rachen festgestellt werden, eine endoskopische Kontrolle des Hypopharynx und des Ösophagus, gegebenenfalls auch eine Gastroskopie indiziert (s. Kap. 19, Abschn. Verletzungen, chemische Schäden, S. 417).

Bei reinen Mundhöhlenverätzungen: Für diese reichen primär eine antibiotische Abdeckung (Amoxicillin, z.B. Amoxi-Wolff®, 3–6 g/d) und Analgetika (z.B. Pentazocin, Fortral®, 1 Amp. langsam i.v.) aus.

Bei tief greifenderen Verätzungen: Hier ist eine Narbenprophylaxe mit Steroiden indiziert (ab 12.–14. Tag tgl. 1 mg Prednisolonäquivalent/kg KG für 4 Wochen; s. Kap. 19, Abschn. Verletzungen, chemische Schäden, S. 417).

Bei Spätschäden durch Narben: In diesen Fällen sind Narbenexzisionen, gegebenenfalls Spalthaut- oder Schleimhauttransplantationen erforderlich.

Prognose

Flächenhafte tief greifende Wandschädigungen können zum vollständigen Schleimhautverlust und zur Bildung von Narbenkontrakturen und -strängen führen, die eine Behinderung der Mundöffnung, der Zungenbeweglichkeit und des Schluckvorgangs bedingen.

Missbildungen

A. Dietz und E. Biesinger

Lippen-Kiefer-Gaumen-Spalten

Mit einer Häufigkeit von ca. 1:500 gehören die Lippen-Kiefer-Gaumen-Spalten zu den häufigsten angeborenen Missbildungen. Der kritische Zeitpunkt bei der embryonalen Entwicklung für die Entstehung der Spalten liegt zwischen der 5. und 7. Woche. Als Ursachen werden Keimschädigungen in diesem Zeitraum angenommen. Es findet sich ein uneinheitlicher Erbgang, das Risiko einer Spaltbildung ist erhöht, wenn in der Familie bereits Kinder mit Lippen-Kiefer-Gaumen-Spalten geboren wurden.

Entsprechend der Ausprägung werden unterschieden:

- einseitige oder beidseitige, vollständige oder unvollständige Lippenspalten (sog. Hasenscharten);
- einseitige oder beidseitige Lippen-Kiefer-Spalte;
- die vollständige Lippen-Kiefer-Gaumen-Spalte stellt mit ihrer einseitigen Form die größte Gruppe der Spaltmissbildungen (ca. 40 %), die doppelseitige vollständige Lippen-Kiefer-Gaumen-Spalte (Wolfsrachen) ist die schwerste Gesichtsmissbildung;
- unvollständige Formen wie isolierte Velum- oder Gaumenspalten.

Therapie

Die Therapie (Übersicht s. Tab. 14.5-9) und jahrelange Betreuung der Kinder mit Spaltmissbildungen müssen interdisziplinär durch den Kieferchirurgen und den Kieferorthopäden, den HNO-Arzt, den Phoniater und Pädaudiologen sowie den Pädiater in sogenannten „Spaltzentren" erfolgen.

Postnatal innerhalb der ersten 4–6 Wochen:

- Kieferorthopädische Frühbehandlung mittels Oberkieferplatte zum prothetischen Verschluss des harten Gaumens und zur Induktion eines annähernd normalen Oberkieferwachstums sowie zur Aufrechterhaltung einer annähernd normalen Gaumenfunktion.
- Mikroskopische Inspektion der Ohren und Kontrolle des Hörvermögens (BERA, otoakustische Emissionen), bei Erguss Parazentese, bei Mukotympanon Einlage von Paukenröhrchen (s. Kap. 8, Abschn. Tubenventilationsstörungen, S. 88).

4.–6. Monat:

- Verschluss der Lippenspalten durch eine geeignete Lippenplastik, während der Narkose Mikroinspektion der Ohren, bei Erguss Parazentese, bei Mukotympanon Einlage von Paukenröhrchen.

1.–5. Lebensjahr:

- Von der 6. Lebenswoche an lebenslange Kontrolle des Hörvermögens sowie mikroskopische Kontrolle des Ohrs auf Paukenerguss, Cholesteatom, chronische Mit-

Tab. 14.5-10 Folgen einer Lippen-Kiefer-Gaumen-Spalte. Die Spaltbildungen bedeuten für das Kind sowohl in ästhetischer als auch in funktioneller Hinsicht eine schwere Beeinträchtigung.

1.	**Mittelgesichtsform**
2.	**Sprachstörung und Sprachentwicklungsstörung**
	Es entsteht die typische Gaumenspaltensprache, welche durch das offene Näseln (Rhinolalie) geprägt ist. Dabei sind auch die Explosiv- und Reibelaute meistens gestört.
3.	**Störung der Nahrungsaufnahme**
	Hierbei steht bei ausgedehnten Lippenspalten zusätzlich die mangelhafte Verschlussmöglichkeit der Lippen im Vordergrund. Sie haben beim Säugling die Mundatmung zur Folge, welche durch die angeborene Septumdeviation bei totalen Spaltformen zusätzlich verstärkt wird. Das Saugvermögen wird sowohl durch die Lippenspalte als auch durch den gespaltenen Gaumen unmöglich gemacht. Die Kinder lassen sich von Geburt an nur mit der Flasche oder mit dem Löffel ernähren. Dies gelingt in der Regel jedoch gut, sodass auf die Nahrungszufuhr über eine Magensonde meistens verzichtet werden kann.
4.	**Rezidivierende Entzündungen der oberen und unteren Luftwege**
	Die vermehrte Mundatmung und das Fehlen der Anwärmung und Anfeuchtung sowie Reinigung der Atemluft führen zu rezidivierenden Nasen-, Nasennebenhöhlen- und Rachenentzündungen, zu Bronchitiden und gelegentlich auch zu Aspirationspneumonien. Im Vordergrund steht die erhöhte Infektanfälligkeit im Bereich der oberen Luftwege.
5.	**Paukenerguss, Cholesteatom, Schwerhörigkeit**
	Die fehlende bzw. beeinträchtigte Funktion der Ohrtrompete führt zur akuten und chronischen Minderbelüftung des Mittelohrs. Das daraus resultierende Seromukotympanon führt zu einer Schwerhörigkeit, später zur Ausbildung von Adhäsivprozessen des Trommelfells und zu einer Zerstörung der Gehörknöchelchenkette. Cholesteatome sind häufig. Zur Bedeutung einer Schwerhörigkeit im Kindesalter s. Kap. 10, S. 167.

14

telohrentzündung. Mehr als ein Fünftel der Spaltkinder weisen pathologische Ohrbefunde auf!

- **Bei Paukenerguss:** Parazentese.
- **Bei Mukotympanon oder rezidivierendem Paukenerguss:** (Dauer-)Paukenröhrchen.
- **Bei Cholesteatom:** Tympanoplastik wegen möglicher Komplikationen unverzüglich erforderlich.
- Regelmäßige Kontrolle und Überwachung der Sprechfunktion durch den Phoniater, gegebenenfalls logopädische Behandlung.
- Verschluss des weichen Gaumens durch eine Veloplastik. Ständige Kontrolle durch den Kieferorthopäden mit eventueller Korrektur der Okklusionsverhältnisse durch entsprechende Prothetik.

Mit 3 Jahren:

- Logopädische Therapie.

Vorschulalter:

- Verschluss des harten Gaumens (Restspaltverschluss) durch Schleimhautperiostlappen, Fortsetzung der logopädischen Therapie.

Weiterer Verlauf:

- Regelmäßige, lebenslange HNO-ärztliche Kontrolle insbesondere der Mittelohrfunktion.
- Kontrolle und gegebenenfalls Therapie von Sprachfehlern. Regelmäßige Nachsorge beim Kieferorthopäden, eventuell weitere prothetische Versorgung oder operative Versorgung (Lippenkorrekturen, Nasenkorrekturen, Gesichtsskelettkorrekturen).
- Lippenkorrekturen können ab dem 12. Lebensjahr oder später indiziert sein. Die operative Therapie der Form- und Funktionsfehler der Nase und des Gesichtsskeletts bei Lippen-Kiefer-Gaumen-Spalten sollte möglichst bis in das Adoleszentenalter hinausgeschoben werden. Eine Columellaverlängerung und Veränderungen am Naseneingang können mit der Korrektur der Lippen im 1. Lebensjahr durchgeführt werden.

Prognose

Die Folgen einer Lippen-Kiefer-Gaumen-Spalte sind in Tab. 14.5-10 aufgeführt.

14.6 Speicheldrüsen

H.-G. Kempf

Entzündungen

Akute Entzündungen

Akute bakterielle Sialadenitis der Glandula submandibularis oder sublingualis, akute eitrige Parotitis

Typisch ist die schmerzhafte Schwellung der Drüse, zum Teil mit Eiterfluss aus dem Ausführungsgang. Vorwiegend duktogene Entstehung; prädisponierende Faktoren sind postoperative Zustände, mangelhafte Mundhygiene, dekompensierte diabetische bzw. urämische Stoffwechsellage und Ähnliches. Häufig liegen Steinleiden (s. u.) bei Entzündungen der Gl. submandibularis zugrunde. Eine eitrige Parotitis kann auch nach Durchbruch eines Peri- oder Retrotonsillarabszesses (enorale Kontrolle!) in die Parotis auftreten.

Therapie

Abzessspaltung: Bei Abszessbildung sofort externe Spaltung (**Cave:** N. facialis, d. h. Schnittführung parallel zum N. facialis) mit Drainageeinlage. Postoperativ täglich Spülung z. B. mit H_2O_2 3%iger Lösung und Betaisodona®-Lösung. Falls die Entzündung nicht eingeschmolzen ist, zunächst lokal Umschläge mit Enelbin® (warm!) oder Rivanol®. Spaltung, sobald Einschmelzung (sonographische Kontrollen), operative Eröffnung.
Antibiose: In jedem Fall hoch dosiert und parenteral Antibiotika, Amoxicillin mit Clavulansäure (z. B. Augmentan®, 3 × 2,2 g/d i. v.) oder Amoxicillin/Sulbactam (z. B. Unacid®, 3 × 1,5 g/d), alternativ Cefuroxim, gegebenenfalls Korrektur nach Antibiogramm.
Sialagoga: Zitronenlutschstäbchen, Lutschen von Zitronenscheiben (ungespritzt) und/oder sauren Drops, Flüssigkeitssubstitution.
Submandibulektomie: Nach Abheilung der Entzündung bei Sialolithiasis (s. u.) sowie nach Konsolidierung eines Abszesses der Gl. submandibularis ist die Entfernung der Drüse (Submandibulektomie, s. Abschn. Tumoren, S. 321, und Meth. 14.6-1, S. 320) zur Rezidivprophylaxe angezeigt. Im Gegensatz zur Gl. submandibularis wird nach konsolidierter eitriger Parotitis in der Regel keine Parotidektomie durchgeführt.

Akute virale Sialadenitis (Mumps)

Typisches Krankheitsbild ist die Parotitis epidemica (Mumps, Ziegenpeter). Des Weiteren kommen Zytomegalie- und Coxsackie-Virusinfektionen vor. Die Diagnose wird klinisch und serologisch gestellt.

Therapie

Symptomatisch: Bettruhe, breiige Ernährung, Mundhygiene, Antipyretika, Analgetika (z. B. Paracetamol 500, max. 50 mg/kg KG/d), kalte Umschläge (Wasser, wässrige Pflanzenextrakte). Gegebenenfalls antibiotische Abdeckung (Augmentan®, 2 × 1 Tbl./d) zur Vermeidung einer bakteriellen Superinfektion.

Prognose

Bei Mumps auf Ohr- (s. Kap. 9.3, Abschn. Entzündungen, Intoxikationen, S. 161) und Hodenbeteiligung achten! Bei Zytomegalieinfektionen im Erwachsenenalter muss ein sekundärer Immundefekt ausgeschlossen werden (z. B. Lymphom, Leukämie, AIDS).

Prophylaxe

Mumpsschutzimpfung.

Allergische und pseudoallergische Sialadenitis, Quincke-Ödem

Bei allergischer und pseudoallergischer Sialadenitis handelt es sich um eine flüchtige Schwellung der Speicheldrüsen als Reaktion zumeist auf Nahrungsmittel oder Medikamente (z. B. ACE-Hemmer). Beim Quincke-Ödem kann ein C1-Esteraseinhibitor-Mangel zugrunde liegen.

Therapie

Meiden des auslösenden Agens (Karenz; s. Kap. 14.3, Abschn. Entzündungen, Rhinopathien, S. 241), gegebenenfalls Cortison (z. B. Prednisolon® 250–1000 mg) und/oder Antihistaminikum i. v. (z. B. Fenistil®-Injektionslösung, 1 Brechamp. [4 ml], 1- bis 2-mal tgl.) oder p. o. (z. B. Tavegil®, 2 × 1 Tbl./d, Zyrtec®, 2 × 1 Tbl./d, XUSAL®, 1- bis 2-mal 1 Tbl./d).
Bei C1-Esteraseinhibitor-Mangel: Gegebenenfalls C1-INH-Ersatz.

Chronische Entzündungen

Chronisch-sklerosierende Sialadenitis der Glandula submandibularis, Küttner-Tumor

Die chronisch-sklerosierende Sialadenitis der Gl. submandibularis ist eine wenig schmerzhafte Verhärtung und Vergrößerung der Drüse durch chronisch-destruierenden Entzündungsprozess unklarer Ätiologie.

Therapie

Submandibulektomie (s. Meth. 14.6-1, S. 320), histologische Untersuchung zur Diagnosesicherung unabdingbar.

Prognose

Keine Nachteile durch Drüsenentfernung, Läsion des N. lingualis selten, jedoch großer Sicherheitsgewinn durch histologische Aufarbeitung.

Chronisch-rezidivierende Parotitis

Bei der chronisch-rezidivierenden Parotitis handelt sich um eine schmerzhafte, zumeist einseitige Parotisschwellung. Der Speichelfluss kann klar oder eitrig sein; das Auftreten ist gehäuft im Kindesalter. Die Pathogenese ist nicht geklärt.

Therapie

Bei eitrigem Speichelfluss: Behandlung wie bei akuter Sialadenitis (s. o.).

Bei mehreren Rezidiven mit stets eitrigem Speichelfluss: Im entzündungsfreien Intervall Parotidektomie (s. Meth. 14.6-1, S. 320) unter Schonung des N. facialis.

Bei klarem Speichelfluss: Kein Antibiotikum; Sialagoga (s. o.), ausreichend Flüssigkeitszufuhr (ggf. Substitution), Ausmassieren der Drüse in Richtung Ausführungsgang, gegebenenfalls Unterbindung des Ausführungsganges. Eine medikamentöse Sklerosierung des Ausführungsganges erscheint nicht zuverlässig. Eine Erblindung ist dabei möglich.

Im hohen Lebensalter ist eine Inaktivierungsbestrahlung mit 15 Gy möglich und sollte mit dem Strahlentherapeuten besprochen werden.

Bei primärer Erkrankung des Ausführungsganges s. Abschn. Verletzungen, S. 323.

Prognose

Rezidive sind nicht selten. Bei der Parotidektomie besteht erhöhte Gefahr einer Läsion des N. facialis.

Prophylaxe

Zur Vermeidung von Rezidiven müssen benachbarte entzündliche Tonsillen-, Zahn- und Mundschleimhauterkrankungen behandelt werden.

Immunsialadenitis, myoeptiheliale Sialadenitis, Sjögren-Syndrom

Es besteht eine meist beidseitige Parotisschwellung mit Xerostomie und/oder Sicca-Syndrom, häufig in Verbindung mit Bindegewebserkrankungen (z. B. chronische Polyarthritis, Sklerodermie, Lupus erythematodes). Es handelt sich um eine Autoimmunerkrankung.

Therapie

Symptomatisch: Künstlicher Speichel (Glandosane®), mehrfach täglich eine Messerspitze Butter und Sialagoga (s. o.). Behandlungsversuche mit Corticosteroiden, z. B. Prednisolon (Decortin® H, 50–100 mg/d, langsame Dosisreduktion unter die Cushing-Schwelle).

In sehr schweren Fällen: Immunsuppressiva (z. B. Endoxan®, Dosierung nach Rücksprache mit dem Internisten).

Prognose

Autoimmunprozesse führen zur Parenchymzerstörung. Eine Entstehung maligner Lymphome in der Parotis wird bei solchen Prozessen in 5–23 % der Fälle beobachtet.

Epitheloidzellige Sialadenitis, Heerfordt-Syndrom, Febris uveoparotidea

Es liegt eine extrapulmonale Manifestation der Sarkoidose mit meist symmetrischer Schwellung der Parotis und/oder der Tränendrüsen mit Uveitis vor. Eine Fazialislähmung ist möglich.

Therapie

Internistische Therapie, vorwiegend stadiengerechter Einsatz von Corticosteroiden.

Prognose

Durch die Manifestation der Sarkoidose an der Lunge bestimmt.

Speicheldrüsentuberkulose

Eine Speicheldrüsentuberkulose beschreibt die meist postprimäre hämatogene Streuung in Speicheldrüsenlymphknoten. Die Diagnose wird morphologisch und mikrobiologisch gestellt. Auch eine atypische Mykobakteriose ist möglich.

Therapie

Tuberkulostatika (s. Kap. 8, Abschn. Spezifische Entzündungen, S. 104). Die Erkrankung ist meldepflichtig.

Aktinomykose

Die Aktinomykose ist eine schmerzlose, brettharte Parenchyminfiltration durch Actinomyces. Morphologisch entscheidend ist der Nachweis von Drusen.

Therapie

Es ist zumeist eine Langzeittherapie erforderlich.

Bei Abszessbildung: Abszessspaltung und Drainage (s. Kap. 14.5, S. 292).

Sekundäre Sialadenosen und Speichelsekretionsstörungen

Sekundäre Sialadenosen sind parenchymatöse Speicheldrüsenkrankheiten, die auf Stoffwechsel- und Sekretionsstörungen des Drüsenparenchyms beruhen. Typisch ist eine meist rezidivierende, schmerzlose doppelseitige Speicheldrüsenschwellung, besonders der Parotis. Auffallend ist das Zusammentreffen der Sialadenosen mit endokrinologischen Erkrankungen (z. B. Diabetes mellitus), Eiweiß- und Vitaminmangel (z. B. bei Alkoholismus) sowie als Nebenwirkung von bestimmten Medikamenten (Clonidin, Reserpin, Psychopharmaka).

Therapie

Behandlung der Grundkrankheit.

Bei Eiweißmangel (z. B. C_2H_5OH-Abusus): Ausreichend eiweißreiche Ernährung.

Bei Vitaminmangel (selten): Vitaminsubstitution, Absetzen bzw. Umsetzen auslösender Medikamente.

Prognose

Eine Reversibilität der Speicheldrüsenschwellung ist möglich.

Strahlensialadenitis, radiogene Sialadenose

Die Strahlensialadenitis ist eine Folge der radiologischen Therapie maligner Kopf- und Halstumoren mit vermindertem Speichelfluss als Frühreaktion (10–15 Gy) bis zur außerordentlichen quälenden Xerostomie (ab 40–50 Gy) durch die radiogene Fibrose der sekretorischen Speicheldrüsenelemente.

Therapie

Künstlicher Speichel (z. B. Glandosane®), 2- bis 3-mal tgl. eine Messerspitze Butter im Mund zergehen lassen, regelmäßige Mundbefeuchtung (Tee, Wasser); Pilocarpin-Tropfen (z. B. Pilocarpin-Lösung 1 %; Rp. 14.6-1) als Speichellocker.

Prognose

Im Verlauf von Jahren ist eine partielle Erholung der Speichelproduktion möglich. Restbeschwerden werden immer bestehen bleiben.

Rp. 14.6-1 Pilocarpin-Lösung 1 %

Pilocarpin hydrochlor.	0,2
Tinct. aurantii	20,0
aqua dest.	ad 100,0

DS: 3-mal täglich ein Teelöffel
Bei gleichzeitiger **Mukositis** s. Kap. 14.5, S. 296.

Sialolithiasis, Speichelsteine

Als Endzustand dyschylischer Sekretionsstörungen (sog. Elektrolytsialadenitis) kommt es über eine Viskositätszunahme des Speichels mit Schleimobstruktion zur Bildung von Sekretschollen, an welche sich anorganisches Material anlagert. Die so entstehenden Konkremente finden sich zu 85 % in der Gl. submandibularis und zu 15 % in der Parotis. Typisches Symptom ist die von Mahlzeiten abhängige, oft sehr schmerzhafte Schwellung der betroffenen Speicheldrüse. Neben der Palpation sind die Sialographie und B-Sonographie geeignete diagnostische Verfahren.

Therapie

Entfernung eines mündungsnahen Steins aus dem Gangsystem durch Gangschlitzung (Abb. 14.6-1) und Marsupialisierung. Bei wiederholten Steinattacken sowie bei dorsal gelegenen Steinen muss die Drüsenexstirpation (s. Abschn. Tumoren, S. 320) oder eine Lithotripsie mit extrakorporalen Stoßwellen erfolgen.

Bei winzigen, grießartigen, zum Teil multiplen Konkrementen: Zunächst konservativ mit Sialagoga (s. o.). Gegebenenfalls analgetische und antiphlogistische Therapie (z. B. Paracetamol 500 – 1 A Pharma, max. 50 mg/kg KG/d) und antibiotische Therapie (z. B. Augmentan®, 2 × 1 Tbl./d) bei Verdacht auf bakterielle Superinfektion.

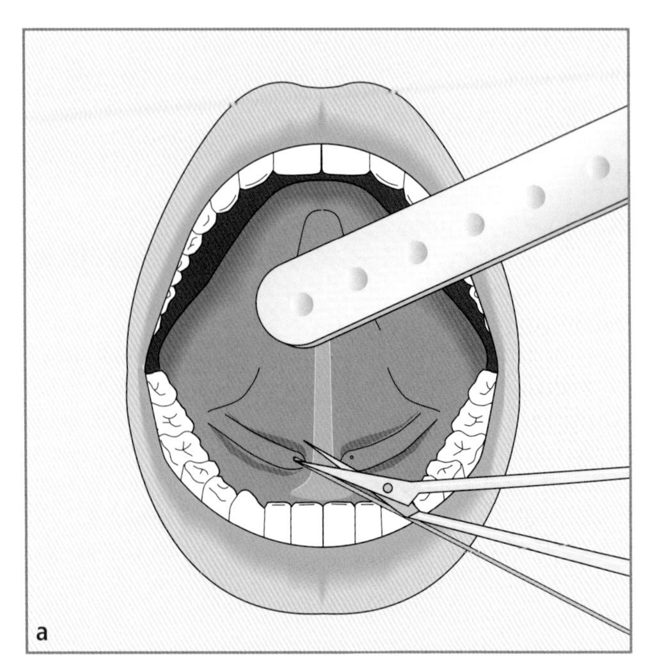

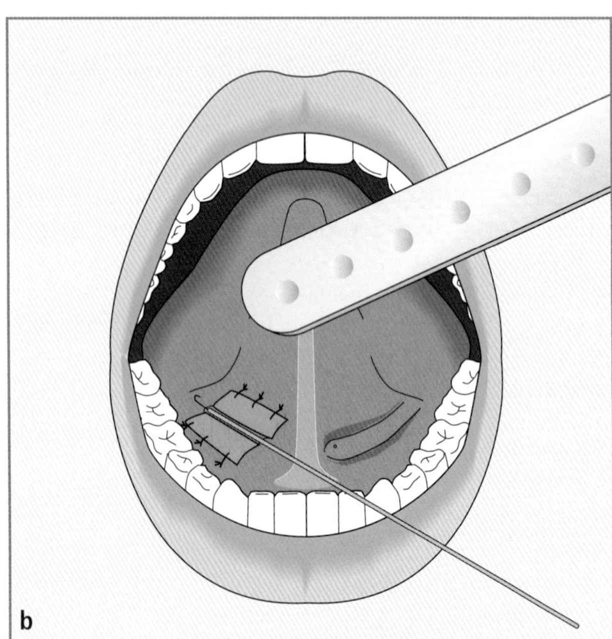

Abb. 14.6-1 Gangschlitzung bei Sialolithiasis im Ausführungsgang der Gl. submandibularis entlang einer Sonde mit einer Knopfschere mit **(a)** Marsupialisation, **(b)** Sonde in Restgang.

Prognose

Bei vorn gelegenen Steinen und adäquater Operation ist die Prognose gut. Bei dorsal gelegenen Steinen ist die Gangschlitzung fast immer unzureichend. Lithotripsie ist in vielen Fällen ausreichend. Die Drüsenexstirpation ist die sicherste Methode.

Tumoren

Benigne Tumoren

Pleomorphes Adenom (sog. „Mischtumor")

Das pleomorphe Adenom liegt zu über 80 % in der Parotis, ist aber auch in der Gl. submandibularis und den kleinen Speicheldrüsen (z.B. Gaumen) zu finden. Sonderformen sind monomorphe, oxyphile und stromaarme Adenome.

Therapie

Operativ (Abb. 14.6-2):

- **Bei Befall des lateralen Lappens der Gl. parotis:** Laterale Parotidektomie (s. u.).
- **Bei Befall des medialen Lappens:** Totale Parotidektomie jeweils unter Schonung des N. facialis.
- **Gl. submandibularis:** Exstirpation der Drüse (s. u.) mit Tumor und umgebendem Gewebe bis an den Unterkiefer. Histologische Untersuchung zur Diagnosesicherung (Abb. 14.6-3).

Prognose

- **Mit Operation** ist die Prognose gut. In 3–5 % der Fälle ist eine maligne Entartung zu beobachten. Rezidive basieren fast immer auf Residualtumoren.
- **Ohne Operation** kann eine monströse Tumorbildung entstehen, es besteht nur geringe Gefahr einer tumorbedingten Fazialisparese. Allerdings ist der Nerv durch Malignisierung und bei sehr großen Tumoren durch operative Interventionen gefährdet.

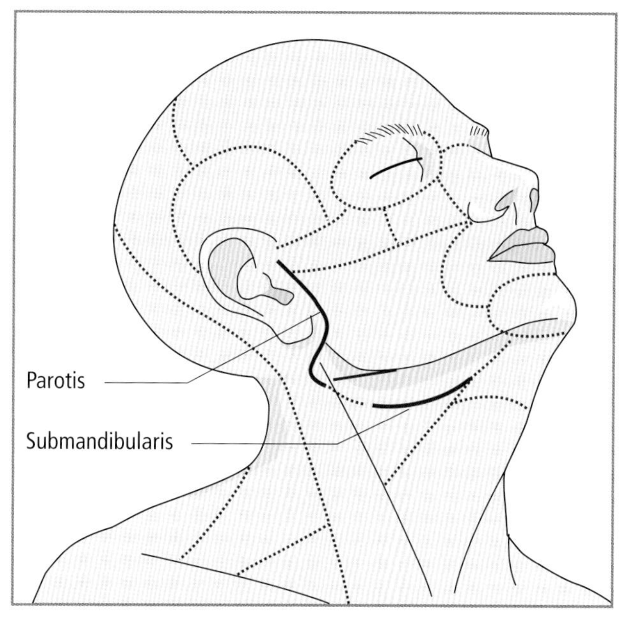

Abb. 14.6-2 Schema zur Schnittführung bei Speicheldrüsenoperationen.

Zystadenolymphom (Warthin-Tumor)

Ein Zystadenolymphom tritt in höherem Lebensalter, meist einseitig, in 10 % der Fälle auch doppelseitig auf. Es wird gehäuft bei Männern (85 %) nachgewiesen. Die Diagnose erfolgt durch histologische Untersuchung.

Therapie

Operativ: Tumorentfernung durch laterale Parotidektomie und Schonung des N. facialis bzw. durch Exstirpation der Gl. submandibularis (s. u.).

Prognose

Gut; selten Malignisierung.

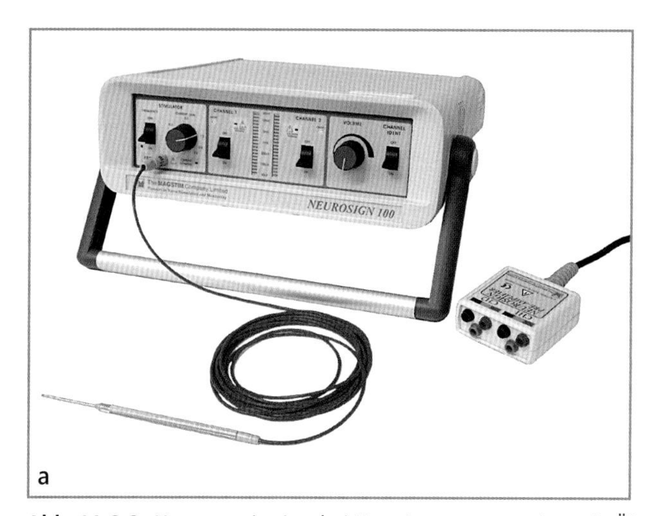

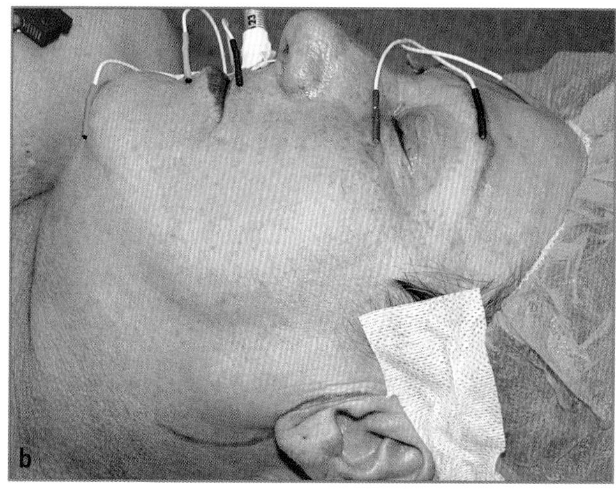

Abb. 14.6-3 Neuromonitoring bei Parotistumoroperation mit Überwachung des N. facialis (Augen- und Mundast). **a** Neuromonitor mit Sonde für den Operateur (links) und Anschlüssen für die Ableitungselektroden (rechts) (Fa. inomed Medizintechnik GmbH). **b** Ableitungselektroden in situ.

Meth. 14.6-1 Grundzüge operativer Eingriffe an den Speicheldrüsen

Parotidektomie: Da die Hauptgefahr operativer Eingriffe im Bereich der Ohrspeicheldrüse in einer Schädigung des Gesichtsnerven liegt, sollten Operationen dieser Art nur in speziell ausgerichteten Fachabteilungen durchgeführt werden. Lupenbrille, Operationsmikroskop und mikrochirurgische Instrumente mit entsprechendem Nahtmaterial müssen zur Verfügung stehen. Ein Nervenmonitoring (2-Kanal-Geräte) mit Stimulationsmöglichkeit ist insbesondere bei Revisionseingriffen zu empfehlen.

Die Eröffnung erfolgt entweder über einen präaurikulären S- oder Y-Schnitt mit Darstellung der Parotiskapsel (s. Abb. 14.6-2). Nach Aufsuchen des Fazialishauptstammes werden die Nervenhauptäste nach peripher verfolgt. Das Ausmaß des operativen Eingriffs richtet sich nach Tumorgröße und -lage (Innen- oder Außenlappen) und der Grundkrankheit (z. B. Sialadenose). Bei Malignomen kann der N. facialis aus onkologischen Gründen häufig nicht erhalten werden. Falls onkologisch zulässig, bieten sich hier Rekonstruktionsverfahren an, die entweder sofort oder im Intervall angewandt werden können (s. Kap. 14.2, Meth. 14.2-3, S. 228). Beispiele sind die Interposition des N. auricularis magnus oder N. suralis, die Hypoglossus-Fazialis-Anastomose sowie verschiedene Muskel- und Faszienplastiken.

Eine Erweiterung des Eingriffs (Mandibulektomie, Petrosektomie, Neck dissection) muss je nach Tumorausdehnung gleichzeitig erfolgen. Insgesamt besteht die Tendenz, ein ultraradikales Vorgehen zu vermeiden. Bei der Indikationsstellung zum operativen Vorgehen bei Malignomen muss neben der Einschätzung der statistischen Überlebenschance die postoperative Lebensqualität berücksichtigt werden. Vor jeder operativen Intervention im Parotisbereich ist der Patient über die Möglichkeit einer Gefährdung des N. facialis und deren Folgen angemessen aufzuklären (s. Patienteninformation „Parotidektomie").

Submandibulektomie: Die Eröffnung erfolgt über einen zwei Querfinger unterhalb des Unterkieferastes gelegenen Hautschnitt (s. Abb. 14.6-2) mit anschließender Durchtrennung des Platysmas. Die häufig über der Drüse verlaufenden Fazialisgefäße können nun leicht aufgesucht, unterbunden, durchtrennt und zum Schutz des marginalen Unterkieferastes des N. facialis nach oben geschlagen werden. Die Drüse lässt sich unter Schonung der umgebenden Strukturen (N. lingualis, N. hypoglossus) teils stumpf, teils scharf aus ihrem Bett lösen. Der Ausführungsgang wird ligiert und die Drüse abgetrennt (s. Patienteninformation „Submandibulektomie").

Exstirpation der Gl. sublingualis (s. auch Ranula): Über einen Schnitt über dem sondierten Ausführungsgang wird die Drüse im Mundbodenbereich freigelegt, schonend (N. lingualis!) exstirpiert und die Schleimhaut primär darüber verschlossen.

Benigne mesenchymale Tumoren

Mesenchymale Tumoren stellen ungefähr 5 % der Speicheldrüsentumoren. Beobachtet werden Angiome, Lipome, Neurinome, Lymphangiome sowie selten Fibrome.

Therapie

Die Behandlung erfolgt **operativ**, da die Dignität ohne Histologie nicht gesichert werden kann. Eine Exstirpation sollte nervenschonend durchgeführt werden. Neurinome, die vom Fazialishauptstamm ausgehen, sind zumeist intraoperative Zufallsbefunde. Bei Nervenkontinuitätsunterbrechung sind rekonstruktive Maßnahmen angezeigt (s. Kap. 14.2, Meth. 14.2-3, S. 228).

Prognose

Gut.

@ Patienteninformation „Parotidektomie (Operation der Ohrspeicheldrüse)"

Bei Geschwülsten und chronischen Entzündungen der Ohrspeicheldrüse ist es notwendig, die Drüse ganz oder teilweise zu entfernen. Größe und Wachstumsart einer Geschwulst lassen sich erst während der Operation feststellen, sodass der Umfang der Operation vorher nicht sicher bestimmbar ist. In allen Fällen muss die Drüse durch einen oder mehrere Hautschnitte freigelegt werden. Bei vollständiger Entfernung der Drüse sinkt die Haut über dem Operationsgebiet etwas ein. Der Nerv, der die Muskeln der Gesichtshälfte versorgt, zieht mitten durch die Ohrspeicheldrüse hindurch und teilt sich dort in seine sehr zarten Äste auf. Bei jeder Operation an der Ohrspeicheldrüse besteht daher die Gefahr einer Verletzung dieses Gesichtsnervs. Sie würde zu einer teilweisen oder völligen Lähmung der Gesichtshälfte führen. Bei Entzündungen und abgekapselten Geschwülsten lässt sich eine solche Nervenlähmung in den allermeisten Fällen vermeiden; bei eindringend wachsenden Geschwülsten dagegen muss häufig der Nerv im Interesse der Heilung des Patienten geopfert werden. Eine Nervenrekonstruktion ist aber in vielen Fällen möglich.

@ Patienteninformation „Submandibulektomie (Operation der Unterkieferspeicheldrüse)"

Bei chronischen und wiederkehrenden Anschwellungen der Unterkieferspeicheldrüse sind oft Entzündungen, Geschwülste oder Kalkablagerungen (Speichelsteine) in der Drüse oder ihrem Ausführungsgang die Ursache. Das Drüsengewebe ist dabei chronisch entzündet und zum Teil zugrunde gegangen. Deshalb ist es nötig, die Unterkieferspeicheldrüse durch einen Schnitt von außen, der unterhalb des Unterkiefers gelegt wird, freizulegen und zu entfernen. Bei starken Verwachsungen kann es sehr selten zu Zerrungen oder Verletzungen der nahe gelegenen Zungennerven (N. hypoglossus, N. lingualis) kommen. Die daraus folgenden Störungen der Beweg-

▼

Tab. 14.6-1 Übersicht der Therapiekonzepte bei Malignomen der Parotis (Vorgehen bei Submandibularismalignomen analog).

Tumor	Operation	Bestrahlung
• Mukoepidermoidtumor („low grade type") • Azinuszelltumor („gutartige Form")	laterale bis totale Parotidektomie mit Erhaltung des N. facialis oder teilweiser Resektion mit Wiederaufbau durch direkte oder indirekte Anastomose („Big-little"-Operation)	ohne Bestrahlung
• Azinuszelltumor (bösartige Form bzw. Tumorrezidiv • Karzinom im pleomorphen Adenom • Mukoepidermoidtumor („high grade type") im lokal begrenzten Stadium • Adenokarzinom (lokal begrenzt) • Speichelgangskarzinom	totale Parotidektomie mit Erhaltung des N. facialis oder totale Parotidektomie mit Neck dissection, Resektion und Wiederaufbau des N. facialis durch autogene Nerventransplantation bzw. kombinierte Nerventransplantation	mit Bestrahlung
• Adenoidzystisches Karzinom (frühere Nomenklatur: Zylindrom) • Karzinom mit pleomorphem Adenom im fortgeschrittenen Stadium • Mukoepidermoidtumor („high grade type") im fortgeschrittenen Stadium • Plattenepithelkarzinom und undifferenziertes Karzinom • Adenokarzinom, infiltrierend wachsend • Alle Tumoren, die präoperativ bereits eine Fazialisparese aufweisen	totale Parotidektomie und Neck dissection sowie ggf. Resektion von Unterkiefer und Mastoid und Opferung des N. facialis ohne Rekonstruktion der Nerven („Big-big"-Operation)	mit Bestrahlung

▼
lichkeit oder des Gefühls und des Geschmacks der betreffenden Zungenseite können wieder zurückgehen. Außerdem kann es selten zu einer Zerrung oder Verletzung des unteren Mundastes des Gesichtsnerven kommen, sodass dann vorübergehend oder sehr selten auch bleibend ein leichtes Hängen des entsprechenden Mundwinkels resultiert.

Maligne Tumoren

Eine Übersicht der Therapiekonzepte bei Malignomen der Parotis enthält Tab. 14.6-1.

Plattenepithelkarzinome

Plattenepithelkarzinome wachsen schnell und metastasieren häufig.

Therapie

Parotis: Radikale Parotidektomie (s. Meth. 14.6-1, S. 320) einschließlich Resektion des N. facialis en bloc mit modifiziert radikaler Neck dissection, zumeist ohne primäre, in Einzelfällen mit Rekonstruktion des N. facialis (s. Kap. 14.2, Abb. 14.2-1, S. 229). Nachbestrahlung. Bei präoperativer Fazialisparese keine primäre Fazialisrekonstruktion.
Submandibularis: Radikale Submandibulektomie (s. Meth. 14.6-1) mit Mundbodenausräumung, suprahyoidaler Neck dissection beidseits und ipsilateraler modifiziert radikaler Neck dissection (evtl. en bloc); gegebenenfalls mit marginaler oder kontinuitätsunterbrechender Unterkieferteilresektion; Nachbestrahlung.

Bei fortgeschrittenen inoperablen oder inkurablen Karzinomen: Prüfung und Durchführung einer Radio-(Chemo-)Therapie. Da in vielen Fällen unter den Symptomen, die durch das fortgeschrittene Tumorleiden ausgelöst werden, die Schmerzen im Vordergrund stehen, muss eine ausreichende analgetische Behandlung erfolgen (s. Kap. 2.2, Abschn. Medikamentöse Schmerztherapie nach Stufenplan, S. 25). Bei Fötor s. Kap. 2.2, Abschn. Koanalgetika, S. 30. Ferner sollte eine Aufklärung über die unheilbare Erkrankung des Patienten je nach seiner individuellen Aufnahmefähigkeit angestrebt werden (s. Kap. 3.1, Abschn. Gesprächsführung mit inkurablen Tumorpatienten, S. 34). Ärztlicher Beistand ist sowohl ärztlich-psychologisch (s. Kap. 4, Abschn. Psychische und soziale Rehabilitation sowie Reintegration, S. 55) als auch medizinisch bis zum Tode notwendig.

Prognose

Insgesamt schlecht.

Adenoidzystisches Karzinom („Zylindrom")

Ein adenoidzystisches Karzinom (alte Bezeichnung: „Zylindrom") hat ein zumeist langsames lokales Wachstum mit regionären und hämatogenen Fernmetastasen (Lunge, Skelett). Der Tumor findet sich auch in den kleinen oder ektopen Speicheldrüsen.

Therapie

Abhängig von der Tumorlokalisation ist ein **radikales operatives Vorgehen** angezeigt.
Parotis: Indiziert ist die totale Parotidektomie (s. Meth. 14.6-1, S. 320) einschließlich Resektion des N. facialis, in der

Regel ohne Rekonstruktion des Nervs. Zusätzlich erfolgt die modifiziert radikale Neck dissection im Monoblock. Bei älteren Patienten oder bei vom Hauptstamm entfernten Tumoren kann wegen der ungewöhnlichen Prognose (s. u.) versucht werden, den N. facialis zu erhalten oder zu rekonstruieren. Bei präoperativer Fazialisparese wird keine primäre Fazialisrekonstruktion durchgeführt.
Submandibularis: Angezeigt ist die Mundbodenausräumung einschließlich suprahyoidaler und modifiziert radikaler Neck dissection. Eine Strahlentherapie ist nicht kurativ, eine Chemotherapie führt nicht zur Remission.
Bei präoperativer Fazialisparese erfolgt keine primäre Fazialisrekonstruktion.

Prognose
Trotz Metastasierung sind lange Krankheitsverläufe von mehr als 10 Jahren keine Ausnahme. Andererseits bietet das Überleben der 5-Jahres-Grenze nicht die bei anderen Tumoren übliche Sicherheit.

Adenokarzinome, Karzinom im pleomorphen Adenom
Bei Adenokarzinomen liegt häufig bereits eine präoperative Fazialisparese vor.

Therapie
Parotis: Je nach Lokalbefund erfolgt die totale Parotidektomie (s. Meth. 14.6-1, S. 320) und eine Fazialisresektion zumeist ohne, selten mit Rekonstruktion. Bei ausgedehnten Tumoren und/oder Halsmetastasen muss eine modifiziert radikale Neck dissection und nachfolgende Bestrahlung angeschlossen werden. Bei präoperativer Fazialisparese wird keine primäre Fazialisrekonstruktion durchgeführt.
Submandibularis: Indiziert ist die radikale Submandibulektomie (s. Meth. 14.6-1, S. 320) mit Mundbodenausräumung, suprahyoidaler Neck dissection beidseits und ipsilateraler modifiziert radikaler Neck dissection (en bloc), gegebenenfalls mit marginaler oder kontinuitätsunterbrechender Unterkieferteilresektion und Nachbestrahlung.
Bei fortgeschrittenen inoperablen oder inkurablen Karzinomen: Prüfung und Durchführung einer Radio(Chemo-)therapie. Da in vielen Fällen unter den Symptomen, die durch das fortgeschrittene Tumorleiden ausgelöst werden, die Schmerzen im Vordergrund stehen, muss eine ausreichende analgetische Behandlung erfolgen (s. Kap. 2.2, Abschn. Medikamentöse Schmerztherapie nach Stufenplan, S. 25). Bei Fötor s. Kap. 2.2, Abschn. Koanalgetika, S. 30. Ferner sollte eine Aufklärung über die unheilbare Erkrankung des Patienten je nach seiner individuellen Aufnahmefähigkeit angestrebt werden (s. Kap. 3.1, Abschn. Gesprächsführung mit inkurablen Tumorpatienten, S. 34). Ärztlicher Beistand ist sowohl ärztlich-psychologisch (s. Kap. 4, Abschn. Psychische und soziale Rehabilitation sowie Reintegration, S. 55) als auch medizinisch bis zum Tode notwendig.

Prognose
Zweifelhaft.

Azinuszellkarzinom der Parotis
Das Azinuszellkarzinom ist ein zu lokaler Infiltration und Rezidiven neigender maligner Tumor zumeist der Parotis; Fernmetastasen sind selten. Die histologische Subtypisierung ist therapeutisch wichtig.

Therapie
Hoch differenzierte Tumoren: Indiziert ist die laterale oder totale Parotidektomie (s. Meth. 14.6-1, S. 320), wenn operationstechnisch möglich Nervenschonung. Gegebenenfalls erfolgt eine Rekonstruktion des N. facialis (s. Kap. 14.2, Meth. 14.2-3, S. 228). Es ist keine Bestrahlung erforderlich.
Niedrig differenzierte Tumoren: Eine totale Parotidektomie mit Fazialisresektion und -rekonstruktion (s. Meth. 14.6-1, S. 320) und Nachbestrahlung sind erforderlich. Bei Halslymphknotenmetastasen erfolgt immer die modifiziert radikale Neck dissection im Monoblock.
Bei präoperativer Fazialisparese wird die komplette Fazialisresektion zumeist ohne primäre Fazialisrekonstruktion durchgeführt. Bei ausgedehnten Tumoren kann eine Mitresektion des Unterkiefers oder des Mastoids indiziert sein.

Prognose
Abhängig von der Subtypisierung und der Tumorausbreitung. 5-Jahres-Überlebensquote 75 %.

Mukoepidermoidkarzinom
Die Wachstumsgeschwindigkeit, das Metastasierungsverhalten und die Prognose eines Mukoepidermoidkarzinoms sind vom histologischen Subtyp abhängig (Low-grade- oder High-grade-Typ).

Therapie
Parotis: Indiziert ist die totale Parotidektomie (s. Meth. 14.6-1, S. 320):
- **Bei Low-grade-Tumoren** unter vollständiger oder partieller Erhaltung des N. facialis, Rekonstruktion bei Resektion (s. Kap. 14.2, Meth. 14.2-3, S. 228) und ohne Nachbestrahlung.
- **Bei Halslymphknotenmetastasen** ist stets die modifiziert radikale, gegebenenfalls radikale Neck dissection erforderlich.
- **Bei High-grade-Tumoren** erfolgt eine totale Parotidektomie mit Resektion des N. facialis, modifiziert radikaler (bei entsprechender Metastasierung auch radikaler) Neck dissection und Nachbestrahlung.

Submandibularis: Indiziert ist die totale Submandibulektomie (s. Meth. 14.6-1, S. 320) mit Entfernung des begleitenden Gewebes bis an den Unterkiefer.
- **Bei Low-grade-Tumoren** mit Ausräumung des Mundbodens und ohne Nachbestrahlung.

- **Bei High-grade-Tumoren** mit suprahyoidaler Neck dissection beidseits und Nachbestrahlung.
- **Bei Halslymphknotenmetastasen** ist stets die modifiziert radikale Neck dissection indiziert.

Prognose

5-Jahres-Überlebensrate bei Low-grade-Tumoren 86–97 %, also insgesamt gut; bei High-grade-Tumoren um die 35 % (20–90 %).

Maligne Lymphome

Hodgkin- und Non-Hodgkin-Lymphome können die Speicheldrüsen primär, aber auch sekundär befallen. Wichtig ist ein komplettes Staging zur Therapieplanung. Eine histologische Subtypisierung ist notwendig.

Therapie

Stadiengerechte Behandlung in Zusammenarbeit mit dem internistischen Onkologen, gegebenenfalls im Rahmen einer Studie. Bei lokalisiertem Speicheldrüsenbefall primäre perkutane Bestrahlung (50 Gy), gegebenenfalls in Kombination mit Chemotherapie.

Prognose

Stadienabhängig; beim solitären Speicheldrüsenbefall günstige Prognose.

Metastasen in Speicheldrüsen

Selten sind Fernmetastasen von fortgeschrittenen Malignomen in der Parotis zu finden (z. B. Bronchus, Niere, Mamma). Häufiger sind Lymphknotenmetastasen von Hautmalignomen (Plattenepithelkarzinome, Melanome) der Ohr-, Schläfen-, Wangen- und Augenregion. Des Weiteren sind Malignome im oberen Aerodigestivtrakt für Lymphknotenmetastasen im Kieferwinkel- und Submandibularisbereich verantwortlich und können primäre Speicheldrüsentumoren vortäuschen.

Therapie

Indiziert ist die adäquate Therapie des Primärtumors; das lokale Vorgehen an der Speicheldrüse sollte in Abhängigkeit von der Histologie und vom Staging entsprechend der primären Speicheldrüsenmalignome erfolgen.

Prognose

Abhängig vom Primärtumor.

Verletzungen

Speichelgangverletzungen, Speicheldrüsenverletzungen

Speichelgang- und Speicheldrüsenparenchymverletzungen können iatrogen bei Operationen sowie bei Unfällen (häufiger) auftreten.

Therapie

End-zu-End-Anastomose: Reparative Eingriffe sind nur bei Verletzungen des Hauptausführungsganges der Gl. parotis erforderlich. Über einem eingelegten dünnen Silikonkatheter wird die End-zu-End-Anastomose der beiden Gangteile vorgenommen.
Marsupialisation: Bei Verletzung des Ausführungsgangs der Gl. submandibularis erfolgt eine Marsupialisation.
Bei ausgeprägten Drüsenparenchymzerstörungen sollte je nach Situation eine laterale oder totale Parotidektomie bzw. eine Submandibulektomie durchgeführt werden (s. Meth. 14.6-1, S. 320).
Bei zusätzlichen Nervenverletzungen ist die Sofort- bzw. Frühversorgung eines geschädigten Nervs (Gl. parotis: N. facialis [s. Kap. 14.2, S. 228]; Gl. sublingualis: N. lingualis, N. hypoglossus) erforderlich.

Prognose

Gangstenosen und Speichelfisteln sind möglich, ebenso bleibende Paresen.

Speichelfisteln

Speichelfisteln treten zumeist postoperativ, aber auch posttraumatisch an der Gl. parotis und seltener der Gl. submandibularis auf. Parenchymfisteln verschließen sich zumeist spontan. Bei Speichelgangfisteln ist eine spontane Heilung nicht zu erwarten.

Therapie

Empfohlen wird ein Druckverband für eine Woche und die antibiotische Behandlung mit Amoxicillin/Sulbactam (z. B. Unacid®, Amoclav® oral) zur Vermeidung einer Superinfektion. Behandlungsversuche mit BOTOX® werden diskutiert (Injektion in Drüsengewebe). Bei Persistenz erfolgt (falls noch möglich) die operative Entfernung von Drüsen(rest)gewebe als laterale oder totale Parotidektomie unter Schonung des N. facialis bzw. als Submandibulektomie (s. Meth. 14.6-1, S. 320). Medikamentöse Verfahren (z. B. Parasympatholytika) sind unsicher und nicht zu empfehlen. Bei Versagen der operativen Therapie wird im höheren Lebensalter Radiatio mit 15 Gy und anschließende Sekundärnaht der Haut empfohlen.

Prognose
Gut. Geduld ist notwendig bei Patient und Therapeut.

Speichelgangstenose

Speichelgangstenosen können posttraumatisch, nach Entzündungen und auch iatrogen entstehen. In der Folge treten rezidivierende, zum Teil purulente Sialadenitiden (s. Abschn. Entzündungen, S. 316) auf.

Therapie
Sialagoga (s. Abschn. Entzündungen, S. 316), bei wiederholten Beschwerden ist eine Gangschlitzung indiziert, gegebenenfalls mit Marsupialisation des Ganges. Bei Steinleiden und bei rezidivierenden eitrigen Speicheldrüsenentzündungen s. Abschn. Entzündungen, S. 316. In schweren Fällen muss gegebenenfalls die betroffene Speicheldrüse entfernt werden (s. Meth. 14.6-1, S. 320).

Freysches Syndrom (aurikulotemporales Syndrom, „gustatorisches Schwitzen")

Beim Freyschen Syndrom handelt es sich um eine nach einer Parotidektomie, aber auch nach Verletzung der Parotis auftretende harmlose Schweißsekretion und Hautrötung im präaurikulären Wangenbereich während und nach dem Essen. Pathogenetische Grundlage ist die fehlgerichtete Regeneration postganglionärer parasympathischer Nervenfasern, die Anschluss an Schweißdrüsen versorgende sympathische Nervenfasern finden.

Therapie
Botulinumtoxin-Injektionen (z. B. BOTOX®, Dysport®) subkutan in das betroffene Areal führen zu einer zuverlässigen mehrmonatigen Suppression.
Alternativen: Auftragen von Aluminiumchlorid ($AlCl_3$) in wässriger Lösung, z. B. $AlCl_3$-Lösung 15–20 %, 1–3 Stunden unter Okklusionsverband, alle 2–3 Wochen anzuwenden, oder $AlCl_3$ in Gelform (s. Rp. 14.6-2). Eine andere Möglichkeit ist das Auftragen von Skopolamin-Hyperbromid-Salbe 1–3 %, dabei werden jedoch systemische Wirkungen (Mundtrockenheit, Glaukomauslösung, Tachykardie) beobachtet.
Seltener wirksam ist die mikrochirurgische Durchtrennung des Plexus tympanicus über eine Tympanoskopie in örtlicher Betäubung oder die subkutane Faszien- oder Dura-(lyophilisierte Spenderdura-)einlage.

Prophylaxe
Als prophylaktische intraoperative Maßnahme kann bei der Parotidektomie ein Faszienlappen oder ein möglichst dicker Hautlappen über der Parotiskapsel gebildet werden.

Rp. 14.6-2 Aluminiumchlorid in Gelform

Aluminiumtrichlorid-Lösung	15 %
in Methylcellulose-Schleim	2 %
Tylose MH 300	1,0 g
$AlCl_3 \times 6\, H_2O$	7,5 g
	ad 50,0 g

DS: ½ Std. nach der Mahlzeit dünn auftragen.

Missbildungen

Anlagestörungen der Speicheldrüsen wie Aplasie, Hypoplasie, Dysplasie sind selten. Akzessorische Drüsenanteile, insbesondere im Bereich des Parotisausführungsganges, lassen sich gelegentlich bei der Sialographie darstellen. Aberrierende Speicheldrüsen sind in sämtlichen Hals- und Gesichtsregionen beschrieben (z. B. seitliche Halsregion, Mittelohr, Zahnfleisch, Zungenbasis, Tonsillenregion, Gaumen).

Therapie
Bei akzessorischen oder aberrierenden Speicheldrüsen: Bei Fistelbildung, Entzündung oder Tumorbildung Exstirpation als kausale Therapie sowie zur Diagnosesicherung unter Schonung benachbarter Strukturen (**Cave:** N. facialis!).

Speicheldrüsenzysten

Selten treten angeborene dysgenetische Zysten im Bereich der Parotis und des Mundbodens auf.
Die Ranula (Fröschleingeschwulst) des Mundbodens erscheint als schleimgefüllte Zyste des Ausführungsganges der Gl. sublingualis, häufig während oder nach der Pubertät auftretend. Sekundär entstandene Zysten wie Speichelgangzysten und Retentionsmukozelen können Speicheldrüsentumoren vortäuschen und betreffen oft ältere Menschen. Infektionen sind möglich. Häufig sind auch die kleinen Speicheldrüsen der Unterlippe oder des Gaumens betroffen. Eine Besonderheit bildet das Auftreten von Parotiszysten im Rahmen von AIDS.

Therapie
Operativ: Parotiszysten werden vollständig operativ entfernt, z. B. über eine laterale Parotidektomie (s. Meth. 14.6-1, S. 320). Mundbodenzysten werden lokal exzidiert. Bei einer Ranula muss die Zyste mitsamt der Gl. sublingualis (s. Meth. 14.6-1, S. 320) entfernt werden (**Cave:** N. lingualis!).

15 Sprech- und Sprachstörungen

D. Becker

Sprechstörungen (Störungen der Artikulation)

Dyslalie, Stammeln, phonetisch-phonologische Störung

Bei der Dyslalie fehlen einzelne Laute oder Lautverbindungen oder diese werden falsch gebildet bzw. durch andere ersetzt (partielles, multiples oder universelles Stammeln):

- **Mogilalie (z.B. Asigmatismus):** Der Konsonant „s" wird in diesem Fall nicht gebildet.
- **Paralalie:** Ein Laut wird durch einen anderen ersetzt, wobei entwicklungsphonetisch späte Laute durch frühere ersetzt werden.
- **Sigmatismus (Lispeln):** Es finden sich ein Sigmatismus interdentalis, addentalis oder lateralis.
- **Rhotazismus:** Fehlerhafte Bildung von „r" oder Ersatz von „r" durch andere Konsonanten.
- **Schetismus:** Fehlbildung des „sch"-Lautes und seiner Verbindungen.
- **Chitismus:** Fehlerhafte Aussprache des „ch"-Lautes.

Die genannten Störungsbilder gehören zu den häufigsten bei den Artikulationsstörungen.

Therapie

Überweisung zum Phoniater oder direkt zum Logopäden.
Bei leichteren Formen der Artikulationsstörungen: Logopädische Therapie, in Zusammenhang mit Elternberatung Spieltherapie, Familientherapie können indiziert sein. Etwa 20 Stunden logopädische Therapie sollten ausreichend für eine suffiziente Behandlung sein.

Prognose

Bei reinen Lautbildungsfehlern braucht vor dem 4. Lebensjahr nicht therapiert zu werden, da sie als physiologisch angesehen werden. Mit zunehmendem Alter der Kinder besteht Selbstheilungstendenz. Bei rechtzeitiger Therapie ist die Prognose gut.

15

Rhinophonie, Rhinolalie, Näseln (Sprechklang- und Artikulationsstörung)

Rhinophonia clausa, Rhinolalia clausa, geschlossenes Näseln, Hyporhinophonie

Es besteht eine mechanische oder funktionelle Verlegung der Nasenhaupthöhlen bzw. der Nasennebenhöhlen (Septumdeviation, Polyposis nasi, Traumatisierung des Gaumensegels, z.B. Velopharyngostenose). Kongenital kann auch eine Verlegung der Choane, also eine Choanalatresie, zu einem lebensbedrohlichen Zustand postpartal führen. Bei Kindern führt auch die vergrößerte Rachenmandel (adenoide Vegetation, „Polypen" genannt) sowie das sehr seltene juvenile Nasenrachenfibrom zu einer Hyporhinophonie.

Therapie

Bei anatomischer Ursache: Operation, z.B. Septumplastik, Nebenhöhlenoperationen, Muschelkaustik, Öffnung der Choanen, Adenotomie, Tumorexstirpation.
Bei funktioneller Hyporhinophonie: Logopädische Therapie, z.B. Stimmgebung bei gleichzeitiger Nasenatmung, Summübungen mit Vokalen.

Prognose

In Abhängigkeit von der Grunderkrankung zumeist gut.

Rhinophonia aperta, Rhinolalia aperta, offenes Näseln, Hyperrhinophonie

Es besteht eine übermäßige nasale Resonanz (z.B. Gießkannenklang) bei der Aussprache, die sowohl aufgrund organischer Veränderungen als auch durch habituelle oder psychogene Ursachen bedingt sein kann. Häufigste Ursachen sind jedoch die ein- und beidseitigen Spaltbildungen in vielfältiger Ausprägung.

Therapie

Therapie des Grundleidens, z.B. bei Spaltbildung die frühzeitige operative Sanierung initial, Anpassung einer Gaumenplatte, wenn der Spaltverschluss erst im 1. bzw. 2. Lebensjahr durchgeführt wird, in der Regel durch mund-kiefer-gesichts-chirurgische Intervention. Prä- und postoperativ ist immer eine interdisziplinäre Vor- und Nachsorge plus Rehabilitation sinnvoll (Kieferchirurgie, HNO, Phoniatrie, Logopädie etc.).
Therapie anderer Grundleiden, z.B. einer Gaumensegellähmung bei peripherer Nervenschädigung oder frühkindlichen bzw. anderen Hirnschädigungen. Bei funktionellen Störungen logopädische Therapie zumeist lohnend. Sehr selten plastisch-rekonstruktive Maßnahmen nach einer Tonsillektomie oder Adenotomie angezeigt.
Bei funktionellen Störungen ist nach wie vor die logopädische Therapie unter Beachtung der myofunktionellen Störungen (Mundmotorik, Zungenmotorik) indiziert.
Nach Tonsillektomie oder Adenotomie können sehr selten plastisch-rekonstruktive Maßnahmen angezeigt sein.

Prognose

Bei Kindern kann die interdisziplinäre Frühversorgung zu einer altersgerechten Sprachentwicklung ohne Residuen der Entwicklungsrückstände führen.

Rhinophonia mixta, Rhinolalia mixta, gemischtes Näseln

Die Ursachen von geschlossenem und offenem Näseln liegen in Kombination vor.

Therapie

Bei organisch bedingtem gemischtem Näseln: Hier ist Vorsicht bei einer operativen Intervention (z. B. Tonsillektomie, Adenotomie und Septumoperation) angezeigt, weil sich eine Reihe akustisch gegensätzlicher Eigenschaften aufheben und sich so nach Operation durch Narbenschrumpfung der Abstand zwischen Rachenhintergrund und Gaumensegel vergrößern kann.

Bei funktionellem gemischtem Näseln: Hier ist die logopädische Therapie angezeigt, deren Erfolg vor einer eventuell durchzuführenden Operation erst abgewartet werden muss.

Prognose

Gemischte Formen des Näselns sind deutlich schwerer zu diagnostizieren und zu therapieren. Eigene Erfahrungen zeigen, dass bei einer grundsätzlich günstigen Prognose hier eher Residuen der Sprechklangstörung zu erwarten sind.

Palatolalie (Rhinoglossie, Gaumenspaltensprache)

In der 5. bis 6. Embryonalwoche entstehen die verschiedenen Formen der Lippen-Kiefer-Gaumen-Spalte. Es werden totale, subtotale und submuköse Gaumenspalten, getrennt oder im Verein mit partiellen oder totalen Velumspalten, beschrieben (s. Kap. 14.5, Abschn. Missbildungen, S. 314).

Therapie

Wie bei Hyperrhinophonie, zumeist ist eine plastisch-operative Rekonstruktion notwendig (s. o.). Danach erfolgt eine oft mehrjährige phoniatrisch-logopädische Betreuung.

Therapie bei Gaumenspalten s. Kap. 14.5, Abschn. Missbildungen, S. 314.

Prognose

In Abhängigkeit vom Grad der Missbildung zufriedenstellende bis sehr gute Therapieergebnisse.

Redeflussstörungen

Poltern (Tachyphemie, Tumultus sermonis)

Beim Poltern handelt es sich um eine unbeherrschte, überstürzte und undeutliche Sprechweise. Die Gründe liegen zumeist in familiärer Sprachschwäche oder in psychosomatischen Erkrankungen der Persönlichkeit.

Physiologisch betrachtet gibt es im Stimmorgan, in der Sprechmechanik sowie in der neuronalen Sprachbildung keine echte nachweisbare Pathologie. Am ehesten sind integrative Prozesse zwischen sprachlich gewichteten Denkprozessen und sensomotorischer Verarbeitung bereits in der frühkindlichen Entwicklung gestört.

Therapie

Bereits vor dem 3. Lebensjahr ist eine neuropädiatrisch/sozialpädiatrische Diagnostik mit motoskopischen Elementen und Analyse der Sprachentwicklungselemente sinnvoll. Hieraus ergibt sich eine möglichst frühe Therapieeinleitung, sodass interdisziplinär mit Frühförderung (heilpädagogische Maßnahmen sowie Krankengymnastik und vorsprachlich motopädische Übungstherapien) auf eine dann ab dem 3. Lebensjahr logopädische Therapie hingearbeitet werden kann. Wurde ein hirnorganischer Schaden durch EEG und bildgebende Verfahren ausgeschlossen und besteht eine nur geringe Symptomatik (z. B. inkonstant), kann auch bis zum Alter von 3 Jahren mit der Therapieeinleitung gewartet werden.

Bei Fortbestehen und Verschlimmerung nach dem 3. Lebensjahr ist die Einleitung einer phoniatrisch/logopädischen Betreuung mit Schulung der auditiven Aufmerksamkeit sowie Förderung der typischen Inhalte der logopädischen Sprech- und Sprachtherapie erforderlich.

Prognose

Bei Kindern: Liegt zusätzlich eine verzögerte Sprachentwicklung (SES) vor, ist das Poltern bis zum 4. Lebensjahr als physiologisch zu betrachten, bedarf aber dennoch der frühen Intervention, um die günstige Sprachentwicklung des Kindes nicht dem Zufall zu überlassen.

Bei Vorliegen einer Sprachentwicklungsstörung (SES) wird die Poltertherapie im Rahmen der SES-Therapie durchgeführt und hat bei nicht zentral bedingten Schäden eine eher günstige Prognose. Bei spätem Therapieeinsatz oder nach Abschluss der Sprachentwicklung nach dem 7. Lebensjahr bleibt das Poltern meist bis ins Erwachsenenalter unverändert und nur wenig beeinflussbar bestehen.

Stottern (Balbuties, Dysphemie, Laloneurose)

Beim Stottern zeigt sich eine oft situationsabhängige, willensunabhängige Redeflussstörung (z. B. extrapyramidal motorische Dyskinesie). Bei Kindern liegt häufig eine familiäre Ursache vor. Dabei werden Wiederholungen als klonisches Stottern, angespanntes, wortloses Verharren in der Artikulation als tonisches Stottern bezeichnet.

Entwicklungsbedingtes Stottern (Sprechunflüssigkeiten) kommen bei der kindlichen Sprachentwicklung häufig vor. Man nimmt an, dass bei ca. 80 % der Kinder im Alter von 2 bis 4 Jahren eine solche Problematik auftritt.

Wichtig zu wissen ist, dass disponierende Bedingungen (z. B. familiärer Sprachschwächetypus), dann auslösende Bedingungen (z. B. im Alter zwischen 2 und 4 Jahren) und schließlich chronifizierende Bedingungen in ihrer Gesamtheit als Entstehungsmechanismus des Stotterns betrachtet werden müssen.

Tab. 15-1 Therapie bei erwachsenen Stotterern.

- Atem-, Stimm- und Sprechtherapie
- taktierende und rhythmisierende Methoden (Sprachübungen nach Gutzmann, Unisono-Methode nach Liebmann etc.)
- biokybernetische Verfahren
- Verhaltenstherapie, Psychotherapie
- Entspannungstechniken, z. B. autogenes Training
- Therapie nach van Riper (Elemente aus Psychotherapie, Verhaltenstherapie, Atemtechnik etc.)
- Einhalten der Grundposition der „Non-avoidance"-Ansätze (Shames 1980; van Riper 1986)

Therapie

Erwachsenenbehandlung: In der kausalen Therapie stehen Therapieformen wie autogenes Training, Verhaltenstherapie und andere psychotherapeutische Verfahren im Vordergrund (Tab. 15-1). Eine reine symptomatische Behandlung, die primär Einfluss auf Atmung, Phonation und Artikulation nimmt, wird in dieser Form heute nicht mehr durchgeführt, sondern es wird grundsätzlich mit komplexen Therapieansätzen (Bausteinprinzip) gearbeitet. Es werden dabei Entspannungsverfahren mit Sprechtechniken kombiniert, Atemschulung wird verbunden mit psychotherapeutischen Verfahren, sodass für den zuweisenden Arzt oft kein Überblick über das Procedere zu erlangen ist. Es empfiehlt sich daher, die Überweisung des Patienten immer zu einem erfahrenen Therapeuten der Wahl vorzunehmen.

Bei Kindern: Bei beginnendem kindlichem Stottern ist in der Einleitung isolierter therapeutischer Maßnahmen Zurückhaltung geboten. Eine frühe Überweisung zum Phoniater bzw. zum Logopäden ist sinnvoll. Von hier aus erfolgt die Einleitung einer Elternberatung, Eltern-Kind-Therapie und anderer Maßnahmen. Eine negative elterliche Reaktion auf Stotterersymptome (z. B. Verunsicherung, Fehlbewertung, Besorgnis und Kritik am Kind) verstärken unter Umständen die Symptome und führen zu Chronifizierung (Friedrich et al. Phoniatrie und Pädaudiologie. 3. Aufl. Bern: Hans Huber 2004).

Eine Eingliederung in einen Sprachheilkindergarten ist nur bei gleichzeitig bestehender komplexer Sprachentwicklungsstörung angezeigt.

Prognose

Unverändert uneinheitlich.

15

Sprachstörungen

Sprachentwicklungsverzögerung (SEV), Sprachentwicklungsstörung (SES)

Zum Ausschluss einer Schwerhörigkeit (s. Kap. 10, S. 167) sollte das Kind in jedem Alter unverzüglich dem phoniatrisch-pädaudiologischen Arzt vorgestellt werden.

Bei gesicherter Normalhörigkeit kann die Grenze zwischen normaler und gestörter Sprachentwicklung aufgrund individuell-konstitutioneller und -emotionaler Faktoren nicht genau gezogen werden. Wichtig ist daher die weitere phoniatrisch-pädaudiologische Diagnostik:

Ist das Kind nach dem 2. Lebensjahr in der Sprachentwicklung mehr als 6 Monate im Rückstand oder können mit dem 18. Lebensmonat noch nicht etwa 10 Wörter („Babysprache" ist erlaubt) verständlich und sinnfällig gesprochen werden, so ist die Indikation für eine kontinuierliche Betreuung gegeben. Der Oberbegriff Sprachentwicklungsstörung unterscheidet sich in den Begriff Sprachentwicklungsbehinderung als eine Entwicklungsstörung der Sprache, bei der ein Hirnschaden vorliegt. Dieser Hirnschaden ist in der Regel deutlich vor Abschluss der Sprachentwicklung aufgetreten. Des Weiteren wird der Begriff Sprachentwicklungsverzögerung oft als Synonym für eine Sprachentwicklungsstörung ohne Hirnschädigung benutzt, wobei es sich hierbei um die Kinder handelt, die einfach nur einen verspäteten Sprechbeginn haben. Etwas die Hälfte dieser Kinder holt ihre Defizite bis zum 3. Lebensjahr wieder ein und hat dann eine normale Sprachentwicklung. In der Fachliteratur werden diese sprachgestörten Kinder als „Latetalker" bezeichnet; die Kinder, die sich dann später gesamtheitlich normal entwickeln, also erst mit dem 4. bzw. 5. Lebensjahr eine normale Gesamtentwicklungsleistung erzielen, nennt man „Latebloomer".

Therapie

Bei Schwerhörigkeit: Sofortige Therapie der Hörstörung, je nach Ursache der Schwerhörigkeit (s. Kap. 10, S. 167).

Bei Normalhörigkeit: Durch den Phoniater wird die Sprachentwicklungsverzögerung (SEV/SES) klassifiziert und ein individueller Behandlungsplan aufgestellt. Zumeist erfolgt eine ambulante logopädische Therapie und/oder eine Förderung im Sprachheilkindergarten (bei Persistenz der Störung im weiteren Verlauf).

Im Kleinkindesalter, in Abhängigkeit von weiteren neuropädiatrischen oder sozialpädiatrischen Untersuchungsergebnissen, stehen entsprechend die Förderung der auditiven, visuellen und taktilen Wahrnehmungskompetenzen auf dem Behandlungsplan.

Im frühen Kindesalter ist eine motopädische, ergotherapeutische und je nach Befund auch krankengymnastische Betreuung eine vorsprachliche Förderung. Die Behandlung

des verbalen Bereichs folgt frühestens ab dem 2. bzw. 3. Lebensjahr.
Besteht eine Form der Sprachentwicklungsstörung **noch im Schulalter,** kann die Einschulung in eine Sprachheilschule erforderlich sein. Bei Normalisierung der Sprachstörung ist zu jedem Zeitpunkt im Verlauf der Schulkarriere ein direkter Übergang in die Regelschule (Realschule, Gymnasium etc.) möglich.
Die kontinuierliche Beratung und Anleitung der Eltern oder anderer wesentlicher Bezugspersonen des Kindes sind stets obligater Bestandteil des Therapieplanes.

Prognose

Die Prognose ist zumeist günstig. In Abhängigkeit von der Ausprägung der begleitenden Symptomatik (Wortschatzdefizit, Dysgrammatismus und Dyslalie) ist mit einer mehr oder minder langwierigen Therapie zu rechnen.

Sprachstörungen bei psychiatrischen Krankheitsbildern

Psychosen

Bei Psychosen sind Stimmgebung und Prosodie gestört, der Satzbau zerfällt und die Wortbedeutung wird aufgehoben. Es bestehen Neologismen. Mitunter herrscht ein unverständliches Wortsilbengemisch.

Therapie

Endogene Psychose/Schizophrenie: Diese sind primär psychiatrisch, medikamentös oder/und psychotherapeutisch zu behandeln. Bei erfolgreicher Therapie kommt es oft zur Auflösung oder deutlichen Verbesserung der sprachlichen Probleme. Eine logopädische Therapie ist nur unter interdisziplinärer Absprache durchführbar.
Autismus/frühkindlicher Autismus (Kanner-Syndrom): Ein Autismus beginnt bereits im Säuglingsalter. Zeichen sind fehlender Blickkontakt, kein primäres Lächeln, Ablehnung von Zuwendung und deutliche Sprachentwicklungsbehinderung. Zur Behandlung bieten sich umfangreiche interdisziplinäre neuropädiatrische/sozialpädiatrische Therapieverfahren (motopädische Therapie, Krankengymnastik, logopädische Therapie) im Nachklang von heilpädagogischen und Frühfördermaßnahmen an.

Prognose

Zumeist ungünstig. Bei autistischer Psychopathie (Asperger-Syndrom) entwickeln sich die Kinder sprachlich und intellektuell zunächst unauffällig, verfallen aber im Laufe der kindlichen und pubertären Entwicklung immer mehr in Isolation und werden mental und kommunikativ auffällig. Bei guter bis überdurchschnittlicher Intelligenz muss mittels heilpädagogischer und psychologischer Maßnahmen die mangelnde kommunikative Funktion der Sprache optimiert werden. Intensive kinder- und jugendbegleitende Maßnahmen sind erforderlich. Die gesellschaftliche Integration kann gelingen, wenn auf die individuellen Merkmale Rücksicht genommen wird.

Aphasie, Dysaphasie (zentral verursachte Sprachstörungen)

Infolge eines hirnorganischen Prozesses besteht ein völliger (aphasisch) oder partieller (dysphasisch) Verlust der bereits ausgebildeten Sprache. Es wird zwischen motorischer, sensorischer und amnestischer sowie globaler Aphasie in verschiedenen Ausprägungsformen unterschieden.

Therapie

Behandlung der Grundkrankheit.
Rehabilitation: Nach allgemeinen Grundsätzen wird eine Rehabilitationsarbeit in drei Grundphasen unterschieden:

- **Erholungsphase** (unmittelbar nach Erkrankung); *akute Therapie*: täglich, logopädische Aufklärung von Personal und Angehörigen etc.; *postakute Therapie*: bis zu 2 Jahren; *chronische Therapie*: auch noch nach 2 Jahren.
- Logopädische Therapie, Physiotherapie und Beschäftigungstherapie.
- Soziotherapie und gesellschaftliche Reintegration.

Verschiedene Therapiemethoden (z. B. Stimulationsmethoden nach Wepmann u. Schuell, Deblockierungsmethode nach Weigl sowie Language-Master und Musiktherapie) zur Behandlung der Aphasie werden nach Maßgabe von Phoniater, Neurologe und Psychologe festgelegt.

Prognose

Die Prognose ist stark abhängig von der Läsionsausdehnung und von zeitlichen Faktoren.

Dysglossien, Dysarthrie (peripher verursachte Sprachstörungen)

Bei den Dysglossien besteht infolge einer Schädigung an bestimmten Hirnnerven mit konsekutiver Lähmung und Muskelatrophie eine Störung der Aussprache. Mitunter wird auch der Begriff „Dysarthrie“ verwendet.

Therapie

Indiziert ist die Überweisung zum Phoniater: Nach ärztlicher Maßgabe wird die logopädische Übungsbehandlung festgelegt, z. B. visuelle Übungen mit einem Spiegel, da der Patient über keine kinästhetische Kontrolle verfügt, oder Übungen für die Zungenbeweglichkeit (Konsonanten- und Vokalbildung).
Bei peripheren Lähmungen ist eine Elektrotherapie möglich (z. B. Stimulation des N. hypoglossus: Anode oberhalb des Zungenbeinhorns, Kathode, zweikanalig, unter die Zunge). Gleichzeitig werden Bewegungsübungen durchgeführt.

16 Erkrankungen des Pharynx

Hyperplasien

W. Gstöttner und H.-P. Zenner

Adenoide, Rachenmandelhyperplasie

Adenoide Vegetationen sind lymphoepitheliales Gewebe im Nasen-Rachen-Raum mit physiologischer Abwehrfunktion. Bei Verlegung des Nasen-Rachen-Raumes und Komplikationen wie behinderter Nasenatmung, Ronchopathie, OSAS (obstruktives Schlafapnoe-Syndrom), Seromukotympanon und rezidivierenden Infekten ist die Adenotomie indiziert.

Therapie

Adenotomie: Die Adenotomie wird am hängenden Kopf (Abb. 16-1) durchgeführt, um eine Blutaspiration bei gegebenenfalls nicht geblocktem Tubus zu vermeiden (s. Patienteninformation „Adenotomie, Parazentese, Paukendrainage"). Operiert wird meist im Kindesalter, nach der Pubertät bilden sich die Adenoide zurück. Fremdgewebe im Epipharynx bei Erwachsenen muss zwingend histologisch abgeklärt werden.

Postoperative Nachsorge s. Meth. 16-1, S. 334.

Bei OSAS (s. S. 354) ist postoperativ eine stationäre Überwachung in einem Überwachungsraum indiziert.

Das Vorliegen von Gaumenspalten einschließlich submuköser Gaumenspalten (ob operativ verschlossen oder nicht) ist eine relative Kontraindikation. Ein präoperatives phoniatrisches Konzil zur Frage der Indikation und speziellen Operationstechnik (z. B. laterale Adenotomie) ist zwingend erforderlich.

Postoperative Komplikationen: Nachblutungen sind häufig durch Adenoidreste bedingt und erfordern eine sofortige Revision mit Readenotomie. Extrem selten sind Verletzungen der Tubenöffnungen und Schäden der HWS.

Rhinolalie: Bei bleibender Rhinolalie kann ein logopädischer Therapieversuch unternommen werden. Nicht selten ist sie auf eine schmerzbedingte Schonhaltung zurückzuführen, die das Kind nach Ausheilung beibehält.

16

Prognose

Adenotomie: Nach einer Adenotomie ist die Prognose gut. Zumeist tritt eine sofortige Besserung des Allgemeinzustandes bis hin zum Verschwinden der Komplikationen auf. Rezidive sind bei Kleinkindern möglich und machen bei erneutem Auftreten von Komplikationen die Readenotomie erforderlich.

Extrem selten sind Verletzungen der Tubenöffnungen und Schäden der HWS.

Postoperative Blutungen und Aspiration: Diese sind sehr selten und fast immer auf zurückgebliebenes adenoides Gewebe zurückzuführen. Eine Nachblutung ist an häufigen Schluckbewegungen des Kindes erkennbar, nur selten an einer Hämoptoe. Die beste Kontrolle ist eine routinemäßige postoperative Racheninspektion. Als weitere Therapiekomplikation tritt selten eine Rhinolalie auf. Sie ist fast immer vorübergehend. Eine **erhöhte Rhinolaliegefahr** besteht bei einer Gaumenspalte einschließlich einer submukösen Gaumenspalte (Gaumen austasten).

Ohne Therapie oder bei konservativer Therapie ohne Adenotomie: Es droht eine schwerwiegende Sprachentwicklungsstörung als Folge einer Schallleitungsschwerhörigkeit mit späterer Benachteiligung in der Schule aufgrund der Sprach- und Hörstörung. Fehleinschulungen in eine Sonderschule sind beschrieben. Die **Schallleitungsschwerhörigkeit** ist Folge der adenoidinduzierten Tubenventilationsstörung, welche kurzfristig zu einem Seromukotympanon (s. Kap. 10, S. 166), bei längerer Dauer zu seiner bindegewebigen Organisation mit Residuen und Trommelfelladhäsionen führt. Ein Übergang in eine chronische Mittelohrentzündung ist möglich (s. Kap. 8, Abschn. Entzündungen, S. 95, und Kap. 10, S. 166). Es können häufig akute Mittelohrentzündungen mit Fieber, Bettlägerigkeit und Schulunfähigkeit auftreten. Möglich ist auch eine **Pseudodemenz** mit schlechten Leistungen in der Schule durch Schlafhypoxie und Hyperkapnie sowie durch häufige Schlafunterbrechungen mit nachfolgender Müdigkeit und Apathie oder auch kompensatorischem hyperaktivem Verhalten (sog. „verhaltensgestörtes" Kind) tagsüber in der Schule.

Beim Kleinkind kann eine Ernährungsbehinderung auftreten. Anders als Erwachsene atmen Säuglinge und Kleinkinder während der Nahrungsaufnahme durch die Nase. Bei insuffizienter Nasenatmung erfolgt eine Mundatmung zuungunsten der Nahrungsaufnahme. Die Eltern beobachten daher Appetitlosigkeit und Gedeihstörungen. Darüber hinaus ist die Ausbildung eines kindlichen OSAS (s. S. 354) möglich.

Entzündungen der abhängigen, in der Belüftung gestörten Organe sind neben der Erkrankung des Ohrs häufig. Es können eine chronisch eitrige Rhinitis, Sinusitis (s. Kap. 14.4, Abschn. Entzündungen, S. 274), Laryngitis (s. Kap. 17, Abschn. Entzündungen, Laryngopathien, S. 368), Tracheitis (s. Kap. 18, Abschn. Entzündungen, S. 400) und/oder Bronchitis auftreten. Bei lang dauernder erzwungener Mundatmung sind ein Fehlwachstum des Oberkiefers und Zahnstellungsanomalien beschrieben, da der für die korrekte Kieferentwicklung erforderliche Kontakt zwischen Ober- und Unterkiefer durch die ständige Mundatmung unterbrochen wird.

@ Patienteninformation „Adenotomie, Parazentese, Paukendrainage"

Entfernung der Rachenmandel mit sogenannter Paukendrainage (Adenotomie, volkstümlich auch: Polypenentfernung im Kindesalter): Eine vergrößerte Rachenmandel sitzt hinter der Nase und führt bei Kindern zu vielfachen Störungen wie Mundatmung, Dauerschnupfen, Mittelohrentzündungen, Appetitlosigkeit, unruhigem Schlaf oder fehlerhafter Zahn- und Kieferstellung.

▼

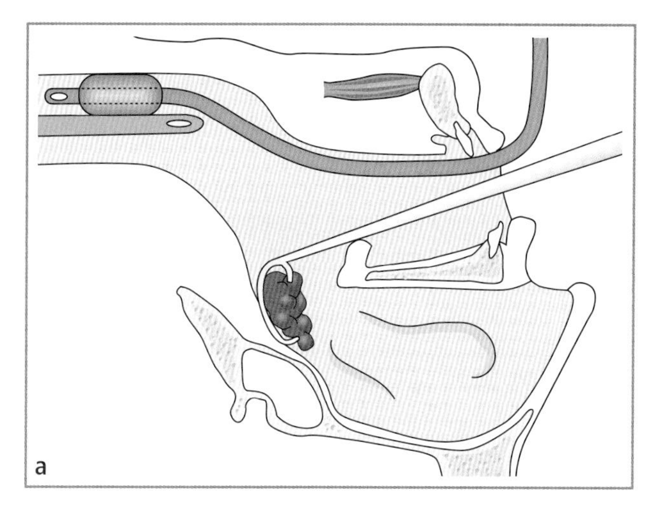

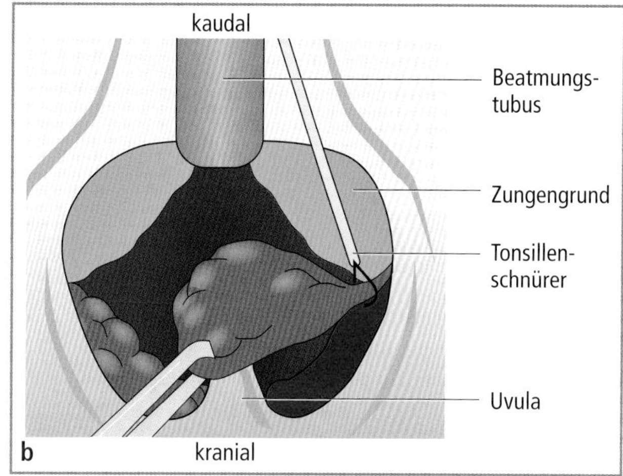

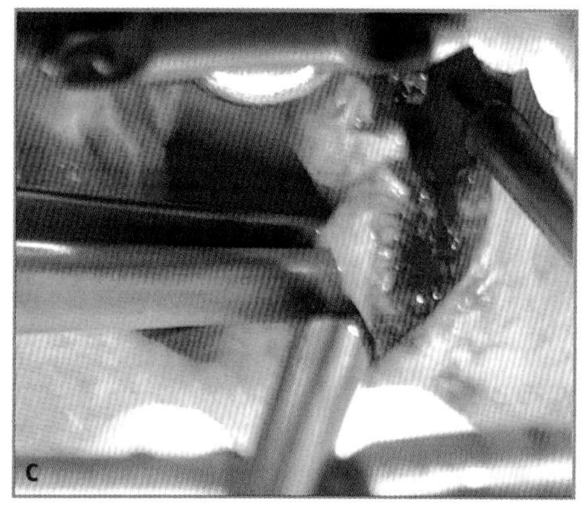

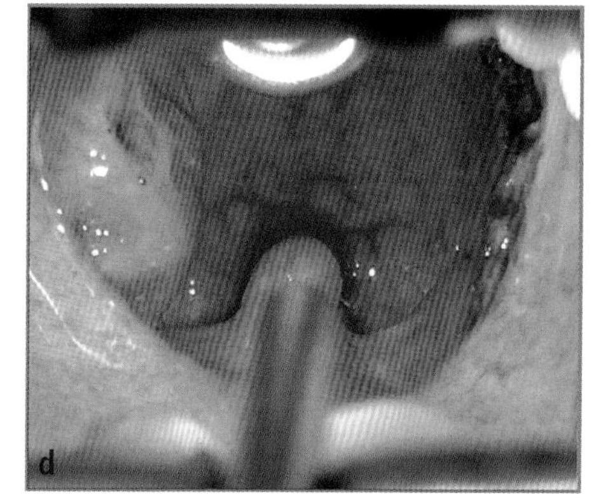

Abb. 16-1 Adenotomie, Tonsillektomie und Tonsillotomie. **a** Adenotomie mit Beckmann-Messer. **b** Tonsillektomie: Nach extrakapsulärer Lösung der Tonsille Abtragung mit der Schlinge am Übergang zum Zungengrund. **c** Tonsillotomie: Der ins Pharynxlumen hineinragende Anteil der Tonsille wird von der Resttonsille abgelöst. **d** Resttonsille bei Ende einer Tonsillotomie. Alle Eingriffe erfolgen am hängenden Kopf, um eine Blutaspiration zu vermeiden.

Die vergrößerte Rachenmandel wird in einer kurzen Narkose durch den geöffneten Mund des Kindes möglichst vollständig entfernt. Eine Nachblutung ist sehr selten und erfordert gegebenenfalls eine Nachoperation. Falls nach Entlassung eine Blutung auftreten sollte, müssen Sie mit dem Kind wieder die Klinik aufsuchen.

Paukendrainage: Eine große Rachenmandel stellt im Nasenrachen des Kindes eine Quelle immer wiederkehrender Infektionen dar. Da im Nasen-Rachen-Raum auch eine offene Verbindung vom Mittelohr zum Rachen endet, die sogenannte Eustachische Röhre, kommt es häufig auf diesem Weg zu Entzündungen des Mittelohrs mit Sekretansammlungen hinter dem Trommelfell (sog. feuchter Tubenmittelohrkatarrh). Diese Flüssigkeit im Mittelohr (Paukenerguss) muss unbedingt abgelassen werden, da sie sonst eindickt und Narben in der Paukenhöhle bildet, aus denen dann eine chronische Mittelohrentzündung mit vielleicht bleibender Schwerhörigkeit entstehen kann. Um dies zu verhindern, wird ein kleiner Schnitt ins Trommelfell gemacht, in den für einige Wochen ein Goldröhrchen eingelegt wird (= Paukendrainage), was praktisch keinerlei Beschwerden verursacht.

Eine Verletzung der Gehörknöchelchenkette ist dabei unwahrscheinlich. In vielen Fällen stößt sich dieses Röhrchen von selbst in den äußeren Gehörgang ab; andernfalls wird das Drainageröhrchen in einer Kurznarkose ambulant wieder entfernt. Das Trommelfell verschließt sich danach fast immer spontan in wenigen Tagen. Während das Röhrchen im Trommelfell liegt, muss streng darauf geachtet werden, dass kein Wasser in den Gehörgang gelangt (Haare waschen usw.), da sonst eine akute Mittelohrentzündung entsteht.

Es versteht sich von selbst, dass die aufgeführten Eingriffe, falls erforderlich, in ein und derselben Sitzung vorgenommen werden. Nach der Operation sollte das Kind 5 Tage lang weiche Kost essen, unter Aufsicht sein und nicht herumtoben. Nach 5 Tagen darf es die Schule wieder besuchen, am Sport aber erst 2 Wochen nach der Operation wieder teilnehmen.

Falls Sie 4 Wochen nach der Operation feststellen, dass Ihr Kind noch „durch die Nase spricht", stellen Sie es bitte erneut vor. Es ist sehr wichtig, dass dann bestimmte Sprachübungen durchgeführt werden; andernfalls kann das sogenannte „Näseln" bestehen bleiben.
Außerdem ist darauf hinzuweisen, dass eine Impfung gegen Kinderlähmung (Polio-Schluckimpfung) nicht 2 Wochen vor und nach der Operation stattfinden sollte; bei sogenannten Lebendimpfungen (z.B. Masern, Mumps, Tuberkulose, Röteln) erhöht sich der genannte Zeitraum auf 4 Wochen vor und nach der Operation. Diese Angaben gelten nur für Impfungen, die bei vorausgegangenen Impfterminen außerhalb der genannten Zeiträume bereits einmal komplikationslos verlaufen sind.

Meth. 16-1 Nachbehandlung bei Adenotomie

Arbeitsunfähigkeit/Sport: Nach 1 Woche ist der Besuch des Kindergartens bzw. der Schule wieder möglich. Schulsport muss für 2 Wochen unterbleiben.
Nachblutung: Beim Auftreten einer Blutung aus Nase und/oder Mund erfolgt die sofortige Überweisung in die HNO-Abteilung.
Nachsorge: Eine routinemäßige Nachkontrolle findet am 8. postoperativen Tag statt, bei noch persistierender nasaler Schleimsekretion können Nasentropfen ordiniert werden (Rp. 16-1).
Bei weiter bestehender Mundatmung werden die Kinder zum Mundschließen angehalten.

Rp. 16-1 Nasentropfen

Silbereiweißacetyltannat	0,10
Otriven® 0,1 %	10,00
Aqua dest.	ad 20,00
D. S. Nasentropfen mit Pipette	

Tonsillenhyperplasie, Gaumenmandelhyperplasie

Große Tonsillen sind nur im Kleinkindesalter physiologisch. Sie tragen bis etwa zum 3., 4. Lebensjahr immunbiologisch vermutlich zur B-Zell-Reifung sowie zur Ausbildung des für die Schleimhaut zuständigen MALT („mucosa associated lymphoid tissue") bei. Dieses ist zuständig für die Formation und Auswanderung von Gedächtniszellen („memory cells") in benachbartes adenoides Gewebe (lymphatischer Rachenring), aus welchen später IgA-J$^+$-produzierende Immunzellen entstehen. IgA-J$^+$-Antikörper können in der Nasenschleimhaut an eine Sc-Kette (Sc = „secretory chain") gekoppelt und als funktionsfähige sekretorische IgA-Antikörper in das Nasenlumen zur Immunabwehr eindringender Antigene (z.B. nasale Zellprotektion gegen Influenza-Viren) abgegeben werden. Nach Ausreifung des B-Zell-Systems sowie nach Auswanderung der MALT-Gedächtniszellen haben die Gaumenmandeln keine Schlüsselfunktion mehr. Mit fortschreitendem Lebensalter (Einzelheiten s. Meth. 16-2, S. 335) kommt es zur Involution, klinisch an der massiven Verkleinerung zu erkennen.
Eine pathologische Hyperplasie, deren ausgeprägteste Form bei Berührung der Tonsillen in der Medianlinie vorliegt („kissing tonsils"), hat ein Atem- und Schluckhindernis zur Folge. Folgen können Gedeihstörung, obstruktive Dysphagie, obstruktive respiratorische Störungen, Schnarchen oder ein OSAS sein. Folge eines OSAS kann eine Pseudodemenz mit schlechten Schulleistungen durch Schlafhypoxie und Hyperkapnie sowie häufige Schlafunterbrechungen mit Müdigkeit und Apathie tagsüber in der Schule sein. Eine andere schulische Reaktionsform ist das sogenannte „verhaltensgestörte Schulkind", das tagsüber durch eine motorische Hyperaktivität zur Kompensation der nächtlichen Schlaf- und Atemstörung gekennzeichnet ist. Eine pathologische Hyperplasie der Gaumenmandel ist fast immer mit einer pathologischen Hyperplasie der Rachenmandel (Adenoide) verbunden.

Therapie

Tonsillektomie, eventuell Tonsillotomie: Bei Kindern kann man bis zum 6. bzw. 8. Lebensjahr unter bestimmten Bedingungen (entzündungsfreie Hyperplasie plus Zusatzindikation) statt einer Tonsillektomie auch eine Tonsillotomie durchführen. Die eingeschränkte Indikation zur Tonsillotomie einschließlich der zugrunde liegenden Immun- und Abszesshypothesen werden in Meth. 16-2 (S. 335) und Tabelle 16-1 dargestellt. Bei der Tonsillektomie wird die Tonsille vollständig, bei der Tonsillotomie partiell entfernt. Bei der Tonsillotomie erfolgt deshalb die Schnittführung durch die Tonsille unter Schonung des vorderen und hinteren Gaumenbogens. Die medialen hyperplastischen Tonsillenanteile werden entfernt, der lateral zwischen den Gaumenbögen liegende Tonsillenanteil bleibt erhalten (s. Abb. 16-1). Grundsätzlich werden die Tonsillotomie und die Tonsillektomie beidseits durchgeführt. Bei (extrem seltenem) Malignomverdacht kann ausnahmsweise eine einseitige Tonsillektomie in Betracht gezogen werden.
Bei älteren Kindern und Erwachsenen ist nur eine Tonsillektomie indiziert.
Epipharyngoskopie: Tonsillektomie und Tonsillotomie werden mit einer Nasopharyngoskopie kombiniert, sodass bei Adenoiden auch diese entfernt werden (Elterninformation, s. Meth. 16-2, S. 335, und Patienteninformation Tonsillektomie, S. 336).
Bei gleichzeitig bestehendem Paukenerguss s. Kap. 8, Abschn. Tubenventilationsstörungen, S. 88, und Kap. 10, S. 166.
Bei Gaumenspalten (korrigiert, nicht korrigiert oder submukös) und/oder Uvula bifida: Hier wird das operative Vorgehen in Zusammenarbeit mit dem Phoniater geplant.
Nach Operationen bei OSAS erfolgt die stationäre Nachsorge in einem Überwachungsraum.
Bei Gerinnungsstörungen: Vorrangig ist eine Ursachenabklärung der Gerinnungsstörung und gegebenenfalls eine

Tab. 16-1 Differenzialindikationen Tonsillektomie/Tonsillotomie.

Indikation	Tonsillektomie	Tonsillotomie
• chronische bzw. rezidivierende Tonsillitis	+	–
• Fokus (Chorea minor, Endokarditis, rheumatisches Fieber, Gelenkrheuma)	+	–
• akute, nekrotisierende bzw. obstruktive Tonsillitis (z. B. bei M. Pfeiffer)	+	–
• Peri- bzw. Paratonsillarabszess	+	–
• Tumor(-verdacht)	+	–
• Tonsillenhyperplasie mit obstruktiven Beschwerden (s. o.) bei Patienten älter als 6–8 Jahre	+	–
• Tonsillenhyperplasie mit obstruktiven Beschwerden (s. o.) bis zum 6.–8. Lebensjahr; Entscheidung zwischen beiden Methoden unter Berücksichtigung der Elternaufklärung (s. Meth. 16-2)	+	+

entsprechende Therapie. Bei entsprechender Indikation ist gegebenenfalls die Tonsillotomie einer Tonsillektomie vorzuziehen.

Nachblutungen: Die postoperative Blutungsrate bei Tonsillotomie ist geringer als nach Tonsillektomie. Zur Reduktion des Nachblutungsrisikos sind alternative Tonsillektomiemethoden in der Diskussion (s. Meth. 16-3, S. 342). Bei *kleineren Blutungen*: Eiskrawatte, Mundspülung mit Eiswasser (evtl. mit Privin®-Zusatz), Einsprühen mit Privin® 1:1000. Im Falle einer *stärkeren Nachblutung* erfolgt die Blutstillung mit der bipolaren Kaustik (vorher einsprühen mit 1:1-Gemisch aus Privin® 1:1000/Pantocain 2 %) oder es wird zunächst ein konservativer Versuch mit Umspritzen des Blutungsherdes mit Epinephrin (z. B. Xylocain® 1 %/-2 % mit Adrenalin 1:200 000 Injektionslösung) unternommen. Bei *starker Nachblutung* ist eine Revisionsoperation mit intraoperativer Koagulation oder Umstechung der blutenden Gefäße (**Cave**: atypischer Verlauf von A. carotis interna, A. maxillaris und A. lingualis) indiziert. Bei Persistenz einer *diffusen Blutung* wird zu deren Stillung ein Hämostyptikum (z. B. TABOTAMP) verwendet, über dem die Gaumenbögen verschlossen werden. Im Extremfall muss die A. carotis externa unterbunden werden. Postoperativ können Blutungen auftreten, insbesondere wenn das Tonsillengewebe nicht vollständig entfernt wurde.

Prognose

Ohne Operation einer pathologischen Gaumenmandelhyperplasie oder bei verlangsamter Rückbildung ist mit einer verzögerten Spontaninvolution im Verlauf eines Jahrzehntes zu rechnen. Die Folge ist ein mechanisches Atem- und Schluckhindernis mit Gedeihstörung.

Bei einer Tonsillotomie/Tonsillektomie bzw. zumeist Adenotonsillotomie/Adenotonsillektomie ist in der Regel eine auffällige Sofortbesserung des Allgemeinzustandes des Kindes mit einer Normalisierung des Appetits und nachfolgender Normalisierung der Körperentwicklung zu beobachten. Die Manifestationshäufigkeit von Infekten der oberen Luftwege wird gesenkt und entspricht der Infekthäufigkeit in einem Normalkollektiv.

Eine gelegentliche **Rhinolalie** kann durch eine ursprünglich durch den postoperativen Wundschmerz ausgelöste Schonhaltung des Gaumensegels ausgelöst werden. Sie ist fast immer vorübergehend. Bei mehrwöchigem Anhalten sollte ein Phoniater zur Frage der Übungstherapie hinzugezogen werden.

Meth. 16-2 Tonsillotomie

Neben der Tonsillektomie gehört heute auch die Tonsillotomie zum operativen Arsenal zahlreicher, aber nicht aller HNO-Chirurgen.

Immunhypothese: Vertreter der Tonsillotomie lassen sich von dem Gedanken der Tonsillen als immunkompetentes Organ des MALT („mucosa associated lymphoid tissue") leiten, die für die Ausbildung der humoralen (antikörperabhängigen) Immunantwort in den ersten Lebensjahren von Bedeutung sind. Die natürliche Involutionsatrophie der Tonsillen ist ein klinisches Zeichen, dass die Bedeutung für die Generation der humoralen Immunantwort allerdings zeitlich befristet ist. Vermutungen gehen daher davon aus, dass deren Einfluss nach dem 3. Lebensjahr zurückgeht, andererseits lassen sich jedoch Anstiege der Antikörperproduktion bis zum 10. Lebensjahr finden. Darauf beruhen Empfehlungen, vor dem 3. Lebensjahr keine Tonsillektomie durchzuführen, aber auch Überlegungen, Tonsillengewebe möglichst lange zu erhalten.

Abszesshypothese: Auf letzterer Überlegung beruht die Tonsillotomie, die es im Gegensatz zur Tonsillektomie erlaubt, die Tonsillen unter Erhalt von Tonsillengewebe zu verkleinern. Ablehnende Haltungen gegenüber der Tonsillotomie gehen vor allem von der Befürchtung aus, dass mit einer Tonsillotomie das Risiko eines späteren Peri- bzw. Paratonsillarabszesses erhöht würde.

Weder für die die Tonsillotomie stützende Immunhypothese noch für die die Tonsillotomie ablehnende Abszesshypothese gibt es prospektive klinische Langzeitstudien, die die jeweilige Auffassung klinisch stützen würden.

Indikationen: Nach Scherer ist eine Tonsillotomie beschränkt auf Kinder bis zum Alter von 6 bis 8 Jahren ▼

und bei diesen auf die Indikation „entzündungsfreie Tonsillenhyperplasie“, wenn **zusätzlich eine oder mehrere** der nachfolgenden Beschwerden bzw. Indikationen hinzukommen:

- Gedeihstörung,
- obstruktive Dysphagie,
- obstruktive respiratorische Störung,
- Schnarchen, OSAS (bei OSAS keine ambulante Therapie),
- Gerinnungsstörung,
- kraniofaziale Missbildungen.

Bei 4- bis 6-jährigen Kindern, die eine akute Tonsillitis/Jahr durchgemacht haben, kann im Intervall von entzündungsfreien Tonsillen ausgegangen werden, sodass im Falle einer Tonsillenhyperplasie mit oben genannten Beschwerden bzw. Indikationen eine Tonsillotomie angezeigt sein kann.

Gegenüber einer Tonsillektomie hat eine auf diese engen Indikationen beschränkte Tonsillotomie folgende medizinische Vorteile:

- reduziertes Nachblutungsrisiko,
- Schmerzreduktion,
- kürzerer stationärer Aufenthalt, ambulante Operation,
- Erhalt der Immunfunktion.

Kontraindikationen:

- Patienten älter als 6–8 Jahre: Bei Patienten mit Beschwerden und älter als 6–8 Jahre haben sich nach Scherer zumeist bereits erste Veränderungen einer chronischen Tonsillitis entwickelt, weshalb die Indikation zur Tonsillotomie in der Regel überschritten ist und im Falle einer OP-Indikation dann eine Tonsillektomie angezeigt ist;
- Tonsillenhyperplasie ohne Beschwerden;
- Zustand nach Tonsillitiden (Ausnahme: eine akute Tonsillitis/Jahr bis zum 4.–6. Lebensjahr);
- Entzündungen (einschl. pathologisch erhöhtem Antistreptolysintiter);
- Tumoren bzw. Tumorverdacht.

Operationsmethoden: Folgende Methoden stehen für eine Tonsillotomie zur Verfügung:

- Laser (CO_2, Nd-YAG, Dioden);
- Plasmakoagulation;
- Shaver;
- Tonsillotom;
- schneidende Hochfrequenz-(HF-)Koagulationsinstrumente (monopolar, bipolar, Radiofrequenzinstrumente).

Unter dem Hauptgesichtspunkt des Erhaltes einer tonsillären Immunkompetenz ist für die aufwendigen Verfahren wie Laser und Plasmakoagulation kein Vorteil gegenüber einfachen Operationsverfahren mittels Tonsillotom oder dem in Operationssälen häufig vorhandenen HF-„Messer“ zu erkennen. Letztere Verfahren sind damit ausreichend.

Elternaufklärung Tonsillotomie: Da für die Indikation zur Tonsillotomie grundsätzlich auch die Tonsillektomie infrage kommt, ist es ratsam, die Eltern stets über die Vor- und Nachteile beider Verfahren aufzuklären und ihnen die Entscheidung zu überlassen. Dies gilt auch dann, wenn der aufklärende Arzt nur eine der beiden Methoden vertritt und bei Elternwunsch gegebenenfalls den Patienten einem Arzt zuweist, der die jeweils andere Methodik vertritt.

Hyperplasie der Zungengrundtonsillen

Man sieht eine auffällige, zum Teil blumenkohlartige Auftreibung des Zungengrundes einseitig oder beidseitig, beim Kind symptomlos, beim Erwachsenen verbunden mit Globusgefühl, Schnarchen, Schlafapnoe-Syndrom (s. S. 354). Eine Hyperplasie der Zungengrundtonsillen tritt gehäuft bei behinderter Nasenatmung auf.

Therapie

Keine Therapie bei Symptomfreiheit.
Bei Beschwerden: Zungengrundtonsillektomie mittels Elektrokauterisation, Shaver, RF-Laser- oder Kryochirurgie.
Bei behinderter Nasenatmung: Behandlung der Nase (s. Kap. 14.3, Abschn. Entzündungen, Rhinopathien, S. 230).
Bei OSAS s. S. 354.
Siehe auch Patienteninformationen „Tonsillektomie (Entfernung der Gaumenmandeln)“ und „Verhaltensmaßregeln nach Mandeloperation (Tonsillektomie)“.

@ Patienteninformation „Tonsillektomie (Entfernung der Gaumenmandeln)“

Chronisch entzündete oder häufig kranke Mandeln sind ein ständiger Infektionsherd. In den tiefen Buchten der Mandeln bilden sich Eiterverhaltungen, die den Körper schwächen und andere Krankheiten hervorrufen können (z. B. Nierenentzündungen, Herzklappenentzündungen, Gelenkrheuma). Nachteile durch den Verlust der Mandeln entstehen nicht, da genügend ähnliches Gewebe an anderen Stellen des Körpers bleibt, das die Aufgabe der Gaumenmandeln übernimmt. Bei der Mandelausschälung werden die Mandeln vollständig entfernt. Auch bei sorgfältigster Operation können Nachblutungen auftreten. In einem solchen Fall sollten Sie sofort – auch nachts – den Arzt benachrichtigen. Häufiges Schlucken deutet auf eine solche Blutung hin.
Bis zur vollen Arbeitsfähigkeit (Schulfähigkeit) vergehen nach der Operation etwa 14 Tage. Da bei der Entlassung die Operationswunden noch nicht verheilt sind, können Sie noch einige Tage Schluck- und Ohrenschmerzen haben. Meiden Sie in dieser Zeit harte, heiße und saure Speisen, insbesondere ist der Genuss von frischem Obst (auch von Bananen) oder von Fruchtsäften untersagt. Falls es nach der Entlassung zu einer Blutung kommt,

16

setzen Sie sich mit Ihrem Arzt in Verbindung. Eventuell müssen Sie die Klinik wieder aufsuchen. Sehr selten kommt es nach der Operation zu länger anhaltenden Beschwerden beim Schlucken und Sprechen.
Außerdem ist darauf hinzuweisen, dass eine Impfung gegen Kinderlähmung (Polio-Schluckimpfung) nicht 2 Wochen vor und nach der Operation stattfinden sollte; für Mehrfachimpfungen und sogenannte Lebendimpfungen (z.B. Masern, Mumps, Tuberkulose, Röteln) erhöht sich der genannte Zeitraum auf 4 Wochen vor und nach der Operation. Diese Angaben gelten nur für Impfungen, die bei vorausgegangenen Impfterminen außerhalb der genannten Zeiträume bei Ihnen bereits einmal komplikationslos verlaufen sind.

@ **Patienteninformation „Verhaltensmaßregeln nach Mandeloperation (Tonsillektomie)"**

- **Essen:** Zu meiden sind scharf gewürzte, saure, heiße und harte Speisen. Keinen Fisch, keine Nüsse, kein Krokant, keine Bonbons. Frisches Obst (auch Bananen) wegen der Fruchtsäure meiden.
- **Trinken:** Keinen Bohnenkaffee oder Alkohol wegen der Kreislaufbelastung. Keine sauren und kohlensäurehaltigen Getränke, keine Fruchtsäfte.
- **Kein Nikotin.**
- Jede **körperliche Anstrengung vermeiden**, nicht schwer heben, nicht bücken, **kein Sonnenbad**. Auch lange Spaziergänge in praller Sonne sind zu meiden. Sport, Schulsport und Schwimmen sind 3 Wochen nach der Operation wieder erlaubt.
- **Verzichtet** werden muss außerdem auf ein **heißes Vollbad** sowie **Haarewaschen und Gurgeln**.
- Bei **anhaltendem Husten, Räusperzwang oder erschwertem Stuhlgang** sind entsprechende Medikamente angezeigt.

Die oben angeführten Verhaltensmaßregeln sollten mindestens bis zum 10. Tag, brauchen im Allgemeinen jedoch nicht länger als bis zum 14. Tag nach der Operation eingehalten zu werden.

Entzündungen

Akute Entzündungen

Akute Tonsillitis (Angina lacunaris, Angina tonsillaris)

Die akute Tonsillitis ist eine durch β-hämolysierende Streptokokken (seltener Pneumokokken, Staphylokokken, Haemophilus influenzae) induzierte Entzündung. Klinische Symptome sind beidseitige Rötung und Schwellung der Gaumentonsillen, verbunden mit gelben Stippchen, starke Halsschmerzen und hohe Temperaturen, eventuell auch Schüttelfrost.

Therapie

Antibiotische Behandlung: Penicillin (z.B. Penicillin V-ratiopharm® oder Isocillin® 1,0–1,5 Mega, 3 × 1 Tbl./d, bei Kindern z.B. Penicillin V-ratiopharm® TS Trockensaft; 1.–2. Lj.: 3- bis 4-mal ½ Messl./d, 2.–4. Lj.: 3- bis 4-mal 1 Messl./d, 4.–8. Lj.: 3 × 1–1½ Messl./d, 8.–12. Lj.: 3 × 1½–2 Messl./d; Tab. 16-2).
Bei Penicillin-Allergie: Erythromycin (z.B. Erythromycin-ratiopharm 500 Filmtabletten, 3 × 1 Tbl./d bis 3 × 2 Tbl./d, bei Kindern z.B. Erythromycin-Wolff®, Tagesdosis bis 8. Lj. 25–50 mg/kg KG in 3–4 Einzeldosen verabreichen), *alternativ* Clindamycin (Sobelin® Kapseln/-Granulat; Kinder 4. Wo.–14. Lj. 8–25 mg/kg KG/d in 3–4 Einzeldosen).
Bei Therapieresistenz (u.U. β-Laktamase bildende Begleitkeime): Umstellung auf Amoxicillin plus Clavulansäure (z.B. Augmentan®, 2 × 1 Tbl./d oder 3 × 1 Tabs/d, bei Kindern z.B. Augmentan®-Trockensaft, entsprechend Alter und KG dosiert) oder Clindamycin (Sobelin®-Kapseln/-Granulat) für Kinder 8–25 mg/kg KG in 3–4 Einzeldosen).
Bettruhe, Analgetikum, Antipyretikum (z.B. Paracetamol), weiche Kost, heiße Halswickel (z.B. Enelbin®).
Bei Atemnot durch Kehlkopfödem: Micronephrin-Spray, Micronephrin-Vernebler, Privin® einsprühen, beim Kind feuchte Kammer (Gitterbett mit feuchtem Tuch zuhängen). Nur im Notfall Intubation.

Prognose

In der Regel gut. Ohne Antibiotikatherapie (s. Tab. 16-2) Gefahr von Retrotonsillarabszess (s. Abschn. Tonsillogene Komplikationen, S. 344) und eitriger Parotitis (s. Kap. 14.6, Abschn. Entzündungen, S. 316) mit Gefahr von Halsphlegmone, Halsabszess, Thrombophlebitis der V. jugularis interna mit Sepsis sowie Mediastinitis (Lebensgefahr; s. Abschn. Tonsillogene Komplikationen, S. 344).
Weiterhin ist die Entstehung einer Orbitalphlegmone, Meningitis, Kavernosusthrombose, eines Hirnabszesses (s. Kap. 14.4, Abschn. Komplikationen bei Nasennebenhöhlenentzündungen, sinugene Komplikationen, S. 282) möglich. Darüber hinaus kann ein Begleitödem des Kehlkopfes mit Atemnot auftreten.

Epipharyngitis (Angina retronasalis)

Bei einer Epipharyngitis handelt es sich um eine Entzündung der Rachenmandel entsprechend der Angina lacunaris oder virogen.

Therapie

Bei bakterieller Entzündung wie bei Angina lacunaris.

Angina lingualis

Die Angina lingualis ist eine akute Entzündung der Zungengrundtonsillen. Ihre Entstehung entspricht der einer Angina lacunaris oder virogen.

Tab. 16-2 Antibiotikatherapie von Mund und Pharynx (nach: Federspil P et al. Antibiotikatherapie der Infektionen an Kopf und Hals. In: Ganzer U, Arnold W [Hrsg]. AWMF-Leitlinie HNO. 2004).

Diagnose	Häufigste Erreger	Mikrobiologische Diagnostik	Therapeutische Mittel der Wahl	Alternativen
Tonsillitis acuta	**Viren:** • Streptococcus pyogenes (bei Penicillinversagen u. a. an Haemophilus influenzae, Staphylococcus aureus denken)	bei Therapieversagen	• Penicillin V über 10 Tage *Bemerkung*: Cave bei Mononukleose, Aminopenicilline kontraindiziert	• Cephalosporin 1 (2) • Makrolid • Ketolid ab 12 Jahre • Clindamycin
Scharlach	• Streptococcus pyogenes	in unklaren Fällen	• Penicillin V über 10 Tage **bei Therapieversagen:** • Cephalosporin 1 (2) • Makrolid • Clindamycin	• Cephalosporin 1 • Makrolid • Clindamycin
Diphtherie	• Corynebacterium diphtheriae	zwingend erforderlich (Direktpräparat und Kultur)	• Penicillin G *Bemerkung*: Antitoxin bereits bei Verdacht! Krankenhauseinweisung, Isolierung, Verdacht meldepflichtig! Tonsillektomie bei den seltenen persistierenden Bakterienträgern	• Erythromycin
Erysipel	• Streptococcus pyogenes	bei unklarer Diagnose Blutkultur	• Penicillin G	• Cephalosporin 1 (2) • Clindamycin • Makrolid
Epiglottitis acuta	**Kinder:** • Haemophilus influenzae Typ B **Erwachsene:** • Streptokokken • Haemophilus influenzae Typ B • Staphylococcus aureus • Streptococcus pneumoniae	ggf. Blutkultur erforderlich	• Cefotaxim • Ceftriaxon *Bemerkung*: sofortige Krankenhauseinweisung in Intubationsbereitschaft	• Aminopenicillin + Betalaktamaseninhibitor • Cephalosporin 2 bei Nachweis von S. aureus
Sialadenitis	• Staphylococcus aureus • Streptokokken	empfehlenswert	• Cephalosporin 1 (2)	• Clindamycin • Aminopenicillin + Betalaktamaseninhibitor
Aktinomykose	• Actinomyces israelii (häufig mit Staphylococcus aureus und Anaerobiern kombiniert)	erforderlich	• Aminopenicillin + Betalaktamaseninhibitor • Penicillin G/V ± Metronidazol • Aminopenicillin ± Metronidazol *Bemerkung*: Therapiedauer mindestens 4 Wochen	• Clindamycin • Doxycyclin + Metronidazol
Plaut-Vincent-Angina	**aerob-anaerobe Mischinfektion:** • Fusobakterien, Treponemata	Direktpräparat	• Oralpenicillin *Bemerkung*: bei leichtem Verlauf lediglich Lokaltherapie	• Cephalosporin 1 (2) • Clindamycin
Mundbodenphlegmone (meist odontogen)	• Streptococcus pyogenes • Staphylococcus aureus • Anaerobier	erforderlich aus Wundsekret oder Eiter und möglichst Blutkultur bei fieberhafter Allgemeinreaktion	• Aminopenicillin + Betalaktamaseninhibitor i. v., ggf. + Aminoglykosid *Bemerkung*: Krankenhauseinweisung wegen Ausbreitungsrisiko und obligater chirurgischer Behandlung	• Clindamycin • i. v. Penicillin G + Metronidazol- • Cephalosporin 1/2 + Metronidazol, ggf. + Aminoglykosid • Imipenem

16

Therapie
Bei bakterieller Entzündung wie bei Angina lacunaris.

Prognose
Ein Begleitödem des Kehlkopfes mit Atemnot bis zur Erstickungsgefahr ist gehäuft möglich (s. Kap. 1.2, S. 5), ebenfalls kann ein Zungenabszess auftreten (s. Kap. 14.5, S. 292).

Pharyngitis lateralis (Seitenstrangangina)
Der Entstehungsmechanismus einer Pharyngitis lateralis verläuft wie bei Angina lacunaris. Sie ist gehäuft bei tonillektomierten Patienten zu beobachten.

Therapie
Wie bei Angina lacunaris.

Scharlachangina
Klinisches Symptom einer Scharlachangina ist eine durch β-hämolysierende Streptokokken der Gruppe A induzierte, düsterrote Schwellung der Gaumenmandel mit Himbeerzunge, Petechien (Rumpel-Leede-Test) und fleckigem Gaumenerythem.

Therapie
Antibiotische Behandlung: Penicillin (z. B. Penicillin V-ratiopharm® oder Isocillin® 1,0–1,5 Mega, 3 × 1 Tbl./d, bei Kindern z. B. Penicillin V-ratiopharm® TS Trockensaft; 1.–2. Lj.: 3- bis 4-mal ½ Messl./d, 2.–4. Lj.: 3- bis 4-mal 1 Messl./d, 4.–8. Lj.: 3 × 1–1½ Messl./d, 8.–12. Lj.: 3 × 1½–2 Messl./d; s. Tab. 16-2).
Bei Penicillin-Allergie: Erythromycin (z. B. Erythromycin-ratiopharm 500 Filmtabletten, 3 × 1 Tbl./d bis 3 × 2 Tbl./d, bei Kindern z. B. Erythromycin-Wolff®, Tagesdosis bis 8. Lj. 25–50 mg/kg KG in 3–4 Einzeldosen verabreichen), *alternativ* Clindamycin (Sobelin® Kapseln/-Granulat; Kinder 4. Wo.–14. Lj. 8–25 mg/kg KG/d in 3–4 Einzeldosen).
Bei Therapieresistenz (u. U. β-Laktamase bildende Begleitkeime): Umstellung auf Amoxicillin plus Clavulansäure (z. B. Augmentan®, 2 × 1 Tbl./d oder 3 × 1 Tabs/d, bei Kindern z. B. Augmentan®-Trockensaft, entsprechend Alter und KG dosiert) oder Clindamycin (Sobelin®-Kapseln/-Granulat) für Kinder 8–25 mg/kg KG in 3–4 Einzeldosen).
Bettruhe, Analgetikum, Antipyretikum (z. B. Paracetamol), weiche Kost, heiße Halswickel (z. B. Enelbin®).

Diphtherie
Klinische Symptome einer Diphtherie sind die durch Corynebacterium diphtheriae ausgelöste rote Schwellung der Tonsillen mit weißgrauen pseudomembranösen Belägen, Blutung bei Entfernung der Beläge und Acetonfötor. Der Befall des gesamten Rachens einschließlich Larynx und Nase ist möglich. Als akute Infektionskrankheit ist die Diphtherie bereits bei Krankheitsverdacht meldepflichtig. Nichterkrankte können Dauerausscheider sein.

Therapie
Antiserum: Bereits bei begründetem Verdacht Serum-Bank (zumeist im nächsten Krankenhaus der Maximalversorgung, z. B. internistische oder pädiatrische Infektionsabteilung) zur Abgabe von Antiserum anrufen. Zunächst Intrakutan- oder Konjunktivaltest zur Prüfung auf eine eventuelle Überempfindlichkeit. Die Dosierung erfolgt nach dem Schweregrad. In ausgewählten Fällen kann eine prophylaktische Gabe von 3000 i. m. angezeigt sein. Ansonsten 250–2000 IE/kg KG je nach Schwere des Falles teilweise i. v. teilweise i. m. unter antibiotischem Schutz.
Bei Diphtherie-Krupp 10 000 IE Gesamtdosis, Antibiose, Sedierung (z. B. Atosil®), feuchte Kammer.
Antibiotische Behandlung: Bettruhe, antiseptische Mundpflege (z. B. Hexoral®), Dampfinhalation. Penicillin (z. B. Penicillin V-ratiopharm® oder Isocillin® 1,0–1,5 Mega, 3 × 1 Tbl./d, bei Kindern z. B. Penicillin V-ratiopharm® TS Trockensaft. *Alternative*: Erythromycin.
Falls nicht möglich: Verlegung des Patienten in ein entsprechend ausgerüstetes Zentrum.
Keine Tonsillektomie bei Diphtheriekranken!
Ausnahmen:
- Bei Patienten mit Pseudomembranen, welche nicht über die Tonsillen hinausreichen, kann man zur Tonsillektomie raten (Herdsanierung).
- Bei den seltenen persistierenden Bakterienträgern (s. u.).

Bei Dauerausscheidern: Mehrfache Therapieversuche mit Antibiotika und lokalen Desinfizienzien. Bei frustraner Antibiotikabehandlung nicht erkrankter Dauerausscheider: Tonsillektomie und (bei Kindern) Adenotomie zur Teilentfernung infizierten Gewebes.

Prognose
Generalisierte toxische Diphtherie möglich mit Herz- und Kreislaufversagen, hämorrhagischer Nephritis, Nephrose, Stenose der Luftwege durch die pseudomembranösen Beläge mit Erstickungsgefahr (Krupp), Polyneuritis mit Gaumensegellähmung und Tod.

Prophylaxe
Diphtherieschutzimpfung! Eine Impfung schützt vor Krankheitsmanifestation. Ein Geimpfter kann jedoch Überträger sein! Daher sind Umgebungsuntersuchungen durch das Gesundheitsamt notwendig. Es kann Dauerausscheider geben. Diese werden durch Abstriche erkannt: falls dreimal hintereinander negativ, kein Dauerausscheider mehr.

Plaut-Vincent-Angina (Angina ulceromembranacea)
Eine Plaut-Vincent-Angina ist eine mit Spirillen und fusiformen Stäbchen (Abstrich) assoziierte, zumeist einseitige tiefe Nekrose oder ein Ulkus mit weißlichem Belag auf einer Tonsille. Der Patient klagt über sehr starke Schmerzen, zeigt jedoch ein auffallend gutes Allgemeinbefinden. Das Übergreifen auf die Nachbarschaft der Tonsille möglich.

Therapie

Bei kleineren Läsionen: Ätzen mit Silbernitratlösung 10–30 % nach vorhergehender Oberflächenanästhesie (Xylocain®-Spray).
Antibiotische Behandlung: Penicillin (z. B. Penicillin V-ratiopharm® oder Isocillin® 1,0/1,2 oder 1,5 Mega, 3 × 1 Tbl./d, bei Kindern z. B. Penicillin V-ratiopharm® TS-Trockensaft; 1.–2. Lj.: 3- bis 4-mal ½ Messl./d, 2.–4. Lj.: 3- bis 4-mal 1 Messl./d, 4.–8. Lj.: 3 × 1–1½ Messl./d, 8.–12. Lj.: 3 × 1½–2 Messl./d; s. Tab. 16-2).
Bei Penicillin-Allergie: Erythromycin (z. B. Erythromycin-ratiopharm 500 Filmtabletten, 3 × 1 Tbl./d bis 3 × 2 Tbl./d, bei Kindern z. B. Erythromycin-Wolff®, Tagesdosis bis 8. Lj. 25–50 mg/kg KG in 3–4 Einzeldosen verabreichen), *alternativ* Clindamycin (Sobelin® Kapseln/-Granulat; Kinder 4. Wo.–14. Lj. 8–25 mg/kg KG/d in 3–4 Einzeldosen).

Prognose

Gut.

Angina agranulocytotica

Klinische Symptome einer Angina agranulocytotica sind durch Agranulozytose (arzneimittelbedingt, z. B. Novalgin®, durch berufliche oder sonstige Intoxikation, Knochenmarkstumor) induzierte Nekrosen und tiefe Ulzera an Tonsillen und Rachen mit Halsschmerzen und Foetor ex ore. Es besteht eine schwere Reduktion des Allgemeinzustandes mit Fieber.

Therapie

Karenz und Elimination: Bei Gold, Arsen, Quecksilber und andere Metalle enthaltenden Arzneimitteln als Auslöser, Gabe von 2,3-Dimercaptopropanol (Rp. 16-2; Sulfactin Homburg, bis 2,5 mg/kg KG/d) zur schnelleren Elimination. Die antibiotische Behandlung schließt unter Umständen je nach Schweregrad die systemische Behandlung mit Breitbandpenicillinen und die Darmdekontamination ein. Sie muss im individuellen Fall mit dem Hämatologen bzw. dem Pädiater abgesprochen werden.
Hämatologische Therapie: Hinzuziehung des Hämatologen, gegebenenfalls Blutfraktionstransfusionen, Bluttransfusion, Knochenmarkstransplantation.

Prognose

Von Ursache abhängig.

Rp. 16-2 Bei akuter Metallvergiftung:
Dimercaprol (BAL)
(Sulfactin Homburg)

1./2. Tag	2,5 mg/kg KG alle 4–6 h
ab 3./4. Tag	100 mg alle 6 h
ab 5./6. Tag	100 mg alle 12 h
ab 7. Tag	1 × 100 mg/d

Herpangina

Eine Herpangina wird induziert durch Coxsackie-Viren.

Therapie

Lokales Desinfiziens (z. B. Hexoral®, H_2O_2 3 %), Analgetikum (z. B. Paracetamol).

Infektiöse Mononukleose (Pfeiffer-Drüsenfieber)

Zeichen einer infektiösen Mononukleose sind eine vermutlich durch den Epstein-Barr-Virus (IgG-Antikörper gegen Epstein-Barr-Virus-Antigene im Serum erhöht) induzierte starke Schwellung der Gaumenmandeln mit Fibrinbelägen sowie die Schwellung weiterer lymphatischer Organe (Lymphknoten, Milz). Zusätzliche Symptome sind Rhinopharyngitis, Halsschmerzen und ein deutlich reduzierter Allgemeinzustand mit hohem Fieber bis 39° C.

Therapie

Eine kausale Therapie ist nicht möglich. Antipyretikum, z. B. Paracetamol (Paracetamol, 3 × 1000 mg/d), i. v. Flüssigkeitssubstitution, körperliche Schonung, Sportverbot für mehrere Wochen bei Hepatosplenomegalie (**Cave:** Milzruptur!).
Bei ausgeprägten Ulzera: Indiziert ist die Verabreichung eines Antibiotikums, z. B. Penicillin (Penicillin V AL 1 M/-1,5 M, 3 × 1 Tbl./d). Ampicillin ist wegen Exanthemgefahr kontraindiziert!
Bei mechanischer Obstruktion (Atemnot, Schluckunfähigkeit): Hier ist die Tonsillektomie angezeigt, die jedoch den Krankheitsverlauf ansonsten nicht verkürzt.
Bei Erstickungsgefahr: In diesem Fall ist die sofortige Intubation, gegebenenfalls eine Tonsillektomie, erforderlich. Nur bei protrahiertem Verlauf mit drohender Langzeitintubation ist eine Tracheotomie indiziert.

Prognose

Möglich sind Fazialisparese, Glossopharyngeusparese, Meningitis, Enzephalitis, Myokarditis, hämolytische Anämie, Blutungen in Magen-Darm-Trakt, Mundrachen und Haut, Hämaturie, Milzruptur. Eine mechanische Verlegung der Luftwege mit Erstickungsgefahr kann auftreten.

Lues, Angina specifica

Einzelheiten s. Kap. 8, Abschn. Spezifische Entzündungen, Mittelohrlues, S. 105.

Tonsillentuberkulose

Einzelheiten s. u.

Retropharyngealabszess des Kleinkindes

Der Retropharyngealabszess des Kleinkindes ist eine postinfektiöse abszedierende Lymphadenitis retropharyngealer Lymphknoten, welche in den ersten beiden Lebensjahren auftritt.

Therapie
Indiziert ist die transorale Spaltung der Rachenhinterwand an der Stelle der stärksten Vorwölbung.
Antibiotische Behandlung: Penicillin G (z. B. Penicillin „Göttingen", Penicillin „Grünenthal", 200 000–400 000 E/d, verteilt auf 3 Einzelgaben), Breitspektrumpenicilline, z. B. Amoxicillin (Amoxi-Wolff®-Saft 10 %, 50–100 mg/kg KG/d in 3–4 Einzeldosen).
Bei Penicillin-Allergie: Erythromycin (z. B. Paediathrocin® Trockensaft, Tagesdosis bis zum 8. Lj.: 30–50 mg/kg KG, auf 3–4 Einzeldosen verteilt); bei schweren Krankheitsbildern Betalaktamaseninhibitoren, wie z. B. Augmentan®-Trockensaft, entsprechend Alter und KG dosiert.

Prognose
Kehlkopfödem oder Pseudokrupp (s. Kap. 17, Abschn. Entzündungen, Laryngopathien, S. 367) und Mediastinitis (s. Abschn. Tonsillogene Komplikationen, S. 346, und Kap. 20, Abschn. Entzündungen der Halsweichteile, S. 423) können auftreten. Bei rechtzeitiger kombinierter operativer und konservativer Therapie ist die Prognose jedoch gut.

Retropharyngealabszess beim Erwachsenen
Der Retropharyngealabszess beim Erwachsenen ist zumeist ein kalter und damit vielfacher tuberkulotischer Abszess, ausgehend von der Halswirbelsäule. Selten handelt es sich um einen Senkungsabszess (warm), vom Felsenbein ausgehend (Pyramidenspitze, s. Kap. 8, Abschn. Entzündungen, S. 104; Otitis externa necroticans, s. Kap. 7, Abschn. Entzündungen, S. 70; Mastoiditis, s. Kap. 8, Abschn. Entzündungen, S. 93).

Therapie
Punktion zur Materialgewinnung (Mikrobiologie, Zytologie).
Falls eine Eiterung vorliegt: Transorale Spaltung der Rachenhinterwand, gegebenenfalls Operation des Ausgangspunktes des Abszesses im Felsenbein und antibiotische Abdeckung mit Amoxicillin plus Clavulansäure (Augmentan®, 3 × 1,2–2,2 g/d) oder Cefotaxim (z. B. Claforan®, 3- bis 6-mal 2 g/d), kombiniert mit Tobramycin (z. B. Gernebcin®, Dosierung nach Serumspiegel), oder Mezlocillin (z. B. Baypen®, 3- bis 4-mal 2–5 g/d) plus Tobramycin (z. B. Gernebcin®, Dosierung nach Serumspiegel). Falls eine Anaerobierinfektion nicht sicher ausgeschlossen ist, zusätzlich Metronidazol (z. B. Clont®, 1,5–2 g/d).
Nach Erhalt des Antibiogramms gegebenenfalls Umstellung der Medikation.
Bei ausgedehntem Abszess: Gegebenenfalls Abszessdrainage mit operativem Zugang von außen.
Bei Verdacht auf Tuberkulose: Tuberkulostatische Therapie, Vorstellung beim Orthopäden, Meldung an das Gesundheitsamt.

Akute Pharyngitis, akuter Rachenkatarrh
Bei einer akuten Pharyngitis handelt es sich zumeist um eine virale Infektion des Pharynx, fast immer auch der gesamten oberen Luftwege (Nase, Pharynx, Kehlkopf) mit Hauptsymptomatik im Mesopharynx. Häufig ist eine bakterielle Sekundärinfektion, seltener eine primäre bakterielle Infektion (Streptokokken, Pneumokokken, Haemophilus influenzae) zu beobachten. Weitere Mechanismen: Verbrühung, Verätzung usw., Prodromalstadium von Masern, Röteln, Scharlach etc.

Therapie
Bei variabler Infektion (und damit in der Mehrzahl der Fälle) ist keine kausale Therapie möglich. Linderung wird durch heiße Milch mit Honig, Halswickel und anästhesierende Lutschtabletten (z. B. Anaesthesin®-Pastillen) erreicht.
Bei Mitbeteiligung von Nase und/oder Kehlkopf: Abschwellende Nasentropfen (z. B. Otriven®, Nasivin®) 4 × täglich und Kamilleninhalation oder Inhalation mit ätherischen Ölen (Tropfen nach Koburg, Rp. 14.4-1, S. 270) 1 × täglich. Antibiotikagabe nur bei sicherer bakterieller Infektion.

Chronische Entzündungen

Chronische Tonsillitis, subakute Tonsillitis
Ursache einer chronischen bzw. subakuten Tonsillitis ist ein partieller oder vollständiger Verschluss der gangartigen Krypten mit Entzündung des davon abhängigen Organs Tonsille. Die Entzündung kann Ursache und Folge des Kryptenverschlusses sein (Circulus vitiosus). Eine bakterielle Beteiligung von β-hämolysierenden Streptokokken der Gruppe A ist möglich, gegen diese Erreger werden physiologisch erwünschte Antikörper produziert. Bei einer Subpopulation der Patienten können diese Antikörper (erhöhter Antistreptolysintiter) jedoch zu rheumatischem Fieber, akuter Glomerulonephritis und Endocarditis rheumatica führen (postanginöse Komplikationen).
Weniger klare Hinweise auf eine Fokusassoziation bestehen für Pustulosis palmaris et plantaris, chronische Urtikaria, Iridozyklitis, Thrombangitiden und Vaskulitiden.

Therapie
Bei Manifestation einer Erkrankung des rheumatischen Formenkreises: Hier ist eine Tonsillektomie (s. Patienteninformation „Tonsillektomie [Entfernung der Gaumenmandeln]", S. 336) unter perioperativer Penicillintherapie (z. B. Penicillin „Göttingen", Penicillin „Grünenthal", 3 × 10 Mio. E/d bis 3 × 20 Mio. E/d, Kinder 200 000–400 000 E/d, verteilt auf 3 Einzelgaben) indiziert. Zuvor sollte gegebenenfalls eine konservative Akutbehandlung der postanginösen Komplikation erfolgen.

Bei sonstigen Fokusbeziehungen: Es besteht nur eine relative Indikation zur Tonsillektomie. Die Indikationsstellung erfolgt in Kooperation mit Kinder-, Haut- bzw. Augenarzt.
Bei gleichzeitig bestehender Gerinnungsstörung: In diesem Fall ist neben der optimalen Einstellung der Gerinnung eine mikrochirurgische Dissektionstonsillektomie (s. Meth. 16-3), intraoperativ gegebenenfalls die zusätzliche Lokalapplikation von Humanfibrinkleber und Verschluss der Gaumenbögen indiziert.
Postoperative Blutungen: Bei *kleineren Blutungen*: Eiskrawatte, Mundspülung mit Eiswasser (evtl. mit Privin®-Zusatz), Einsprühen mit Privin® 1:1000.
Im Falle einer *stärkeren Nachblutung* erfolgt die Blutstillung mit der bipolaren Kaustik (vorher einsprühen mit 1:1-Gemisch aus Privin® 1:1000/Pantocain 2 %) oder es wird zunächst ein konservativer Versuch mit Umspritzen des Blutungsherdes mit Epinephrin (z.B. Xylocain® 1 %/-2 % mit Adrenalin 1:200 000 Injektionslösung) unternommen.
Bei *starker Nachblutung* ist eine Revisionsoperation mit intraoperativer Koagulation oder Umstechung der blutenden Gefäße (**Cave**: atypischer Verlauf von A. carotis interna, A. maxillaris und A. lingualis) indiziert.
Bei Persistenz einer *diffusen Blutung* wird zu deren Stillung ein Hämostyptikum (z.B. TABOTAMP) verwendet, über dem die Gaumenbögen verschlossen werden. Im Extremfall muss die A. carotis externa unterbunden werden.
Postoperativ können Blutungen insbesondere dann auftreten, wenn das Tonsillengewebe nicht vollständig entfernt wurde.
Zur Reduktion des Nachblutungsrisikos sind alternative Tonsillektomiemethoden in der Diskussion (s. Meth. 16-3).

Prognose

Nach Tonsillektomie: Postoperative Blutungen (s. Abschn. Hyperplasien, S. 332): Diese sind besonders innerhalb der ersten 4 Tage, jedoch auch bis zu 2 Wochen postoperativ möglich. Zur Reduktion des Nachblutungsrisikos sind alternative Tonsillektomiemethoden in der Diskussion (s. Meth. 16-3).
Rhinolalie: Eine Rhinolalie kann bei operierten, nicht gedeckten oder submukösen Gaumenspalten auftreten, daher ist präoperativ ein Phoniater hinzuzuziehen. Bei Sängern ist eine vorübergehende postoperative Veränderung des Resonanzraumes möglich.

Meth. 16-3 Alternative Tonsillektomiemethoden (H.-P. Zenner)

Die folgenden Tonsillektomieverfahren wurden entwickelt, um das Nachblutungsrisiko nach Tonsillektomie zu senken. Davon zu unterscheiden ist die nur eingeschränkt indizierte Tonsillotomie (s. Meth. 16-2, S. 335), die ebenfalls das Nachblutungsrisiko reduziert.
Intrakapsuläre Tonsillektomie (ICT): Die sogenannte intrakapsuläre Tonsillektomie (ICT) ist ein noch nicht verbreitetes Verfahren, das das Risiko einer Tonsillennachblutung reduzieren soll. Das erkrankte lymphatische Gewebe wird unter Erhalt der der Muskulatur aufsitzenden Pseudokapsel und damit unter Erhalt der aus der Muskulatur häufig in die Pseudokapsel eintretenden Blutgefäße entfernt. Methodisch wird nicht selten ein Shaver (Power-ICT) verwendet. Große kontrollierte Studien, die die Reduktion des Nachblutungsrisikos signifikant demonstrieren, fehlen noch.
Mikrochirurgische Dissektionstonsillektomie (MDT): Unter dem Operationsmikroskop wird am hängenden Kopf die Tonsillenkapsel jeweils soweit „kalt" von der Muskulatur abgespreizt, bis sich von der Muskulatur in die Pseudokapsel eintretende Blutgefäße darstellen. Diese werden jeweils koaguliert und danach durchtrennt. Dadurch soll ein Rückzug blutender Gefäße in die Muskulatur vermieden werden.

Chronisch-rezidivierende Tonsillitis (chronisch-rezidivierende Angina)

Als chronisch-rezidivierende Tonsillitis wird eine ein- bis mehrmals jährlich auftretende akute Exazerbation einer Tonsillitis mit Fieberschüben und Halsschmerzen beschrieben.

Therapie

Tonsillektomie (s. Patienteninformation „Tonsillektomie [Entfernung der Gaumenmandeln]", S. 336).
Bei postoperativer Blutung: Siehe Abschn. Chronische Tonsillitis, subakute Tonsillitis; S. 341.

Prognose

Akute Tonsillitiden mit Fieber werden postoperativ naturgemäß nicht mehr auftreten. Die Zahl banaler Infekte der oberen Luftwege ändert sich hingegen postoperativ nicht. Weitere Einzelheiten s. Abschn. Hyperplasien, S. 332.

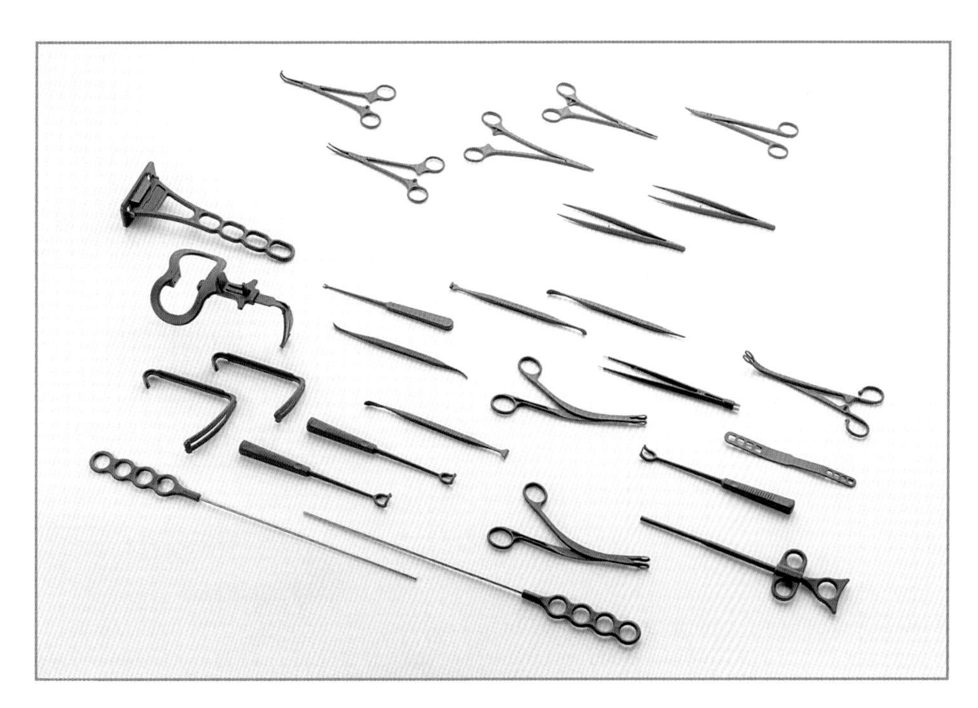

Abb. 16-2 SUSI-Einmalinstrumentengruppe (nach Mauz) (Fa. AESCULAP AG & Co KG).

Meth. 16-4 Instrumentenaufbereitung nach Tonsillektomie und Adenotomie, Einmalinstrumente

Chronische Tonsillitis und BSE: Seit dem Auftreten von Erkrankungsfällen der neuen Creutzfeldt-Jakob-Krankheit (nCJK) muss der mögliche Befall der Tonsillen mit Prionen bei der Instrumentenaufbereitung berücksichtigt werden. Es wird davon ausgegangen, dass die Übertragung der nCJK durch Operationsinstrumente, insbesondere nach Eingriffen am lymphatischen System, möglich ist. Im lymphretikulären Gewebe des Kopf-Hals-Bereiches konnte die Expression von Prionen vor einer zentralnervösen Affektion nachgewiesen werden. Die Adenotomie und Tonsillektomie bergen daher in erhöhtem Ausmaß die Gefahr, durch Kontamination der chirurgischen Instrumente einen Übertragungsweg für abnorme Prionen darzustellen.

Aufbereitung von Instrumenten: Das Tonsillektomiebesteck und natürlich alle anderen Siebe sind maschinell oder manuell **validiert** alkalisch zu reinigen. Hieran schließt sich eine Dampfsterilisation von 134 °C mit einer Haltezeit von mindestens 5 Minuten an. Stehen validierte, standardisierte Reinigungsverfahren nicht zur Verfügung, so wird eine Dampfsterilisation bei 134 °C mit einer Haltezeit von 18 Minuten empfohlen. Wer nicht bei 134 °C sterilisieren kann, kann auch bei 121 °C für 20 Minuten sterilisieren.

Einmalinstrumente: Ausnahmen sind Skalpellklingen, Biopsienadeln oder -kanülen, Endotrachealtuben bei Tonsillektomien bzw. Adenotomien. Hier sollten nur Einmalprodukte genutzt werden. Einmalinstrumente sind auch eine Alternative für Adenotomie und Tonsillektomie (Abb. 16-2).

Patienten mit erhöhtem CJK-Risiko (z. B. mit positiver Familienanamnese) sollten nur mit Einmalinstrumenten operiert werden. Ansonsten sind die verwendeten Instrumente zu entsorgen.

Chronische Pharyngitis

Die chronische Pharyngitis ist kein einheitliches Krankheitsbild, sondern der Sammelbegriff für zumeist harmlose, leicht chronische Entzündungs- und Reizzustände sehr unterschiedlicher und im Einzelfall häufig nicht aufklärbarer Genese, die für den Patienten sehr lästig sein können. Es besteht häufig ein Globusgefühl (s. Abschn. Dysphagien, Globus, Neuralgien, S. 350) oder eine Karzinophobie. Die chronische Pharyngitis kann auch im Klimakterium, bei Diabetes mellitus, chronischen Bronchialerkrankungen, Lungeninsuffizienz oder Hypothyreose auftreten. Eine wichtige Ursache ist möglicherweise ein gastroösophagealer Reflux (s. Kap. 19, Abschn. Entzündungen, Funktionsstörungen, S. 410).

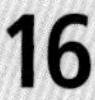

Therapie

Malignomausschluss: Zunächst sicherer Ausschluss eines Malignoms (Endoskopie mit Hopkins-Optiken, Röntgen-Breischluck) und beruhigende Aufklärung.

Kausale Therapie

Beseitigung erkennbarer möglicher Ursachen (Gase, Stäube, plötzliche Temperaturschwankungen und Hitze, insbesondere am Arbeitsplatz, Nikotin und erhöhter Alkoholkonsum).

- **Bei nächtlicher Mundatmung unterschiedlicher Genese** (erfragen): Nasen- und Nasennebenhöhlenpatho-

logie, vor allem Septumdeviation (s. Kap. 14.3, Abschn. Septumpathologien, S. 248), Muschelhyperplasie, Hyperreaktivität (s. Kap. 14.3, Abschn. Entzündungen, Rhinopathien, S. 235) abklären und adäquat behandeln. Okkulte Ethmoiditis (s. Kap. 14.4, Abschn. Entzündungen, S. 277), Bursitis pharyngealis (s. u.), HWS-Erkrankung (s. Kap. 21, S. 436) und Plummer-Vinson-Syndrom (s. Kap. 14.5, S. 297) ausschließen oder behandeln.
- **Bei gastroösophagealem Reflux** s. Kap. 19, Abschn. Entzündungen, Funktionsstörungen, S. 410.

Symptomatische Therapie
- **Bei hyperplastischer, granulierender Pharyngitis:** Touchieren und Gurgeln mit jodhaltiger Lösung (z. B. Lugolsche Lösung nach DAB oder Schechsche Lösung nach DAB unverdünnt zum Touchieren, 1 × pro Wo.; ein Esslöffel auf ein Glas Wasser zum Gurgeln, 1- bis 3-mal tgl.), Rachenspülung mit Salbeiextrakt, Vermeidung von sauren, würzigen Nahrungsmitteln.
- **Bei Pharyngitis chronica simplex** (nicht hyperplastisch und nicht atrophisch): Symptomatische Therapie wie bei granulierender Pharyngitis.
- **Bei trockener, atrophischer Pharyngitis:** Hier besteht das Therapieprinzip aus Anfeuchten des Pharynx sowie dem Lösen von Krusten und zähem Sekret. Geeignet sind Nasenduschen, Mundspülen und Gurgeln mit salzhaltiger Lösung (z. B. Emser-Sole®), 1- bis 3-mal täglich. Luftbefeuchter zu Hause, feuchte Dampfinhalation, auch feuchte Sauna. Vermeidung trockener und heißer Luft, besonders im Urlaub und am Arbeitsplatz. Gegebenenfalls Berufswechsel, Ortswechsel. Urlaubsempfehlung: Meeresklima (z. B. Nordsee oder Solebad). Bei Mitbefall des Hypopharynx: Inhalation von salzhaltiger Lösung (z. B. Emser-Sole®), 1- bis 3-mal täglich mittels Inhalationsgerät zu Hause (z. B. Pari-Boy®).
- **Bei Globusgefühl** s. Abschn. Globus, S. 350.
- **Bei Sprechberufen und Sängern:** Zusätzliche phoniatrische Abklärung, gegebenenfalls Stimmhygiene und/oder logopädische Therapie.

16

Prognose
Wechselhafter Beschwerdeverlauf mit Linderung unter der Therapie, häufig keine dauerhafte Beschwerdefreiheit.

Bursitis pharyngealis (Tornwaldt'sche Krankheit)
Die Bursitis pharyngealis ist eine selten vorkommende Entzündung der Bursa pharyngea, einer Tasche am Rachendach, mit Detritusbildung und Entzündungsneigung, eventuell Fötor.

Therapie
Operative Abtragung und Verödung.

Prognose
Gut.

Pharyngitis ulceromembranacea (Pharyngitis ulcerosa)
Eine Pharyngitis ulceromembranacea ist gekennzeichnet durch Rötung, Schwellung, Druckschmerz, später oberflächliche, zum Teil auch tiefe Ulzeration der Mund-, Zungen- und Gingivaschleimhaut. Weitere Details, auch zu Therapie und Prognose, s. Stomatitis ulcerosa, Kap. 14.5, S. 294.

Chronische Pharyngitis/Ösophagitis bei Plummer-Vinson-Syndrom
Bei einer chronischen Pharyngitis handelt es sich wahrscheinlich um eine eisenmangelinduzierte Atrophie der Schleimhaut von Rachen, Ösophagus und Zunge (s. Plummer-Vinson-Syndrom, Kap. 14.5, S. 297) mit schmerzhafter Dysphagie. Es sind vorwiegend Frauen zwischen dem 40. und 70. Lebensjahr betroffen.

Therapie
Eisensubstitution (kontrollieren), ungewürzte, säurearme Speisen und Getränke (sonst schmerzhaft).

Tonsillogene Komplikationen

Peritonsillarabszess, Peritonsillitis

Der bei einer chronischen Tonsillitis bestehende Verschluss der Tonsillenkrypten führt zur Ausdehnung der Entzündung über die Tonsille hinaus. Zunächst bestehen eine Peritonsillitis, nachfolgend ein Peritonsillarabszess oder Retrotonsillarabszess (s. u.).

Therapie
Bei Peritonsillarabszess: Abszessspaltung. Nach Oberflächenanästhesie (Xylocain®-Pumpspray) zunächst Punktion des Abszesses (Abb. 16-3), Einstich an der Stelle der stärksten Vorwölbung. Eröffnung der Schleimhaut mit dem Skalpell neben der liegenden Nadel und anschließend stumpfe Spreizung in die Tiefe zur Vermeidung von Gefäßverletzungen.

Beidseitige Tonsillektomie im Intervall (s. Patienteninformation „Tonsillektomie", S. 336): Nach dem Abklingen der Aktutsymptomatik.

Hoch dosierte antibiotische Behandlung zusätzlich (niemals als Alleintherapie): Penicillin G (z. B. Penicillin „Grünenthal", 3 × 10 Mio. E/d, Kinder 200 000–400 000 E/d, verteilt auf 3 Einzelgaben). Breitspektrumpenicilline, z. B. Amoxi-Wolff® 500 oder Amoxicillin-ratiopharm® 500; bei Erwachsenen 1,5–3 g in 3–4 Einzeldosen, bei Kindern Amoxi-Wolff® Saft 10 %, 50–100 mg/kg KG/d in 3 Einzeldosen.

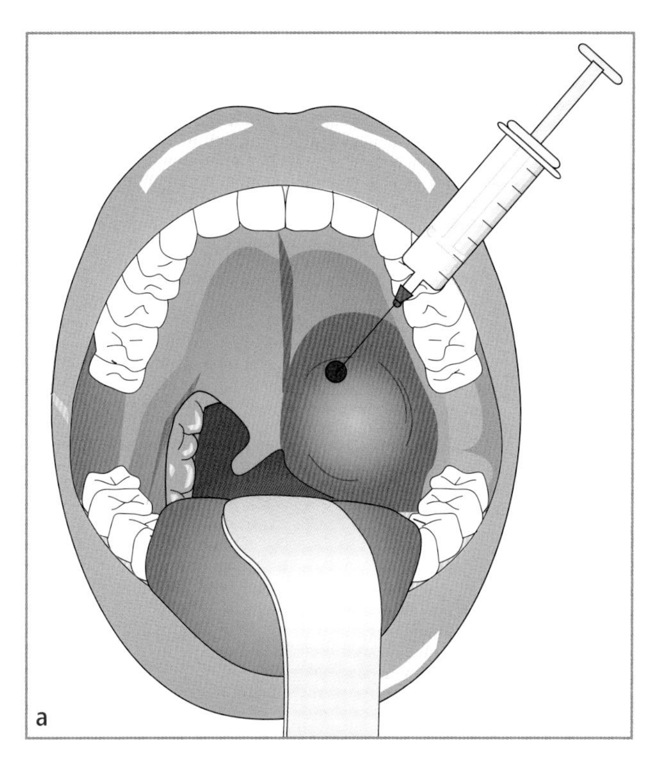

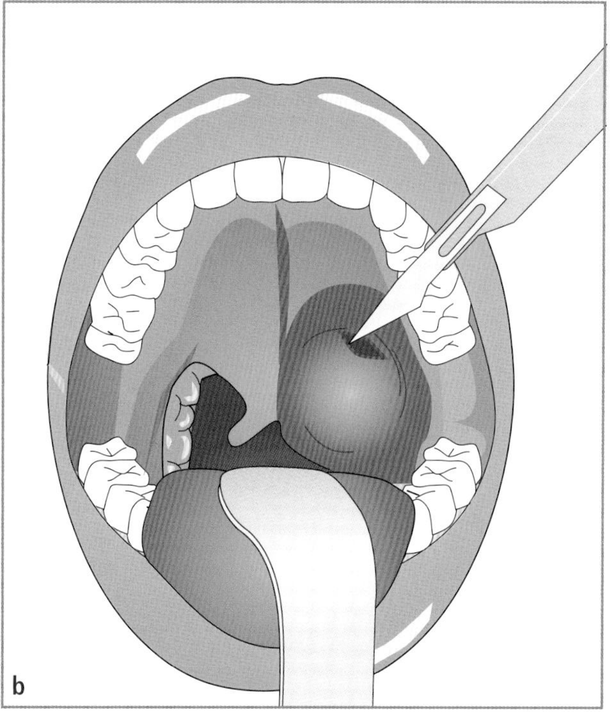

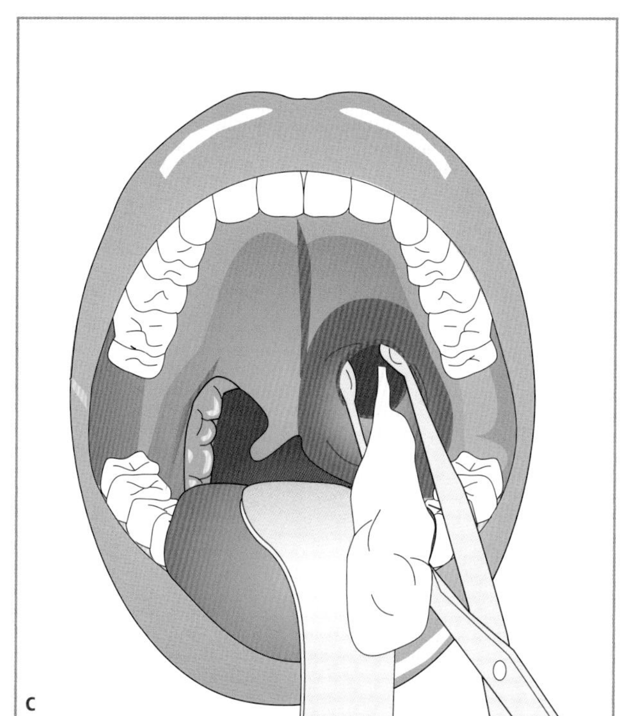

Abb. 16-3 Abszessspaltung bei Peritonsillarabszess. **a** Nach Oberflächenanästhesie Punktion und Aspiration in der Mitte der Verbindungslinie zwischen Weisheitszahn und Uvula, um eine aberrierende A. pharyngea oder A. carotis interna nicht zu verletzten. **b** Anschließend Inzision nur der Schleimhaut. **c** Die eigentliche Abszessspaltung erfolgt mit stumpfem Instrument in der Tiefe (z. B. mit Kornzange).

Bei Penicillin-Allergie: Erythromycin (z. B. Erythromycin-ratiopharm 500 Filmtabletten, 3- bis 4-mal 1 Tbl./d, bei Kindern z. B. Paediathrocin®-Trockensaft, Tagesdosis bis zum 8. Lj.: 30–50 mg/kg KG, auf 3–4 Einzeldosen verteilt), *alternativ* Clindamycin (z. B. Sobelin®).

Bei schweren Krankheitsbildern Betalaktamaseninhibitoren wie z. B. Augmentan®, 2 × 1 Tbl./d, bei Kindern z. B. Augmentan®-Trockensaft, entsprechend Alter und KG dosiert.

Bei Peritonsillitis: Punktion zum Ausschluss eines Peritonsillarabszesses, Antibiotikatherapie wie oben beschrieben und tägliche Kontrolle zum Ausschluss eines Abszesses. Im Intervall beidseits Tonsillektomie.

Bei Kehlkopfödem: Epinephrin lokal (z. B. Micronephrin-Spray oder Vernebler) oder α-Sympathomimetikum lokal (z. B. Privin®, Otriven®-Spray oder Vernebler) und beim Kind feuchte Kammer (Gitterbett mit feuchtem Tuch abdecken).

Prognose

Eine **Kieferklemme** oder ein **Begleitödem** des Kehlkopfeingangs mit Atemnot und Erstickungsgefahr sind möglich. Bei **fehlender adäquater Soforttherapie** (z. B. bei Antibiose ohne Abszessspaltung) kann es zu Halsphlegmonen mit nachfolgender Thrombophlebitis der V. jugularis, Sepsis, Mediastinitis, Arrosion der A. carotis, eitriger Parotitis (bei jeder eitrigen Parotitis Peritonsillarabszess als Ursache ausschließen), Orbitalphlegmonen, Meningitis, einer Kavernosusthrombose und einem Hirnabszess kommen.
Falls eine **Tonsillektomie im Intervall** unterlassen wird, entsteht mit großer Wahrscheinlichkeit ein erneuter Peritonsillarabszess oder eine Peritonsillitis innerhalb von Monaten bis Jahren.

Retrotonsillarabszess

Bei einem Retrotonsillarabszess handelt es sich um eine besonders gefährliche Sonderform des Peritonsillarabszesses mit Eitereinbruch in den retrotonsillären, parapharyngealen Raum mit akuter Gefahr einer abszedierend-phlegmonösen Entzündung des Halses bis zum Mediastinum, einschließlich Thrombophlebitis oder V. jugularis, Sepsis und Arrosion der A. carotis.

Therapie

Obligate Soforttonsillektomie.
Antibiotische Behandlung: Penicillin G (z. B. Penicillin „Grünenthal“, 3 × 10 Mio. E/d, Kinder 200 000–400 000 E/d, verteilt auf 3 Einzelgaben). Breitspektrumpenicilline, z. B. Amoxi-Wolff® 500 oder Amoxicillin-ratiopharm® 500; bei Erwachsenen 1,5–3 g in 3–4 Einzeldosen, bei Kindern Amoxi-Wolff® Saft 10 %, 50–100 mg/kg KG/d in 3 Einzeldosen.
Bei Penicillin-Allergie: Erythromycin (z. B. Erythromycin-ratiopharm 500 Filmtabletten, 3- bis 4-mal 1 Tbl./d, bei Kindern z. B. Paediathrocin®-Trockensaft, Tagesdosis bis zum 8. Lj.: 30–50 mg/kg KG, auf 3–4 Einzeldosen verteilt), *alternativ* Clindamycin (z. B. Sobelin®).
Bei schweren Krankheitsbildern Betalaktamaseninhibitoren wie z. B. Augmentan®, 2 × 1 Tbl./d, bei Kindern z. B. Augmentan®-Trockensaft, entsprechend Alter und KG dosiert.

Prognose

Wie beim Peritonsillarabszess, jedoch erheblich höhere Komplikationsrate.

Tonsillogene Sepsis (Angina septica, postanginöse Sepsis)

Zeichen einer tonsillogenen Sepsis ist ein bakterieller Einbruch in die Blutbahn, ausgehend von den Tonsillen, einem Peritonsillarabszess oder einer ihrer Abszesskomplikationen (Retrotonsillarabszess, Thrombophlebitis oder V. jugularis, Arrosion der A. carotis, Mediastinitis, Orbitalphlegmone, Meningitis, Hirnabszess, Kavernosusthrombose).

Therapie

Tonsillektomie (s. Patienteninformation „Tonsillektomie“, S. 336) zur Herdentfernung und Abszesseröffnung, Abstrich, mehrfach Blutkulturen im Fieberanstieg, zusätzlich operatives Vorgehen je nach Art der Komplikation (s. dort).
Antibiotische Therapie: Cephalosporin (z. B. Claforan®, 3- bis 6-mal 2 g/d, oder Rocephin®, 1 × 1–2 g/d) plus Ampicillin, ggf. in Kombination mit einem Aminoglykosid, z. B. Tobramycin (Gernebcin®, 3 × 40–80 mg/d, Dosierung nach Serumspiegel) plus Metronidazol (z. B. Clont®, 1,5–2 g/d).
Alternativ als Reserveantibiotikum: Imipenem (ZIENAM®, 3- bis 4-mal 0,5–1 g/d) bei Lebensgefahr.
Nach Erhalt des Antibiogramms gegebenenfalls Umstellung der Medikation.

Prognose

Letaler Verlauf möglich. Bei kombinierter operativer und antibiotischer Therapie günstige Prognose.

Tonsillogene Kavernosusthrombose

Eine tonsillogene Kavernosusthrombose kann sehr selten durch eine hämatogene Überleitung von den Tonsillen oder als Folge einer tonsillogenen Komplikation (Peritonsillarabszess [s. o.], Parotitis [s. Kap. 14.6, Abschn. Entzündungen, S. 316], Thrombophlebitis der V. jugularis interna, Sepsis [s. o.], Orbitalphlegmone [s. Kap. 14.4, Abschn. Komplikationen bei Nasennebenhöhlenentzündungen, sinugene Komplikationen, S. 283]) über die Venen der Fossa pterygopalatina, die V. jugularis interna und die V. ophthalmica inferior entstehen und induziert einen (evtl. pulsierenden) Exophthalmus.

Therapie

Antibiotische Therapie: Cephalosporin (z. B. Claforan®, 3- bis 6-mal 2 g/d, oder Rocephin®, 1 × 1–2 g/d) in Kombination mit Ampicillin und ggf. mit einem Aminoglykosid, z. B. Tobramycin (Gernebcin®, 3 × 40–80 mg/d, Dosierung nach Serumspiegel), plus Metronidazol (z. B. Clont®, 1,5–2 g/d).
Alternativ als Reserveantibiotikum: Imipenem (ZIENAM®, 3- bis 4-mal 0,5–1 g/d) bei Lebensgefahr.

Nach Erhalt des Antibiogramms gegebenenfalls Umstellung der Medikation.
Operation: Obligate Tonsillektomie sowie gegebenenfalls Operation der auslösenden Komplikation (z. B. bei Thrombose der V. jugularis interna; s. Kap. 8, Abschn. Otogene Komplikationen, S. 103).
Bei fortgeschrittenem Krankheitsprozess: Eventuell operative Entlastung des Sinus cavernosus durch den Neurochirurgen.
Heparinisierung: Zur Frage der postoperativen Heparinisierung s. Kap. 8, Abschn. Otogene Komplikationen, S. 103.

Prognose
Sehr ernst.

Rheumatische Komplikationen

Ursache einer chronischen bzw. subakuten Tonsillitis ist ein partieller oder vollständiger Verschluss der gangartigen Krypten mit Entzündung des davon abhängigen Organs Tonsille. Die Entzündung kann Ursache und Folge des Kryptenverschlusses sein (Circulus vitiosus). Eine bakterielle Beteiligung von β-hämolysierenden Streptokokken der Gruppe A ist möglich, gegen diese Erreger werden physiologisch erwünschte Antikörper produziert. Bei einer Subpopulation der Patienten können diese Antikörper (erhöhter Antistreptolysintiter) jedoch zu rheumatischem Fieber, akuter Glomerulonephritis und Endocarditis rheumatica führen (postanginöse Komplikationen).

Therapie
Siehe Abschn. Chronische Entzündungen, S. 341.

Dysphagien, Globus, Neuralgien

Zenker-Divertikel, Hypopharynxdivertikel

Zenker-Divertikel sind Pulsionsdivertikel oberhalb des Ösophagusmundes im Laimerschen Dreieck, einem Locus minoris resistentiae zwischen Ösophagusmund und Hypopharynxmuskulatur.

Therapie
Therapie der Wahl ist die **Divertikelabtragung** von außen, in der Regel von der linken Seite, einschließlich Myotomie der Divertikelschwelle (Killianscher Schleudermuskel; Abb. 16-4; s. Patienteninformation „Divertikeloperation [Zenker-Divertikel]").
Endoskopische Schwellendurchtrennung: Sie ist allerdings komplikationsträchtiger (Blutung, Emphysem, Abszess), da diese Komplikationen endoskopisch nicht immer beherrscht werden können.

Prognose
Ohne Operation nimmt die Schluckstörung zu und es können ein Halsabszess, eine Halsphlegmone und eine Mediastinitis im Rahmen einer perforierenden Entzündung auftreten.
Operative Komplikationsmöglichkeiten sind Rekurrensparese, Halsabszess und Mediastinitis. Allerdings ist das operative Risiko geringer als das nichtoperative.

@ Patienteninformation „Divertikeloperation (Zenker-Divertikel)"
Um die krankhafte Ausstülpung des Schlundes operativ beseitigen zu können, muss der Hals von außen eröffnet und die Ausstülpung dargestellt werden. Im Halsbereich laufen wichtige Nerven und Gefäße, die in Ausnahmefällen geschädigt werden können. Hier müssen insbesondere die tiefe Halsvene, die Halsschlagader und der Nervus recurrens genannt werden. Manchmal kommt es zu einer vorübergehenden Störung der Funktion des Nervus recurrens, was Heiserkeit zur Folge hat, die sich in der Regel zurückbildet, in seltenen Fällen jedoch auch bleibend sein kann. Weiterhin kann es nach der Operation zu Schwellungen im Kehlkopfbereich kommen, was ebenfalls Heiserkeit, manchmal auch Schluckstörungen und Atemnot mit sich bringt. Meist genügen für die Behandlung solcher Zustände abschwellende Medikamente, in seltenen Fällen ist jedoch vorübergehend ein Luftröhrenschnitt notwendig.
Nach der Operation wird eine Magensonde in die Speiseröhre eingelegt, über die Sie etwa 8–10 Tage lang ernährt werden müssen. Bitte nehmen Sie keinesfalls Nahrung neben der Sonde zu sich und entfernen Sie die Magensonde nicht vorzeitig, da Sie damit das Operationsergebnis gefährden und Komplikationen verursachen können.
In seltenen Fällen kann es als Spätfolge der Operation zu einer Engstelle im Schlund kommen, manchmal kommt es auch wieder zu einer Aussackung, sodass erneute Maßnahmen notwendig werden.

Eagle-Syndrom, verlängerter Processus styloideus, Stylalgie

Durch einen verlängerten Processus styloideus (länger als ca. 3 cm) kommt es zu einer mechanischen Irritation benachbarter Nerven und Gefäße mit neuralgischen oder dysphagischen Beschwerden in der Tonsillenregion und im Kieferwinkel, bis zum Ohr und in die Schläfengegend ausstrahlend.

Therapie
Enorale Neuraltherapie am unteren oder/und oberhalb des oberen Tonsillenpols (Xylocain® 1 % mit Adrenalin 1:200 000-Injektionslösung, 1 × 1 ml pro Woche; s. Kap. 2.1, Abschn. Leitsymptom Kopfschmerz, S. 20) oder operative

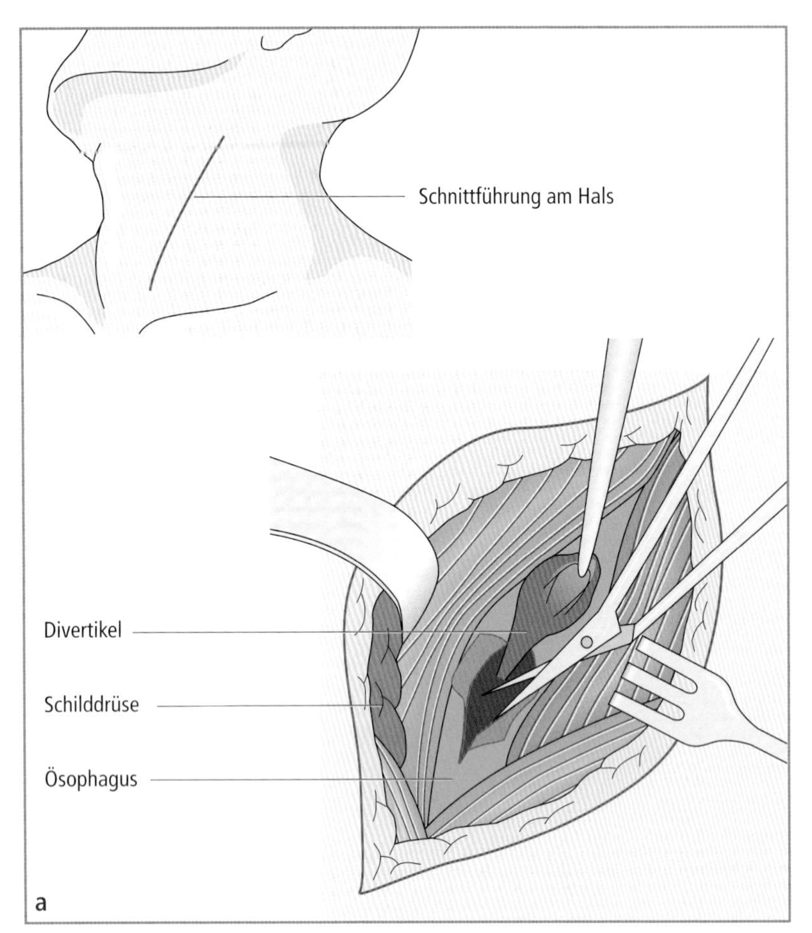

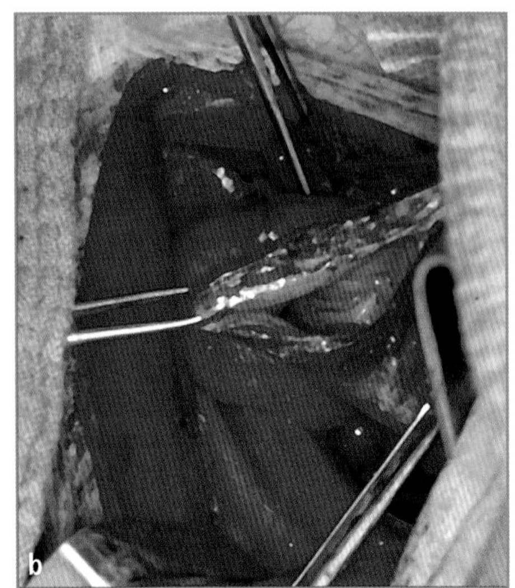

Abb. 16-4 Entfernung eines Zenkerschen Divertikels. **a** Schnittführung am Hals (an der linken Halsseite). Darstellung des Divertikels nach Rotation des Kehlkopfes zur rechten Seite. Zur Druckentlastung des Hypopharynx Myotomie des Killianschen Schleudermuskels (mod. nach Theissing). **b** Intraoperativer Befund.

Teilexstirpation des Processus styloideus transoral mit Tonsillektomie oder transzervikal von außen oder endoskopische Infrakturierung (Gefahr der Fazialisparese).

Halsrippe

Beim Halsrippen- bzw. Skalenussyndrom handelt es sich um meist vom 7. Halswirbel ausgehende, oft beidseits rudimentär angelegte Rippenstümpfe, die bei ca. 1 % der Bevölkerung auftreten. Oft findet sich auch ein pathologischer Ansatz des M. scalenus anterior (Skalenussyndrom). Einzelheiten s. Kap. 20, Abschn. Muskuloskelettale Defekte, S. 433.

Vertebragene Dysphagien

E. Biesinger

Funktionelle Störungen

Die ventrale Halsmuskulatur wird innerviert aus dem Segment C0/C1. Funktionelle Störungen dieses Segmentes können zu Muskelspannungen führen, welche ihrerseits Missempfindungen im Kehlkopfbereich, wechselhafte Schluckstörungen und gelegentlich neuralgiforme Beschwerden im Kehlkopfbereich auslösen können. Kennzeichnend ist dabei, dass die Beschwerden entsprechend ihrer funktionellen Genese einen stark wechselhaften Charakter aufweisen.

Therapie

Indiziert ist die Verordnung von **krankengymnastischer Übungsbehandlung** (s. Kap. 12, Meth. 12-1, S. 182), eventuell manuelle Therapie.

Bei der **funktionellen Behandlung** steht die Beseitigung von Haltungsfehlern im Vordergrund. Fehlhaltungen am Arbeitsplatz sollten korrigiert werden.

Eine weitere Maßnahme ist die gezielte **Infiltrationen von Lokalanästhetika** (z. B. Xylocain® 1 %) an druckempfindliche Muskelansätze (Zungenbein!).

Bei **Somatisierung einer Stresssituation** sind Stressabbau, Krankengymnastik und zusätzlich häusliche Übungen nach dem Becker-Arold-Schema (s. Meth. 16-5, S. 352) angezeigt.

Prognose

Durch den wechselhaften Charakter der Beschwerden protrahierter Verlauf und häufig nach längerer Zeit spontane

Besserung. Abkürzung der Beschwerdedauer durch die funktionelle Behandlung der Halswirbelsäule.

HWS-Degeneration

Im Gegensatz zu den funktionellen Störungen führen ausgeprägte degenerative Veränderungen an der Ventralseite der Wirbelkörper C4–C6 infolge ihrer mechanischen Verdrängung des Ösophagus zu permanent vorhandenen Schluckstörungen, vor allem auch beim Leerschlucken.

Therapie

Zunächst sollte ein Versuch mit **krankengymnastischen Übungsbehandlungen** unternommen werden (s. Kap. 12, Meth. 12-1, S. 182).
In besonders ausgeprägten Fällen ist gelegentlich an eine **operative Beseitigung** des Schluckhindernisses durch den Neurochirurgen zu denken (ungewöhnlich). Hierbei muss unter Umständen eine Fusion der betreffenden Wirbelsäulenabschnitte durchgeführt werden.

Prognose

Sobald der Patient über die Harmlosigkeit der zugrunde liegenden Störung aufgeklärt ist, lässt der Leidensdruck oft nach. Bei nachgewiesener mechanischer Ursache kann eine echte Besserung nur durch den operativen Eingriff erreicht werden.

Neurogene Dysphagien

M. Schrader

Nervus accessorius und Nervus hypoglossus

Eine häufige Form der neurogenen Schluckstörung ist die Bulbärparalyse. Sie ist definiert als eine Störung des 2. peripheren motorischen Neurons der kaudalen Hirnnerven (N. glossopharyngeus, N. vagus). Gelegentlich ist auch der N. facialis beteiligt.
Das Krankheitsbild ist durch eine progrediente Schluckstörung mit häufiger Aspiration und manchmal auch durch eine zusätzliche Störung der Gesichtsmimik gekennzeichnet. Zusammen mit neurogenen Schluckstörungen treten oft Sprechstörungen auf (s. Kap. 17, Abschn. Funktionsstörungen, S. 371).
Mithilfe der Schluckendoskopie (Abb. 16-5) lässt sich der Schweregrad gut bestimmen.
Ursache einer neurogenen Dysplagie können eine Entzündung (z. B. Poliomyelitis, Lues), eine Gefäßerkrankung im Hirnstamm (z. B. Durchblutungsstörung oder Einblutung) oder eine Degeneration (z. B. amyotrophe Lateralsklerose) sein.
Differenzialdiagnostisch auszuschließen ist eine Schädigung von N. glossopharyngeus, N. vagus, N. accessorius und N. hypoglossus in ihrem extrakraniellen Verlauf (z. B. durch Trauma, entzündlich oder durch Tumorkompression bedingt).

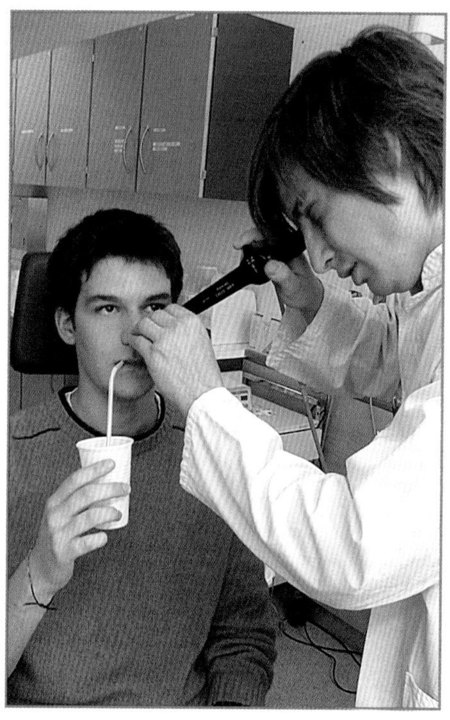

Abb. 16-5 Schluckendoskopie. Unter transnasaler Endoskopie des Larynx, Hypopharynx und Ösophagus schluckt der Patient auf Kommando Flüssigkeit oder Götterspeise. Beurteilt werden vorzeitiger Übertritt, Residuen, Penetration (Larynxeingang) und Aspiration des Speisebreis im Pharynx sowie Gas- und Flüssigkeitsreflux aus dem Magen.

Therapie

Die Behandlung der Grunderkrankung des ZNS erfolgt durch den Neurologen. Zusätzliche Therapie bei folgenden Symptomen:
Schluckunfähigkeit: Es sollte eine enterale Ernährung, gegebenenfalls durch Magensonden, erfolgen (bei voraussichtlich längerer Liegezeit nur Silikonsonden verwenden) oder, falls möglich, eine perkutane endoskopische Gastrostomie (PEG) durchgeführt werden. Eine parenterale Dauerernährung ist unzweckmäßig.
Aspiration: Wegen der Aspirationsgefahr ist oft eine Tracheotomie mit geblocktem Niederdrucktrachealtubus (z. B. Kamen-Wilkinson®) und regelmäßiger Tracheobronchialtoilette notwendig. Lang anhaltende oder irreversible Beschwerden sind eine Indikation zur krikopharyngealen Myotomie, um die Aspiration zu reduzieren. Bessert sich die Schluckstörung, so erfolgen Décanulement und Tracheostomaverschluss als letzter Therapieschritt. Die Aspiration kann der Kranke nämlich erst dann kontrollieren, wenn er vorher ausreichend Gelegenheit hatte, sich ohne Sonde zu ernähren. Dies kann nach Ziehen der Nährsonde noch Wochen und Monate in Anspruch nehmen. In dieser Zeit können physiotherapeutische Schluckübungen hilfreich sein.
Sprechstörung: Aphasie und/oder Dysarthrie erfordern eine ärztlich indizierte logopädische Übungsbehandlung (s.

Kap. 15, Abschn. Sprachstörungen, S. 329). Dabei sind die Prognose der Grunderkrankung und andere Begleitschädigungen (Hör-, Gedächtnis- und/oder Sehstörungen) mit zu beachten und bei der Abschätzung der Prognose des Behandlungserfolgs zu berücksichtigen.

Krikopharyngeale Achalasie, Pharynxspasmus, Konstriktorspasmus

Ein spontaner Spasmus des M. constrictor pharyngis (zumeist inferior), in einzelnen Fällen auch des Ösophaguseingangs (Killianscher Schleudermuskel), ist extrem selten. Eine Beziehung besteht auch zum Zenkerschen Divertikel (s. o.). Häufig tritt eine Kontraktur des Muskels jedoch nach Laryngektomie auf. Folge der Kontraktur ist die Unfähigkeit des Laryngektomierten, Luft retrograd durch den Pharynx zu entlassen, eine Stimmrehabilitation (Ösophagusersatzstimme, Stimmprothese) gelingt dann nicht. Beim Kehlkopfgesunden zeigt sich eine Schluckstörung mit Spasmus im Röntgen-Breischluck.

Therapie

Präventive Therapie bei Laryngektomie ist die routinemäßige Durchtrennung des M. constrictor pharyngis, gegebenenfalls später in einer zweiten Operation (erheblich schwieriger). In besonderen Fällen kann dieser Eingriff auch bei Nichtlaryngektomierten indiziert sein.
Zuvor sollten Calciumantagonisten (Diltiazem, 3 × 90 mg/d) oder trizyklische Antidepressiva (Trazodon, 100–150 mg/d oder Imipramin, 50 mg/d) versucht werden.

Globus, Globusgefühl

D. Becker

16

Das Globusgefühl ist ein Symptom. Es wird ein spontanes pharyngeales Kloßgefühl oder eine Dysphagie beim Leerschlucken mit und ohne Karzinophobie angegeben. Für Nahrungsmittel besteht keine Dysphagie. Eine Raumforderung, z. B. maligner Tumor, benigner Tumor (s. Abschn. Tumoren, S. 359), Zungengrundtonsille (s. Abschn. Hyperplasien, S. 336), Stylalgie sowie neurogene als auch funktionelle Dysphagien (s. o.) mit Behinderungen der Nahrungsaufnahme müssen ausgeschlossen werden. Wesentliche Begleitsymptome sind Verschleimung, Schluckzwang und ständiges Räuspern sowie Trockenheit, Brennen und Kratzen im Halsbereich. Ein eindeutiges pathologisches Substrat ist häufig nicht fassbar. Eine Dysphagie kann von einer Globussymptomatik überdeckt werden.
Das Globusgefühl kann als Resultat einer **unerkannten Gas-Refluxerkrankung** auftreten und ist dann oft ein primäres und einziges Refluxsymptom (s. Kap. 19, Abschn. Entzündungen, S. 410). Bei Globuspatienten in höherem Erwachsenenalter muss nämlich neben einem Flüssigkeitsreflux vor allem mit einem salzsäurehaltigen Gasaustritt aus dem Magen gerechnet werden.
Standardisiert sollte in der Differenzialdiagnostik von Globus, Dysphagie und Refluxerkrankung eine flexible Endoskopie des Ösophagus nach Herrmann beim wachen, sitzenden Patienten durchgeführt werden (s. Abb. 16-5). Eine unauffällige Ösophagusschleimhaut schließt die Refluxösophagitis, nicht jedoch die Refluxerkrankung aus. Letztere ist beim sitzenden und wasserschluckenden Patienten häufig als perlenförmiger Gasaustritt vom Magen in den unteren Ösophagus zu erkennen, wobei das säurehaltige Gas in den Pharynx aufsteigen kann und sich dort als flüssige Säure löst. Postkrikoidal sieht man dann zum Teil ein Ödem. Auch kann es sein, dass der Speichel durch Lösung des salzsäurehaltigen Gases geliert und im Pharynx als zähe Masse haftet. Bei chronifizierten Beschwerden (länger als 6 Wochen) können zusätzlich ohne endoskopische Zeichen die 24-Stunden-pH-Metrie, eine Manometrie und z. B. die Führung eines Patiententagebuches mit Niederschrift der Symptome durchgeführt werden.
In einigen Fällen ist vermutlich ein Verspannen des M. constrictor pharyngis oder des Killianschen Schleudermuskels (**Konstriktorenspasmus,** s. o.) als Somatisierung einer subjektiven Stresssituation (**Globus nervosus**) mitbeteiligt. **Störungen der Halswirbelsäule** können mitbeteiligt sein (s. Kap. 12.1, Meth. 12-1, S. 182). Es hat sich gezeigt, dass eine Karzinophobie gehäuft bei Patienten mit HWS-Störungen und Globus zu finden ist. Eine eingehende klinische und röntgenologische HWS-Diagnostik ergibt bei einem Teil der Patienten Fehlfunktionen, funktionelle Steilstellungen der HWS oder aber organische Veränderungen wie ventrale Osteophyten oder Diskusabflachungen in einzelnen Segmenten (s. Kap. 12.1, S. 180). Ein Globusgefühl kann auch Zeichen einer **chronischen Pharyngitis** sein, die allerdings ihrerseits auf eine gastroösophageale Refluxerkrankung zurückzuführen sein kann. Auch sind häufig chronische Veränderungen der oberen Luftwege, z. B. nächtliche Mundatmung (Anamnese), toxische Einflüsse (Nikotin und Alkohol usw.) sowie auch medikamentös induzierte Schleimhautirritationen (Herz-Kreislauf-Medikamente, Psychopharmaka) zu finden. Besteht neben dem Globusgefühl eine chronische Dysphonie, die tendenziell im Vordergrund steht, so sollte eine stroboskopische Abklärung erfolgen, um z. B. eine primäre **hyperfunktionelle Dysphonie** als Ursache des Globus auszuschließen (s. Kap. 17, Abschn. Funktionelle Dysphonien, Aphonien, S. 375).

Therapie

Bei Globus mit gastroösophagealer Refluxerkrankung: Verhaltensmaßregeln (s. Patienteninformation „Verhaltensregeln bei Globussymptomatik mit Refluxerkrankung", S. 351) nur bei Flüssigkeitsreflux.

Tab. 16-3 Therapieoptionen bei Globus mit pharyngitisartiger Symptomatik (typische Begleitsymptome: endolaryngeal Kratzen und Brennen, auch wechselnd Verschleimung und Trockenheit pharyngolaryngeal **ohne** Nachweis einer gastroösophagealen Refluxerkrankung).

Funktion und Wirkungsort	Generika	Handelsname
Sekretolytika bzw. Expektorantia für Larynx-Bronchial-System	• Acetylcystein, Ambroxol etc. • Auszug aus Enzianwurzel, Eisenkraut, Gartensauerampferkraut, Holunderblüten, Schlüsselblumenblüten	• Fluimucil® • Mucosolvan® • Sinupret® Tropfen
globale Schleimhautbefeuchtung	• salinische Inhalation	• Bronchoforton® Sole • EMSER Sole® u.a.
Orologika	• Dexpanthenol Tabletten, natürliches Emser Salz etc.	• Mucidan® • Bepanthen® Lutschtabletten • EMSER® PASTILLEN echt „stark"
Rhinologika	• pflegende Nasensalbe, Nasenöle etc.	• Coldastop® Nasen-Öl • EMSER SALZ® echt • Turipol u.a.

Protonenpumpeninhibitoren/H_2-Blocker: Omeprazol/Pantoprazol o.a. (Nexium®, 2 × 40-0-0 mg für 4–6 Wochen, anschließend 20-0-0). Protonenpumpeninhibitoren über 4 Wochen hoch dosiert (2 × 40-0-0) bringen überraschend häufig Linderung oder volle Symptomfreiheit und reichen dann als Alleintherapie aus.
Säureneutralisation: Algeldrat (z.B. Maaloxan® 25 mVal Kautablette, 1–2 Kautbl./d).
Motilitätsfördernde Medikamente: Metoclopramid (z.B. MCP Tropfen, 3 × 35 Tr./d), Domperidon (Motilium®-Filmtabletten, 3- bis 4-mal 1–2 Filmtbl./d).
Zytoprotektion: Sucralfat (z.B. Ulcogant®, 3 × 1 Btl./d vor dem Essen).
Bei Globus ohne Refluxerkrankung: Malignomausschluss. Sorgfältiger Ausschluss eines Tumors (z.B. Endoskopie, Ösophagus-Breischluck) und beruhigende Aufklärung jedes Patienten über das negative Ergebnis, bei Karzinophobie gegebenenfalls ausführliche Beratung.
Bei HWS-Syndrom: Stressabbau, Becker-Arold-Übungsschema (s. Meth. 16-5, S. 352) für häusliches Training (Lockerungsübungen für Kopf-, Hals- und Schultermuskulatur) mit modifizierter Kaumethode nach Fröschels. Krankengymnastik mit intermittierender Eisbehandlung (s. Kap. 12, Meth. 12-1, S. 182).
Bei muskulären Verspannungen (HWS und/oder Pharynxmuskulatur): Medikationsversuch (kurzzeitig) mit Sedativa oder Spasmolytika, z.B. Baldrian-Dispert® 45 mg, 1- bis 3-mal 1 Tbl./d, oder Atosil®. Anschließend Becker-Arold-Übungsschema (s. Meth. 16-5, S. 352), zusätzlich Krankengymnastik (s. Kap. 12, Meth. 12-1, S. 182).
Bei chronischer Pharyngitis: Ohne Refluxerkrankung s. Tabelle 16-3, mit Reflux s.o.

Psychosomatisch, ohne nachweisbare Funktionsstörung: Bei Somatisierung einer Stresssituation (Globus nervosus) Versuch der Erarbeitung einer psychologischen Interventionsstrategie, gegebenenfalls Vorstellung beim Psychotherapeuten/Psychosomatiker.
Nachsorge: Es sollten bei medizinischer Therapie des Globus Kontrollen in 3- bis 4-wöchigem Abstand mit dem Patienten vereinbart werden. Die kontinuierliche Verabreichung der Medikamente muss gewährleistet sein. Die Krankengymnastik bzw. die Übungsschemata sollten täglich durchgeführt werden. Eine Therapiedauer von mehreren Monaten ist nicht ungewöhnlich.

@ Patienteninformation „Verhaltensregeln bei Globussymptomatik mit Refluxerkrankung"
- **Nachtschlaf mit erhöhter Oberkörper- und Kopfposition** (mind. 10–15 Grad; bei Erfolg von Protoneninhibitoren nicht indiziert)
- **Alkohol- und Nikotinkarenz**
- Erlangen von **Normalgewichtigkeit**
- **Keine Mahlzeit nach 18 Uhr**
- **Für Kinder** keine Mahlzeit **nach 17 Uhr**
- **Häufige Mahlzeiten** verteilt über den Tag
- **Keine scharfen Gewürze**
- **Nicht zu heiße/zu fette Mahlzeiten**
- **Keine Süßigkeiten**
- **Keine übermäßigen Kohlenhydratmahlzeiten**
- Kein Kaffee, kein entkoffeinierter Kaffee (**keine Röststoffgetränke**)
- Eventuell auch **Auslassversuch von Schwarztee, grüner Tee**
- **Nichts Gegrilltes, Getoastetes oder Gebratenes**

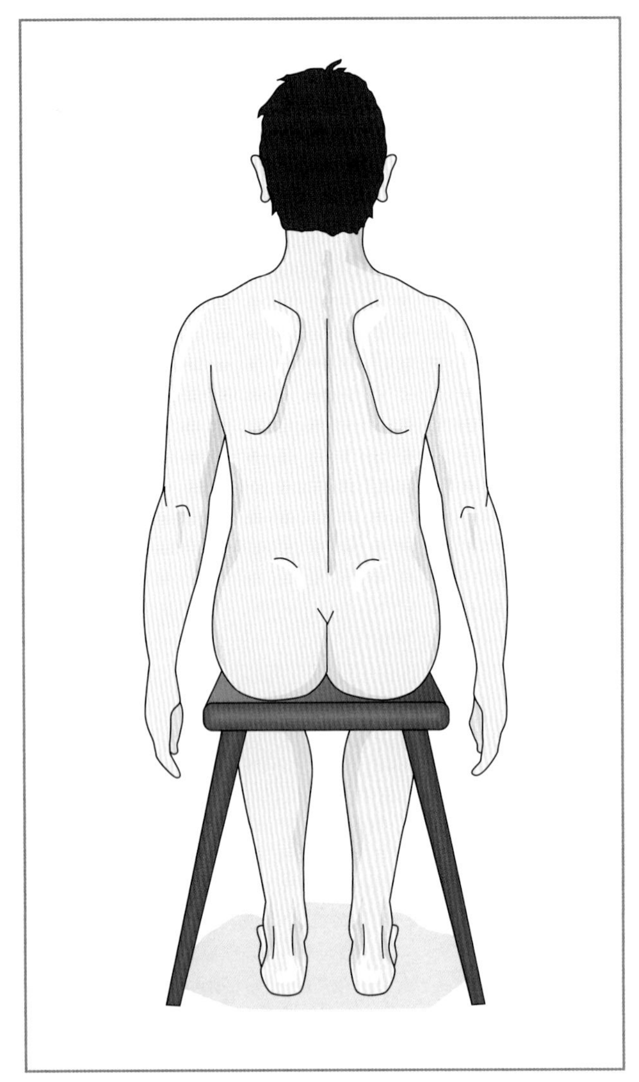

Abb. 16-6 Sitzen: Körpergewicht gleichmäßig auf beide Sitzhälften verteilen. Beine stehen parallel, Unter- und Oberschenkel bilden einen rechten Winkel.

Meth. 16-5 Becker-Arold-Übungsschema

Das Übungsschema wurde so konzipiert, dass es nach ärztlicher Anweisung vom Patienten zu Hause durchgeführt werden kann.

Die Übungen sollten mindestens 3 Wochen lang konsequent absolviert werden, bevor über den Therapieerfolg entschieden wird. Anschließend muss eine ärztliche Kontrolle erfolgen. Die Übungen müssen vom Patienten zweimal pro Tag ausgeführt werden, im Sitzen oder Stehen.

Sitzen: Dabei wird das Körpergewicht gleichmäßig auf beide Sitzhälften verteilt. Die Beine stehen parallel, Unter- und Oberschenkel bilden ungefähr einen rechten Winkel. Arme hängen seitlich herab (Ausgangsstellung) (Abb. 16-6).

Stehen: Dabei wird das Körpergewicht gleichmäßig auf beide Füße verteilt. Die Knie dürfen nicht durchgedrückt werden. Arme müssen locker seitlich herabhängen (Ausgangsstellung).

Lockerungsübungen für den Hals-Nacken-Schulter-Bereich:

- Rechte Schulter anheben – 3–5 s in dieser Stellung halten – Schulter wieder fallen lassen – Pause (dreimal).
- Linke Schulter anheben – 3–5 s in dieser Stellung halten – wieder loslassen – Pause (dreimal) (Abb. 16-7).
- Schultern nach hinten nehmen – Schulterblätter zusammendrücken – 3–5 s in dieser Stellung festhalten – wieder entspannen – Pause (dreimal) (Abb. 16-8).
- Beide Schultern gleichzeitig anheben – 3–5 s in dieser Stellung festhalten – wieder loslassen – Pause (dreimal).
- Kopf zu einer Seite neigen – 5 s geneigt halten – Kopf wieder in Ausgangsstellung – 5 s Pause – Kopf zur anderen Seite neigen – 5 s halten – wieder in Ausgangsstellung dreimal zu jeder Seite (Abb. 16-9).

▼

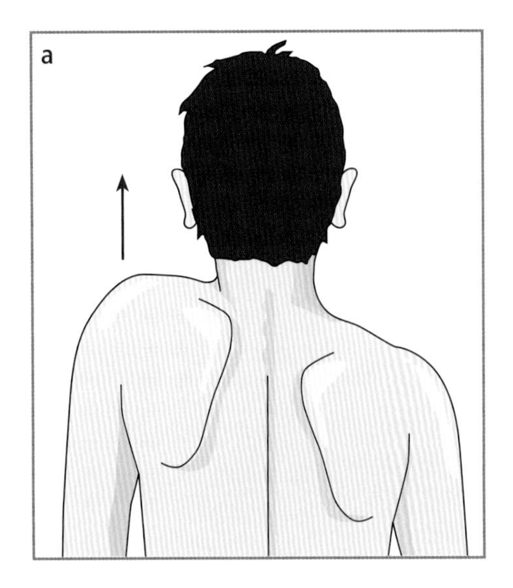

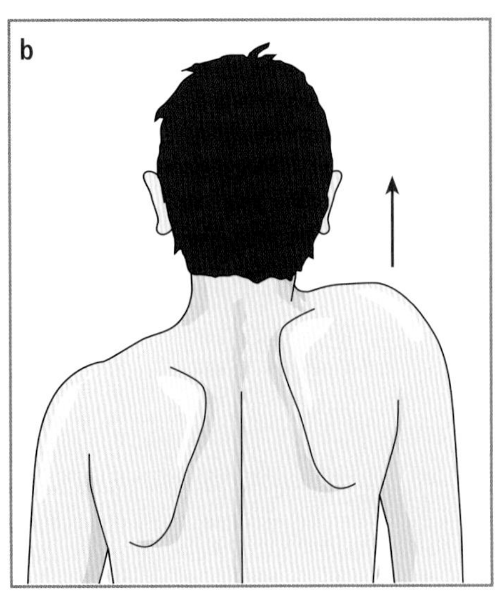

Abb. 16-7 **a** Rechte Schulter anheben; 3–5 s in dieser Stellung halten; Schulter wieder fallen lassen; Pause; dreimal wiederholen. **b** Linke Schulter anheben; 3–5 s in dieser Stellung halten; Schulter wieder fallen lassen; Pause; dreimal wiederholen.

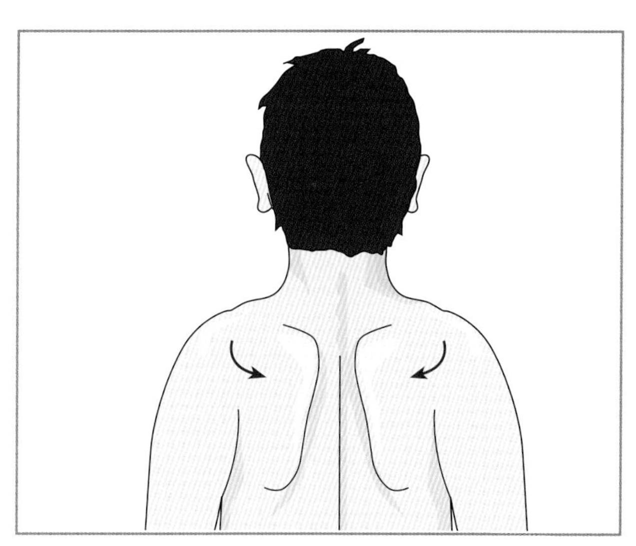

Abb. 16-8 Schultern nach hinten nehmen; Schulterblätter zusammendrücken; 3–5 s in dieser Stellung festhalten; wieder entspannen; Pause; dreimal wiederholen. Beide Schultern gleichzeitig anheben; 3–5 s in dieser Stellung festhalten; wieder loslassen; Pause; dreimal wiederholen.

- Kopf in den Nacken legen – langsam kreisen – 2 Kreise in jede Richtung beschreiben (Abb. 16-9 c).

Lockerungsübungen für die mimische Muskulatur (Gesichtsmuskulatur): Diese Übungen sind vom Patienten zweimal pro Tag durchzuführen (liegend oder sitzend).

- Stirn runzeln (nachdenklich) – Spannung – einige Sekunden halten – loslassen – Pause (zweimal).
- Augenbrauen zusammenziehen („böse gucken") – Spannung einige Sekunden halten – Pause (zweimal).
- Augen fest zudrücken – Spannung einige Sekunden halten – loslassen – Pause (zweimal).
- Zähne aufeinanderbeißen – Spannung einige Sekunden halten – loslassen – Pause (zweimal)
- Zunge fest gegen den Gaumen pressen – Spannung einige Sekunden halten – loslassen – Pause (zweimal).
- Lippen spitzen und zusammenpressen – Spannung einige Sekunden halten – loslassen – Pause (zweimal).
- Lippenflattern – bei geschlossenen Lippen eine Ausatmungsphase lang Luft durch die Lippen geben – es entsteht ein kontinuierliches Flattern der Lippen – einige Sekunden halten – Pause – jetzt Übung wiederholen und gleichzeitig einen Brummton produzieren (fünfmal).

Kauübungen (modifiziert nach Fröschels): Ein Stück Brot oder Apfel normal kauen, mit geschlossenen oder geöffneten Lippen.

- Sitzen in entspannter und lockerer Haltung.
- Ein Stück Brot oder Apfel normal kauen, mit geschlossenen oder offenen Lippen.
- Die Zunge schiebt das Kaugut locker im Mund hin und her.

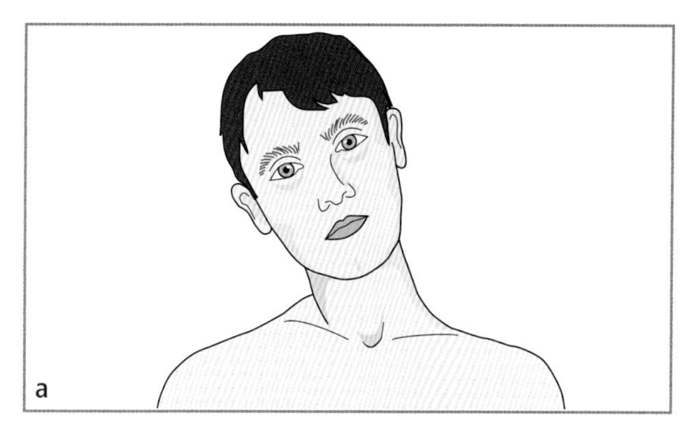

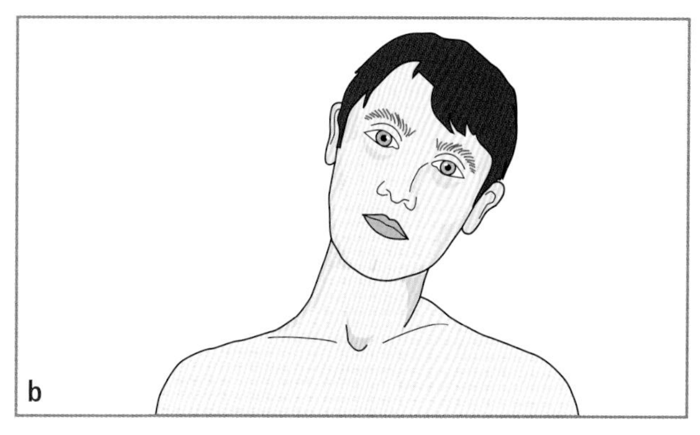

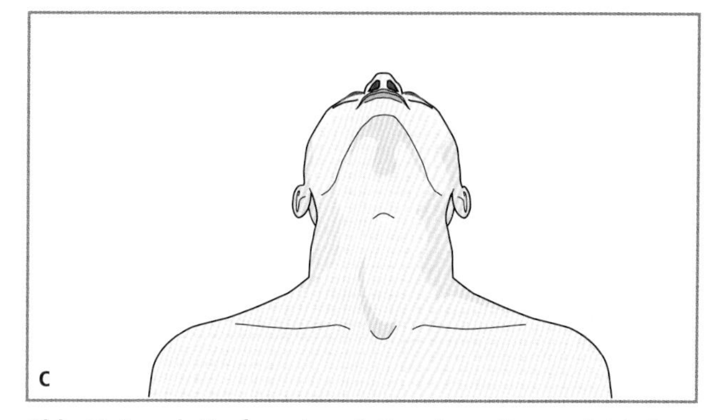

Abb. 16-9 a, b Kopf zu einer Seite neigen; 5 s geneigt halten; Kopf wieder in Ausgangsstellung; 5 s halten; wieder in Ausgangsstellung; dreimal zu jeder Seite. **c** Kopf in den Nacken legen; langsam kreisen; zwei Kreise in jede Richtung beschreiben.

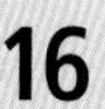

- Dies mit Kaugut so lange üben, bis lockeres Kauen auch ohne Kaugut möglich ist.
- Jetzt beim Kauen einen tiefen Brummton produzieren.
- Jetzt in diesem tiefen Brummton einen Vokal hineindenken (a, o, u, e, i).
- Wenn diese Töne locker und entspannt produziert werden können, während des Kauens mit den Silben „mjammjamm" abwechseln.
- Zunge herausstrecken und entspannt mit tiefem Brummton die Vokale (a, e, i, o, u) produzieren.
- Sooft es geht, mehrere Male pro Tag herzhaft gähnen oder seufzen mit oder ohne Stimmgebung, dabei sich dehnen und strecken.

Glossopharyngeusneuralgie

Symptome einer Glossopharyngeusneuralgie sind plötzliche starke Schmerzen, von Zunge, Pharynx oder Halsseite ausgehend, bis zum Ohr reichend.

Therapie

Neuraltherapie: Injektionen von Lokalanästhetika (z.B. Xylocain® 1 %, 1–2 ml) in den unteren Pol der Tonsillenloge. Der vorübergehende positive Effekt gilt auch als diagnostisches Kriterium.
Medikamentös: Carbamazepin oder Phenytoin (s.o., Therapie der Trigeminusneuralgie).
Operativ: In verzweifelten Fällen elektive perkutane Thermoläsion des N. glossopharyngeus über einen Zugang durch das Foramen jugulare oder mikrovaskuläre Dekompression des Nervs nach subokzipitaler Trepanation.

Prognose

In den meisten Fällen ist eine günstige Beeinflussung des Krankheitsbildes durch Infiltrationsanästhesien in Verbindung mit der medikamentösen Behandlung zu erreichen. Die operativen Verfahren sind seltenen, verzweifelten Fällen vorbehalten.

Vagusneuralgie

Eine Vagusneuralgie verursacht anfallsartig starke Schmerzen zwischen Ohr und Schilddrüse (Laryngeus superior) oder zwischen Schulter und der subokzipitalen Region (Ramus auricularis).
Triggerpunkt zwischen Membrana thyreohyoidea und Zungenbeinhorn.

Therapie

Neuraltherapie: Infiltration von Lokalanästhetika (z.B. Xylocain® 1 %, 1–2 ml) unterhalb des Zungenbeinhorns der betroffenen Seite. Versuch der Nervendegeneration durch Alkoholinjektion (Äthanol-DAB) in den Nerv beim Eintritt in die Membrana thyreohyoidea.
Medikamentös: Carbamazepin oder Phenytoin (s. Therapie der Trigeminusneuralgie).
Operativ (in verzweifelten Fällen): Neurektomie in der hinteren Schädelgrube.

Prognose

Unsicher, auch die Neurektomie sichert keine Schmerzfreiheit.

Obstruktives Schlafapnoe-Syndrom (OSAS), Ronchopathie, schlafbezogene Atemstörung (SBAS)

K. Hörmann und E. Biesinger

Obstruktive Erkrankungen der oberen Luftwege wie hyperplastische Tonsillen oder Adenoide (s. Abschn. Hyperplasien, S. 332), tief stehende und/oder schlaffe Gaumenbögen, Septumdeviation mit Muschelhyperplasie (s. Kap. 14.3, Abschn. Septumpathologien, S. 248), Zungengrundhyperplasie sowie Veränderungen des Unterkiefers und/oder des Oberkiefers können zu nächtlichem Schnarchen führen.
Beim Erwachsenen verursachen diese Veränderungen harmloses Gelegenheitsschnarchen mit fließenden Übergängen bis zum habituellen Schnarchen und schließlich das gefährliche obstruktive Schlafapnoe-Syndrom (OSAS) mit einem Abfall der Sauerstoffsättigung bis unter 60 %. Unter den habituellen, obstruktiven Schnarchern findet man häufig einen velopharyngealen Kollaps (Typ I), bei dem das Schnarchgeräusch durch eine lange und/oder breite Uvula, einen kurzen Abstand zwischen weichem Gaumen und Rachenhinterwand und einen stark ausgeprägten hinteren Gaumenbogen hervorgerufen wird. Eine weitere Möglichkeit ist der retrolinguale Kollaps (Typ III). Beide Kollapsformen können kombiniert sein (Typ II). Zur Bestimmung der Ursache und der Lokalisation der Enge im Respirationstrakt sind HNO-ärztliche Diagnostik mit Anamnese und Bestimmung der Tagesmüdigkeit mittels „Multiple Sleep Latency Test“ (MSLT), Rhinometrie, Endoskopie (evtl. im Schlaf), Analyse des Schnarchgeräusches und kieferorthopädische Diagnostik (Radiokefalometrie) erforderlich. Bei Verdacht auf Apnoephasen erfolgt eine zusätzliche Diagnostik im Rahmen einer Screening-Polygraphie (Abb. 16-10 a) und bei pathologischem Befund mit erhöhtem „Respiratory-distress-Index“ (RDI) eine sich anschließende Polysomnographie (Abb. 16-10 b) im Schlaflabor mit Bestimmung des „Apopnoe-Hypopnoe-Index“ (AHI).

Therapie

(s. Meth. 16-6, S. 356)

Bei Schnarchern ohne OSAS

- **Schlafhygiene:** Restriktion das Schnarchen fördernder Noxen, wie Alkohol vor dem Schlafengehen oder sedierende Medikamente.
- **Bei Lagerungsabhängigkeit:** Seitenlagerung mittels Rucksack/Weste.
- **Beim adipösen Patienten:** Gewichtsreduktion.
- **Bei nachgewiesenen Atemwegshindernissen:** Beseitigung des Hindernisses, d.h. bei behinderter Nasenatmung Septumplastik mit Verkleinerung der unteren Nasenmuschel (s. Kap. 14.3, Abschn. Septumpathologien, S. 248); bei hyperplastischen Adenoiden die Adenotomie

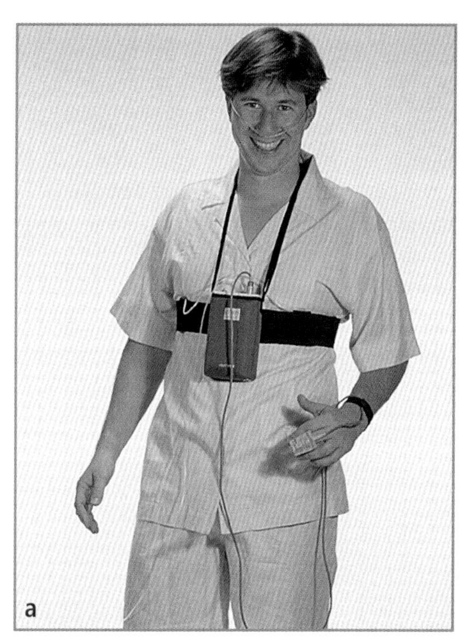

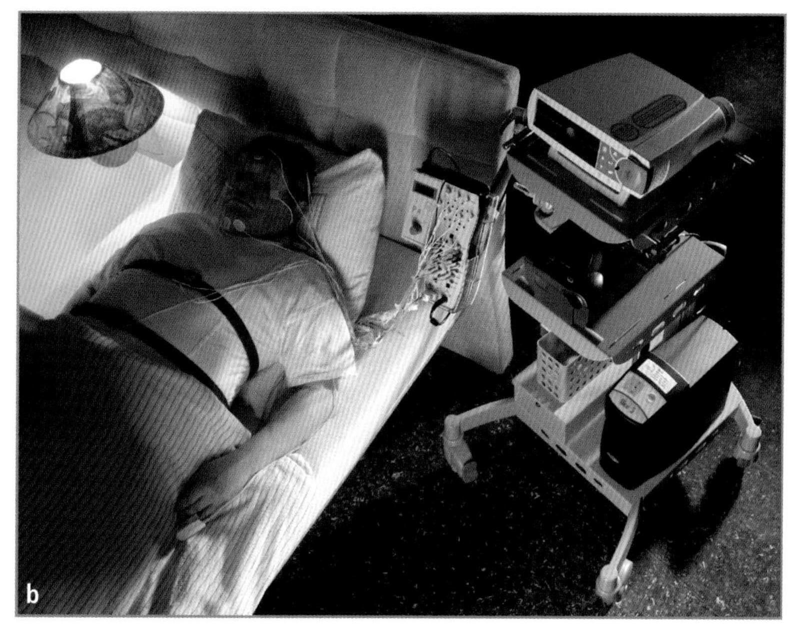

Abb. 16-10 a Screening-Polygraphie (Gerät: Easy-screen; mit freundlicher Genehmigung der Firma Dr. Fenyves und Gut, Hechingen). b Polysomnographie (mit freundlicher Genehmigung der Firma Heinen und Löwenstein, Bad Ems).

(s. Abschn. Hyperplasien, S. 332), bei vergrößerten Tonsillen die Tonsillotomie oder Tonsillektomie.

- **Beim Velumschnarcher:** Uvulaflap oder Uvulopalatopharyngoplastik (UPPP nach Futita/Pirsig) mit Tonsillektomie, Raffung der Schleimhaut beider Gaumenbögen und plastischer Kürzung der Uvulaspitze unter Erhalt des M. uvulae.
- **Bei Kieferanomalien:** Funktionskieferorthopädische Maßnahmen, z. B. mit einer Bissschiene, die ein Zurückfallen des Unterkiefers verhindern sollen.

Bei OSAS

- **Bei allen Formen eines OSAS möglich:** Schlafhygiene; bei Besserung in Seitenlage: Seitenlagerung mit Rucksack/Weste, kontinuierlicher positiver Atemwegdruck (continuous positive airway pressure [CPAP]). Um einen CPAP zu ermöglichen, Indikation einer Septumoperation bei Septumdeviation.
- **Bei mildem OSAS:** Schlafhygiene, gegebenenfalls Lagerung, nasaler CPAP (n-CPAP). Je nach Lokalisation oder bei fehlender CPAP-Compliance auch: Bissschiene, Tonsillektomie, UPPP/Uvulaflap (bei einem BMI > 30 und/oder einem AHI > 30 nur bei CPAP-Incompliance), Radiofrequenzchirurgie (RFQ) Gaumen oder Teilresektion, RFQ Zungengrund, Hyoidsuspension, minimal invasive Multi-Level-Chirurgie mit UPPP/Uvulaflap und RFQ Zungengrund.
- **Bei mittelschwerem OSAS:** Schlafhygiene, gegebenenfalls Lagerung, n-CPAP. Je nach Lokalisation oder bei fehlender CPAP-Compliance auch: Bissschiene, Tonsillektomie, UPPP/Uvulaflap (bei einem BMI > 30 und/oder einem AHI > 30 nur bei CPAP-Incompliance), RFQ oder Teilresektion Zungengrund, Hyoidsuspension, maxillo-mandibuläre Umstellungsosteotomie (MMO) oder Distraktionsosteogenese (DOG), Multi-Level-Chirurgie (Uvulalappen/UPPP mit Tonsillektomie, Hyoidsuspension und Abtragung bzw. Radiofrequenztherapie des Zungengrundes) nach Hörmann.
- **Bei schwerem OSAS:** Schlafhygiene, gegebenenfalls Lagerung, CPAP. Je nach Lokalisation oder bei fehlender CPAP-Compliance auch Tonsillektomie, Hyoidsuspension, MMO/DOG; Multi-Level-Chirurgie nach Hörmann.
- **Bei Dysmorphien:** CPAP, eventuell auch MMO/DOG.
- **Bei operationsrefraktärer Schlafapnoe:** Überdruckbeatmung während des Schlafes (n-CPAP-Gerät).
- **Bei Kindern:** Bei gesicherter Tonsillenhyperplasie stationäre Tonsillotomie (6.–8. Lj.) oder Tonsillektomie, Epipharyngoskopie, gegebenenfalls Adenotomie, postoperative Intensivüberwachung aufgrund des OSAS.
- **Ultima Ratio bei Patienten mit schwerem Schlafapnoe-Syndrom:** Tracheostomie (s. Kap. 6, S. 62).

Prognose

Beim Gelegenheits- und Velumschnarcher gut. Konservative Maßnahmen wie Weckvorrichtungen verhindern einen Tiefschlaf und sind deshalb abzulehnen.

Eine n-CPAP-Therapie wird aufgrund des apparativen Aufwandes nicht von allen Patienten toleriert.

Meth. 16-6 Therapiemodalitäten der obstruktiven Schlafapnoe
(Nach: Verse T et al. Therapie der obstruktiven Schlafapnoe des Erwachsenen. In: Ganzer U, Arnold W [Hrsg]. AWMF-Leitlinie HNO. 2004)

Schlafhygiene: Die Einhaltung einer gewissen Schlafhygiene (Vermeidung von Alkohol und Sedativa, Reduktion von Nikotin und anderen Noxen, Einhaltung eines regelmäßigen Schlafrhythmus usw.) gehört zu jeder Standardtherapieempfehlung bei schlafbezogenen Atemstörungen (SBAS).

Die Vermeidung der Rückenlage (Schlafen mit Rucksack/Weste) ist bei lageabhängiger Schlafapnoe sinnvoll. Sie kann auch helfen, das Ergebnis einer Beatmungstherapie oder einer operativen Maßnahme zu optimieren.

Nasale Beatmungstherapie (n-CPAP): Die in der Regel über eine Nasenmaske applizierte CPAP-Beatmung schient den gesamten oberen Luftweg pneumatisch vom Naseneingang bis zur Trachea. Die CPAP-Beatmung reduziert oder beseitigt Schnarchen, Tagessymptomatik und das kardiovaskuläre Risiko. Mit einer primären Erfolgsrate von 98 % ist diese Therapiemethode neben der Tracheotomie das erfolgreichste Verfahren überhaupt in der Therapie der SBAS. Nur diese beiden Behandlungsmodalitäten erreichen auch bei extrem Übergewichtigen und sehr schwer betroffenen Schlafapnoikern höchste Erfolgsraten.

Die Raten für eine Langzeitakzeptanz liegen allerdings bei unter 70 %. Grundsätzlich sinkt die Bereitschaft zur Beatmungstherapie mit sinkendem Lebensalter und mit abnehmendem subjektivem Therapieerfolg. Mit anderen Worten: Je mehr ein Patient bezüglich seiner Tagessymptomatik von einer CPAP-Therapie profitiert, desto größer ist seine Compliance, das Gerät ausreichend regelmäßig zu benutzen. Folglich lehnen viele Patienten mit geringerer Tagessymptomatik trotz initial erfolgreicher CPAP-Einstellung eine dauerhafte Beatmungstherapie ab, obwohl eine Behandlung eine Reduzierung des kardiovaskulären Risikos bewirken könnte. Diese Patienten müssen unter Umständen einer anderen, häufig chirurgischen Therapie zugeführt werden.

Bissschienen: Grundsätzlich gibt es drei Arten von oralen Hilfsmitteln (Bissschienen):

- die Zungenretainer,
- die Unterkieferprotrusionsschienen,
- die Zungenextensoren.

Bissschienen sind zur Behandlung der milden und mittelschweren obstruktiven Schlafapnoe (OSA) angezeigt. Die Unterkieferprotrusionsschienen haben sich weitgehend durchsetzen können. Wichtigste Nebenwirkungen bei bis zu 80 % der Patienten sind Hypersalivation, Xerostomie, Schmerzen im Kiefergelenk, dentale Beschwerden und permanente Zahnfehlstellungen mit Malokklusion.

Operative Therapie

- **Nase:** Eine Nasenoperation allein ist kaum in der Lage, eine OSA effektiv zu behandeln. Nichtsdestoweniger sind Nasenoperationen oft indiziert, um eine Beatmungstherapie zu optimieren bzw. überhaupt möglich zu machen. So werden niedrigere effektive CPAP-Drücke nach operativer Verbesserung der Nasenluftpassage beschrieben.
- **Tonsillen:** Tonsillektomie und Tonsillotomie. Die Tonsillektomie zur Behandlung der OSA bei hyperplastischen Tonsillen ist im Erwachsenenalter fast so erfolgreich wie im Kindesalter. Wird eine OSA chirurgisch behandelt, so ist die Tonsillektomie gerechtfertigt.
- **Weicher Gaumen:** Uvulopalatopharyngoplastik (UPPP). Es kann heute eine positive Langzeitwirkung der isolierten UPPP, gegebenenfalls mit Tonsillektomie, bei OSA angenommen werden. Allerdings sollten Patienten nach UPPP längerfristig schlafmedizinisch kontrolliert werden. Die UPPP mit Tonsillektomie ist gerechtfertigt zur Therapie der OSA. Oberhalb eines BMI von 30 und oberhalb eines AHI von 30 sollte sie jedoch nur sekundär nach erfolgloser oder abgebrochener Beatmungstherapie durchgeführt werden.
- **Radiofrequenzchirurgie (RFQ) weicher Gaumen:** Die heute etablierten Radiofrequenzsysteme kommen am Weichgaumen in der Regel mit 3 bis 6 Applikationen pro Therapiesitzung aus. Bis zu vier Therapiesitzungen sind notwendig, um den maximalen Effekt zu erzielen. Operiert wird üblicherweise ambulant und in Lokalanästhesie. Es gibt Hinweise auf eine Wirksamkeit bei der leichten und weniger bei der mittelschweren Schlafapnoe, weshalb die Methode nur für die milde OSA empfohlen werden kann.
- **Uvulaflap:** Aufgrund der großen Ähnlichkeit mit der UPPP geht man von einer vergleichbaren Wirksamkeit aus. Für den Uvulaflap gelten daher dieselben Empfehlungen wie für die UPPP.
- **Zungengrund und Hypopharynx:** Radiofrequenzchirurgie (RFQ) des Zungengrundes. Die RFQ-Therapie des Zungengrundes lässt sich gut in Lokalanästhesie mit Sedierung durchführen. Mit den entsprechenden Nadelelektroden werden je nach Größe des Zungengrundes pro Therapiesitzung zwischen 8 und 16 Läsionen gesetzt. Mehrere Therapiesitzungen sind erforderlich. Die bisherigen Daten deuten auf eine Wirksamkeit der RFQ des Zungengrundes bei der leichten bis mittelschweren Schlafapnoe hin. Die Methode wird als Monotherapie nur zur Behandlung der milden und mittelgradigen OSA empfohlen.
- **Hyoidsuspension (Hyoidothyreopexie):** Ziel der Hyoidsuspension ist die Vorverlagerung des Zungenbeins mit der daran befestigten Zungenmuskulatur. Somit soll der obere Atemweg auf Zungengrundebene erweitert und stabilisiert werden. Initial wurde ver-

sucht, das Hyoid am Kinn zu fixieren. Zwischenzeitlich wird die Befestigung am Schildknorpel favorisiert. Diese Modifikation erfordert weniger Präparationsarbeit und hat sich als gleichermaßen sicher und effektiv wie die Originaltechnik erwiesen. Die Methode ist als isolierte Maßnahme bei OSA mit vermuteter Obstruktion im Zungengrundbereich indiziert. Überwiegend wird sie in Kombination mit anderen Eingriffen sekundär nach erfolgloser oder abgebrochener Beatmungstherapie eingesetzt (s. Multi-Level-Chirurgie).

- **Teilresektionen des Zungengrunds:** Die Methode kann zur Behandlung der milden bis schweren OSA bei CPAP-Incompliance eingesetzt werden.
- **Kieferchirurgische Verfahren:** Genioglossus Advancement (GG-A). Maxillo-mandibuläre Umstellungsosteotomie (MMO). Kann bei allen Schweregraden der OSA indiziert sein. Allerdings handelt es sich um ein invasives Operationsverfahren mit entsprechend hoher postoperativer Morbidität und Komplikationsrate, weshalb es als primäre Therapie überwiegend bei Patienten mit entsprechenden Dysmorphien des Gesichtsschädels zum Einsatz kommt.
- **Multi-Level-Chirurgie:** Die Einteilung der potentiellen Obstruktionsorte in verschiedene Level geht auf Fujita zurück. Er unterschied zwischen ausschließlich retropalatalem (Typ I), kombiniert retropalatal-retrolingualem (Typ II) sowie isoliert retrolingualem Obstruktionsort (Typ III). Von einer Multi-Level-Chirurgie wird gesprochen, wenn mindestens ein Eingriff am Zungengrund/Hypopharynx mit mindestens einem Eingriff an Weichgaumen/Tonsille kombiniert wird.
- **Minimal invasive Multi-Level-Chirurgie bei mildem OSAS:** Radiofrequenzchirurgie des Zungengrundes plus UPPP.
- **Multi-Level-Chirurgie bei mittelschwerem und schwerem OSAS:** Invasivere Therapieschemata umfassen auf Höhe des Weichgaumens entweder eine UPPP oder einen Uvulaflap. Zur Therapie der hypopharyngealen Enge werden unterschiedliche Verfahren aus dem oben dargestellten Operationsspektrum empfohlen. Die Multi-Level-Chirurgie bleibt hinter den Ergebnissen der nasalen CPAP-Therapie zurück, weshalb die Beatmungstherapie als Standardtherapie für die Behandlung der mittelschweren und der schweren OSA angesehen wird. Die Multi-Level-Chirurgie ist aber als sekundäre Therapie bei Patienten, die einer Beatmungstherapie nicht oder nicht mehr zugänglich sind, indiziert.
- **Trachea:** Tracheotomie. Die Tracheotomie wird heute als Ultima Ratio in ausgewählten Fällen eingesetzt.

Widerstandssyndrom der oberen Atemwege (UARS)

H.-P. Zenner

Das Widerstandssyndrom der oberen Atemwege („upper airway resistance syndrome", UARS) ist differenzialdiagnostisch vom obstruktiven Schlafapnoe-Syndrom (OSAS) abzugrenzen. Die Patienten klagen über Tagesschläfrigkeit, allgemeine Ermattung, Einschlafstörungen (beim OSAS selten), Durchschlafstörungen sowie gehäuft einzeln oder kombiniert über eine allergische Rhinitis, einen Reizdarm, eine orthostatische Hypotonie und über Kopfschmerzen. Letztere vier Beschwerden sind beim obstruktiven Schlafapnoe-Syndrom ungewöhnlich, während beim OSAS eine arterielle Hypertonie häufig und beim UARS selten ist. Diagnostisch ist eine Polysomnographie mit Schlaf-EEG und Messung der Atemanstrengung (z. B. mittels intrathorakaler Ösophagusdruckmessung) zweckmäßig. Man findet keinen pathologischen Apnoe-Hypopnoe-Index (AHI) und keine auffällige O_2-Entsättigung, sondern in der Regel einen Alpha-Delta-Schlaf sowie mehr als 10 Atemanstrengungen mit Weckreaktionen pro Stunde (RERA: „respiratory effort-related arousal").

Bei der klinischen Untersuchung und der Endoskopie (evtl. in Sedierung) können mechanische Atemwegshindernisse wie eine Nasenmuschelhyperplasie, eine Septumdeviation, ein hoher gotischer Gaumen mit kleiner intermolarer Distanz (evtl. mit Bissverletzungen in der Wangenschleimhaut und lingualen Zahnimpressionen), ein verlängertes Velum/vergrößerte Uvula, vergrößerte Tonsillen oder auch eine Zungengrundhyperplasie auffallen.

Therapie

Eine CPAP-Behandlung ist unwirksam. Operative Beseitigung der Obstruktion (z. B. Muschelchirurgie, Septumoperation, Tonsillektomie, Uvulaverkleinerung, kieferchirurgische Korrektur; s. auch Abschn. Obstruktives Schlafapnoe-Syndrom, S. 354), gegebenenfalls auch Protrusionsschienen, Weglassen von Alkohol und Benzodiazepinen.

Tumoren

Nasopharynxtumoren

Benigne Tumoren und Pseudotumoren

F. Bootz

Die häufigste Raumforderung sind Adenoide (s. Abschn. Hyperplasien, S. 332) und Choanalpolypen (s. Kap. 14.4, S. 280). Eine Meningoenzephalozele (s. Kap. 14.4, Abschn. Tumoren, S. 287) oder eine Rathkesche Tasche können ebenfalls als Raumforderung imponieren. Echte gutartige

Geschwülste sind selten. Am häufigsten tritt das juvenile Nasenrachenfibrom (Angiofibrom) (s. u.) auf. Einzelfälle sind Chondrome und Hamartome (s. u.).

Nasenrachenfibrom, juveniles Nasenrachenfibrom, Angiofibrom

Das Nasenrachenfibrom kommt offenbar ausschließlich bei männlichen Patienten ab dem 10. Lebensjahr vor. Es ist zwar histologisch gutartig, zeigt jedoch ein ausgeprägt verdrängendes Wachstum. Es sitzt meist am Keilbeinkörper breitbasig und fest auf. Nachdem es den Nasopharynx ausgefüllt hat, wächst es fingerförmig in die Nasennebenhöhlen, in die Flügelgaumengrube, in die Orbita und sogar durch die Schädelbasis in den endokraniellen Raum bis zum Sinus cavernosus.

Im Nasopharynx zeigt sich eine glatte, graurote Geschwulst, deren Oberfläche stark vaskularisiert ist. Die Tumorgröße wird mittels CT oder MRT (Ausdehnung in Richtung Schädelbasis) bestimmt. Die Angiographie (digitale Subtraktionsangiographie) dient zur Aufdeckung der Gefäßversorgung des Tumors und eventueller gleichzeitiger präoperativer Embolisation der zuführenden Gefäße 2–4 Tage vor der geplanten Operation.

Vorsicht ist bei Probeexzision geboten, es kann zu massiven Blutungen kommen. Die bei der Diagnosestellung unentbehrliche Angiographie zeigt eine so typische Gefäßverteilung, dass hierdurch die Diagnose sehr wahrscheinlich gemacht und eine PE überflüssig wird.

Therapie

Operation: Die Methode der Wahl ist die operative Entfernung, die je nach Tumorgröße über verschiedene Zugangswege durchgeführt werden kann (midfacial degloving, transpalatinal, in seltenen Fällen laterale Rhinotomie). Kleine bis mittelgroße Tumoren können endoskopisch entfernt werden. Sehr hilfreich ist die neuroradiologische Embolisation der zuführenden Gefäße 2–4 Tage vor der Operation. Zu Beginn der Operation erfolgt die Ligatur von Ästen der A. carotis externa, die röntgenologisch als Zuflussgefäße identifiziert wurden. Eine Strahlentherapie kommt wegen eingeschränkter Strahlensensibilität primär nicht infrage.

Bei Rezidiven oder ausgedehnten Tumoren, die nicht komplett entfernt werden konnten, kommt eine Hormonbehandlung mit Androgenen oder andererseits auch Östrogenen in Betracht. Auch die Strahlentherapie hat bei ausgedehnten Tumoren positive Effekte gezeigt.

Bei Paukenerguss: Es werden Paukenröhrchen eingelegt.

Starke präoperative Blutungen können durch die Ligatur zuführender Gefäße und Tamponaden (Bellocq-Tamponade) beherrscht werden (s. Kap. 14.3, Abschn. Nasenbluten, S. 242).

Prognose

Als Folge der Verlegung des Nasopharynx kommt es zu einer zunehmenden Behinderung der Nasenatmung, einer Rhinolalia clausa und einer Belüftungsstörung des Mittelohrs mit nachfolgender Ergussbildung und Schwerhörigkeit. Starke spontane Blutungen aus der Nase oder dem Rachen können auftreten. Ebenso kommt es häufig zu starken Kopfschmerzen. In einem späteren Stadium kann es zu einem Auftreiben des Nasenskeletts und der seitlichen Gesichtspartien kommen. Eventuell tritt ein Exophthalmus auf.

Die Rezidivrate ist mit etwa 20 % relativ hoch. Eine Rückbildungsneigung nach dem 20.–25. Lebensjahr besteht nicht in allen Fällen. Intraoperativ kann eine letale Bedrohung durch exzessiv hohen Blutverlust nicht ausgeschlossen werden.

Chordom des Nasenrachens

B. P. Weber

Chordome sind von der Chorda dorsalis abstammende dysontogenetische Tumoren. Diese „Relikte“ der Chorda dorsalis wachsen in der Regel langsam und destruierend. In der 4. und 5. Dekade treten die meisten Fälle auf. Das männliche Geschlecht ist etwas häufiger betroffen. Etwa 40 % aller Chordome treten in der Kopf-Hals-Region auf. Neben intrakranieller Lokalisation wird häufig ein Befall des Nasopharynx und der Schädelbasis beobachtet. Sehr selten treten sie an anderen Lokalisationen wie dem Nasennebenhöhlensystem oder dem Felsenbein auf.

Therapie

Operation: Sofern operationstechnisch möglich, sollte der Tumor **operativ** entfernt werden. Da eine Beziehung zum Endokranium bestehen kann und eine Beteiligung der Schädelbasis nicht selten ist, gelingt die vollständige Exstirpation oftmals nicht. In diesen Fällen sollte, wie auch bei Inoperabilität, eine **Radiatio** mit Protonen (Dosisäquivalent 70 Gy) unter Berücksichtigung der Gefahren einer möglichen Strahlenschädigung angrenzender neuronaler Strukturen mit dem Radiologen besprochen werden.

Eine **Chemotherapie** mit Cyclophosphamid, Adriamycin und Methotrexat zeigte bisher nur kurzzeitige Remissionen.

Prognose

Obwohl diese Tumoren nur selten metastasieren und langsam wachsen, ist die Prognose aufgrund ihrer schädelbasisnahen Lokalisation schlecht. Die durchschnittliche Überlebenszeit nach Operation und Radiatio liegt bisher zwar über 5 Jahren, jedoch verstarben die meisten Patienten bisher innerhalb von 10 Jahren.

Hamartom

Beim Hamartom handelt es sich um eine Fehlbildung in loco aus demselben Keimblatt wie das umgebende Gewebe. Dieses atypische Differenzierungsprodukt tritt im Kopf-Hals-Bereich selten auf, kann aber in fast allen Regionen gelegentlich beobachtet werden.

16

Therapie
Exstirpation unter Schonung funktionell wichtiger Strukturen.

Prognose
Gut, Entartungen sind selten.

Maligne Tumoren
F. Bootz

Undifferenziertes Karzinom (sog. „Nasopharynxkarzinom", NPC)
Das undifferenzierte Karzinom mit lymphoepithelialem Stroma (lymphoepitheliales Karzinom, Schmincke-Tumor) ist das häufigste Malignom im Nasopharynx. Es wird daher verkürzt als das „Nasopharynxkarzinom" (NPC) bezeichnet. Es ist typischerweise tumormarkerpositiv (IgA-Antikörper gegen Virus-Capsid- und „Early antigen" des EBV im Serum).
Oft sind Halslymphknotenschwellungen, aber auch eine Tubenbelüftungsstörung die ersten Symptome, die die Patienten zum Arzt führen. Beim undifferenzierten Karzinom kann der Primärtumor typischerweise zunächst symptomlos und unentdeckt bleiben, weil er submukös wächst. Bei manifesten Karzinomen im Nasopharynx treten eine Behinderung der Nasenatmung, Tubenbelüftungsstörungen mit konsekutiven Mittelohrergüssen, eitriger Schnupfen mit Auswurf und Kopfschmerzen auf. Bei jedem erwachsenen Patienten, der ein Serotympanon entwickelt, muss an ein Nasopharynxneoplasma gedacht werden.
Die Postrhinoskopie oder die direkte Endoskopie durch den unteren Nasengang mit starren Optiken zur gleichzeitigen Probeexzision stellt den ersten Schritt in der Diagnosestellung dar. Besondere Aufmerksamkeit ist dem Rachendach und den Rosenmüllerschen Gruben zu schenken. Die vollständige Tumorgröße, vor allem die Ausdehnung in Richtung Schädelbasis und Nasennebenhöhlen, kann mittels CT festgestellt werden.

Therapie
Strahlentherapie: Beim undifferenzierten, Anti-EBV-IgA-positiven Karzinom (NPC) ist die primäre Bestrahlung auch bei Vorliegen von Lymphknotenmetastasen die Therapie der Wahl, da eine hohe Strahlensensibilität zu erwarten ist. Die Strahlentherapie muss so konzipiert sein, dass sie neben dem Primärtumor auch beide Halsgefäßscheiden miterfasst. Bei ausgedehnten Lymphknotenmetastasen kann eine adjuvante Neck dissection vor der Bestrahlung durchgeführt werden. Eine prophylaktische Neck dissection ist nicht angezeigt.
Bei Serotympanon sollte zur Hörverbesserung auf der betroffenen Seite ein Paukenröhrchen eingelegt werden (s. Kap. 8, Abschn. Tubenventilationsstörungen, S. 88).
Bei Rezidiven: Bei Rezidiven kann bei bereits abgeschlossener perkutaner Bestrahlung radiotherapeutisch im Nasopharynx ein radioaktives Iod-Seed eingesetzt oder ein Afterloading (z.T. als Brachytherapie) durchgeführt werden. Auch eine Chemotherapie kann in palliativer Absicht vorgenommen werden. Manchmal kann eine chirurgische Tumorverkleinerung vorübergehende Besserung bringen.
Bei fortgeschrittenen inkurablen Karzinomen: Da in vielen Fällen Schmerzen im Vordergrund stehen, muss eine ausreichende Analgesie erfolgen (s. Kap. 2.2, Abschn. Medikamentöse Schmerztherapie nach Stufenplan, S. 25). Bei Fötor s. Kap. 2.2, Abschn. Koanalgetika, S. 30. Ferner sollte eine Aufklärung über die unheilbare Erkrankung des Patienten je nach seiner individuellen Aufnahmefähigkeit angestrebt werden (s. Kap. 3.1, Abschn. Gesprächsführung mit inkurablen Tumorpatienten, S. 34). Ärztlicher Beistand ist sowohl ärztlich-psychologisch (s. Kap. 4, Abschn. Psychische und soziale Rehabilitation sowie Reintegration, S. 55) als auch medizinisch bis zum Tode notwendig.

Prognose
Bei fortgeschrittenen Tumoren kann es zu Hirnnervenlähmungen kommen (II–IV und IX–XII). Bei tumoröser Verlegung der Tubenwülste kann ein Serotympanon auftreten. Hämatogene Metastasen kommen nicht selten in Lunge, Leber und Skelett vor. Die Prognose des undifferenzierten Nasopharynxkarzinoms (NPC) ist im Vergleich zum Plattenepithelkarzinom besser. Beim Plattenepithelkarzinom beträgt die 5-Jahres-Überlebenszeit 15 %, wobei sie beim NPC mit über 30 % angegeben wird. In der Nachsorge der undifferenzierten Karzinome kann der Anti-EBC-IgA-Titer zur Kontrolle dienen. Steigt der Titer an, so muss mit einem Rezidiv gerechnet werden.

Plattenepithelkarzinom des Nasopharynx
Verhornende und nichtverhornende Plattenepithelkarzinome sind im Nasopharynx die Ausnahme und Anti-EBV-IgA-negativ.

Therapie
Kleine Tumoren: Operativ. Sie sollten dann operiert werden, wenn die Tumorausdehnung nicht über den Nasopharynx hinausgeht, d.h. wenn der Tumor die Tubenwülste noch nicht erreicht, die Fossa pterygopalatina nicht infiltriert und die Schädelbasis nicht durchbrochen hat. Diese Situation ist sehr selten.
Übrige Tumoren: Es erfolgt eine primäre Strahlentherapie wie beim undifferenzierten Karzinom.
Tumornachsorge, Therapie bei Serotympanon und bei Rezidiven s. o.

Oropharynxtumoren

Malignome des Oropharynx (z.B. Zungengrund und Tonsillen) verursachen früher als andere Tumoren Beschwerden wie starke Schmerzen (auch ins Ohr ausstrahlend) beim

Schlucken und verwaschene kloßige Sprache. Eine einseitige Größenzunahme der Tonsille, Induration des Zungengrundes, Hypoglossusparese (direkte Tumorinfiltration), Kieferklemme, Foetor ex ore, blutig tingiertes Sputum sind typische Zeichen des Oropharynxmalignoms. Weitere ausführliche Details, auch zu Therapie und Prognose, s. Kap. 14.5, Abschn. Tumoren, S. 301.

Hypopharynxtumoren

Benigne Tumoren

Papillome und Adenome sind sehr seltene Tumoren des Hypopharynx. Lipome, Fibrome und Leiomyome kommen etwas häufiger vor. Sie wachsen langsam.

Therapie

Chirurgische Tumorentfernung durch eine laterale Pharyngotomie. Bei kleinen und bei gestielten Tumoren kann eine endoskopische Abtragung vorgenommen werden.

Prognose

Bei vollständiger Entfernung gute Prognose, ansonsten Gefahr eines Rezidivs.

Maligne Tumoren

Nahezu alle malignen Tumoren des Hypopharynx sind Karzinome, wobei es sich fast ausschließlich um Plattenepithelkarzinome handelt.
In fast der Hälfte der Fälle ist das Erstsymptom eine Halslymphknotenschwellung, die den Patienten zum Arzt führt. Ferner können Dysphagie und Schmerzhaftigkeit (z. T. ins Ohr ausstrahlend) beim Schlucken, Heiserkeit und Atembehinderung bei direktem Befall des Kehlkopfes oder des N. recurrens auftreten. Foetor ex ore und blutiger Auswurf kommen bei Tumoren im fortgeschrittenen Stadium vor.
Zwischen Frühsymptomatik und Diagnosestellung liegen meist mehrere Monate, da anfangs diskrete Schluckstörungen verkannt werden. Selbst Halslymphknotenschwellungen werden in vielen Fällen fehlgedeutet. Die begrenzte Einsehbarkeit des Hypopharynx ist ein weiterer Faktor, aufgrund dessen sich die Diagnosestellung verzögert. Aus diesen Gründen werden bei vielen Patienten Tumoren des Hypopharynx erst in einem fortgeschrittenen Stadium diagnostiziert, wodurch sich die Prognose erheblich verschlechtert.
Unter den Patienten finden sich gehäuft Alkoholkranke sowie Patienten, bei denen Alkohol- und Nikotinabusus gleichzeitig vorliegen. Typische Beschwerden (s. o.) in Kombination mit bekanntem Alkohol- und Nikotinabusus begründen den hochgradigen Verdacht auf einen malignen Tumor.
Vorgehensweise bei Tumorverdacht: Bei jedem Verdacht auf ein Hypopharynxkarzinom ist eine endoskopische Untersuchung in Narkose unerlässlich. Aus den verdächtigen Schleimhautarealen werden Gewebeproben entnommen.
Sowohl computer- und kernspintomographische Untersuchungen als auch die Sonographie können Aufschluss über das Tiefenwachstum des Tumors und Lymphknotenmetastasen geben.
Die Mehrzahl der Hypopharynxkarzinome muss bei Behandlungsbeginn als T2N1 und höher eingestuft werden (Tab. 16-4, S. 361).

Therapie

Therapie (Tab. 16-5, S. 362)
Operation und Nachbestrahlung: Eine kurative Therapie umfasst immer eine radikale Exstirpation des Tumors im Gesunden sowie eine Nachbestrahlung. Auf der ipsilateralen Seite sollte immer eine Neck dissection (s. Patienteninformation „Neck dissection [Halslymphknotenausräumung]") durchgeführt werden. Bei Tumoren, die die Mittellinie überschreiten, oder bei histologisch nachgewiesenen Lymphknotenmetastasen ipsilateral muss eine funktionserhaltende Neck dissection auf der kontralateralen Seite vorgenommen werden.
Bei kleinen, umschriebenen Tumoren: Hier kann eine lokale Exzision über eine laterale Pharyngotomie oder transnasal mit dem Laser erfolgen.
Tumor im Sinus piriformis: Hypopharynxteilresektion, meist ist zusätzlich eine Larynxteilresektion oder bei ausgedehnteren Tumoren eine Laryngektomie notwendig, bei großen Tumoren eine zirkuläre Pharyngolaryngektomie mit Wiederaufbau des Pharynxschlauches, z. B. mithilfe eines mikrovaskulär anastomosierten Jejunumsegmentes oder eines Unterarmlappens. Der Laryngektomie folgt eine umfassende Rehabilitation (s. Kap. 17, Abschn. Tumoren, S. 392). Ist eine Laryngektomie indiziert, kann alternativ eine primäre Radiochemotherapie mit gegebenenfalls sekundärer Laryngektomie als Rettungschirurgie erwogen werden.
Bei umschriebenen Tumoren mit Befall des Ösophaguseingangs: Hier sind zusätzlich die zervikale Ösophagektomie und Rekonstruktion, z. B. mithilfe eines mikrovaskulär anastomosierten Jejunumsegmentes oder Unterarmlappens, indiziert (s. Kap. 17, Abschn. Tumoren, Meth. 17-4, S. 392).
Bei ausgedehnten Tumoren ist die Operationsindikation in der Regel überschritten: primäre Radiochemotherapie.
Bei umschriebenen Tumoren mit Befall des zervikalen Ösophagus: In diesem Fall sollten eine Ösophagektomie und die Rekonstruktion durch Magenhochzug durchgeführt werden. Häufig ist die Operationsindikation jedoch überschritten: primäre Radiochemotherapie.

Prognose

Bei kleinen Tumoren (T1) beträgt die 5-Jahres-Überlebensrate nach einer Kombinationstherapie mit Operation und Bestrahlung 20–30 %. Bei höher klassifizierten Tumoren mit Lymphknotenmetastasen (s. Tab. 16-4) liegt die 5-Jahres-Überlebensrate deutlich unter 20 %.

Tab. 16-4 Klassifikation der Pharynxkarzinome.

Oropharynx (s. Kap. 14.5, Tab. 14.5-4, S. 302)	
Nasopharynx	
T1	Tumor auf den Nasopharynx begrenzt
T2	Tumor breitet sich auf Weichteile des Oropharynx und/oder der Nasenhöhle aus
T2a	ohne parapharyngeale Ausbreitung[1]
T2b	mit parapharyngealer Ausbreitung[1]
T3	Tumor infiltriert Knochenstrukturen und/oder Nasennebenhöhlen
T4	Tumor mit intrakranieller Ausbreitung und/oder Befall von Hirnnerv(en), Fossa infratemporalis, Hypopharynx, Augenhöhle, Spatium masticatorium
N – Regionäre Lymphknoten (Nasopharynx)	
NX	regionäre Lymphknoten können nicht beurteilt werden
N0	keine regionären Lymphknotenmetastasen
N1	Metastase(n) in unilateralen Lymphknoten über der Supraklavikulargrube, 6 cm oder weniger in größter Ausdehnung
N2	Metastase(n) in bilateralen Lymphknoten über der Supraklavikulargrube, 6 cm oder weniger in größter Ausdehnung[2]
N3	Metastase(n) in Lymphknoten größter als 6 cm in größter Ausdehnung oder Ausdehnung in Supraklavikulargrube
N3a	> 6 cm in größter Ausdehnung
N3b	Ausdehnung in die Supraklavikulargrube
Hypopharynx	
T1	Tumor auf einen Unterbezirk des Hypopharynx begrenzt und 2 cm oder weniger in größter Ausdehnung
T2	Tumor infiltriert mehr als einen Unterbezirk des Hypopharynx oder einen benachbarten Bezirk oder misst mehr als 2 cm, aber nicht mehr als 4 cm in größter Ausdehnung, ohne Fixation des Hemilarynx
T3	Tumor misst mehr als 4 cm in größter Ausdehnung oder Tumor mit Fixation des Hemilarynx
T4a	Tumor infiltriert Nachbarstrukturen, z. B. Schild-/Ringknorpel, Zungenbein, Schilddrüse, Ösophagus, zentrale Weichteile des Halses[3]
T4b	Tumor infiltriert prävertebrale Faszien, umschließt die A. carotis interna oder infiltriert Strukturen des Mediastinums
N – Regionäre Lymphknoten (Oro- und Hypopharynx)	
NX	regionäre Lymphknoten können nicht beurteilt werden
N0	keine regionären Lymphknotenmetastasen
N1	Metastase(n) in solitärem ipsilateralem Lymphknoten, 3 cm oder weniger in größter Ausdehnung
N2	Metastase(n) in solitärem ipsilateralem Lymphknoten, mehr als 3 cm, aber nicht mehr als 6 cm in größter Ausdehnung oder in multiplen ipsilateralen Lymphknoten, keiner mehr als 6 cm in größter Ausdehnung oder in bilateralen oder kontralateralen Lymphknoten, keiner mehr als 6 cm in größter Ausdehnung
N2a	Metastase(n) in solitärem ipsilateralem Lymphknoten, mehr als 3 cm, aber nicht mehr als 6 cm in größter Ausdehnung
N2b	Metastasen in multiplen ipsilateralen Lymphknoten, keiner mehr als 6 cm in größter Ausdehnung
N2c	Metastasen in bilateralen oder kontralateralen Lymphknoten, keiner mehr als 6 cm in größter Ausdehnung
N3	Metastase(n) in Lymphknoten, mehr als 6 cm in größter Ausdehnung

[1] Parapharyngeale Ausbreitung bedeutet die posterolaterale Infiltration jenseits der Fascia pharyngeobasilaris.
[2] In der Mittellinie gelegene Lymphknoten gelten als ipsilateral.
[3] Die zentralen Weichteile des Halses schließen die gerade Halsmuskulatur und das subkutane Fett ein.

Nichtresektable Karzinome, Operationsverweigerer, Operationsunfähigkeit

Ein nichtresektables Hypopharynxkarzinom liegt vor, wenn:

- aufgrund der Halslymphknotenmetastasen keine kurative Neck dissection mehr möglich ist (s. Patienteninformation „Neck dissection [Halslymphknotenausräumung]"),
- der Tumor die prävertebrale Faszie durchbrochen oder gar Wirbelkörper infiltriert hat,
- der Tumor den zervikalen Ösophagus überschritten hat oder
- bei Drei-Etagen-Tumoren (Naso-Oro-Hypo-Pharynx).

Viele Patienten mit Hypopharynxkarzinomen sind vorgealtert, starke Raucher und Alkoholiker, multimorbide und

Tab. 16-5 Therapie des Hypopharynxkarzinoms[1] (mod. nach: Bootz F, Howaldt HP. Karzinome des oberen Aerodigestivtraktes. In: Deutsche Krebsgesellschaft e. V. [Hrsg]. Empfehlungen zur Diagnostik und Therapie maligner Erkrankungen. Kurzgefasste interdisziplinäre Leitlinie 2006. München, Wien, New York: Zuckschwerdt 2006).

Chirurgische Therapie	
	Tis – Exzision T1 – Hypopharynxteilresektion (transoral oder transzervikal), evtl. mit plastischer Deckung; in besonderen Fällen kann eine Laryngektomie notwendig sein (z. B. Postkrikoid-Region) T2 – partielle Pharyngektomie transzervikal oder transoral unter Erhalt des Larynx, evtl. mit Resektion des ipsilateralen Schilddrüsenlappens; ggf. plastische Rekonstruktion; ggf. Pharynx-Larynx-Teilresektion oder Laryngektomie mit partieller Pharyngektomie und ggf. Rekonstruktion; alternativ: transorale Resektion T3 – Laryngektomie mit Teilpharyngektomie, evtl. mit Resektion des ipsilateralen Schilddrüsenlappens und ggf. Rekonstruktion; transorale Resektion in besonderen Fällen möglich T4 – oft nicht operabel oder mutilierende Operation ist aufgrund der schlechten Prognose nicht gerechtfertigt; in Ausnahmefällen Pharyngolaryngektomie mit Resektion des ipsilateralen Schilddrüsenlappens und Rekonstruktion mit Magenhochzug oder anderem Transplantat N0 – SND, evtl. Beobachtung; bei postoperativ geplanter Radiotherapie kann auf eine elektive Neck dissection verzichtet werden N1 – SND oder MRND N2 – SND oder MRND, in besonderen Fällen RND N3 – RND, evtl. MRND oder ERND
Radiotherapie	
Primäre Radiotherapie	• alternativ zur Operation (bei Vorliegen von Kontraindikationen gegen die Operation) kann für das Stadium I (T1 N0) eine primäre alleinige Radiotherapie erwogen werden • ist eine Laryngektomie indiziert, kann alternativ eine primäre Radiochemotherapie mit der Option der Laryngektomie als Rettungschirurgie erwogen werden
Postoperative Radiotherapie	• Tumor non in sano reseziert (R1, R2), wenn eine Nachresektion nicht möglich ist • Hypopharynxkarzinome pT3–4 pN0 und pT1–4 pN1–3 • fakultativ: pT2 pN0 und bei Vorliegen einer Lymphgefäßinvasion am Primärtumor (nur begrenzt als Indikationsparameter geeignet)

[1] Im Hypopharynx kommen fast ausschließlich Plattenepithelkarzinome vor. Bis zu 90 % der Hypopharynxkarzinome kommen in einem fortgeschrittenen Stadium zur Primärdiagnose.

ERND = erweiterte radikale Neck dissection; MRND = modifiziert radikale Neck dissection; pN = regionäre Lymphknoten; pT = Primärtumor; RND = radikale Neck dissection; SND = selektive Neck dissection.

daher oft auch durch den reduzierten Allgemeinzustand nicht operationsfähig.

Therapie

Strahlentherapie, Chemotherapie: Inoperable Patienten sollten ebenso wie Patienten, die die operative Therapie verweigern, primär bestrahlt werden. In vielen Zentren kommt die Radiotherapie in Kombination mit Chemotherapie (s. Kap. 3.2, Abschn. Chemotherapie, S. 41) zur Anwendung.

Aufklärung des inkurablen Tumorpatienten, Gesprächsführung bei Alkohol- und Nikotinabusus s. Kap. 3.1, Abschn. Gesprächsführung mit inkurablen Tumorpatienten, S. 34.

Bei fortgeschrittenen Karzinomen: Da in vielen Fällen Schmerzen im Vordergrund stehen, muss eine ausreichende Analgesie erfolgen (s. Kap. 2.2, Abschn. Medikamentöse Schmerztherapie nach Stufenplan, S. 25). Bei Fötor s. Kap. 2.2, Abschn. Koanalgetika, S. 30. Ferner sollte eine Aufklärung über die unheilbare Erkrankung des Patienten je nach seiner individuellen Aufnahmefähigkeit angestrebt werden (s. Kap. 3.1, Abschn. Gesprächsführung mit inkurablen Tumorpatienten, S. 34). Ärztlicher Beistand ist sowohl ärztlich-psychologisch (s. Kap. 4, Abschn. Psychische und soziale Rehabilitation sowie Reintegration, S. 55) als auch medizinisch bis zum Tode notwendig.

Bei Schluckstörungen sollte rechtzeitig an die Anlage einer Magensonde oder besser einer PEG-Sonde (s. Kap. 4, Abschn. Erkennung und Behandlung von Folgeerkrankungen der Tumortherapie, S. 51) gedacht werden.

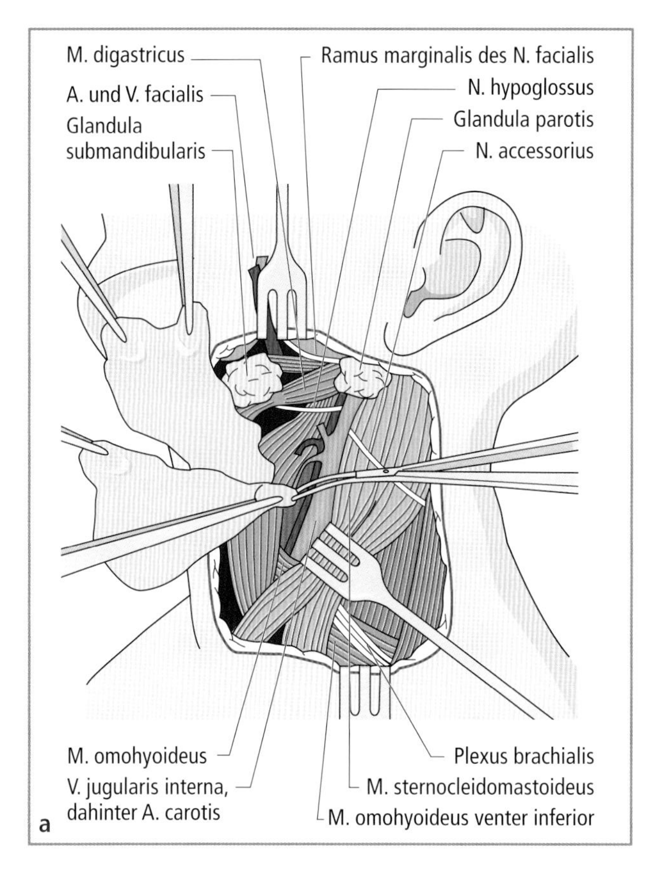

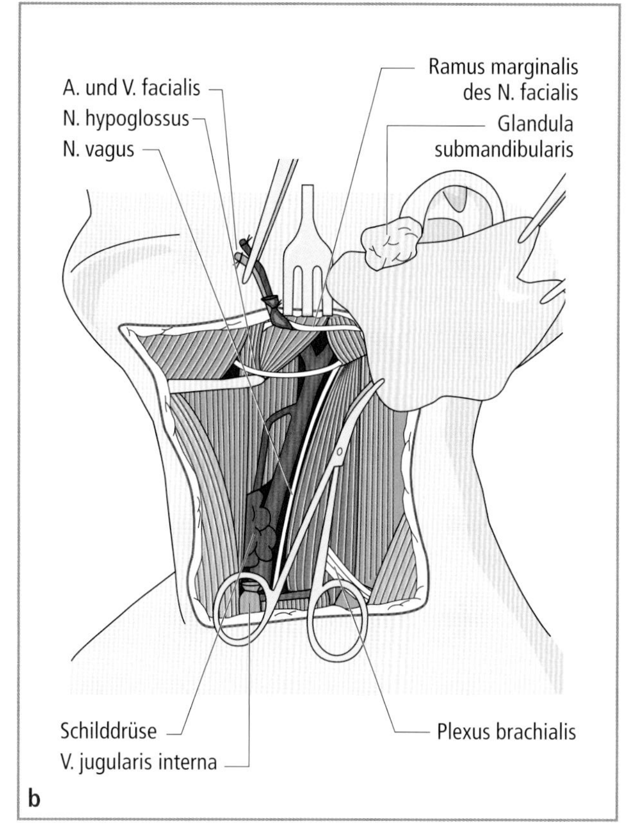

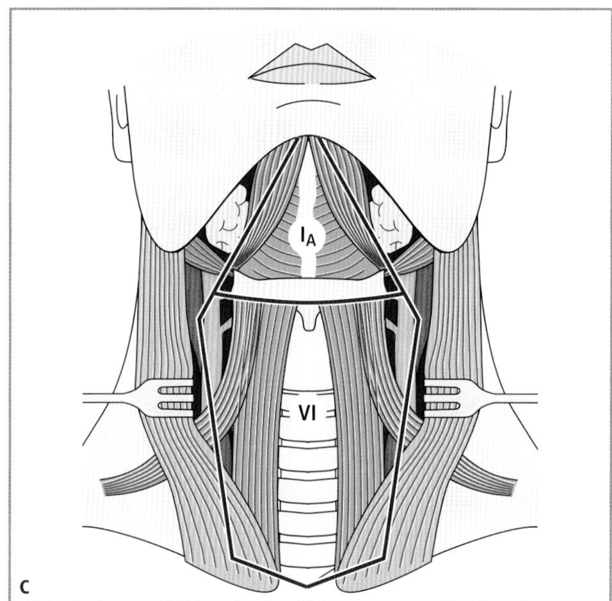

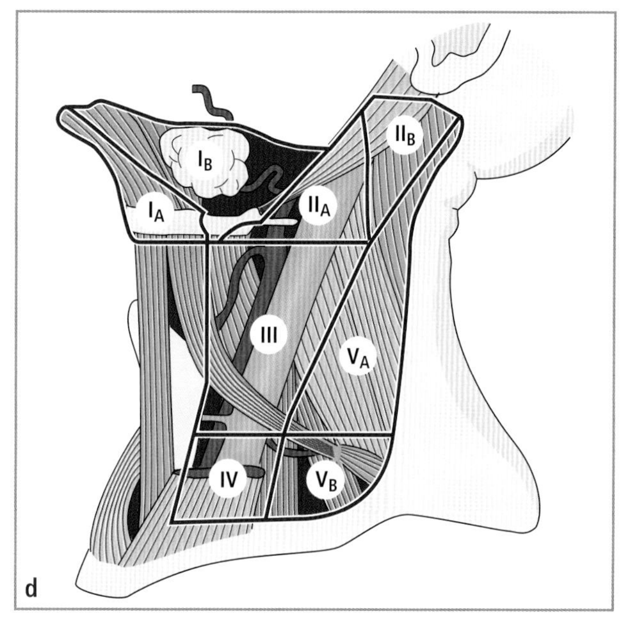

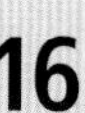

Abb. 16-11 Neck dissection. **a** Herauspräparieren des Lymphsystems aus der Fossa supraclavicularis, aus der Gegend des N. accessorius unter Schonung der tiefen Halsfaszie und des Plexus cervicalis. Abpräparieren des Lymphsystems von der Halsgefäßscheide und aus der submandibulären Region. Der M. sternocleidomastoideus, die V. jugularis, die A. carotis und der N. accessorius bleiben erhalten. **b** Radikale Neck dissection. Im Gegensatz zur funktionserhaltenden (modifiziert radikalen) Neck dissection wird hier das Lymphsystem zusammen mit dem M. sternocleidomastoideus, der V. jugularis interna, häufig auch dem N. accessorius und dem Plexus cervicalis, entfernt. **c** Frontale Sicht. I_A = Nodi lymphoidei submentales; VI = Nodi lymphoidei paratracheales. **d** Laterale Sicht. Lymphknotengruppen: I_A = untere submandibuläre Gruppe; I_B = obere submandibuläre Gruppe; II_A = obere juguläre Gruppe; II_B = Accessoriusgruppe; III = mittlere juguläre Gruppe; IV = untere juguläre Gruppe; V_A = dorsale Gruppe; V_B = supraklavikuläre Gruppe.

@ Patienteninformation „Neck dissection (Halslymphknotenausräumung)"

Bei der Halslymphknotenentfernung wird ein Schnitt von der Knochenspitze hinter dem Ohr bis zum Schlüsselbein gelegt und dann das Fettgewebe im Halsbereich mit den darin liegenden Lymphknoten und Lymphbahnen entfernt. Abhängig von der Erkrankung müssen der Kopfnickermuskel und die tiefe Halsvene mit entfernt werden, was keine wesentlichen Nachteile mit sich bringt. Manchmal kann es zu einer vorübergehenden Schwellung im Hals- und Gesichtsbereich der betreffenden Seite kommen, die sich – vor allem wenn die andere Halsseite ebenfalls operiert wurde – nur langsam zurückbildet (Abb. 16-11).

Im Halsbereich gibt es viele wichtige Nerven und Gefäße, die bei der Operation dargestellt werden müssen. Hier sind besonders der Akzessoriusnerv, der der Schulterhebung dient, der motorische und sensible Zungennerv, der Mundast des Gesichtsnervs, der Zwerchfellnerv und der Nervus vagus, der mit einem Teilast auf der betreffenden Seite die Stimmlippe bewegt, zu nennen. In Ausnahmefällen kann es einmal zu vorübergehenden, selten auch bleibenden Funktionsstörungen dieser Nerven kommen.

Für ein problemloses Abheilen der Wunde ist es notwendig, dass das sich bildende Wundsekret abgeleitet wird. Deshalb werden ein bis zwei Drainageschläuche in die Wunde eingelegt, die in der Regel nach einigen Tagen entfernt werden können.

Hypopharynxsarkom

Zu den malignen mesenchymalen Tumoren des Hypopharynx gehören das Fibrosarkom, das Leiomyosarkom, das hauptsächlich bei Kindern auftretende Rhabdomyosarkom und das Liposarkom. Diese Tumoren sind insgesamt extrem selten. Die Initialsymptome sind ähnlich denen beim Hypopharynxkarzinom. Häufig treten Sarkome als umschriebene tumoröse Veränderung unter intakter Schleimhaut auf. Sie können relativ früh hämatogen metastasieren (s. Kap. 22, Abschn. Tumoren, S. 446).

Therapie

Entsprechend der Tumorausdehnung chirurgische Behandlung wie beim Hypopharynxkarzinom (s. o.). Der Wert der Strahlentherapie ist abhängig von der Art des Tumors.

Prognose

Abhängig vom Tumortyp und Differenzierungsgrad, daher ist keine exakte Aussage über die Prognose möglich, insgesamt aber eher zweifelhaft.

17 Erkrankungen des Larynx

Entzündungen, Laryngopathien

J. A. Werner und H.-P. Zenner

Akute Laryngitis

Als Ursachen einer akuten Laryngitis kommen virale und/ oder bakterielle Infektionen der Kehlkopfschleimhaut, insbesondere der Stimmlippen, aber auch allergische Genese oder Inhalation chemischer und thermischer Noxen infrage.

Therapie

Stimmverbot für eine Woche, Soleinhalation, Noxenkarenz (z. B Nikotin).

Bei starken Beschwerden: Inhalation Lösung A (s. Rp. 17-1, S. 371) für 3 Tage. Kontraindiziert sind ölhaltige Inhalationen wegen der Gefahr einer Ölpneumonie.

Bei starkem Ödem (Erstickungsgefahr): 250–1000 mg Cortison i. v. (z. B. Prednisolon®), gegebenenfalls an den zwei folgenden Tagen wiederholen; zusätzlich Inhalation mit Lösung C (s. Rp. 17-3, S. 396) oder Inhalation mit Suprarenin®, auch im Wechsel.

Bei gleichzeitigem Infekt der oberen Luftwege: Abschwellende Nasentropfen (z. B. Otriven®, Nasivin®, 4 × 2 Tr./d). Bei Risikopatienten oder schweren Formen: Amoxicillin (z. B. Amoxicillin AL 750, 3 × 1 Tbl./d), Aminopenicillin plus Betalaktamaseninhibitor (z. B. Augmentan®, 2 × 1 Tbl./d) oder Clindamycin (z. B. Sobelin® 300 mg, 3- bis 4-mal 1 Tbl./d).

Bei eitriger Laryngitis: Antibiotische Behandlung, z. B. mit Cephalosporin der Cefuroxim-Gruppe (z. B. Cefuroxim 500 mg, 2 × 1 Tbl./d), Tetracyclinen (z. B. Doxy-Wolff® 100, Tag 1: 1 × 2 Tbl./d, ab Tag 2: 1 × 1 Tbl./d), Amoxicillin (z. B. Amoxicillin AL 750 mg, 3- bis 4-mal 1 Tbl./d), Ampicillin (z. B. Ampicillin-ratiopharm®, 3 × 1 Tbl./d), Cotrimoxazol (z. B. CotrimHEXAL forte®, 2 × 1 Tbl./d), Erythromycin (Erythromycin STADA®, für Säuglinge und Kinder 30–50 mg/kg KG/d in 3–4 Einzeldosen). In *schweren Fällen*: Cephalosporin der Cefotaxin-Gruppe oder Ceftriaxon-Gruppe (z. B. Rocephin®, 2 × 1 g/d i. v.)oder Amoxicillin plus Clavulansäure (z. B. Augmentan®, 3- bis 4-mal 1,2–2,2 g/d i. v.).

Prognose

Bei konsequenter Stimmenthaltung gute Prognose. In manchen Fällen kann sich jedoch ein Kehlkopfödem mit Erstickungsgefahr entwickeln. Übersehen eines anderen Kehlkopfprozesses, insbesondere eines Malignoms, ist möglich: Deshalb sollte bei dreiwöchiger Therapieresistenz eine Endoskopie, gegebenenfalls Mikrolaryngoskopie mit Biopsie, erfolgen.

Krupp (Croup)

Als Krupp wird ein diphtherischer Kehlkopfbefall mit grauweißen Belägen beschrieben. Er tritt selten isoliert auf, in der Regel finden sich gleichartige Befunde im Oropharynx und im Mund (s. Kap. 16, Abschn. Diphtherie, S. 339).

Therapie

Bei Erstickungsgefahr: Intubation.

Falls diese nicht möglich oder bei Langzeitintubation: Tracheotomie.

Weitere Einzelheiten zur Diphtherie s. Kap. 16, Abschn. Entzündungen, S. 339.

Laryngitis subglottica (Pseudokrupp)

Bei einem Pseudokrupp handelt es sich um ein subglottisches Ödem mit Dyspnoe, bellendem Husten und Gefahr der Erstickung. Es tritt gehäuft zwischen dem 1. und 5. Lebensjahr auf. Auslöser sind virale Infekte, zum Teil mit bakterieller Superinfektion, eine Allergie, Hyperreaktivität gegenüber kühler Luft (insbesondere bei behinderter Nasenatmung, z. B. bei Adenoiden) oder Luftverunreinigungen.

Therapie

Abhängig vom Ausmaß der Dyspnoe: Feuchte Kammer (Gitterbett mit feuchtem Tuch zuhängen), Feuchtvernebler, Sedierung (z. B. Atosil®-Tropfen, zu Beginn 10 Tr. [0,5 ml], dann bis max. 3 × 5 Tr. [0,25 ml]/24 Std.; Tagesgesamtdosis von 0,5 mg Promethazin/kg KG darf nicht überschritten werden).

Bei zunehmender Dyspnoe: Cortison nach Gewicht (i. d. R. zwischen 25 und 100 mg). Sichere Überwachung des Kindes.

Bei starker Dyspnoe: Zusätzlich Maskenbeatmung in Intubationsbereitschaft, permanente Blutgasanalyse (Pulsoxymeter). Intubation nur, wenn Maskenbeatmung nicht ausreicht, da eine spätere Extubation aufgrund der zusätzlichen intubationsbedingten Schwellung außerordentlich schwierig sein kann.

Bei Verdacht auf eine bakterielle Superinfektion: Antibiotische Behandlung, z. B. mit Erythromycin (Erythromycin STADA®, für Säuglinge und Kinder 30–50 mg/kg KG/d in 3–4 Einzeldosen) oder Cephalosporin (z. B. Cefuroxim®, Säuglinge von 3 bis 12 Monaten 75–150 mg/kg KG/d; Kinder von 1 von 2 Jahren max. 250 mg/d; Kinder von 2 bis 12 Jahre max. 500 mg/d in 2 Einzeldosen). Ausreichende Flüssigkeitszufuhr, gegebenenfalls per Sonde oder per infusionem, muss gesichert sein.

Bei Adenoiden (Mundatmung!): Adenotomie im Intervall.

Bei Allergie: Nach Akuttherapie Karenz.

Bei mit Borkenbildung einhergehenden Sicca-Formen: Tracheotomie sinnvoll.

Prognose
Gut. Selten entsteht eine Sicca-Form mit Borkenbildung oder eine Ausweitung des Ödems auf die Trachea und die Bronchien.

Akute Epiglottitis

Zeichen einer akuten Epiglottis sind eine massive rote Schwellung, zumeist erregerbedingt, Kloßgefühl, Stridor und kloßige Sprache.

Therapie
Klinikeinweisung und Begleitung des Kranken in Intubationsbereitschaft bis in die Klinik.
Medikation: Breitbandantibiotikum i.v., z.B. Cefazolin (Gramaxin®, 2- bis 3-mal 0,5–2 g/d i.v., bei Kindern 50–100 mg/kg KG/d i.v.) oder Cefuroxim (Erwachsene und Kinder ab dem 12. Lj. 1–2 g alle 12 Std., Säuglinge und Kinder bis 12 Jahre max. 500 mg/d in 2 Einzeldosen). Feuchte Kammer (Gitterbett mit feuchtem Tuch zudecken), Feuchtvernebler, 1 Cortisonstoß (Erwachsene 1 g i.v.).
Bei Erstickung: Intubation (schwierig); falls die Intubation nicht gelingt Nottracheotomie bzw. Koniotomie oder Ligamentum-conicum-Punktion (s. Kap. 1.2, S. 5).

Prognose
Normalerweise Besserung innerhalb weniger Tage. Aufgrund der Gewichtszunahme der Epiglottis kann diese jedoch auch plötzlich nach unten fallen: perakute, plötzliche Erstickungsgefahr.

Chronische Laryngitis, chronisch unspezifische Laryngitis

Die chronische bzw. chronisch unspezifische Laryngitis ist eine zumeist exogen (Zigarettenrauchen, Luftverunreinigungen, Lufttrockenheit), durch falschen Stimmgebrauch (s. Abschn. Stimmüberlastungen, S. 374) bei Sprechberufen sowie durch häufiges Schreien verursachte Erkrankung. Sie kann auch durch Mundatmung als Folge einer behinderten Nasenatmung (s. Kap. 14.3, Abschn. Septumpathologien, S. 248) auftreten. Ein fließender Übergang zur toxischen und funktionellen Dysphonie (s.u.) ist möglich.

Therapie
Exogene Noxen ausschalten, insbesondere absolutes Rauchverbot.
Salzhaltige Inhalation (z.B. EMSER®-Inhalationslösung) in der Praxis oder zu Hause (z.B. mittels Pariboy®-Inhalationsgerät).
Bei zähem Sekret: Sole-Inhalation und Sekretolytikum (z.B. Mucolytica „Lappe“, Mucosolvan®).
Laryngitis gastrica ausschließen oder behandeln (s.u.).
Urlaubsratschlag: Seeklima (Nordsee) oder Sole-Bad. Bei Kur: Sole-Bad (Bad Rappenau, Bad Reichenhall, Bad Ems usw.).
Bei Sprechberufen: Phoniatrische Untersuchung, stimmhygienische Beratung und gegebenenfalls logopädische Therapie (s. Abschn. Stimmüberlastungen, S. 374).
Bei behinderter Nasenatmung: In der Regel operative Korrektur (s. Kap. 14.3, Abschn. Septumpathologien, S. 248).
Regelmäßige, laryngoskopische Kontrollen als Krebsvorsorgeuntersuchung (alle 6 Wo. bis 3 Mo.), bei unklarem Befund Probeexzision.

Prognose
Häufig unbefriedigend.

Chronische Kehlkopfintoxikationen (toxische Dysphonie)

Ursachen chronischer Kehlkopfintoxikationen sind Schwermetalle wie Blei, Quecksilber sowie Ruß, Talkum usw. Häufigste Noxe ist Tabakrauch. Symptome sind chronische Heiserkeit, ständiger Hustenreiz, Trockenheitsgefühl sowie Brennen und Kratzen im Hals, Blutungen der Gingiva, Zahnausfall, dyspnoische Beschwerden. Ein fließender Übergang zur chronischen Laryngitis (s.o.) und funktionellen Dysphonie (s. Abschn. Funktionelle Dysphonien, Aphonien, S. 375) ist möglich.

Therapie
Karenz mit Analyse der Exposition, Arbeitsplatzwechsel, absolutes Rauchverbot, Stimmschonung.
Phoniatrische Beratung des Patienten.
Inhalationen mit EMSER®-Inhalationslösung (1 × tgl.) über mehrere Wochen und Monate. Nach beruflicher Intoxikation Inhalationsgerät (z.B. Pariboy®) zur häuslichen Inhalation.

Laryngitis gastrica

Bei chronischer Laryngitis im höheren Erwachsenenalter muss mit einem Flüssigkeitsreflux oder häufiger mit einem salzsäurehaltigen Gasaustritt aus dem Magen gerechnet werden. Eine chronische Laryngitis kann auch als Resultat einer unerkannten Refluxerkrankung auftreten und ist dann oft ein primäres und einziges Flüssigkeits- oder Gasrefluxsymptom (s. Kap. 19, Abschn. Entzündungen, S. 410). Standardisiert sollte in der Differenzialdiagnostik eine flexible Endoskopie des Ösophagus nach Herrmann beim wachen sitzenden Patienten durchgeführt werden (Abb. 16-5, S. 349). Dabei ist beim sitzenden und wasserschluckenden Patienten häufig ein perlenförmiger Gasaustritt vom Magen in den unteren Ösophagus zu erkennen, wobei das säurehaltige Gas in den Pharynx und Larynx aufsteigen kann und sich dort als flüssige Säure löst. Postkrikoidal und interarytenoidal sieht man dann zum Teil ein Ödem. Auch ein Reinke-Ödem ist möglich. Ebenso kann es sein, dass der Speichel durch Lösung des salzsäurehaltigen Gases geliert und im Kehlkopf als zähe Masse haftet.

Therapie

Verhaltensmaßregeln (s. Kap. 16, Patienteninformation „Verhaltensregeln bei Globussymptomatik mit Refluxerkrankung", S. 351), nur bei Flüssigkeitsreflux.
Protonenpumpeninhibitoren/H_2-Blocker: Omeprazol/Pantoprazol o.a. (OMEP®, Pantozol®, Nexium®, 40-0-40 mg für 4 Wochen, anschließend 20-0-0), meist ausreichend.
Säureneutralisation: Algeldrat (z.B. Maaloxan® 25 mVal Kautablette, 1–2 Kautbl./d).
Motilitätsfördernde Medikamente: Metoclopramid (z.B. MCP-beta® Tropfen, 3 × 35 Tr./d), Domperidon (Motilium® Filmtabletten, 3- bis 4-mal 1–2 Filmtbl./d).
Zytoprotektion: Sucralfat (z.B. Ulcogant®, 3 × 1 Btl./d vor dem Essen).

Prognose

Eine probatorisch verabreichte H_2-Blocker-Gabe über 4 Wochen hoch dosiert (2 × 40-0-0) bringt überraschend häufig Linderung oder volle Symptomfreiheit.

Laryngopathia gravidarum (Schwangerschaftslaryngopathie)

Eine Laryngopathia gravidarum ist gekennzeichnet durch eine tiefe Stimme und Dysphonie durch ein Stimmlippenödem während der Schwangerschaft (s. Abschn. Stimmentwicklungsstörungen, S. 379).

Therapie

Keine.

Prognose

Gut, verschwindet nach der Schwangerschaft.

Menopausenlaryngopathie

Eine Menopausenlaryngopathie ist durch männliche Geschlechtshormone oder Anabolika induziert (s. Abschn. Stimmentwicklungsstörungen, Mutationsstimmstörungen, S. 379).

Therapie

Exogene Hormone absetzen.

Prognose

Die hormonell erreichte Veränderung ist in der Regel nicht mehr rückgängig zu machen (Virilisation). Nach Absetzen jedoch keine weitere Progredienz.

Kehlkopftuberkulose

Die Kehlkopftuberkulose ist fast immer Begleiterkrankung einer aktiven Lungentuberkulose. Der Auswurf ist infektiös. Eine Begleitneuralgie des N. laryngeus superior einschließlich Ohrenschmerzen ist möglich.

Therapie

Tuberkulostatika durch den Pulmologen und Isolierung des Patienten (s. Kap. 8, Abschn. Spezifische Entzündungen, S. 104). Meldepflicht bereits bei Verdacht.
Bei Begleitneuralgie: Neuraltherapie des N. laryngeus superior (s. Kap. 2.1, Abschn. Leitsymptom Kopfschmerz, S. 17).
Bei verbleibender Dysphonie: Versuch einer phoniatrischen Therapie.

Prognose

Die Prognose ist bei tuberkulostatischer Therapie gut. Schleimhautveränderungen heilen unter tuberkulostatischer Therapie ohne funktionelle Beeinträchtigung aus. Bei Befall des Knorpels kommt es zum Teil zu Defektheilungen mit einer bleibenden Dysphonie.

Kehlkopfsyphilis

Bei Primäraffektion im oropharyngealen Bereich tritt nach 1–2 Wochen eine (meist) indolente regionäre Halslymphknotenschwellung auf. Bei Lues II kann eine generalisierte zervikale Lymphknotenschwellung vorkommen.

Therapie

Behandlung der Grundkrankheit mit Penicillin (s. Kap. 8, Abschn. Spezifische Entzündungen, S. 105).

Kehlkopfsklerom

Diese bevorzugt in Osteuropa, Asien und Amerika endemische Krankheit wird durch ein eng mit Streptococcus pneumoniae verwandtes Bakterium, durch Klebsiella rhinoscleromatis, ausgelöst. Zunächst liegt eine chronische, borkenbildende Rhinitis vor, dann kommt es zu flächenhaften, höckrigen Infiltraten, welche sich schließlich vergrößern.

Therapie

Indiziert ist eine antibiotische Behandlung mit Streptomycin, Chloramphenicol oder Tetracyclin in Abhängigkeit vom Antibiogramm.

Kehlkopfsarkoidose

Die Diagnose einer Kehlkopfsarkoidose wird histologisch gestellt.

Therapie

Stadiengerechte internistische Therapie (s. Kap. 14.3, Abschn. Entzündungen, Rhinopathien, S. 234). Therapie ansonsten wie bei Sarkoidose der Lunge.

Kehlkopfamyloidose

Bei einer Kehlkopfamyloidose handelt es sich um dysproteinämische Ablagerungen an Stimmlippen und Subglottis.

Therapie

Behandlung der Grundkrankheit.
Bei starker Heiserkeit oder Dyspnoe: Endoskopische Abtragung oder Laserchirurgie der Ablagerungen.

Pemphigus und Pemphigoid der Epiglottis

Klinisches Zeichen eines Pemphigus ist die Bläschenbildung an der Schleimhaut der Epiglottis. Eine Sonderform mit abweichender Behandlung ist das Stevens-Johnson-Syndrom.

Therapie

Systemische Therapie in Kooperation mit Dermatologen, z. B. Retinoide, Sulfonamide und Glucocorticoide.
Bei Stevens-Johnson-Syndrom s. Kap. 14.5, S. 295.

Prognose

Stenosegefahr (selten). Bei Stevens-Johnson-Syndrom Gefahr der Erblindung durch Augenbeteiligung (s. Kap. 14.5, S. 295).

Rheumatoide Arthritis der Krikoarytenoidgelenke

Eine rheumatoide Arthritis der Krikoarytenoidgelenke ist bei generalisierter rheumatoider Arthritis mit Heiserkeit, ins Ohr ausstrahlenden Schmerzen, gelegentlich Schluckbeschwerden und Stridor beteiligt.

Therapie

Behandlung der Grundkrankheit.

17

Kehlkopfperichondritis

Die Kehkopfperichondritis wird bakteriell und/oder durch Pilzbefall verursacht. Sie tritt auch nach Traumata (Unfall, Operation), durch superinfizierte Tumoren oder nach einer Strahlentherapie auf. Die Entwicklung einer Kehkopfperichondritis ist ebenfalls bei spezifischen Entzündungen (z. B. Tbc, Lues) möglich.

Therapie

Operativ: Entfernung des befallenen Knorpels (Teile des Schildknorpels von außen, Aryhöcker endoskopisch).
Intravenöse Antibiotikatherapie mit Höchstdosen: Clindamycin (z. B. Sobelin®, 4 × 300–600 mg/d) oder Cefotaxim (z. B. Claforan®, 3- bis 4-mal 2–3 g/d), kombiniert mit Tobramycin (Gernebcin®, Dosierung nach Serumspiegel). *Alternativ*: Metronidazol (z. B. Clont®, 1,5–2 g/d). Kamilleinhalation 1 × tgl., Umsetzen der Therapie nach Antibiogramm bzw. bei spezifischen Entzündungen nach Histologie.
Bei Mykose: Antimykotische Therapie. Bei *Candida albicans*: Ketoconazol (Nizoral®, 200 mg/d oral oder i. v.). Bei *Candida albicans und/oder Aspergillus*: Amphotericin B (z. B. Amphotericin B Pulver; Ampho-Moronal®, initial 0,1 mg/kg KG/d, steigerbar bis auf 1 mg/kg KG/d). Zusätzlich Vernebler-Therapie und lokale antimykotische Therapie: Nystatin (Moronal®-Suspension, 4- bis 6-mal tgl. Mundspülung) oder Miconazol (Daktar® 2 % Mundgel) oder Clotrimazol (Canesten®-Lösung oder Spray oder Gel), zusätzlich Betaisodona® Mund-Antiseptikum Lösung (4- bis 6-mal tgl. im Wechsel mit dem Antimykotikum).
Bei stechenden Schmerzen: Neuraltherapie des N. laryngeus superior (s. Kap. 2.1, Abschn. Leitsymptom Kopfschmerz, S. 17), Tegretal® (1/2 Tbl. am 1. Tag, um 1/2 Tbl. tgl. steigern bis 3 × 1 Tbl./d), gegebenenfalls in Kombination mit einem nichtsteroidalen Antiphlogistikum (z. B. Diclo-Wolff® 50, Voltaren®).
Falls die Schmerztherapie nicht ausreicht: Kombination von peripher wirksamem mit zentral wirksamem Analgetikum (s. Kap. 2.1, Abschn. Leitsymptom Kopfschmerz, S. 21).
Bei Aspiration: Magensonde, PEG (s. Kap. 4, Abschn. Erkennung und Behandlung von Folgeerkrankungen der Tumortherapie, S. 51).
In verzweifelten Fällen (mit massiven Schmerzen und permanenter Aspiration): Totale Laryngektomie.

Prognose

Zweifelhaft. Mit monatelangem, qualvollem Verlauf muss vor allem bei radiogener Perichondritis gerechnet werden. Ein subtotaler Verlust des Kehlkopfgerüstes mit Kehlkopfstenose und/oder permanenter Aspiration mit Aspirationspneumonie ist möglich.

Rp. 17-1 Lösung A

Bepanthen® Lösung	50 ml
Otriven® 0,1 % Grundmischung	20 ml
Nebacetin®	10 ml

Aus einer frisch bereiteten Nebacetin® Lösung zu 2 ml Grundmischung zusetzen.
Für die Einzelinhalation vom Gemisch 2 ml verwenden.

Reinke-Ödem

Das Reinke-Ödem entsteht durch eine Ansammlung von Flüssigkeit im sogenannten Reinke-Raum zwischen Epithel und Ligamentum vocale. Es handelt sich hierbei somit um ein submuköses Ödem. Zu beachten ist, dass das sowohl bei chronischen Entzündungen als auch bei Karzinomen auftretende reaktive Ödem ein Reinke-Ödem vortäuschen kann. Ein Reinke-Ödem kann auch bei einer Laryngitis gastrica (S. 368) auftreten.

Therapie

Inhalation: Inhalation mit Lösung A (s. Rp. 17-1) für 1 Woche, bei Persistenz einseitige chirurgische Entlastung des Stimmlippenödems. Das Ödem der Gegenseite wird eventuell im Intervall operiert. Die laserchirurgische Behandlung birgt hierbei das Risiko einer verstärkten Narbenbildung mit potenziell resultierender Minderung der längerfristig zu erzielenden Stimmqualität.
Prä- und postoperative logopädische Stimmtherapie: Diese erweist sich vielfach als günstig, da es sich um eine phonogene Störung handeln kann.
Bei Laryngitis gastrica s. S. 368.

Idiopathisches Angioödem (sog. „Quincke-Ödem")

Das Quincke-Ödem als Form der rezidivierenden Haut- und/oder Schleimhautschwellung macht über 90 % der beobachteten Fälle aus. Mediatoren, die dieses Ödem hervorrufen, sind vor allem Histamin und vasoaktive Substanzen. Ein Drittel der Patienten reagiert nach dem erstmaligen Auftreten eines Quincke-Ödems auf die Gabe von nichtsteroidalen Antiphlogistika mit einem erneuten Ödem, obgleich keine Allergie gegenüber diesen Substanzen vorliegt.

Therapie

Intravenöse Gabe von Glucocorticoiden (z. B. Prednisolon®, 250–1000 mg) und **Antihistaminika** (z. B. Fenistil®-Injektionslösung, 1 Brechamp. [4 ml], 1- bis 2-mal tgl.).
Eine stationäre Überwachung und Abklärung einer möglichen allergischen Ursache sollten in jedem Fall erwogen werden.

Funktionsstörungen

D. Becker

Stimmlippenlähmungen

Laryngeus-superior-Parese

Bei Verletzung, Dehnung oder Zerrung sowie postoperativer ödematöser Schwellung des Nervs ist mit einer Lähmung des M. cricothyreoideus und einem Ausfall der Sensibilität des supralaryngealen Kehlkopfbereiches zu rechnen. Vor allem eine Neuritis bei grippalen Infekten wird neben psychogenen Faktoren als mögliche Ursache angeschuldigt. In den meisten Fällen handelt es sich um eine idiopathische Genese.
Symptome sind ein Absinken der mittleren Sprechstimmlage, verminderte Sprechstimmbelastbarkeit, verkürzte Tonhaltedauer, Heiserkeit verschiedener Grade, Einschränkung des Stimmumfanges, vor allem im Bereich der höheren Töne. Dadurch, dass der M. cricothyroideus ausfällt, werden das Ligamentum vocale bzw. der Stimmlippenmuskel nicht mehr passiv gedehnt, sodass das Randregister bei beidseitiger Lähmung komplett ausfällt. Oft wird der Verlust des Randregisters bei Patienten mit geringem Stimmbewusstsein nicht registriert. Nur Opernsänger und professionelle Sprecher leiden unter dem Verlust des Randregisters der Stimme. In Abhängigkeit vom Schädigungsgrad geht auch das Mittelregister verloren.
Bei doppelseitiger Schädigung tritt bei Phonation ein schmaler ovalärer Glottisspalt am Übergang vom vorderen zum mittleren Stimmlippendrittel auf. Die Stimmlippen erscheinen verkürzt und zeigen eine geringgradige Exkavation des freien Stimmlippenrandes bei Phonation. Der Stimmlippenschluss bleibt unvollständig.
Bei einseitigem Ausfall zeigt sich eine Schrägstellung der Glottis, oft steht die Stimmlippe der betroffenen Seite etwas tiefer, die Stimmlippe ist schlaff und leicht exkaviert. Von phoniatrischer Seite sollte eine stroboskopische Zusatzuntersuchung durchgeführt werden.

Therapie

Bei operativ/traumatisch bedingten Paresen ohne Kontinuitätsunterbrechung: Reizstromtherapie (NMEPS; s. Meth. 17-1, S. 372), gleichzeitig phoniatrische Behandlung.
Bei idiopathischen oder viralen Paresen: HNO-ärztliche/phoniatrische Betreuung, logopädische Stimmübungsbehandlung, Reizstromtherapie (NMEPS; s. Meth. 17-1) nach Indikationsstellung durch den Phoniater.

Prognose

Bei Lähmung ohne Kontinuitätsunterbrechung infolge Schilddrüsenoperation besteht grundsätzlich eine günstige Prognose. Eine Restitutio ad integrum kann innerhalb eines Jahres erfolgen. Bei Lähmung mit Kontinuitätsunterbre-

chung besteht grundsätzlich eine ungünstige Prognose. Bei Anwendung von Exponentialstrom (NMEPS) im Rahmen der Elektrotherapie können auch noch nach Zeiträumen oberhalb eines Jahres erhebliche Verbesserungen in der Stimmgebung erzielt werden.
Bei Lähmung infolge Grippeneuritis ist die Prognose wechselhaft, aber tendenziell günstig.

Meth. 17-1 Neuromuskuläre, elektrophonatorische Stimulation (NMEPS) nach Pahn
Der Reizstrom verhindert die Atrophie nicht innervierter Muskelfasern sowie die Versteifung der Aryknorpelgelenke (innerhalb von wenigen Wochen Ankylose dieser Gelenke bei Ruhigstellung). Neurogene oder myogene Regenerationsprozesse können durch ankylotische Aryknorpelgelenke sinnlos werden. Es besteht die Gefahr der Fehlinterpretation als „gut kompensierte irreversible Parese". Bei NMEPS wird die Charakteristik des Therapiestroms durch Impulsdauer, Länge der Erholungsphase, Länge des Anstiegs des Stromflusses und Intensität bestimmt. Je stärker die Schädigung, desto länger müssen die Reizzeit des Impulses und die anschließende Erholungspause ausfallen.
Reizstromschema (vocaSTIM®-Master- und -Slavegerät, Fa. Physiomed Elektromedizin, Schnaittach): Galvanisch bis 2 mA, faradische Überlagerung bis 10 mA, 5–10 Minuten täglich als Einleitung, später Behandlung mit Exponentialstrom. Gleichzeitig mit dem sägezahnförmig ansteigenden Reizstromimpuls erfolgt eine definierte Stimmgebung (entsprechend den Einschränkungen) in den drei Grundstimmfunktionen Grobspannung, Feinspannung und Register; 1–2 Unterrichtsstunden/Woche. Zusätzlich Übungen mit dem Slave-Hometrainer. Dazu kann mit dem Mastergerät in der Arztpraxis eine Chipkarte programmiert werden. Diese Chipkarte kontrolliert den Patienten am Slave-Hometrainer (abgespeckte Form des Mastergerätes).

Rekurrensparese (Lähmung des Nervus laryngeus inferior)

Klinisch zeigt sich das Bild der Rekurrensparese als Aufhebung der Auslenkbewegung der Stimmlippen bei Respiration und Phonation. Es findet sich häufig eine Paramedianstellung der betroffenen Stimmlippe. Ursachen sind Strumaresektion, Struma maligna, Bronchialkarzinom, Lungenmetastasen, Hirnmetastasen, Schädelbasistumoren, Ösophaguskarzinom im oberen Drittel, Dilatation des linken Herzvorhofs bei Mitralstenose (Ortner-Syndrom I), Erweiterung oder Verlagerung der Pulmonalarterie bei Mitralstenose, Perikarditis oder Zustand nach Herzoperation. Grundsätzlich kann nach Operationen in Intubationsnarkose als Folge von Überdehnung durch Lagerung eine Rekurrensschädigung erfolgen. Auch sind Lähmungen nach allergischer und pseudoallergischer Reaktion, bei infektiöser Mononukleose, infektiös-toxisch (Neuritis bei Grippe) sowie bei Herpes zoster und als idiopathische Lähmungen (konnatale Rekurrensparese; s. Abschn. Missbildungen, kongenitale Kehlkopfanomalien, S. 398) bekannt. Weiterhin muss eine langjährig bestehende, gastroösophageale Refluxerkrankung (Laryngitis gastrica; s. o.) in ein mögliches Ursachengefüge bei der Entstehung einer nicht operativ oder traumatisch bedingten Rekurrensparese mit in Betracht gezogen werden.

Einseitige Rekurrenslähmung

Bei Fixation der Stimmlippe in Medianstellung liegt nur eine geringe Heiserkeit vor, bei Paramedian- und Intermediärstellung wird die Heiserkeit entsprechend stärker. In der Regel besteht keine Atemnot, selten wird über funktionelle Atembeschwerden durch Wirbelbildung der gestauten Luft oberhalb der gelähmten Stimmlippe geklagt.

Therapie

Bei Kontinuitätserhalt: Zunächst wie bei der Laryngeus-superior-Parese (s. o.).
Bei bleibender Exkavation: Endoskopische Stimmlippenunterfütterung, z. B. mit Kollagen (Resorptionsneigung) oder Thyreoplastik mit Titanimplantat (Abb. 17-1).
Bei Ankylosierung: Bei einer postparetischen Ankylosierung im Arybereich kann eine endoskopisch kontrollierte Mobilisierung (z. B. mittels Aryknorpel-Mobilisator nach Pahn) der Articulatio cricoarytenoidea versucht werden.

Prognose

Bereits nach wenigen Wochen können eine Kadaverstellung (extreme Exkavation der Stimmlippe) oder eine Intermediärstellung auftreten. Bei idiopathischen Lähmungen ist eine Rückbildung bei zwei Dritteln der Fälle innerhalb eines halben Jahres zu erwarten. Jenseits dieses Zeitraumes werden selten Rückbildungen beobachtet. Eine Ankylosierung der Articulatio cricoarytenoidea kann bereits nach wenigen Wochen eintreten.

Doppelseitige Rekurrenslähmung

Bei einer doppelseitigen Rekurrenslähmung besteht beispielsweise eine Immobilisierung beider Stimmlippen in Medianstellung oder Paramedianstellung. Die Stimme kann unauffällig sein. In Ruhe besteht dann meist schon eine Atemnot mit inspiratorischem Stridor, bei Belastung kann es zu einer schweren Atemnot kommen. Aber auch eine Ruhedyspnoe, insbesondere bei zusätzlichen Infekten, ist möglich.

Therapie

Kontinuität mindestens eines Nervs ist erhalten: Ist die Kontinuität mindestens eines Nervs erhalten, kann bei ausreichender Ruheatmung zunächst eine konservative Therapie (logopädische Stimmübungsbehandlung) durchgeführt werden; wenn möglich aber Stimmübungen mit Exponentialreizstrom (NMEPS; s. Meth. 17-1).
Die oben erwähnte Reizstromtherapie kann auch bei doppelseitigen Lähmungen ohne Tracheotomie durchgeführt

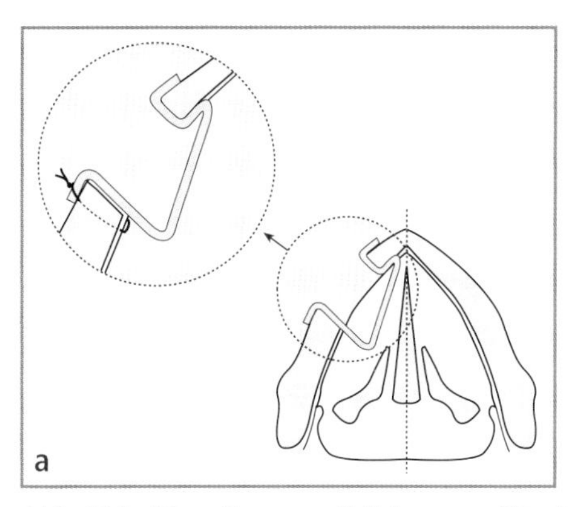

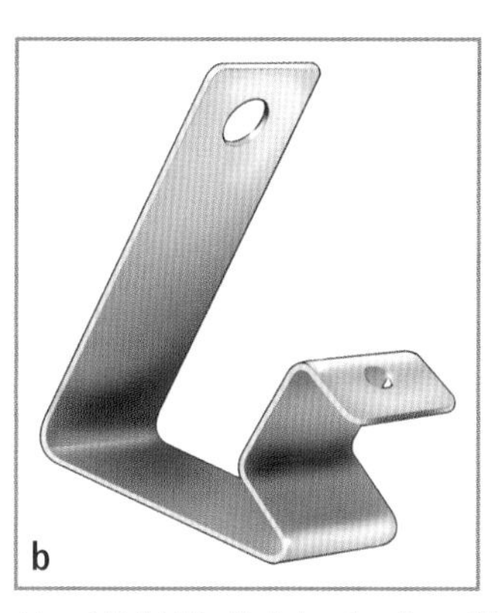

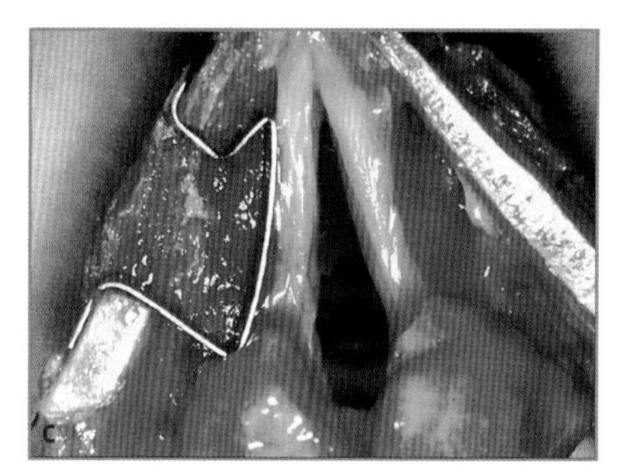

Abb. 17-1 Stimmlippenmedialisierung. **a** Titanium Vocal Fold Medializing Implant (TVFMI). **b** Stimmprothese, 3D (Fa. Heinz Kurz GmbH Medizintechnik). **c** TVFMI in situ.

werden. Diese regenerative Elektrotherapie stimuliert die geschädigten Stimmlippen bzw. die nervalen Einheiten durch Verbindung von Reizstromimpulsen mit stimmlich intendierten Bewegungsmustern des Kehlkopfes. Hierbei muss im Rahmen einer NMEPS die Schädigungsschwere und die Art der Schädigung an die elektrische Stromflussintensität angepasst werden.

Der elektrische Impuls wird über verschiedene Elektroden von Außen an die Haut der Muskulatur im ventralen Halsbereich, paralaryngeal, angebracht. Es muss dann „tonhöhenspezifisch und entlang der Register mit Beachtung der Registerübergänge“, z. B. mittels Vokalisentrainings (das mit zunehmenden Fähigkeiten des Patienten einen steigenden Schweregrad bekommt), geübt werden.

Initial kann auch eine Lateralfixation beider Stimmlippen durch endolaryngeale transkartilaginäre Gurtung mit einem Subkutanfaden einzeln auf jeder Seite durchgeführt werden (OP nach Lichtenberger).

Bei ausbleibender Remission: In diesem Fall sollte frühestens nach einem Jahr eine endoskopische Lateralfixation mit Arytaenoidektomie (Stimme wird schlechter, Atmung wird besser) oder OP nach Kashima durchgeführt werden.

Bei dauernder Ruhedyspnoe sowie vitaler Atemnot: Tracheotomie und Sprechkanüle (Décanulement nach Remission oder nach Lateralfixation).

Beide Nn. recurrentes sind in ihrer Kontinuität unterbrochen: Sind beide Nn. recurrentes in ihrer Kontinuität unterbrochen (elektromyographischer Nachweis erforderlich), kann eine endoskopische Lateralfixation einer Stimmlippe mit Arytaenoidektomie ohne Einhalten einer Wartezeit durchgeführt werden.

Prognose

Über eine mögliche Spontanregeneration kann man keine sicheren Vorhersagen treffen. Aus den langjährigen Erfahrungen lässt sich schlussfolgern, dass mittels einer Reizstromtherapie durch NMEPS eine gute Chance für eine Regeneration oder zumindest eine deutliche Stimmverbesserung zu erwarten ist. Der Reizstrom verhindert die Atrophie nicht innervierter Muskeln. Es wird eine Versteifung der Aryknorpel verhindert und nervale Regenerationsprozesse stimuliert. Je früher die Behandlung beginnt, desto größer sind die Chancen auf Erfolg.

Kombinierte Schädigungen von Kehlkopfnerven, kombinierte Laryngeus-superior-und-inferior-(Rekurrens-)Lähmung

Ursachen kombinierter Schädigungen von Kehlkopfnerven sind z. B. Neuritiden und Myasthenien oder ausgedehnte Strumektomien. Bei einseitig kombinierter Lähmung fallen eine Heiserkeit mit hauchendem Stimmeinsatz sowie Schluckstörungen mit Gefahr der Aspiration auf. Bei doppelseitiger kombinierter Lähmung kann es zu einer Aphonie kommen, da beide Stimmlippen bis intermediär stehen können. Aspirationen sind hier häufiger zu finden. Eine Ruhedyspnoe ist die Ausnahme.

Bei der Kombination von inferioren und superioren Paresen kann als Folge der Dekompensation der Fein- und Grobspannfunktion des Kehlkopfes eine Diplophonie auftreten. Sie ist Ausdruck einer Imbalance zwischen den Seiten des Kehlkopfes und sowie der Fein- und Grobspannung bei unterschiedlicher Paresestärke der vier denkbar betroffenen Nervensysteme.

Therapie

Phoniatrische bzw. logopädische Stimmübungsbehandlungen sowie exponentialstromgesteuerte Elektrotherapie (NMEPS, Meth. 17-1, S. 372). Wenn möglich Behandlung der Grunderkrankung (z. B. Myasthenia gravis).

Bei Persistenz der weiten Glottis: Es kann eine Stimmlippenunterfütterung, z. B. mit Kollagen (Resorptionsneigung) oder Thyreoplastik mit Titanimplantat (Kurz®), durchgeführt werden.

Bei starker Aspiration oder Aspirationspneumonie: Tracheotomie mit Einbringen eines geblockten Niederdruck-Tubus (Kamen-Wilkinson).

Prognose

Wie bei ein- bzw. doppelseitiger Rekurrensparese (s. o.).

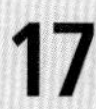

Stimmüberlastungen

Akute Stimmüberlastung, akut hyperfunktionelle Aphonie, akut hyperfunktionelle Dysphonie

Akute Dys- bzw. Aphonien mit Schmerzen beim Sprechen kommen bei extremer Überbelastung der Stimme (Sportplatz, Discoveranstaltungen, Wahlredner) vor. Man sieht eine Gefäßinjektion und/oder Schwellung der Stimmlippen, mitunter subepitheliale Blutungen aus den erweiterten Gefäßen.

Therapie

Stimmverbot für 3–8 Tage, Inhalation Lösung A (s. Rp. 17-1, S. 371) für 3 Tage, anschließend Inhalation Lösung B mit Ultraschallvernebler (Rp. 17-2) für 5–10 Tage, 1- bis 3-mal täglich.

Rp. 17-2 Lösung B

Aerosol (Spitzner)	100 ml
Amp. Dexafat	
Otriven® 0,1 %	10 ml

Für die Einzelinhalation vom Gemisch 2 ml verwenden.

Chronisch hyperfunktionelle Aphonie, chronisch hyperfunktionelle Dysphonie, Schreiknötchen, Sängerknötchen

Chronisches Symptom der Stimmüberlastung ist ein krächzend heiserer Stimmeinsatz (Dysphonie). Bei Belastung bleibt die Stimme ganz weg (Aphonie; s. Abschn. Dysphonien, Aphonien, S. 375). Singen ist unmöglich oder zumindest deutlich erschwert. Betroffen sind häufig stimmlich ungeschulte Patienten, die beruflich viel auf die Stimme angewiesen sind (Verkäufer, Lehrer, Politiker, aber auch Kinder), seltener geschulte Personen (Opernsänger, Schauspieler). Bei chronischer Über- oder Fehlbelastung der Stimmlippen können sich neben Schrei- oder Sängerknötchen (syn.: Phonationsverdickungen mit lymphozytärer Infiltration [weiche Knötchen] oder fibromatöser Organisation [harte Knötchen]) auch polypöse oder zystische Tumoren entwickeln. Hier sind unterschiedliche konservative und operative Herangehensweisen erforderlich (s. Abschn. Tumoren, S. 380).
Laryngoskopisch zeigt sich ein doppelseitiger Sitz, vorwiegend im vorderen bis mittleren Drittel der Stimmlippen. Im Rahmen einer sogenannten juvenilen hyperfunktionellen Dysphonie sind Schreiknötchen bei Kindern nicht selten.

17

Therapie

Zunächst entwickeln sich weiche Auftreibungen der Stimmlippen, die bei direkter phoniatrischer Einleitung von **Stimmübungsbehandlungen** (Einzelheiten s. Abschn. Funktionelle Dysphonien, Aphonien, S. 375) rückbildungsfähig sind. Bei Umwandlung in derb-fibrotische Stimmlippenknötchen (Schreiknötchen) bleibt trotz Stimmschonung und logopädischer Maßnahmen oft der Erfolg aus, sodass eine **endolaryngeal mikrochirurgische Abtragung** notwendig wird (s. Abb. 17-2, S. 382). Langfristig ist die Ausschaltung aller stimmschädigenden Faktoren notwendig (z. B. Arbeitsplatzwechsel mit Vermeidung stimmlich anstrengender Tätigkeiten, Änderung von häuslichen Schreigewohnheiten).

Kontaktulzera

Von Kontaktulzera sind häufig Männer im 4. und 5. Dezennium betroffen, wobei beide Processus vocalis korrespondierend pachydermische Verdickungen und schüsselförmige Vertiefungen entwickeln. Die Stimme kann rau, heiser, aber auch unauffällig sein. Mitunter zeigen Männer eine abnorm tiefe, mittlere Sprechstimmlage.
Auch bei den Kontaktulzera muss aufgrund der Erkenntnisse der letzten Jahre die gastroösophageale Refluxkrankheit deutlich in den Vordergrund gestellt werden (Diagnostik s. Kap. 19, Abschn. Entzündungen, Funktionsstörungen, S. 410). Neben Nikotin- und Alkoholabusus muss Fettleibigkeit mit der Folge von Schlafstörungen, Ronchopathie bis hin zur Schlafapnoe als mitursächlich betrachtet werden.

Therapie

Bei Reflux s. Kap. 19, Abschn. Entzündungen, Funktionsstörungen, S. 410.
Bei Verdacht auf Präkanzerose oder Malignom: Es muss eine endoskopisch-mikrochirurgische Abtragung unter strenger Schonung des Processus vocalis und seines Periosts erfolgen. Danach Stimmruhe, bis die Reepithelisierung erfolgt ist (ungepresstes luftiges Flüstern ist erlaubt).
Besteht kein Malignomverdacht: Eine mehrmonatige Stimmübungsbehandlung im Sinne eines Abbaus schädlicher Stimmgewohnheiten (z. B. kein harter Stimmeinsatz, kein häufiges Räuspern) kann eine Rückbildung der Pachydermien induzieren!

Prognose

Eine Umwandlung eines gesicherten Kontaktulkus in ein Malignom kommt selten vor! Bei guter Motivation und Musikalität des Patienten ist eine Stimmübungsbehandlung aussichtsreich.

Funktionelle Dysphonien, Aphonien

Bei den funktionellen Dysphonien lassen sich keine primär organischen Kehlkopfveränderungen der an der Stimmgebung beteiligten anatomischen Strukturen nachweisen. Ätiopathogenetisch sind in der Regel unterschiedliche, zumeist ponogene oder psychogene, nicht selten mehrere Faktoren wirksam:

- **Ponogene Faktoren:** Die anlagebedingte individuell-physiologische Leistungsfähigkeit der Stimmlippen kann über- oder unterfordert sein (konstitutioneller Faktor). Ein habituell falscher Gebrauch der Stimmlippen oder zu große stimmliche Arbeit (eine funktionelle Dysphonie kann auch als Sekundärsymptom bei einer primären Organerkrankung des Kehlkopfes auftreten) können die Ursachen sein.
- **Psychogene Faktoren** können endogen oder exogen sein. Pahn unterscheidet neben Angstneurosen und phobischen Neurosen noch die depressive Neurose und Konversionsneurose. Aus dieser Differenzierung wird sehr schnell klar, dass neben der reinen stimmtherapeutischen Übungstherapie sowie der HNO-ärztlichen und phoniatrischen ärztlichen Begleitung eine psychosomatische und/oder psychologische Diagnostik von Anfang an erforderlich sein kann.
- **Usogene Faktoren:** In der langwierigen und problematischen Begriffsbildung für die Diagnose funktionelle Dysphonie ist von Pahn der eher unbelastete Begriff der usogenen Stimmstörung eingebracht worden. Hiermit ist eine Art Gebrauchsstörung der Stimme in Abgrenzung zu psychogenen und organogenen Veränderungen gemeint. Pahn sieht die menschliche Stimme heute einer hohen professionellen Anforderung in einem instrumental-artistischen Charakter ausgesetzt. Aus dieser Arbeit mit eher professionellen Stimmen bzw. Stimmproblemen hat sich der usogene Bereich entwickelt.

Die folgenden Faktoren, Unterteilungen und insbesondere der von Pahn eingeführte usogene Bereich sollen für den HNO-ärztlichen Diagnostiker eine Art Dysphonie-Checkliste darstellen, anhand derer er seine diagnostische Vorgehensweise eingrenzen kann und in der Folge besser in der Lage ist, therapeutische Verläufe zu begleiten und zu kontrollieren:

- **Ponogen:** Überlastung quantitativ und qualitativ (s. o.).
- **Technogen:** Mangelhafte Technik, insbesondere bei professionellen Stimmbenutzern.
- **Mimetogen:** Angewohnheit durch Nachahmung bei schlechten Stimmvorbildern, Nachahmung unökonomischer Bewegungen und Körperspannungen durch Kinder.
- **Adaptogen:** Anpassungsschwierigkeiten an eine Belastung bei organischen Schädigungen der Stimme, des Stimmapparates oder anderer mit der Stimme verbundener Körperlichkeiten:
  - durch fehlende muskuläre Kondition *peripher adaptogen*,
  - bei irreversiblen Schäden durch fehlende bzw. wegfallende Innervationsmuster *zentral adaptogen* (Larynxparesen, hormonelle Strukturveränderungen, z. B. Menopause).
- **Sensoaudiogen:** Mangelhafte perzeptiv analytische Fähigkeiten und Fertigkeiten (früher: auditive Teilleistungsstörung oder „zentrale Fehlhörigkeit").
- **Sensokinetogen:** Mangelhafte expressiv motorische Fähigkeiten und Fertigkeiten (bei Kindern die sog. myofunktionelle Störung, maulfaul, kaufaul etc.).

Hyperfunktionelle Dysphonie

Ursache einer hyperfunktionellen Dysphonie ist zu viel Stimmaktivität, also ein ponogener bzw. habitueller Faktor (s. o.). Die erhöhte Stimmaktivität führt zu einem rauen, knarrenden, klangarmen und gepressten Stimmklang. Eine Heiserkeit ist je nach Stimmbelastung schwankend, mitunter Räusper- und Schluckzwang sowie ein Globusgefühl. Weitere Befunde sind Thorakalatmung/Klavikularatmung und eine allgemeine muskuläre Verspannung. Die Artikulationszonen sind verschoben: Man hört ein „Knödeln". Bei länger bestehender Dysphonie besteht die Gefahr einer pharyngolaryngealen Schleimhautatrophie (lackartig glänzend). Auch hier muss, wie oben bereits erwähnt, die gastroösophageale Refluxkrankheit als Mitverursacher einer oft langjährig bestehenden und mitunter therapieresistenten Hyperfunktion der Stimmstörung mit in Betracht gezogen werden.

Therapie

Akuttherapie: Indiziert sind ein sofortiges Rauch- und Alkoholverbot sowie das Vermeiden von Husten und Räuspern (Codeinpräparate: z. B. Codeintropfen-CT). In Abhängigkeit vom laryngologischen Befund (deutliche Rötung des Postkrikoidbereiches, Rötung des Arybereiches, gesamte endolaryngeale Rötung möglich) als Hinweis auf einen gastroösophagealen Reflux besteht zunächst auch die Möglichkeit eines probatorischen Versuchs mit Protonenpumpeninhibitoren, z. B. Omeprazol, Pantoprazol.

Phoniatrische Anschlusstherapie: Funktionelle bzw. physikalische Therapiemethoden werden, individuell auf die Ausprägungsmerkmale bezogen, durch den Phoniater ausgewählt (Tab. 17-1).

Massagen: Vibrationsmassage auf Hals, Brustbein und Schultergürtel, immer verbunden mit Summ- und Brummübungen in mittlerer Sprechstimmlage.

Orale und laryngeale Entspannungsübungen: Lippenflattern (Luftaustritt durch den Mund bei locker aneinanderliegenden Lippen mit U-Phonation), Seufzerphonation, Kieferschütteln, Leerkauen, Zungengrundentlastung durch Herausstrecken der Zunge mit leiser Tonproduktion im mittleren Sprechstimmbereich.

Tab. 17-1 Beispiele funktioneller Therapieansätze im Sinne einer grundlegenden Körperarbeit und Selbsterfahrung (nach: Böhme G [Hrsg]. Sprach-, Sprech-, Stimm- und Schluckstörungen. Bd. 2: Therapie. 3. Aufl. München, Jena: Urban & Fischer 2001).

- Eutonie nach Gerda Alexander
- Körperbewusstseinsmethode nach Moshé Feldenkrais
- progressive Entspannung nach Jacobson
- autogenes Training nach Schultz
- Alexandertechnik nach Alexander
- funktionelle Entspannung nach Fuchs
- Rhythmik nach Feudel

Tab. 17-2 Grundlegende Stimmtherapiemethoden (nach: Böhme G [Hrsg]. Sprach-, Sprech-, Stimm- und Schluckstörungen. Bd. 2: Therapie. 3. Aufl. München, Jena: Urban & Fischer 2001).

- Akzentmethode van Smith
- Atemarbeit nach Middendorf
- Schlafhorst-Andersen-Methode
- Methode nach Coblenzer/Muhar
- Funktionales Stimmtraining nach Rohmert/Rabine

Weitere funktionelle Stimmtherapieansätze durch den Phoniater oder Logopäden (Tab. 17-2).

Prognose
In Abhängigkeit von Musikalität und Motivation des Patienten oft Besserung von Heiserkeit und Stimmleistung.

Taschenfaltenstimme

Die Taschenfaltenstimme klingt strohbassähnlich und gepresst. Die Dynamik der Stimme ist kaum steigerungsfähig. Die Ursachen entsprechen denen der hyperfunktionellen Dysphonie.

Therapie
Wie bei der hyperfunktionellen Dysphonie. Die bislang proklamierte endoskopisch-chirurgische Taschenfalten-Verkleinerung als Ultima Ratio muss als obsolet betrachtet werden, da bei der Vielfalt der Therapieansätze (pulmonologisch, schlafmedizinisch, internistisch, gastroenterologisch sowie phoniatrisch/logopädisch) eine Verbesserung der Symptomatik erwartet werden darf.

Prognose
Bei Krankheitsbeginn gut.
Bei Chronifizierung: Nach Taschenfalten-Verkleinerung ebenfalls gute Prognose.

Juvenile hyperfunktionelle Dysphonie

Häufigste Stimmstörung bei Knaben (5–10 J.) mit Gefahr der Entwicklung von Stimmlippenknötchen (Schreiknötchen; s. Abschn. Stimmüberlastungen, S. 374). Die Stimme ist rau, heiser, oft verhaucht, es besteht häufig Räusperzwang und bellender Husten. Man sieht breitbasige, oft noch weiche Knötchen und eine Rötung der Stimmlippen. Eine Laryngitis allergica ist ebenfalls durch Heiserkeit sowie Rötung und Schwellung der Stimmlippen gekennzeichnet. Die chronische Laryngitis allergica kann eine Begleitsymptomatik einer klinisch fast stummen Rhinitis allergica sein. Laut Zenner (Allergologie in der HNO-Heilkunde) ist fast ein Drittel aller Patienten mit chronischer Laryngitis Allergiker.

Therapie
Bei allergischer Genese: Wie bei Rhinitis allergica (s. Kap. 14.3, Abschn. Entzündungen, Rhinopathien, S. 236).
Bei Schreiknötchen: Überweisung zum Phoniater. Stimmschonung, erzieherische Maßnahmen zur Vermeidung von Stimmüberlastung. Erst ab dem Schulalter erfolgen Stimmübungsbehandlung und familientherapeutische Maßnahmen.

Prognose
Bei Laryngitis allergica im Wesentlichen wie bei Rhinitis allergica. Bei Schreiknötchen sehr gut, meist spontane Besserung während der Pubertät. Je früher die Einleitung der Stimmübungsbehandlung, umso erfolgreicher ist in aller Regel die Therapie.

Hypofunktionelle Dysphonie mit konstitugener Komponente, hypofunktionelle Dysphonie mit organogener Komponente

Primäres Symptom einer hypofunktionellen Dysphonie ist ein unvollständiger Stimmlippenschluss als Ausdruck einer Schwäche der Kehlkopfmuskulatur. Ursache kann auch ein reduzierter Allgemeinzustand durch nichtlaryngeale Erkrankungen (z. B. Altersschwäche, Zustand nach Operationen und konsumierende Erkrankungen) sein. Die Stimme ist leise, matt, belegt, verhaucht und ermüdet schnell. Manchmal bestehen offenes Näseln, undeutliche Aussprache und vermehrter Luftverbrauch beim Sprechen.

Therapie
Nichtlaryngeale Erkrankungen wurden ausgeschlossen: Sind nichtlaryngeale Erkrankungen ausgeschlossen, ist eine **phoniatrische Therapie** indiziert: Atemübungen (Einteilung der Atemluft für Phonation); Zwerchfellstütze (kontrollierter Luftverlust durch Einsatz der Bauchmuskulatur),

Glottisschlussfunktionsübungen; Stoßübungen nach Fröschels zur Kräftigung der Stimme; Abknallübungen (Ventiltönchen) mit Vokalen nach Fernau-Horn. Grundsätzlich können die Stimmübungen durch eine Reizstromtherapie unterstützt werden.
Bei reduziertem Allgemeinzustand: Zunächst sollte der Versuch unternommen werden, durch die Behandlung des Grundleidens die Dysphonie zu bessern. Bei Besserung ist eine anschließende phoniatrische Therapie zumeist lohnend.

Dysphonia mixta mit usogener und konstitugener Komponente

Die Dysphonia mixta ist wahrscheinlich als die häufigste Form der nichtorganischen, nichtpsychogenen Stimmstörungen zu betrachten. Die Analyse wird erschwert, da ein Patient mit primärer hypotoner Stimmlippenspannung durchaus bemüht sein kann, diese mit Hypertonie der peripheren Muskulatur zu kompensieren, und umgekehrt tritt bei lang bestehender peripherer Überspannung der Artikulationsmuskulatur oft eine Ermüdung der Stimmlippen als Dekompensation ein.
Es handelt sich also um wechselnd hypo- und hyperfunktionelle Symptome eines Patienten in Abhängigkeit von der körperlichen und seelischen Verfassung.

Therapie

Methodik und Durchführung wie bei hypo- und hyperfunktioneller Dysphonie.

Spasmodische Dysphonie, Glottiskrampf

Bei der spasmodischen Dysphonie handelt es sich um eine seltene Erkrankung, bei der es zu intermittierend auftretenden Muskelspasmen während der Phonation kommt (s. u., Vocal cord dysfunction). Bei länger andauerndem Krankheitsverlauf und zunehmender Symptomatik kann als maximale Ausprägung der Stimmritzenkrampf (Glottiskrampf) vorkommen. Die Atemfunktion bleibt stets intakt. Die Entstehung ist bislang unklar. Es besteht der Verdacht auf ein psychogenes Geschehen.
Eigene Erfahrungen zeigen, dass auch hier oft ein hoch entzündlicher veränderter Endolarynx gefunden wird. Da es sich in der Krankheitsgruppe um oftmals ältere Patienten, in der Mehrzahl Frauen, um das 5. und 6. Dezennium handelt, ist eine ausgiebige Refluxdiagnostik unerlässlich.

Therapie

Phoniatrisch/Logopädisch: Empfohlen werden Entspannungsübungen der Bauchmuskulatur sowie Atemübungen, die mit zunächst hauchender Stimmgebung und schließlich zunehmend festerer Stimme durchgeführt werden. Die Nasalierungsmethode nach Pahn kann zusätzliche Erfolge bringen.
Medikamentös: Begleitend ist immer eine probatorische Antirefluxtherapie mit Protonenpumpeninhibitoren bei entsprechendem laryngealem Befund (der sich fast immer findet) in der Standarddosierung zu verabreichen (40–0-40, z. B. Omeprazol, Pantozol, für 4 Wo.).
Bei psychogener Ursache: Psychotherapeutische Behandlung, autogenes Training.
Botulinumtoxin: Injektion von Botulinumtoxin (BOTOX®), lokal, endolaryngeal oder unter EMG Kontrolle extralaryngeal einseitig oder beidseitig, gegebenenfalls Wiederholung nach 3–6 Monaten.

Prognose

Im Anfangsstadium gut, bei Chronifizierung zweifelhaft, Botulinumtoxin muss lebenslang injiziert werden. Wirkzeit einige Wochen bis Monate. Cave: Schluckstörung, Aspiration.

Vocal cord dysfunction (VCD), paradoxe Stimmbandbewegungen, unklare Atemnot, Upper airway dysfunction

Bei diesen Stimmband-Funktionsstörungen wird angenommen, dass zumeist ein paradoxer Schutzmechanismus vorliegt, wobei dessen Erstauslöser gar nicht mehr vorhanden ist. Diese Überempfindlichkeitsreaktion gipfelt in einem Verschluss der oberen Atemwege. Aus dem ursprünglichen Sinn dieses Reflexes, die Lungen vor infektiösem Sekret, z. B. aus den Nasennebenhöhlen, oder vor zurückfließender Magensäure zu schützen, ist jetzt durch eine Überaktivierung, eine krankhafte Fehlfunktion entstanden.

Therapie

Bei chronischen oder akuten Nasennebenhöhlenaffektionen: Verbesserung der VCD-Problematik durch Sanierung.
Bei vermutetem gastroösophagealen Reflux (typische endolaryngeale Rötung): Blockierende Behandlung mit z. B. Omeprazol, Pantozol (2 × 40 mg morgens über 4 Wo.) mit zwischenzeitlichen Verlaufskontrollen (Einzelheiten s. Abschn. Laryngitis gastrica, S. 368).
Bei pathologischem Atemmuster: Sprachtherapeutischer/logopädischer oder phoniatrische/logopädische Strategien zur Behandlung akuter Atemnotattacken.
Bei Bedarf ergänzend verhaltenstherapeutische Maßnahmen.
Bei anamnestisch erfahrbarem Stresssyndrom: Bei jungen Frauen auch sexueller Missbrauch denkbar, entsprechende psychiatrisch/psychotherapeutische Intervention oder anderweitig begleitende Beratung.

Berufsdysphonien

Beruflich induzierte Dysphonien jeder Genese werden auch unter dem Sammelbegriff „Berufsdysphonien“ zusammengefasst.

Therapie

Bei funktionellen Störungen (typischerweise Überbelastung der Stimme bei Lehrern, Kindergärtnerinnen, Schauspielern, Sängern etc.): Einleitung von Stimmübungsbehandlungen wie bei hyperfunktioneller Dysphonie (s. o.). Maßnahmen wie bei berufsbedingter toxischer Dysphonie (s. Abschn. Entzündungen, Laryngopathien, S. 368).

Prognose

Soll ein „Stimmberuf“ ergriffen werden, z. B. Lehrer, Schauspieler, kann eine frühzeitige phoniatrische Beratung zweckmäßig sein.

Psychogene Dysphonie

Bei einer psychogenen Dysphonie handelt es sich um eine durch Über- oder Unterfunktion der Glottis entstandene Heiserkeit auf z. B. stressbedingter, depressiver oder neurotischer Basis.
Bei der Diagnostik ist zu beachten, dass sich die Stimme bei Vertäubung beider Ohren mit Barany-Lärmtrommeln normalisiert.
Lupenstroboskopisch findet sich in der Regel ein blander Kehlkopf mit unauffälliger endolaryngealer Schleimhaut und reizlosen Stimmlippen.

Therapie

Stimmübungsbehandlung nach phoniatrischer Abklärung; psychotherapeutische Beratung.

Psychogene Aphonie

17

Die psychogene Aphonie ist gekennzeichnet durch eine Tonlosigkeit der Stimme. Der Patient flüstert nur noch. Zugrunde liegen Schreckerlebnisse, Stressaktionen, aber auch psychische Belastungen sowie psychiatrische Erkrankungen (Depressionsformen und verschiedene Neurosen). Laryngoskopisch können sowohl eine Adduktionsinsuffizienz (verhaucht flüsternde Stimme) als auch ein starkes phonatorisches Pressen (Stimme blockiert) auftreten. Lachen und Hustenphonation sind erhalten.
Es kann einer hyperfunktionelle und hypofunktionelle Form der psychogenen Aphonie unterschieden werden.

Therapie

Sofortige Überweisung zum Phoniater: Überrumpelungsversuche und Mucksche Kugel sind obsolet. Bei der Ausführung der Laryngoskopie kann oftmals mit Auslösung des Hustenreizes und/oder unspezifische Phonationsanweisungen der Nachweis geführt werden, dass eine tonale Stimmgebung vorhanden ist.
Phoniatrischer Therapieplan: Die Behandlung in Stufen, beginnend mit Lockerungsübungen, Entspannungsübungen, später mit Brumm- und Summübungen, darauf folgender Vokalanbindung und anschließendem Probelesen, kann erfolgreich sein.
Hypofunktionelle Form der Aphonie: Bei der hypofunktionellen Form der Aphonie kann durch eine extern unterstützte Bauchpresse während der Phonation oftmals eine schnelle Remission der Stimmstörung herbeigeführt werden.
Hyperfunktionelle Form der Aphonie: Die hyperfunktionelle Form der Aphonie (der Patient produziert ein leichtes Pressen beim Phonationsversuch, die venösen Halsgefäße zeigen sich) ist oft therapieresistent. Hier kann eine Stimmheilkur in Stimmheilkliniken (z. B. in Bad Rappenau oder Bad Oeynhausen) oder eine teilstationäre psychosomatische Behandlung eingeleitet werden und erfolgreich sein.

Prognose

Zumeist gut.

Stimmentwicklungsstörungen, Mutationsstimmstörungen

Zu unterscheiden sind funktionelle von organischen Mutationsstörungen. Nach Eintreten der Pubertät unterbleibt mitunter ein Absinken der Knaben- oder Mädchenstimme in den mittleren Sprechstimmbereich des jungen Erwachsenenalters.

Funktionelle Mutationsstimmstörungen

Mutationsfistelstimme: Es handelt sich um eine sogenannte Kopfregisterstimme mit Räusperzwang, Pressfunktion der Stimme und extrem schnell auftretender Heiserkeit bei Belastung.
Unvollständige Mutationsstimmstörung (Mutatio incompleta): Mitunter liegen psychische Ursachen zugrunde, aber auch Stimmüberlastungen während der Mutation führen zu einer nur unvollständigen Stimmsenkung, bezogen auf den mittleren Sprechstimmbereich.
Verlängerte Mutationsstimmstörung (Mutatio prolongata) sowie die **stürmische Mutation**, die **verzögerte Mutation** und der **Mutationsbass** sind weitere funktionell bedingte Entwicklungsstörungen der Stimme.

Therapie

Überweisung zum Phoniater: Dies ist immer notwendig. Es erfolgt, bezogen auf den Schweregrad und die Art der Funktionsstörung, eine zumeist länger dauernde logopädisch-phoniatrische Therapie. Angewandt werden unter anderem Verfahren nach Tabelle 17-1 und 17-2 (s. S. 376). Darüber hinaus kann auch folgendermaßen (klassisch) verfahren werden:

- Kauübungen nach Fröschels (s. Kap. 16, Meth. 16-5, S. 353),
- Vibrationsmassagen im Hals-Schulter-Bereich,
- Intonations- und Summübungen,
- Schaukelübungen der Stimme (Auf- und Abwärtsgleiten um den gesamten Stimmumfang mit konstanter Lautstärke).

Nach Eberle ist die Mutationsstimmstörung ein Identifikationsproblem. Es wird ein Therapiekonzept in 8 Schritten empfohlen (nach: Böhme G [Hrsg]. Sprach-, Sprech-, Stimm- und Schluckstörungen. Bd. 2: Therapie. 3. Aufl. München, Jena: Urban & Fischer 2001):

- Problemakzeptanz,
- Stimmideal,
- Therapiemöglichkeiten,
- Angstabbau vor der männlichen Sprechstimmlage,
- Erfassen der naturgegebenen Stimmlage,
- Experimentieren,
- gezielte Stufentherapie,
- Transfer.

Organische Mutationsstimmstörungen

Bei den organischen Mutationsstimmstörungen handelt sich um endokrinologisch ausgelöste Störungen der Stimme, z. B. bei primärem oder sekundärem Hypogenitalismus (persistierende Kinderstimme).

Weitere organisch bedingte Mutationsstörungen sind die Mutatio tarda (verzögerte Mutation) sowie die Mutatio praecox, die perverse Mutation bei Mädchen und Frauen und die Schwangerschaftsmutation (s. u.).

Therapie

Bei persistierender Kinderstimme: Hormonbehandlung, z. B. androgene Hormone, nach strenger Indikationsstellung durch den Endokrinologen. Engmaschige phoniatrische Kontrollen zur Kontrolle des Therapieerfolges sind erforderlich.

Bei perverser Mutation bei Mädchen und Frauen ist keine Therapie möglich.

Prognose

Stimmveränderungen aufgrund eines pathologischen Kehlkopfwachstums sind irreversibel.

Hormonelle Stimmstörungen

In Abhängigkeit von den Menstruationszyklen der Frau können sich geringfügige Leistungsveränderungen der Sprech- und Singstimme bis hin zu schweren Stimmstörungen einstellen.

Menstruelle und prämenstruelle Dysodie bzw. Dysphonie

In Abhängigkeit vom Zyklus findet sich eine raue, brüchige Stimme mit subjektivem Stimmbelastungsgefühl und Absinken der mittleren Sprechstimmlage.

Therapie

Gleichzeitige Überweisung zum Phoniater und zum Gynäkologen: Neben phoniatrisch-logopädischer Therapie erfolgt gynäkologische Abklärung der Frage nach Anwendung oder Wechsel von Ovulationshemmern.

Schwangerschaftsmutation, Laryngopathia gravidarum, klimakterische Dysphonie

Bei der Schwangerschaftsmutation, der Laryngopathia gravidarum und der klimakterischen Dysphonie handelt es sich um Veränderungen am Kehlkopf (endolaryngeal). Bei der Laryngopathia gravidarum vergrößert sich der Stimmumfang, die Stimme wird klangvoller. Bei der Schwangerschaftsmutation und der klimakterischen Dysphonie ist eine Vermännlichung der weiblichen Sprechstimme zu beobachten.

Therapie

Laryngopathia gravidarum: Nach Ende der Schwangerschaft tritt eine Normalisierung ein.

Schwangerschaftsmutation: Keine.

Klimakterische Dysphonie: Bei ausreichender Musikalität der Patientin ist durch logopädische und phoniatrische Betreuung eine positive Beeinflussung möglich.

Prognose

Gut bei der Laryngopathia gravidarum. Bei der Schwangerschaftsmutation ist das Tieferwerden der Stimme irreversibel.

Stimmstörungen als Folge anderer endokrinologischer Erkrankungen

Als Folge von Hypophysenerkrankungen (z. B. Akromegalie), Schilddrüsenerkrankungen (z. B. Hyperthyreose) sowie Nebenschilddrüsenerkrankungen und Nebennierenrindenerkrankungen können Stimmstörungen mit Absinken der Sprechstimmlage, Veränderungen des Stimmklanges und rascher Stimmermüdung einhergehen.

Therapie

Bei Hypophysenerkrankungen: Indiziert ist die Behandlung der Grunderkrankung (z. B. neurochirurgisch, endokrinologisch), danach erfolgt die phoniatrisch-logopädische Therapie.

Bei Schilddrüsenerkrankungen, Nebenschilddrüsen- und Nebennierenrindenerkrankungen: In Abhängigkeit von Befund und Ausdehnung (z. B. Struma) sind die operative Therapie und/oder eine Hormonsubstitution (Überweisung des Patienten zum Endokrinologen) angezeigt.

Stimmstörungen als Folge einer Erkrankung der Keimdrüsen

Als Folge von Unter- oder Überfunktion der männlichen oder weiblichen Keimdrüsen können sich verschiedene Formen von Sprechstimmlageänderungen sowie Stimmklangänderungen und Stimmbelastungseinschränkungen einstellen.

Therapie

Indiziert ist die Behandlung der Grunderkrankung. Eine logopädische Therapie der Stimmstörung wird z. B. bei Keimdrüsentumoren nicht durchgeführt und ist bei Gonadendysgenesien in der Regel nicht angezeigt.

Transsexualität

In jüngerer Zeit entsteht durch zunehmende Eingriffe in die geschlechtliche Grundstruktur des Menschen (zumeist Mann zu Frau) eine verstärkte Bedarfslage, adäquat zum Facelifting ein „Voicetuning“ durchzuführen.

Gefragt ist in aller Regel eine Aufhellung der männlichen Stimme im Sinne einer Adaptation der bisherigen tiefen mittleren männlichen Sprechstimmlage an das neue weibliche Anforderungsprofil.

Therapie

Operativ: Zumeist wird eine Verkürzung der Stimmlippen im vorderen Drittel durch Schleimhautresektion im freien Rand der Stimmlippen und Vernähen im vorderen Drittel durchgeführt. Hier besteht die Gefahr einer Verringerung des Atemzugvolumens. Verschiedentlich wird auch eine Fixation des Krikoids an das Thyroid im Sinne einer Daueraktivität der Mm. cricothyreoidi beidseits durchgeführt.

Tumoren

F. Bootz

Benigne Tumoren

Stimmlippenpolypen

Stimmlippenpolypen sind bevorzugt bei Männern im 30.–50. Lebensjahr an der Stimmlippe auftretende Neubildungen. Dieser häufigsten gutartigen Neoplasie gehen oft initial laryngitisch entzündliche Noxen voraus. Bei den Patienten bestehen nicht selten eine hyperkinetische Stimmstörung (s. Abschn. Funktionelle Dysphonien, Aphonien, S. 375) und ein Stimmmissbrauch (s. Abschn. Stimmüberlastungen, S. 374). Symptome sind Heiserkeit bis zur völligen Aphonie und Reizhusten. Bei sehr großen Polypen kann Dyspnoe auftreten.

Therapie

Mikro- oder laserchirurgische endolaryngeale Abtragung: Indiziert ist eine mikro- oder laserchirurgische endolaryngeale Abtragung. Das entfernte Material wird stets histologisch zum Ausschluss eines Malignoms untersucht. Zusätzlich erfolgt die **phoniatrische Beratung zur Stimmhygiene** (s. Abschn. Funktionelle Dysphonien, Aphonien, S. 375). Bei Sprechberufen kann eine logopädische Anschlussbehandlung indiziert sein.

Prognose

Der Polyp bildet sich durch Stimmruhe und phoniatrische Behandlung allein kaum zurück. Unter Verwendung moderner mikrolaryngoskopischer Operationstechniken sind Rezidive sehr selten.

Schreiknötchen, Sängerknötchen (sog. „Stimmlippenknötchen“)

Bei chronischer Über- oder Fehlbelastung der Stimmlippen können sich neben Schrei- oder Sängerknötchen auch polypöse oder zystische Tumoren entwickeln. Weitere Einzelheiten s. Abschn. Stimmüberlastungen, S. 374.

Kehlkopfpapillomatose

Die Kehlkopfpapillomatose ist eine den Condylomata acuminata ätiologisch und morphologisch nahe stehende Erkrankung, wahrscheinlich viraler Genese (Virustyp HPV-6 und HPV-11). Die Papillomatose tritt meist im Kindesalter (juvenile Papillomatose) auf, bei einem Teil der Patienten peripubertär, und bildet sich zurück. Die Persistenz und das Auftreten im Erwachsenenalter (adulte Form) sind möglich. Symptome sind Heiserkeit bis zur Aphonie. Bei ausgedehntem Papillombefall muss mit einer Dyspnoe gerechnet werden.

Die direkte Laryngoskopie zeigt teils gestielte, teils solitär oder meist beetförmig wuchernde, in ausgeprägten Fällen

Tab. 17-3 Schematische Darstellung der Therapieindikationen bei der Kehlkopfpapillomatose (Schema nach Zenner).

	Kinder unter 4 Jahren	Kinder über 4 Jahre/Erwachsene
mehr als 2 Abtragungen pro Jahr	endoskopische Abtragung, IFN nur in Ausnahmefällen	endoskopische Abtragung + adjuvante Alpha-2-IFN (Interferon-Schema)
weniger als 2 Abtragungen pro Jahr	endoskopische Abtragung	endoskopische Abtragung

IFN = Interferon.

Tab. 17-4 Interferon-Schema bei Kehlkopfpapillomatose (nach Zenner).[1]

1. Tag	2. Tag bis 6. Woche	ab 6. Woche
endoskopische Papillomabtragung	IFN-α_2 i. m. täglich ($1{,}5 \times 10^5$ IE/KG)	IFN-α_2 i. m. 2–3 pro Woche ($1{,}5 \times 10^5$ IE/KG) oder adjuvant Cidofovir systemisch/intraläsional

IFN = Interferon.

[1] Die Dosierung ist ein typisches Beispiel und wird individuell nach Oligosynthetasebestimmung festgelegt.

die gesamte Glottis obstruierende Papillome. Auf subglottisches Wachstum muss geachtet werden (endoskopische Kontrolle). Auch eine Beteiligung der Trachea und der Bronchien (rezidivierende respiratorische Papillomatose) ist möglich (s. Kap. 18, Abschn. Tumoren, S. 406).

Therapie

Operation: Die operative Therapie ist das Verfahren der Wahl (Tab. 17-3), wobei sich die laserchirurgische Abtragung der Papillome durchgesetzt hat. Alternativ kommt eine Abtragung mit dem Microdebrider (Shaver) infrage. Auf eine Tracheotomie sollte nach Möglichkeit verzichtet werden, da hierdurch Papillomgewebe in Trachea und Bronchien versprengt werden kann. Eine Radiatio ist kontraindiziert, da Karzinome entstehen können.

Ersterkrankung: Mithilfe der Laserkoagulation wird das erkrankte Gewebe verdampft. Es muss darauf geachtet werden, dass das infektiöse Agens nicht intraoperativ an papillomfreie Lokalisationen verschleppt wird.

Rezidiverkrankung (leichte Form): Bei weniger als zwei erforderlichen operativen Abtragungen pro Jahr wird jeweils erneut operativ vorgegangen (s. Tab. 17-3).

Rezidiverkrankung (schwere Verlaufsform): Bei Eingriffen, die mehrmals im Jahr durchgeführt werden müssen, teils im Abstand von wenigen Wochen, kann neben der o. g. laserchirurgischen Behandlung α-Interferon eingesetzt werden. Am Tag nach der Abtragung wird mit rekombinantem α-Interferon (z. B. Berofor®, Rofor®) behandelt. Die Dosierung wird nach Oligosynthetasebestimmung eingestellt und kann z. B. $1{,}5 \times 10^5$ E/kg KG/d i. m. während der ersten 6 Wochen betragen. Danach wird die Applikation auf drei Injektionen pro Woche als Langzeitbehandlung reduziert (Tab. 17-4). Die Interferontherapie ist die bisher etablierteste adjuvante Therapie, wobei neben der systemischen auch die intraläsionale Behandlung durchgeführt wird. Andere Therapieformen sind die Anwendung von Cidofovir (adjuvante lokale Unterspritzung) nach Abtragung, Indol-3-Carbinol, Ribavirin, Mumps-Impfstoff und die photodynamische Therapie. Über diese Therapieformen gibt es allerdings noch zu wenige Daten.

Kinder unter 4 Jahren: Indiziert ist nur die laserchirurgische Behandlung. Von einer Interferonbehandlung sollte abgesehen werden, da gehäuft eine Induktion von Anti-Interferonantikörpern auftritt.

Schwerste Verlaufsformen mit Befall der Trachea lassen keine bestimmten Therapieempfehlungen zu, sondern müssen individuell unterschiedlich behandelt werden.

Prognose

Ohne Therapie: Der Tumor führt sehr schnell zu Heiserkeit, Atemnot und letztlich zum Erstickungstod. Eine spontane maligne Entartung ist möglich.

Kehlkopfpapillome besitzen eine starke Rezidivneigung: Oft müssen mehrere Eingriffe durchgeführt werden, die durch Substanzdefekte und Narbenbildung zu einer Funktionsbeeinträchtigung der Stimmlippen führen können. Eine Radiatio ist kontraindiziert, da Karzinome entstehen können. Bei Tracheal- bzw. Bronchialbefall müssen oft eine Tracheotomie und bis ins Erwachsenenalter hinein laserchirurgische Eingriffe erfolgen. Bei einem Teil der Fälle tritt eine Besserung in der Pubertät auf.

Prophylaxe

Eine gynäkologische Kontrolle der Mutter mit virologischer Untersuchung eventuell vorhandener Condylomata acuminata empfiehlt sich, um für die Geburt der nächsten Kinder das Risiko einer möglichen Infektion über den Geburtskanal erkennen zu können und dann gegebenenfalls eine Sectio anzuraten. In der Diskussion ist die Frage einer generellen Entfernung von Condylomata acuminata bei

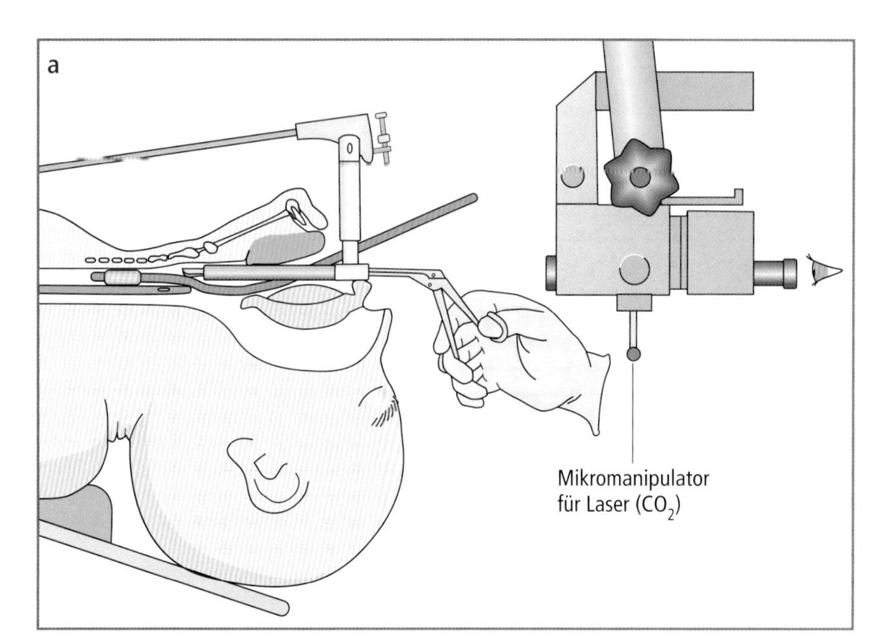

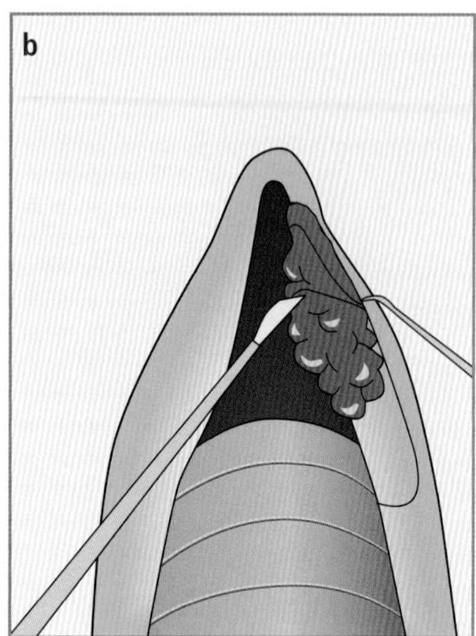

Abb. 17-2 a Endolaryngeale (minimal invasive) Mikrochirurgie mithilfe eines Kleinsasser-Rohres. Das Mikroskop ist bei Bedarf mit einem Laser (z. B. CO_2) ausgestattet. **b** Blick durch das Mikroskop bei der Abtragung eines dyplastischen Bezirkes von der Stimmlippe.

Frauen sowie die Frage einer HPV(VLP)-Impfung (humane Papillomaviren/virus-like particles) von Mädchen. Eine Abtragung von Condylomata acuminata erfolgt bisher häufig in der Frühschwangerschaft, um den Geburtskanal frei zu halten. Von einer Impfung wird neben einer onkologischen Prophylaxe für die Frau auch eine Reduktion der Prävalenz der respiratorischen Papillomatose bei Kindern erhofft.

Kehlkopfretentionszysten

Retentionszysten entstehen durch Verschluss der Ausführungsgänge der Schleimdrüsen. Sie können im Bereich der Vallecula, der Epiglottis, der aryepiglottischen Falte und der Taschenfalte auftreten. Entsprechend ihrem Sitz können sie unterschiedliche Symptome wie Dysphonie, Globusgefühl, Dysphagie und Atembeschwerden verursachen.

17

Therapie

Nur bei gegebener Symptomatik ist eine Behandlung notwendig, wobei die mikrolaryngoskopische Entfernung mit histologischer Untersuchung des Präparates anzustreben ist.

Prognose

Gut, Rezidive treten bei nicht vollständiger Exzision auf.

Chondrome

Chondrome sind häufig an der Innenseite des Ringknorpels entstehende, langsam wachsende Tumoren. Seltener ist ihr Sitz am Schildknorpel, an den Aryknorpeln oder der Epiglottis. Symptome sind Heiserkeit und je nach Größe eine mehr oder weniger ausgeprägte Dyspnoe. Je nach Lokalisation ist auch eine Dysphagie möglich.

Therapie

Operation: Je nach Ausdehnung und Lokalisation und damit verbundenem Beschwerdebild erfolgt die operative Entfernung endolaryngeal laserchirurgisch, falls dies nicht möglich ist, durch eine Laryngofissur oder laterale Pharyngotomie. In manchen Fällen ist eine primäre Tracheotomie notwendig, wenn das Chondrom zu ausgedehnt ist.

Prognose

Bei vollständiger Entfernung ist die Rezidivrate gering.

Leukoplakien, Dysplasien

Hinter einer Leukoplakie können sich maligne oder benigne Prozesse verbergen. Jede Leukoplakie muss histologisch abgeklärt werden, da sowohl eine Präkanzerose als auch ein Karzinom zugrunde liegen können. Bei den Dysplasien werden drei Grade (1–3: einfach, mittelgradig, hochgradig) unterschieden. Die Dysplasie Grad 3 kann sich zum Carcinoma in situ transformieren. Häufig entwickeln sich Kehlkopfkarzinome aus Präkanzerosen, deren Kofaktoren fast immer in exogenen Noxen wie Tabakrauch zu suchen sind.

Therapie

Bei der endoskopischen Probeexzision möglichst den gesamten veränderten Bezirk entfernen, z. B. durch mikrochirurgisches Stripping des Stimmlippenepithels (Dekortikation).

Prognose
Rezidive sind möglich. Bei Elimination schädigender Noxen ist die Prognose gut, sofern der gesamte veränderte Schleimhautbezirk entfernt werden konnte. Regelmäßige Kontrolluntersuchungen, anfänglich in kurzen Abständen (alle 6 Wo.), später alle 3–6 Monate, sind unbedingt notwendig.
Bei rezidivierenden Leukoplakien muss stets mit einem Übergang in ein Karzinom gerechnet werden.

Prophylaxe
Meiden schädigender Noxen wie z. B. Zigarettenrauch.

Maligne Tumoren

Kehlkopfkarzinome
Das Hauptmanifestationsalter des Kehlkopfkarzinoms ist das 6. Lebensjahrzehnt, wobei Männer (Raucher!) wesentlich häufiger betroffen sind als Frauen. Mehr als 90 % der Kehlkopfkarzinome sind Plattenepithelkarzinome. Seltenere Formen sind das Adenokarzinom und das verruköse Karzinom. Hämatogene Fernmetastasen zum Zeitpunkt der Diagnosestellung kommen selten vor. In 6–12 % der Fälle können Zweitkarzinome im Bereich des oberen Aerodigestivtraktes auftreten.
Vorgehen: Wichtig für die Therapieindikation ist die mikrolaryngoskopische Untersuchung in Narkose (Abb. 17-2) mit Gewinnung einer Gewebeprobe und der exakten Bestimmung des Tumorsitzes und seiner Ausdehnung, ebenfalls mit histologischer Kontrolle. Dazu können zusätzlich starre Optiken (Hopkins-Optiken) verschiedenen Winkels zur Beurteilung der Ausdehnung in den subglottischen Raum oder den Morgagnischen Ventrikel verwendet werden.
Eine Panendoskopie zum Ausschluss eines Zweittumors ist unverzichtbar. Zuvor ist es wichtig, die Beweglichkeit der Stimmlippen durch eine Lupenendoskopie, gegebenenfalls Stroboskopie, am wachen Patienten zu beurteilen. Die Stadieneinteilung ist in Tabelle 17-5 dargestellt.

Therapie
Therapieprinzipien s. Tab. 17-6, S. 385.
Operation: Die kurative Therapie eines Kehlkopfkarzinoms umfasst nahezu immer ein operatives Vorgehen bis hin zu einer teilweisen oder in Einzelfällen vollständigen Entfernung des Kehlkopfes (Beispiele von Operationsverfahren s. Meth. 17-3, S. 390), teilweise kombiniert mit ipsilateraler oder beidseitiger Neck dissection. Moderne Operationsverfahren erlauben heute sehr häufig einen Organerhalt. Einzelheiten zur Operationsstrategie finden sich unten bei den einzelnen Lokalisationen und Stadien der Kehlkopfkarzinome.
Bestrahlung: Je nach Lokalisation können kleine Karzinome zum Teil primär bestrahlt werden (Einzelheiten s. u.). Bei größeren Tumoren ist in vielen Fällen nach der adäquaten Operation eine Nachbestrahlung indiziert (Einzelheiten s. u.). In der Diskussion ist eine postoperative Radiochemotherapie.

Tab. 17-5 Klassifikation des Larynxkarzinoms.

Anatomische Bezirke und Unterbezirke		
1. Supraglottis (C32.1)		
a)	suprahyoidale Epiglottis – einschließlich freiem Epiglottisrand, lingualer (vorderer) (C10.1) und laryngealer Oberfläche	Epilarynx (einschließlich Grenzzone)
b)	aryepiglottische Falte, laryngeale Oberfläche	
c)	Arythenoidgegend	
d)	infrahyoidale Epiglottis	Supraglottis (ohne Epilarynx)
e)	Taschenfalten	
2. Glottis (C32.0)		
a)	Stimmlippen	
b)	vordere Kommissur	
c)	hintere Kommissur	
3. Subglottis (C32.2)		
TNM: Klinische Klassifikation		
T – Primärtumor		
TX	Primärtumor kann nicht beurteilt werden	
T0	kein Anhalt für Primärtumor	
Tis	Carcinoma in situ	

Tab. 17-5 (Fortsetzung)

Supraglottis	
T1	Tumor auf einen Unterbezirk der Supraglottis begrenzt, mit normaler Stimmlippenbeweglichkeit
T2	Tumor infiltriert Schleimhaut von mehr als einem benachbarten Unterbezirk der Supraglottis oder Glottis oder eines Areals außerhalb der Supraglottis (z. B. Schleimhaut von Zungengrund, Vallecula, mediale Wand des Sinus piriformis), ohne Fixation des Larynx
T2a	Stimmlippen normal beweglich
T2b	Stimmlippenbeweglichkeit eingeschränkt
T3	Tumor auf den Larynx begrenzt, mit Stimmlippenfixation, und/oder Tumor mit Infiltration des Postkrikoidbezirks, des präepiglottischen Gewebes und/oder geringgradiger Erosion des Schildknorpels (innerer Kortex)
T4a	Tumor infiltriert durch den Schildknorpel und/oder breitet sich außerhalb des Kehlkopfes aus, z. B. Trachea, Weichteile des Halses eingeschlossen äußere Muskulatur der Zunge (M. genioglossus, M. hyoglossus, M. palatoglossus und M. styloglossus), gerade Halsmuskulatur, Schilddrüse, Ösophagus
T4b	Tumor infiltriert den Prävertebralraum, mediastinale Strukturen oder umschließt die A. carotis interna
Glottis	
T1	Tumor auf Stimmlippe(n) begrenzt (kann auch vordere oder hintere Kommissur befallen), mit normaler Beweglichkeit
T1a	Tumor auf eine Stimmlippe begrenzt
T1b	Tumorbefall beider Stimmlippen
T2	Tumor breitet sich auf Supraglottis und/oder Subglottis aus und/oder Tumor mit eingeschränkter Stimmlippenbeweglichkeit
T2a	Tumor breitet sich auf Supraglottis und/oder Subglottis aus bei normaler Stimmlippenbeweglichkeit
T2b	Stimmlippenbeweglichkeit eingeschränkt bei Tumorausdehnung auf Supraglottis und/oder Subglottis
T3	Tumor auf den Larynx begrenzt, mit Stimmlippenfixation und/oder Invasion der Postkrikoidgegend und/oder des präepiglottischen Gewebes und/oder des paraglottischen Raumes mit geringgradiger Erosion des Schildknorpels (innerer Kortex)
T4a	Tumor infiltriert durch den Schildknorpel und/oder breitet sich außerhalb des Kehlkopfes aus, z. B. Trachea, Weichteile des Halses eingeschlossen äußere Muskulatur der Zunge (M. genioglossus, M. hyoglossus, M. palatoglossus und M. styloglossus), gerade Halsmuskulatur, Schilddrüse, Ösophagus
T4b	Tumor infiltriert den Prävertebralraum, mediastinale Strukturen oder umschließt die A. carotis interna
Subglottis	
T1	Tumor auf die Subglottis begrenzt
T2	Tumor breitet sich auf eine oder beide Stimmlippen aus, diese mit normaler oder eingeschränkter Beweglichkeit
T2a	Stimmlippen normal beweglich
T2b	Stimmlippenbeweglichkeit eingeschränkt
T3	Tumor auf den Larynx begrenzt, mit Stimmlippenfixation
T4a	Tumor infiltriert durch den Schildknorpel und/oder breitet sich außerhalb des Kehlkopfes aus, z. B. Trachea, Weichteile des Halses eingeschlossen äußere Muskulatur der Zunge (M. genioglossus, M. hyoglossus, M. palatoglossus und M. styloglossus), gerade Halsmuskulatur, Schilddrüse, Ösophagus
T4b	Tumor infiltriert den Prävertebralraum, mediastinale Strukturen oder umschließt die A. carotis interna
N – Regionäre Lymphknoten	
NX	regionäre Lymphknoten können nicht beurteilt werden
N0	keine regionären Lymphknotenmetastasen
N1	Metastase(n) in solitärem ipsilateralem Lymphknoten, 3 cm oder weniger in größter Ausdehnung
N2	Metastase(n) in solitärem ipsilateralem Lymphknoten, mehr als 3 cm, aber nicht mehr als 6 cm in größter Ausdehnung oder in multiplen ipsilateralen Lymphknoten, keiner mehr als 6 cm in größter Ausdehnung oder in bilateralen oder kontralateralen Lymphknoten, keiner mehr als 6 cm in größter Ausdehnung
N2a	Metastase(n) in solitärem ipsilateralem Lymphknoten, mehr als 3 cm, aber nicht mehr als 6 cm in größter Ausdehnung
N2b	Metastasen in multiplen ipsilateralen Lymphknoten, keiner mehr als 6 cm in größter Ausdehnung
N2c	Metastasen in bilateralen oder kontralateralen Lymphknoten, keiner mehr als 6 cm in größter Ausdehnung
N3	Metastase(n) in Lymphknoten, mehr als 6 cm in größter Ausdehnung

Glottische Karzinome, Glottiskarzinome

Aufklärungsgespräche mit dem Krebskranken (s. Kap. 3.1, S. 32), Gesprächsführung bei Nikotinabusus (s. Kap. 4, Abschn. Psychische und soziale Rehabilitation sowie Reintegration, S. 55).

Glottisches Carcinoma in situ (Tis)

Therapie

Endoskopische Resektion mittels Stripping (s. Abb. 17-2). Möglichst bereits bei der Erstuntersuchung (Mikrolaryngoskopie) komplette Entfernung des veränderten Epithelbezirkes. Keine Bestrahlung. Kontrolluntersuchungen in regelmäßigen Abständen (s. Kap. 4, S. 50).

Prognose

Gut.

Glottiskarzinome, die auf eine Stimmlippe beschränkt sind, bei normaler Stimmlippenbeweglichkeit ohne Überschreitung der vorderen Kommissur (T1 a)

Therapie

Endoskopische Chordektomie (Mikrolaryngoskopie): Mikrochirurgisch mithilfe von Mikroinstrumenten (s. Abb. 17-2, S. 382) oder Laser. Die Thyreotomie mit anschließender Chordektomie bietet zum Teil eine bessere Übersichtlichkeit und ist angezeigt, wenn bei der endoskopischen Einstellung die Abtragung des Tumors nicht sicher in sano erfolgen kann. Weder Nachbestrahlung noch Neck dissection sind bei der Primärtherapie notwendig, sofern keine Metastasen vorliegen.

Primäre Bestrahlung: Sie hat dieselbe Prognose wie die Operation und kann deshalb bei kleinen Karzinomen und bei älteren Patienten angezeigt sein (Tab. 17-7). Allerdings ist beim Auftreten eines Rezidivs keine erneute kurative Strahlentherapie möglich. Auch nimmt eine Strahlentherapie mehrere Wochen in Anspruch, die operative Thera-

Tab. 17-6 Therapie des Larynxkarzinoms[1] (nach: Bootz F, Howaldt HP. Karzinome des oberen Aerodigestivtraktes. In: Deutsche Krebsgesellschaft e. V. [Hrsg]. Empfehlungen zur Diagnostik und Therapie maligner Erkrankungen. Kurzgefasste interdisziplinäre Leitlinie 2006. München, Wien, New York: Zuckschwerdt 2006).

Supraglottis	
Chirurgische Therapie	
	Tis – Exzision T1 – transorale oder transzervikale Kehlkopfteilresektion T2 – transorale oder transzervikale Kehlkopfteilresektion, in besonderen Fällen Laryngektomie T3 – Teillaryngektomie transoral oder transzervikal, evtl. mit Teilpharyngektomie, ggf. Rekonstruktion, in manchen Fällen Laryngektomie notwendig T4 – in Ausnahmefällen Laryngektomie kombiniert mit Teilpharyngektomie, evtl. Pharyngolaryngektomie mit Rekonstruktion; in besonderen Fällen transorale oder transzervikale Teilresektion, evtl. mit Teilpharyngektomie N0 – bevorzugt bilaterale SND, evtl. Beobachtung bei oberflächlichem T1; ab T2N0 ist eine Neck dissection bilateral zu erwägen N1 – SND oder MRND + SND kontralateral N2 – SND oder MRND (in besonderen Fällen RND) + SND kontralateral N3 – RND, evtl. MRND oder ERND+ SND kontralateral
Radiotherapie/Radiochemotherapie	
Primär	• bei Bestrahlung der Primärtumorregion sind die zervikalen Lymphknoten eingeschlossen und werden mit einer Gesamtdosis bestrahlt, die adjuvant als wirksam betrachtet wird, sodass auf eine elektive Neck dissection verzichtet werden kann • im Stadium I (T1N0) kann alternativ zur Operation eine alleinige Radiotherapie durchgeführt werden; beim Stadium II (T2N0) sollte der Operation der Vorzug gegeben werden • anstatt einer primären Laryngektomie in höheren Tumorstadien kann eine primäre Radiochemotherapie versucht werden; dieses Konzept ist Gegenstand klinischer Forschung
Postoperativ	• Tumor non in sano reseziert (R1, R2), wenn eine Nachresektion nicht möglich ist; Radiochemotherapie ist in der Diskussion • Tumorbett und regionäres Lymphabflussgebiet sollten ab der Kategorie pT3 und/oder pN1–3 bestrahlt werden • fakultativ: pT2 pN0 • Radiochemotherapie bei Lymphangiosis carcinomatosa oder Kapseldurchbruch ist in der Diskussion

17

Tab. 17-6 (Fortsetzung)

Glottis	
Chirurgische Therapie	
	Tis – Exzision T1 – Chordektomie (unterschiedlichen Ausmaßes) transoral, ggf. transzervikal T2 – Teilresektion transoral oder transzervikal, in besonderen Fällen Laryngektomie T3 – Laryngektomie oder Teillaryngektomie transzervikal oder transoral T4 – Laryngektomie, Teilpharyngektomie, evtl. mit Rekonstruktion; in besonderen Fällen Teilresektion möglich N0 – bei T1–2 oberflächlichem Tumor keine Neck dissection; bei T2 tief infiltrierendem Tumor (> 5 mm) SND oder Kontrolle; bei T3–4 SND N1 – SND oder MRND N2 – SND oder MRND, in besonderen Fällen RND N3 – RND, evtl. MRND, ERND bei T2- bis T4-Karzinomen mit bilateraler Tumorausdehnung und falls Supraglottis erreicht, bilaterale Neck dissection
Radiotherapie/Radiochemotherapie	
Primär	• bei den Primärtumorkategorien (Tis), T1 a und T1 b kann alternativ zur Operation eine primäre hoch dosierte Radiotherapie durchgeführt werden • anstatt einer primären Laryngektomie in höheren Tumorkategorien kann eine neoadjuvante Radiochemotherapie versucht werden
Postoperativ	• Tumor non in sano reseziert (R1, R2), wenn eine Nachresektion nicht möglich ist (Organerhalt); eine Radiochemotherapie ist in der Diskussion • pT4, pN2–3 • fakultativ: pT2–3, pN1 • Radiochemotherapie bei Lymphangiosis carcinomatosa oder Kapseldurchbruch ist in der Diskussion
Subglottis	
Chirurgische Therapie	
	T1–T4 – keine standardisierte Therapie, da der Tumor sehr selten ist; beim operativen Vorgehen ist meist eine Laryngektomie notwendig; selten Teilresektion möglich, immer bilaterale Neck dissection
Radiotherapie/Radiochemotherapie	
Primär	alternativ zur Operation mit postoperativer Radiotherapie: alle subglottischen Karzinome

[1] Maligne Tumoren des Larynx sind fast ausschließlich Plattenepithelkarzinome. Andere Tumoren sind sehr selten.
ERND = erweiterte radikale Neck dissection; MRND = modifiziert radikale Neck dissection; pN = regionäre Lymphknoten; pT = Primärtumor; RND = radikale Neck dissection; SND = selektive Neck dissection.

Tab. 17-7 Differenzialindikation Radiotherapie und Lasertherapie bei T1- bis T2 a-Karzinomen des Kehlkopfes (H.-P. Zenner).

Radiotherapie	Laserchirurgie
• Chirurgie wird vollständig vermieden	• vermeidet große Chirurgie
• häufig bessere Stimmqualität (aber: Rettungschirurgie erfordert nicht selten eine totale Laryngektomie)	• Anteil der totalen Laryngektomien bei Rezidiven ist geringer
• in der Regel nicht wiederholbar	• wiederholbar
• Overtreatment möglich, bei einem Teil der Tumoren zeigt eine Resektion nämlich keinen Tumor mehr, da dieser bei der Probebiopsie bereits vollständig entfernt worden war	• kein Overtreatment
• ca. 6-wöchige Behandlung	• Behandlung dauert wenige Tage

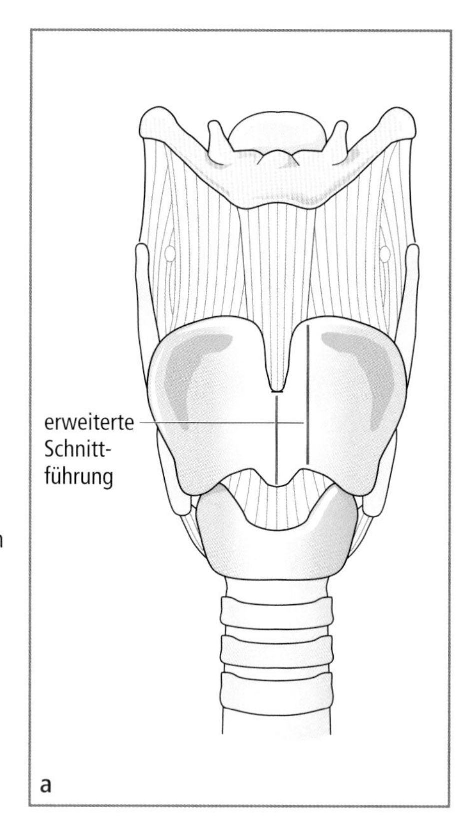

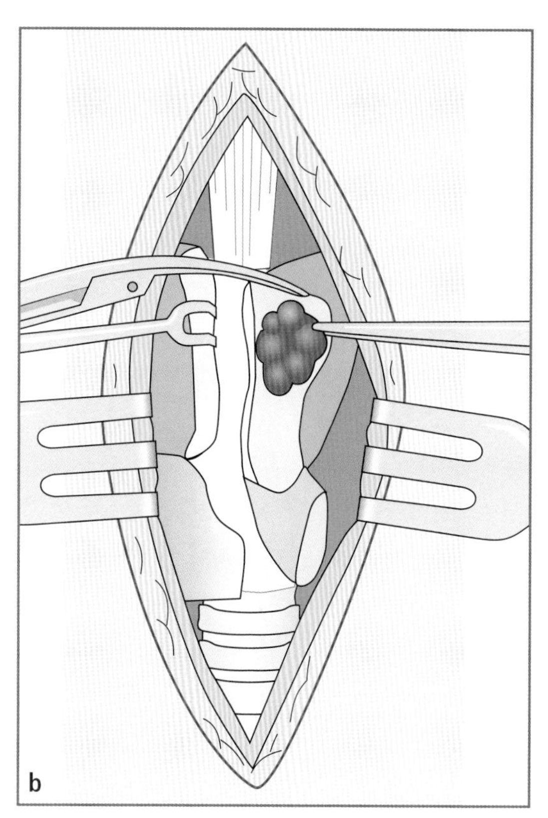

Abb. 17-3 Entfernung eines Karzinoms der linken Stimmlippe. **a** Schnittführung zur vertikalen Kehlkopfteilresektion. **b** Vertikale Kehlkopfteilresektion. Hier zusätzlich unter Mitnahme einer Hälfte des Ringknorpels (selten).

pie kann dagegen innerhalb weniger Tage abgeschlossen werden. Weiterhin ist eine Übertherapie (Overtreatment) möglich, wenn bei der Biopsie bereits der gesamte Tumor entfernt wurde. Bei Rezidiven ist die Notwendigkeit der Rettungslaryngektomie häufiger gegeben als nach der Mikrochirurgie. Der mikrochirurgischen Behandlung wird daher vom Patienten meist der Vorzug zu gegeben (s. Meth. 17-2, S. 389, u. Tab. 17-7, S. 386).

Prognose

Sehr gut, mehr als 90 %ige Heilungschance sowohl bei einer operativen Therapie als auch nach Bestrahlung. Eine lymphogene Metastasierung von Karzinomen, die nur auf die Stimmlippen beschränkt sind, ist selten.

Glottiskarzinome mit Übergang auf die vordere Kommissur und die andere Stimmlippe bei uneingeschränkter Beweglichkeit (T1 b) bzw. eingeschränkter Beweglichkeit ohne Fixation (T2 a)

Therapie

Operativ: Indiziert ist die frontolaterale oder frontoanteriore Kehlkopfteilresektion je nach Sitz des Tumors, entweder vorwiegend einseitig oder symmetrisch beidseits der vorderen Kommissur. Auch eine endolaryngeale Laserchirurgie ist möglich. Weder Nachbestrahlung noch Neck dissection sind bei einer primären Operation notwendig, wenn keine Metastasen vorliegen.

Ausschließliche Bestrahlung: Auch sie ist möglich (s. Tab. 17-7, S. 386). Ihre Indikation muss wie bei Tumoren der Kategorie T1 a abgewogen werden. Der chirurgischen Behandlung ist in der Regel der Vorzug zu geben.

Prognose

Gut, falls der Tumor in sano entfernt werden konnte. Die Schwierigkeit der Entfernung in sano entsteht durch den Befall der vorderen Kommissur mit Beteiligung des präepiglottischen Raumes. Die frontolaterale Resektion von außen gewährleistet einen sicheren Zugang zum präepiglottischen Raum im Vergleich zur Lasertherapie.

Karzinome, die auf eine Stimmlippe beschränkt sind, mit Fixation (T2 b N0 M0)

Therapie

Operativ: Indiziert ist die vertikale Hemilaryngektomie (Abb. 17-3), wenn sich das Stimmlippenkarzinom vorwiegend einseitig ausdehnt und die vordere Kommissur nicht oder nur um wenige Millimeter überschritten hat. Ferner sollte die kaudale Ausdehnung nicht mehr als 8–10 mm betragen, nach kranial die Taschenfalte nicht überschritten werden, nach dorsal der Aryhöcker nicht erfasst und die Epiglottis nicht infiltriert sein. Auch eine endolaryngeale, laserchirurgische Tumorentfernung ist möglich.

Bei Rezidiv: Laryngektomie (Abb. 17-4) mit umfassender Rehabilitation (s. Meth. 17-4, S. 392).

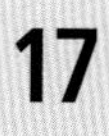

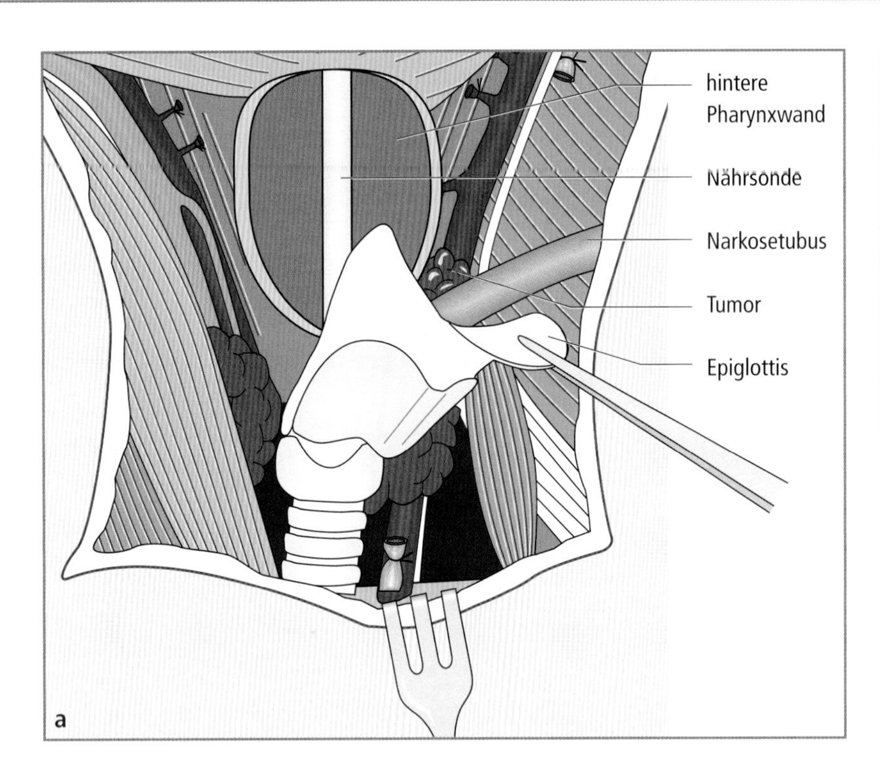

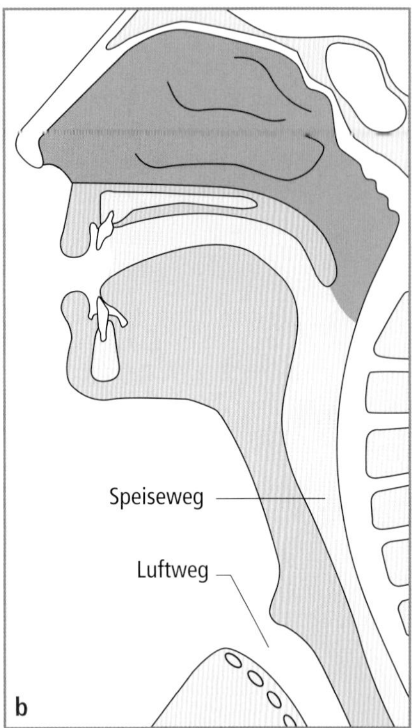

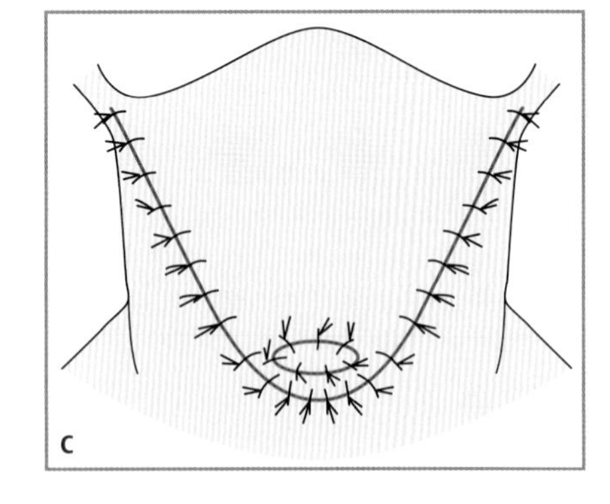

Abb. 17-4 a Schematische Darstellung der Laryngektomie. Der Kehlkopf ist von der Pharynxschleimhaut abgetrennt und nur noch mit der Trachea verbunden. **b** Schematische Seitenansicht nach Laryngektomie. Der Speiseweg ist vom Luftweg getrennt, die Trachea ist endständig in die Haut eingenäht. **c** Frontalansicht mit Tracheostoma und postoperativer Naht.

Prognose

Möglichkeit der lymphogenen Metastasierung und Rezidivgefahr.

Karzinom der Glottis, Stadium T2 b N1–3 M0, Karzinom der Glottis Kategorie T3, operables glottisches Karzinom Kategorie T4

Therapie

Kehlkopfteilresektion oder endolaryngeale Laserchirurgie: Glottische Karzinome im Stadium T2 b N1 wachsen bevorzugt in subglottischer Richtung. Diese Karzinome sind daher nur bei strenger Indikationsstellung als Grenzfälle durch eine Teilresektion von außen zu behandeln.
Alternativ: Endolaryngeale organerhaltende Laserchirurgie (s. Meth. 17-2, S. 389).
Totale Laryngektomie mit Rehabilitation oder endolaryngeale Laserchirurgie: Bei überschrittener Indikation zur Teilresektion und bei Tumoren ab Kategorie T3 kann die Laryngektomie (s. Abb. 17-4) mit umfassender Rehabilitation (s. Meth. 17-4, S. 392) indiziert sein. Heute hat hier die transläsionale Laserchirurgie nach Steiner als organerhaltende Therapie (s. Meth. 17-2, S. 389) ihren Stellenwert.
Neck dissection: Empfohlen wird die modifiziert radikale Neck dissection auf der vom Tumor befallenen Seite, bei Metastasen mit funktionserhaltender Neck dissection auf der Gegenseite. (In hohem Lebensalter und falls keine Metastasen gebildet wurden, ist keine Neck dissection indiziert.)
Nachbestrahlung: Bei Metastasen wird eine postoperative Bestrahlung angeschlossen, bei Lymphangiosis carcinomatosa oder Kapseldurchbruch auch eine postoperative Radiochemotherapie.

Prognose

Die 5-Jahres-Überlebenswahrscheinlichkeit beträgt bei adäquater Therapie für Karzinome der Kategorie T3 50–60 %, für Karzinome der Kategorie T4 weniger als 40–50 %. Das

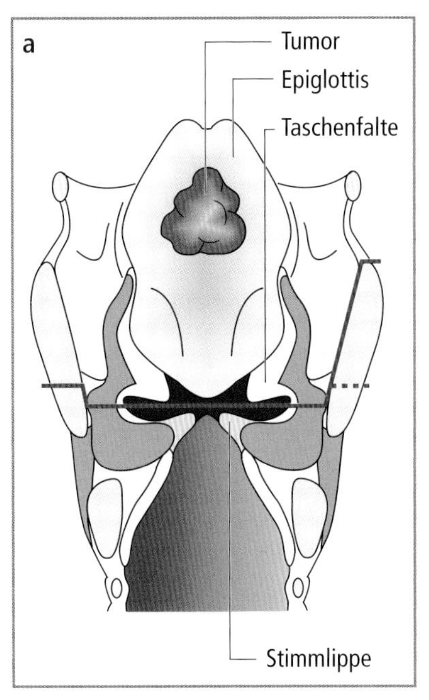

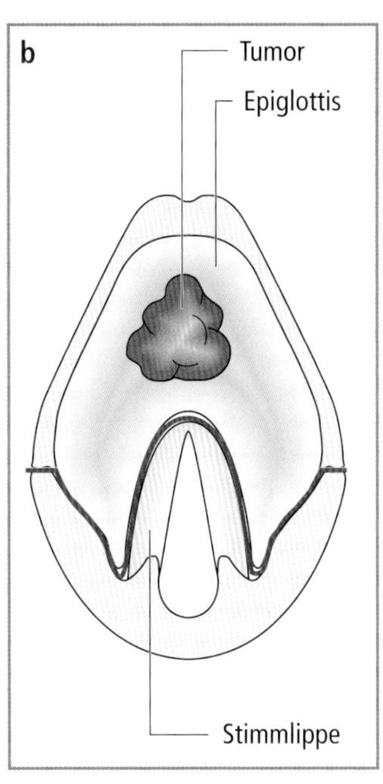

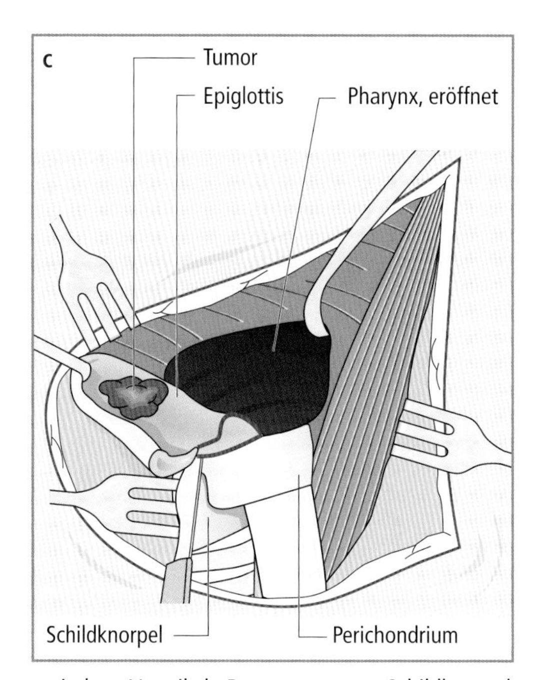

Abb. 17-5 a, b Schnittführung bei der horizontalen Kehlkopfteilresektion bei supraglottischen Karzinomen. **c** Exzision des supraglottischen Kehlkopfanteils zwischen Stimmlippe und Taschenfalte im Morgagnischen Ventrikel. Das zuvor vom Schildknorpel nach kaudal hin abgelöste Perichondrium wird zum Defektverschluss verwendet.

Auftreten lymphogener Metastasen ist deutlich häufiger als bei Tumoren, die auf die Glottis beschränkt sind.

Meth. 17-2 Kurative Lasermikrochirurgie des Kehlkopfes (H.-P. Zenner)

Bei der Laserchirurgie des Kehlkopfes wird zweckmäßigerweise ein CO_2-Laser verwendet. Der Laser dient als Schneideinstrument und erleichtert aufgrund der reduzierten Blutungsneigung die Übersicht bei der Mikrochirurgie.

T1- bis T2 a-Karzinome: Die operative Vorgehensweise entspricht der Mikrochirurgie mit konventionellen Instrumenten, mit der Ausnahme, dass der Laser als Schneideinstrument verwendet wird. Differenzialtherapeutisch kommt grundsätzlich auch eine Radiotherapie infrage. Differenzialtherapeutische Überlegungen finden sich in Tabelle 17-7, S. 386.

Tumoren T2 b bis T3 (organerhaltendes laserchirurgisches Konzept nach Steiner): Unter den Tumoren T2 b bis T3, in Ausnahmefällen auch T4, finden sich Lokalisationen und Ausdehnungen, bei denen bei konventioneller Chirurgie eine totale Laryngektomie indiziert sein kann. Bei diesen Tumoren kann die endolaryngeale, mikrochirurgische Laserchirurgie einen Fortschritt darstellen, indem sie eine organerhaltende Chirurgie erlaubt. Es müssen Saugkoagulation und Zangenkoagulationsinstrumente vorgehalten werden, da durchaus stärkere Blutungen auftreten können. Im Gegensatz zur konventionellen Chirurgie wie auch zur endolaryngealen Mikrochirurgie (einschließlich Laserchirurgie) kleiner Tumoren des Kehlkopfes wird bei den fortgeschrittenen Tumoren mit dem Laser transläsional, also nicht im Block, vorgegangen. Der Tumor wird in mehreren Partien bei starker Vergrößerung in einer ersten Sitzung vollständig reseziert. In einer zweiten Sitzung 4–6 Wochen später wird derselbe Gewebsbereich noch einmal reseziert. Empfehlenswert ist eine dritte Sitzung weitere 4–6 Wochen später, in der eine Kontrollmikrolaryngoskopie durchgeführt wird.

Indikationen zur Neck dissection werden durch die Laserchirurgie nicht berührt. Es sind also die gleichen Indikationen wie bei einer konventionellen Chirurgie des Kehlkopfkarzinoms. Allerdings gibt es Vorschläge, eine indizierte Neck dissection erst ca. 1 Woche nach der ersten Lasersitzung durchzuführen.

Fehlende Remission in der zweiten Sitzung: Stellt sich bei der histologischen Aufarbeitung der Präparate in der zweiten Sitzung heraus, dass diese nicht tumorfrei sind, so folgt eine dritte und gegebenenfalls weitere Laser-Resektions-Sitzungen, bis histologische Tumorfreiheit erreicht ist.

17

Supraglottische Karzinome

Supraglottische Karzinome dehnen sich vor allem in kranialer und präepiglottischer Richtung aus.

Supraglottische Karzinome der Kategorie T1, T2

Therapie

Operation: Horizontale Kehlkopf-Teilresektion konventionell von außen oder laserchirurgisch endolaryngeal mit beidseitiger Neck dissection (Abb. 17-5). Bei T2-Karzinomen mit Befall des Morgagnischen Ventrikels Dreiviertel-Resektion des Larynx von außen oder laserchirurgisch endolaryngeal mit beidseitiger Neck dissection. Eine postoperative Bestrahlung ist beim T2-Karzinom ohne Lymphknotenmetastase in der Regel nicht notwendig.

Prognose

Die 5-Jahres-Überlebenswahrscheinlichkeit bei Tumoren im Stadium T1 beträgt bei adäquater Therapie 90 %.

Supraglottische Karzinome der Kategorie T3, Karzinome der Kategorie T4 a

Therapie

Laryngektomie mit umfassender Rehabilitation (s. Meth. 17-3) und beidseitige Neck dissection sowie postoperative Bestrahlung.

Organerhaltende Chirurgie: Bei sehr guter endoskopischer Darstellbarkeit auch laserchirurgische Resektion unter Erhalt des Kehlkopfgerüstes nach dem laserchirurgischen Konzept (s. Meth. 17-2, S. 389).

Prognose

Die 5-Jahres-Überlebenswahrscheinlichkeit beträgt bei adäquater Therapie für Tumoren der Kategorie T3 40–50 %, für Tumoren der Kategorie T4 weniger als 30 %.

Subglottische Karzinome

Resektable subglottische Karzinome

Therapie

Laryngektomie mit Resektion der ersten vier bis fünf Trachealringe und anschließender umfassender Rehabilitation (s. Meth. 17-4, S. 392), beidseitige Neck dissection und postoperative Bestrahlung.

Prognose

Schlecht, neigt zur Rezidivbildung vor allem im Tracheostomabereich.

Inkurables Kehlkopfkarzinom

Inkurable Karzinome liegen meist bei den Patienten vor, bei denen das Karzinom den Kehlkopf überschritten hat oder die ausgedehnte Rezidive, Metastasen oder Fernmetastasen aufweisen.

Therapie

Tracheotomie: Im Vordergrund der Beschwerden bei Patienten mit inkurablen Kehlkopfkarzinomen steht die Luftnot, weswegen eine frühzeitige Tracheotomie (s. Meth. 18-1, S. 402) notwendig wird, eventuell mit Einsetzen einer Trachealsprechkanüle. Aus palliativen Gründen kann eine Strahlentherapie, eventuell kombiniert mit einer Chemotherapie (s. Kap. 3.2, Abschn. Chemotherapie, S. 41) angezeigt sein. Später treten meist Schluckbeschwerden hinzu, die Anlass zum Legen einer Magensonde oder besser einer endoskopischen Gastrostomie (PEG) (s. Kap. 4, Abschn. Erkennung und Behandlung von Folgeerkrankungen der Tumortherapie, S. 51) geben. Palliative Tumorverkleinerung wie laserchirurgisches Debulking (luftwegerweiternde Tumorverkleinerung) kann den Zeitpunkt der Tracheotomie hinauszögern.

Bei fortgeschrittenen inkurablen Karzinomen: Da in vielen Fällen Schmerzen im Vordergrund stehen, muss eine ausreichende Analgesie erfolgen (s. Kap. 2.2, Abschn. Medikamentöse Schmerztherapie nach Stufenplan, S. 25). Bei Fötor s. Kap. 2.2, Abschn. Koanalgetika, S. 30. Ferner sollte eine Aufklärung über die unheilbare Erkrankung des Patienten je nach seiner individuellen Aufnahmefähigkeit angestrebt werden (s. Kap. 3.1, Abschn. Gesprächsführung mit inkurablen Tumorpatienten, S. 34). Ärztlicher Beistand ist sowohl ärztlich-psychologisch (s. Kap. 4, Abschn. Psychische und soziale Rehabilitation sowie Reintegration, S. 55) als auch medizinisch bis zum Tode notwendig.

Prognose

Infaust.

Meth. 17-3 Operationen beim Kehlkopfkarzinom

Dekortikation der Stimmlippe, Stimmlippenstripping: Unter dem Operationsmikroskop erfolgt mithilfe von Mikroinstrumenten oder mittels eines Lasers das endoskopische Abtragen des Stimmlippenepithels – unter Belassung des M. vocalis (s. Abb. 17-3, S. 387) bei hochgradiger Dysplasie und eventuell beim Carcinoma in situ.

Chordektomie: Eine Stimmlippe einschließlich des M. vocalis wird entweder von endolaryngeal, z. B. mikrochirurgisch bzw. mit dem Laser, oder nach temporärer Spaltung des Schildknorpels von außen (s. Abb. 17-3, S. 387) entfernt. In der Folge entsteht eine gut verständliche, raue bis heisere Stimme bei normaler Atmung. Als Indikation für diesen Eingriff gilt das Stimmlippenkarzinom bei beweglicher Stimmlippe und freier vorderer Kommissur und freiem Aryhöcker. Postoperativ bildet sich eine unbewegliche Pseudostimmlippe, die der kontralateralen Stimmlippe die Stimmbildung erleichtert. Beim Zugang von außen kann in seltenen Fällen die Anlage eines passageren Tracheostomas erforderlich sein.

Kehlkopfteilresektion: Bei diesen Operationsmethoden bleiben eine gute bis ausreichende Stimmbildung und der normale Atemweg des Patienten erhalten. Die Indikation ergibt sich, wenn der Tumor für eine Chordektomie bereits zu ausgedehnt ist. Unter den zahlreichen Variationen wird hauptsächlich die horizontale von der vertikalen Teilresektion unterschieden:

- **Vertikale Kehlkopfteilresektion:** Bei streng einseitigem Tumorwachstum kann eine vertikale Kehlkopfteilresektion von außen durchgeführt werden. Bei der Operation wird ein vertikaler Abschnitt des Schildknorpels eventuell zusammen mit einem Teil des Ringknorpels entfernt. Dabei können sowohl Stimm-

▼

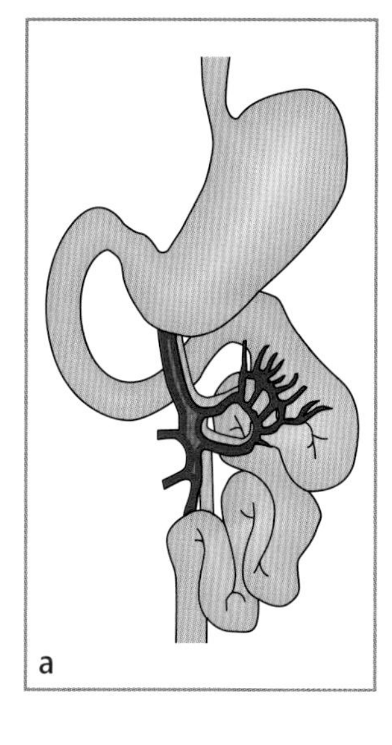

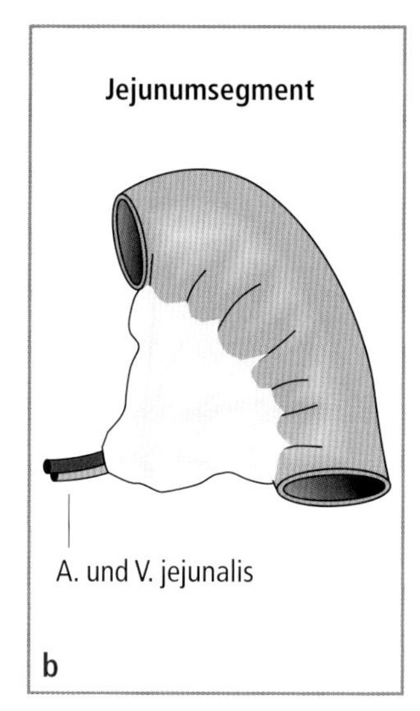

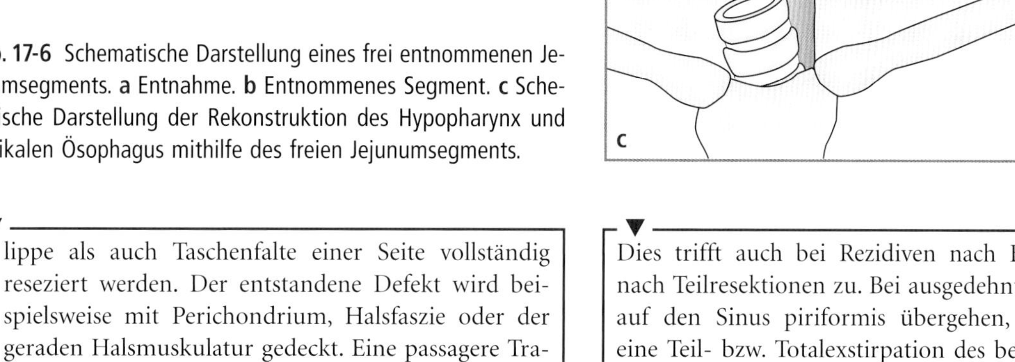

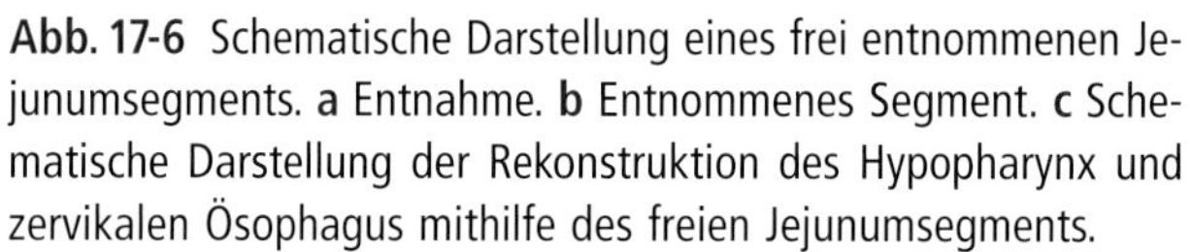

Abb. 17-6 Schematische Darstellung eines frei entnommenen Jejunumsegments. **a** Entnahme. **b** Entnommenes Segment. **c** Schematische Darstellung der Rekonstruktion des Hypopharynx und zervikalen Ösophagus mithilfe des freien Jejunumsegments.

lippe als auch Taschenfalte einer Seite vollständig reseziert werden. Der entstandene Defekt wird beispielsweise mit Perichondrium, Halsfaszie oder der geraden Halsmuskulatur gedeckt. Eine passagere Tracheotomie kann erforderlich sein (s. Abb. 17-3, S. 387).

- **Horizontale Kehlkopfteilresektion:** Tumoren, die sich oberhalb der Glottisebene befinden, können durch eine supraglottische Kehlkopfteilresektion entfernt werden. Dabei bleiben beide Stimmlippen zusammen mit ihren Stellknorpeln erhalten. Der Schildknorpel wird etwa in seiner Mitte horizontal durchtrennt und sein kranialer Anteil zusammen mit dem supraglottischen Weichteilgewebe entfernt (s. Abb. 17-5, S. 389). Die Adaptation des restlichen Schildknorpels an das Zungenbein kann die Gefahr der postoperativen Aspiration mindern. Der Defekt wird mit Perichondrium oder Halsfaszie gedeckt. Bei Befall des Sinus Morgagni ohne Befall der Stimmlippe kann der Eingriff unter Entfernung der Stimmlippe homolateral zur Dreiviertel-Resektion erweitert werden. Bei einer Tumorinfiltration des Zungengrundes ist eine horizontale Kehlkopfteilresektion in der Regel nicht mehr möglich.

Organerhaltende Laserchirurgie s. Meth. 17-2, S. 389.

Laryngektomie: Kommen die oben erwähnten oder andere Verfahren der Teilresektion wegen zu ausgedehnten Tumorwachstums nicht mehr infrage, so muss der Kehlkopf total entfernt werden, verbunden mit einer umfassenden stimmlichen und psychosozialen Rehabilitation. Dies trifft auch bei Rezidiven nach Bestrahlung bzw. nach Teilresektionen zu. Bei ausgedehnten Tumoren, die auf den Sinus piriformis übergehen, muss zusätzlich eine Teil- bzw. Totalexstirpation des benachbarten Pharynx durchgeführt werden (Pharyngolaryngektomie) (Abb. 17-6, Abb. 17-7).

Der Kehlkopf wird vom Zungengrund bis zur Trachea vollständig entfernt, bei Bedarf unter Mitnahme eines Teils des Zungengrundes, des Pharynx und der Trachea. Bei Tumoren im Sinus piriformis kann es angezeigt sein, auf der betroffenen Seite die Schilddrüse zu entfernen. Der eröffnete Pharynxschlauch wird verschlossen und die Trachea in die Haut oberhalb des Jugulums eingenäht. Es entsteht also ein Dauertracheostoma (s. Abb. 17-4, S. 388).

Bei der **kompletten Pharyngolaryngektomie** wird der Speiseweg entweder durch ein frei transplantiertes Jejunumsegment oder Unterarmlappen rekonstruiert (s. Abb. 17-6 u. 17-7).

Rehabilitation nach Laryngektomie s. Meth. 17-4 (S. 392) und Kap. 4, Abschn. Psychische und soziale Rehabilitation sowie Reintegration, S. 55. Nach einer Laryngektomie kann in 80 % der Fälle die Stimme rehabilitiert werden.

Peri- und postoperative Antibiotikaprophylaxe: Amoxicillin plus Clavulansäure (z. B. Augmentan®, 3 × 2,2 g/d), *alternativ* Cefazolin (z. B. Cefazolin 2,0 HEXAL®, 2- bis 3-mal 0,5–2 g/d i. v.) plus Metronidazol (z. B. Clont®, 3 × 0,5 g/d).

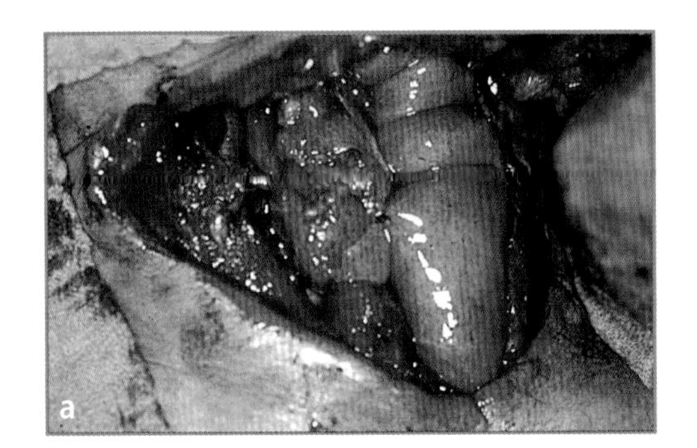

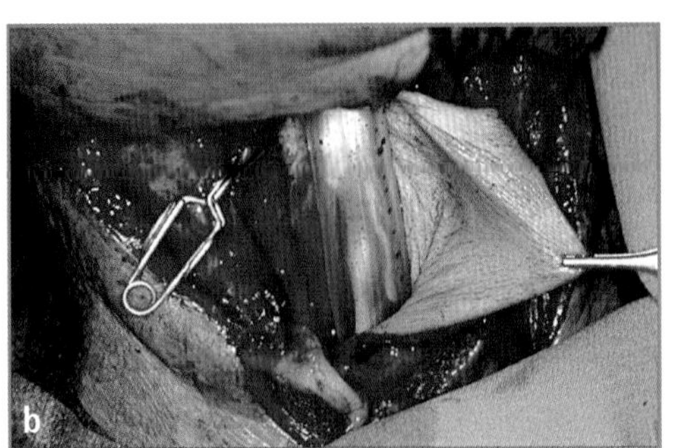

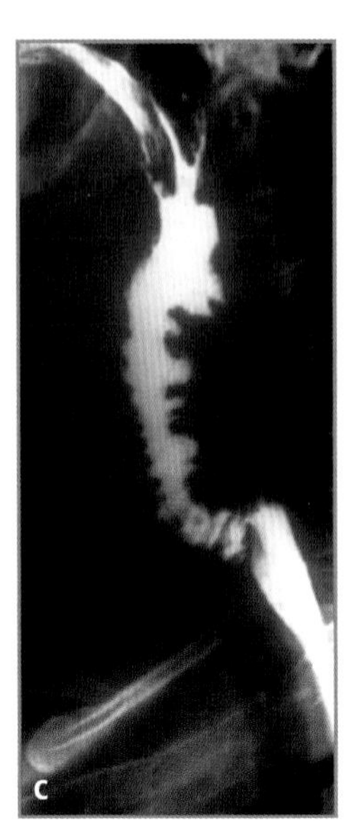

Abb. 17-7 **a** Rekonstruktion des Hypopharynx mit einem Jejunumsegment. **b** Rekonstruktion des Hypopharynx mit einem Unterarmlappen. **c** Kontrastdarstellung des Jejunuminterponates.

Prognose: Die Prognose geht aus Tabelle 17-8 hervor. Als Komplikation nach Laryngektomie kann eine pharyngokutane Fistel auftreten, die sich jedoch in den meisten Fällen mittels Druckverband verschließen lässt.

Meth. 17-4 Rehabilitation nach Laryngektomie

Psychosoziale und berufliche Rehabilitation s. Kap. 4, Abschn. Psychische und soziale Rehabilitation sowie Reintegration, S. 55.

Dauertracheostoma s. Kap. 6, Abschn. Tracheostomapflege, Nachsorge, S. 62.

Duschen, Baden, Schwimmen s. Kap. 4, Abschn. Psychische und soziale Rehabilitation sowie Reintegration, S. 54.

Tab. 17-8 Die Prognose des Larynxkarzinoms.[1]

Glottisches Karzinom	
T1N0	> 90[2]
T2N0	70–80[2]
T3	60–70[2]
T4	< 50[2]
Supraglottisches Karzinom	
T1 und T2	80[2]
T3 und T4	50–60[2]
Subglottisches Karzinom	< 40[2]
Transglottisches Karzinom	< 50[2]

[1] Das Vorhandensein von regionären Lymphknotenmetastasen reduziert die genannten Zahlen wesentlich, sind die Metastasen fixiert, d. h. mit der Umgebung verwachsen, entscheidend.

[2] 5-Jahres-Überlebensrate in Prozent.

Stimmrehabilitation nach Laryngektomie: Die größte Sorge des Patienten, bei dem eine Laryngektomie durchgeführt werden muss, ist der Verlust der Stimme. Daher muss er schon präoperativ auf die Möglichkeiten der Stimmrehabilitation und damit der sozialen Reintegration aufmerksam gemacht werden. Die Stimmrehabilitation kann vor allem durch drei verschiedene Maßnahmen durchgeführt werden – die Ösophagusersatzstimme, die Stimmprothese und die Servox-Sprechhilfe:

- **Ösophagusstimme:** Das Erlernen der Ösophagusersatzstimme unter logopädischer Anleitung bedeutet für den Patienten ein hohes Maß an Unabhängigkeit, da hierzu keine Hilfsmittel notwendig sind. Allerdings ist ein mehrmonatiger logopädischer Unterricht erforderlich, nach dem nur bei einer Minderzahl der Patienten eine gute Verständigung am Telefon besteht (durch den PLTT [Postlaryngektomie-Telefon-Test] nach Zenner feststellbar). Bei der Ösophagusersatzstimme verschluckt der Patient Luft in die Speiseröhre, die er anschließend dosiert in den Pharynx entlässt, wodurch ein Ton (= Stimme) entsteht. Der Ton entsteht durch Vibrationen einer physiologischen, funktionellen Engstelle, die dem Ösophagus als Windkessel vorgeschaltet ist. Die exakte Lokalisation der Engstelle (funktionelle Pseudoglottis) ist von untergeordneter Bedeutung. Sie kann ihren Sitz zwischen Zungengrund und Rachenhintergrund oder im hypopharyngoösophagealen Übergang haben. Da die Artikulation des Laryngektomierten normal ist, kann der entstehende Ton genutzt werden, eine verständliche Sprache zu formulieren.
- **Pseudoflüstersprache:** Neben der echten Ösophagusersatzstimme stellt die Pseudoflüstersprache eine tonlose Art der Spracherzeugung dar. Sie ist einfach zu erlernen und eine häufige Art der Verständigung

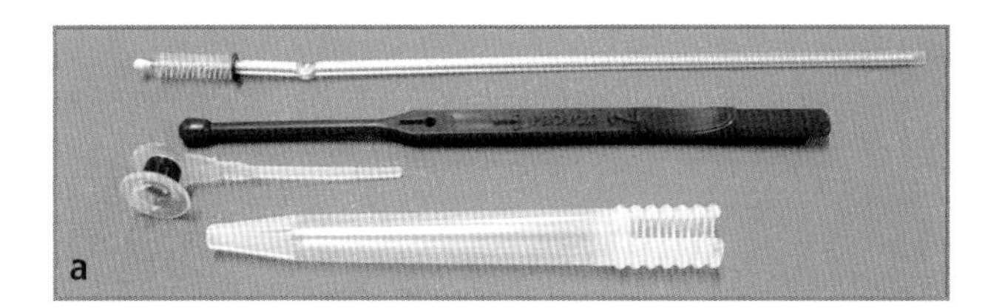

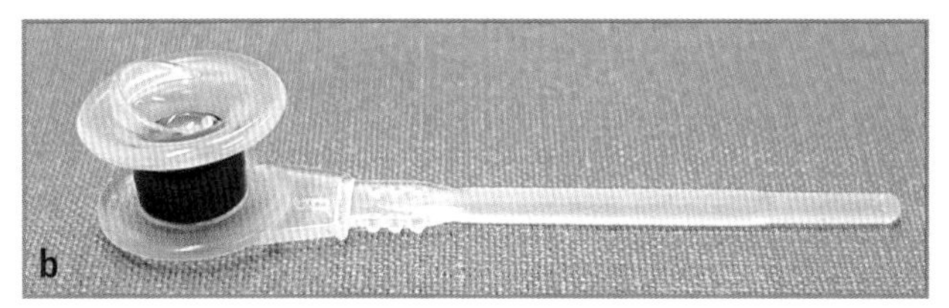

Abb. 17-8 **a** Provox-Stimmprothese, ganzes Set. **b** Provox-Stimmprothese.

Laryngektomierter. Die Qualität der Verständigung ist jedoch sehr schlecht.

- **Stimmprothese:** Die operative Anlage eines Shunts zwischen Trachea und Pharynx ermöglicht das Einbringen einer Stimmprothese (Abb. 17-8). Dies führt bei 60–80 % der Patienten zu einer besonders schnellen Stimmrehabilitation (innerhalb von 1 bis 8 Tagen). Man unterscheidet zwischen der primär chirurgischen (Abb. 17-9) und der sekundär chirurgischen Stimmrehabilitation (Abb. 17-10). Bei der primären Methode (Abb. 17-9) wird bereits bei der Laryngektomie ein Shunt zwischen Trachea und Ösophagus angelegt. Während des Eingriffs wird gleichzeitig eine Myotomie des M. constrictor pharyngis inferior durchgeführt. Bei der sekundären Methode (Abb. 17-10) wird über ein Ösophagoskop ein Shunt zur Trachea hin angelegt und für 14 Tage ein Platzhalter eingelegt, bis die endgültige Prothese eingesetzt werden kann. Der Nachteil gegenüber der Ösophagusersatzstimme besteht darin, dass bei einem Teil der Patienten das Tracheostoma während der Phonation mit dem Finger zugehalten werden muss. Der Einsatz eines Tracheostomaventils (Abb. 17-11, Abb. 17-12) ist jedoch bei den übrigen Patienten möglich, dies gewährleistet eine fingerfreie Sprache. Der Patient presst die Luft während der Exstirpation durch die Prothese hindurch in den Pharynx. Die Tonproduktion wird bei der Ösophagusersatzstimme durch die sogenannte funktionelle Pseudoglottis übernommen.

Wurde eine primär chirurgische Stimmrehabilitation (Abb. 17-9) vorgenommen, so ist eine anschließende Radiatio bei liegender Prothese komplikationslos möglich. Umgekehrt bedeutet die sekundäre Anlage eines Shunts bei einem bereits bestrahlten Patienten ein mehr als 30 %iges Komplikationsrisiko mit Entstehung einer ösophagotrachealen Shuntinsuffizienz mit Aspiration und Gefahr der Aspirationspneumonie. Es wird daher von einer sekundären Stimmrehabilitation (Abb. 17-10) beim bestrahlten Patienten abgeraten.

Daraus ergibt sich, dass sich bei einem zu bestrahlenden Patienten die Alternative der sekundären Stimmrehabilitation bei Versagen der Ösophagusersatzstimmenrehabilitation nicht stellt. Vielmehr muss bei geplanter Radiatio bereits zum Zeitpunkt der Laryngektomie die Entscheidung für oder gegen eine Stimmprothese fallen. Hingegen kann ein Stimmprothesenträger, wenn er es wünscht, jederzeit die Ösophagusersatzstimme erlernen. Es wird empfohlen, präoperativ die Problematik Ösophagusersatzstimme/Stimmprothese ausführlich mit dem Patienten zu besprechen und den Wunsch des Patienten in die Indikationsstellung einzubeziehen.

Während einer Bestrahlung lässt die Stimmqualität des Stimmprothesenträgers deutlich nach. Nach abgeschlossener Bestrahlung normalisiert sie sich in der Regel ohne weitere Maßnahmen.

Die Stimmprothese bedarf einer besonderen Pflege durch den Patienten und muss regelmäßig gesäubert werden. Von Zeit zu Zeit ist die Hilfe des HNO-Arztes notwendig.

Bei Protheseninsuffizienz mit Aspiration durch die Prothese: Wechseln der Prothese, da diese meist defekt

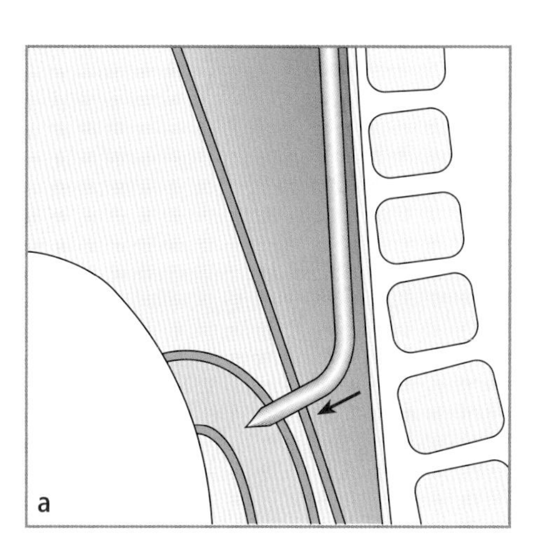

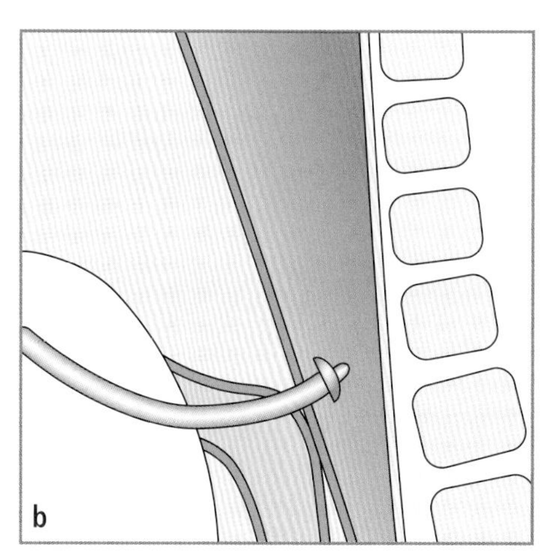

Abb. 17-9 Primär chirurgische Stimmrehabilitation. **a** Die Shuntanlage erfolgt mittels Punktion zum Abschluss der Laryngektomie durch die Vorderwand des Ösophagus und die Hinterwand der Trachea. **b** Der Platzhalter wird eingezogen und nach 10 Tagen durch eine Stimmprothese ersetzt.

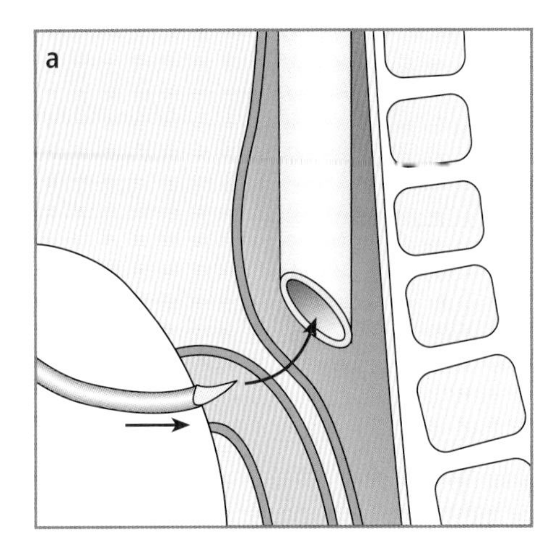

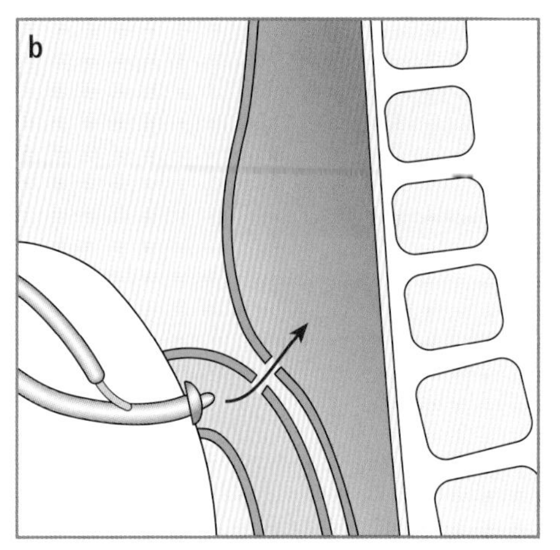

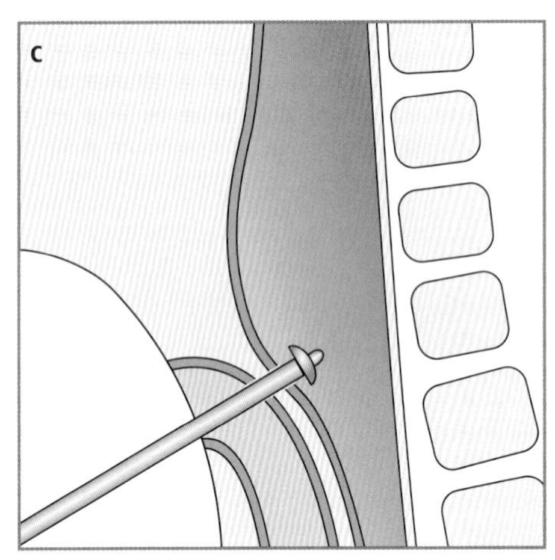

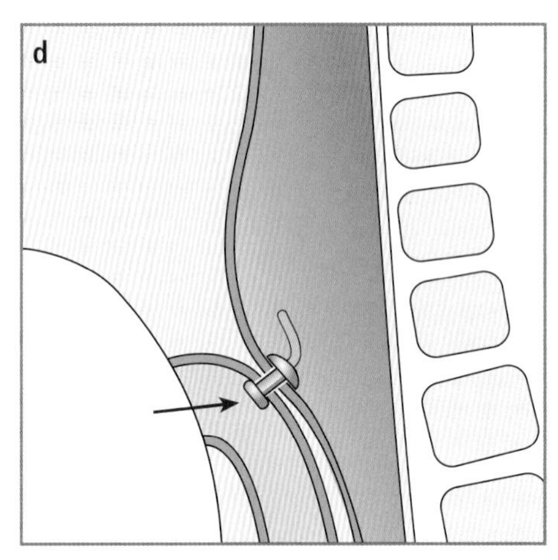

Abb. 17-10 Sekundär chirurgische Stimmrehabilitation. **a** Ein Ösophagoskop wird in den Pharynx eingeführt und nach ventral gedreht, die Punktion erfolgt durch die Trachearück- und Pharynxvorderwand in die Ösophagoskopöffnung. **b, c** Der Platzhalter wird in den Shunt eingesetzt. **d** 10 Tage nach dem Eingriff wird der Platzhalter entfernt und durch die entsprechende Stimmprothese ersetzt.

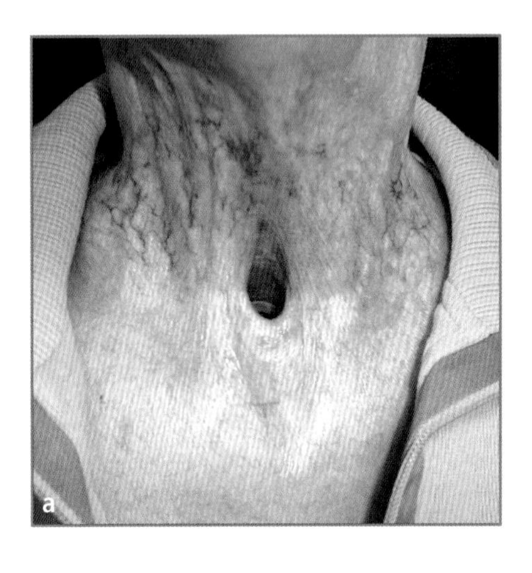

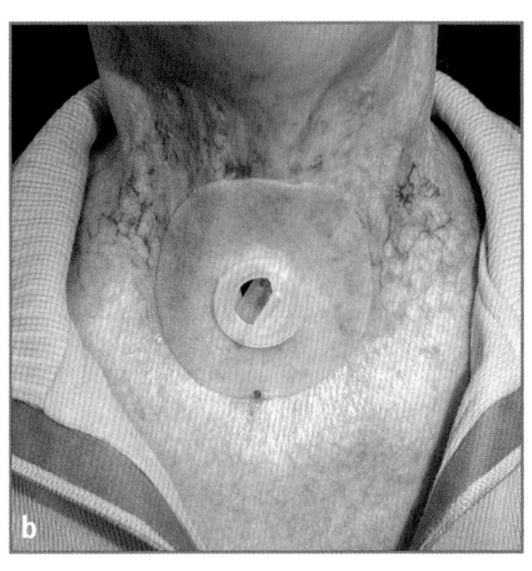

Abb. 17-11 **a** Tracheostoma mit Stimmprothese in der Tiefe. **b** Freihandventil im Tracheostoma nach Optimierung des Stomas mit einer Tracheostomaepithese.

ist. Prüfung durch Milch- oder Blauschluck (Methylenblau mit Wasser verdünnt).

Bei Shuntinsuffizienz mit Aspiration neben der Prothese: Wurde der Patient nicht bestrahlt, kann die Prothese für 1–2 Stunden herausgenommen werden. Dadurch wird der Shunt enger, die Prothese kann wieder eingesetzt werden. Wurde der Patient bestrahlt, so wird die Prothese 1–14 Tage lang herausgenommen und der Shunt mit einem Absaugschlauch der Größe 12 offen gehalten. Um eine Aspiration zu verhindern, muss eine geblockte Trachealkanüle eingelegt werden. Gegebenenfalls erfolgt eine adjuvante Lokaltherapie mit Antimykotika (Ampho-Moronal® Suspension, 4 × tgl.), da eine Pilzinfektion eine Shuntinsuffizienz begünstigt. Sobald

sich der Shunt verkleinert hat, kann die Prothese wieder eingesetzt werden.
Falls keine Phonation mehr möglich ist: Es genügt oft eine Reinigung der Prothese (Abb. 17-12).
Prothesenverlust: Sollte die Stimmprothese herausfallen, muss sie innerhalb der nächsten Stunden wieder eingesetzt werden, da sich sonst der Shunt verschließen kann. Ein entsprechender Applikator wird daher vom Laryngektomierten ständig mitgeführt.

- **Servox-Sprechhilfe** (Abb. 17-13 a, b): Mithilfe von elektronischen Sprechhilfen wird ein Primärklang erzeugt, der durch die Artikulation des Patienten moduliert wird. Er hält dabei den Tonerzeuger gegen den Mundboden oder den Hals, wobei der Primärklang dem Sprachansatzrohr zugeleitet wird. Die Verwendung eines elektronischen Tonerzeugers (z. B. Servox-Sprechhilfe) sollte nur für Patienten vorgesehen werden, die die Ösophagusersatzstimme oder den Umgang mit der Stimmprothese nicht erlernen.

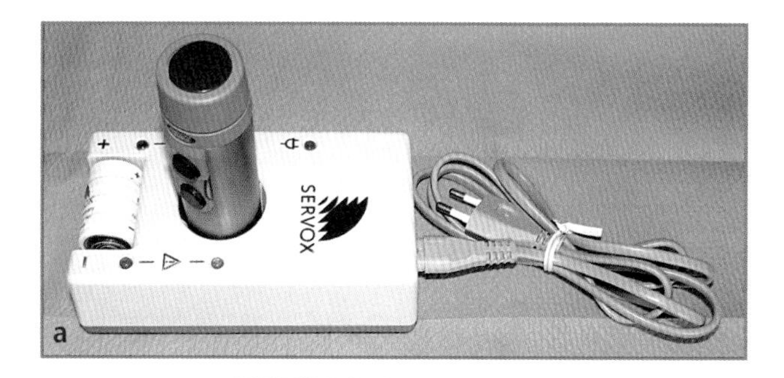

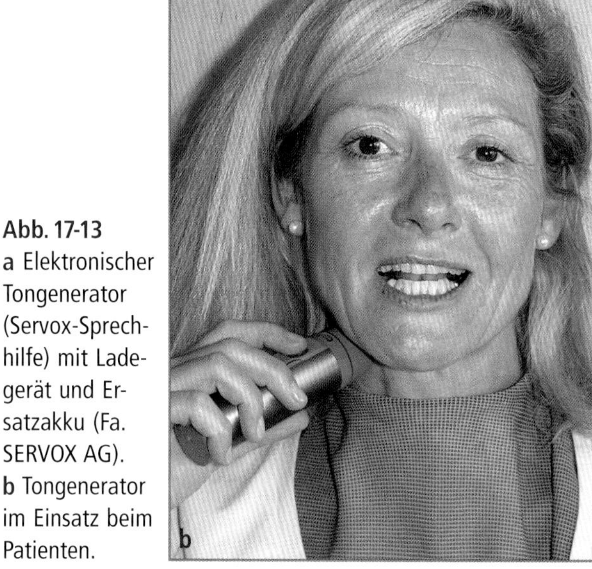

Abb. 17-13
a Elektronischer Tongenerator (Servox-Sprechhilfe) mit Ladegerät und Ersatzakku (Fa. SERVOX AG).
b Tongenerator im Einsatz beim Patienten.

Verletzungen, thermische/ chemische Schäden

Intubationsschäden

Kurzzeitintubation

Oft akut auftretende Symptome als Sofortreaktion auf eine kurzzeitige endotracheale Intubation sind Stimmlippenschwellung, Ödem und Fibrinbelag, Sugillationen, Hämatome.

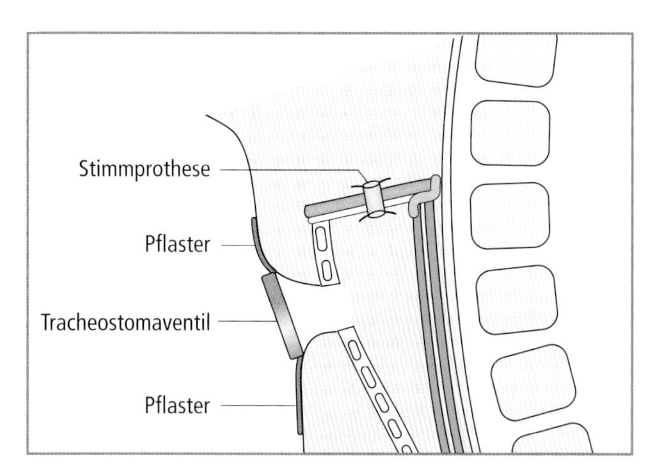

Abb. 17-12 Stimmprothese und Tracheostomaventil schematisch in situ (vgl. Abb. 17-10 d).

Therapie

Bei Stimmlippenschwellung, Ödem oder Sugillationen: Stimmruhe für 2–3 Tage bis zu einer Woche.
Antibiotische Therapie: Cotrimoxazol (z. B. Cotrim-forte-ratiopharm®, Eusaprim® forte, 2 × 1 Tbl./d) oder Tetracycline (z. B. Doxy-Wolff® 100, 1 × 1 Tbl./d), *alternativ* Amoxicillin (z. B. Augmentan®, 2 × 1 Tbl./d) oder Cephalosporine (z. B. Cefuroxim 500 mg, 2 × 1 Tbl./d). Zusätzlich Inhalationen mit ätherischen Ölen 2 × tgl. (s. Kap. 14.4, Rp. 14.4-1, S. 270) oder Inhalationen mit Suprarenin® und Lösung C (Rp. 17-3, S. 396) im Wechsel.
Bei Stimmlippeneinrissen, Aryknorpelluxation, -subluxation: Größere Stimmlippeneinrisse und Aryknorpelluxationen müssen innerhalb von 6 bis 8 Stunden endoskopisch operativ versorgt werden.

Prognose

Hämatome und Schleimhautläsionen heilen spontan und fast immer folgenlos ab. Eine nicht reponierte Aryluxation führt zur dauerhaften Fixierung des Aryknorpels und zum Stillstand einer Stimmlippe.

Rp. 17-3 Lösung C

Dexa 4 mg/ml	0,36 ml
Bepanthen® Lösung 5 %	57,20 ml
Aqua pro inj.	22,44 ml

Für die Einzelinhalation von Gemisch 2 ml verwenden.

Langzeitintubation

Bei Zustand nach Langzeitintubation kann sich eine chronisch funktionelle Dysphonie, aber auch eine laryngeale Dyspnoe entwickeln. Während Frühschäden mit subglottischer und glottischer Hyperämie und Ödembildung einhergehen, finden sich bei den chronischen oder Spätschäden Ulzerationen, Granulationen, Knorpelnekrosen, Synechien und Narbenstrikturen.
Intubationsgranulome sind z.B. bis kirschkerngroß, häufig beidseitig symmetrisch an den Processus vocales zu sehen und entstehen offenbar unabhängig von der Intubationstechnik durch den Druck des Tubus oder pseudoallergisch bzw. toxisch (Monomere, Sterilisationsgas) insbesondere bei längerer Intubation.

Therapie

Intubationsgranulome: Bei später auftretenden Intubationsgranulomen wird eine endolaryngeale mikro- oder laserchirurgische Abtragung durchgeführt. Eine phoniatrische Nachbetreuung ist anzustreben.
Synechien: Entwickeln sich laryngeale und tracheale Synechien, so werden sie operativ entfernt. Der Zugang ist zumeist endoskopisch, zum Teil laserchirurgisch, selten von außen. Bei ausgedehnten Synechien wird ein Silikonplatzhalter für 6–12 Wochen in die vordere Kommissur eingesetzt.

Prognose

Nebenbefundlich bleibt zu beachten, dass hpyerfunktioneller Stimmgebrauch oder andere pathologische Habits wie eine nicht erkannte gastroösophageale Refluxerkrankung sowie jahreszeitlich bedingte inhalative Allergieneigung als wesentliche Mitverursachung bei der postoperativ auftretenden Rezidivneigung der Intubationsgranulome infrage kommen.

Äußere Kehlkopftraumata

Bei äußeren Kehlkopftraumata handelt es sich um Verletzungen, die durch stumpfe oder scharfe Gewalteinwirkung entstehen. Die Gewalt wirkt in der Regel von frontolaryngeal oder laterolaryngeal ein. Die Verletzung kann offen oder geschlossen sein. Es besteht oft Atemnot oder Erstickungsgefahr.

Therapie

Notfallversorgung von Kehlkopfverletzten s. Meth. 17-5, S. 397.

Contusio laryngis

Kehlkopfquetschung mit Gewebsschädigung.

Therapie

Notfallversorgung s. Meth. 17-5, S. 397.
Stimmruhe für 3–4 Tage oder je nach lupenlaryngoskopischem Untersuchungsbefund auch deutlich länger.
Inhalation mit ätherischen Ölen (Kap. 14.4, Rp. 14.4-1, S. 270) oder Inhalation mit Suprarenin® und Lösung C (Rp. 17-3) im Wechsel. Cortisonbehandlung bis zu 3 Tage: Solu-Decortin® H, zwischen 250 und 500 mg als Bolus 1 × tgl. morgens in Abhängigkeit von der Ausprägung der Verletzung. Tracheotomiebereitschaft.

Prognose

In Abhängigkeit von der Ausdehnung der Gewebsschädigung. Stimmstörungen können trotz logopädischer Therapie persistieren.

Commotio laryngis

Kehlkopferschütterung mit vorübergehender Heiserkeit.

Therapie

Notfallversorgung s. Meth. 17-5, S. 397, anschließend wie bei Contusio laryngis, jedoch zurückhaltende Cortisontherapie!

Prognose

Gut, Laryngospasmus möglich, Vocal cord dysfunction möglich.

Subluxation und Luxation

Verrenkung mit vollständiger oder partieller Verschiebung der knorpeligen Gelenkflächen des Kehlkopfes.

Therapie

Wie bei Contusio laryngis, zusätzlich endoskopische Reposition, eventuell innere Schienung.

Prognose

Zumeist gut, bei länger anhaltender Funktionsstörung ist logopädische Therapie ratsam. Ohne Reposition verheilt der Aryknorpel in Fehlstellung, die eine dauerhafte Einschränkung der Beweglichkeit mit Dysphonie zur Folge haben kann.

Fraktur (Quer- und Längsbrüche)

Betroffen sind Schild- und Ringknorpel.

Therapie

Notfallversorgung s. Meth. 17-5, S. 397, anschließend wie bei Contusio laryngis, operative Versorgung der Fragmente, gegebenenfalls innere Kehlkopfschienung, je nach Fraktur endoskopisch oder von außen.

Prognose
Bezüglich der Stimmfunktion fraglich, oft persistieren trotz operativer Versorgung und nachfolgender phoniatrischer bzw. logopädischer Therapie Stimmstörungen.

Laryngotrachealer Abriss

Therapie
Notfallversorgung s. Meth. 17-5.

Akute Inhalationstraumata, Verätzungen, Verbrennungen des Kehlkopfes

Bei inhalativ bedingten Verätzungen oder Verbrennungen der oberen Luft- und Speisewege ist neben der Inspektion des Oropharynx und des Larynx immer auch an eine pulmonale und ösophageale Beteiligung zu denken. Ursachen sind Brandgase, Rauchgase oder Reizgase (Fluor, Chlor, Kohlenmonoxid, Schwefeldioxid, Formaldehyd, Nitrosegase, Cyanverbindungen). Es besteht die Gefahr eines fließenden Übergangs zur akuten Laryngitis (s. Abschn. Entzündungen, Laryngopathien, S. 367).

Meth. 17-5 Notfallversorgung bei Kehlkopfverletzung
Sofortiger Transport des Kehlkopfverletzten **in Intubationsbereitschaft** in eine HNO-Klinik.
Bei schwerer Atemnot, Zyanose, Bewusstlosigkeit: Möglichst **Intubation**, eine Nottracheotomie vermeiden. In der HNO-Klinik Sofortversorgung endoskopisch und von außen; tiefe Tracheotomie (ohne zusätzliche Schädigung des Kehlkopfes). Exploration des Kehlkopfes und davon abhängig weitere Therapieentscheidung.
Ohne Intubation: Indirekte Laryngoskopie. Bei Ödem mit inspiratorischem Stridor und Atemnot: Privin®-Spray (oder Otriven®, Nasivin®) oder Epinephrin-haltige Sprays (Micronephrin-Spray etc.) oder Infecto-croup-Spray. Initialgabe von Cortison bis zu 1 g i. v. Anschließend feuchte Kammer und 6- bis 8-mal tgl. Inhalation A (s. Rp. 17-1, S. 371). Nach Notversorgung Festlegung des Procedere je nach Art der Schwere der Verletzung.
Begleitmedikation: Bei Kehlkopfverletzungen Cephalosporine, z. B. Cefuroxim, in Abhängigkeit vom Körpergewicht 3- bis 4-mal 500 mg i. v., oder Cefazolin, in Abhängigkeit vom Körpergewicht 3 × 500 mg i. v., mit Metronidazol (z. B. Clont®, 3- bis 4-mal 0,5 g/d i. v.) oder Amoxicillin plus Clavulansäure (z. B. Augmentan®, 3 × 1,2–2,2 g/d i. v.). Umstellung nach Vorliegen des Antibiogramms.
Zur Hustenreizbekämpfung Codeinpräparate (Codipront®).

Therapie
Notfallversorgung s. Meth. 17-5.
Sprechverbot grundsätzlich über 3 Wochen, wobei ein gehauchtes luftführendes bzw. druckfreies Flüstern postoperativ sehr wahrscheinlich keine Nachteile mit sich bringt.
Falls Noxe bekannt ist: Vergiftungszentrale anrufen und mögliche Antidota erfragen.
Bei suffizienter Atmung: Initial hohe Corticoidgabe (Solu-Decortin® H, 500–1000 mg) an 3 aufeinanderfolgenden Tagen unter Antibiotikaschutz (z. B. Cephalosporine, Cefuroxim, 3 × 500 mg. i. v.).
Bei stärkerer Verätzung s. Kap. 14.5, Abschn. Verletzungen, thermische/chemische Schäden, S. 313.
Bei schwerer Atemnot, Zyanose, Bewusstlosigkeit erfolgt zusätzlich die Intubation (nur ausnahmsweise Nottracheotomie), O_2-Beatmung bzw. Überdruckbeatmung.

Missbildungen, kongenitale Kehlkopfanomalien

H. Heumann

Kongenitale Laryngomalazie

Neugeborene mit Laryngomalazie fallen sofort oder wenige Tage nach der Geburt durch einen inspiratorischen Stridor auf, der sich mit der Nahrungsaufnahme verstärkt. Ursache ist eine in der Regel vorübergehende mangelnde Stabilität des Larynxskeletts, besonders der Epiglottis, durch eine ungenügende Einlagerung von Kalzium. Die Diagnose wird durch Laryngoskopie am wachen Patienten fiberendoskopisch gestellt: Die Epiglottis ist meist omega- oder rinnenförmig und weich, sodass sie sich bei der Inspiration auf den Kehlkopfeingang legt.

Therapie
Das Ziel der Therapie besteht darin, dass die Kinder den kritischen Zustand überwinden. Die **Ernährung** muss in kleineren Portionen verabreicht werden, in schweren Fällen über eine Magensonde.
Bessert sich der Zustand nicht, muss eine **Endoskopie** in Narkose durchgeführt werden, um andere Ursachen für einen Stridor auszuschließen (z. B. ein subglottisches Hämangiom).
Operation: Durch eine operative Anheftung der Epiglottis an den Zungengrund oder eine laserchirurgische Durchtrennung der aryepiglottischen Falten kann bei schwerer Laryngomalazie eine Besserung erreicht werden. Eine Tracheotomie sollte möglichst vermieden werden.

Prognose
Die Symptome sind während der ersten Lebenswochen rückläufig, weil der Knorpel an Festigkeit gewinnt.

Kongenitale Rekurrensparese

Eine beidseitige Rekurrensparese führt zu einem inspiratorischen Stridor, eine einseitige zu Dysphonie. Die Störung ist angeboren oder bei der Geburt durch Zerrung entstanden.
Weitere Ursachen können Hydrozephalus, Myelozele und ein perinataler Zerebralschaden sein. Eine einseitige Rekurrenslähmung findet sich bei Kindern mit Herz- und Gefäßmissbildungen (häufig ist der N. laryngeus inferior der linken Seite gelähmt). Die Phonation ist möglich, der Schrei ist hörbar. Bei Inspiration krähender Stridor.
Die Diagnose wird mithilfe einer flexiblen Optik am wachen Patienten gestellt.

Therapie
Bei beidseitiger Lähmung ist eine stationäre Intensivüberwachung des spontan atmenden Kindes notwendig. Eine Intubation sollte möglichst vermieden werden, da intubationsbedingte Ödeme die Extubation häufig unmöglich machen! Nur im Notfall wird intubiert oder tracheotomiert. Bei einseitiger Lähmung ohne Atemnot (häufig) ist ambulante Beobachtung indiziert.

Prognose
Die Prognose ist zumeist günstig, da sich die meisten Rekurrensparesen spontan zurückbilden. Bei Missbildungen ist die Prognose zweifelhaft.

Kongenitale Kehlkopfatresie, Kehlkopfstenose

Atresien im Bereich des Kehlkopfes führen unmittelbar nach der Geburt durch einen Verschluss der Atemwege zum Tod.
Stenosen: Segel in der Glottisebene verursachen eine unterschiedlich stark ausgeprägte Atemnot. Zwingt die Atemnot nicht zur Sofortintubation, wird die Diagnose durch Laryngoskopie mittels Fiberendoskopie am wachen Patienten gestellt.
Ringknorpelmissbildungen können durch Stenosierung des Lumens zu in- und exspiratorischem Stridor führen. Die Diagnose wird mittels flexibler Laryngoskopie gestellt.

Therapie
Bei vollständigem Verschluss: Sofort nach der Geburt ist die Intubation mit Perforation der Atresie indiziert; dies gelingt nur bei einer dünnen Atresiemembran. Die Therapie bei stärkerer Dyspnoe besteht in der Durchtrennung des Atresierestes bzw. des Segels möglichst auf endolaryngealem Wege, unter Umständen mit dem Laser.
Bei geringer Dyspnoe: Hier ist es zweckmäßiger, das weitere Wachstum des Kindes und seines Kehlkopfes abzuwarten, um in späteren Lebensmonaten oder Jahren die operative Durchtrennung durchzuführen.
Ringknorpelmissbildungen: Operative Eingriffe im Kindesalter werden möglichst vermieden. Ist die Atemnot bedrohlich, muss tracheotomiert werden, um die Zeit, bis eine operative Korrektur möglich ist, zu überbrücken.

Prognose
Eingriffe am kindlichen Larynx, die den Knorpel tangieren, können Wachstumsstörungen des Kehlkopfes induzieren.
Ringknorpelmissbildungen: Die rekonstruktive Therapie des Ringknorpels ist auch im höheren Lebensalter häufig frustran. Bei Intubationen droht eine Verschlimmerung der Stenose.

Kongenitale Laryngozele

Laryngozelen sind Ausstülpungen der Kehlkopfschleimhaut zwischen Stimmlippe und Taschenfalte. Die inneren Laryngozele ist auf das Kehlkopfinnere beschränkt, die äußere erstreckt sich durch die Membrana hypothyreoidea zwischen Zungenbein und Schildknorpel in die Halsweichteile hinein. Die Diagnose wird durch Laryngoskopie und Tomographie gestellt.

Therapie
Die sofortige operative Entfernung ist nur bei schwerer Dyspnoe erforderlich, sonst sollte ein höheres Lebensalter abgewartet werden.

Kehlkopflymphangiom, Hämangiom

Lymphangiome und Hämangiome können Heiserkeit und Atemnot verursachen. Kommt es bei Hämangiomen zu Spontanblutungen, sind die Patienten durch Aspiration gefährdet. Zur Diagnose führt die Fiberendoskopie des Larynx am wachen Patienten, nur bei schwerster Atemnot die direkte Laryngoskopie.

Therapie
Anzustreben ist eine Tumorverkleinerung mit dem Laser, möglichst ohne Tracheotomie. Muss tracheotomiert werden, kann eine Spontanrückbildung der Angiome abgewartet werden.

Prognose
Gut.

18 Erkrankungen der Trachea

Entzündungen

J. A. Werner und H.-P. Zenner

Tracheitis

Eine Tracheitis ist zumeist Begleiterkrankung einer Laryngitis und/oder Bronchitis. Sehr selten handelt es sich um eine isolierte Tracheitis. Ausnahme: Tracheostomaträger (s. Kap. 6, S. 64).

Therapie

Wie bei Laryngitis (s. Kap. 17, Abschn. Entzündungen, Laryngopathien, S. 367) bzw. Bronchitis.
Therapie bei Tracheostoma s. Kap. 6, S. 64.

Stenosen

Akute Trachealstenose, akute Trachealverlegung

Bei einer akuten Trachealstenose handelt es sich um die plötzliche subtotale Verlegung des Tracheallumens durch Krusten und Borken (Tracheitis sicca; s. Kap. 6, Abschn. Tracheostomanotfälle, S. 64), durch eine Infektion mit nachfolgendem Ödem, ein Ödem durch stumpfes Trauma oder durch Fremdkörper (s. Abschn. Verletzungen, S. 407).

Therapie

Beatmungstracheobronchoskopie: Bei hochgradiger Dyspnoe muss eine Tracheobronchoskopie, zumeist als Beatmungstracheobronchoskopie, vorgenommen werden (Abb. 18-1). Kontraindiziert ist eine Endoskopie mit flexibler Optik ohne die Möglichkeit der Beatmung über Beatmungsbeutel, Beatmungsgerät oder Narkosegerät.

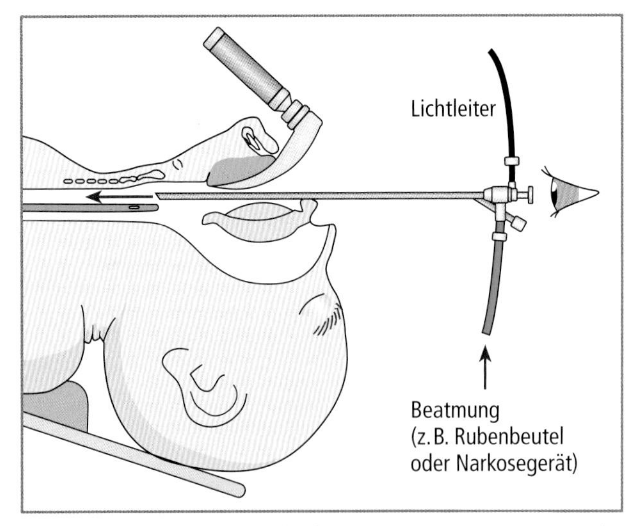

Abb. 18-1 Beatmungsbronchoskop mit starrem Beatmungsrohr bei lebensbedrohlicher Atemnot, z. B. durch Fremdkörper, bei Tumoren oder Unfällen.

Bei Fremdkörpern und Krusten: Extraktion. Bei Krusten ist zusätzlich die endoskopische Reinigung mittels α-Chymotryptase- und α-Sympathomimetika-haltiger Lösung (Rp. 18-1) indiziert, welche über einen Watteträger appliziert wird. Dadurch erfolgen gleichzeitig eine mechanische Reinigung sowie eine medikamentöse, abschwellende Maßnahme. Falls sich zeigt, dass nach Entfernung des Endoskops die Atmung nicht ausreichend sein wird, empfiehlt sich die Tracheotomie über liegendem Endoskop (s. Meth. 18-1, S. 402).

Bei trockener Krustenbildung (Tracheitis sicca): Hier wird eine Nachbehandlung mit EMSER®-Inhalationslösung (3 × tgl.), Feuchtvernebler empfohlen.

Bei massivem Ödem: In diesem Fall ist die Verabreichung von 1 g Cortison i. v. (z. B. Solu-Decortin® H) indiziert, gegebenenfalls sollte dies an den nächsten zwei Tagen mit 250 mg bis 1 g wiederholt werden. Weiterhin empfiehlt sich die Inhalation mit Sympathomimetika, z. B. Salbutamol AL Fertiginhalat Lösung (Inhalation über elektrischen Vernebler, 3- bis 4-mal 1–2 ED/d im Abstand von 3 Std.) oder Lösung C (s. Kap. 17, Rp. 17-3, S. 397) und Suprarenin® im Wechsel.

Bei destruierendem Trauma: Über liegendem Beatmungsendoskop erfolgt (Abb. 18-1) eine Halsrevision von außen, gegebenenfalls mit Tracheotomie und plastischen Maßnahmen.

Prognose

Akute Erstickungsgefahr, bei unverzüglicher Beatmungstracheobronchoskopie gut.

Rp. 18-1 Huzly-Lösung (modifiziert für Kehlkopf/Trachea)
1 ml Panthenol (250 mg) in 4 ml NaCl
1 ml Refobacin® (40 mg)
1 mg Fortecortin® (4 mg)

Chronische Trachealstenose

Eine chronische Trachealstenose ist eine zumeist narbige Stenose als Folge einer Trachealwandschädigung z. B. durch Langzeitintubation mit geblocktem Cuff (beim Erwachsenen ab dem 3. Tag möglich, bei Kindern früher; Cuff bei Kindern daher obsolet). Eine Trachealstenose kann auch durch einen Unfall, eine unsachgemäße Tracheotomie (z. B. Ringknorpelverletzung) sowie nach Infektionen und Bestrahlungen auftreten. Der zweite Hauptmechanismus ist die Kompression von außen durch Struma, Neoplasma, Abszess oder Aortenaneurysma.

18

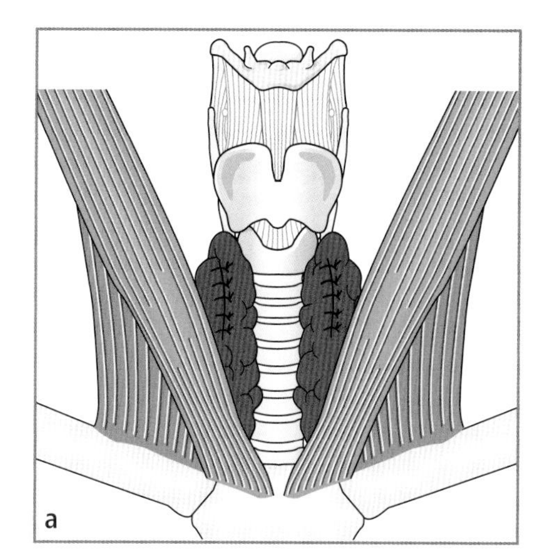

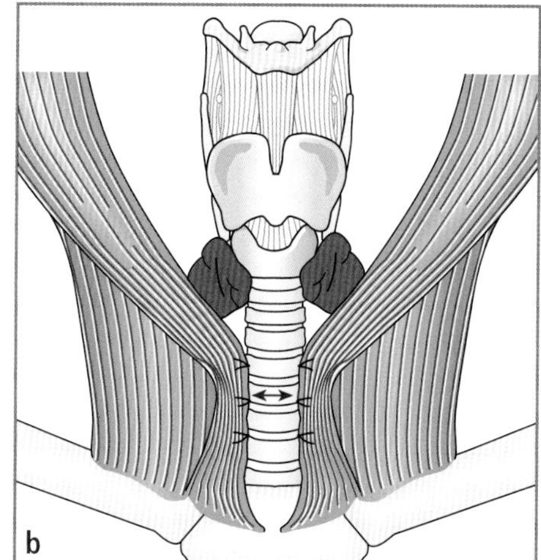

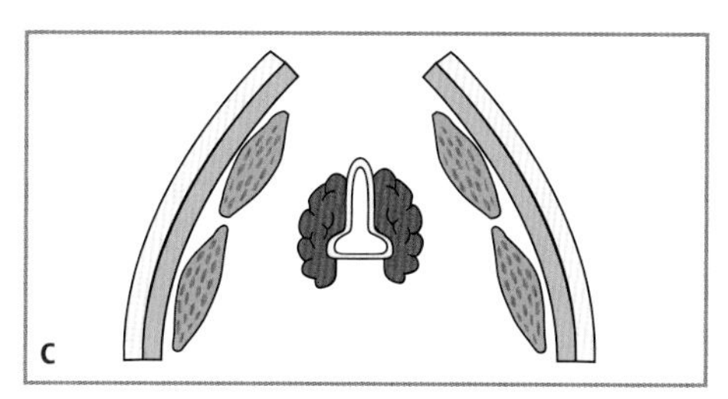

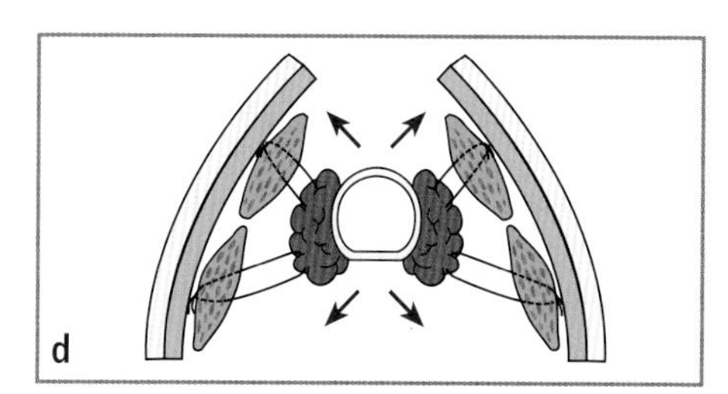

Abb. 18-2 Lateropexie zur Erweiterung des Tracheallumens bei Tracheomalazie.
a, c Lumenverlust bei Tracheomalazie. Ansicht von vorne (a), Ansicht im Querschnitt (c).
b, d Die Tracheaseitenwände werden durch Nähte zur Seite gezogen, wodurch sich das Lumen wieder öffnet. Zur Stabilisierung des Lumens kann auch eine Keramikspange außen aufgesetzt werden.

Therapie

Operativ

- **Bei Kompression von außen:** Angezeigt ist die Dekompression durch Resektion des komprimierenden Tumors (Strumektomie, Tumorentfernung im Rahmen einer Neck dissection, Abszessspaltung usw.).
- **Bei Tracheomalazie** (s. u.) erfolgt zusätzlich das Aufspannen der Trachea durch Lateropexie (Abb. 18-2) oder Spangenplastik. Die weitere Therapie ist abhängig von der Art des Grundleidens.
- **Falls die komprimierende Ursache nicht oder nur unvollständig entfernbar ist,** ist die palliative Tracheotomie mit gegebenenfalls Tubus oder Kanüle indiziert, der/die über die Stenose hinwegreicht, um die Trachea aufzuhalten. Bei infauster Tumorprognose kann die endoskopische Stent-Einlage angezeigt sein.
- **Bei Schrumpfung von Trachealknorpel** sind die Resektion des Trachealanteils (bis zu sechs Trachealringe können entfernt werden) und End-zu-End-Anastomose der Stümpfe (Abb. 18-3) angezeigt. Zur Stumpfapproximation sind gegebenenfalls das Ablösen des Kehlkopfes vom Zungenbein sowie das Lösen der Lungenwurzel notwendig (durch Thoraxchirurg, ab ca. vier Trachealringen erforderlich). Eine Tracheotomie sollte möglichst wegen der Infektionsgefahr vermieden werden.
- **Bei Beschränkung auf die Weichteile des Trachealinneren** (Knorpelringe intakt): Falls keine Dyspnoe vorliegt, besteht keine akute Erstickungsgefahr. Bei geringer Ausdehnung der Stenose (Segelbildung) wird die endo-

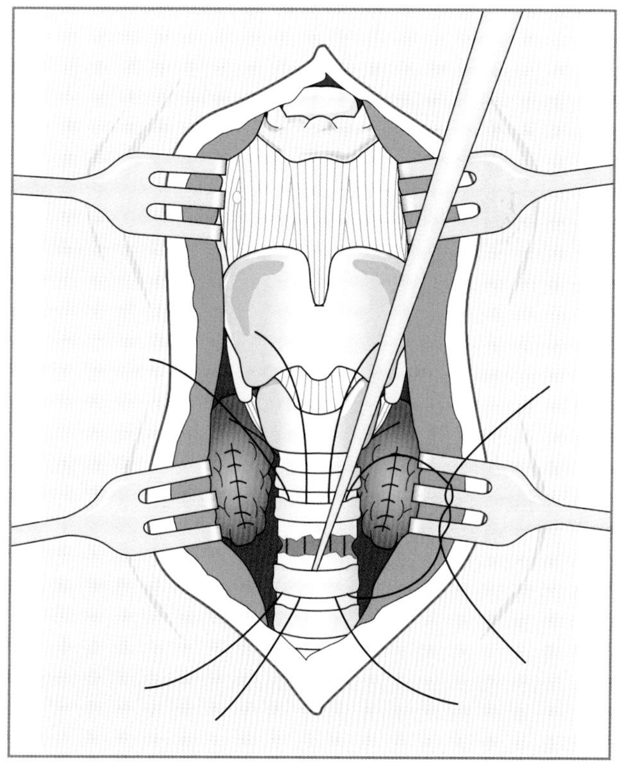

Abb. 18-3 End-zu-End-Anastomose der Trachea bei Trachealabriss oder nach Tracheaquerresektion (z. B. bei Trachealstenosen).

skopische Abtragung z. B. mikro-, shaver- oder laserchirurgisch vorgenommen. Eine komplette zirkuläre Abtragung in einer Sitzung wird vermieden (erhöhte zirkuläre Restenose Gefahr).

- **Bei größerer Ausdehnung der Weichteilstenose** ist die End-zu-End-Anastomose (Abb. 18-3), wie oben angegeben, oder eine Trachealplastik in mehreren Sitzungen als sogenannte offene Rinnentechnik (Längseröffnung und Aufweitung der Trachea) indiziert. Später erfolgt der plastische Verschluss des eröffneten Bereiches (zumeist Tracheavorderwand) in mehreren Sitzungen. Der plastische Verschluss wird mittels Haut und Knorpel (z. B. vom Ohr) sowie unter vorübergehender Sicherung des Lumens mittels einer Silikon-Endoprothese (z. B. Montgomery®) vorgenommen. Hier wie bei allen vorgenannten Behandlungsverfahren ist auch an die mögliche Eignung interventioneller Stenttechniken zu denken.

Prognose

Bei Beseitigung einer Kompression von außen gut, bei End-zu-End-Anastomose befriedigend, partielle Restenose der Anastomose häufig. Ausnahme: bei Mitbeteiligung des Ringknorpels schlechte Prognose. Bei ausgedehnten Stenosen ungewisse Prognose, im Einzelfall ist eine gute Atmung bei geschlossener Trachea, aber auch ein Dauertracheostoma möglich.

Tracheomalazie

Als Tracheomalazie wird ein partieller Kollaps der Trachea durch Erweichung von Knorpelringen bezeichnet, ausgehend von einer Entzündung der Trachea oder durch Kompression von außen (Struma).

Therapie

Bei Infektion: Antibiotische Abdeckung mit einem Breitbandantibiotikum wie Clindamycin (z. B. Sobelin®, 3- bis 4-mal 300–600 mg/d), Umsetzen des Antibiotikums nach Erhalt des Antibiogramms aus dem Abstrich. Zusätzlich Inhalation mit Inhalationslösung B (Rp. 17-2, S. 374).

Bei Erstickungsgefahr beim nichttracheotomierten Patienten: Tiefe Intubation bis vor die Carina, Beatmung unter Dauerkontrolle der Sauerstoffsättigung (z. B. mittels Pulsoxymeter).

Bei Kompression (z. B. durch Struma): Tracheotomie möglichst vermeiden (bei Kombination von Tracheotomie mit Strumektomie besteht erhöhte Gefahr einer Mediastinitis), besser Trachealdekompression durch Strumektomie, Laterofixation und/oder Stabilisierung durch Keramikteilringe (Abb. 18-2).

Keine Kompression (keine Struma), aber drohende Langzeitintubation: Tracheotomie und Lokaltherapie durch das Stoma wie bei akuter Trachealstenose (s. o.).

Bei tracheotomierten Patienten: 1- bis 3-mal tgl. Reinigung der Trachea mittels Watteträger und α-Chymotrypase-haltiger Lösung (s. Rp. 18-1, S. 400).

Bei schwerer Atemnot und Erstickungsgefahr beim tracheotomierten Patienten: Einbringen eines nichtblockbaren Tubus bis zur Carina.

Prognose

Unsicher, Übergang in eine chronische Trachealstenose möglich.

Chondropathia chronica atrophicans

Eine Sonderform der Tracheomalazie ist die Chondropathia chronica atrophicans, die Nasen- und Ohrknorpel (harmlos), aber auch Kehlkopf- und Trachealknorpel erfassen kann.

Therapie

Dauerbehandlung mit Cortison (z. B. Prednisolon®, ca. 250 mg/d für einige Tage, dann Dosisreduktion unter die Cushing-Schwelle). Eine andere Möglichkeit ist die Nebennierenrindenstimulation mittels ACTH (z. B. Synacthen®).

Bei schwerer Atemnot (s. akute Trachealstenose): Je 1 g Cortison i. v. (z. B. Solu-Decortin® H) an 3 aufeinander folgenden Tagen.

Im Notfall: Intubation, anschließend konservative Therapie, falls frustran Entscheid über Notwendigkeit einer Tracheotomie.

Prognose

Unsicher, jahrelange Stabilisierung unter konservativer Therapie, aber auch Dauertracheostoma möglich.

Meth. 18-1 Tracheotomie/Punktionstracheotomie

Die Tracheotomie ist kein Notfalleingriff. Bei akuter Verlegung der Atemwege, die sich auf medikamentöse Therapie, insbesondere die hoch dosierte Gabe von Cortison, nicht bessert, ist die Indikation zu einer Intubation gegeben. Misslingt die Intubation außerhalb eines Operationssaals/Krankenhauses, wird man eine Koniotomie oder Punktion der Membrana cricothyreoida durchführen. Nach Sicherung der Atemwege kann dann die Tracheotomie im Operationssaal erfolgen. In den letzten Jahren hat sich neben der **konventionellen Tracheotomie** die **Punktionstracheotomie** etabliert.

Für beide Verfahren gibt es spezielle Indikationen. Die **Tracheotomie** wird hier wie von vielen Autoren von der **Tracheostomie** unterschieden, wobei andere Autoren beide Begriffe für ein und dasselbe Verfahren verwen- ▼

18

den. Bei der Tracheotomie wird nach Eröffnen der Trachealvorderwand durch den Wundkanal eine Kanüle eingelegt. Bei der Tracheostomie werden die Wundränder der Trachea mit denen der Haut vernäht. Zum Teil wird jedoch nur der kaudal gestielte Trachealvorderwandlappen mit dem kaudalen Hautrand vernäht.
Bei der **Punktionstracheotomie** gibt es grundsätzlich zwei verschiedene Verfahren, das **primär translaryngeale** (nach Fantoni) und das **primär transzervikale Verfahren,** das am häufigsten vorgenommen und daher auch im Folgenden beschrieben wird.
Allgemein kann die **Indikation zur Tracheotomie/Tracheostomie** unabhängig von ihrer Art bei folgenden Erkrankungen bestehen:

- mechanische Behinderung der Atmung in Kehlkopf oder oberer Trachea:
  - Schleimhautödem bei Entzündungen,
  - Tumoren,
  - Fremdkörper,
  - Verletzungen (äußere und innere z.B. durch Verätzung),
  - Blutungen,
  - Fehlbildungen,
  - Stimmlippenlähmung (meist beidseitig);
- neurologische Erkrankungen:
  - zentrale Atemstörung,
  - Bulbärparalysen,
  - Apoplex,
  - komatöse Zustände;
- Langzeitintubation.

Die Entscheidung, ob eine konventionelle Tracheotomie/Tracheostomie oder eine Punktionstracheotomie vorgenommen werden soll, ist in der Regel abhängig von der voraussichtlichen Dauer der Notwendigkeit eines Tracheostomas. Ist die Dauer nur kurz, wie z.B. nach Tumoroperationen, so ist neben einer klassischen Tracheotomie auch eine Punktionstracheotomie möglich.
Folgende **Kontraindikationen zur Punktionstracheotomie** sind unbedingt zu beachten:

- Notfallsituation,
- jugendliches Alter,
- vorausgegangene Operationen am Tracheobronchialsystem,
- Kurzhals,
- Intubation nicht möglich,
- große Struma, insbesondere auch Struma maligna,
- kombinierte Gerinnungsstörung,
- Notwendigkeit der seitengetrennten Beatmung,
- HWS-Trauma,
- mobiler Patient (relative Kontraindikation).

Kontraindikationen zur konventionellen Tracheotomie gibt es, wenn allgemein die Indikation zur Tracheotomie gestellt wurde und deren Notwendigkeit nicht besteht.

Technik der konventionellen Tracheotomie/Tracheostomie
Die Tracheotomie/Tracheostomie wird in der Regel in Intubationsnarkose durchgeführt. Kann eine Intubation aufgrund eines mechanischen Hindernisses im Larynx nicht vorgenommen werden, kann die Tracheotomie auch in Lokalanästhesie in Kooperation mit einem Anästhesisten (Sedierung des Patienten; cave: Atemdepression) durchgeführt werden. Nach lokaler Infiltration der Haut zwischen Ringknorpel und Jugulum mit einer Adrenalinlösung erfolgt eine quere Hautinzision in diesem Bereich (Abb. 18-4a), die nicht länger als 3–4 cm sein sollte. Längsinzisionen sind aufgrund schlechter ästhetischer Ergebnisse absolut zu vermeiden. Danach wird die oberflächliche Halsfaszie durchtrennt und die gerade Halsmuskulatur dargestellt. Diese wird in der Mittelinie gespalten (Abb. 18-4b), auseinanderpräpariert und mit einem Wundsperrer oder zwei Haken durch den Assistenten zur Seite gehalten. Die gerade Halsmuskulatur sollte keinesfalls quer durchtrennt werden. Danach stellt sich der Schilddrüsenisthmus dar, der in seiner Größe stark variieren kann. Nach Unterfahren und Lösen von der Trachea kann er zu beiden Seiten hin abgeklemmt, durchtrennt (Abb. 18-4c) und mit Vicryl- oder Seidefäden umstochen werden. Erfahrungsgemäß hat sich jedoch auch das schrittweise Koagulieren und Durchtrennen des Isthmus als günstig erwiesen. Die beiden Anteile des Schilddrüsenisthmus werden zur Seite gehalten und die Trachea exponiert. Danach kann die prätracheale Faszie abgeschoben werden. Der Schildknorpel wird jetzt durch Palpation identifiziert. Wird der Eingriff in Lokalanästhesie vorgenommen, wird jetzt die Trachea mit einer Kanüle punktiert und Lokalanästhetikum in die Trachea injiziert. Die Eröffnung der Trachea erfolgt mit ausreichendem Abstand zum Ringknorpel (Abb. 18-4d). Von dort aus wird paramedian auf beiden Seiten die Trachea nach kaudal über ca. 1 cm inzidiert und ein nach kaudal gestieltes Kläppchen aus der Trachealvorderwand gebildet. Dieses Kläppchen wird in den Wundrand der Haut eingenäht (Abb. 18-4e). Soll ein permanentes Tracheostoma angelegt werden, empfiehlt sich die zirkuläre Naht der Wundränder der Haut mit denen der Trachea. Bei Kindern sollte kein Trachealkläppchen gebildet, sondern nur eine Längsinzision in der Tracheavorderwand vorgenommen werden, um eine spätere Stenosierung zu verhindern. Abschließend wird eine blockbare Kanüle eingesetzt und gegebenenfalls die lateralen Wundränder der Haut mit einer Naht adaptiert.
Gefahrenpunkte:

- Verletzung der Pleura cervicalis, die insbesondere bei Kindern sehr hoch liegt,
- Verletzung des N. recurrens (eine Schädigung kann durch unnötige laterale Präparation vermieden werden),
- Verletzung der Vv. jugulares anteriores,
- abnormer Verlauf der A. carotis communis.

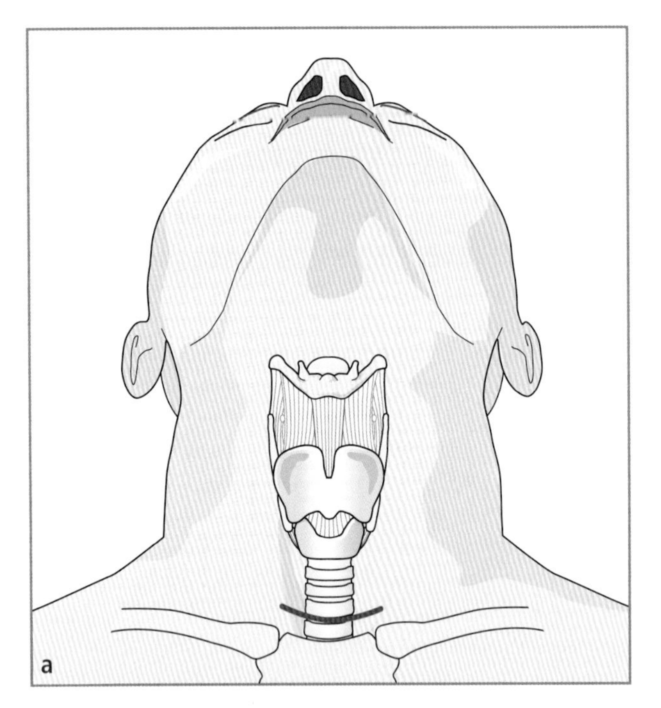

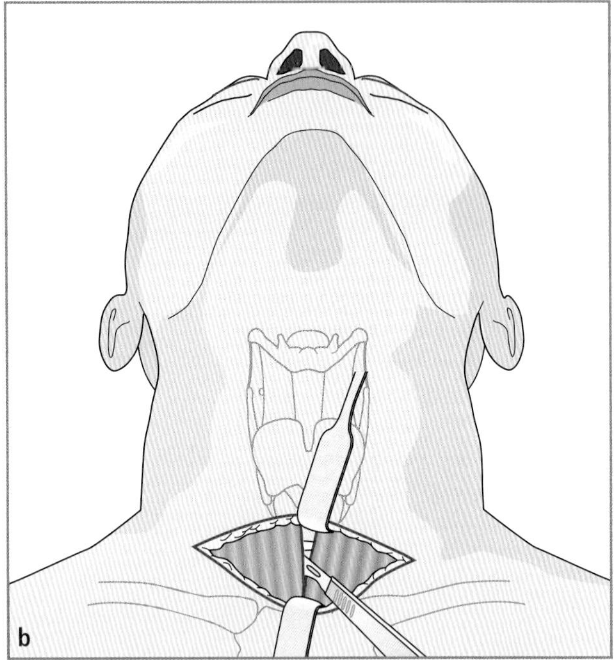

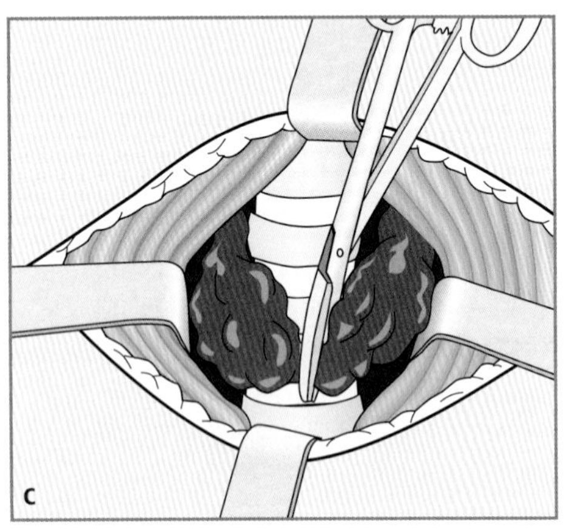

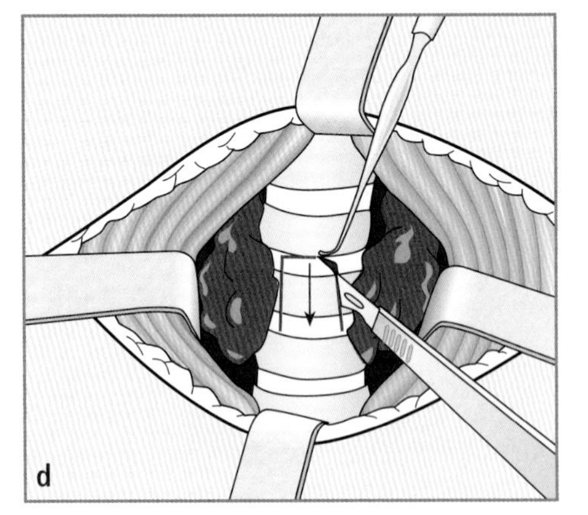

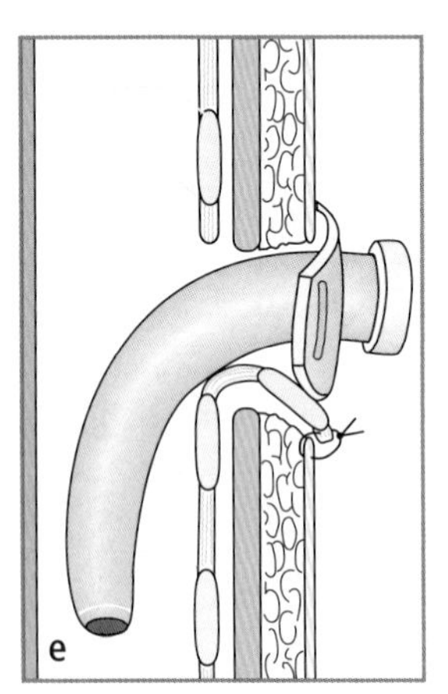

Abb. 18-4 Tracheotomie. **a** Quere Hautinzision zwischen Jugulum und Ringknorpel. **b** Spalten der geraden Halsmuskulatur in der Medianlinie. **c** Nachdem der Schilddrüsenisthmus dargestellt ist, wird er durchtrennt, entweder durch Umstechung oder bipolare Koagulation. **d** Eröffnen der Trachea zwischen 2. und 3. Trachealring und Bilden eines kaudal gestielten Kläppchens aus der Tracheavorderwand, das in die Haut eingenäht wird. **e** Einführung einer Kanüle/eines Tubus.

Nachsorge:
- regelmäßiges Absaugen; insbesondere in der ersten Zeit nach dem Eingriff ist die Sekretion sehr ausgeprägt,
- Inhalation mit Ultraschallvernebler,
- Pflege der Tracheostomawunde durch Absaugen von Wundsekret, eventuell Spülen mit H_2O_2 (3%ig),
- zur Stabilisierung des Tracheostomas ist ein erster Wechsel der Kanüle erst nach einigen Tagen ratsam,
- bei sich abzeichnendem Wundinfekt Gabe eines Antibiotikums (z.B. Sobelin®, 3- bis 4-mal 300–600 mg/d).

Komplikationen:
- Verlegen der Kanüle durch ausgetrocknetes Sekret (akute Atemnot),
- akzidentelle Dekanülierung (akute Atemnot),
- Blutung aus Halsvenen (V. jugularis ant.) oder aus der Schilddrüse,
- massive Blutung durch Arrosion eines arteriellen Gefäßes (Kanüle aus Metall),
- Pneumothorax,
- Stimmlippenparese,
- Emphysem (bis ins Mediastinum reichend),
- Bildung von Granulationsgewebe am Tracheostoma,

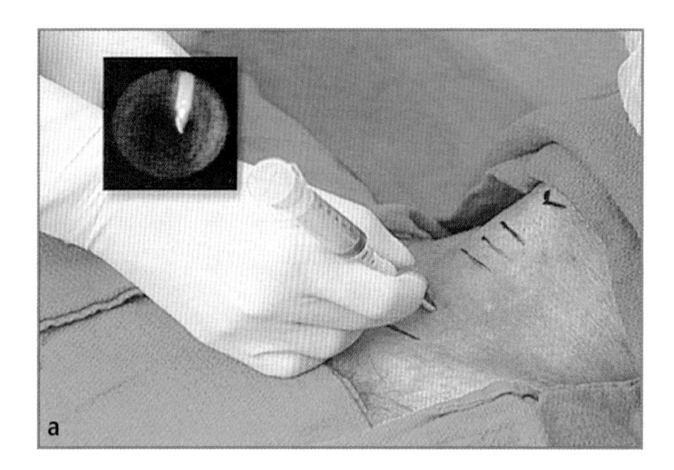

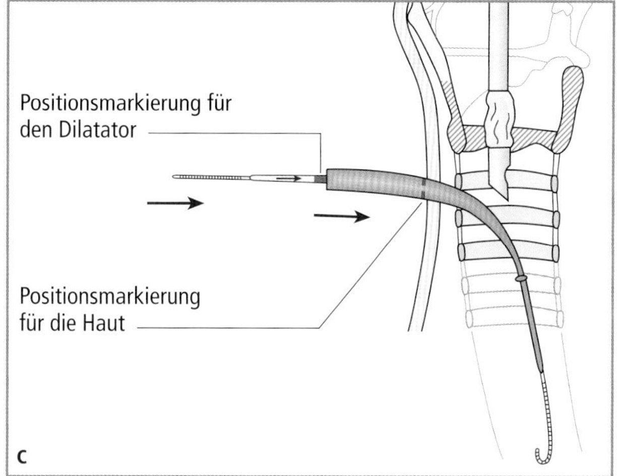

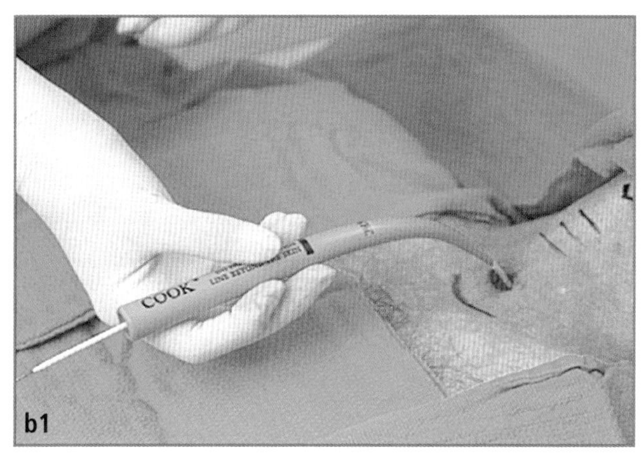

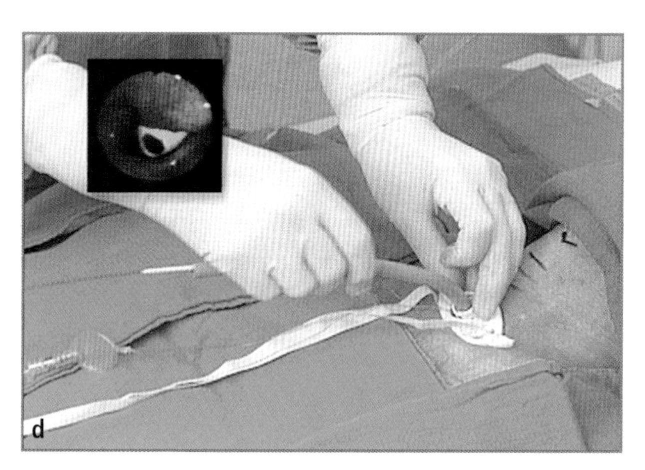

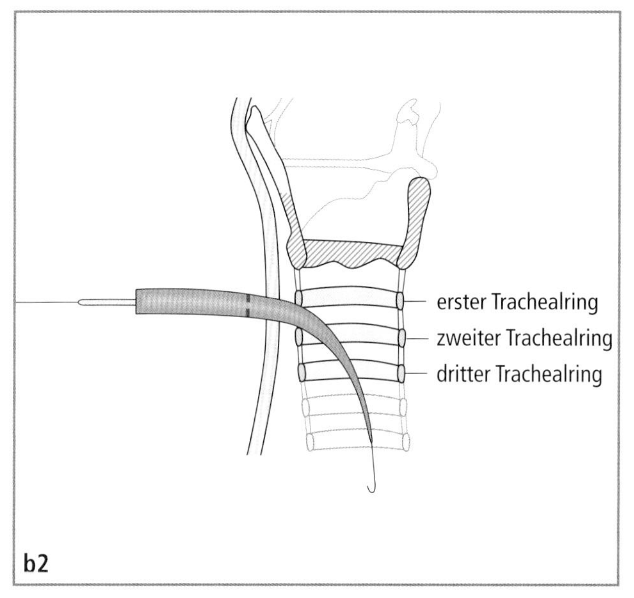

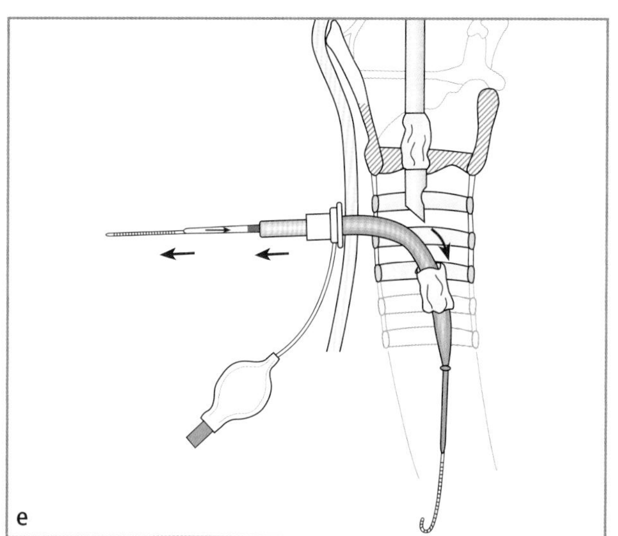

Abb. 18-5 Punktionstracheotomie. **a** Punktion der Trachea unter endoskopischer Kontrolle. Auf die Punktionskanüle ist eine mit Kochsalz gefüllte Spritze aufgesetzt, um bei Aspiration und aufsteigenden Luftblasen die endotracheale Lage zu bestätigen. **b** Die Punktionskanüle wurde durch einen Führungsdraht und einen Führungskatheter ersetzt, über den ein Dilatator in die Trachea vorgeschoben wird (b1). Anlage zwischen dem ersten und zweiten oder zwischen dem zweiten und dritten Trachealring (b2). **c** Auf die entsprechenden Positionsmarkierungen von Dilatator und Haut ist zu achten. **d** Die auf einen Dilatator (Charrière 24) aufgesetzte Trachealkanüle wird über den Führungskatheter in die Trachea geschoben. Der gesamte Vorgang der Trachealpunktion wird endoskopisch überwacht. **e** Liegt die Trachealkanüle korrekt in der Trachea, wird sie beblockt und zuerst der Dilatator, dann der Führungsstab und -draht entfernt (a, b1 und d Cook Incorporated, Bloomington, IN).

- Schädigung des Ringknorpels mit Ausbildung einer subglottischen Stenose,
- Trachealstenose.

Technik der Punktionstracheotomie
Es muss ein erfahrener Halschirurg, der die konventionelle Tracheotomie und auch das Komplikationsmanagement am Hals beherrscht, verfügbar sein.
Der Patient muss intubiert sein, entweder oro- oder nasotracheal, er liegt auf dem Rücken mit maximal rekliniertem Kopf. Unter Sicht wird der Tubus mit dem Cuff bis an die Stimmritze zurückgezogen. Die Punktion erfolgt zwischen Ringknorpel und Jugulum in der Medianlinie, wobei ein ausreichender Abstand (mind. 2 cm) zum Ringknorpel eingehalten werden muss. Durch den liegenden Tubus wird ein flexibles Endoskop eingeführt und bis gerade zum Tubusende vorgeschoben. Die Punktionsnadel wird auf eine mit Flüssigkeit gefüllt Spritze gesetzt. Vor der Punktion kann die Haut durch eine kleine Inzision eröffnet werden. Unter ständiger Aspiration erfolgt die Punktion der Trachea (Abb. 18-5a), was durch aufsteigende Luftblasen erkannt wird. Zusätzlich wird mit dem Endoskop die Lage der Punktionskanüle kontrolliert, die, bevor sie die Trachea durchdringt, zu einer Vorwölbung führt. Es ist darauf zu achten, dass die Punktion streng in der Mittellinie erfolgt. Beim Eindringen der Punktionsnadel in die Trachea ist eine Verletzung der Hinterwand unbedingt zu vermeiden. Ist die Trachea korrekt punktiert, wird die Spritze entfernt und ein Führungsdraht durch die Kanüle in die Trachea eingebracht. Die Kanüle wird danach entfernt. Nachdem ein erster Dilatator über den Führungsdraht in die Trachea vorgeschoben wurde, wird dieser durch einen Führungskatheter ersetzt (Abb. 18-5b, c). Für die weitere Dilatation werden sowohl Führungsdraht als auch Führungskatheter im Punktionskanal belassen. Danach werden Dilatatoren in aufsteigender Stärke von 12–36 Charrière über den Führungskatheter geschoben. Abschließend wird die auf einen Dilatator (Charr 24) aufgesetzte Kanüle über den Führungskatheter in die Trachea geschoben (Abb. 18-5d, e). Der gesamte Vorgang der Trachealpunktion wird endoskopisch überwacht. Liegt die Kanüle korrekt in der Trachea, wird sie beblockt und zuerst der Dilatator, dann der Führungsstab und -draht entfernt Abschließend erfolgt eine letzte endoskopische Kontrolle, wobei auch auf eventuelle Schleimhautschäden, insbesondere an der Hinterwand, zu achten ist. Danach wir der Tubus zusammen mit dem Fiberendoskop entfernt.
Der erste Kanülenwechsel sollte frühestens am 7. postoperativen Tag, und zwar in Seldinger-Technik, erfolgen.

Gefahrenpunkte:
- Verletzung eines Blutgefäßes (z.B. große Halsvene oder Schilddrüsengefäß im Isthmusbereich) mit nachfolgender massiver Blutung und Hämatombildung im Hals,
- Verletzung der Tracheahinterwand,
- Via falsa (paratracheale Punktion, Punktion der Pleura),
- Verletzung des Ösophagus,
- Verletzung des N. recurrens.

Nachsorge s. konventionelle Tracheotomie.

Komplikationen:
- Blutung,
- Verletzung der Trachealhinterwand,
- akzidentelle Dekanülierung und Probleme, eine neue Kanüle einzusetzen (akute Dyspnoe),
- Trachealstenose,
- Tracheoösophageale Fistel,
- Larynxstenose,
- Emphysem,
- Pneumothorax.

Die Methode der Punktionstracheotomie hat sich insbesondere auf Intensivstationen verbreitet, da ihr eine (scheinbar) einfache Anwendung, einfache Pflege und ebenso wenig Komplikationen wie bei der konventionellen Technik zugeschrieben werden. Tatsächlich sind die Erkennung von Komplikationen und das Komplikationsmanagement aufgrund der engen Verhältnisse deutlich schwieriger als bei einer konventionellen Tracheotomie. In der Hand des halschirurgisch Unerfahrenen muss daher mit einer erhöhten Komplikationsrate gerechnet werden.

Tumoren

F. Bootz

Benigne Tumoren

Gutartige Tumoren der Trachea sind selten (Hamartome, Chondrome, Hämangiome, Lipome und Fibrolipome, Fibrome, Amyloidtumoren, intratracheale Strumen, Neurinome, Adenome). Symptome sind Hustenanfälle, Dyspnoe, pfeifendes Atemgeräusch.

Therapie
Endoskopische Abtragung, nach Möglichkeit mit dem Laser (s. Kap. 17, Abschn. Tumoren, S. 382). Je nach Sitz des Tumors seltener auch transzervikale oder transthorakale Abtragung.

Papillomatose der Trachea, respiratorische Papillomatose
Als Papillomatose der Trachea werden Humanpapillomavirus-(HPV-)assoziierte Papillome zumeist des Kindesalters (juvenile Papillomatose), in der Regel vom Kehlkopf ausgehend (Larynxpapillomatose; s. Kap. 17, Abschn. Tumoren, S. 380), beschrieben.

■ **Therapie**

Endoskopische Abtragung mittels CO_2-Laser, Shaver oder Saugkoagulation.
Bei schwerer Dyspnoe: Es ist fast immer eine Tracheotomie erforderlich. Zusätzlich ist eine lokale Cidofovir-Unterspritzung möglich.
Ab dem 4. Lebensjahr kann eine adjuvante Langzeitbehandlung mit α-Interferon (s. Kap. 17, S. 381) diskutiert werden. Die Gabe von α-Interferon **vor dem 4. Lebensjahr** ist von zweifelhaftem Wert (erhöhtes Risiko einer Anti-Interferon-Antikörperbildung).

■ **Prognose**

Ernst. Häufig Ausbreitung in den Bronchialraum, insbesondere wenn eine Tracheotomie notwendig wurde. Bei Erkrankungsbeginn vor dem 4. Lebensjahr sehr ungünstig trotz multipler Papillomabtragungen. Bei Bronchialbefall ungünstige Prognose.

Maligne Tumoren

Trachealkarzinome und mesenchymale Trachealmalignome sind selten. Meist handelt es sich um einen Tumoreinbruch in die Trachea durch Karzinome des Larynx, des Ösophagus oder der Schilddrüse. Unter den primären Trachaelkarzinomen sind Plattenepithel- und Adenokarzinome etwa gleich häufig. Die Metastasierungsrate ist relativ hoch. Diese Karzinome werden oft bei starken Zigarettenrauchern beobachtet. Auch adenoidzystische Karzinome können in der Trachea auftreten. Sie sind meist in mittlerer Höhe gelegen und sitzen der Trachea breitbasig auf. Ihr Wachstum ist langsam, klinisch jedoch aggressiv und neigt sowohl zur hämatogenen als auch zur lymphogenen Metastasierung.

■ **Therapie**

Bei Karzinomen: Indiziert ist die operative Entfernung mittels Trachealteilresektion und anschließender End-zu-End-Anastomose (s. o.), wenn dies die Tumorausdehnung erlaubt. Sonst wird durch eine palliative Tumorverkleinerung, z. B. mit dem Laser, eine ausreichende Atemfunktion vorübergehend wiederhergestellt. Eine Strahlentherapie bei Inoperabilität oder im Anschluss an die Operation ist angezeigt. Die Chemotherapie (s. Kap. 3.2, Abschn. Chemotherapie, S. 44) ist nur palliativ wirksam.
Bei mesenchymalen Malignomen: Die Therapie ist vom histologischen Ergebnis abhängig und kann eine Chemotherapie und/oder Strahlentherapie umfassen.
Bei fortgeschrittenen inkurablen Tumoren: Es ist eine tiefe Tracheotomie indiziert, ggf. mit Y-förmigem Spezialtubus, der in beide Hauptbronchien reicht. Falls Schmerzen im Vordergrund stehen, muss eine ausreichende Analgesie erfolgen (s. Kap. 2.2, Abschn. Medikamentöse Schmerztherapie nach Stufenplan, S. 25). Bei Fötor s. Kap. 2.2, Abschn. Koanalgetika, S. 30. Ferner sollte eine Aufklärung über die unheilbare Erkrankung des Patienten je nach seiner individuellen Aufnahmefähigkeit angestrebt werden (s. Kap. 3.1, Abschn. Gesprächsführung mit inkurablen Tumorpatienten, S. 34). Ärztlicher Beistand ist sowohl ärztlich-psychologisch (s. Kap. 4, Abschn. Psychische und soziale Rehabilitation sowie Reintegration, S. 55) als auch medizinisch bis zum Tode notwendig.

Verletzungen

J. A. Werner und H.-P. Zenner

Trachealverletzungen

Ursachen von Verletzungen der Trachea sind zumeist Verkehrs- oder Arbeitsunfälle (mit Polytraumatisierung rechnen!), seltener Schuss-, Stich- oder Würgeverletzungen und Suizide.

■ **Therapie**

In jedem Fall muss der Transport in Intubationsbereitschaft in eine HNO-Klinik veranlasst werden. Dort erfolgt die Therapie je nach Art der Verletzung (Tab. 18-1, S. 408).
Keine bedrohliche Dyspnoe: Falls keine bedrohliche Dyspnoe vorliegt, erfolgt erst in der Klinik die Intubation in Tracheotomiebereitschaft (da Intubation in einem Teil der Fälle nicht gelingt!), Eröffnung des Halses von außen, Aufsuchen der Trachea und Feststellung der Art der Verletzung.
Bei kleineren Wandverletzungen: In diesen Fällen wird die Tracheotomie unterhalb der Verletzung vorgenommen. Die Verletzung wird spontan ausheilen.
Bei größeren Verletzungen: Je nach Art der Verletzung sind z. B. Naht, Reanastomosierung, Silikon-Endoprothese sowie in der Regel Tracheotomie bei Polytraumatisierung indiziert, sonst erfolgt die Intubation mit unterhalb der Verletzungsstelle liegendem Cuff. Die Extubation wird nach 2–3 Tagen vorgenommen.
Bedrohliche Dyspnoe: Bei bedrohlicher Dyspnoe ist eine Sofortintubation erforderlich. Sie ist riskant und kann weitere Verletzungen nach sich ziehen. Via falsa ist möglich, dann ist keine Beatmung möglich.
Falls Intubation nicht gelingt: Indiziert sind das unverzügliche Aufsuchen der Trachea und die Intubation über Verletzungsstelle bzw. das Trachealfenster. Anschließend erfolgt die Versorgung je nach Art der Verletzung.
Kontinuitätsunterbrechung z. B. durch Trachealabriss: Es muss ein Versuch der Intubation transoral über die Verletzung hinaus oder durch den distalen Trachealstumpf als Notfalltherapie unternommen werden. Falls diese gelingt, erfolgt die End-zu-End-Anastomose (Abb. 18-3, S. 401). Auf N. recurrens ist zu achten.
Bei Blutaspiration durch Trachealverletzung: Es wird eine endotracheale Absaugung nach tiefer Intubation mit

Tab. 18-1 Indikationen und Kontraindikationen für die Tracheoskopie (nach: Schmidt H et al. Tracheobronchoskopie. In: Ganzer U, Arnold W [Hrsg]. AWMF-Leitlinie HNO. 2004).

Indikation	Starr	Flexibel
Massive Blutung	×××	×
Kinderbronchoskopie	×××	×
Fremdkörperentfernung	××	××
Lasertherapie	××	××
Stenteinlage	××	××
Intubationsschwierigkeit	××	××
Abklärung broncho-pulmonaler Symptome	×	×××
Probeentnahme/Staging	××	××
Lagekontrolle Tubus/Intensivmedizin	–	×××
Postoperative Kontrolle	–	×××
Funktionelle Beurteilung	–	×××
Zustand nach Laryngektomie	××	××
Zentraler Tumor	××	××
Peripherer Tumor	×	×××
Beatmungsbronchoskopie	×××	–
Kontraindikation		
Therapeutische Bronchoskopie	keine	
Diagnostische starre Bronchoskopie	schlechter AZ, respiratorische Insuffizienz, Blutungsneigung, schwere Begleiterkrankung	
Diagnostische flexible Bronchoskopie	keine	

– = keine Indikation; × = Alternativmethode; ×× = gleichwertige Methode; ××× = Methode der Wahl.

Blockade des Cuffs durchgeführt, um die weitere Blutaspiration zu vermeiden.
Bei Hals- und Mediastinalemphysem mit Ventilmechanismus (auch bei Verdacht): Indiziert ist die Tracheotomie, um eine weitere Zunahme des Emphysems zu verhindern. Durch den Hautschnitt kann ein Teil des Emphysems abgelassen werden. Zusätzlich Breitbandantibiotikum (z. B. Augmentan® i. v., 3 × 1,2–2,2 g/d). Bei Vorliegen eines Antibiogramms umstellen.

Prognose

Bei Emphysem: Mediastinalerweiterung mit mechanischer Einschränkung der Herz- und Lungenfunktion. Bei einfachen Trachealverletzungen gute Prognose. Bei ausgedehnten Luftröhrenverletzungen ist die Prognose bei rechtzeitiger und adäquater Therapie quoad vitam gut, jedoch sind spätere chronische Trachealstenosen häufig.

Trachealfremdkörper

Trachealfremdkorper werden zumeist bei Kindern durch Aspiration von Spielzeug oder kleinen Nahrungsmittelteilen diagnostiziert. Besonders gefährlich sind Erdnüsse.

Therapie

Klinikeinweisung unter ärztlicher Begleitung.
Bei Zyanose: Sauerstoffmaske während des Transportes.
In der Klinik: Notfallmäßig Beatmungstracheoskopie unter Anschluss des Endoskops an Ambubeutel, Beatmungsgerät oder Narkosegerät, Extraktion des Fremdkörpers durch das starre Bronchoskop (Abb. 18-1, S. 400).

Prognose

In der Regel gut.
Akute Erstickungsgefahr möglich: Erstickung durch den Fremdkörper selbst (Ausnahme) oder Erstickung durch fremdkörperinduziertes Ödem, welches zusammen mit dem Fremdkörper die Trachea vollkommen verschließt.
Bei längerem Sitz des Fremdkörpers (tage- und wochenlanges nahezu symptomfreies Verweilen, insbesondere bei Erdnüssen möglich): Narbenbildung, Striktur, Trachealstenose möglich.

Ösophagotracheale Fistel

Eine ösophagotracheale Fistel entsteht durch eine gleichzeitige Zerstörung der Trachealhinter- und Ösophagusvorderwand mit nachfolgender Aspiration des Speiseröhreninhaltes in Trachea und Bronchien. Die Folgen sind Husten, Aspirationspneumonie und Erstickungsgefahr.

Therapie

Tracheotomie und Intubation mit blockbarem Tubus unterhalb der Fistel (dadurch zunächst mechanischer Aspirationsschutz der unteren Luftwege), Magensonde. Später: Trennen von Ösophagus und Trachea und separater Verschluss der Ösophagusvorderwand (ggf. plastisch) sowie stets plastischer Verschluss der Trachealhinterwand.
Bei neoplastischer ösophagotrachealer Fistel: Therapie des Grundleidens (Larynx-, Tracheal-, Ösophagus-, Schilddrüsentumor, Metastasen), Einlegen einer Magensonde, zügige Umwandlung in PEG oder Witzel-Fistel. Einlegen eines blockbaren Tubus durch Tracheostoma, interventionelle Stentimplantation.

Prognose

Ein Verschluss der Fistel in einer operativen Sitzung ist möglich, jedoch nicht die Regel. Nicht selten sind Mehrfachsitzungen mit schrittweiser Verkleinerung der Fistel erforderlich. Bei Malignomen durch das Grundleiden bedingt in der Regel infaust.

19 Erkrankungen des Ösophagus

Entzündungen, Funktionsstörungen

M. Schrader

Refluxkrankheit, gastroösophagealer Reflux

Ein gastroösophagealer Reflux kann in Form breiigen oder **flüssigen Mageninhaltes**, aber auch als **Gasreflux** (salzsäurehaltiges Gas) auftreten.
Wesentlicher ätiologischer Faktor ist eine Schwäche des unteren Sphinktermuskels, eventuell in Kombination mit einer Gleithernie. Aber auch andere Faktoren (wie z. B. Magensonden) können einen Reflux begünstigen oder sogar auslösen.
Die Diagnose kann mittels transnasaler flexibler Ösophagoskopie nach Herrmann (Abb. 16-5, S. 349) gestellt werden. Während ein Flüssigkeit- und Breireflux nicht selten zu einer Schädigung des Ösophagus führt, trägt ein Gasreflux zur Ausbildung von Schäden an der Pharynxhinterwand, postkrikoidal und intralaryngeal bei.
Klinisch finden sich vor allem die Krankheitsbilder chronische Pharyngitis (s. Kap. 16, Abschn. Entzündungen, S. 343), Globusgefühl (s. Kap. 16, Abschn. Dysphagien, Globus, Neuralgien, S. 350) und Laryngitis gastrica (s. Kap. 17, Abschn. Entzündungen, Laryngopathien, S. 368).
Eine unauffällige Ösophagusschleimhaut schließt die Refluxösophagitis, nicht jedoch die Gasrefluxerkrankung aus. Letztere ist beim sitzenden und wasserschluckenden Patienten häufig als perlenförmiger Gasaustritt vom Magen in den unteren Ösophagus zu erkennen, wobei das säurehaltige Gas in den Pharynx und Larynx aufsteigen kann und sich dort als flüssige Säure löst. Örtlich sieht man dann zum Teil ein Ödem. Auch kann es sein, dass der Speichel durch Lösung des salzsäurehaltigen Gases geliert und als zähe Masse haftet.
Bei chronifizierten Beschwerden (länger als 6 Wochen) ohne endoskopische Zeichen können zusätzlich die 24-Stunden-pH-Metrie, eine Manometrie und die Führung eines Patiententagebuches mit Niederschrift der Symptome durchgeführt werden.

Therapie

Bei chronischer Pharyngitis s. Kap. 16, Abschn. Entzündungen, S. 343.
Bei Refluxösophagitis s. u.
Bei Laryngitis gastrica s. Kap. 17, Abschn. Entzündungen, S. 368.
Bei Globus s. Kap. 16, Abschn. Globus, S. 350.

Zervikale Refluxösophagitis

Entzündungen des zervikalen Ösophagus sind selten. Ursache kann eine Ösophagitis bei gastroösophagealem Reflux sein. Leitsymptome sind Schmerzen in der Regio epigastrica, retrosternale Schmerzen (DD Angina pectoris, da besonders bei Patienten mit koronarer Herzkrankheit gehäuft eine Refluxösophagitis auftritt), Dysphagie und Sodbrennen. Die Beschwerden sind oft lageabhängig (differenzialdiagnostisches Kriterium).

Therapie

Protonenpumpeninhibitoren (Omeprazol, 40 mg/d, 1 Mo. lang 2 × 40-0-0, danach 20-0-0). Bei Erfolg treten **alternative Therapien** (S. 350 f., Patienteninformation S. 351) in den Hintergrund, wie Hochlagerung des Oberkörpers, Diät (eiweißreiche, fettarme Kost in kleinen Mahlzeiten und nicht vor dem Schlafengehen, kein Alkohol, kein Nikotin und ggf. Gewichtsreduktion), eine medikamentöse Erhöhung des Sphinktertonus durch Dopaminantagonisten (Metoclopramid, z. B. Paspertin®, 3 × 10 mg/d, Tabletten oder Tropfen, Gastrosil-Tropfen), Gabe von Antazida oder die Gabe von H_2-Blockern (Ranitidin, 2 × 150 mg/d oder 300 mg abends). Bei partiellem, aber nicht ausreichendem Therapieeffekt kann eine Fundoplicatio diskutiert werden.
Bei einem völligen Misserfolg der Protonenpumpeninhibitor-Therapie: In diesem Fall ist allerdings eine Fundoplicatio durch den Allgemeinchirurgen in der Regel auch nicht erfolgreich, weil wahrscheinlich ein anderer Pathomechanismus den Beschwerden zugrunde liegt.

Ösophagusmykose, Soor

Eine Mykose (z. B. Candida-Soor) tritt gehäuft bei immungeschwächten Patienten z. B. nach einer Tumorbestrahlung, bei Immunsuppression, bei inhalativer Cortisontherapie (Asthma bronchiale) oder bei längerer Antibiotikagabe auf.

Therapie

Bei Soor: Es ist eine systemische antimykotische Therapie bis zum Abklingen der Beschwerden, mindestens aber für Wochen durchzuführen: Miconazol (Infectosoor Mundgel, 4 × tgl. ½ Messl.) oder Ketoconazol (Nizoral® 200 mg/d oral).
Bei Candida albicans und/oder Aspergillus: Amphotericin B (z. B. Ampho-Moronal®-Suspension, 4 × 1 ml/d nach den Mahlzeiten). Eine antibiotische Behandlung sollte ab- oder umgesetzt werden. Nach einer Radiatio kann eine lang dauernde antimykotische Therapie notwendig sein (6 Wochen), z. B mit Ampho-Moronal®-Suspension, 1 × tgl.

Prophylaxe

Asthmatikern wird die Cortisoninhalation präprandial empfohlen.

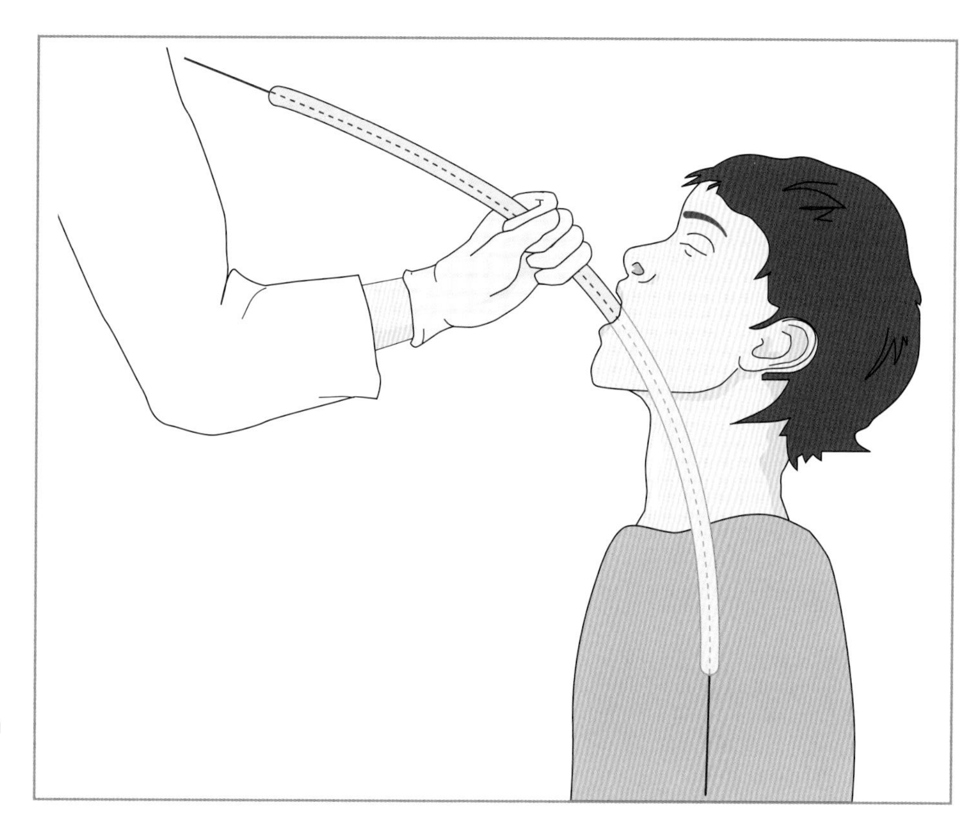

Abb. 19-1 Bougierung von Ösophagusstenosen. Prinzip der Bougierung über den Faden (oder Draht) zur Reduzierung der Gefahr einer Perforation.

Postösophagitische oder postkorrosive Stenosen

Durch Magensonden, die neben einem Reflux eine mechanisch induzierte Entzündung auslösen, können sich Ösophagusstenosen bilden.

Therapie

Endoskopie mit Bougierung (nach Tumorausschluss). Bei Erwachsenen sollen Hohlbougies, über einen Faden oder Draht geführt, bis 45 Charrière benutzt werden. Anfangs wird die Bougierung in Intubationsnarkose erfolgen, später kann der Patient sie selbst durchführen (Abb. 19-1, Abb. 19-2).

Prognose

Spätkarzinome sind möglich.

Motilitätsstörungen des Ösophagus

Beim diffusen idiopathischen Ösophagusspasmus führen im gesamten Ösophagus nichtperistaltische Kontraktionen zu Dysphagie und retrosternalen Schmerzen, die den Beschwerden bei Angina pectoris ähneln. Zur Differenzialdiagnostik gegenüber einer Achalasie sind die Röntgenkinematographie (z. B. mit Gastrografin®) und die Manometrie zweckmäßig.

Dermatomyositis, Sklerodermie und andere Kollagenosen sind von diesen lokalen Motilitätsstörungen abzugrenzen.

Therapie

Diffuser idiopathischer Ösophagusspasmus: Der diffuse idiopathische Ösophagusspasmus kann meistens konservativ behandelt werden. Im Schmerzanfall hat sich Glyceroltrinitrat (z. B. Nitrolingual®-Zerbeißkapsel, Nitrokapseln-ratiopharm® mit 0,8 mg) bewährt. Auch Anticholinergika (Butylscopolaminiumbromid, z. B. Buscopan®, 20 mg/ml i. v.) helfen meistens. Eine Langzeitprophylaxe kann mit dysto-loges® N (3 × 1 Tbl./d vor den Mahlzeiten) erfolgen. Vorsicht bei vorbestehenden Herz-Kreislauf-Erkrankungen!
Achalasie der Kardia: Bei der Achalasie der Kardia können

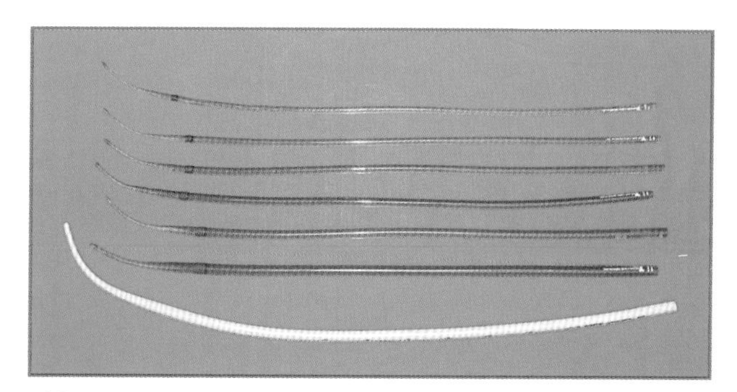

Abb. 19-2 Bougies unterschiedlicher Charrière-Grade zur Dilatation von Ösophagusstenosen. Durch Erwärmung (heißes Wasserbad) werden sie flexibler.

Nifedipin (z. B. Adalat®, Nifedipin-ratiopharm®, 3 × 10 mg) oder Isosorbiddinitrat (z. B. isoket®, ISDN-ratiopharm® oder ISDN STADA® 5 mg, 3 × 5 mg) zu einer vorübergehenden Besserung führen. Langfristig ist jedoch ein allgemein chirurgischer Eingriff notwendig.
Dermatomyositis, Sklerodermie und andere Kollagenosen: Im Vordergrund steht die symptomatische Therapie der Atonie der Ösophagus- und Magenmuskulatur und des Refluxes (s. o.). Bei Myositiden kann eine immunsuppressive Therapie (z. B. mit Prednisolon 1 mg/kg KG/d [bei Langzeittherapie: unter Cushing-Schwelle absenken], Azathioprin einschleichend bis 2 mg/kg KG/d oder Cyclosporin) hilfreich sein. Von großer Bedeutung ist dann die gleichzeitige Vorbeugung/Behandlung opportunistischer Infektionen (z. B. mit Tetracyclinen wie Tetracyclin Wolff® 250 mg, 4 × 1 Tbl./d, oder Amoxicillin mit Clavulansäure, Augmentan®, 2 × 1 Tbl./d). In diesen Fällen muss das Antibiotikum regelmäßig gewechselt („rotiert") werden.

Prognose
Die Prognose der Kollagenosen ist schlecht.

Zenker-Divertikel

Zenker-Divertikel sind Pulsionsdivertikel oberhalb des Ösophagusmundes im Laimerschen Dreieck, einem Locus minoris resistentiae zwischen Ösophagusmund und Hypopharynxmuskulatur. Weitere Details zu Therapie und Prognose s. Kap. 16, Abschn. Dysphagien, Globus, Neuralgien, S. 350.

Tumoren

F. Bootz

Benigne zervikale Ösophagustumoren

Nach ihrer Lokalisation werden die gutartigen Tumoren des Ösophagus in muköse bzw. intraluminäre, intramurale und periösophageale Geschwülste eingeteilt. Der häufigste unter diesen insgesamt seltenen Tumoren ist das intrumural gelegene Leiomyom. In der Speiseröhre können Leiomyome, Rhabdomyome, Fibrome, Hämangiome, Lipome, Neurinome und Papillome auftreten. Ab einer bestimmten Geschwulstgröße und -ausdehnung klagen die Patienten über Dysphagie, Schmerzen, über Regurgitieren sowie über ein Oppressionsgefühl hinter dem Sternum und im Epigastrium. Durch Druck des Tumors auf die Trachea stellen sich Dyspnoe und Husten ein.

Therapie
Indiziert ist die **Entfernung des Tumors** je nach Ursprungsort endoskopisch, mittels minimal invasiver Chirurgie oder transzervikal. **Rekonstruktionen** müssen nur in seltenen Fällen bei ausgedehnten Resektionen durchgeführt werden. Dazu eignen sich besonders freie mikrovaskularisierte Transplantate, wie der Unterarmlappen oder besser das Jejunum, die entsprechend dem Defekt als Patch oder Rohr eingesetzt werden können. Bei einer Exstirpation des Tumors von außen ist eine prophylaktische Antibiotikagabe notwendig (s. Kap. 17, Meth. 17-3, S. 390, allgemeine Hinweise Laryngektomie). Eine Magensonde muss 10 Tage belassen werden, über sie wird der Patient ausschließlich ernährt.

Prognose
Bei vollständiger Exstirpation des Tumors ist die Prognose gut, Myome rezidivieren nicht selten.

Maligne zervikale Ösophagustumoren

Das häufigste primäre zervikale Ösophagusmalignom ist das Plattenepithelkarzinom (Tab. 19-1). Die Lokalisation im zervikalen Ösophagus ist jedoch selten, häufiger treten primäre Ösophaguskarzinome im mittleren und unteren Drittel auf. Nicht selten dehnt sich jedoch ein Hypopharynxkarzinom (s. Kap. 16, Abschn. Tumoren, S. 360) bis an den Ösophaguseingang oder in den zervikalen Ösophagus aus. Seltene histologische Formen eines primären Ösophagusmalignoms sind das Adenokarzinom und mesenchymale Tumoren (s. Kap. 22, Abschn. Tumoren, S. 446). Als auslösende und begünstigende Faktoren für das Ösophaguskarzinom gelten Noxen wie Alkohol und Tabak, Vitamin- und Eisenmangel (perniziöse Anämie), kanzerogene Beimengungen in Speisen und Getränken, physikalische Noxen wie Hitze, angeborene und erworbene chronische Epithelirritationen bei dystoper Magenschleimhaut, Ösophagitis oder Narben. Daneben gibt es Karzinome, die von einem anderen Organ kontinuierlich auf die Speiseröhre übergreifen (Struma maligna, Larynxkarzinom, Bronchialkarzinom).
Zuerst besteht nur bei festen Speisen eine zunehmende Dysphagie, Brennen oder Völlegefühl hinter dem Sternum, Gewichtsabnahme, Erbrechen, Regurgitieren, Aufstoßen, Husten und Heiserkeit (N. recurrens). Im weiteren Verlauf kann es zu einem vollständigen Passagestopp des Speisebolus kommen.

Therapie
Kurative Therapie: Kurativ wirksam ist nur eine vollständige Tumorexstirpation mit postoperativer Radio-(Chemo-)Therapie. Jedoch nur ein Drittel der Fälle sind zum Zeitpunkt der Diagnosestellung noch resektabel.
Hypopharynxkarzinom, das den Ösophaguseingang erreicht: Beim Hypopharynxkarzinom, das den Ösophaguseingang erreicht, kann eine zervikale Ösophagektomie mit Pharynxresektion und Laryngektomie, bei Befall des zervikalen Ösophagus eine totale Ösophagektomie, jeweils mit

beidseitiger Neck dissection, durchgeführt werden (Einzelheiten s. Kap. 16, Abschn. Tumoren, S. 360). Postoperative Bestrahlung und Chemotherapie werden angeschlossen. Die primäre intraoperative Rekonstruktion des zervikalen Ösophagus erfolgt mit einem freien mikrovaskularisierten Jejunumsegment (s. Kap. 17, Abb. 17-6, S. 391). Bei totaler Ösophagektomie wird eine Magentransposition durch den Allgemeinchirurgen durchgeführt (Abb. 19-3). Bei T4-Karzinomen wird man in der Regel keine Operationsindikation mehr sehen, da die nahezu immer notwendige Laryngektomie aufgrund der schlechten Prognose nicht gerechtfertigt werden kann. Vielmehr erfolgt eine primäre Radiochemotherapie.

Nichtinvasive und frühinvasive zervikale Plattenepithelkarzinome: Für nichtinvasive Plattenepithelkarzinome (pTis) und bis zu 2 cm große, gut differenzierte Mukosakarzinome ist eine Mukosaresektion im Gesunden als ausreichende Therapie anzusehen, sofern regelmäßige endoskopische Nachuntersuchungen stattfinden.

Bei invasiven primären zervikalen Ösophaguskarzinomen, die kleiner als 5 cm sind bzw. die Mukosa überschreiten, ist eine totale Ösophagektomie mit Pharynxresektion, zum Teil mit Laryngektomie, und beidseitiger Neck dissection induziert, wenn eine R0-Resektion möglich ist. Die R0-Resektion (radikale Entfernung des Tumors mit regionalem Lymphabflussgebiet) ist die wesentliche Voraussetzung für einen kurativen Behandlungserfolg. Postoperative Bestrahlung und Chemotherapie müssen angeschlossen werden. Die Rekonstruktion erfolgt mit einem mikrovaskulär reanastomosierten Jejunumsegment oder mithilfe der

Tab. 19-1 Klassifikation des Ösophaguskarzinoms.

TNM: Klinische Klassifikation	
T – Primärtumor	
TX	Primärtumor kann nicht beurteilt werden
T0	kein Anhalt für Primärtumor
Tis	Carcinoma in situ
T1	Tumor infiltriert Lamina propria oder Submukosa
T2	Tumor infiltriert Muscularis propria
T3	Tumor infiltriert Adventitia
T4	Tumor infiltriert Nachbarstrukturen
Regionäre Lymphknoten	
Zervikaler Ösophagus	• Skalenuslymphknoten • Lymphknoten an der V. jugularis interna • obere und untere zervikale Lymphknoten • periösophageale Lymphknoten • supraklavikuläre Lymphknoten
Intrathorakaler Ösophagus (oberer, mittlerer, unterer)	• obere periösophageale Lymphknoten (oberhalb V. azygos) • subkarinale Lymphknoten • untere periösophageale Lymphknoten (unterhalb V. azygos) • mediastinale Lymphknoten • perigastrische Lymphknoten, ausgenommen zöliakale Lymphknoten
NX	regionäre Lymphknoten können nicht beurteilt werden
N0	keine regionären Lymphknotenmetastasen
N1	regionäre Lymphknotenmetastasen

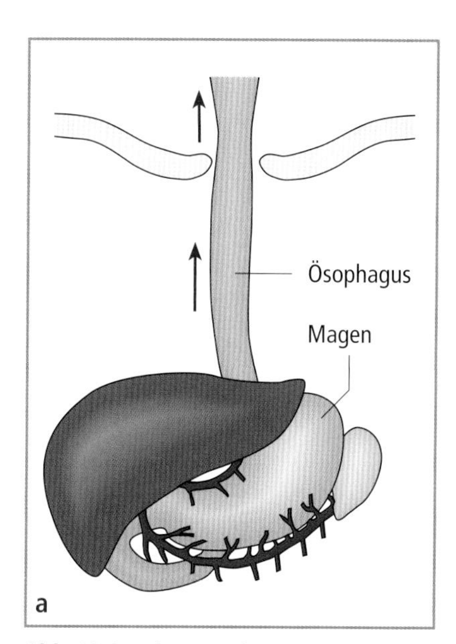

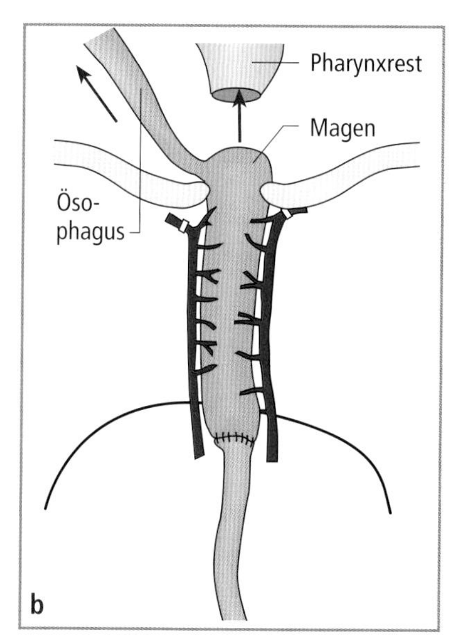

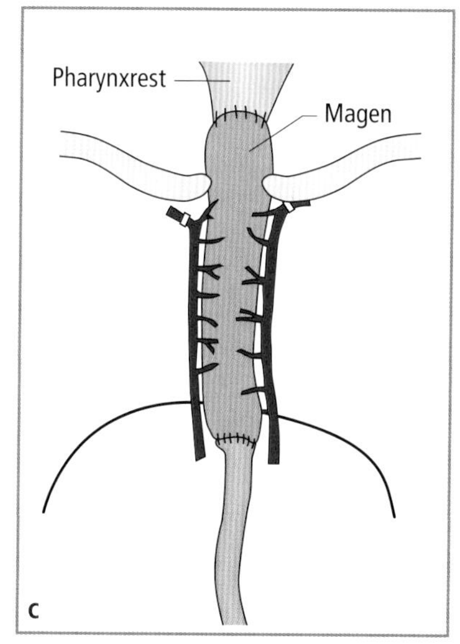

Abb. 19-3 Schematische Darstellung des Magenhochzugs. **a** Nach Absetzen des zervikalen Ösophagus wird der thorakale Anteil stumpf bis zur V. azygos gelöst. **b** Nach einer medianen Laparotomie wird der Magen mobilisiert, wobei die A. gastrica und die A. gastroepiploica sinistra abgesetzt werden. Nach einer Pyloroplastik wird der Ösophagus am Hilus freipräpariert und zusammen mit dem Magen durch das Mediastinum in die Halsregion gebracht. **c** Dort erfolgt nach Resektion des Ösophagus die Anastomose des Magens an das distale Ende des Hypopharynx.

19

Magentransposition und Anastomose des Magens an den Restpharynx (Abb. 19-3). **Postoperative antibiotische Therapie:** Amoxicillin plus Clavulansäure (z. B. Augmentan®, 3 × 2,2 g/d i. v.), *alternativ* Cefazolin (z. B. Cefazolin 2,0 HEXAL®, 1,5–6 g/d i. v. in 3–4 Einzeldosen) plus Metronidazol (z. B. Metronidazol Delta Select, 1,5–2 g/d i. v. in 2–3 Einzeldosen).
Primäre invasive zervikale Ösophaguskarzinome mit einer Ausdehnung, die 5 cm überschreitet, sind nicht mehr für eine chirurgische Therapie geeignet. Es erfolgen primäre Strahlen- und Chemotherapie, z. B. als neoadjuvante Radiochemotherapie. Diskutiert wird eine sekundäre operative Therapie, wenn durch die Radiochemotherapie ein Down-Staging erreicht wurde.

Prognose

Außer bei reinen Mukosakarzinomen ist die Prognose selbst bei radikaler Chirurgie schlecht. Die primäre Mortalität bei radikalen Eingriffen liegt zwischen 20 % und 40 %. Die 5-Jahres-Überlebensrate nach Operation liegt bei 10 %, nach primärer Bestrahlung bei weniger als 5 %.

Fortgeschrittene, inkurable Karzinome

Im fortgeschrittenen Stadium nehmen die Patienten auffallend an Gewicht ab, die Dysphagie schreitet fort. Der zerfallende Tumor verursacht im Endstadium einen Fötor, die Kachexie erreicht extreme Grade.

Therapie

Palliativmaßnahmen: Einlegen einer Magensonde, das Überbrücken eines inoperablen stenosierenden Ösophaguskarzinoms mit einem Kunststofftubus, einer PEG-Sonde (s. Kap. 4, Abschn. Erkennung und Behandlung von Folgeerkrankungen der Tumortherapie, S. 51) oder, falls dies nicht möglich ist, Anlage einer Witzel-Fistel. Eine Tumorverkleinerung kann mittels Strahlentherapie, Chemotherapie (s. Kap. 3.2, Abschn. Chemotherapie, S. 41) oder multimodaler Therapie (s. Kap. 3.2, Abschn. Chemotherapie, S. 43) erreicht werden. Die Chemotherapie hat jedoch nur einen begrenzten palliativen Effekt.
Bei ösophagotrachealer Fistel s. Kap. 18, Abschn. Verletzungen, S. 408.
Schmerztherapie: Falls Schmerzen im Vordergrund stehen, muss eine ausreichende Analgesie erfolgen (s. Kap. 2.2, Abschn. Medikamentöse Schmerztherapie nach Stufenplan, S. 25). Bei Fötor s. Kap. 2.2, Abschn. Koanalgetika, S. 30. Ferner sollte eine Aufklärung über die unheilbare Erkrankung des Patienten je nach seiner individuellen Aufnahmefähigkeit angestrebt werden (s. Kap. 3.1, Abschn. Gesprächsführung mit inkurablen Tumorpatienten, S. 34). Ärztlicher Beistand ist sowohl ärztlich-psychologisch (s. Kap. 4, Abschn. Psychische und soziale Rehabilitation sowie Reintegration, S. 55) als auch medizinisch bis zum Tode notwendig.

Verletzungen, chemische Schäden

F.-X. Brunner und P. K. Plinkert

Stumpfe Ösophagusverletzungen

Stumpfe Ösophagusverletzungen kommen vor allem bei Verkehrsunfällen, am häufigsten beim Aufprall des Thorax auf das Lenkrad, zustande. Es können Wandrisse im thorakalen oder auch abdominalen Verlauf des Ösophagus resultieren.

Therapie

Ösophagoskopie: Bei jeglichem Verdacht auf eine Ösophaguswandläsion (Anamnese, Schmerzen, Röntgenfunktionsdiagnostik mit wasserlöslichem Kontrastmittel) ist eine endoskopische Kontrolle mit einem flexiblen Endoskop erforderlich (s. Patienteninformation „Ösophagoskopie, Hypopharyngoskopie, Nasopharyngoskopie [Speiseröhren- und Rachenspiegelung]", S. 418). Submuköse Hämatome sind ein Hinweis auf eine ausgedehntere Schädigung der muskulären Wandschicht. Im Zweifelsfall sollte eine weiche Magensonde endoskopisch (niemals blind!) gelegt und über eine Woche belassen werden. Vor Entfernung ist eine erneute Röntgenuntersuchung mit Gastrografin® oder eine Kontrollendoskopie durchzuführen.
Bei drohender Narbenstenosierung: Cortisontherapie wie nach Verätzung (s. u.).

Prognose

Im Allgemeinen gut. Bei ausgedehnten Wandschäden besteht die Gefahr der Narbenbildung und der sekundären Stenosierung. Selten können sich als Folge ausgedehnter Wandnekrosen ösophagotracheale Fisteln entwickeln. Eine erhebliche Gefährdung besteht durch die Möglichkeit zur Entwicklung einer Mediastinitis.

Ösophagusperforation, Hypopharynxperforation

Eine Ösophagusperforation ist meist im zervikalen Abschnitt lokalisiert und tritt am häufigsten bei Verkehrsunfällen oder nach Verletzungen in suizidaler Absicht auf. Bei Unfällen ist die Diagnose in der Regel leicht zu stellen, wenn es zum Austritt von Speichel oder Speisen aus dem Wundgebiet kommt. Iatrogene Ösophagusperforationen und Hypopharynxperforationen können bei Ösophagoskopien, bei unglücklichen Intubationsversuchen, Bougierungs- und Sondierungsversuchen, beim Legen eines Magenschlauchs und im Gefolge von Druckulzera, hervorgerufen durch Nährsonden, entstehen. Prädilektionsstellen sind die drei Ösophagusengen, stenotische Bezirke sowie die Sinus piriformes des Hypopharynx. Die Verletzungen von innen sind gefährlicher als die von außen, da der Speisebrei durch die Perforation in den periösophagealen Raum gepresst wird und nicht durch eine Wunde nach außen treten kann.

Therapie

Frische Hypopharynxperforation oberhalb des Ösophagusmundes: Nur bei sehr kleinen Perforationen (z.B. spitzes Instrument) kann mit Magensonde, Druckverband und Antibiose (s.u.) konservativ behandelt werden. Bei ausgedehnter Verletzung muss der Patient in der Mehrzahl der Fälle sofort einer operativen Behandlung zugeführt werden. Bei Fortbestehen der nicht kontrollierten Perforation kommt es in der Regel trotz Verabreichung hoher Dosen Antibiotika zur Halsphlegmone und Mediastinitis und damit zu höchster Lebensgefahr. Der operative Zugang erfolgt von einem seitlichen Längsschnitt am Hals auf der Seite der Perforation am Vorderrand des M. sternocleidomastoideus. Sofern sich bei frischen Perforationen noch kein Abszess gebildet hat, wird die oberhalb des Ösophagusmundes liegende Perforationsstelle freipräpariert und mit resorbierbarem Nahtmaterial übernäht. Zur Entlastung der Naht sollte in gleicher Sitzung die Myotomie des M. cricopharyngeus und der Muskulatur des zervikalen Ösophagusabschnittes durchgeführt werden. Das Legen der Magensonde erfolgt unter Sicht!
Zusätzlich **hoch dosierte antibiotische Therapie** mit Amoxicillin plus Clavulansäure (z.B. Augmentan®, 3 × 2,2 g/d i.v.), *alternativ* Cefazolin (z.B. Cefazolin 2,0 HEXAL®, 1,5–6,0 g/d in 3–4 Einzeldosen, abhängig vom Erreger und der Schwere der Infektion) plus Metronidazol (z.B. Metronidazol Delta Select, 1,5–2 g/d i.v.). Weitere *Alternativen* sind die Kombinationen Cefotaxim (z.B. Claforan®, 2- bis 3-mal 1–2 g/d i.v.) plus Tobramycin (Gernebcin®, 3 × 40–80 mg/d, Dosierung nach Serumspiegel) plus Metronidazol (s.o.) oder Ampicillin (z.B. Binotal®, 3 × 2 g/d i.v.) plus Tobramycin (Gernebcin®, Dosierung nach Serumspiegel) plus Metronidazol (s.o.).
Frische Perforationen des zervikalen Ösophagus: Operativ ist das Übernähen allein ausreichend, eine Myotomie ist in diesem Bereich nicht erforderlich. Weiterhin sind eine Magensonde und zusätzlich eine antibiotische Therapie, wie oben beschrieben, indiziert. Ist es bereits zu einer Infektion des periösophagealen Raumes gekommen, so muss man für eine Drainage nach außen sorgen (Gummilasche, Drainagerohr). Bei völliger Durchtrennung des zervikalen Ösophagus ist eine End-zu-End-Anastomosierung durchzuführen.
Ältere Ösophagus- oder Hypopharynxverletzung: Liegt die Ösophagus- bzw. Hypopharynxverletzung schon längere Zeit zurück oder liegt eine massive Abszedierung vor, ist es gelegentlich am zuverlässigsten, mittels eines Hautlappens ein Ösophago- bzw. Pharyngostoma anzulegen, um offen nachzubehandeln und in die infizierten Halsweichteile Drainage- und Spülschläuche einzulegen. Ebenfalls empfohlen wird eine Magensonde.

Prognose

Bei frühzeitig gestellter Diagnose und rechtzeitig eingeleiteten Therapiemaßnahmen im Allgemeinen gut. Bei Halsabszess und Halsphlegmone s. Kap. 20, Abschn. Entzündungen der Halsweichteile, S. 423. Finden sich Zeichen einer Mediastinitis wie erhöhte Temperatur, Schmerzen zwischen den Schulterblättern oder eine Verbreiterung des prävertebralen Weichteilschattens im seitlichen Röntgenbild, besteht Lebensgefahr. Es muss unverzüglich thoraxchirurgisch eingegriffen werden.

Mallory-Weiss-Syndrom

Im Verlauf von wiederholtem und heftigem Erbrechen kommt es durch Schleimhauteinrisse am ösophagogastralen Übergang zur Hämatemesis (blutiges Erbrechen).

Therapie

Diese häufig massiven Blutungen können durch eine flexible Ösophagogastroskopie bestätigt und lokalisiert werden. Die Läsionen sind laserchirurgisch oder mittels Argon-Plasma-Koagulation behandelbar, leicht blutende Gefäße können auch durch Lokalbehandlung mit sklerosierenden Substanzen (z.B. Polidocanol, Aethoxysklerol®-Injektionslösung) verödet werden. Bei sehr starker Blutung ist das Einlegen einer Sengstaken-Blakemore-Sonde indiziert.

Prognose

Sofern mit den aufgeführten kleineren chirurgischen Maßnahmen auf längere Sicht kein Erfolg zu erzielen ist, sind abdominalchirurgische Maßnahmen zu diskutieren.

Ösophagusfremdkörper

Sie sitzen meist in der ersten Etage des Ösophagus. Bei zahnlosen Patienten handelt es sich häufig um größere Fleischbrocken, bei Kindern um Geldmünzen oder Spielzeugteile. Kleine Kinder, bei denen das Verschlucken des Fremdkörpers nicht beobachtet worden ist, fallen dadurch auf, dass sie plötzlich die Nahrung verweigern, ohne dass eine andere Erklärung gegeben werden kann. Oft sind Patienten beunruhigt, weil sie beim Trinken einen Glassplitter von einer defekten Flasche verschluckt haben. Hierbei kommt es jedoch praktisch nie zu einer Retention des Splitters oder zu einer ernsthaften Verletzung. Gefährlich sind hingegen Glassplitter, die mit gekauter Nahrung verschluckt werden, da sie in den Speisebrei eingehüllt sind und sich während des Schluckens nicht in die Längsachse des Speiseweges drehen können. Dasselbe gilt für Nadeln, Nägel und dergleichen. Fremdkörper in den tieferen Ösophagusabschnitten sind selten. Sofern größere Nahrungsbrocken in den unteren Ösophagusabschnitten bleiben, beruht dies meist auf einer Ösophagusstenose, in seltenen Fällen kann auch ein Karzinom vorliegen (Biopsie entnehmen).

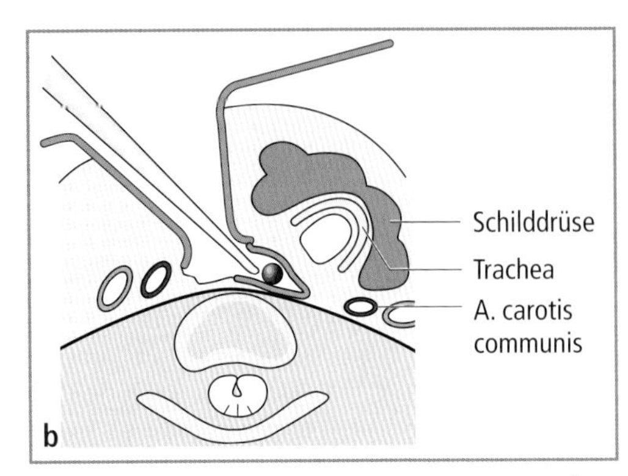

Abb. 19-4 Fremdkörperentfernung aus dem Ösophagus. **a** Endoskopische Entfernung einschließlich der Möglichkeit der endoskopischen Fremdkörperzertrümmerung (z. B. bei Zahnprothesen). **b** Zugang von außen über Zervikotomie und Ösophagotomie. Zugang immer von links. Kehlkopf, Trachea und Schilddrüse werden zur rechten Seite rotiert.

Therapie

Sofortige Fremdkörperextraktion durch Ösophagoskopie (Abb. 19-4): Gegebenenfalls vor der Extraktion endoskopische Zerkleinerung mittels Zerkleinerungszangen oder (bei geeigneten Nahrungsmittelfremdkörpern, z. B. Fleisch) mittels Argon-Plasma-Koagulation. Versuche, einen Fremdkörper durch Essenlassen von Kartoffelbrei oder Sauerkraut weiter nach unten zu befördern, sind kontraindiziert. Zu warnen ist vor blinden Extraktionsversuchen mit sogenannten Münzenfängern oder dem Versuch, Fremdkörper blind mit Sonden in den Magen zu stoßen, da sie den Patienten in akute Lebensgefahr bringen. Auch bei nicht gesi-

Tab. 19-2 Indikationen der Ösophagoskopie (nach: Schmidt H et al. Ösophagoskopie. In: Ganzer U, Arnold W [Hrsg]. AWMF-Leitlinie HNO. 2004).

Indikation	Starr	Flexibel
Gastroösophagealer Reflux	–	×××
Ösophagusverätzung	×	×××
Ösophagitis (infektiös, Arzneimittel, Strahlen)	–	×××
Motilitätsstörungen (Achalasie, Ring- und Segelbildungen)	–	×××
Zenker-Divertikel; diagnostisch	××	××
Zenker-Divertikel; therapeutisch	××	××
Ösophagusvarizen	–	×××
Ösophagusperforation	×	×××
Hypopharynxtumor; postkrikoid	×××	×
Ösophagustumor; intrathorakal	×	×××
Ösophagusfremdkörper	××	××
Postoperative Kontrolle	–	×××
Funktionelle Beurteilung	–	×××
PEG-Anlage	–	×××
Panendoskopie[1]	××	××

Kontraindikation	
Therapeutische Ösophagoskopie	keine
Diagnostische starre Ösophagoskopie	schlechter AZ, respiratorische Insuffizienz, Blutungsneigung, schwere Begleiterkrankung
Diagnostische flexible Ösophagoskopie	keine

[1] Unter Panendoskopie versteht man die Durchführung einer Mikrolaryngoskopie, einer Ösophagoskopie und einer Tracheobronchoskopie in einem Eingriff.

– = keine Indikation; × = Alternativmethode; ×× = gleichwertige Methode; ××× = Methode der Wahl.

chertem, aber doch berechtigtem Verdacht auf Fremdkörper ist immer eine Ösophagoskopie erforderlich (Tab. 19-2). In diesen Fällen sollte jedoch ein flexibles Endoskop zum Einsatz kommen.
Zervikale Ösophagotomie: Falls die Fremdkörperentfernung nicht gelingt und auch Zerkleinerungsversuche mit dem starren Rohr erfolglos bleiben, kann in seltenen Fällen eine zervikale Ösophagotomie (Abb. 19-4b) oder bei tief sitzenden Fremdkörpern auch eine Thorakotomie erforderlich werden.
Bei Perforation sind ein Übernähen des Wanddefektes und eine hoch dosierte antibiotische Abdeckung, z. B. mit Amoxicillin plus Clavulansäure (Augmentan®, 3 × 2,2 g/d i. v.), alternativ Cefazolin (z. B. Cefazolin 2,0 HEXAL®, 1,5–6,0 g/d) plus Metronidazol (z. B. Metronidazol Delta Select, 1,5–6 g/d i. v. in 2–3 Einzeldosen), erforderlich.

Prognose

Kleine Fremdkörper gelangen nach anfänglichem Steckenbleiben oft spontan in den Magen und werden dann per vias naturales ausgeschieden (Stuhlkontrollen, ggf. Röntgenkontrollen). Wenn Fremdkörper schnell und komplikationslos zu entfernen sind, ergeben sich meist keine langfristigen Probleme. Bei längerer Liegedauer kann es infolge primärer Wandverletzung oder sekundärer Drucknekrose zur Mediastinitis mit dann zweifelhafter Prognose kommen.

Ösophagusverätzung, Verätzung des oberen Aerodigestivtraktes

Retrosternale Schmerzen, Hypersalivation, Übelkeit, Brechreiz, Erbrechen stehen im Vordergrund der Symptomatik. Bei Larynxbeteiligung sind Zeichen eines Stridor zu beobachten. Kardiopulmonale Dysregulation, Schocksymptome, Nierenversagen sind möglich. Ätzspuren in Mund und Rachen können bei gleichzeitig schwersten Ösophagusverätzungen aufgrund der kurzen Passagezeit gering sein.
Laugen: Kolliquationsnekrose meist mit tief greifender Wandschädigung, Rötung und sulziger Schwellung der Schleimhäute (Tab. 19-3).
Säuren: Koagulationsnekrose. Salzsäure führt zu weißlichen, Salpetersäure zu gelblichen und Schwefelsäure zu schwärzlichen Nekrosen (Tab. 19-3).

Therapie

Sofortmaßnahmen:
- Prednisolon 2 mg/kg i. v. (z. B. Solu-Decortin® H). Kontraindikation für Cortison: Bei massiver Ätzmittelingestion wegen der Perforationsgefahr. Kontraindiziert ist die Gabe von Bikarbonat wegen der Perforationsgefahr durch die CO_2-Entwicklung.
- Analgesie (z. B. Piritramid, Dipidolor®, ½ Amp. langsam i. v.), Herz-Kreislauf-Stabilisierung, bei Larynxödem gegebenenfalls Intubation oder Tracheotomie.

Tab. 19-3 Stadieneinteilung bei Verätzungen des oberen Aerodigestivtraktes.

Grad 1 a	• örtlich begrenzte Verätzung, einhergehend mit Rötung und Schwellung; die Verätzung bleibt auf die Mukosa begrenzt
Grad 1 b	• örtlich begrenzte, jedoch zirkuläre Verätzung (zirkuläre Läsionen jeden Grades neigen zu Stenosen!)
Grad 2	• diffus in Mund, Ösophagus und Magen lokalisierte Schleimhautulzera und Fibrinbeläge
Grad 3	• Ulzera und Gewerbsnekrosen der gesamten Ösophaguswand • Komplikationen: Perforation, Mediastinitis, Peritonitis

- Klären, welche Substanz versehentlich oder in suizidaler Absicht (Verätzungen dann i. d. R. tief reichend) verschluckt wurde; Vergiftungszentrale anrufen.
- Neutralisationsmaßnahmen kommen meist zu spät, da die Ätzwirkung bereits nach ca. 60 Sekunden abgeschlossen ist. Bei Laugen kann jedoch ein Neutralisierungsversuch mit verdünntem Essig (2 %) oder Zitronensaft unternommen werden. Bei Säureingestion Verdünnung und Neutralisierungsversuch mit Wasser, Milch oder Antazida.
- Röntgenaufnahmen von Thorax und Abdomen.
- Frühendoskopie zwischen 6 und 24 Stunden nach der Verätzung. Indikationen zur Endoskopie sind sichere Ingestion oder fragliche Ingestion bei gleichzeitigem Vorliegen eines der folgenden Symptome:
  - Ätzspuren in Mund und Rachen,
  - Hypersalivation,
  - Würg- und Brechreiz,
  - retrosternale und/oder epigastrische Schmerzen.
- **Kontraindikation:** Bei Perforationsverdacht! Aufgabe der Frühendoskopie ist die sichere Stadieneinteilung (Tab. 19-3), von der die Anschlusstherapie abhängt, und ab Grad 1 b gegebenenfalls das Legen einer Magensonde.

Anschlusstherapie: Sie ist abhängig vom frühendoskopischen Befund.
- **Grad 1 a:** Keine weitere Behandlung.
- **Grad 1 b–3:**
  - Im Rahmen der Endoskopie kann eine Magenspülung erfolgen, wenn die Verätzung nicht länger als 3–4 Stunden zurückliegt. Kontraindikation bei erhöhter Perforationsgefahr.
  - Zur Vermeidung von Narbenstrikturen: Sofort nach Endoskopie (bei erhöhter Perforationsgefahr ab 12.–14. Tag) Prednisolon 2 mg/kg KG/d (z. B. Solu-Decortin H®, Prednisolon-ratiopharm®) bis zur 4. Woche (nicht bei ausgeprägter Magenbeteiligung).

- Zunächst parenterale Ernährung, später flüssige oder breiige Kost. In Abhängigkeit vom Lokalbefund Legen einer Magensonde während der Frühendoskopie (Ernährung, Schienung, Strikturvorbeugung); Dauer: 2–4 Wochen.
- H_2-Antagonisten (z. B. Ranitidin, Sostril® i. v.).
- Antibiotische Therapie: Amoxicillin plus Clavulansäure i. v. (z. B. Augmentan®, 3 × 1,2–2,2 g/d). Bei Penicillin-Allergie: Clindamycin (z. B. Sobelin®, 3- bis 4-mal 300–600 mg/d i. v.), *alternativ* Cotrimoxazol (z. B. Eusaprim®, 2 × 2 Amp./d; Cotrim-ratiopharm® Ampullen SF, 2 × 2 Amp./d).
- Bei Hinweis auf Strikturbildung: Röntgenkontrollen und Frühbougierung ab 12.–15. Tag.
- Bei komplikationslosem Verlauf Röntgenkontrolle (Breischluck), im Zweifel Kontrollendoskopie bei Stadium 1 b–3 in der 3.–4. Woche nach der Verätzung zum Ausschluss von Strikturen vor Ende der Cortisontherapie.

Prognose

Abhängig vom Verätzungsgrad; die Letalität beträgt 12 %. Spätkomplikationen sind stenosierende Narben und maligne Entartung (s. o.).

@ Patienteninformation „Ösophagoskopie, Hypopharyngoskopie, Nasopharyngoskopie (Speiseröhren- und Rachenspiegelung)"

Insbesondere die Speiseröhre, aber auch die unteren Rachenabschnitte und der Nasenrachenraum (hinter der Nase) sind bei der allgemeinen klinischen Untersuchung oftmals nicht genau einsehbar (die Speiseröhre gar nicht!), sodass aus diagnostischen, aber auch therapeutischen Gründen eine direkte Untersuchung dieses Organsystems in Narkose oder wenigstens örtlicher Betäubung erforderlich ist; diese zu diagnostischen Zwecken durchgeführten Untersuchungen lassen sich ambulant vornehmen. Aus therapeutischen Zwecken vorgenommene Endoskopien erfordern oft einen stationären Aufenthalt.

Speiseröhre und Hypopharynx: Die unteren Rachenabschnitte (Hypopharynx) und die Speiseröhre (Ösophagus) werden im Allgemeinen gemeinsam untersucht. Zur Hypopharyngoskopie wird beim Erwachsenen ein röhrenförmiges, starres Instrument benutzt, das zunächst bis in die unteren Rachenabschnitte vorgeschoben wird. Hier können die Schleimhautbuchten zu beiden Seiten des Kehlkopfes (Sinus piriformis) und oberhalb des Kehlkopfes (Vallecula) sowie der Zungengrund abgeleuchtet werden. Anschließend wird ein flexibles Endoskop (flexibles Ösophagogastroskop) vom HNO-Arzt hinter dem Kehlkopf in den Speiseröhreneingang und weiter herunter bis zum Mageneingang vorgeschoben. Ein Glasfaserbündel oder eine Endoskopkamera ermöglichen so die Identifizierung von Schleimhautveränderungen, insbesondere ein Geschwulstwachstum. Kleine Gewebsproben zur mikroskopischen Befundung können entnommen werden.

Handelt es sich hingegen um eine Fremdkörperentfernung, wird die Endoskopie mit einem starren Instrument durchgeführt. Ein Lichtträger im Rohr ermöglicht die Ausleuchtung des Innenraums und den Fremdkörpernachweis. Bei derselben Untersuchung können Fremdkörper entfernt werden.

Nach einem solchen Eingriff (Hypopharyngoskopie und Ösophagoskopie) kommt es meist zu kurz dauernden Halsschmerzen und Schluckbeschwerden, die nicht behandlungsbedürftig sind. Manchmal kann dem Speichel auch etwas Blut beigemengt sein, was kein Grund zur Beunruhigung ist. Gelegentlich ist es zum Einblick in den Speiseröhreneingang erforderlich, mit dem starren Untersuchungsrohr größeren Druck auf die Zahnreihen auszuüben, sodass, trotz eines von uns verwendeten speziellen Zahnschutzes, Beschädigungen an den Zähnen möglich sind; dies kommt zwar selten vor, war dann jedoch unvermeidlich.

Besonders bei der Entfernung von verschluckten Fremdkörpern, aber auch bei Probeentnahmen aus Geschwulstbezirken oder bei unvorhersehbaren Blindsäcken kann es in ganz seltenen Fällen zu Verletzungen der Rachen- oder Speiseröhrenwand kommen, die das Einlegen eines Nährschlauchs erforderlich machen. Kommt es zu durchgreifenden Verletzungen bei scharfkantigen Fremdkörpern oder großem Geschwulstwachstum, so kann bei anschließend auftretenden Entzündungen des Brustraumes (sog. Mediastinitis) ein längerer Krankenhausaufenthalt notwendig werden. Solche unvorhersehbaren Zwischenfälle werden heute kaum noch beobachtet, zumal eine Speiseröhrenspiegelung (außer bei Fremdkörperverdacht) meist mit einem flexiblen Instrument vorgenommen wird. Nehmen Sie bitte in den ersten Tagen nach dem Eingriff nur weichere und milde Speisen zu sich.

Nasenrachenraum (Nasopharyngoskopie = Epipharyngoskopie): Erkrankungen des Nasenrachenraums, der an den hinteren Ausgang der Nase anschließt und nach oben hinter dem Zäpfchen liegt, machen oftmals keine oder nur geringe Beschwerden. Es kann deshalb erforderlich sein, diese kleine Körperhöhle sehr genau in Narkose oder wenigstens örtlicher Betäubung zu inspirieren. Dazu werden feine Gummischläuche in die Nase eingelegt und über den Mund wieder herausgeführt, damit durch leichten Zug das Gaumensegel (Umgebung des Zäpfchens) nach oben und vorn gezogen werden kann, was einen guten Einblick in den Nasenrachenraum ermöglicht. Hierdurch werden dann Zystenbildungen, Polypen, Geschwulstwachstum oder Ähnliches erkannt und eine kleine Probeentnahme ermöglicht, die dann speziell untersucht werden kann. In einigen Fällen kann es wegen der guten Durchblutung in dieser Region zu leichten bis mittelgradigen Nachblutungen kommen.

20 Erkrankungen des äußeren Halses

Otolaryngologische Aspekte der Schilddrüse

F. Bootz

Hypothyreose

Bei einer Unterfunktion der Schilddrüse gelangt zu wenig Schilddrüsenhormon in die Körperperipherie. Man unterscheidet zwischen **primären** und **sekundären** Hypothyreosen. Symptome sind geistige und motorische Inaktivität, erhöhtes Schlafbedürfnis, trockene schuppende Haut, Myxödem. Die Stimme ist rau, heiser, tief und monoton.
Schluckbeschwerden und Globussensationen, Schwerhörigkeit und Schwindel können bei lang anhaltender Hypothyreose auftreten. Eine orientierende In-vitro-Diagnostik ist bei Schilddrüsenfunktionsstörungen angezeigt. Normbereiche sind:

- 5,0–12,0 µg/dl Serum für T_4 (TT_4) (Gesamt-Thyroxin),
- 80–200 ng/dl Serum für T_3 (TT_3) (Gesamt-Triiodthyronin),
- 0,4–4,0 mU/l TSH (Thyreoidea-stimulierendes Hormon).

Zum Ausschluss extrathyroidaler Störungen sollte auch TBG (Thyroxin-bindendes Globulin) erfasst werden. Weiterhin sind Schilddrüsenautoantikörper relevant.

Therapie

Substitution der Schilddrüsenhormone durch den Internisten in einschleichender, langsam steigender Dosierung unter ständiger Schilddrüsenfunktionskontrolle.

Hyperthyreose

Die Überfunktion der Schilddrüse ist durch eine Überproduktion von Thyroxin und Triiodthyronin gekennzeichnet. Häufig ist die Hyperthyreose von Augensymptomen begleitet (Exophthalmus, endokrine Orbitopathie; s. Kap. 14.1, Abschn. Entzündungen, Orbitopathien, S. 197). Man unterscheidet eine Hyperthyreose bei diffuser Struma, bei knotiger Struma und beim autonomen Adenom. LATS („long-acting thyroid stimulator“) und EPF („exophthalmus producing factor“) können im Serum hyperthyreoter Patienten nachgewiesen werden. In Einzelfällen einer Hyperthyreose kann eine progrediente endokrine Orbitopathie mit ein- oder beidseitigem Visusverlust entstehen.

Therapie

Thyreostatikum (Favistan®): Nach individueller Dosierung, bis Euthyreose erreicht ist. Bei Struma oder autonomem Adenom chirurgische Behandlung oder Radioiodtherapie im euthyreoten Zustand.
Bei endokriner Orbitopathie mit Visusverlust: Orbitadekompression auf rhinochirurgischem Wege (s. Kap. 14.1, Abschn. Entzündungen, Orbitopathien, S. 198). Präoperativ muss eine euthyreote Stoffwechsellage vorliegen.

Struma

Der Kropf ist die häufigste endokrine Erkrankung bei allen Rassen. Bei der zervikalen Struma ist die Schilddrüse sicht- und tastbar vergrößert. Eine retrosternale Struma kann inspektorisch und palpatorisch stumm sein.
Eine vermehrte Thyreotropinausschüttung stimuliert die Schilddrüse bis zur Normalisierung des Thyroxinspiegels in der Peripherie. Ein lang dauernder TSH-Reiz bewirkt ein Wachstum der Schilddrüse und führt zur Struma. Iodmangel wird als Ursache endemischer Kröpfe angesehen.
Symptome sind eine Vergrößerung der Schilddrüse von oft erheblichem Ausmaß ohne hormonelle Über- oder Unterfunktionszeichen. Ab einer bestimmten Größe kommt es zur Einengung von Trachea und zervikalem Ösophagus. Es kann zu einer Dyspnoe durch Tracheomalazie oder zu Schluckstörungen durch Kompression des Ösophagus kommen.

Therapie

Operation: Neben allgemeinen **chirurgischen Indikationen** (s. chirurgische Operationslehren) ist eine **otorhinolaryngologische Operation** mittels Neuromonitoring und Rekurrensdarstellung mit optischen Hilfsmitteln (z. B. Mikroskop) insbesondere dann indiziert, wenn eine Trachea- oder Ösophagusbeteiligung vorliegt. Besteht nur eine einseitige Schilddrüsenvergrößerung, so wird zur Dekompression eine ipsilaterale vollständige Entfernung des Schilddrüsenlappens vorgenommen. Sind beide Schilddrüsenlappen befallen, wird auf der Seite des ausgedehnteren Befundes eine komplette Entfernung und auf der Gegenseite eine subtotale Resektion unter Erhalt der Epithelkörperchen durchgeführt (Abb. 20-1).
Bei Tracheomalazie s. Kap. 18, Abschn. Stenosen, S. 400.
Nach der operativen Behandlung: Es muss in der Regel immer eine Substitution von Schilddrüsenhormonen erfolgen. Die Dosierung ist individuell verschieden und wird nach Bestimmung des TSH-Wertes festgelegt. Bei sehr alten Patienten, die nicht operationsfähig sind, kann eine Radioiodtherapie angezeigt sein.

Chronische Thyreoiditis, Strumitis fibrosa Riedel (eisenharte Struma)

Ätiologisch wird die Möglichkeit einer Arteriitis diskutiert, welche sowohl Schilddrüse wie umliegendes Muskel- und Bindegewebe betrifft. Der Beginn ist schleichend und mit dem Auftreten eines sehr derben Knotens in der Schilddrüse, Druckgefühl und Schluckbeschwerden mit Einengung der Trachea verbunden. Eine Rekurrenslähmung kann auf-

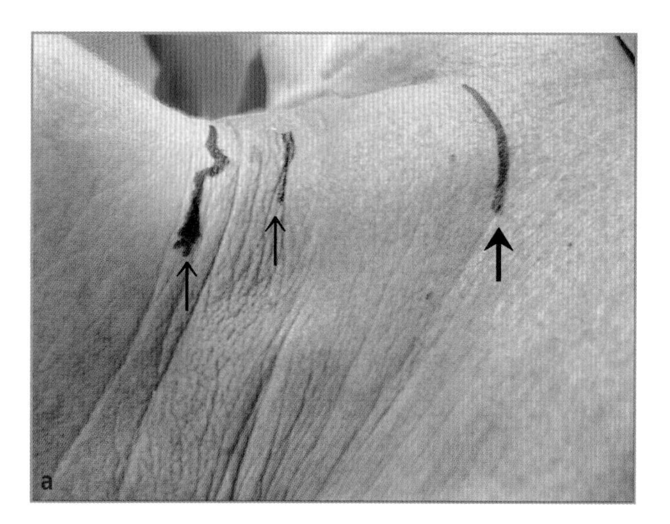

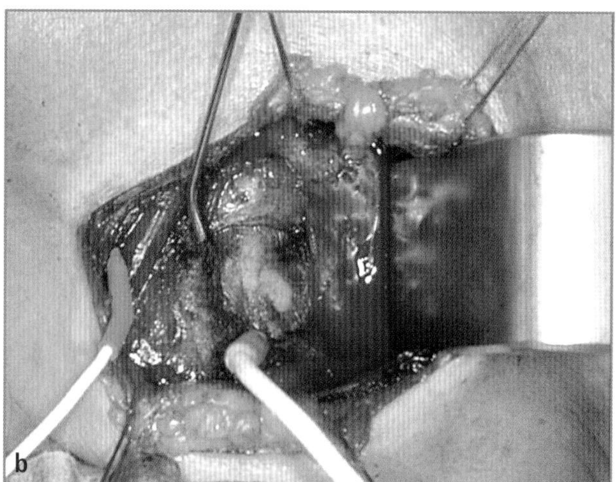

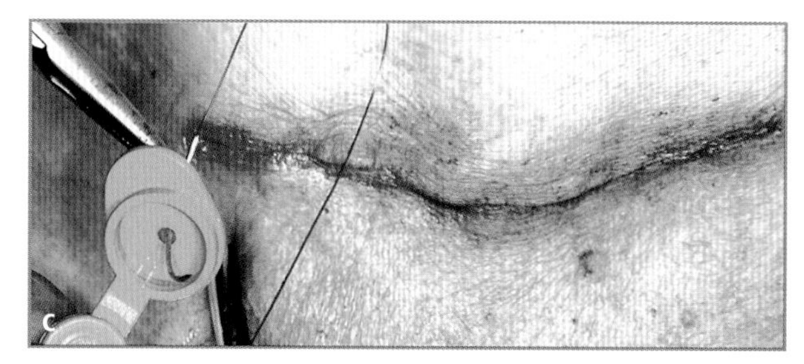

Abb. 20-1 Struma-OP. **a** Kurze Kocher-Schnittführung nach Mauz (dicker Pfeil; dünne Pfeile: Schildknorpel). **b** Platzierung Elektroden, Neuromonitoring und Darstellung der Stimulationselektrode. **c** Intrakutannaht.

treten. Die Diagnose wird nicht selten mithilfe der Nadelbiopsie gestellt. Histologisch handelt es sich um eine chronisch fibrosierende Entzündung, die über die Schilddrüsenkapsel hinausreicht.

Therapie

Teilresektion des betroffenen Schilddrüsenbereiches, Befreiung der Trachea von der Kompression durch die veränderte Schilddrüse.
Bei Tracheomalazie s. Kap. 18, Abschn. Stenosen, S. 402.
Bei Rekurrensparese s. Kap. 17, Abschn. Funktionsstörungen, S. 372.

Struma maligna (maligne Schilddrüsentumoren)

Schilddrüsenmalignome sind relativ selten und können in jedem Lebensalter vorkommen. Von der Vielzahl der Schilddrüsenmalignome sollen nur die am häufigsten vorkommenden, die Karzinome, beschrieben werden. Zu den differenzierten Tumoren der Schilddrüse gehören das follikuläre, das papilläre sowie das medulläre Karzinom, zu den entdifferenzierten das anaplastische Karzinom.
Das follikuläre Schilddrüsenkarzinom neigt zu Gefäß- und Kapseleinbrüchen und zur hämatogenen Metastasierung. Es kommt bei Patienten im mittleren und höheren Alter vor.
Das papilläre Schilddrüsenkarzinom ist der häufigste maligne Schilddrüsentumor und kommt überwiegend bei Kindern und jungen Erwachsenen vor. Frauen erkranken dreimal häufiger als Männer. Nicht selten führt erst die Lymphknotenmetastasierung zu den ersten klinischen Beschwerden und zur Diagnose.
Das medulläre Karzinom leitet sich von parafollikulären Zellen (C-Zellen) ab und kann endokrine Aktivität aufweisen. Es betrifft überwiegend ältere Menschen.
Das anaplastische Karzinom kommt häufiger bei älteren Menschen vor und stellt 15 % der Schilddrüsenkarzinome. Es wächst rasch und infiltriert die Umgebung, es treten frühzeitig sowohl lymphogene als auch hämatogene Metastasen auf.
Meist finden sich bei Schilddrüsenkarzinomen einzelne derbe Knoten in einer sonst normalen Schilddrüse oder Struma. Es kommt zu einem raschen Wachstum mit schmerzhafter Beteiligung des umgebenden Gewebes, Unverschieblichkeit beim Schlucken, Venenstauung, Stridor durch Tumoreinbruch in Trachea und Kehlkopf mit Heiserkeit (N. recurrens), Horner-Syndrom, Gewichtsverlust und Schwellung regionärer Lymphknoten.
Die Schilddrüsenszintigraphie ist zur Diagnosestellung wichtig, wobei hauptsächlich ein kalter Knoten in einer uninodösen Struma verdächtig ist, ein warmer Knoten allerdings eine Malignität nicht ausschließt.
Eine Feinnadelpunktion oder offene Biopsie kann über die Diagnose Aufschluss geben.

Therapie

Ausdifferenziertes Schilddrüsenkarzinom: Beim Nachweis eines ausdifferenzierten Schilddrüsenkarzinoms (follikuläres, papilläres und medulläres Karzinom) muss bei lokal begrenztem Tumor (Kapsel noch nicht überschritten) eine möglichst radikale Resektion, d.h. eine totale Thyreoidektomie, vorgenommen werden. Wenigstens ein Epithelkörperchen sollte erhalten bleiben. Bei Halslymphknotenbefall kann eine Neck dissection durchgeführt werden, wobei sich in den letzten Jahren eine selektive Lymphknotenentfernung (node picking) durchgesetzt hat. Dies ist vor allem beim papillären, aber auch beim follikulären Karzinom der Fall. Beim medullären Karzinom sollte auf jeden Fall eine ipsilaterale Neck dissection vorgenommen werden.
Beim anaplastischen (entdifferenzierten) Karzinom: Die chirurgische Therapie kommt in der Regel als kurative Therapie zu spät. Daher genügt es, den Tumor ohne Gefahr für den N. recurrens und die Nebenschilddrüsen zu entfernen, um einer postoperativen Bestrahlung bessere Chancen zu geben.
Substitutionstherapie mit Schilddrüsenhormon: Sie soll (hoch dosiert) unmittelbar postoperativ erfolgen. Bei den differenzierten Karzinomen muss sie nach Abschluss der Radioiodbehandlung vorgenommen werden.
Postoperative Radioiodbehandlung: Sie erfolgt bei Iod speichernden Tumoren und Metastasen; dies trifft für das follikuläre Karzinom immer zu und für das papilläre, wenn es einen Gefäßanschluss hat oder größer als 1 cm ist. Entdifferenzierte Karzinome der Schilddrüse zeigen keine Radioiodspeicherung. Vor einer Radioiodtherapie darf der Patient zunächst kein Schilddrüsenhormon zur Substitution bekommen, um durch einen hohen TSH-Spiegel das Schilddrüsengewebe und eventuell vorhandene Metastasen optimal für die Radioiodaufnahme zu stimulieren. Ebenso sollte bei postoperativ eventuell erforderlicher Radioiodtherapie zur präoperativen Diagnostik keine Computertomographie mit Kontrastmittel (iodhaltig) durchgeführt werden (blockiert die Radioiodaufnahme!).
Tumornachsorge: Als Tumormarker können Kalzitonin (medulläres Karzinom), Thyreoglobulin (papilläres, follikuläres und onkozytäres Karzinom), CEA (C-Zell-Karzinom), TPA (alle Typen) und N-Acetyl-Neuraminidase verwendet werden. Ein Ansteigen dieser Parameter deutet auf eine Tumorprogredienz hin.

Prognose

Die 5-Jahres-Überlebensrate bei gut ausdifferenzierten Schilddrüsenkarzinomen beträgt etwa 90 %, während bei den entdifferenzierten Karzinomen die 2-Jahres-Überlebensrate bei etwa 20 % liegt.

Inkurable Schilddrüsenkarzinome

Bei ausgedehnten Karzinomen kommt es häufig zu einer Tumorinfiltration der Trachea, des N. recurrens und des Ösophagus. Dadurch entstehen für den Patienten eine nicht unerhebliche respiratorische Insuffizienz und Schluckbeschwerden.

Therapie

Palliative Chemo- und/oder Radiotherapie: Diese erfolgt durch den internistischen und radiologischen Onkologen.
Bei Trachealkompression: Perkutane Schnellbestrahlung.
Bei Atemnot im Notfall: Transtumoröse Tracheotomie und Einlegen eines geeigneten Tubus eventuell bis zur Carina.
Bei Rekurrensparese s. Kap. 17, Abschn. Funktionsstörungen, S. 372.
Bei ösophagotrachealer Fistel s. Kap. 18, Abschn. Verletzungen, S. 408.
Bei Ösophagusbeteiligung: Magensonde, PEG (s. Kap. 4, Abschn. Erkennung und Behandlung von Folgeerkrankungen der Tumortherapie, S. 51).
Schmerztherapie: Da in vielen Fällen unter den Symptomen, die durch das fortgeschrittene Tumorleiden ausgelöst werden, die **Schmerzen im Vordergrund** stehen, muss eine ausreichende Analgesie erfolgen (s. Kap. 2.2, Abschn. Medikamentöse Schmerztherapie nach Stufenplan, S. 25). Bei Fötor s. Kap. 2.2, Abschn. Koanalgetika, S. 30. Ferner sollte eine Aufklärung über die unheilbare Erkrankung des Patienten je nach seiner individuellen Aufnahmefähigkeit angestrebt werden (s. Kap. 3.1, Abschn. Gesprächsführung mit inkurablen Tumorpatienten, S. 34). Ärztlicher Beistand ist sowohl ärztlich-psychologisch (s. Kap. 4, Abschn. Psychische und soziale Rehabilitation sowie Reintegration, S. 55) als auch medizinisch bis zum Tode notwendig.

Entzündungen der Halsweichteile

Halsfurunkel, Karbunkel

Furunkel oder Karbunkel entwickeln sich bevorzugt im Nackenbereich, gehäuft bei Diabetikern und Alkoholikern. Es sind in der Mitte meist unter Pfropfbildung einschmelzende perifollikuläre Infiltrationen. Erreger ist häufig Staphylococcus aureus. Als Ursache von Furunkel oder Karbunkel müssen infizierte Atherome und subkutan gelegene Dermoide differenzialdiagnostisch abgegrenzt werden.

Therapie

Antibiotische Behandlung: Die antibiotische Behandlung steht im Vordergrund, z.B. Flucloxacillin (Staphylex® i.v. oder Kapseln, 3 g/d in 3 Einzeldosen) oder Aminopenicillin plus Betalaktamaseninhibitor i.v. oder oral (z.B. Augmentan®, 3 × 1,2–2,2 g/d i.v. oder 2 × 1 Tbl./d).
Bei Penicillin-Allergie: Clindamycin i.v. oder oral (z.B. Sobelin® 300 mg Hartkapseln, 0,9–1,8 g/d in 3–4 Einzeldosen), Erythromycin i.v. oder oral (z.B. Erythromycin AL 500, 3- bis 4-mal 1 Tbl./d) und als *Alternative* Cotrimoxa-

zol (bei Erwachsenen, z. B. CotrimHefa 960 mg, 2 × 1 Tbl./d). Eine Umstellung erfolgt nach Vorliegen des Antibiogramms. Erst wenn die antibiotische Therapie zu keiner Ausheilung führt, erfolgen die Inzision und das Einlegen einer Lasche. Bei Karbunkeln sind mehrfache Inzisionen angezeigt, die mit einem durchgehenden Drainagerohr versorgt werden. Täglich Spülung z. B. mit Rivanol.

Infizierte Atherome und Dermoide: Nach Durchführung der o. g. Soforttherapie und nach Abklingen der Entzündung werden sie im Intervall operativ entfernt.

Halsabszesse, Halsphlegmone

Nach entzündlichen Prozessen in Mund- und Rachenhöhle, an Nase und Nebenhöhlen sowie an äußerem Ohr, zervikalen Lymphknoten, Halszysten und der Schilddrüse können akute und chronische tiefe Entzündungen des Halses entstehen. Der Abszess ist im Gegensatz zur Phlegmone lokalisiert.

Eine weitere Ursache von Halsphlegmonen, seltener von Abszessen, ist die Perforation des Hypopharynx und Ösophagus bei diagnostischen endoskopischen Eingriffen, Fremdkörperextraktionen und Divertikeloperationen. Symptome sind schweres Krankheitsgefühl, hohes Fieber, Schüttelfrost, retrosternale Schmerzen, Hautemphysem (bei Perforationen) und Einflussstauung.

Die Infektionen breiten sich über eine Thrombophlebitis venös, häufiger jedoch über eine Lymphangitis und Lymphonodulitis lymphogen aus und können zur Sepsis führen. In den Logen zwischen oberflächlicher und mittlerer Halsfaszie ist ein Absinken entzündlicher Krankheitsprozesse nicht möglich, da beide Faszien am Sternum inserieren. Dagegen kann es zwischen mittlerer und tiefer Halsfaszie (viszeraler Gleitraum) zu Senkungsabszessen ins Mediastinum kommen. Am häufigsten dehnen sich die Phlegmonen im Bereich der tiefen Faszienräume des Halses aus und können sehr schnell innerhalb von Stunden zu einer eitrigen Mediastinitis führen.

Therapie

Abszessspaltung: Die Lokalisation des Abszesses wird durch Palpation, Ultraschall und evtl. Nadelaspiration (mittels einer Spritze mit Kanüle) vorgenommen. Abstrich. Ist es im Verlauf der Abszedierung noch nicht zu einer Einschmelzung gekommen, werden warme Umschläge (z. B. Enelbin® für 8–48 Stunden) empfohlen, bis die perifokale Begleitreaktion abgeklungen ist. Eine primär antibiotische Behandlung ist indiziert, in schweren Fällen vor dem Ergebnis des Antibiogramms mit Cefazolin (z. B. Cefazolin 2,0 HEXAL®, 1,5–6 g/d in 3–4 Einzeldosen), Isoxazolylpenicillin (z. B. Staphylex®, 3 × 1 g/d i. v.) oder Amoxicillin plus Clavulansäure (z. B. Augmentan®, 3 × 1,2–2,2 g/d).

Bei Penicillin-Allergie: Clindamycin (z. B. Sobelin®, 3- bis 4-mal 600 mg/d i. v.). Kommt es dadurch zu keinem Ausheilen des Abszesses, sondern zu einer bleibenden Abkapselung (Einschmelzung) des Prozesses, sollte die Abszessspaltung erfolgen.

Bei Phlegmone: Ergibt die (wiederholte) klinische Untersuchung eine Progredienz der Entzündung trotz massiver antibiotischer Behandlung mit beginnender Phlegmone, muss unverzüglich, auch ohne Einschmelzung, operativ interveniert werden, wobei der Hals über mehrere Inzisionen breit eröffnet wird. Abstrich. Zur Drainage legt man durchgezogene Laschen oder Schläuche ein. Mehrfache Spülung mit Rivanol und langsames Kürzen der eingelegten Laschen im Verlauf der Heilung. Bei Halsphlegmonen kann die Nüchternheitsgrenze zur Intubationsnarkose nicht abgewartet werden. Die Antibiose erfolgt wie beim Abszess.

Bei Mediastinitis: Je nach Lage und Ausdehnung sind eine primär antibiotische Therapie oder operative Eröffnung des hinteren, oberen oder des vorderen Mediastinums, Ablassen des Abszesses und Anlegen einer Drainage indiziert. Abstrich. Je nach pulmonaler Situation kann eine Intubation und Beatmung, in seltenen Fällen eine Tracheotomie in gleicher Sitzung notwendig werden. Zusätzlich ist das Legen einer Nährsonde erforderlich.

Bei Hypopharynx- oder Ösophagusperforation: Indiziert ist eine *hoch dosierte antibiotische* Therapie, z. B. zunächst Antibiotikatherapie i. v. mit Cefotaxim (z. B. Claforan®, 2- bis 3-mal 1–2 g/d i. v.) oder Amoxicillin plus Clavulansäure (z. B. Augmentan®, 3- bis 4-mal 2,2 g/d i. v.). Bei Umstellung auf *orale Therapie*: Amoxicillin plus Clavulansäure (Augmentan®, 2 × 1 Tbl./d) oder Cefalexin (z. B. Ceporexin® 500, 1–4 g/d).

Bei Penicillin-Allergie: Clindamycin (z. B. Sobelin® 300 mg, 3- bis 4-mal 1 Tbl./d). Nach Erhalt des Antibiogramms erfolgt gegebenenfalls die Umstellung der Medikation. Intensivpflege.

Ein **Verschluss der Perforation** ist häufig nicht erforderlich In schweren Fällen kann eine offene Behandlung, die Anlage eines Pharyngostomas oder Ösophagostomas mit Ableitung nach außen notwendig werden.

Bei Jugularis-interna-Thrombose und Sepsis: Zusätzlich zur antibiotischen Therapie blutgerinnungshemmende Therapie, beispielsweise mit niedermolekularem Heparin (z. B. Fragmin® s. c.). Weitere Details s. Kap. 16, Abschn. Tonsillogene Komplikationen, S. 346.

Prognose

Die Gefahr des Halsabszesses und besonders der Halsphlegmone besteht vor allem in einer Ausbreitung in den Retropharyngealraum oder in das Mediastinum mit konsekutiver lebensbedrohlicher eitriger Mediastinitis, da der Viszeralraum des Halses gegen das obere Mediastinum nicht abgeschlossen ist. Ferner können eine Jugularis-interna-Thrombose und eine Sepsis entstehen.

Lemierre-Syndrom

Als Lemierre-Syndrom werden Abszesse vor allem im Bereich des oberen Aerodigestivtraktes (z. B. Peritonsillar-/Parapharyngealabszesse) in Kombination mit einer Thrombose der V. jugularis interna, verursacht durch Fusobakterien, beschrieben. Selten sind zusätzliche Abszessformationen in Lunge oder Niere vorhanden. Hauptsächlich betroffen sind junge, gesunde Erwachsene.

Therapie

Chirurgische Herdsanierung gegebenenfalls mit Exstirpation der V. jugularis interna und **Antibiotikatherapie**, z. B. Carbapenem (z. B. Meronem® 500 mg, 1 g alle 8 h). *Alternativ*: Nitroimidazole (z. B. Metronidazol STADA® Tabletten, 3 × 400 mg/d) oder Aminoglykoside (z. B. Refobacin®, initial: 1,5–2 mg/kg/d, Erhaltungsdosis: 3–6 mg/kg/d) unter Kontrolle der Nierenfunktion.

Lymphadenitis colli (akute unspezifische Lymphadenitis, unspezifische Lymphknotenentzündung)

Unspezifische akute Entzündungen der Halslymphknoten sind bei Kindern bis zum 10. Lebensjahr häufig und werden meist durch Streptokokken oder Staphylokokken verursacht. Ein zweiter Häufigkeitsgipfel liegt bei Erwachsenen zwischen dem 50. und 70. Lebensjahr. In diesem Alter kann es sich auch um eine Begleitentzündung bei Malignomen handeln. Neben einer bakteriellen unspezifischen Lymphadenitis gibt es auch eine virusassoziierte Lymphadenitis, die z. B. bei Infekten mit verschiedenen Herpesviren (Herpes simplex, Zytomegalievirus, EBV) auftritt. Bei der infektiösen Mononukleose kommt es neben der nekrotisierenden Tonsillitis zu einer zervikalen Lymphadenopathie mit Auflösung der Lymphknotenstruktur.
Die entzündliche Primärerkrankung ist in der Kopfhaut, den Ohrmuscheln und Gehörgängen, im Naso- und Oropharynx, an der Mundschleimhaut und am Zahnsystem zu suchen. Die Primärherde können jedoch bei noch fortbestehender Halslymphknotenentzündung bereits abgeheilt sein. Gelegentlich bleiben nach Abklingen der Krankheitssymptomatik kleine indurierte Lymphknoten bestehen.
Die Lymphadenitis beginnt mit umschriebenen Schmerzen am Hals. Bei der Palpation tastet man druckdolente, vergrößerte Lymphknoten, die bei Virusinfekten besonders ausgeprägt sein können. Eine sichtbare Schwellung mit entzündlicher Rötung der darüberliegenden Haut (meist bakterielle Ursache) deutet bereits auf ein Fortschreiten der Entzündung hin. Fast immer bestehen zu diesem Zeitpunkt auch Allgemeinsymptome wie Fieber, Unwohlsein usw. Die Entstehung eines Halsabszesses ist möglich.

Therapie

Bei viraler Ursache: Nur symptomatische Behandlung unter besonderer Berücksichtigung einer adäquaten Schmerztherapie.
Bei bakterieller Genese: Warme Enelbin®-Umschläge, 3- bis 4-mal tgl., und als Breitspektrumantibiotika-Therapie Cefazolin (z. B. Cefazolin 2,0 HEXAL®, 1,5–6 g/d i. v. in 3–4 Einzeldosen) oder Amoxicillin plus Clavulansäure (z. B. Augmentan®, 3 × 1,2–2,2 g/d i. v.).
Bei Penicillin-Allergie: Clindamycin (z. B. Sobelin®, 3- bis 4-mal 600 mg/d i. v.) oder Cotrimoxazol (z. B. Cotrimratiopharm® Ampullen SF, 2 × 2 Amp./d i. v.). Verbleiben nach der Akuttherapie vergrößerte und indurierte Lymphknoten, so sollten sie exstirpiert werden (s. Patienteninformation „Knotenentfernung aus der seitlichen Halsregion [Halslymphknotenexstirpation]“). Eine histologische Untersuchung des Operationspräparates gibt dann Aufschluss über die Art der Lymphknotenerkrankung und kann alleine ein Malignom ausschließen.
Bei Halsabszess s. o.

@ Patienteninformation „Knotenentfernung aus der seitlichen Halsregion (Halslymphknotenexstirpation)“

Bei der operativen Entfernung von Knoten aus der seitlichen Halsregion (z. B. Lymphknoten, Zyste) wird allgemein ein Hautschnitt entweder in Längsrichtung des Halses angelegt oder, wenn möglich, auch bogenförmig quer verlaufend in einer natürlichen Hautfalte.
Oft liegt ein Knoten hinter oder gar unterhalb des großen Kopfnickermuskels vor; in einem Gebiet also, wo eine Anzahl von Nerven und Blutgefäßen verläuft, die intraoperativ in seltenen Fällen berührt werden müssen. Es ist denkbar, dass insbesondere drei Nervenstränge durch Narbenbildungen oder aber Operationsfolgen in ihrer Funktion vorübergehend (selten dauerhaft) gestört werden. Dabei handelt es sich einerseits um den motorischen Zungennerven (Nervus hypoglossus), dessen Aufgabe es ist, die Zunge zur jeweiligen Gegenseite zu schieben. Zum Zweiten ist der Nervus accessorius gemeint, der es zusammen mit anderen Nerven ermöglicht, den horizontal abgewinkelten Arm ohne Mithilfe des Schultergürtels weiter nach oben anzuheben. Ein dauerhafter Funktionsausfall kann zu einem Absinken des Schulterblattes und zu einer Versteifung des Schultergelenkes führen.
Zur Vermeidung dieser Komplikationen ist eine intensive krankengymnastische Behandlung notwendig. In ganz seltenen Fällen kann es bei Knotenentfernungen in der Nähe des Unterkiefers auch zu Funktionsstörungen eines Astes des motorischen Gesichtsnerven (Nervus facialis) kommen, die meist vorübergehend ein leichtes Herabhängen des Mundwinkels im Unterlippenbereich zur Folge haben.

Toxoplasmose

H.-G. Kempf

Die erworbene Toxoplasmose (Erreger: Toxoplasma gondii) der Erwachsenen äußert sich vornehmlich als zervikale Lymphadenopathie. Die Übertragung erfolgt überwiegend peroral durch rohes Rind- bzw. Schweinefleisch oder durch Katzenkot. Die Diagnosestellung erfolgt histologisch: Piringer-Kuchinka-Syndrom. Wichtig ist die serologische Diagnostik (Immunfluoreszenztest, Latexagglutinationstest, ELISA). Eine nichtnamentliche Meldepflicht besteht nur bei konnataler Infektion.

Therapie

Bei klinischer Symptomatik: Bei erhöhtem serologischem Titer ist eine antibakterielle Behandlung bei klinischer Symptomatik, bei immunsupprimierten Patienten, in der Schwangerschaft (s. u.) und beim infizierten Neugeborenen indiziert, z. B. Pyrimethamin (z. B. Daraprim®); Erwachsene und Kinder ab dem 6. Lj.: 1. Tag 4 Tbl., danach 1–2 Tbl./d für 3–6 Wochen mit einem Sulfonamid (z. B. Sulfadiazin). Weitere Angaben sowie Dosierungen für Kinder ab dem 3. Monat, Patienten mit Immunschwäche oder Nierenfunktionsstörungen und ältere Patienten s. Fachinformation. Zusätzlich Sulfadiazin initial 4 g, dann 100 mg/kg KG/d bis zu 4–6 Wo.), evtl. zusätzlich Folinsäure (10–20 mg/d, oral, i. m., oder i. v.), ggf. in Kombination mit Clindamycin (4 × 600 mg/d), z. B. bei Sulfonamid-Unverträglichkeit.
Während der Schwangerschaft: Spiramycin (Rovamycine®, 3 × 1 g/d) in den ersten 15 SSW, dann Standardtherapie. Vor Einleitung einer medikamentösen Therapie Vorstellung der Schwangeren in einem Zentrum für pränatale Diagnostik. (Sofern Infektion noch nicht auf das Kind übergegangen ist, ggf. abwartende Haltung; sehr strenge Indikationsstellung der medikamentösen Therapie!)
Konnatale Toxoplasmose: Pyrimethamin (1 mg/kg/d) plus Sulfadiazin (100 mg/kg/d in 2 Dosen) plus Folinsäure (2 × 3 mg/Wo.) über 6 Wochen, gefolgt von Spiramycin (100 mg/kg/d) für 4 Wochen, insgesamt über 1 Jahr.

Prognose

Die Lymphknotenschwellungen können Tage bis Monate bestehen bleiben, bilden sich aber auch ohne Therapie meist nach 3–6 Monaten wieder zurück. Bei immunsupprimierten Patienten (AIDS) sind generalisierte Verläufe möglich. Bei einer nachgewiesenen floriden Toxoplasmose in der Schwangerschaft muss mit einer Missbildung des Kindes gerechnet werden.

Prophylaxe

Verzehr von rohem oder ungenügend gebratenem Fleisch sowie Kontakt mit Katzen vermeiden. Hat der Kranke Katzenkontakt, ist eine tierärztliche Untersuchung des Tieres ratsam.

Tularämie (Hasenpest, Nagerpest)

Bei der Tularämie liegt eine schmerzhafte Lymphknotenbeteiligung (häufig Einschmelzungen) im Rahmen der Allgemeininfektion (Fieber, Schüttelfrost, Kopf- und Gliederschmerzen) vor. Erreger: Francisella tularensis. Die Diagnosestellung erfolgt histologisch, serologisch, mikrobiologisch und molekularbiologisch (ELISA, PCR). Es besteht namentliche Meldepflicht bei Erregernachweis.

Therapie

Oropharyngeale Form: Unilaterale submandibuläre Lymphadenitis, Blasenbildung in Mund und Pharynx. Infektion durch orale Aufnahme kontaminierten Wassers oder kontaminierter Lebensmittel.
Respiratorische Symptomatik: Dyspnoe, Husten, atemabhängige Schmerzen, pulmonale/hiläre Infiltrate. In der Landwirtschaft und vermutlich bei bioterroristischem Einsatz.

Halslymphknotentuberkulose

Ein Tuberkulosebefall der Halslymphknoten kann primär lymphogen (oropharyngealer Primärkomplex), im Rahmen einer hämatogenen Generalisation (subprimär-frühsekundär), oder postprimär bei endogener Reaktivierung auftreten. Klinisch finden sich neben den schmerzlos vergrößerten kalten Lymphknoten auch Hautrötungen, Einschmelzungen und/oder Fistelungen sowie alte eingezogene Fistelnarben. Neben der Anamnese, dem Tine-Test und Röntgenaufnahmen der Halsweichteile (Verkalkungen!) führen das histologische Bild (verkäsende Epitheloidzellgranulome mit Riesenzellen) und der Erregernachweis (Nativpräparat, Tierversuch, PCR) zur Diagnose. Für alle Formen der Tuberkulose besteht namentliche Meldepflicht bei Erkrankung und Tod.

Therapie

Chemotherapie: Die medikamentöse Behandlung erfolgt durch den Pulmologen in der Regel mit einer chemotherapeutischen Viererkombination. Tuberkulostatika der ersten Wahl sind Isoniazid, Rifampicin, Ethambutol, Pyrazinamid und Streptomycin (genaue Dosierung s. Kap. 8, Abschn. Spezifische Entzündungen, S. 104).
Neck dissection: Die zusätzliche operative Behandlung besteht in der Entfernung spezifischer Lymphknoten mittels Neck dissection und gegebenenfalls der Entfernung weite-

rer mitbefallener Halsweichteile (sehr selten) und der Halshaut. Sie ist indiziert bei Vorliegen von Lymphknoten größer als 2 cm Durchmesser, bei fehlender Rückbildungstendenz, bei frischer Erkrankung mit Lymphknoten mit Kalkeinlagerungen (Erregerreservoir), bei eingeschmolzenen Lymphknoten sowie bei Fistelungen. Bei einer „Drei-Etagen-Tuberkulose" (Lymphknoten, Weichteilabszess, Hautbefall) kann eine Neck dissection mit plastischer Deckung der Hautdefekte notwendig werden.
Bestrahlung und Elektrochirurgie sind kontraindiziert. Operative Eingriffe sollten nach antituberkulöser Vorbehandlung erfolgen.

Prognose
Gut.

Lues, Syphilis

F. Bootz

Bei Primäraffektion im oropharyngealen Bereich tritt nach 1–2 Wochen eine (meist) indolente regionäre Halslymphknotenschwellung auf. Bei Lues II kann eine generalisierte zervikale Lymphknotenschwellung vorkommen.

Therapie
Aminopenicillin plus Betalaktamaseninhibitor oder Penicillin G/V plus Metronidazol, *alternativ* Clindamycin oder Doxycyclin plus Metronidazol (s. Kap. 8, Abschn. Spezifische Entzündungen, S. 105).

Aktinomykose des Halses

Eine Sonderform der tiefen Halsentzündung ist die Aktinomykose. Es handelt sich um eine chronisch fistelnde Entzündung mit brettharten Infiltraten, die relativ schmerzlos verläuft.

Therapie
Penicillin G intravenös (s. Kap. 14.5, S. 293).

Katzenkratzkrankheit

Als Katzenkratzkrankheit wird ein virusbedingter Primäraffekt im oropharyngealen Bereich mit regionärem, teilweise schmerzhaftem zervikalem Lymphknotenbefall bezeichnet.

Therapie
Bei unkompliziertem Verlauf ist keine Therapie notwendig. Operative Eingriffe – Inzision mit Drainage und Spülung (s. o.) – sind bei Einschmelzungen angezeigt.

Lymphadenopathie bei AIDS

Im Rahmen der generalisierten Lymphadenopathie bei erworbenem Immundefektsyndrom (AIDS) können sämtliche zervikalen Lymphknotenstationen mitbefallen sein. Häufige Erreger sind dabei – je nach Stadium – Pilze (z. B. Candida albicans), Viren (z. B. Zytomegalie-Virus, Herpes-Virus) und Protozoen (z. B. Toxoplasmen, Nokardien, s. o.). Differenzialdiagnostisch sind maligne Neoplasien (Non-Hodgkin-Lymphome, Kaposi-Sarkom) zu beachten.

Therapie
Eine kausale Therapie der HIV-Infektion existiert nicht. Einzelheiten s. Kap. 22, Abschn. AIDS und AIDS-assoziierte Erkrankungen im HNO-Bereich, S. 438.
Nachgewiesene opportunistische Infektionen werden je nach Erreger behandelt. Die Therapie ist sehr vom individuellen Krankheitsbild abhängig und kann je nach Verlauf nicht selten eine Langzeitbehandlung sein. Als Behandlungsmöglichkeiten sind Breitspektrumpenicilline (Abstrich beachten!) bei bakteriellen Infektionen, bei Mykosen Antimykotika lokal oder systemisch, bei Herpes zoster Aciclovir (Zovirax®) (s. Kap. 22, Abschn. AIDS und AIDS-assoziierte Erkrankungen im HNO-Bereich, S. 444) zu nennen. Die Indikation zu operativen Eingriffen (z. B. diagnostische Lymphknotenexstirpation) ist zurückhaltend zu stellen.

Sarkoidose der Halslymphknoten

In 65–75 % der Fälle sind bei der Sarkoidose die präskalenischen bzw. die supraklavikulären Lymphknoten befallen. Die Diagnose wird histologisch gestellt (nichtverkäsende Epitheloidzellgranulome).

Therapie
Stadiengerechte internistische Therapie: Bei kompliziertem Verlauf (z. B. schwere Lungenfunktionsstörungen, Iridozyklitis, Heerfordt-Syndrom [s. Kap. 14.6, Abschn. Entzündungen, S. 317], neurologische Symptome) ist der Einsatz von Glucocorticoiden indiziert, z. B. Prednisolon (Prednisolon, initial 50–60 mg/d in absteigender Dosierung), wobei die Behandlung entsprechend der Symptomausprägung über viele Monate bis Jahre erfolgen muss.
Spricht die Erkrankung generell schlecht auf eine systemische Steroidtherapie an, sind andere Therapieversuche mit Cyclophosphamid, Azathioprin oder anderen Immunsuppressiva möglich.

Tumoren

Vaskuläre Tumoren

Hämangiome

In den meisten Fällen handelt es sich um kutane Hämangiome, die bereits bei der Geburt vorhanden sind. Es kommen vorwiegend plane Hämangiome vor. Prädilektionsorte sind Hals und Nacken. Bei den asymmetrischen Hämangiomen findet man nicht selten andere Missbildungen wie Sturge-Weber-Krabbe-Syndrom und Klippel-Trénaunay-Weber-Syndrom. Hämangiome neigen zu spontanen Blutungen oder Blutung nach Verletzungen. In den ersten Lebensmonaten besteht häufig eine Größenzunahme, die meist im Alter von einem Jahr sistiert. Fast immer kommt es danach zu einer spontanen Verkleinerung. Die überwiegende Zahl der Hämangiome bildet sich vollständig zurück.

■ Therapie

Kommt es zu keiner Rückbildung, so können bei Progredienz (selten), bei rezidivierenden Blutungen oder funktionellen Störungen die **Hämangiome operativ entfernt** werden. Man sollte jedoch bis zum 4. Lebensjahr die spontane Rückbildung abwarten. Nur bei ausgeprägter Größenzunahme muss bereits vor dem 4. Lebensjahr eine Exzision vorgenommen werden. Kann nach operativer Entfernung keine primäre Adaptation der Wundränder folgen, so muss anschließend eine plastische Deckung des Defektes vorgenommen werden. Oft sind mehrere Eingriffe notwendig, um ein befriedigendes ästhetisches Ergebnis zu erzielen. In manchen Fällen kann ein Skinexpander eingesetzt werden. Die Schnittführung sollte in jedem Fall in der Richtung der RSTL (Relaxed-Skin-Tension-Lines; s. Kap. 14.1, Abb. 14.1-10, S. 214) der Haut gelegt werden. In manchen Fällen, vor allem bei flachen Hämangiomen, kann auch eine transkutane Lasertherapie erfolgreich sein.

Lymphangiome

Lymphangiome entstehen vorwiegend aus versprengten Teilen der embryonalen Lymphgefäßanlage. Man unterscheidet kapilläre, kavernöse und zystische Formen. Meist sind die zystischen Lymphangiome laterozervikal anzutreffen. Zystische Lymphangiome (auch Hygrome genannt) manifestieren sich in 80–90 % der Fälle in den ersten 2 Lebensjahren. Es handelt sich um unterschiedlich große, meist multilokuläre Läsionen. Bisweilen werden sie sehr groß (bis zu 30 cm), erstrecken sich über die gesamte Halsseite und können weit ins Mediastinum hineinwachsen. Durch ihr verdrängendes Wachstum können sie Stridor und Dysphagie verursachen. Große Lymphangiome können zu einer Schiefstellung des Halses führen. Im Neugeborenen- und Kleinkindalter ist das Lymphangiom der häufigste Parotistumor.

■ Therapie

Operation: Die Therapie der Wahl ist die operative Entfernung, die oft in mehreren Sitzungen durchgeführt werden muss. Eine vollständige Entfernung ist aufgrund des nicht abgegrenzten Wachstums nicht immer möglich. Die Darstellung wichtiger Halsnerven ist oftmals deutlich erschwert. Eine spontane Rückbildung ist selten.

Chemodektome der Karotis, Paragangliome (sog. „Tumoren des Glomus caroticum")

Tumoren des Glomus caroticum entstehen in der Gabel zwischen A. carotis interna und externa aus Zellen des Karotiskörperchens, das die größte Ansammlung von Chemorezeptoren im menschlichen Organismus darstellt. Funktionell ist ein Glomustumor als eine arteriovenöse Kurzschlussverbindung auf präkapillärer Ebene aufzufassen. Makroskopisch weisen die Karotistumoren eine rötlich braune bis rötlich graue Farbe auf. Die Chemodektome der Karotis zeichnen sich durch ein langsames Wachstum aus. Meist findet sich eine schmerzlose, abgrenzbare Schwellung im Karotisdreieck mit sehr langsamer Wachstumstendenz. Die Tumoren sind häufig symptomlos. Sonst verursachen sie Globusgefühl, Dysphagie und in etwa 20 % der Fälle ein Horner-Syndrom.

■ Therapie

Exstirpation: Da diese gutartigen und sehr langsam wachsenden Tumoren in der Regel erst spät zu meist wenig ausgeprägten Beschwerden führen, ist die Indikation zur Operation durchaus umstritten. Für den Eingriff sind gefäßchirurgische Erfahrungen notwendig. Der Tumor hat sehr unterschiedliche Beziehungen zu den Gefäßen (A. carotis interna und externa). Er kann der Adventitia aufliegen und durch eine subadventitielle Ausschälung entfernt werden. Er kann aber auch die Gefäße infiltrieren, was insbesondere bei der A. carotis interna intraoperative Probleme bereiten kann. In solchen Fällen ist meist eine Gefäßrekonstruktion notwendig.

■ Prognose

Ohne Therapie: Der Tumor wächst langsam und führt meist nur zu gering ausgeprägten Beschwerden. Allerdings wird bei größeren Tumoren, die dann doch operativ entfernt werden müssen, das Operationsrisiko höher.
Mit Therapie: Die Prognose nach der Exstirpation hängt im Wesentlichen davon ab, ob die A. carotis interna reseziert und rekonstruiert werden musste. In diesem Fall bestehen eine Letalität von 25 % und eine Häufigkeit postoperativer neurologischer Ausfälle von 30 %.

Myxome

Das Myxom ist ein seltener, benigner, die Umgebung infiltrierender mesenchymaler Tumor, der histologisch von myxomatösen Tumoren abgegrenzt werden muss.

Therapie
Exstirpation mit mindestens 5 mm Sicherheitsabstand.

Prognose
Gut, Rezidivgefahr bei zu zurückhaltender Entfernung.

Neurogene Tumoren

Benigne Tumoren
Neurogene Tumoren leiten sich entweder vom vegetativen Nervensystem oder von den Scheiden der peripheren Nerven ab. Die Schwannschen Zellen der Nervenscheiden bilden Neurofibrome und Neurinome (Schwannome). Die Recklinghausen-Krankheit ist eine generalisierte Neurofibromatose. Solitär auftretende Knoten sind selten. Die Neurinome des Halses gehen von den Nervenscheiden der Nn. glossopharyngeus, accessorius, hypoglossus oder vagus aus, wobei am häufigsten der N. vagus betroffen ist.

Maligne Tumoren
Maligne neurogene Tumoren, die von den Nervenscheiden peripherer Nerven ausgehen (maligne Nervenscheidentumoren, Neurofibrosarkom oder neurogenes Sarkom), sind selten. Daneben gibt es maligne Tumoren des sympathischen Nervensystems (Sympathikoblastom, Neuroblastom). Symptom ist eine langsam an Größe zunehmende schmerzlose Schwellung im Bereich des äußeren Halses oder des Pharynx, wobei Schluckbeschwerden und eine Behinderung der Atmung auftreten können. Neurologische Ausfallerscheinungen kommen nur selten vor. Bei Sympathikoblastomen kann ein Horner-Syndrom erstes Symptom der Erkrankung sein.

Therapie
Benigne Tumoren: Indiziert ist die operative Entfernung des Tumors. Die Exstirpation neurogener Tumoren stellt den Operateur oft vor besondere Probleme, da die Funktion der Nerven, von denen die Tumoren ausgehen, meist nicht erhalten werden kann und benachbarte Nerven, wie z. B. der N. glossopharyngeus, gefährdet sind. Die Indikation zur Exstirpation eines Vagusneurinoms muss insbesondere beim älteren Patienten sehr streng gestellt werden (postoperative Dysphagie und Aspirationsgefahr).
Maligne Tumoren: Sofern möglich, sollten eine radikale Tumorresektion und in der Regel adjuvante Radiatio und Chemotherapie vorgenommen werden. Bei Neuroblastomen steht eine adjuvante Chemotherapie im Vordergrund. Nach einer Induktionschemotherapie kann eine operative Therapie mit nachfolgender weiterer Chemo- und Radiotherapie vorgenommen werden. Die Behandlung sollte an onkologischen Zentren durchgeführt werden.

Prognose
Benigne Tumoren: Gut.
Maligne Tumoren: Schlecht. Die 5-Jahres-Überlebensrate liegt unter 20 %. Da eine frühe Metastasierung in Lunge und Skelettsystem häufig ist, sollte ein Overtreatment möglichst verhindert werden. Eine relativ günstige Prognose haben Neuroblastome des Kindesalters nach initialer Chemotherapie, Operation und anschließender Radiochemotherapie.

Benigne Tumoren des Fettgewebes

Fetthals (Morbus Madelung)
Der Madelung-Fetthals tritt fast ausschließlich bei Männern im mittleren Lebensalter auf. Seine Ätiologie ist ungeklärt. Bei vielen Patienten besteht ein Alkoholabusus in Verbindung mit einer Fettstoffwechselstörung. Die Lipome sind klinisch und histologisch gutartig. Symptome sind die Ausbildung symmetrischer Fettansammlungen an Hals und Nacken, die kontinuierlich an Größe zunehmen und dadurch zu funktionellen Beeinträchtigungen führen.

Therapie
Lipomexstirpation: Eine kausale Therapie ist nicht möglich. Bei ästhetischer Entstellung und funktioneller Beeinträchtigung kommt die ausgedehnte operative Entfernung der Lipome in Betracht. Meist können jedoch nicht alle Lipome vollständig entfernt werden.

Prognose
Ohne Operation: Es kommt nicht zur spontanen Rückbildung von Größe und Anzahl, mit einer Zunahme der Lipome muss gerechnet werden.
Mit Operation: Nicht selten kommt es nach der operativen Entfernung zu Rezidiven.

Zervikale Lipome
Lipome treten am Hals relativ selten auf, sie kommen als solitäre oder (im Gegensatz zum Fetthals) multiple abgekapselte, gutartige Neubildungen vor. Maligne Entartungen sind nicht bekannt.

Therapie
Lokale Exzision des Lipoms unter besonderer Berücksichtigung nervaler Strukturen (s. Patienteninformation „Knotenentfernung aus der seitlichen Halsregion [Halslymphknotenexstirpation]“, S. 424).

Prognose
Bei vollständiger Entfernung keine Rezidivgefahr.

Benignes Lymphom
Das seltene, lokalisierte benigne Lymphom tritt unter dem Bild eines langsam wachsenden Lymphknotentumors auf.

Therapie

Exstirpation und histologische Untersuchung (Nativ- und Formalinpräparat je zur Hälfte) (s. Patienteninformation „Knotenentfernung aus der seitlichen Halsregion [Halslymphknotenexstirpation]“, S. 424). Sie ist nicht zuletzt aus differenzialdiagnostischen Erwägungen angezeigt.

Maligne Lymphome

Tastbare Lymphknotentumoren sind häufig nicht gutartig. Rund 46 % der bösartigen Lymphknotenkrankheiten (ohne Metastasen) werden den malignen Lymphomen, vor allem dem Morbus Hodgkin, zugeordnet. Maligne Lymphome sind gehäuft im frühen Erwachsenenalter anzutreffen, während metastatische Lymphknotenkrankheiten das höhere Alter betreffen.

Morbus Hodgkin

Die Lymphogranulomatose beginnt vorwiegend lokal mit Halslymphknotenschwellungen, die zum Zeitpunkt der Diagnosestellung in 70 % der Fälle vorhanden sind. Bei etwa 10 % wird ein primär extranodaler Befall beobachtet. Symptome wie Schwächegefühl, Müdigkeit, wechselnde Fieberzustände, Gewichtsverlust oder Hautjucken sind oft wenig charakteristisch, es treten individuell Minuten bis Stunden anhaltende Schmerzen nach Alkoholgenuss auf (sog. B-Symptomatik). Die befallenen Lymphknoten sind indolent, derb und neigen zur Konglomeratbildung. In Abhängigkeit vom Ausbreitungsgrad und Organbefall entwickeln sich hämatologisch-serologische Zeichen wie z. B. Anämie und Lymphopenie.
Histologische Untersuchungen verdächtiger Lymphknoten oder Schleimhautbezirke führen zur Diagnose. Die histologische Einteilung erfolgt in eine lymphozytenreiche, eine nodulär-sklerosierende Form, einen Mischtyp und eine lymphozytenarme Form.

Therapie

Radio- und Chemotherapie: Radio- und Chemotherapie des Morbus Hodgkin in der Hand des Hämatoonkologen und Radioonkologen sind die Therapie der Wahl. Sie wird gemäß der histologischen Typisierung und Stadienzuordnung durchgeführt. Zur Bestimmung des Stadiums muss ein Staging erfolgen, das üblicherweise vom Internisten vorgenommen wird.
Operative Eingriffe: Sie sind nur aus diagnostischen Gründen zur Gewinnung einer Gewebeprobe notwendig (s. Patienteninformation „Knotenentfernung aus der seitlichen Halsregion [Halslymphknotenexstirpation]“, S. 424). Zu therapeutischen Zwecken werden sie wegen der hohen Disseminierungstendenz der Erkrankung nicht angewandt. Sind mehrere vergrößerte Lymphknoten vorhanden, so sollte nur in einer umschriebenen Region eine Lymphknotenexstirpation erfolgen. Dem Pathologen muss eine ausreichende Gewebemenge zur Begutachtung zur Verfügung gestellt werden. Eine Neck dissection sollte nicht durchgeführt werden.

Prognose

Die Prognose hat sich insgesamt in den letzten Jahrzehnten in allen Stadien verbessert. Die 5-Jahres-Überlebensraten liegen beim Stadium I zwischen 90 % und 100 %, beim Stadium II um 80 %, im Stadium III zwischen 50 % und 70 %, im Stadium IV zwischen 20 % und 30 %.

Non-Hodgkin-Lymphome

Die Non-Hodgkin-Lymphome entstammen meist dem B-Zell-System und unterscheiden sich sowohl klinisch als auch morphologisch vom Morbus Hodgkin. Es werden maligne Lymphome mit niedriger Malignität von solchen mit hoher Malignität unterschieden. Symptome sind Lymphknotenschwellung im Halsbereich (80 %) und extranodale Manifestationen im Nasen- und Nebenhöhlenbereich (s. Kap. 14.3, Abschn. Tumoren, S. 252). Neben den lokalen Erscheinungen treten Allgemeinsymptome auf. Die Diagnose wird durch die histologische Untersuchung des exstirpierten Lymphknotens oder der Schleimhautbiopsie gestellt.

Therapie

Radio- und Chemotherapie: Die Therapie erfolgt durch den internistischen Hämatoonkologen und/oder Radioonkologen. Je nach Klassifikation wird eine kombinierte Therapie von Bestrahlung und Zytostasebehandlung angewandt.
Falls eine Knochenmarkspunktion bei Verdacht auf ein Non-Hodgkin-Lymphom keine Diagnose erlaubt, muss der entsprechende Lymphknoten zu diagnostischen Zwecken entfernt werden (s. Patienteninformation „Knotenentfernung aus der seitlichen Halsregion [Halslymphknotenexstirpation]“, S. 424) – gleiches Vorgehen wie beim Hodgkin-Lymphom. Bei einseitig vergrößerter Tonsille besteht zusätzlich die absolute Indikation zur Tonsillektomie, bei beidseitiger Tonsillenvergrößerung im Zweifel ebenfalls Indikation zur Tonsillektomie, um eine ausreichend große Gewebeprobe zu erhalten. Immunhistologische Merkmale sind wichtige Grundlagen der Tumorklassifikation.

Prognose

Der Verlauf ist abhängig von der Klassifikation und vom Stadium. Bei Befall nur einer Lymphknotengruppe ist die Prognose wesentlich besser als bei primär extranodalem bzw. Organbefall. Bei Kindern ist die Prognose schlecht.

Halslymphknotenmetastasen bei bekanntem Primärtumor

In Lymphknoten kommen Karzinome nur als sekundäre Neubildung vor. Unter den bösartigen Tumoren des Halses sind etwa 40–50 % als Lymphknotenmetastasen zu diag-

nostizieren. Der Primärtumor liegt in 80–87 % der Fälle im Kopf-Hals-Bereich. Im Laufe des ersten Jahres werden die meisten Primärtumoren aufgedeckt. Bei etwa 20 % der Primärkarzinome im Kopf-Hals-Bereich liegt bei der Diagnosestellung eine kontralaterale Metastasierung vor. Bilaterale zervikale Lymphknotenmetastasen sind bei Mittellinientumoren und in fortgeschrittenen Tumorstadien zu erwarten. Symptom ist eine langsam an Größe zunehmende, meist derbe Schwellung im Halsbereich, die ab einer bestimmten Größe neben ästhetischen auch funktionelle Störungen verursacht. Diese können durch die Verdrängung oder durch invasives Wachstum (Nerven, Gefäße) bedingt sein. Manche größeren Metastasen ulzerieren und brechen nach außen auf. Zur Diagnose dienen Palpation, Sonographie, CT und Kernspintomographie. Zwingend ist die histologische Untersuchung der Gewebeprobe. Liegt allerdings ein bekanntes Karzinom im oberen Aerodigestivtrakt vor, so ist jede derbe Schwellung im Halsbereich metastasenverdächtig, eine gesonderte Entnahme einer Gewebeprobe zu diagnostischen Zwecken erübrigt sich in diesen Fällen.
Wird ein Primärtumor als Ursache der Lymphknotenmetastase nicht gefunden, spricht man vom CUP-Syndrom („carcinoma of unknown primary") (s. u.).

Therapie

Beim Plattenepithelkarzinom: Radikale oder modifiziert radikale Neck dissection und Nachbestrahlung. Bei histologischem Ergebnis einer Hämangiosis carcinomatosa, einer Lymphangiosis carcinomatosa oder eines kapselüberschreitenden Tumorwachstums erfolgt postoperativ eine Ratiochemotherapie. Sorgfältige Tumornachsorge (s. Kap. 4, S. 50). Zusätzlich muss der Primärtumor behandelt werden.
Beim undifferenzierten Karzinom: Insbesondere bei positivem IgA-Serum-Titer gegen VCA („virus capsid antigen") und EA („early antigen") des Epstein-Barr-Virus Vorgehensweise wie beim Nasopharynxkarzinom (undifferenziertes Nasopharynxkarzinom; s. maligne Nasopharynxtumoren, Kap. 16, Abschn. Tumoren, S. 359]): Strahlentherapie des Halses einschließlich Nasenrachenraum, eventuell Neck dissection. Sorgfältige Nachsorge mit VCA- oder EA-Tumormarkerbestimmung.
Bei Inoperabilität oder Ablehnung der Operation durch den Patienten: Es erfolgt eine primäre Bestrahlung, eventuell kombiniert mit einer Chemotherapie (s. Kap. 3.2, Abschn. Chemotherapie, S. 39).
Bei fortgeschrittenen inkurablen Karzinommetastasen: Da in vielen Fällen Schmerzen im Vordergrund stehen, muss eine ausreichende Analgesie erfolgen (s. Kap. 2.2, Abschn. Medikamentöse Schmerztherapie nach Stufenplan, S. 25). Ferner sollte eine Aufklärung über die unheilbare Erkrankung des Patienten je nach seiner individuellen Aufnahmefähigkeit angestrebt werden (s. Kap. 3.1, Abschn. Gesprächsführung mit inkurablen Tumorpatienten, S. 34). Ärztlicher Beistand ist sowohl ärztlich-psychologisch (s. Kap. 4, Abschn. Psychische und soziale Rehabilitation sowie Reintegration, S. 55) als auch medizinisch bis zum Tode notwendig.
Tumornachsorge: Medizinisch s. Kap. 4, S. 50, zusätzlich erfolgt die erneute Primärtumorsuche im Bereich des oberen Aerodigestivtraktes. Ärztlich-psychosoziale Nachsorge s. Kap. 4, Abschn. Psychische und soziale Rehabilitation sowie Reintegration, S. 55.

Lymphknotenmetastase bei unbekanntem Primärtumor (CUP-Syndrom)

In bis zu 5 % aller Tumormanifestationen des oberen Aerodigestivtraktes treten Lymphknotenmetastasen auf, ohne dass der Primärtumor erkennbar ist. Der Primärtumor (in der Regel Plattenepithelkarzinom) kann trotz intensiver Diagnostik einschließlich PET nicht gefunden werden. Der Primärtumor muss auch außerhalb des Kopf-Hals-Bereichs gesucht werden (v. a. bei einer Adenokarzinommetastase).
Die Diagnostik umfasst neben einer ausführlichen HNO-ärztlichen Untersuchung die MRT und/oder die Ganzkörper-CT, die Panendoskopie (Primärtumorsuche), gegebenenfalls mit Probeexzision aus Nasopharynx, Tonsille (Tonsillektomie) und Zungengrund. Zusätzlich muss, wenn durch diese Untersuchungen kein Primärtumor gefunden wird, eine Biopsie der Metastase erfolgen, wenn möglich eine Feinnadelpunktion (Zytologie) der Stanzbiopsie, eventuell eine isolierte Lymphknotenexstirpation. In Zweifelsfällen und bei Verdacht auf ein malignes Lymphom ist die Lymphknotenexstirpation immer erforderlich. Bei sehr großen Lymphknotenmetastasen kann in Ausnahmefällen eine Keilexzision oder Stanzbiopsie vorgenommen werden. Zur weiteren Primärtumorsuche kann ein PET oder PET-CT angezeigt sein. Zusätzlich kann eine interdisziplinäre Diagnostik mit der Frage Primärtumor (Urologe, Pneumologe, Gastroenterologe, Chirurg, Gynäkologe, Dermatologe) notwendig sein.

Therapie

Chirurgische Therapie: Sie besteht in der Neck dissection in Abhängigkeit von der N-Kategorie als radikale Neck dissection oder modifiziert radikale Neck dissection.
Radiotherapie: Die postoperative Bestrahlung ist insbesondere dann indiziert, wenn eine extranodale Tumorausbreitung nachweisbar ist und mehr als eine Lymphknotenmetastase im Neck-dissections-Präparat vorliegt. Das Zielvolumen umfasst die zervikalen Lymphknoten bilateral sowie die Schleimhaut des Oro- und Hypopharynx, bei kranialem Sitz der Metastase gegebenenfalls auch die Schleimhaut von Nasopharynx.

Prognose

Die Prognose ist abhängig von der Größe und Anzahl der Lymphknotenmetastasen und verschlechtert sich bei Vorliegen der Kategorien N2–N3.

Verletzungen

A. Dietz und F.-X. Brunner

Stumpfes Halstrauma

Stumpfe Verletzungen der Halsweichteile entstehen am häufigsten bei Verkehrsunfällen. Seltener sind sie durch Schlag, Stoß oder Strangulation bedingt. Neben den Hämatomen in den Halsweichteilen können Verletzungen der suprahyoidalen Muskulatur und des Zungenbeins auftreten und eine erhebliche Störung der Schluckfunktion nach sich ziehen. Neben der HNO-ärztlichen Spiegeluntersuchung ist eine Computertomographie der Halsweichteile zum Ausschluss von Gefäßverletzungen, Larynxfrakturen, freier Luft etc. indiziert.

Therapie

Starke Atemnot: Bei starker Atemnot ist eine Intubation oder Tracheotomie durchzuführen.
Blutung in die Atemwege: Bei Blutung in die Atemwege mit Aspirationsgefahr ist ein blockbarer Tubus einzusetzen.
Schwere Blutungen: Im Falle schwerer Blutungen muss die Blutungsquelle operativ aufgesucht und versorgt werden.
Bei Heiserkeit: In diesem Fall ist eine Spiegeluntersuchung des Kehlkopfes durchzuführen, um eine Verletzung im Larynxinneren auszuschließen (Stimmlippenparese, Aryluxation! Therapiemaßnahme s. Kap. 17, Abschn. Verletzungen, thermische/chemische Schäden, S. 396).

Prognose

Im Allgemeinen komplikationslose Abheilung, nur selten bleibende Schäden bezüglich Schluck- und Sprechfunktion. Durch Hämatome, Blutungen und Ödembildung kann es auch in den ersten Tagen nach dem Trauma noch zu bedrohlichen Atemnotsituationen kommen.

Äußere penetrierende Halsverletzungen

Offene Halswunden rühren von Stich-, Schnitt- und Schussverletzungen sowie von Verkehrs- und Sportunfällen her. Durch Geschosseinwirkung und Granatensplitter können massive Verletzungen der Halsorgane verursacht werden. Tief penetrierende Halsverletzungen entstehen am häufigsten bei Suizidversuchen. Je nach Ausmaß des Defektes und dessen Lokalisation können Haut, Muskulatur und Schilddrüse, die großen Halsgefäße, die Hirnnerven X, XI und XII, der N. phrenicus und N. sympathicus betroffen sein. Bei tiefen horizontalen Schnittwunden, wie sie nicht selten nach Suizidversuchen zu sehen sind, wird der Kehlkopf in typischer Weise an den membranösen Weichstellen zwischen Schildknorpel und Zungenbein oder zwischen Ringknorpel und erstem Trachealring verletzt. Bei tief greifenden scharfen Verletzungen kann es auch zur Mitverletzung des Hypopharynx und des Ösophagus kommen.

Therapie

Sicherung der Atemwege: Die Sicherung der Atemwege erfolgt durch Intubation oder Tracheotomie.
Stärkere Blutungen: Bei stärkeren Blutungen sind das Abklemmen bzw. die Ligatur des betreffenden Gefäßes indiziert.
Offene und penetrierende Verletzungen: Bei allen offenen und penetrierenden Verletzungen sollte unbedingt eine operative Behandlung angestrebt werden. Schusskanäle müssen eröffnet und Projektile entfernt werden, auch wenn die Einschussöffnung oft nur relativ klein erscheint. Verletzungen von Pharynx, Ösophaguseingang und zervikalem Ösophagusabschnitt müssen so früh wie möglich erkannt und wegen ihrer erheblichen Komplikationsgefahr sofort verschlossen werden. Der Wundverschluss wird durch mehrschichtige Naht durchgeführt. Unbedingt ist eine **peri- und postoperative Antibiose** unter besonderer Berücksichtigung potenzieller Anaerobier durchzuführen. Ferner ist auf ausreichenden Tetanusschutz zu achten. Ernährung über eine Magensonde ist bis zur endgültigen Abheilung erforderlich.

Prognose

Kleinere Verletzungen des Pharynx und des Ösophagus können primär wegen stark blutender und unübersichtlicher Wunden übersehen werden. Es bilden sich dann sekundär innere oder äußere Pharynxfisteln aus, die durch Infektion zu Abszedierung und phlegmonösen Entzündungen (s. Abschn. Entzündungen der Halsweichteile, S. 423) führen können. Weiterhin besteht die Gefahr von bedrohlichen Blutungen im Pharynx und folgenschweren Mitverletzungen der Halswirbelsäule (neurochirurgisches Konzil).
Stärkere Blutungen bei gleichzeitiger Kehlkopf- (s. Kap. 17, Abschn. Verletzungen, thermische/chemische Schäden, S. 396) und Trachealverletzung (s. Kap. 18, Abschn. Verletzungen, S. 407) bergen die Gefahr der Aspiration und nachfolgender Pneumonie in sich.

Missbildungen, muskuloskelettale Defekte

F. Bootz

Laterale Halsfisteln

Branchiogene Fisteln sind die Folge einer unvollständigen Abdeckung der Kiemenfurchen durch den zweiten Kiemenbogen, wodurch der Sinus cervicalis über einen dünnen

Kanal mit der Körperoberfläche verbunden bleibt. Die Fistelöffnung findet sich immer am Vorderrand des M. sternocleidomastoideus. Innere branchiogene Fisteln sind selten, sie münden zumeist im Bereich der Gaumenmandeln. Nicht selten sind Fistel und laterale Halszyste (s. u.) kombiniert. In 5 % der Fälle findet sich ein doppelseitiger Befund. Man sieht eine kutane Fistelöffnung am Vorderrand des M. sternocleidomastoideus, aus der es zu milchig trüben Absonderungen kommen kann, die entweder rezidivieren oder dauernd bestehen. Kommt es zu einer bakteriellen Entzündung, kann auch eine eitrige Sekretion entstehen. Eine röntgenologische Kontrastmitteldarstellung des Fistelverlaufes mit Gastrografin® ist möglich. Bei innerer Fistel gibt der Patient entsprechend geschmackliche Wahrnehmungen an.

Therapie

Vollständige Exstirpation: Sie ist notwendig, um Rezidive zu verhindern, die aus zurückgelassenen Epithelinseln entstehen können. Gegebenenfalls ist eine Verfolgung des Ganges durch die Karotisgabel hindurch einschließlich Tonsillektomie erforderlich. Intraoperative Farbstoffinjektionen mit Methylenblau und Einlegen von Sonden erleichtern die exakte Präparation.
Kleinkinder: Fallen die Fisteln bereits im Kleinkindesalter auf, so wird man bei reizlosen Verhältnissen bis ins Schulalter warten, um dann die Exstirpation durchzuführen.

Prognose

Ohne Therapie: Ohne operative Behandlung der Fisteln kann es zu einem chronischen Entzündungsprozess mit Mazeration der die Fistelöffnung umgebenden Haut kommen.
Mit Therapie: Gute Prognose, vorausgesetzt, die Fistel wurde vollständig entfernt. Ist dies nicht der Fall, so tritt ein Rezidiv auf.

Laterale Halszysten

Die Zysten sind Kiemenbogenrudimente und werden erst im Kindes- bzw. frühen Erwachsenenalter manifest. Bilaterale Zysten sind sehr selten. Die Zysten sind prallelastisch, fluktuierend und liegen vor bzw. unterhalb des M. sternocleidomastoideus. Infolge abgelaufener Entzündungen sind sie gelegentlich auch derb. Bei sekundär infizierten Zysten können starke Schmerzen und eine Mitreaktion der umgebenden Haut auftreten.

Therapie

Vollständige Exstirpation der Zyste: Bei der Zystenexstirpation muss beachtet werden, dass große Zysten durch ihr verdrängendes Wachstum die V. jugularis interna und den N. vagus nach lateral verdrängen können, sodass eine Gefährdung beider Strukturen bei der Operation entsteht. Die präoperative Eröffnung und Drainage einer Zyste kann zu starken Vernarbungen führen und die später notwendig werdende Exstirpation erheblich erschweren. Deshalb ist bei nicht entzündeten Zysten von einer Spaltung abzuraten.
Bei Empyem: In diesem Fall sind Antibiotikagabe und anschließende Exstirpation im entzündungsfreien Intervall indiziert. Eine Spaltung ist nur in seltenen Fällen notwendig. Die antibiotische Behandlung erfolgt mit Flucloxacillin (Staphylex® i. v. oder Kapseln, 3 g/d in 3 Einzeldosen) oder Aminopenicillin plus Betalaktamaseninhibitor i. v. oder oral (z. B. Augmentan®, 3 × 1,2–2,2 g/d i. v. oder 2 × 1 Tbl./d).
Bei Penicillin-Allergie: Clindamycin i. v. oder oral (z. B. Sobelin® 300 Hartkapseln, 0,9–1,8 g/d in 3–4 Einzeldosen), Erythromycin i. v. oder oral (z. B. Erythromycin AL 500, 3- bis 4-mal 1 Tbl./d) und als *Alternative* Cotrimoxazol (bei Erwachsenen, z. B. CotrimHefa 960 mg, 2 × 1 Tbl./d). Eine Umstellung erfolgt nach Vorliegen des Antibiogramms.

Prognose

Mit Therapie: Bei vollständiger Zystenexstirpation und Fehlen entzündlicher Veränderungen am Hals problemlose Abheilung ohne Neigung zum Rezidiv. Bei unvollständiger Zystenentfernung, vor allem bei entzündlichen Gewebsveränderungen am Hals, tritt mit hoher Wahrscheinlichkeit ein Rezidiv auf.
Ohne Therapie: Epitheliale Zystenanteile können karzinomatös entarten (branchiogenes Karzinom). Unbehandelt kann es zu rezidivierenden Entzündungen und Halsabszessbildung kommen.

Mediane Halszysten und Halsfisteln

Mediane Halszysten sind Residuen des Ductus thyreoglossus, mediane Halsfisteln entstehen meist sekundär aus einer eröffneten Zyste. Die Fisteln sind nach oben oft nur bis zum Zungenbein zu sondieren. Man sieht und tastet eine prallelastische Vorwölbung in der Mittellinie des Halses, vorwiegend unterhalb des Zungenbeins, von unterschiedlicher Größe, meist 1–2 cm im Durchmesser. Die Patienten leiden manchmal unter einem Globusgefühl und unter der ästhetischen Beeinträchtigung. Bei Vorliegen von Fisteln ist die umgebende Haut oft gerötet.

Therapie

Exstirpation der Zyste oder Fistel, wobei der Zungenbeinkörper mitreseziert werden muss, um Rezidive zu vermeiden.
Bei Abszessbildung: Es erfolgt eine antibiotische Behandlung mit Flucloxacillin (Staphylex® i. v. oder Kapseln, 3 g/d in 3 Einzeldosen) oder Aminopenicillin plus Betalaktamaseninhibitor i. v. oder oral (z. B. Augmentan®, 3 × 1,2–2,2 g/d i. v. oder 2 × 1 Tbl./d).
Bei Penicillin-Allergie: Clindamycin i. v. oder oral (z. B. Sobelin® 300 Hartkapseln, 0,9–1,8 g/d in 3–4 Einzeldosen),

Erythromycin i.v. oder oral (z.B. Erythromycin AL 500, 3- bis 4-mal 1 Tbl./d) und als *Alternative* Cotrimoxazol (bei Erwachsenen, z.B. CotrimHefa 960 mg, 2 × 1 Tbl./d). Eine Umstellung erfolgt nach Vorliegen des Antibiogramms.

Prognose

Mit Therapie: Erfolgt die Exstirpation der Zyste bzw. der Fistel zusammen mit dem Zungenbeinkörper, so ist das Auftreten eines Rezidivs sehr selten. Dies trifft für den Fall, dass der Zungenbeinkörper belassen wurde, nicht zu.
Ohne Therapie: Ohne operative Therapie kann es zu einer permanenten Größenzunahme der Zyste kommen, die sich chronisch infizieren und zu einem Abszess entwickeln kann. Besteht eine Fistel, so kann es durch die chronische Entzündung zu einer Mazeration der Haut im Bereich der Fistelöffnung kommen.

Halsrippensyndrom, Skalenussyndrom

Zeichen eines Halsrippensyndroms sind die meist vom 7. Halswirbel ausgehenden, oft beidseits rudimentär angelegten Rippenstümpfe, die bei ca. 1 % der Bevölkerung auftreten. Frauen sind häufiger betroffen als Männer. Oft findet sich auch ein pathologischer Ansatz des Scalenus-anterior-Syndroms. Nur in etwa 10 % der Fälle kommt es bei dieser Anomalie zu Beschwerden durch mechanische Behinderung der A. und V. subclavia und des Plexus brachialis. In der Folge können Durchblutungsstörungen des Unterarms und der Hand, Brachialgien und Plexuslähmungen auftreten. Zusätzlich können intermittierend zerebrale Ischämien und Schwindelerscheinungen sowie Hinterkopfschmerzen und Doppelbilder entstehen.

Therapie

Krankengymnastik.
Operative Maßnahmen: Nur bei Versagen konservativer krankengymnastischer Therapiemaßnahmen, insbesondere bei ausgeprägten neurologischen Symptomen und intermittierender venöser Thrombose, kommen operative Maßnahmen infrage. Dazu gehören die Durchtrennung des Ansatzes des M. scalenus anterior und/oder die Resektion der Rippe. Es sind drei Zugangswege möglich: der vordere Zugang über die Supraklavikulargrube, der hintere Zugang nach vertikaler Durchtrennung der Nackenmuskulatur und der transaxilläre Zugang.

Prognose

Die alleinige Durchtrennung des M. scalenus anterior ist nach den Erfahrungen mehrerer Autoren mit über 50 % Fehlergebnissen belastet. Die Resektion der ersten Rippe hat bessere Ergebnisse zur Folge, wobei diese vom Ausmaß der Resektion abhängen. Die erste Rippe muss fast vollständig entfernt werden, lediglich das Rippenköpfchen und der -hals dürfen belassen werden. Ein zu langer Rippenstumpf ist für eine Persistenz der Beschwerden verantwortlich.

Torticollis (Caput obstipum, konnataler Schiefhals)

Zu den angeborenen Schiefhalsformen zählt man den **muskulären Schiefhals**, den **ossären Schiefhals** infolge kongenitaler Missbildungen der Halswirbelsäule und den **neurogen bedingten, spastischen Schiefhals**. Am häufigsten kommt der muskuläre Schiefhals vor.

Therapie

Muskulärer Schiefhals: Die konservative Therapie führt beim muskulären Schiefhals nur in leichten Fällen zum Ziel und ist bei Säuglingen in den ersten 3–4 Lebensmonaten indiziert. Die konservativen Maßnahmen beschränken sich auf regelmäßige passive Dehnungen des erkrankten Muskels mit Hebung des Kopfes und Drehung nach der gesunden Seite.
In allen anderen Fällen muss ein operativer Eingriff erfolgen. Der günstigste Zeitpunkt für die Operation liegt zwischen dem 6. und 12. Lebensmonat. Es werden der Ansatz und/oder der Ursprung des M. sternocleidomastoideus durchtrennt.
Spastischer Schiefhals: Beim spastischen Schiefhals kann durch eine Durchtrennung des N. accessorius eine Besserung herbeigeführt werden, vor allem dann, wenn der M. sternocleidomastoideus und der M. trapezius besonders betroffen sind.
Ossärer Schiefhals: Er wird orthopädisch behandelt. Eine kausale Therapie ist in der Regel nicht möglich. Durch Lagerung in korrigierenden Gipsschalen wird versucht, das Wachstum in eine bestimmte Richtung zu lenken.
Postoperative Nachbehandlung: Nach operativer Therapie des muskulären und spastischen Schiefhalses muss über Wochen nach der Operation konservativ nachbehandelt werden. Bei Säuglingen und Kleinkindern sollte der Kopf in einer überkorrigierten Stellung fixiert werden. Krankengymnastik.

Prognose

Ohne Operation: Die konservative Behandlung des muskulären Schiefhalses führt nur in leichten Fällen zum Ziel. Nach längerem Bestehen kann es zu sekundären Wachstumsschädigungen des Kopfskelettes mit Verkrümmung der Schädelbasis, Asymmetrie des Gesichts und einer Skoliose der Halswirbelsäule kommen.
Mit Operation: Rezidive sind selbst nach operativen Eingriffen häufig.

21 Erkrankungen der Halswirbelsäule

K. Hörmann und E. Biesinger

Pathologische Veränderungen insbesondere der oberen Halswirbelsäule können zu Symptomen führen, die den Patienten veranlassen, zum Hals-Nasen-Ohren-Arzt zu gehen. Meist sind diese pathologischen Veränderungen funktioneller Natur, denn wie die klinische Erfahrung zeigt, führt die Wiederherstellung einer normalen Funktion der Halswirbelsäule zu einer Beseitigung oder Linderung der Beschwerden. Im Vordergrund der Therapie steht daher die konservative Behandlung der Halswirbelsäule unter spezieller Berücksichtigung ihrer Bewegungsfunktionen.
Degenerativ entstandene knöcherne Veränderungen an der Halswirbelsäule haben selten einen unmittelbaren Krankheitswert, sie sind Ausdruck der reparativen Architektur des Körpers. Liegen degenerative Wirbelsäulenveränderungen vor, sind sie zunächst nicht als Krankheit, sondern als Hinweis darauf zu betrachten, dass es dem Körper gelungen ist, die durch chronische Dysfunktion strapazierten Bänder, Bandscheiben und Gelenke zu stützen und zu stabilisieren.
Unter neurophysiologischen Aspekten ergeben sich Zusammenhänge mit den nachfolgenden Krankheitsbildern bzw. Symptomenkomplexen.

Schmerzen im Kopf-Hals-Bereich

Schmerzen treten aufgrund der von der oberen Halswirbelsäule ausgehenden sensiblen Innervation im Kopf-Hals-Bereich auf (s. Kap. 2.1, Abschn. Leitsymptom Kopfschmerz, S. 16).

Vertebrolabyrinthäre Erkrankungen

Einzelheiten zu vertebrolabyrinthären Erkrankungen s. Kap. 12, S. 181, zu Morbus Menière s. Kap. 9.3, S. 159.

Zentralvestibuläre Symptome

Zentralvestibuläre Symptome liegen aufgrund der Verknüpfung der Propriorezeptoren der oberen Halswirbelsäule mit dem zentralvestibulären System vor. Einzelheiten s. Kap. 12, S. 180.

Vertebrokochleäre Symptome, vertebroakustischer Unfall

Einzelheiten zu vertebrokochleären Symptomen s. Kap. 12, S. 181, Details zum vertebroakustischen Unfall sind in Kap. 9.1, Abschn. Kochleäre Schwerhörigkeit, S. 121, beschrieben.

Globus

Das Globusgefühl ist ein Symptom. In einigen Fällen ist vermutlich ein Verspannen des M. constrictor pharyngis oder des Killianschen Schleudermuskels (Konstriktorenspasmus) als Somatisierung einer subjektiven Stresssituation (Globus nervosus) mitbeteiligt. Störungen der Halswirbelsäule können mitbeteiligt sein (s. Kap. 12.1, Meth. 12-1, S. 182). Weitere Einzelheiten s. Kap. 16, Abschn. Globus, S. 350.

Funktionelle Stimmstörungen

Einzelheiten zu funktionellen Stimmstörungen s. Kap. 17, Abschn. Funktionelle Dysphonien, Aphonien, S. 375.

Vertebragener Tinnitus

Bei einem vertebragenen Tinnitus spielen funktionelle Störungen der Kopfgelenke und des Segments C 3/C 4 eine Rolle. Sehr selten kommt es aufgrund degenerativer Veränderungen zur Stenosierung der A. vertebralis und durch dadurch bedingte Strömungsgeräusche zu pulssynchronen Ohrgeräuschen. Weitere Einzelheiten s. Kap. 9.1, Abschn. Tinnitus, S. 135.

22 Sonstige HNO-Erkrankungen

M. Holderried und B. P. Weber

AIDS und AIDS-assoziierte Erkrankungen im HNO-Bereich

Erworbenes Immundefektsyndrom, AIDS-Diagnose

Das durch das „Human Immunodeficiency Virus" (HIV) induzierte erworbene Immundefektsyndrom AIDS („acquired immunodeficiency syndrome") ist endemisch verbreitet und weist insbesondere in Afrika eine zunehmende Inzidenz und Prävalenz auf. Die meisten AIDS-Patienten leiden zu Beginn oder im Verlauf der Erkrankung an Veränderungen im Kopf-Hals-Bereich. Neben Personen aus den klassischen Risikogruppen wie homo- und bisexuelle Männer, HWG-Männer und -Frauen, Drogenabhängige und Bluter lassen sich Erkrankte auch in anderen Personengruppen wie z. B. Patienten nach Transfusionen oder Kinder infizierter Mütter finden. Da das oft sehr komplexe Erscheinungsbild der Immunschwäche eine im Einzelnen zu modifizierende Therapie erfordert, wird im Folgenden auf die wichtigsten und häufigsten Therapieprobleme im HNO-Bereich eingegangen. Im Vordergrund stehen Infektionen, Lymphknotenveränderungen, Neoplasien und neurootologische Symptome:

- bei ausgeprägtem Bild von AIDS (nach opportunistischen Infektionen),
- bei HIV-Enzephalopathie,
- bei HIV-positiven Patienten mit ARC-(„AIDS-related-complex"-)Symptomen,
- eventuell bei HIV-positiven Frauen mit Kindern.

Therapie

Therapie bei Erwachsenen

Seit der Entwicklung von Zidovudin sind in den letzten zwei Jahrzehnten mehr als 20 antiviral wirkende Substanzen in fünf Substanzklassen zur Therapie der HIV-Infektion zugelassen worden. Die stetige Weiterentwicklung von Medikamenten und damit der therapeutischen Optionen hat die Prognose deutlich verbessert und erfordert zugleich den aktuellen Informationsstand des Therapeuten. Standard ist inzwischen eine Kombinationstherapie zur Hemmung der Virusreplikation.

Grundlagen: Die antiretrovirale Therapie verhindert die Krankheitsprogression durch Hemmung der Virusreplikation. Mit dem Rückgang HIV-bedingter Symptome kommt es meist zu einer deutlichen Verbesserung des Immunsystems. Die heutigen antiretroviralen Kombinationstherapien haben eine wesentlich bessere Wirksamkeit, jedoch auch Nebenwirkungen wie Kopfschmerz, gastrointestinale Beschwerden, Neuropathie und Anämie. Daher wird der geeignete Zeitpunkt des Therapiebeginns bei HIV-seropositiven Patienten noch immer kontrovers diskutiert.

Therapieindikationen (Tab. 22-1): Eine antiretrovirale Kombinationstherapie wird für alle Patienten mit einer symptomatischen HIV-Erkrankung empfohlen. Bei symptomfreien HIV-seropositiven Patienten sollte sie bei einer CD4-Zellzahl unter 350 Zellen/µl erwogen und vor Erreichen einer CD4-Zellzahl von 200 Zellen/µl durchgeführt werden. Zusätzlich ist die Viruslast als Parameter für die Dringlichkeit einer Therapie zu berücksichtigen. Mit der Zunahme der Viruslast steigt das Risiko einer immunologischen und klinischen Progression und begründet somit die Behandlungsindikation. Bei Auftreten eines akuten retroviralen Syndroms mit Mononukleose-ähnlichen Symptomen, begleitet von einer Serokonversion kurz nach der HIV-Infektion, kann ebenfalls eine antiretrovirale Kombinationstherapie indiziert sein. Vor Beginn einer Initialtherapie sind zusätzlich die individuelle Lebensweise des Patienten, die Komorbidität und andere notwendige Therapien zu berücksichtigen.

Initialtherapie: „Nukleosidische Reverse-Transkriptase-Hemmer" (NRTI), Proteaseinhibitoren (PI) und „nichtnukleosidische Reverse-Transkriptase-Hemmer" (NNRTI) werden derzeit für die Initialtherapie angewandt (Auflistung von Präparaten und Dosierung s. Tab. 22-2). Zur Festlegung des Therapieregimes ist eine Diagnostik bezüglich möglicher genotypischer Medikamentenresistenzen, einer Virushepatitis, einer Störung des Fettstoffwechsels, Störungen von Herz-Leber- oder Nierenfunktion sowie eines möglichen Diabetes mellitus durchzuführen.

Empfohlen wird die Kombination von zwei „nukleosidischen Reverse-Transkriptase-Hemmern" (NRTI) mit einem „nichtnukleosidischen Reverse-Transkriptase-Hemmer" (NNRTI) oder einem geboosteten Proteinaseinhibitor mit niedrig dosiertem Ritonavir (NNRTI). Die bisher häufig verwendete Kombination von drei NRTI scheint in der Initialtherapie den NNRTI- oder geboosteten PI-Therapieregimen in ihrer Wirkung unterlegen zu sein und sollte nur noch für spezielle Indikationen angewandt werden.

Efavirenz hat ein gutes Wirkungs- und geringes Nebenwirkungsspektrum und ist damit ein geeigneter NNRTI für die Initialtherapie. Bei Frauen darf Efavirenz wegen der Teratogenität vor allem im ersten Trimenon der Schwangerschaft nicht angewendet werden und erfordert bei nichtschwangeren Frauen eine adäquate Kontrazeption während der Therapie.

Nevirapin (NNRTI) ist in der Schwangerschaft eine geeignete Alternative. Es ist ebenso eine alternative Medikation bei zentralnervösen Nebenwirkungen oder ausbleibender Wirkung von Efavirenz.

Lopinavir ist der bedeutendste Ritonavir-geboostete Proteinaseinhibitor, gefolgt von Atazanavir, Saquinavir und Fosamprenavir. Die Gefahr einer Hyperlipidämie ist bei der Anwendung von Atazanavir und Ritonavir geringer als bei Lopinavir. Die häufigste Nebenwirkung von Atazanavir ist die asymptomatische Hyperbilirubinämie.

Von den „nukleosidischen Reverse-Transkriptase-Hemmern" (NRTI) wird für die Initialtherapie Tenofovir kombiniert mit Emtricitabin, Zidovudin kombiniert mit Lami-

Tab. 22-1 Antiretrovirale Therapieindikationen/-empfehlungen.

Symptomatische HIV-Erkrankung	
	• antiretrovirale Therapie empfohlen (A)
Asymptomatische HIV-Erkrankung	
CD4-Zellzahl ≤ 200/µl	• antiretrovirale Therapie empfohlen (A)
CD4-Zellzahl zwischen 200/µl und 350/µl	• antiretrovirale Therapie möglich (A–B) • zusätzliche Berücksichtigung weiterer Faktoren (Viruslast, Komorbidität, Lebensweise)
CD4-Zellzahl zwischen 350/µl und 500/µl	• antiretrovirale Therapie vertretbar, aber nicht empfohlen (C) • Ausnahmen bilden Patienten mit einer sehr hohen Viruslast (≥ 100 000 HIV-1-RNA-Kopien/ml)
CD4-Zellzahl ≥ 500/µl	• antiretrovirale Therapie derzeit nicht empfohlen

A = eindeutige Therapieempfehlung; B = Therapie ratsam/möglich; C = noch keine gesicherten Daten für eine Therapieempfehlung.

vudin oder Abacavir kombiniert mit Lamivudin empfohlen. Dabei ist zu beachten, dass Tenofovir zwar gut toleriert wird, allerdings bei Patienten mit eingeschränkter Nierenfunktion nur bedingt anwendbar ist. Abacavir besitzt darüber hinaus eine Wirkung auf Viren mit der Mutation M184V, die sich durch andere Therapieregime entwickeln kann. Bei einer Kombination von Abacavir mit Lamivudin besteht die Gefahr, dass eine HLA-assoziierte Medikamentenunverträglichkeit ein Wechsel des Therapieregimes erfordert.

Bei einer Therapie mit „nukleosidischen Reverse-Transkriptase-Hemmern" (NRTI) ist zu beachten, dass Zidovudin und Stavudin aufgrund ihrer antagonistischen Wirkung nicht kombiniert werden dürfen. Ebenfalls ist eine Kombination von Stavudin und Didanosin wegen der sich addierenden toxischen Effekte und Abacavir in Kombination mit Tenofovir zu vermeiden.

Anpassung der Therapie: Trotz der ständigen Weiterentwicklung der antiretroviralen Therapie ist häufig ein Wechsel des Therapieregimes erforderlich. Ursachen sind meist eine Medikamentenunverträglichkeit, nicht beherrschbare Nebenwirkungen, Therapieversagen und eine mangelnde Compliance bei aufwendigen Einnahmeschemata. In der Regel treten bei Unverträglichkeit und Nebenwirkungen die ersten Symptome schon sehr früh auf. Ist die Unverträglichkeit bzw. Nebenwirkung auf ein Medikament zurückzuführen, kann es gegen ein anderes derselben Substanzklasse ausgetauscht werden. Entwickelt sich ein Therapieversagen (z. B. durch medikamenteninduzierte Resistenzentwicklung des HI-Virus), muss das Therapieregime zugunsten neuerer antiretroviraler Wirkstoffe abgeändert werden.

Spezielle Patientengruppen: Ziel der antiretroviralen Therapie bei Schwangeren ist es, neben der Therapie der werdenden Mutter auch die Virusübertragung auf das Kind zu verhindern. Dennoch ist vor allem im ersten Trimenon die Therapieindikation aufgrund der Teratogenität einiger antiretroviral wirksamer Substanzen sehr streng zu stellen.

Für Patienten mit einer Hepatitis-B-Koinfektion eignen sich die Wirkstoffe Tenofovir und Emtricitabin oder Lamivudin.

Bei Patienten mit einer Hepatitis-C-Koinfektion sollte die gleichzeitige Gabe von Didanosin und Ribavirin vermieden werden. Diese Kombinationstherapie erhöht dabei das Risiko einer Pankreatitis und einer Laktatazidose.

Werden eine HIV-Infektion und eine Tuberkulose gleichzeitig diagnostiziert, ist neben der eventuell erforderlichen antiretroviralen Therapie unverzüglich mit der tuberkulostatischen Therapie zu beginnen.

Therapieerfolg: Ein möglicher Therapieerfolg lässt sich frühestens nach 4–6 Wochen beurteilen, oft dauert es jedoch 3–4 Monate und in seltenen Fällen kann es bis zu 6 Monate dauern. Anzeichen einer nicht ausreichenden Wirksamkeit der antiretroviralen Therapie sind ein zu geringer Abfall der HIV-RNA innerhalb der ersten 4–6 Wochen bzw. das ausbleibende Absinken unter die Nachweisgrenze nach 6 Monaten, ein signifikanter Abfall der CD4-Zellzahl und eine weitere klinische Krankheitsprogression. Bleibt der Therapieerfolg aus, ist, sofern möglich, ein additives oder alternatives Therapieregime zu wählen.

Supportive Maßnahmen: Neben den auszugsweise dargestellten medizinischen Behandlungsmaßnahmen sollte eine gesunde Ernährung und beim symptomlosen HIV-Infizierten eine regelmäßige körperliche Betätigung angeregt werden. Nicht selten muss eine Suchttherapie erfolgen.

Um die Patienten bei ihrer Bewältigungsstrategie unterstützen zu können, muss der betreuende Arzt sich stets über das psychische Befinden orientieren.

Viele Patienten benötigen Unterstützung, wie sie etwa in Selbsthilfegruppen gegeben werden kann, oder seltener eine Psychotherapie. Die Patienten müssen sich selbst annehmen können, um den notwendigen Lebensmut zu erhalten.

Prophylaxe

Grundsätzlich muss angemerkt werden, dass der Prävention, d. h. dem angemessenen sozialen Verhalten (Sexualle-

Tab. 22-2 Antiretrovirale Stoffklassen, Substanzen und Dosierung.

Substanz bzw. Substanzgruppe	Handelsname	Wichtigste Nebenwirkungen	Diätvorschrift	Darreichungsform	Dosis
Reverse-Transkriptase-Hemmer – Nukleosidanaloga		hepatische Steatose, selten Laktatazidose, Lipodystrophie-Syndrom			
Abacavir	Ziagen®	Hypersensitivitäts-Syndrom		Tabletten à 300 mg Saft	2 × 300 mg
Didanosin	Videx®	Pankreatitis, Neuropathie, Lipoatrophie	nüchtern einnehmen	Kapseln à 400 mg Kapseln à 250 mg oder 125 mg Pulver	> 60 kg KG: 1 × 400 mg < 60 kg KG: 1 × 250 mg oder 2 × 125 mg
Emtricitabin	Emtriva®	Kopfschmerz, Anämie		Kapseln à 200 mg Saft 10 mg/ml	1 × 200 mg
Lamivudin	Epivir®	Kopfschmerz		Tabletten à 300 mg Tabletten à 150 mg Lösung	1 × 300 mg oder 2 × 150 mg
Stavudin	Zerit®	Neuropathie, Pankreatitis, Lipoatrophie		Kapseln à 40 mg Kapseln à 30 mg	> 60 kg KG: 2 × 40 mg < 60 kg KG: 2 × 30 mg
Zidovudin	Retrovir®	Neutropenie, Anämie, Myopathie, Lipoatrophie (geringer)		Kapseln à 250 mg Saft	2 × 250 mg
Kombinationspräparat: Lamivudin + Zidovudin	Combivir®	Kopfschmerz, Neutropenie, Anämie, Myopathie		Tabletten à (150 mg/300 mg)	2 × (150 mg + 300 mg)
Kombinationspräparat: Lamivudin + Zidovudin + Abacavir	Trizivir®	Kopfschmerz, Neutropenie, Anämie, Myopathie, Hypersensitivitäts-Syndrom		Tabletten à (150 mg/300 mg/300 mg)	2 × 150 mg + 2 × 300 mg + 2 × 300 mg
Kombinationspräparat: Lamivudin + Abacavir	Kivexa®			Tabletten à (300 mg/600 mg)	1 × 300 mg + 1 × 600 mg
Kombinationspräparat: Tenofovir + Emtricitabin	Truvada®			Tabletten à (300 mg/200 mg)	1 × 300 mg + 1 × 200 mg
Nukleotidanaloga					
Tenofovir	Viread®	gastrointestinale Beschwerden (Durchfall, Übelkeit), selten Nierenfunktionsstörungen		Tabletten à 300 mg	1 × 245 mg
Proteaseinhibitoren		Glukoseintoleranz, Fettstoffwechselstörungen, Lipodystrophie-Syndrom, gastrointestinale Beschwerden			

ben) und dem adäquaten medizinischen (hygienischen) Vorgehen (z. B. Transfusionen) eine entscheidende Bedeutung zukommt. Eine kausale Therapie existiert bislang nicht. Der Erreger der erworbenen Immunschwäche (AIDS), das HIV („human immunodeficiency virus"), wird durch homo- und bisexuelle Kontakte, bei der Übertragung von Blut, Blutprodukten und Organen sowie von infizierten Schwangeren prä-, peri- und postnatal übertragen. Das Virus

Tab. 22-2 (Fortsetzung)

Substanz bzw. Substanzgruppe	Handelsname	Wichtigste Nebenwirkungen	Diät-vorschrift	Darreichungsform	Dosis
Fosamprenavir	Telzir® (USA: Lexiva)	Diarrhö		Tabletten à 700 mg	2 × 1400 mg in Kombination mit Ritonavir Fosamprenavir: 1 × 1400 mg Ritonavir: 1 × 200 mg oder Fosamprenavir: 2 × 700 mg Ritonavir: 2 × 100 mg
Atazanavir	REYATAZ®	Hyperbilirubinämie, Diarrhö, Kopfschmerzen	mit Mahlzeit einnehmen	Kapseln à 100, 150 oder 200 mg	1 x 400 mg in Kombination mit Ritonavir Atazanavir: 1 × 300 mg Ritonavir: 1 × 100 mg
Indinavir	CRIXIVAN®	Nephrolithiasis, Hyperbilirubinämie, trockene Haut und Schleimhäute, Onychodystrophie	nüchtern bzw. fettreduziert einnehmen	Kapseln à 400 mg	3 x 800 mg in Kombination mit Ritonavir Indinavir: 2 × 400 mg Ritonavir: 2 × 100 mg
Lopinavir + Ritonavir	Kaletra®	Fettstoffwechselstörungen, Übelkeit, Diarrhö	mit Mahlzeit einnehmen	Kapseln à (133 mg/ 33 mg) Lösung	2 × 400 mg + 2 × 100 mg
Nelfinavir	VIRACEPT®	Übelkeit, Diarrhö/ Diarrhö, Übelkeit	nicht nüchtern einnehmen	Tabletten à 250 mg Pulver	2 × 1250 mg
Ritonavir	Norvir®	Diarrhö, Übelkeit, Hypertriglyzeridämie		Kapseln à 100 mg Saft	üblicherweise nur zur Boosterung verwendet: 2 × 100–200 mg Saft: 2 × 1,3 ml
Saquinavir	INVIRASE®	Diarrhö, Übelkeit (meist mild)	mit protein-/ fettreicher Kost einnehmen	Tabletten à 500 mg	in Kombination mit Ritonavir Saquinavir: 2 × 1000 mg Ritonavir: 2 × 100 mg
Reverse-Transkriptase-Hemmer – nichtnukleosidisch		Arzneireaktionen			
Delavirdin	Rescriptor	Arzneiexanthem		Tabletten à 200 mg	3 × 400 mg
Efavirenz	SUSTIVA®, Stocrin	psychotrope Nebenwirkungen, Arzneiexanthem		Tabletten à 200 mg Kapseln à 600 mg	1 × 600 mg
Nevirapin	Viramune®	Arzneiexanthem, Hepatotoxizität		Tabletten à 200 mg	2 × 200 mg 14 Tage 1 × 200 mg, dann 2 × 200 mg
Fusionsinhibitoren		Arzneireaktionen			
Enfuvirtid	Fuzeon®	lokale Induration an der Einstichstelle		Ampullen à 90 mg	2 × 90 mg s. c.

dringt leicht in T-Helfer-Zellen, aber auch z. B. in Gliazellen des Gehirns, Retikulumzellen und Zellen des Kolons ein. Das Virus kann in solchen Zellen inkorporiert oder auch in freier Form übertragen werden. Geringe Mengen infektiösen Materials können theoretisch bereits eine Infektion auslösen (z. B. 5–100 µl), bei größeren Mengen steigt das Risiko stark. Im HNO-Bereich kann dies besonders durch Blut und Speichel geschehen.

Um eine Übertragung vom Patienten auf den Arzt oder von Patient zu Patient zu vermeiden, sind unter anderen folgende Gesichtspunkte zu berücksichtigen:

Da bis zu 80 % der Infizierten jahrelang symptomlos bleiben, erfolgt jede Palpation im Kopf-Hals-Bereich, bei der man mit Körpersekreten in Kontakt kommen kann, grundsätzlich mit Handschuhen.

Bei operativen Eingriffen an HIV-Infizierten sollte das ärztliche und nichtärztliche Personal mit Mundschutz und Schutzbrille ausgerüstet sein. Bei vermuteter Inokulation gefährlichen Materials erfolgt umgehend die Ausschwemmung mittels Druck auf die Umgebung (bei Stichverletzungen muss es dadurch bluten), ein Wegspülen mit alkoholischen Lösungen (5 min) oder eine Behandlung der Gingiva mit 0,3 % Wasserstoffperoxid. Alle im HNO-Bereich benutzten Geräte wie z. B. Endoskope müssen vor jedem Gebrauch ausreichend, z. B. in 70 %igem Alkohol, desinfiziert werden. Die mechanische Reinigung von Instrumenten sollte erst nach einer ersten Desinfektion erfolgen. Thermische Desinfektionsverfahren mit gleichzeitiger Reinigung im geschlossenen System sind anzustreben. Bei Einhaltung der bekannten Hygienevorschriften ist eine Infektion sehr unwahrscheinlich, insbesondere wenn man im eigenen Verhalten die Möglichkeit des symptomlosen HIV-Trägers berücksichtigt.

Eine Übertragung bei den üblichen sozialen Kontakten, wie z. B. Händeschütteln, ist bisher nicht nachgewiesen worden, obwohl das HIV auf Oberflächen bis zu 7 Tage überlebensfähig ist.

Eine Isolierung des Patienten erfolgt in der Regel zum Schutz des Patienten vor Infekten, nicht zum Schutz der Umgebung.

Postexpositionsprophylaxe

Der Nutzen einer (beruflichen) Postexpositionsprophylaxe (PEP) und der nichtberuflich bedingten Postexpositionsprophylaxe (nPEP) ist unbestritten. Die Wirkungsweise der Reverse-Transkriptase-Hemmer und der Proteaseinhibitoren (biologische Plausibilität), die Ergebnisse tierexperimenteller und retrospektiver Untersuchungen sowie die Wirksamkeit der HIV-Postexpositionsprophylaxe bei Neugeborenen zur Prävention der neonatalen HIV-Infektion stützen die Indikation für die postexpositionelle Anwendung einer antiretroviralen Therapie zur Verhinderung einer HIV-Infektion. Die PEP muss so früh wie möglich – bis wenige Stunden nach der Exposition – eingeleitet werden. Zusätzlich sind die folgenden Sofortmaßnahmen unverzüglich nach erfolgter Exposition einzuleiten.

Sofortmaßnahmen: Bei Stich- oder Schnittverletzungen muss der Blutfluss durch Druck auf das umliegende Gewebe für mehr als eine Minute gefördert werden. Unmittelbar danach folgt eine lokale Antiseptik. Bei Kontaminationen von Haut, Auge oder Mundhöhle ist eine unverzügliche Spülung mit einem geeigneten Antiseptikum durchzuführen. Alternativ kann auch Leitungswasser verwendet werden. Die Antiseptika sollten dabei eine viruzide Wirksamkeit besitzen (Tab. 22-3). Diese Empfehlungen sind analog den Empfehlungen sonstiger Stich- und Schnittverletzungen und letztlich nicht durch Studien validiert.

Nach den Sofortmaßnahmen wird durch den D-Arzt in Absprache mit der exponierten Person das weitere Procedere festgelegt. Neben der Unfalldokumentation und der PEP beinhaltet es den ersten HIV-Test, die Abnahme einer Hepatitisserologie und gegebenenfalls den sofortigen Beginn einer aktiven Immunisierung gegen Hepatitis B bei nicht geimpften Exponierten sowie gegebenenfalls eine Tetanus-Impfung.

Voraussetzungen: Die Voraussetzungen für die PEP ergeben sich aus dem relevanten Übertragungsrisiko (Art des übertragenen Materials, Viruskonzentration, Art der Exposition, Dauer der Exposition) als Folge des Kontaktes zwischen einer HIV-seronegativen und einer HIV-seropositiven Person. Die Zustimmung der exponierten Person zur Klärung des HIV-Status ist damit ebenso wie die Exposition Voraussetzung für eine medikamentöse PEP. Bei positivem HIV-Test und beruflicher Exposition muss neben der nicht namentlichen Meldepflicht an das Robert-Koch-Institut eine Meldung an die zuständige Berufsgenossenschaft erfolgen. Bei unbekanntem Serostatus der Indexperson (HIV-infizierten Person) ist dieser ebenfalls zu überprüfen. Eine Ablehnung der Diagnostik durch die Indexperson muss allerdings respektiert werden.

Infektionsrisiko: Bei perkutaner Exposition liegt das durchschnittliche HIV-Infektionsrisiko bei ca. 0,3 %, wesentlich höher ist es bei tiefen Stich- oder Schnittverletzungen, frischen Blutspuren auf dem verletzenden Instrument, Verletzung mit einer Hohlnadel, welche zuvor in einem Gefäß platziert war, und bei einer hohen Viruslast der Indexperson. Folgende Fragen sind zu beantworten:

- Zeitpunkt des Kontaktes mit der HIV-seropositiven Person?
- Möglicher Übertragungsweg? Art der Verletzung? Blutkontamination des verletzenden Instrumentes?
- Serostatus der Indexperson? Resistenzentwicklung? Stadium der HIV-Erkrankung?
- Bisher durchgeführte Maßnahmen?

Indikation: Eine HIV-PEP ist bei Kontakten mit einem erhöhtem Infektionsrisiko zu empfehlen. Angeboten werden kann sie bei Haut- oder Schleimhautkontakt (vor allem bei sichtbaren Verletzungen) mit Sekreten hoher Viruskonzentrationen. Ein Kontakt zu infektiösem Material mit der intakten Haut rechtfertigt hingegen keine medikamentöse PEP. Mit der medikamentösen Therapie sollte so früh wie

Tab. 22-3 Antiseptika im Rahmen der Postexpositionsprophylaxe-Empfehlungen der Deutschen AIDS-Gesellschaft (DAIG) und der Österreichischen AIDS-Gesellschaft (ÖAG).

	Haut (geschädigt oder entzündet)	Wunden	Mundhöhle	Augen
Ethanol-basierte Kombination mit				
• PVP-Iod (Betaseptic®)	x	x	x	–
• wässrige isotone 2,5 %ige PVP-Iod-Lösung	–	–	–	x

Tab. 22-4 Empfehlungen zur Kombinations-Postexpositionsprophylaxe der Deutschen AIDS-Gesellschaft (DAIG) und der Österreichischen AIDS-Gesellschaft (ÖAG).

Zidovudin + Lamivudin	kombiniert mit	• Nelfinavir (VIRACEPT®, 2 × 1250 mg)
entweder als		oder
• Combivir® (2 × 300/150 mg)		• Indinavir (CRIXIVAN®, 3 × 800 mg)
oder als		oder
• Retrovir® (2 × 250 mg)		• Lopinavir/Ritonavir (Kaletra®, 2 × 400/100 mg)
plus		oder
• Epivir® (2 × 150 mg oder 1 × 300 mg)		• Efavirenz (SUSTIVA®/Stocrin, 1 × 600 mg)

möglich begonnen werden. Ab 72 Stunden nach Exposition ist eine PEP nur noch bedingt zu empfehlen.

Durchführung: Als Standardprophylaxe wird derzeit eine antiretrovirale Dreierkombination für mindestens 4 Wochen empfohlen. Eine längere Therapiedauer ist insbesondere bei einer massiven Kontamination und bei einem postexpositionellen Zeitraum von mehr als 36 Stunden bis zum Therapiebeginn zu erwägen. Je nach Verträglichkeit, Infektionsrisiko und Vorbehandlung einschließlich möglicher Resistenzen der Indexperson bestehen folgende Kombinationsmöglichkeiten (Tab. 22-4):

- 2 nukleosidische Reverse-Transkriptase-Hemmer (NRTI) + 1 Proteaseinhibitor (PI)
- 2 nukleosidische Reverse-Transkriptase-Hemmer (NRTI) + 1 nichtnukleosidische Reverse-Transkriptase-Hemmer (NNRTI)

Besonders geeignete Proteaseinhibitoren sind Indinavir, Lopinavir und Nelfinavir aufgrund der günstigen Einnahmebedingungen und der geringen Nebenwirkungen.

Zidovudin, Lamivudin und Tenofovir sind die bedeutendsten nukleosidischen Reverse-Transkriptase-Hemmer (NRIT). Abacavir sollte wegen seines Nebenwirkungspotenzials im Rahmen der PEP nicht eingesetzt werden.

Efavirenz (NNRTI) ist potenziell teratogen, daher muss vor dessen Anwendung eine Schwangerschaft ausgeschlossen werden. Die Indikation für Nevirapin (NNRTI) ist aufgrund der bekannten Nebenwirkungen im Rahmen der PEP sehr streng zu stellen.

Eine hämatologische und laborchemische Diagnostik mit Antikörpertestung sollte alle 2 Wochen bis 3 Monate nach der Exposition durchgeführt werden. Eine weitere HIV-Testung ist nach 6 Monaten anzuschließen.

Nebenwirkungen: Im Vordergrund stehen vor allem Kopfschmerzen sowie gastrointestinale Nebenwirkungen mit Übelkeit, Erbrechen und Diarrhö während der ersten Therapiewochen. Diese sind in der Regel mit längerer Therapiedauer abnehmend und nach Beendigung der PEP reversibel. Seltenere Nebenwirkungen können eine erhöhte Insulin-Resistenz und erhöhte Triglyzerid- und Cholesterinspiegel sein. Für Medikamente, bei denen ernste und nicht reversible Nebenwirkungen bekannt sind (z. B. Nevirapin, Abacavir), sollte die Indikation ebenfalls sehr streng gestellt werden.

Experten-Rat: Besondere Situationen erfordern trotz bestehender Leitlinien das Einholen einer Expertenmeinung vor Initiierung einer medikamentösen PEP. Beispielhaft sind hier ein Zeitraum nach Exposition von mehr als 24 Stunden, eine mögliche Schwangerschaft der exponierten Person und eine lange antiretrovirale Vorbehandlung der Indexperson mit möglicher Resistenzentwicklung zu nennen (Hotline Robert-Koch-Institut: 01888 7543467 oder 01888 7543420; Hotline Bundeszentrale für gesundheitliche Aufklärung [BzgA]: 0221 892031).

Schriftliche Einverständniserklärung nach Aufklärung über folgende Punkte:

- relatives Risiko einer akzidentellen HIV-Infektion;
- verfügbare Daten zur Sicherheit und Effektivität der PEP;
- Aufklärung über potenzielle mutagene und teratogene Risiken;
- Aufklärung über die Möglichkeit einer HIV-Übertragung bei Sexualkontakten durch die potenzielle akzidentelle Infektion (Kondome!);
- Maßnahmen einer effektiven Empfängnisverhütung während der PEP;
- Notwendigkeit einer ärztlichen Überwachung.

Opportunistische HNO-Infektionen und assoziierte Erkrankungen bei AIDS

Herpes zoster

Die Radikuloneuritis mit typischer Bläschenbildung entsteht durch Reaktivierung einer früheren Infektion mit dem Varicella-Zoster-Virus (Windpocken). Daraus folgt die typische segmentale Anordnung im Versorgungsbereich der durch die befallenen Nerven versorgten Dermatome (s.a. Zoster oticus, Kap. 7, Abschn. Entzündungen, S. 73). Herpes-zoster-Infektionen können bei HIV-Patienten schon bei gutem Immunstatus beobachtet werden und nehmen in fortgeschritteneren Krankheitsstadien zu.

Therapie

Medikation: Aciclovir (z.B. Aciclovir AL 800, 5 × 800 mg/d für mind. 7–14 Tage), Famciclovir (Famvir® Zoster, 3 × 250 mg/d für mind. 7 Tage) oder Brivudin (z.B. Zostex® 125 mg, 1 × 1 Tbl./d für mind. 7 Tage). Bei ausgedehnten Läsionen ist eine i.v. Therapie mit Aciclovir (3 × 5–10 mg/kg KG/d in 500 ml physiologischer NaCl über 1 Std.) erforderlich.

Bei Therapieversagen: Foscarnet-Natrium (z.B. Foscavir®, 3 × 40–60 mg/kg KG/d in 500 ml physiologischer NaCl über jeweils 1–2 Std.). Bei bakterieller Superinfektion sollte zusätzlich eine antibiotische therapie mit einem Breitspektrumantibiotikum (z.B. Augmentan®, 3 × 1,2–2,2 g/d i.v.) erfolgen. Gegebenenfalls ist im Anschluss an die Akuttherapie eine Dauerprophylaxe (z.B. Aciclovir, 1 × 800 mg/d) erforderlich. Bei CMV-negativen und HIV-seropositiven Patienten ist zur Vorbeugung des Erkrankungsrisikos eine Impfung mit Zostavax derzeit nicht zu empfehlen.

Zytomegalieinfektion

Aufgrund einer hohen Durchseuchungsrate kann sich bei HIV-seropositiven Patienten durch die Reaktivierung einer latenten Infektion eine akute CMV-Infektion ausbreiten. Häufig manifestiert sie sich als CMV-Retinitis, kann aber auch Schleimhautulzerationen z.B. in Mundhöhle und Pharynx oder eine Ösophagitis verursachen. Seltenere Manifestationen sind CMV-Pneumonien, -Enzephalitiden und -Hepatitiden. Eine bakterielle Superinfektion ist möglich und die Diagnostik erfordert gelegentlich eine Biopsie der Ulzerationen.

Therapie

Medikation: Foscarnet-Natrium i.v. 2 × 90 mg/kg KG/d für 3 Wochen und Ganciclovir i.v. (z.B. Cymeven®, 2 × 5 mg/kg KG/d für 2–3 Wochen. *Alternativ* Cidofovir i.v. (z.B. VISTIDE, 1 × 5 mg/kg KG/Wo.) für mindestens 3 Wochen unter nephroprotektiver Begleittherapie mit Probenecid (z.B. Probenecid Weimer®). Bei *schweren Formen* ist eine Kombinationstherapie aus Foscarnet und Ganciclovir zu erwägen. Bei *bakterieller Superinfektion* sollte zusätzlich eine antibiotische Therapie mit einem Breitspektrumantibiotikum (z.B. Augmentan®, 3 × 1,2–2,2 g/d i.v.) erfolgen. Gegebenenfalls ist im Anschluss an die Akutbehandlung eine Dauerprophylaxe (z.B. mit VISTIDE, jede 2. Wo. 1 × 5 mg/kg KG) durchzuführen.

Herpes simplex

Bei HIV-seropositiven Patienten können vor allem in den fortgeschrittenen Krankheitsstadien immer wieder besonders stark ausgeprägte, nicht abheilende klinische Herpes-Manifestationen beobachtet werden. Sind diese tief ulzeriert und superinfiziert, ist eine Differenzierung zu CMV-Ulzera deutlich erschwert und muss gegebenenfalls durch eine Biopsie geklärt werden.

Therapie

Medikation: Aciclovir (z.B. Aciclovir 800 – 1 A Pharma®, 5 × 1 Tbl./d für 7 Tage) oder Famciclovir (z.B. Famvir® Zoster 250 mg, 3 × 1 Tbl./d für 7 Tage). Bei *ausgedehnten Läsionen*: Aciclovir 3 × 5–10 mg/kg KG/d in 500 ml physiologischer NaCl über jeweils 1 Stunde.

Bei Therapieversagen: Foscarnet (z.B. Foscavir®, 3 × 40–60 mg/kg KG/d in 500 ml physiologischer NaCl über jeweils 1–2 Stunden). Bei *bakterieller Superinfektion* sollte zusätzlich eine antibiotische Therapie mit einem Breitspektrumantibiotikum (z.B. Augmentan®, 3 × 1,2–2,2 g/d i.v.) erfolgen. Gegebenenfalls ist im Anschluss an die Akutbehandlung eine Dauersuppression (z.B. Aciclovir 800 – 1 A Pharma®, 1 × 1 Tbl./d) erforderlich.

Candidiasis

Aufgrund der geschwächten Abwehrfunktion kann eine Pilzinfektion in fortgeschrittenen Krankheitsstadien häufiger beobachtet werden. Eine Candidiasis, meist verursacht durch C. albicans, ist die häufigste Pilzinfektion bei HIV-Patienten. Eine Candida-Infektion manifestiert sich vor allem in Mundhöhle, Pharynx und Ösophagus. Seltener werden intrapulmonale Manifestationen beobachtet.

Therapie

Lokal: Amphotericin B (z.B. Ampho-Moronal® Suspension, 4 × 1 Pip./d), Miconazol (z.B. Daktar® 2 % Mundgel, 4 × ½ Messl./d) oder Nystatin (z.B. Adiclair®-Suspension, 3- bis 6-mal tgl. 1 ml Susp.) jeweils nach den Mahlzeiten. Bei schwereren Krankheitsverläufen ist zusätzlich eine systemische Therapie erforderlich.

Systemisch: Amphotericin B (z.B. Amphotericin B Pulver, Initialdosis 0,1 mg/kg KG/d, Steigerung mögl. bis 1 mg/kg KG/d), liposomales Amphotericin B (z.B. AmBisome®, Initialdosis 1 mg/kg KG/d, Steigerung mögl. bis 3 mg/kg KG/d), Fluconazol (z.B. Diflucan®, 1 × 100–400 mg/d) oder Voriconazol (z.B. VFEND i.v., 2 × 4–6 mg/kg KG/d).

Akute Tonsillitis

Die akute Tonsillitis ist eine durch β-hämolysierende Streptokokken (seltener Pneumokokken, Staphylokokken, Haemophilus influenzae) induzierte Entzündung. Klinische Symptome sind beidseitige Rötung und Schwellung der Gaumenmandeln, verbunden mit gelben Stippchen, starke Halsschmerzen und Fieber, eventuell auch Schüttelfrost.

Therapie

Wie Therapie bei Krankheitsbild ohne AIDS (s. Kap. 16, Abschn. Entzündungen, S. 337), in hartnäckigen Fällen kann die Tonsillektomie indiziert sein. Bei Schluckunfähigkeit ist eine intravenöse Flüssigkeitssubstitution erforderlich.

Prognose

Oft kommt es trotz intensiver medikamentöser Behandlung zu Rezidiven.

Akute Sinusitis

Entzündungen des Nasennebenhöhlensystems sind bei HIV-Patienten häufig und weisen nicht selten schwere Verläufe auf. Dabei kann jeder banale Infekt der Nasenhaupthöhle mit einer Begleitsinusitis assoziiert sein. Das Erregerspektrum weist neben Viren, Streptokokken, Staphylokokken Diplococcus pneumoniae, Haemophilus influenzae und seltener Anaerobier und Pilze auf. Je nach Erreger kann die Sinusitis nichtpurulent (katarrhalisch) oder purulent sein.

Therapie

Wie Therapie bei Krankheitsbild ohne AIDS (s. Kap. 14.4, Abschn. Entzündungen, S. 269), jedoch kann eine operative Sanierung erforderlich sein.

Speicheldrüsenbefall

Neben einer purulenten Sialadenitis und vermehrt auftretenden Immunsialadenitiden sind auch lymphoepitheliale Parotiszysten zu beobachten.

Therapie

Die verschiedenen Sialadenitiden werden wie bei HIV-seronegativen Patienten behandelt (s. Kap. 14.6, Abschn. Entzündungen, S. 316). Lymphoepitheliale Parotiszysten sollten nur nach strenger Indikationsstellung operativ entfernt werden.

Prognose

Purulente Sialadenitiden neigen zum Rezidiv.

Kaposi-Sarkom

Das HIV-assoziierte Kaposi-Sarkom ist bei AIDS-Patienten der häufigste maligne Tumor im Kopf-Hals-Bereich. Etwa 30 % aller HIV-seropositiven Patienten entwickeln stadienunabhängig ein disseminiertes Kaposi-Sarkom. Der Krankheitsverlauf ist dabei häufig aggressiver als bei der klassischen Form des Kaposi-Sarkoms. Gelegentlich sind die typischen lividroten, bräunlichen Flecken oder Knoten entlang der Hautspaltlinien die Erstmanifestation der AIDS-Erkrankung. Häufig betroffen bei oraler Manifestation ist die Schleimhaut des Hartgaumens, seltener sind Zunge und Gingiva befallen. Im weiteren Krankheitsverlauf kann es zu monströsen Schwellungen des Gesichts oder ganzer Extremitäten kommen.

Therapie

Grundsätzlich ist unter Berücksichtigung des Allgemeinzustandes und der nach der Therapie zu erreichenden Lebensqualität vorzugehen.

Antiretrovirale Therapie: Immer erforderlich ist die Einstellung des Patienten auf eine effiziente antiretrovirale Therapie (HAART). Bei schon bestehender antiviraler Therapie ist diese zu überprüfen und gegebenenfalls umzustellen (z. B. bei Anstieg der HIV-Viruslast, Abnahme der $CD4^+$-T-Lymphozyten).

Diese Therapie ist im Frühstadium häufig ausreichend. Gegebenenfalls ist eine **lokale Therapie**, wie z. B. Tumorabtragung etwa mit dem CO_2-Laser, bei Schluck- und Atembeschwerden erforderlich. Bei **Tumorprogredienz** kann in Abhängigkeit von der Immunitätslage eine systemische Interferontherapie durchgeführt werden. Ist die $CD4^+$-Zellzahl geringer als 200/µl, ist eine Chemotherapie mit liposomalen Anthrazyklinen in Erwägung zu ziehen.

Im fortgeschrittenen Tumorstadium und bei Versagen der bisherigen Therapie: In diesem Fall kann eine Chemotherapie mit Paclitaxel versucht werden und als Ultima Ratio eine Polychemotherapie (z. B. ABV-Schema).

Eine **Indikation zur Strahlentherapie** sollte, obwohl das Kaposi-Sarkom sehr strahlensensibel ist, aufgrund der häufig schwer beherrschbaren Nebenwirkungen (z. B. Mukositis) sehr streng gestellt werden.

Prognose

Trotz zunächst häufiger, lokaler Tumorkontrolle ist die Rezidivrate groß und die Prognose ungünstig. Kommen Anämie und andere Infektionen hinzu wird die Therapie erschwert und ein rasch progredienter Krankheitsverlauf ist nicht selten.

Lymphome

Non-Hodgkin-Lymphome treten bei AIDS vermehrt auf.

Therapie

Die Behandlung erfolgt nach Staging durch den internistischen Onkologen und Radiotherapeuten.

Prognose

Schlecht.

Neurootologische Störungen

Periphere Nerven (auch Hirnnerven) sind bei etwa 15 % der AIDS-Patienten beeinträchtigt. Periphere Neuropathien sind bei fortgeschrittenem Krankheitsstadium häufig. Oft kann kein neurotroper Erreger wie z.B. Toxoplasma gondii, Treponema pallidum, Varicella zoster oder Zytomegalie-Virus als Ursache gefunden werden.

Therapie
Bei Erregernachweis Behandlung der Infektion. Sonst wie bei den entsprechenden vestibulären und kochleären Störungen, jedoch unter Berücksichtigung der Immunschwäche (ggf. kein Cortison).

Prognose
Vollständige Erholungen sind möglich. Insgesamt ist die Prognose zweifelhaft.

Tumoren

Seltene Tumoren und Pseudotumoren

Aufgrund der extremen Vielfalt seltener Tumoren und Pseudotumoren im HNO-Fachgebiet können im Folgenden nur einige besonders relevante Erkrankungen kurz angesprochen werden. Die Hinweise können eine differenzierte beispielsweise onkologische oder otologische Betreuung und Beratung gegebenenfalls vorbereiten und sollten helfen, eine Kommunikationsbasis aufzubauen.

Weichteiltumoren
Das Auftreten von bösartigen Weichteiltumoren im Kopf-Hals-Bereich ist sehr selten und hat sich durch neuere, multinodale Therapiekonzepte deutlich verbessert. Schon bei Tumorverdacht und vor der Histologiegewinnung ist die Betreuung in einem onkologischen Zentrum erforderlich. Die Entnahme einer Gewebeprobe erfordert aufgrund der hohen Tendenz zur Zellverschleppung äußerste Sorgfalt und in Absprache mit dem künftigen Operateur. Der Biopsiekanal, der Drainagekanal und die Punktionsstelle müssen dabei immer zum später zu entfernenden Präparat fallen. An eine ausführliche Diagnostik sollte sich stets eine interdisziplinäre Therapieplanung gemeinsam mit den internistischen Onkologen und den Radioonkologen anschließen. Zu berücksichtigen ist dabei das unterschiedliche biologische Verhalten von Weichteiltumoren bei Kindern und bei Erwachsenen.
Eingeteilt werden können Weichteiltumoren nach ihrer histomorphologischen Entität. Unterschieden werden dabei im Wesentlichen Bindegewebstumoren, Fettgewebstumoren, Tumoren der glatten und der Skelettmuskulatur, Tumoren von Blut- und Lymphgefäßen, Tumoren des peripheren Nervensystems, Tumoren von Knochen und Knorpel, Tumoren aus mehreren Gewebstypen und Tumoren unbekannter Histiogenese (Tab. 22-5).

Therapie
Die Therapie der Weichteiltumoren ist abhängig vom **Tumorgrading**, der **lokalen Tumorausdehnung** und dem **Vorhandensein von Metastasen**. Sie sollte immer interdisziplinär geplant und wenn möglich an einem Tumorzentrum durchgeführt werden. Wesentlich ist dabei die operative Therapie, da die Prognose maligner Weichteiltumoren meist unabhängig von der Tumorgröße durch die Radikalität der Primäroperation bestimmt wird. Bei Primärtumor im Kopf-Hals-Bereich werden zusätzlich eventuell befallene Halslymphknoten durch eine Neck dissection entfernt. Bei eingeschränkten Möglichkeiten einer radikalen Tumorentfernung (vor allem im Kopf-Hals-Bereich) kann eine präoperative Bestrahlung zur Tumorreduktion erforderlich sein. Meist wird diese jedoch nach der Tumorresektion durchgeführt. Vor allem bei hochmalignen Tumoren sollte zusätzlich eine Chemotherapie (z.B. mit Ifosfamid, Adriamycin oder Dacarbazin) durchgeführt werden.
Besonderheiten bei Kindern: Wenn möglich sollten Diagnostik und Therapie in einem kinderonkologischen Zentrum durchgeführt werden. Bei malignen Weichteiltumoren im Kindesalter kann eine präoperative Chemotherapie erforderlich sein. Vor allem bei der Planung operativer Maßnahmen im Kopf-Hals-Bereich müssen gemeinsam mit den Eltern die weiteren Therapieoptionen unter Berücksichtigung der Folgeschäden und des therapeutischen Nutzens abgewogen werden.

Weichteilsarkome
Sarkome sind mesenchymale Neubildungen der Weichteile, der inneren Organe und des Skelettsystems. Häufig sind Sarkome bereits bei Diagnosestellung größer als 2 cm und metastasieren meist hämatogen in die Lunge und seltener in Lymphknoten, Leber und Skelettsystem. Die Prognose von Weichteilsarkomen ist insgesamt ungünstig. Eine Übersicht der Stadieneinteilung der Weichteilsarkome enthält Tabelle 22-6.

Therapie
Grundsätzlich sollte bei Weichteilsarkomen die Therapieplanung interdisziplinär unter Berücksichtigung der **histopathologischen Tumorentität**, des **Tumorstadiums**, der **Lokalisation** und des **individuellen Gesundheitszustandes** des Patienten erfolgen. Sowohl **Diagnostik** als auch **Therapie** dieser seltenen Tumorerkrankungen sollten in **onkologischen Tumorzentren** erfolgen. Auskünfte, welches Zentrum für welchen Tumor spezialisiert ist, können bei den regionalen Tumorzentren eingeholt werden. Dort werden die Patienten häufig im Rahmen von multizentrischen Studien behandelt, weshalb im Folgenden nur auf die Therapieprinzipien eingegangen.
Bei **Kindern und Jugendlichen** sollten Diagnostik, Therapie und Tumornachsorge in einem Zentrum für Kinderonkologie erfolgen.

Tab. 22-5 Histomorphologische Klassifikation der Weichteiltumoren (nach Weiss SW, Goldblum JR. Enzinger and Weiss's Soft Tissue Tumors. St. Louis: Mosby 2001).

Tumorartig	Benigne	Intermediär	Maligne
• Fibromatose (Desmoide) • noduläre Fasziitis • proliferative Myositis	• Fibrom • Fibroblastom		• Fibrosarkom
• fibröses Hämatom	• fibröses Histiozytom • juveniles Xanthogranulom	• atypisches Fibroxanthom	• malignes fibröses Histiozytom (MFH)
• Retikulohistiozytom		• Dermatofibrosarkom	
• Lipomatose	• Lipom	• atypisches Lipom	• Liposarkom
• Leiomyomatose	• Leiomyom • Rhabdomyom		• Leiomyosarkom • Rhabdomyosarkom
• Hämangiomatose	• Hämangiom • Hämangioperizytom	• Hämangioendotheliom	• Angiosarkom • malignes Hämangioperizytom
• Lymphangiomatose	• Lymphangiom		• Lymphangiosarkom
• tendovaginaler Riesenzelltumor	• Synovialom		• Synovialsarkom • maligner Riesenzelltumor der Sehnenscheiden
• ossifizierende Pseudotumoren • Myositis ossificans	• extraskelettales Osteom/ Chordom		• extraskelettales Osteosarkom/ Chondrosarkom
• Neurofibromatose • neuromuskuläres Hamartom	• Schwannom • Neurofibrom • Granularzelltumor		• malignes Schwannom • maligner Granularzelltumor • maligner Tritontumor • maligner peripherer neuroektodermaler Tumor (PNET)
		• Paragangliom	• malignes Paragangliom
		• kongenitaler Granularzelltumor • Myxom	• alveoläres Weichteilsarkom • Epitheloidsarkom • Klarzellsarkom • extraskelettales Ewing-Sarkom

Die **Therapie** besteht aus folgenden **drei Säulen**, die häufig kombiniert werden:

- **Operative Therapie:** Nur eine mögliche R0-Resektion bietet die größtmögliche Chance auf Heilung. Empfohlen wird ein longitudinaler Sicherheitsabstand von 5 cm und 2 cm zur Tiefe. Aspekte der Rekonstruktion sind deshalb vor allem im Kopf-Hals-Bereich schon bei der Festlegung des Resektionsausmaßes zu berücksichtigen.
- **Strahlentherapie:** Weichteilsarkome sind mäßig strahlensensibel. Eine Radiotherapie kann prä-, peri- bzw. intraoperativ und postoperativ durchgeführt werden. Dies ist abhängig von Tumorstadium und Lokalisation. So kann bei größeren Tumoren durch eine präoperative Bestrahlung eine Tumorverkleinerung und somit möglicherweise die Operabilität erreicht werden. Eine postoperative Radiatio soll Frührezidive verhindern.
- **Chemotherapie:** Adriamycin (ADM), Ifosfamid (IFS) und Dacarbazin (DTIC) sind potenziell wirksame Zytostatika bei insgesamt eingeschränkter Ansprechbarkeit der Weichteilsarkome im Erwachsenenalter. In randomisierten, multizentrischen Studien zeigten Kombinationstherapien (z.B. ADM plus DTIC, ADM plus IFS) eine höhere Remissionsrate im Vergleich zur Monotherapie, jedoch keine signifikante Verbesserung der Überlebenszeit.

Einzelheiten zur **Schmerztherapie** s. Kap. 2.2, S. 24, und Details zur psychischen Betreuung s. Kap. 3.1, S. 32.

Tumornachsorge (s. Kap. 4, S. 50): Empfohlen werden Kontrolluntersuchungen alle 3 Monate in den ersten 3 Jahren. Diese beinhalten die klinische Untersuchung, Labordiagnostik, Röntgen-Thorax und Sonographie der ehemaligen Tumorregion. Eine Kernspintomographie derselben

Tab. 22-6 TNM-Klassifikation der Weichteilsarkome (UICC, Wittekind u. Wagner 1997) und deren Stadieneinteilung (UICC 1997).

T	Primärtumor
T1 a	Tumordurchmesser ≤ 5 cm Lokalisation oberflächlich zur Fascia superficialis ohne deren Infiltration
T1 b	Tumordurchmesser ≤ 5 cm Lokalisation unterhalb der Fascia superficialis und/oder deren Infiltration sowie retroperitoneale, mediastinale bzw. Beckentumoren
T2 a	Tumordurchmesser > 5 cm Lokalisation oberflächlich der Fascia superficialis ohne deren Infiltration
T2 b	Tumordurchmesser > 5 cm Lokalisation unterhalb der Fascia superficialis und/oder deren Infiltration sowie retroperitoneale, mediastinale bzw. Beckentumoren
N	**Regionäre Lymphknoten**
Nx	regionäre Lymphknoten können nicht beurteilt werden
N0	keine regionären Lymphknotenmetastasen
N1	regionäre Lymphknotenmetastasen
M	**Fernmetastasen**
Mx	Fernmetastasen können nicht beurteilt werden
M0	keine Fernmetastasen vorhanden
M1	Fernmetastasen
G	**Histopathologischer Malignitätsgrad (UICC)**
Gx	Differenzierungsgrad nicht bestimmbar
G1	gut differenziert
G2	mäßig differenziert
G3/4	schlecht differenziert/undifferenziert

Aus der TNM-Klassifikation und dem Grading erfolgt folgende Stadieneinteilung:	
Stadium IA	G1–2, T1 a–b, N0, M0
Stadium IB	G1–2, T2 a, N0, M0
Stadium IIA	G 1–2, T2 b, N0, M0
Stadium IIB	G 3–4, T1 a–b, N0, M0
Stadium IIC	G 3–4, T2 a, N0, M0
Stadium III	G 3–4, T2 b, N0, M0
Stadium IVA	jedes G, jedes T, N1, M0
Stadium IVB	jedes G, jedes T, N1, M1

sollte alle 5 Monat durchgeführt werden. Nach 3 Jahren kann das Intervall der Kontrolluntersuchungen auf 6 Monate und nach 5 Jahren auf 12 Monat ausgedehnt werden.

Prognose

Die Prognose der Weichteilsarkome variiert in Abhängigkeit von Tumorlokalisation, Ausdehnung und Histologie (Grading). Insgesamt sind im Kopf-Hals-Bereich vor allem bei ausgedehnten Tumoren operative Resektionsmaßnahmen eingeschränkt. Dies hat ebenso wie das Vorliegen von Fernmetastasen einen ungünstigen Einfluss auf die Prognose.

Im Folgenden werden einzelne Entitäten nochmals einzeln aufgeführt, da sie oft als eigenständige Erkrankung betrachtet werden.

Aggressive Fibromatose (extraabdominales Desmoid, Desmoid-Tumor, invasives Fibrom)

Die sehr seltene aggressive Fibromatose ist den tiefen oder auch muskuloaponeurotischen Fibromatosen zuzuordnen. Sie ist semimaligne einzustufen. Diese vom faserproduzierenden Bindegewebe ausgehenden Tumoren ähneln im Hinblick auf ihr lokal destruierendes Wachstum einem malignen Tumor. Ihr radiologisch und makroskopisch oft nicht zu erkennendes Wachstum entlang muskuloaponeurotischen Strukturen wirft oft therapeutische Probleme auf. Trotz radikaler chirurgischer Resektion kommt es häufig zu Lokalrezidiven. Eine Metastasierung tritt nicht auf.

Therapie

Vollständige Tumorexstirpation: Unter Berücksichtigung des typischen Wachstums entlang bindegewebiger bzw. aponeurotischer „Leitlinien" ist sie die Therapie der Wahl. Die oft sehr großen Defekte müssen häufig plastisch, z. B. durch freie, mikrovaskulär anastomosierte Lappen (s. Kap. 14.5, Abb. 14.5-1, S. 306) gedeckt werden.

Radiatio: Indiziert ist eine Bestrahlung bis möglichst 65 Gy mit breitem Sicherheitsabstand; dies kann zur Tumorregression führen. In jüngerer Zeit wurde wiederholt über erfolgreiche Bestrahlungen berichtet.

Chemotherapie: Bei ausgedehnten Tumoren konnten mit einer Chemotherapie mittelfristige Remissionen bzw. Teilremissionen erzielt werden. Zur Schmerztherapie und psychischen Begleitung s. Kap. 2.2, S. 24, und Kap. 3.1, S. 32.

Bei Rezidiven muss eine Nachoperation oder bei Ablehnung durch den Patienten eine Radiatio mit breitem Sicherheitsabstand durchgeführt werden. Eine sarkomatöse Entartung ist auch nach Radiatio selten.

Prognose

Mit Rezidiven nach erfolgter Erstoperation muss gerechnet werden.

Malignes Hämangioperizytom

Es handelt sich beim malignen Hämangioperizytom um sehr seltene, von den Zimmermann'schen Perizyten ausgehende Gefäßtumoren. Ein Vorkommen im Kopf-Hals-Bereich wird in bis zu einem Fünftel der Fälle beschrieben. Eine Metastasierung ist möglich. Klinisch imponiert ein gefäßreicher Weichteiltumor. Die Möglichkeiten der bildgebenden Diagnostik (z. B. CT, MRT, Agio) sind dabei nicht spezifisch und dienen meist nur der Ausschlussdiagnose und OP-Planung.

Therapie

Operation: Therapie der Wahl ist die großzügige **Exstirpation** mit einem 2–3 cm großen Sicherheitsabstand. Eine präoperative Tumorembolisation ist besonders im NNH-Bereich wiederholt beschrieben worden. Bei fortgeschrittenem Tumorwachstum im Bereich des Ohrs, der Schädelbasis, des Nasennebenhöhlensystems oder in fortgeschrittenem Alter kann auch die **primäre Radiatio** angezeigt sein. Diese sollte, sofern kein erhöhtes Risiko einer Strahlenmyelopathie besteht, mit Dosen bis zu 70 Gy erfolgen. Über eine erfolgreiche Protonentherapie wurde berichtet.

Bei Metastasierung: Es kann in Einzelfällen eine Chemotherapie erfolgen. Im Kindesalter wird die Therapie durch den Kinderonkologen modifiziert.

Zur **Schmerztherapie** und psychischen Begleitung s. Kap. 2.2, S. 24, und Kap. 3.1, S. 31.

Prognose

Die Erkrankung kann auch bei radikaler Exstirpation nach Jahren rezidivieren. Heilungen sind selten. Bei intensiver Therapie mit Operation und Bestrahlung kann eine Progredienz über viele Jahre hinweg (bis zu 15 Jahre) verhindert werden. Nach erfolgter Metastasierung ist die 3-Jahres-Überlebensrate gering.

Rhabdomyosarkom

Das Rhabdomyosarkom ist bei Kindern der häufigste maligne Weichteiltumor im Kopf-Hals-Bereich. Alle Weichteiltumoren bei Kindern und Jugendlichen sollten im Rahmen pädiatrisch-onkologischer Therapiestudien (z. B. CWS 91/96) behandelt werden.

Histologisch werden das **embryonale**, das **alveoläre** und das **pleomorphe Rhabdomyosarkom** unterschieden.

Ferner werden folgende vier z. T. postoperative Tumorstadien unterschieden:

- lokal begrenzter, vollständig resezierter Tumor;
- resezierter Tumor, Ränder histologisch nicht in sano, mit oder ohne Lymphknotenbefall;
- makroskopisch inkomplette Resektion oder Biopsien mit großem Residualtumor;
- Metastasierung zur Zeit der Diagnosestellung.

Neben der Stadieneinteilung sind folgende sieben Lokalisationsgruppen definiert:

- Orbita;
- Kopf/Hals, nicht parameningeal;
- Kopf/Hals, parameningeal;
- Urogenitaltrakt, Blase/Prostata;
- Urogenitaltrakt, nicht Blase/Prostata: paratestikuläre Tumoren, Tumoren von Vagina und Uterus;
- Extremitäten: Tumoren der unteren bzw. oberen Extremität, Tumoren der Schultergürtelmuskulatur, Tumoren der Gesäßmuskulatur;
- übrige: Tumoren des kleinen Beckens, des Abdomens, des Stammes (**Cave**: Tumoren von Schultergürtel- bzw. Gesäßmuskulatur sind Extremitätentumoren!).

Therapie

Aus **Stadieneinteilung** und **Lokalisation** ergeben sich unterschiedliche Risikogruppen, die jeweils individuell behandelt werden müssen. Wesentliche Therapieprinzipien sind dabei die **operative Tumorentfernung**, die **Bestrahlung** und die **Chemotherapie**.

Das oft komplizierte Vorgehen sollte interdisziplinär in einem Zentrum für pädiatrische Onkologie festgelegt werden (z. B. Induktionschemotherapie, dann Operation, dann Radiatio, anschließend Chemotherapie).

Die Behandlung kann sich über einen Zeitraum von 40 Wochen bis zu etwa 2 Jahren erstrecken. Häufig verwendete Substanzen sind: Vincristin, Dactinomycin, Adriamycin oder in neuerer Zeit Vincristin, Carboplatin, Epirubicin, Vindesin und Ifosfamid. Residualtumoren bzw. Metastasen werden bei Stadium-II- bis -IV-Tumoren mit 45–55 Gy bei Kindern je nach Lokalisation modifiziert bestrahlt. Bei Beteiligung der Meningen wird, wenn möglich, immer bestrahlt. Ein operatives Vorgehen ist, sofern indiziert, grundsätzlich konservativ und nicht verstümmelnd angelegt. Klinisch relevante Lymphknoten werden entfernt.

Grundsätzlich sollte die Therapieplanung interdisziplinär unter Berücksichtigung des Tumorstadiums, der Lokalisation und des individuellen Gesundheitszustandes des Patienten erfolgen. Sowohl **Diagnostik** als auch **Therapie** dieser seltenen Tumorerkrankungen sollten in **onkologischen Tumorzentren** erfolgen. Auskünfte, welches Zentrum für welchen Tumor spezialisiert ist, können bei den regionalen Tumorzentren eingeholt werden.

Prognose

Die Prognose wird durch Lokalisation, Resektabilität, Metastasierung und Histopathologie bestimmt. Kinder unter 1 Jahr haben gegenüber Kindern bis zum 10. Lebensjahr meist eine etwas ungünstigere Prognose. Rhabdomyosarkome im Kopf-Hals-Bereich haben insbesondere bei parameningealem Sitz (Ausnahme: Orbita) eine relativ schlechtere Prognose. Dabei ist die Prognose bei Vorliegen eines alveolaren Rhabdomyosarkoms ungünstiger als bei der embryonalen Form. Mit einer Vielzahl von Spätkomplikationen wie z. B. kraniofazialer Deformierung, Katarakt und massivem Gewichtsverlust muss gerechnet werden.

Chondrosarkom

Das Chondrosarkom ist ein seltener mesenchymaler Tumor, der nicht nur in der Umgebung von Knorpel, sondern auch in Weichteilgewebe wächst und aus knorpelartigem Gewebe besteht. In der Kopf-Hals-Region tritt er am häufigsten im Kieferbereich auf. Histologisch werden das myxoide, das klarzellige und das mesenchymale Chondrosarkom unterschieden (Stadieneinteilung s. Tab. 22-6, S. 448). Das Chondrosarkom tritt im Gegensatz zum Osteosarkom seltener im Kindes- und Jugendalter auf.

Therapie

Grundsätzlich sollte die Therapieplanung interdisziplinär unter Berücksichtigung des **Tumorstadiums**, der **Lokalisation** und des **individuellen Gesundheitszustandes** des Patienten erfolgen. Sowohl **Diagnostik** als auch **Therapie** dieser seltenen Tumorerkrankungen sollten in **onkologischen Tumorzentren** erfolgen. Auskünfte, welches Zentrum für welchen Tumor spezialisiert ist, können bei den regionalen Tumorzentren eingeholt werden.

Die **Therapie** besteht aus folgenden **drei Säulen**, die häufig kombiniert werden:

- **Operative Therapie:** Nur eine mögliche R0-Resektion bietet die größtmögliche Chance auf Heilung. Empfohlen wird ein Sicherheitsabstand von 2–4 cm. Aspekte der Rekonstruktion sind deshalb vor allem im Kopf-Hals-Bereich schon bei der Festlegung des Resektionsausmaßes zu berücksichtigen.
- **Strahlentherapie:** Eine Radiotherapie kann prä-, peri- bzw. intraoperativ und postoperativ durchgeführt werden. Dies ist abhängig von Tumorstadium und Lokalisation. So kann bei größeren Tumoren durch eine präoperative Bestrahlung eine Tumorverkleinerung und somit möglicherweise die Operabilität erreicht werden. Eine postoperative Radiatio ist vor allem bei R1-Resektionen erforderlich.
- **Chemotherapie:** Cisplatin, Cyclophosphamid, Vincristin, Doxorubicin und Dacarbazin bewirken eine deutliche Tumorregression bei Chondrosarkomen. Bezüglich spezieller Therapieschemata verweisen wir auf aktuelle Studien der Tumorzentren.

Einzelheiten zur **Schmerztherapie** s. Kap. 2.2, S. 24, und Details zur psychischen Betreuung s. Kap. 3.1, S. 31.

Prognose

Die Prognose der Chondrosarkome variiert in Abhängigkeit von Tumorlokalisation, Ausdehnung und Histologie (Grading). Insgesamt sind im Kopf-Hals-Bereich vor allem bei ausgedehnten Tumoren operative Resektionsmaßnahmen eingeschränkt. Dies hat ebenso wie das Vorliegen von Fernmetastasen einem ungünstigen Einfluss auf die Prognose.

Ewing-Sarkom

Die Gruppe der Ewing-Tumoren gehört zu den zweithäufigsten malignen Knochentumoren im Kindes- und Jugendalter. Das Vorkommen häuft sich im zweiten Lebensjahrzehnt. Meist treten diese Tumoren in langen Röhrenknochen auf und sind somit bei einer Gesamtinzidenz von 3 pro 1 Million im Kopf-Hals-Bereich sehr selten. Klinische Leitsymptome sind der lokale Schmerz, Schwellung und Funktionsverlust.

Therapie

Grundsätzlich sollte die Therapieplanung interdisziplinär unter Berücksichtigung des **Tumorstadiums**, der **Lokalisation** und des **individuellen Gesundheitszustandes** des Patienten erfolgen. Sowohl **Diagnostik** als auch **Therapie** dieser seltenen Tumorerkrankungen sollten in **onkologischen Tumorzentren** erfolgen. Auskünfte, welches Zentrum für welchen Tumor spezialisiert ist, können bei den regionalen Tumorzentren eingeholt werden.

Systemische Chemotherapie und Lokaltherapie: Standard ist eine systemische Chemotherapie in Verbindung mit einer Lokaltherapie. Insgesamt beträgt die Therapiedauer etwa 10 Monate, wobei die Lokaltherapie meist nach einer **Induktions-Chemotherapie** (z.B. mit Ifosfamid, Cyclophosphamid, Adriamycin oder Etoposid) durchgeführt wird. Wann immer möglich sollte die **chirurgische Lokaltherapie** einer lokalen Bestrahlung vorgezogen werden. Diese ist jedoch insbesondere bei marginaler oder unvollständiger Tumorentfernung im Anschluss an die Operation erforderlich. Gegebenenfalls erfolgen im Anschluss an die Lokaltherapie weitere Zyklen Chemotherapie.

Einzelheiten zur **Schmerztherapie** s. Kap. 2.2, S. 24, und Details zur psychischen Betreuung s. Kap. 3.1, S. 31.

Fibrosarkom

Rund 15 % der von Fibroblasten abstammenden, sehr selten vorkommenden Fibrosarkome treten im Kopf-Hals-Bereich auf. Fibrosarkome sind hochmaligne Tumoren mit einer ausgeprägten Tendenz zur Metastasenbildung. Klinisch imponieren sie durch derbe, braune bis bläuliche schmerzlose Knoten.

Therapie

Grundsätzlich sollte die Therapieplanung interdisziplinär unter Berücksichtigung des **Tumorstadiums**, der **Lokalisation** und des **individuellen Gesundheitszustandes** des Patienten erfolgen. Sowohl **Diagnostik** als auch **Therapie** dieser seltenen Tumorerkrankungen sollten in **onkologischen Tumorzentren** erfolgen. Auskünfte, welches Zentrum für welchen Tumor spezialisiert ist, können bei den regionalen Tumorzentren eingeholt werden.

Wie bei anderen Weichteilsarkomen besteht die **Therapie** aus den **drei Säulen**:

- chirurgische Tumorentfernung,
- Radiatio und
- Chemotherapie.

Diese werden häufig kombiniert. Von prognostisch entscheidender Bedeutung ist eine R0-Resektion des Primärtumors, sofern noch keine Metastasen vorliegen. Aspekte der Rekonstruktion sind deshalb vor allem im Kopf-Hals-Bereich schon bei der Festlegung des Resektionsausmaßes zu berücksichtigen.

Einzelheiten zur **Schmerztherapie** s. Kap. 2.2, S. 24, und Details zur psychischen Betreuung s. Kap. 3.1, S. 31.

Osteosarkome

Osteosarkome sind sehr seltene, meist hochmaligne Tumore die meist in der Metaphyse der Knochen entstehen.

Tab. 22-7 TNM-Klassifikation der Osteosarkome nach UICC und AJCC.

Primärtumor (T)	
TX	die Minimalerfordernisse zur Beurteilung des Primärtumors sind nicht erfüllt
T0	kein Anhalt für einen Primärtumor
T1	größte Tumorausdehnung ≤ 8 cm
T2	größte Tumorausdehnung > 8 cm
T3	diskontinuierliche Tumoren in der primär befallenen Knochenregion
Regionäre Lymphknoten (N)	
NX	die Minimalerfordernisse zur Beurteilung der regionären Lymphknoten sind nicht erfüllt
N0	kein Anhalt für Befall regionärer Lymphknoten
N1	Befall regionärer Lymphknoten
Fernmetastasen (M)	
MX	die Minimalerfordernisse zur Beurteilung von Fernmetastasen sind nicht erfüllt
M0	kein Anhalt für Fernmetastasen
M1	Fernmetastasen vorhanden M1 a: Lunge M1 b: andere Fernmetastasen
Histopathologisches Grading	
GX	die Minimalerfordernisse für das Grading sind nicht erfüllt
G1	gut differenziert
G2	mäßig differenziert
G3	schlecht differenziert
G4	undifferenziert

Stadium				
Stadium IA	T1	N0	M0	G1, 2 (niedrig maligne)
Stadium IB	T2	N0	M0	G1, 2 (niedrig maligne)
Stadium IIA	T1	N0	M0	G3, 4 (hoch maligne)
Stadium IIB	T2	N0	M0	G3, 4 (hoch maligne)
Stadium III	T3	N0	M0	jedes G
Stadium IVA	jedes T	N0	M1 a	jedes G
Stadium IVB	jedes T	N1	jedes M	jedes G
	jedes T	jedes N	M1 b	jedes G

Neben der oben beschriebenen Unterteilung in vier Malignitätsgrade werden auch Skalen mit nur drei oder gar nur zwei Graden (niedrig- oder hochmaligne) verwandt. Diese können wie folgt übersetzt werden:

2 Grade	3 Grade	4 Grade
niedrig maligne	Grad 1	Grad 1, 2
hoch maligne	Grad 2, 3	Grad 3, 4

Meist findet man sie in langen Röhrenknochen. Im Kopf-Hals-Bereich kommen sie – wenn auch sehr selten – vor allem im Bereich von Ober- und Unterkiefer und auch im Larynx auf. Osteosarkome treten gehäuft zwischen dem 10. und 20. Lebensjahr auf, metastasieren meist in Lunge und Skelett und manifestieren sich oft durch belastungsabhängige Schmerzen der betroffenen Region. Die seit 2003 gültige TNM-Klassifikation ist in Tabelle 22-7 abgebildet.

Therapie

Grundsätzlich sollte die Therapieplanung interdisziplinär unter Berücksichtigung des **Tumorstadiums**, der **Lokalisation** und des **individuellen Gesundheitszustandes** des Patienten erfolgen. Sowohl **Diagnostik** als auch **Therapie** dieser seltenen Tumorerkrankungen sollten in **onkologischen Tumorzentren** erfolgen. Auskünfte, welches Zentrum für welchen Tumor spezialisiert ist, können bei den regionalen Tumorzentren eingeholt werden.

Systemische Chemotherapie und Lokaltherapie: Standard ist eine systemische Chemotherapie in Verbindung mit einer Lokaltherapie. Insgesamt beträgt die Therapiedauer etwa 9–12 Monate, wobei die Lokaltherapie meist nach einer **Induktions-Polychemotherapie** (z. B. mit Adriamycin, Hochdosis-Methotrexat mit Folsäure-Rescue, Cisplatin oder Ifosfamid) durchgeführt wird. Wann immer möglich sollte die **chirurgische Lokaltherapie** einer lokalen Bestrahlung vorgezogen werden. Diese ist jedoch insbesondere bei marginaler oder unvollständiger Tumorentfernung im Anschluss an die Operation erforderlich. Gegebenenfalls erfolgen im Anschluss an die Lokaltherapie weitere Zyklen Chemotherapie.
Obsolet sind eine alleinige Operation, eine alleinige Chemotherapie und vermeidbare intraläsionale Operationen.
Einzelheiten zur **Schmerztherapie** s. Kap. 2.2, S. 24, und Details zur psychischen Betreuung s. Kap. 3.1, S. 31.

Prognose

Bei kombiniertem Vorgehen mit Chemotherapie konnte altersunabhängig Lokalrezidivfreiheit in bis zu 70 % der Fälle erreicht werden. Statistiken über den Kopf-Hals-Bereich liegen nicht vor. Aufgrund der ungünstigen anatomischen Verhältnisse ist die Prognose schlechter als am übrigen Skelettsystem.

Langerhans-Zell-Histiozytosen (Histiocytosis X)

Bei den Langerhans-Zell-Histiozytosen handelt es sich um eine Untergruppe von Erkrankungen des mononukleären phagozytischen Systems, die durch den elektromikroskopischen Nachweis von Birbeck-Granula und den immunhistochemischen Nachweis von CD-1 a-(T6-)Antigen auf der Oberfläche der die Läsionen bestimmenden Zelle charakterisiert ist. Klinisch wurden bisher das „eosinophile Granulom" als lokalisierte Verlaufsform der Histiozytosis X, das „Abt-Letterer-Siwe-Syndrom" als akute und disseminierte Form der Histiozytosis X und die „Hand-Schüller-Christian-Krankheit" unterschieden. Diese Nomenklatur wird in Zukunft durch eine Beschreibung der Art und Verteilungsmuster der Herde ersetzt werden. Unilokuläres Auftreten im Skelett wird meist als „eosinophiles Granulom" bezeichnet.

Unilokuläres Auftreten („eosinophiles Granulom")

Therapie

Operation: Im Felsenbein sollte die **operative Sanierung** erfolgen, wobei der N. facialis und der Labyrinthblock zu schonen sind. Wenn der Prozess den Labyrinthblock und den N. facialis erreicht, werden lediglich die **Kürettage** und eine anschließende **Radiatio**, 6–10 Gy in Dosen à 2 Gy/d, empfohlen. Befallene Lymphknoten werden entfernt. Ausreichende Erfahrungen über die an anderen Lokalisationen (Knochen) mit sehr gutem Erfolg angewendeten intraläsionalen Corticoidgaben (50–100 mg Methylprednisolon je nach Größe des Herdes) liegen nur in begrenztem Umfang vor. Möglicherweise wird dadurch die Radiatio in Zukunft die Therapie der letzten Wahl sein.

Prognose

Bei unilokulärem Auftreten beträgt die Heilungsrate über 90 %. Spontanremissionen sind wiederholt beobachtet worden. Rezidive mit hartnäckigen Verlaufsformen sind möglich. Bei multilokulärem Auftreten verschlechtert sich die Prognose deutlich und ein Übergehen in maligne Verlaufsformen ist wahrscheinlicher.

Multilokuläres Auftreten („Hand-Schüller-Christian-Krankheit", „Abt-Letterer-Siwe-Syndrom")

Therapie

Chemotherapie: Nach diagnostischer Biopsie erfolgt eine Chemotherapie mit Prednison, Vinblastin, Mercaptopurin und Etoposid durch den pädiatrischen oder internistischen Onkologen. Gelegentlich kommt auch Methotrexat zum Einsatz. Die Chemotherapie kann durch **Lokaltherapie** mit Corticoiden, Kürettage und **Radiatio** ergänzt werden. Bei Patienten älter als 15 Jahre und gut zugänglichen Herden wird in Ausnahmefällen gelegentlich wie beim unilokulären Auftreten vorgegangen.
Hinweise zur **Schmerztherapie, Bestrahlung** und **psychischen Betreuung** s. Kap. 2.2, S. 24, und Kap. 3.1, S. 31.
Grundsätzlich sollte die Therapieplanung interdisziplinär unter Berücksichtigung des **Tumorstadiums**, der **Lokalisation** und des **individuellen Gesundheitszustandes** des Patienten erfolgen. Sowohl **Diagnostik** als auch **Therapie** dieser seltenen Tumorerkrankungen sollten in **onkologischen Tumorzentren** erfolgen. Auskünfte, welches Zentrum für welchen Tumor spezialisiert ist, können bei den regionalen Tumorzentren eingeholt werden.

Prognose

Je jünger die Patienten sind, desto schlechter ist die Prognose. Weiterhin teilt man im Hinblick auf die Prognose folgende **drei Gruppen** ein (Gruppe A: günstigste Prognose, Gruppe C: ungünstigste Prognose):

- **Gruppe A:** multilokulärer Skelettbefall;
- **Gruppe B:** Weichteilbefall mit/ohne Skelettbefall, disseminierter Skelettbefall ohne Organdysfunktion;
- **Gruppe C:** disseminierter Organbefall mit/ohne Skelettbefall.

Bei Patienten der Gruppen B und C sind rasche tödliche Verläufe trotz Chemotherapie möglich.

Riesenzelltumoren

Riesenzelltumoren sind im Kopf-Hals-Bereich extrem selten auftretende Tumoren, die histologisch insbesondere vom reparativen Riesenzellgranulom abgegrenzt werden müssen.

Tab. 22-8 Stadieneinteilung nach Durie und Salmon.

Stadium	Myelomzellmasse	Kriterien
I	$> 0{,}6 \times 10^{12}/m^2$	Erfüllung aller folgenden Kriterien: • Hb > 10 g/100 ml • Serum-Kalzium normal • keine röntgenologisch nachweisbaren Knochendestruktionen oder maximal 1 Herd • geringe Paraproteinkonzentration im Serum – IgG < 5 g/100 ml – IgA < 3 g/100 ml • Bence-Jones-Protein-Ausscheidung im Urin < 4 g/24 h
II	$0{,}6–1{,}2 \times 10^{12}/m^2$	Patienten, die weder im Stadium I noch im Stadium III sind
III	$> 1{,}2 \times 10^{12}/m^2$	Erfüllung eines oder mehrerer der folgenden Kriterien: • Hb < 8,5 g/100 ml • Serum-Kalzium < 12 mg/100 ml • fortgeschrittene röntgenologisch nachweisbare Knochendestruktionen • hohe Paraproteinkonzentration im Serum – IgG > 7 g/100 ml – IgA > 5 g/100 ml • Bence-Jones-Protein im Urin > 12 g/24 h

Therapie

Sofern möglich, **operative Entfernung**. Falls ein operativer Eingriff nicht durchführbar ist, **Radiatio** mit bis zu 65 Gy. In Grenzfällen kombiniertes, operatives/radiotherapeutisches Vorgehen. Zur **Schmerztherapie** und **psychischen Begleitung** s. Kap. 2.2, S. 24, und Kap. 3.1, S. 31.

Prognose

Zweifelhaft; es wurden über 20 % Letalität innerhalb von 3 Jahren in der Literatur über Riesenzelltumoren im Felsenbein beschrieben. Es besteht die Gefahr der sarkomatösen Entartung. Mit Rezidiven ist besonders innerhalb der ersten 2 Jahre nach Primärtherapie zu rechnen. Daher sind engmaschige Kontrollen (6- bis 8-wöchig) in den ersten beiden Jahren nach Primärtherapie zwingend.

Fibröse Dysplasie (Jaffé-Lichtenstein-Syndrom)

Die fibröse Dysplasie ist eine seltene, anarchische Entwicklungsstörung des Knorpel- und Fasergewebes unbekannter Ätiologie. In der Literatur sind weniger als hundert Fälle von fibröser Dysplasie im Felsenbein dokumentiert. Es werden **drei Formen** unterschieden:

- die monostotische Form mit Befall nur eines Knochens;
- die polyostotische Form mit Befall mehrerer Knochen;
- die polyostotische Form mit endokrinen Störungen wie z. B. Pubertas praecox, mit Café-au-lait-Flecken (McCune-Albrights-Syndrom).

Betroffene Knochen wachsen unregelmäßig und deformieren. Das Volumen der Knochen nimmt insgesamt zu, jedoch führt der Verlust der stabilisierenden Binnenstruktur zu struktureller Schwächung, Schmerzen sowie einer erhöhten Frakturgefahr.

Therapie

Sofern keine große Beeinträchtigung auftritt, wird oftmals nur **symptomatisch behandelt**. Dazu gehören eine suffiziente Schmerztherapie (s. Kap. 2.2, S. 24), eine Stabilisierung und Verstärkung der betreffenden Knochen sowie die Entfernung von bewegungseinschränkendem, Nerven oder Blutgefäße komprimierendem Knochenmaterial. Eine Verlangsamung des Krankheitsverlaufs konnte bei einer medikamentösen Therapie mit Bisphosphonaten beobachtet werden.

Prognose

Die Prognose ist gut, da die Erkrankung häufig in der Pubertät zum Stillstand kommt. Eine sarkomatöse Entartung ist sehr selten.

Plasmozytom (multiples Myelom)

Die extramedullären Plasmozytome machen weniger als 1 % der Malignome im Kopf-Hals-Bereich aus und betreffen oft den oberen Aerodigestivtrakt. In 10–20 % der Fälle treten sie im Rahmen multipler Läsionen auf. Es existieren verschiedene Stadieneinteilungen. Die Stadieneinteilung nach Durie und Salomon wurde unter Einschluss der Prognosefaktoren Beta-2-Mikroglobulin und Serumalbuminspiegel gestaltet (Tab. 22-8).

Therapie

Grundsätzlich sollte die Therapieplanung interdisziplinär unter Berücksichtigung des **Tumorstadiums**, der **Lokalisation** und des **individuellen Gesundheitszustandes** des Patienten erfolgen. Sowohl **Diagnostik** als auch **Therapie** dieser seltenen Tumorerkrankungen sollten in **onkologi-**

schen **Tumorzentren** erfolgen. Auskünfte, welches Zentrum für welchen Tumor spezialisiert ist, können bei den regionalen Tumorzentren eingeholt werden.

Stadium IA: Es besteht keine Indikation zur systemischen Therapie, solange die Patienten beschwerdefrei sind, keine Niereninsuffizienz besteht (kein Stadium B) und keine Hinweise auf eine Tumorprogression vorliegen. Einzelne Osteolysen mit drohender Instabilität können eine operative Stabilisierung oder Bestrahlung erfordern.

Stadien IB, II und III: Hier ist die Indikation zur systemischen Chemotherapie gegeben. Neben Zytostatika werden Bisphosphonate, Cortison und Erythropoetin eingesetzt. Therapeutisches Ziel ist eine maximale Remission, Regredienz der Knochenschmerzen, Normalisierung von Kalzium und Nierenwerten sowie die Regredienz von Begleitsymptomen (z. B. Anämie).

Mit einer **Hochdosis-Chemotherapie** und **autologem Stammzellsupport** konnten in multizentrischen Studien höhere Ansprechraten und längere Überlebenszeiten beobachtet werden.

Einzelheiten zur **Schmerztherapie** s. Kap. 2.2, S. 24, und Details zur **psychischen Betreuung** s. Kap. 3.1, S. 31.

Prognose

Im Stadium I sind Heilungen möglich. Rezidive treten meist innerhalb von 2 Jahren auf, sind aber auch im Abstand von 10 Jahren noch beobachtet worden. In den Stadien II und III verschlechtert sich die Prognose. Ob mit einer Hochdosis-Chemotherapie in Kombination mit einem autologen Stallzellsupport eine Heilung möglich ist, ist derzeit noch nicht geklärt.

Hamartome

Bei Hamartomen handelt es sich um eine Fehlbildung in loco aus demselben Keimblatt wie das umgebende Gewebe. Dieses atypische Differenzierungsprodukt tritt im Kopf-Hals-Bereich selten auf, kann aber in fast allen Regionen gelegentlich beobachtet werden.

Therapie

Exstirpation unter Schonung funktionell wichtiger Strukturen.

Prognose

Gut, Entartungen sind selten.

Teratome

Als Teratome werden Geschwülste oder geschwulstartige Gewebsvermehrungen bezeichnet, die in ihrer Entstehung auf pluripotente Zellen bzw. auf Keimzellen zurückgeführt werden. Es treten benigne und maligne (im Hals-Kopf-Bereich sehr selten) Formen auf. Differenzierungsprodukte aller drei Keimblätter können in ungeordnetem Nebeneinander auftreten. Man unterscheidet **vier Gruppen**:

- Dermoidzysten;
- teratoide Zysten;
- Teratome (mit Anteilen aus allen drei Keimblättern);
- Epignathi (mit dem Leben in der Regel nicht vereinbar).

2 % aller Teratome treten im Kopf-Hals-Bereich auf. Die häufigsten in dieser Region auftretenden Teratome sind die zervikalen Teratome, die in der Regel bis zum 2. Lebensjahr manifest werden. Die zweithäufigste Lokalisation ist der Nasenrachen. Die extrem seltenen adulten Teratome sind oft maligne.

Therapie

Exstirpation: Grundsätzlich erfolgt die radikale Exstirpation ein- oder wie z. B. gelegentlich beim Kleinkind zweizeitig.

Chemotherapie: Maligne Formen können bei Metastasierung nach individuell festgelegten Chemotherapiekonzepten (solitär, prä- und postoperativ) behandelt werden. Etoposid, Vindesin, Bleomycin und Cisplatin sind häufig verwendete Zytostatika.

Grundsätzlich sollte die Therapieplanung interdisziplinär unter Berücksichtigung des **Tumorstadiums**, der **Lokalisation** und des **individuellen Gesundheitszustandes** des Patienten erfolgen. Sowohl **Diagnostik** als auch **Therapie** dieser seltenen Tumorerkrankungen sollten in **onkologischen Tumorzentren** erfolgen. Auskünfte, welches Zentrum für welchen Tumor spezialisiert ist, können bei den regionalen Tumorzentren eingeholt werden.

Prognose

Benigne Formen haben nach vollständiger Exstirpation eine gute Prognose. Die zervikalen Teratome müssen oft im Kleinkindesalter frühzeitig operiert werden, da die Obstruktion der Atemwege zu vitaler Bedrohung führen kann. Bei malignen Formen ist die Prognose trotz Therapie zweifelhaft.

Sachverzeichnis

A

B

C

D

G

H

I

J

K

L

M

N

O

P

Q

R

S

U

V

W

X

Y

Z